נפשי בשאלתי

הרב יונתן רוזנצוויג　　　　ד"ר שמואל הריס

נפשי בשאלתי

הלכות בריאות הנפש

מגיד

מעגלי נפש עם קו לנוער
The Center for Mental Health, Community, & Halacha

Rabbi Yonatan Rosensweig & Dr. Shmuel Harris

Nafshi Bishe'elati: The Halakhot of Mental Health

הרב יונתן רוזנצוויג וד"ר שמואל הריס

נפשי בשאלתי: הלכות בריאות הנפש

עורך אחראי: הרב ראובן ציגלר

עורכת משנה: אפרת גרוס

עריכה לשונית: הרב משה גרוס

הגהה: הרב ינון חן

עימוד: רינה בן גל

עיצוב העטיפה: הרב אליהו משגב

ספרי מגיד, הוצאת קורן

ת"ד 4044 ירושלים 9104001

טל': 02-6330530 פקס: 02-6330534

maggid@korenpub.com

מסת"ב ISBN 978-965-526-325-1

נדפס בישראל תשפ"ב Printed in Israel 2022

'...and Esther won the admiration of all those who saw her.'
(Esther 2:15)

In loving memory of the beautiful,
sparkling and admirable life of our daughter and sister,

Batsheva Chaya Stadlan *z'l*

בת שבע חיה שתדלן ז״ל

From her loving parents, Dr. Noam Stadlan & Rabbi Marianne Novak,
and her adoring and devoted siblings, Zehavya and Hillel Stadlan.
And with love from the Yeshivat Maharat community.

"שיר למעלות אשא עיני אל ההרים מאין יבא עזרי"
"ר' שמואל ברבי נתן פתח: שיר למעלות אשא עיני אל ההרים,
אל תקרי אל ההרים אלא אל ההורים"

לזכרון עולם

מרת **נעמי ליבי שפיגלמן בת הרב מאיר ואסתר** ז״ל
מרת **חיהביילע בוניוק בת יוסף וציריל** ז״ל
ד״ר **יצחק אייזיק בוניוק בן חיים ורחל** ז״ל

מוקדש באהבה על ידי
ורדית ואבי שפיגלמן

לעילוי נשמת

גבריאלה צביה קרסנה

שהייתה מסורה לעזרה לזולת, הצליחה לתת חשיבות ומקום לעולם הדתי הפנימי שלה למרות המורכבות הרבה והסבל הנפשי, ועזבה את העולם מוקדם מדי.

מוקדש באהבה על ידי
ג'ודי ואלן קרסנה

In loving memory of my late grandparents, and Sister Kim.
Jonathan Braver

In memory of our dear grandparents

הרב נחמיה בן הרב יעקב משה ורבקה
ויהודית בת הרב יצחק משה ובלומא

עוזר בן פנחס וחיה
ושיינדל בת אברהם וליבא

פייגע בת אלתר יצחק דב ושרה
ודוד בן מרדכי וחנה

נטלי בת אפרים ורויזע
וצבי הירש בן הרב מאיר דוד ובאשע

whose shining integrity, commitment to tzedakah,
and pursuit of knowledge continues to serve as an inspiration to us.

In honor of our Rav and dear friend,

הרב יוני רוזנצוויג

"עשה לך רב, וקנה לך חבר"

We truly treasure our friendship. We are so proud of this great
accomplishment of completing this book.
It fills a great void in the Jewish world and gives strength to many people.

With great admiration,
Jenny & Ozer,
Nachi, Natalia, Avigail, Shirel, and Ariella Katz

In loving memory of our dear grandmother

אסתר איטא בת ברוך הלוי

who personified kindness and chessed throughout her life
and remains a constant inspiration.

David and Rochelle Katzper

Rabbi Eliyahu Abergel
Chief Judge of Rabbinical Courts
Jerusalem

הרב אליהו אבירז'ל
ראש אבות בתי הדין הרבניים ירושלים
מחבר שו"ת 'דברת אליהו' י' חלקים

ב"ה כ"ג חשון תשע"א

..הסכמה..

ראיתי חלק מהספר. הניתן אמרי שפר. מעשה ידיו של ידידי הרב הגאון מעוז הרב משנתו צב וענק הרב יונתן ריזנצוויג שליט"א רב ומו"צ קהילת נצח מנשה בבית שמש. וראיתי שהעלה פנינים יקרים וחשובים מאוד וגם נצרכים, במקורות הש"ס ופוסקים ראשונים ואחרונים. חדשים גם ישנים. בטוב טעם ודעת. ואין לי ספק שספר זה יביא תועלת רבה ללומדים ולעוסקים בהלכה. והנני לברכו שחפץ ה' בידו יצלח. ויברך על המוגמר. בקרוב ויזכה להוציאו לאורה. תורה זו מפוארה. ברכות טובה ברכה. ולא תצא שום תקלה מתחת ידו. אבי"ד.

ביקרא דאורייתא,

יצ"ה אליהו אבירז'ל

הרב אליהו אבירז'ל * ראש אבות בתי הדין הרבניים * ירושלים

21 Dan Street, Jerusalem
Tel: 02-6724822 Fax: 026727369

רח' דן 21, שכונת בקעה, ירושלים

ישיבת הר עציון

office@etzion.org.il FAX. 02-9931298 פקס. TEL. 02-9937300 טל. Alon Shevut Gush Etzion, ISRAEL, 9043300 אלון שבות גוש עציון

בס"ד כו באלול תש"פ

מכתב ברכה

הרב יונתן רוזנצווייג אתא ואייתי מתניתיה בידיה, ספר רב הכמות ורב האיכות, העוסק במתן פתרונות הלכתיים לשבורי נפש בתחומים רבים בהלכה. הרב יונתן חקר ובדק אצל מומחי תורת הנפש, ובספרות ההלכה הענפה מן הש"ס ועד לאחרוני הפוסקים, בטוט"ד.

לא יכולתי לעבור על הספר ביסודיות, אך גם במבט על, ניכרת השקעתו הרבה של הרב יונתן, גם בליבון הסוגיות, וגם בשימוש תלמידי חכמים שהתייעץ איתם רבות. ואמינא אנא, הספר הזה יהיה לתועלת רבה לנבוכי ארץ, בהיותו מרכז בתוכו את הדיונים העיקריים, והנחיות לכל מי שנדרש לתת מענה, עצה והדרכה הלכתית, לקבוצות אלו באוכלוסייה.

יהא רעווא מלפניו יתברך, שימלא משאלות לבבו, להמשיך להגדיל תורה ולהאדירה, באותה מסירות והתמדה האופייניים לו, ויזכה שיתבדרון מיליה בבי מדרשא, ויפוצו מעיינותיו חוצה.

הריני מברך את כת"ר שחפץ ה' בידו יצלח לברך על המוגמר.

בברכת שנה טובה, כוח"ט לו ולכל ב"ב בבריות גופא ובנהורא מעליא.

ברוך גיגי

אלון שבות

דברי ברכה

הספר שכתב הרב יונתן רוזנצוויג שליט"א מתמודד עם נושא שההלכה עד כה כמעט ולא התמודדה איתו: מקומה של הנפש ושל מחלות הנפש בשיקולים ההלכתיים. אף שמחלות הנפש ליוו את האנושות מאז ומעולם, בדורות האחרונים חל שינוי עצום בהבנתן ובמודעות אליהן: בעוד בעבר אנשים שחלו במחלות נפש לא זכו לטיפול, בימינו התחום הטיפולי והרפואי התקדם מאוד, הן בזיהוי המחלות והן בדרכי הטיפול בהן. חלק חשוב מן השינוי הוא זיהוי המחלות והבנתן. התחדשות זו מחייבת גם התבוננות הלכתית מחודשת המבוססת על יסודות ההלכה, ועל פיתוח כלים התואמים את הבנת הנפש ומחלותיה.

למרות שהביטוי ההלכתי המקובל לדיני נפשות הוא 'פיקוח נפש', רוב העיסוק הקיים בהלכה הוא ברפואת הגוף ובהצלת החיים ולא בטיפול בנפש עצמה. כך לדוגמא בדברי רש"י ביחס לטיפול ודאגה למי שנתקף ברוח רעה (רש"י תענית כב ע"ב): "מפני רוח רעה – שנכנס בו רוח שידה, ורץ והולך, ושמא יטבע בנהר או יפול וימות". כלומר, רש"י נוגע רק בכך שהבעיה הנפשית מצריכה טיפול משום שהיא מהווה סכנה לגוף ולא מכיוון שהיא עצמה קושי ובעיה. אין ספק שהשיקול של הצלת הגוף הוא שיקול משמעותי וגדולי הפוסקים עסקו בכך (ראו לדוגמא אגרות משה אבן העזר ח"א ס"ה). אולם כיום ישנה הכרה בעובדה שיש להתמודד לא רק עם פן צר וסופני של מחלות הנפש, אלא עם החיים בצילה, ועל כן מקורות ההלכה העוסקים בעצם הבעיה הנפשית דלים ואינם מפותחים דיים.

הנצי"ב מוולוזין (מרומי שדה, הוריות ד ע"ב) הגדיר שיש שני סוגי הוראה: הוראה לשעתה המתבססת על דימוי מילתא למילתא, והוראה לדורות המבוססת על פילפולה של תורה. כדי להתמודד עם תחום חדש זה, ולייסד דרכי הוראה שתעמודנה לדורות, יש להגדיר את המקורות היסודיים שיכולים לשמש כשורשים מוצקים להלכה.

לענ"ד אחד המקורות השורשיים ליצירת ענפי הלכה רבים המבוססים לא רק על הצלת הגוף המיידית, הוא שיטת ר' שמעון בן מנסיא מדוע יש לחלל שבת לצורך הצלת נפשות (יומא פה ע"ב): ""רבי שמעון בן מנסיא אומר: ושמרו בני ישראל את השבת, אמרה תורה: חלל עליו שבת אחת, כדי שישמור שבתות הרבה.". בעוד

הנימוקים הנוספים שם בסוגיה לחלל שבת על פיקוח נפש – ובראשם דברי שמואל: "וחי בהם ולא שימות בהם" – עסקו בהצלה המיידית של הגוף, ר' שמעון בן מנסיא מעמיד לא רק את ערך החיים מול המוות אלא מציב שיקול עדיפות של חילול שבת זמני לצורך חיים שלמים ומתוקנים יותר בעתיד. על אף שלהלכה "וחי בהם ולא שימות בהם" הוא המקור העיקרי (כפי שהביא לדוגמא הרמב"ם שבת ב, ג), יש להתייחס לכל המקורות בסוגיה כל אחד מהם כשיקול עצמאי וממילא גם למסקנות השונות העולות ממנו. כך נפסק לדורות כדעת בה"ג (שהובא ברמב"ן בתורת האדם) שיש להציל עובר בשבת על אף שאין לעובר דיני "נפש" באופן מלא – מכיוון שהוא עתיד לשמור שבת. באופן דומה הכריע הבית יוסף (אורח חיים שו, יד) שיש לחלל שבת להציל ילד מהשתמדות, אף שאין בכך הצלת הגוף בלבד (המחבר הכריע כדעת התוספות, ובניגוד לדעת הרשב"א (שו"ת חלק ז, רסז) שלא הביא את דברי ר' שמעון בן מנסיא. גם במגן אברהם על אתר נראה כאילו יסוד הדין הוא רק ההצלה המיידית, אך בצדק תמה על דבריו האגרות משה (אורח חיים ח"ה, סי' יח) והשאיר בצע"ג, ואכמ"ל). לאור כל זאת, לענ"ד ההבנה שחלק מן ההיתר לחלל שבת על החולה הוא גם הצלת השבתות העתידות שלו ולא רק הצלתו המיידית היא בסיס ושורש, שצריך לפתחו לענפים רבים שאינם רק ההצלה המיידית.

כאמור, הפסיקה בענייני הנפש טרם הגיעה לגיבוש של הוראה לדורות. הספר המונח לפנינו הוא חוליה מרכזית וחשובה בהפיכתה של ההוראה לשעתה להוראה לדורות. הוראה לדורות צריכה להתבסס על מציאת שורשים איתנים במקורות ההלכה, ועל הוראה רחבה של פוסקי הדור. על כן צריך להודות למפעל האדיר של הרב יונתן רוזנצוויג, שבעמל וביסודיות התייעץ עם הרבה מורי הוראה מובהקים, על כל אחת מהשאלות הסבוכות והמתחדשות האלו, ובכך הכין לנו תשתית רחבה להוראה לדורות.

בברכת כהן באהבה
השמח בצמיחת התורה וגילויה הלכה למעשה

רא"ם הכהן

ד׳ אלול תש״פ

לרב יונתן רוזנצווייג שליט״א

יישר כוח גדול על העבודה החשובה והחלוצית שנטלת על עצמך, בבירור ההלכות הנוגעות למחלות הנפש ורפואתה, בספרך ׳נפשי בשאלתי׳. מלאכה שעשית בחריצות יתירה ובעיון עמוק ודקדוק פרטני. אחת מן המעלות המרכזיות של החיבור, שנאספו בו פסקים רבים וההדרכות שונות שנכתבו ואף נאמרו בעל פה על ידי רבנים רבים מחוגים שונים. יש בכך חשיבות, מפני שמעבר לליבון הדעות השונות, פעמים שהחברה שבה האדם חי משפיעה על מצבו הנפשי ואף קובעת את הדרך המיטבית לשיפור מצבו, ולכן גם עמדת החכם הפוסק קשורה לחברה שבה הוא חי.

כהמשך לכך, ראוי לעמוד על השוני שבין רפואת הגוף לרפואת הנפש, אף שגם רפואת הגוף מושפעת מהמצב הנפשי, מכל מקום המחלה היא גופנית, וכיום לאחר מחקרים רבים, כבר ניתן לדעת ברמת סבירות גבוהה מה רמת הסיכון ומהי התרופה הנצרכת. אולם מטבע הדברים מחלה נפשית מושפעת מאוד מכלל מצבו הנפשי ועמדתו הרוחנית, שכן גם אדם שסובל ממחלה נפשית מסוימת, ישנם חלקים בנפשו שהם בריאים ויקרים. ולכן בעת שמציעים לו פתרון מוכרחים לקחת בחשבון את השפעת הפתרון על כלל מצבו הנפשי. כגון אם יגידו לאדם ירא שמיים שסובל מחרדה וכפייתיות שאין חשיבות למצוות שלו, לא יעזרו לו. אלא צריך למצוא את הדרך שבה יוכל לבטא את הזדהותו העמוקה עם התורה והמצוות ויחד עם זאת לקבל הדרכה וטיפול שיטיבו את מצבו.

יהי רצון שמסירותך לבירור הלכות אלו תוסיף קרן תקווה ומרפא למתייסרים בנפשם, שייראו עד כמה שאלותיהם ומצוקותיהם חשובות בעיני התורה ולומדיה, ומתוך כך יתנחמו ויתחזקו לקבל הדרכות טובות, ומתוך ההתמודדות עם הסבל האישי יימצאו דרכים לישועת הפרט והכלל.

בברכה רבה,
אליעזר מלמד

ב"ה

דברי ברכה

בוגר ישיבתנו "ברכת משה" במעלה אדומים, הרב יונתן רוזנצוייג הי"ו, רחש לבו דבר טוב, לייחד חיבור מיוחד להלכות רפואה הנוגעות למחלות נפשיות. אין ספק שמצוקתם של הסובלים מבעיות נפשיות דורשת התייחסות הלכתית מיוחדת, שכן היא אינה דומה למצוקתו של חולה במחלה גופנית. גם אם היא נראית יותר קלה, לפעמים היא באמת יותר חמורה. דרושה הבנה מקצועית ורגישות אנושית עמוקה כדי להורות הלכה בענינים אלה. הרב יונתן עמל להביא את כל ההתייחסויות הרלוונטיות ברחבי הספרות ההלכתית, והוסיף להם תובנות ושיקולים חשובים משלו. חיבורו זה יעשיר בלי ספק את הידע של מורי הלכה, ושל כלל לומדי ההלכה ומקיימיה באהבה. יהי רצון שיקויים בנו מקרא שכתוב "והסירותי מחלה מקרבך", והלימוד בנושאים אלה יהיה בבחינת דרוש וקבל שכר.

יצחק שילת

ארגון רבני צהר
צהר לאתיקה

הרב יובל שרלו
ראש תחום אתיקה בצהר
טל. 052-7906483
ycherlow@gmail.com

רחוב המלאכה 1
לוד 71520
טל. 0523286269
פקס. 08-9152280

office@tzohar.org.il
www.tzohar.org.il

בס"ד אלול תש"פ

חלק מהותי מעולם ההלכה הוא ההתמודדות עם גילויים חדשים. המצאת החשמל, כלי התחבורה, משמעות הקניינים ברשת האינטרנט, המחקר הכימי והביולוגי וכדו' – מהווים קרקע פורייה לסוגיות הלכתיות, המשך מסירת התורה מדור לדור, והחלתה על האופקים הנפרשים בפנינו. גילויים חדשים, וחשיפת דברים שהעולם הכיר קודם לכן בצורה מצומצמת, אינם נוגעים לסוגיות טכנולוגיות בלבד, אלא גם לנושאים הקשורים בנפש או בחברה: המדינה המודרנית והשלטון הדמוקרטי, זכויות האדם, מקומה של האומנות והתרבות בחיי האדם ועוד נושאים מגוונים רבים.

אחד משינויי התודעה המשמעותיים ביותר שחלו במאתיים השנים האחרונות הוא ההבנה העמוקה יותר של נפש האדם. הפסיכולוגיה, הפסיכיאטריה, מדעי המוח, הגנטיקה – כל אלה חשפו אותנו לעומקים פחות גלויים של המתחולל בפנימיותו של האדם, והמהווים מניע לפעולותיו. גילויים אלה פותחים עולמות שלמים בפני ההתייחסות ההלכתית: בחינת בחירתו החופשית של האדם וקיומו של "אונס פנימי"; הבחנה בין הקפדה מבורכת במצוות ובין OCD והמשמעות ההלכתית של הבחנה זו; מצבים דמנטיים ומשמעותם ההלכתית, ועוד אין ספור נושאים שעולים תדיר על שולחנם של רבנים.

כבר מיסודה הכירה ההלכה במצבים נפשיים שונים. התנ"ך עוסק ברוח א-לוהים הרעה ששרתה על שאול המלך, ובקשר שבין הניגון ובין הרוגע הנפשי, כמו גם בתהליך קריסתו של האדם המתואר בסוף ספר קהלת; המשנה והגמרא עסקו בשוטה, במי שאחזו בולמוס (יומא פ"ח מ"ו) או קרדיקוס (גיטין פ"ז מ"א); בהגדרות של אונס ורצון, שוגג ומזיד, ויצקה את היסודות הבסיסיים לדיון הלכתי בסוגיות אלה. קיומו של רקע רחב של עקרונות הלכתיים מוליד את הצורך ואת האפשרות לכונן משנה הלכתית מסודרת ביחס לכל ההבנות המתחדשות של נפש האדם.

הרב יונתן רוזנצוויג הי"ו מגיש בפני לומד התורה את פרי עמלו בסוגיות אלו. לפנינו חיבור שעוסק בנושאים המגוונים בתחום המפגש שבין ההלכה ובין מדעי הנפש, שהעולם התורני חייב להידרש להם. זהו ספר המתייחד בהיקף הנושאים שבו הוא עוסק, בשפע המקורות – ממקורות היסוד ועד דברי גדולי האחרונים ורבני דורנו, וביכולת הכרעה

צהר
ארגון רבני צהר
צהר לאתיקה

הרב יובל שרלו
ראש תחום אתיקה בצהר
טל. 052-7906483
ycherlow@gmail.com

רחוב המלאכה 1
לוד 71520
טל. 0523286269
פקס. 08-9152280

office@tzohar.org.il
www.tzohar.org.il

בסוגיות הרבות העולות לדיון. התבנית המוכרת היטב מאחד מראשוני הספרים מסוג זה -שמירת שבת כהלכתה – של כתיבת הלכה חתוכה ומתחתיה הצגת הדיון בהיקפו הרחב ביותר, הופך את הספר הזה למקור הלכתי לנזקקים לו, והן לתלמוד תורה ודיון תורני בכל הסוגיות הנוגעות בכך.

עברתי כמעט על כל הכתוב בו, והדברים נראים מכוונים לתורת אמת, בין בדרכי הלימוד והפלפול בנושאים השונים, ובין במסקנות, שפעמים רבות מאפשרות יותר מדרך הלכתית אחת בתוך גבולות הגיזרה המובהקים שלה.

הספר מעיד על הבנה עמוקה של הסוגיות, על שליטה בכל מכמני התורה, על חקר עמוק בתורת הנפש, ועל יכולת הנגשה והבהרה לתלמידי חכמים מחד גיסא, ולציבור הרחב מאידך גיסא. זהו ספר הלכתי שנכנס בשערים שנקבעו ביסודות ההלכה ובונה את ארמון התורה בסוגיות יסודיות מעין אלה. תרומה מיוחדת יש בו לנפגעי הנפש השונים, שמוצגת בפניהם הדרכה הלכתית ראויה בנושאים המטלטלים של חייהם.

יישר כוח גדול לרב יונתן, וברכה כי חיבורו מאיר העיניים יגשים את התקוות שטמונות בחיבורו, יגדיל תורה ויאדירה, וישמש מורה דרך לפסיקה הלכתית וביאורה במפגש שבין תורת ה' ובין עולם הנפש המורכב והמסובך של האדם.

יובל שרלו

תוכן העניינים

מבוא .... יז
הקדמה .... כג

פרק א: השוטה והשטות בהלכה 1
פרק ב: גדרי חיוב ופטור במצוות לסובלים ממחלות נפש 19
פרק ג: הטיפול הפסיכולוגי והפסיכיאטרי 50
פרק ד: הלכות תפילה ובית הכנסת 68
פרק ה: הלכות ברכות 83
פרק ו: ברכת הגומל למי שהבריא מחולי הנפש 88
פרק ז: הלכות שבת 96
פרק ח: הלכות יום הכיפורים 122
פרק ט: הלכות מועדים 134
פרק י: הלכות כשרות 148
פרק יא: הלכות משפחה וצניעות 152
פרק יב: הלכות כיבוד אב ואם 181
פרק יג: הלכות אבלות 187
פרק יד: הלכות לשון הרע ורכילות 190
פרק טו: הלכות שונות 196

נספח א: הגדרת שוטה 222
נספח ב: תיאור מקרים של חולי הנפש בספרות הרבנית 272
נספח ג: גדרן של מחלות רוח למיניהן במקורות ושמותיהן בזמננו 284

נספח ד: חולי נפש כחולים שיש בהם סכנה......301
נספח ה: מעמד חולי הנפש כחולי שיש בו סכנה......339
נספח ו: חולי הנפש כחולי שאין בו סכנה......375
נספח ז: אין הולכין בפיקוח נפש אחר הרוב......427
נספח ח: פתי......477
נספח ט: טבלה שימושית לפסיקה הלכתית במחלות והפרעות נפשיות......485

מפתח נושאים......500
מפתח הפרעות......507
מפתח מונחים באנגלית......511

מבוא

הרב יונתן רוזנצוויג

הללויה, אודה ה׳ בכל לבב, בסוד ישרים ועדה.

בסייעתא דשמיא גדולה, שמח אני להציג בפני הציבור ספר זה שאני ועמיתי ד״ר שמואל הריס קראנו לו ״נפשי בשאלתי״. ספר זה הוא פרי עבודה מאומצת של כארבע שנים. הרעיון לכתוב אותו התחיל כאשר בהיותי רב קהילה בבית שמש נשאלתי שאלות הלכתיות הנוגעות לממשק שבין הלכה לבריאות הנפש, וגיליתי שתשובות ברורות לשאלות אלו אינן בנמצא. עד היום, ולמרות המודעות ההולכת וגוברת לתחום בריאות הנפש, לא מצאנו ספר שמאגד בתוכו תשובות לשאלות ההלכתיות העולות חדשים לבקרים מפי אלו שמתמודדים עם אתגרים לא פשוטים אלו. לא זו בלבד, אלא שגם רבנים ופוסקים גדולים אינם תמיד מודעים למחקר הפסיכולוגי והפסיכיאטרי, לשינויים שמתרחשים בעולם זה מפעם לפעם ולמציאות הטיפולית שאיתה מתמודדים אנשי המקצוע. כתוצאה מכך, היכולת לענות תשובות הנותנות מענה נכון וראוי זקוקה לעידוד וחיזוק גדול.

כתיבת הספר לא הייתה פשוטה. קשה לכתוב ספר ראשון מסוגו, ואך טבעי הוא שכשפותחים פתח כפתחו של אולם לסוגיה שעד עתה ישבה לה בקרן זווית, הדבר ילווה בשימת דגשים לא נכונים, הסתמכות על עובדות שנויות במחלוקת ולפעמים גם בטעויות של ממש. אף על פי כן, ניסינו כמיטב יכולתנו להישמר מכל אלו.

בתחילה ישבנו אני וחברי הטוב, ד״ר הריס, במשרדו שבדרך בית לחם שבירושלים מדי שבוע ולמדנו יחד את הנושא. כשדנו בנושאים אלו מהצד ההלכתי, הייתי אני המורה והוא והתלמיד, ופעמים רבות התהפכו היוצרות, וישבתי אני כתלמיד

לפני רבו על מנת ללמוד את נושא בריאות הנפש מהצד המקצועי. כך עשינו במשך כשנתיים. בתקופה הזו אספתי את כל החומר הכתוב בנושאים הללו שיכולתי למצוא וכן כתבתי את עיקרי הנספחים של ספר זה, המהווים את הבסיס הלמדני וההלכתי לשאלות ההלכתיות שמובאות בפרקי הספר. לאחר שלמדנו את הדברים מתוך יישוב הדעת, והסכמנו על האופן שבו יש לתרגם את מושגי ההלכה העתיקים לשפה הקלינית העכשווית, ישבתי לכתוב את פרקי הספר, על סעיפיהם הרבים, הלכה למעשה.

לאחר ששיקעתי בספר את כל החומר הכתוב הידוע לי, ואף יצרתי פרקים בספר העוסקים בהגדרות הבסיסיות של תחום בריאות הנפש מתוך הלימוד המשותף עם ד"ר הריס, באנו לידי החלטה נוספת: בקשה מגדולי פוסקי דורנו לחוות את דעתם על הנושאים שבספר. שתי סיבות גרמו לנו לעבור בין פוסקי ההלכה מכל הקשת האורתודוקסית: א. העובדה שמדובר בנושא חדש שעדיין לא נכתבו עליו הררים של חומר מצריכה את שיקול דעתם העדין של פוסקי ההלכה הותיקים והמנוסים; ב. בנושאים שלא נכתב עליהם רבות, יש צורך בסמכות הלכתית כדי שהדברים יתקבלו, הן על דעת הציבור והן על דעת רבנים אחרים. כיוון שרצינו שהספר יהווה עזר וסיוע – ולא מקור למחלוקת והתנגדות – ביקשנו מרבנים מפורסמים לתרום את חלקם בפסיקת הלכה לספר זה. בכך עשינו כמיטב יכולתנו שכל אדם, מכל קהילה, יוכל לסמוך על האמור כאן.

בד בבד פנינו גם לאנשי מקצוע בתחום בריאות הנפש כדי שיעברו על חלקים מהספר ויחוו את דעתם לגבי כמה מהנחות היסוד הרפואיות והטיפוליות המוזכרות. שאלנו פסיכיאטרים ופסיכולוגים, עובדים סוציאליים ודיאטנים, רופאים ומרצים באוניברסיטה. כמובן, יודעים אנו כי תמיד יהיה מי שיאמר: "אבל באמת היה לכם להתייעץ עם פלוני או עם אלמוני, וחבל שדעתו לא ניתנה". לצערנו, היה גבול ליכולת ההתייעצות, ובסופו של דבר אלו שהסכימו לתרום מזמנם הם גם אלו שדעתם השפיעה על הכתוב כאן. מן הסתם תהיינה דעות מקצועיות שתבטאנה עמדות אחרות מהמוזכר בספר זה, ובמהדורה שנייה שבעזרת ה' עוד תצא, נשמח גם להביא אותן.

המטרה המרכזית של העבודה הזו הייתה ליצור ספר בר־סמכא, ספר שיהיה ביכולתו לא רק להביא מידע עדכני ומדויק הן לרבנים והן למטפלים, אלא גם להביא לקדמת הבמה את השיח על בריאות הנפש. כפי שהיטיב ידידי ד"ר הריס להסביר בהקדמתו, ציבור המתמודדים עם בעיות בבריאות הנפש הם הקהל החשוב ביותר של הספר, ולמענם הוא נכתב. אם יש תוצאה אחת חשובה שאני מקווה שהספר הזה יביא לה, זוהי הפרכת הסטיגמה. השוני הגדול ביותר בין אלו החולים בחולי הגוף לאלו החולים בחולי הנפש הוא שהראשונים מקבלים תמיכה בלתי־מותנית לכל אורך

התמודדותם, ואילו האחרונים נאלצים להיאבק לא רק במחלתם אלא גם בשיפוטיות הנלווית אליה, לעיתים גם מצד משפחה וחברים. אני מקווה שספר זה יסייע לחברה הדתית להכיר במחלת הנפש כחולי ״לגיטימי״, ונזכה להכיל את החולים הללו בקרבנו, וכתוצאה מכך להיטיב את הטיפול בהם.

* * *

לעיל כתבתי שתהליך כתיבת הספר לא היה פשוט. ברצוני להרחיב בכמה נקודות בנוגע לאופן הכתיבה ותוכן הדברים, כדי שהקורא ידע כיצד להתייחס לכל האמור.

ראשית, במידה מסוימת היה צורך ״להמציא״ שפה הלכתית חדשה על מנת לדבר על בריאות הנפש בצורה מועילה ומדויקת. הקושי הטמון כאן נובע מהעובדה שבכל עת ששאלנו אנשי מקצוע שאלה הנוגעת להפרעה או מחלה נפשית כזו או אחרת, תשובתם הייתה אחידה בכל פעם: ״הכל תְלוי מקרה, כל מקרה נידון לגופו״. העובדה שבשונה מחולי הגוף, המטפלים בחולי הנפש מתקשים לייצר ״כללים״ שעל פיהם ניתן לפסוק פסיקות כלליות, מקשה על כתיבה הלכתית, שביסודה אובייקטיפיקציה של המקרה הפרטי ויצירת כלל שניתן להשליך ממנו הלאה.

לאחר עמל ומחשבה רבים וניסיונות חוזרים ונשנים לכתוב בסגנון כזה או אחר, החלטנו על כתיבה תיאורית־עקרונית. כלומר: כל סעיף מתאר מקרה מסוים, אך המקרה המסוים מספק מעין קרש קפיצה למקרים אחרים, שכן דרכו נחשפים העקרונות שמביאים לפסיקה. מתוך המקרה המסוים, ניתן ללמוד כיצד לפסוק גם במקרים דומים־אך־שונים שמתחדשים מדי יום **ביומו**. נקודה זו חשובה מאוד להבנה, בעיקר לרבנים המעיינים בספר זה. חשוב להדגיש: **אין לדמות מקרה למשנהו**. עצתנו לרב המחפש תשובה בספרנו היא לדלות מכאן אך ורק את עקרונות הפסיקה. את הפסיקה הלכה למעשה יש לעשות אך ורק לאחר התייעצות הן עם שואל השאלה והן עם הרופא המטפל (בהסכמת המטופל, כמובן). תקוותנו הגדולה היא כי ספר זה יעודד שיתופי פעולה מהסוג המוזכר ויחזק את הקשר הרציף בין רבנים ומטפלים.

שנית, אחת הברכות הגדולות שבהן נתברך ספר זה הוא הבאת פסקיהם של גדולי תורה החיים ופועלים בינינו. אולם חשוב להדגיש כי את כל הסברות וניתוחי הסוגיות המוזכרים בהערות השוליים כתבתי אני, למעט אם נכתב בצורה מפורשת אחרת, ואין לייחס אותם לפוסקים המוזכרים. כאמור, במקום שפוסק הביא מקור או סברה (ולא רק פסיקה), הדבר הוזכר בצורה מפורשת בצמוד לפסיקתו.

שלישית, בספר זה ישנם כמה נושאים שמתאים להביא אותם בשני פרקים שונים של הספר. כדי לסייע ביד הקורא, הבאנו אותם בשני המקומות, וכתוצאה מכך ישנה כפילות מסוימת בכמה מהסעיפים בפרקי הספר. אף על פי כן, כדאי לקרוא במלואן את הערות השוליים בשני המקומות, כי לפעמים נוספו פרטים רלוונטיים במקום אחד שלא הוזכרו במקום השני.

* * *

ספר זה לא היה יכול להיכתב ללא עזרתם של רבים, וחובה עליי להודות על הטובה הגדולה אשר גמלוני.

ראשית, חוב גדול יש לי כלפי מורי ורבי בתחום בריאות הנפש, ידידי ורעי משכבר הימים ד"ר שמואל דוב הריס. אין קץ ליגיעה אשר יגע כדי שכל המידע שבספר הזה יהיה מדויק, ולפעמים העמידני אפילו על קוצו של יו"ד, על טרמינולוגיה כזו או אחרת, והכול כדי שגם אנשי המקצוע המעיינים בספר ימצאו שפה השווה לכל נפש. ד"ר הריס הקדיש שעות רבות, על חשבון זמנו הפרטי, ועבר על כל פרקי הספר. בלעדיו, ספר זה לא היה אלא דבר שלא בא לעולם, מחשבה טובה שלא הייתי יכול לצרפה למעשה. אני אסיר תודה על חברותו הטובה ועל תרומתו הייחודית ליצירת ספר זה.

שנית, צריך אני להודות למוריי ורבותיי, פוסקי הדור ומנהיגיו, שהקדישו לי ממרצם ומזמנם למרות הטרדות המרובות המונחות על כתפיהם. זכיתי לקיים את דברי התנא יוסי בן צרידה: "הוי מתאבק בעפר רגליהם, והוי שותה בצמא את דבריהם" (אבות א, ד). למען ירוץ הקורא בקריאת הערות השוליים, נמנעתי מלסרבל אותם על ידי קשירת כתרים ותארים לרבנים גדולים אלו, אך כאן אמנה אותם בשמותם, ועם תואר מכובד ומלא כיאה וכיאות (בסדר א"ב):

הגאון הרב אליהו אברז'ל שליט"א, הגאון הרב יעקב אריאל שליט"א, הגאון הרב ברוך גיגי שליט"א, הגאון הרב רא"ם הכהן שליט"א, הגאון הרב יהודה הרצל הנקין זצ"ל, הגאון הרב מרדכי ווילig שליט"א, הגאון הרב אשר וייס שליט"א, הגאון הרב יצחק זילברשטיין שליט"א, הגאון הרב דב ליאור שליט"א, הגאון הרב אליעזר מלמד שליט"א, מורי ורבי הגאון הרב נחום אליעזר רבינוביץ זצ"ל הריני כפרת משכבו, מורי ורבי הרב הגאון יצחק שילת שליט"א, הגאון הרב צבי שכטר שליט"א, הגאון הרב יובל שרלו שליט"א. לא אמנע מלהזכיר את הפגישה המחכימה שזכיתי לקיים עם הרב אילעאי עופרן שליט"א בענייני הספר.

שלישית, חייב אני תודה גדולה אף לאנשי המקצוע בתחום בריאות הנפש, וכן לאנשים ונשים שעזרו לי בהבנת הפרעות מסוימות והשפעתן. מקווה אני שאיני שוכח אף אחד ואחת מהם, ואם שכחתי – עמם הסליחה והמחילה, ואבקש שיעמידוני על טעותי, ונזכירם בעזרת ה' במהדורה השנייה. ואלו הם שתרמו את תרומתם המוערכת לספר זה (בסדר א"ב):

ד"ר סיני אורן (פסיכיאטר), ד"ר אסתר אלטמן, הגב' שני אנגל ינובר (דיאטנית קלינית בתחום הפרעות אכילה), ד"ר מאיר אקשטיין (פסיכולוג), הגב' רחלי באס (פסיכותרפיסטית המתמחה בפגיעות מיניות), ד"ר רייצ'ל בכנר, מר גרשום גבירצמן (מתמחה בפסיכולוגיה קלינית וחינוכית), ד"ר ג'פרי גולץ, ד"ר רותי גיסר, הגב' נעמי דסאוור, הגב' רחל הורביץ (פסיכותרפיסטית), ד"ר אליזבת ויינריט, הגב' חנה וייסמן (דיאטנית), ד"ר גדעון וינטר, ד"ר יוני יהודה (פסיכותרפיסט), הרב מתן ואלישבע לוי (מטפלים מוסמכים בשיטת tat), פרופסור יוסי לוי־בלז, ד"ר טל־לי כהן אביב, עו"סית הגב' גלוריה מוסנקיס, מר אלון סלומון זאדה (פסיכולוג קליני וחינוכי), ד"ר ויקטור פורנארי, הגב' אלומה פלורסהיים, הגב' ג'ודי קראסנה, הגב' טלי רוזנבאום (מטפלת מינית), הרבנית אמירה רענן, מר דוד שוורץ, פרופ' ישראל שטראוס, ד"ר מרדכי שיפמן.

ברצוני להוסיף תודה מיוחדת לנתן ומרים פרידמן־זוסמן, לגיטי וארי ורטנטייל, וכן למר ג'ף רובין, על תמיכתם המשמעותית בי לאורך השנים, שבלעדיה לא הייתי יכול לברך על המוגמר.

ספר זה מוקדש למורי ורבי הרב נחום אליעזר רבינוביץ זצ"ל, הריני כפרת משכבו. בעיצומה של שנת תש"פ, בעוד מגפת הקורונה משתוללת בחוץ, נלקח מאיתנו מורי ורבי זה, שכל דרכי בפסיקת הלכה – ממנו היא. אין אני יכול אפילו להתחיל להעלות על הכתב את הכאב העצום שחשתי עת השיב נשמתו לבוראו בשיבה טובה ואת החיסרון העצום שאני מרגיש מאז אותו יום. מי ייתן לנו תמורתו. לו היה עדיין בחיים וכוחו במותניו, לא הייתה שאלה בספר זה שלא הייתה עוברת תחת עיניו הבוחנות. חודשים ספורים לפני פטירתו זכיתי לבקרו בביתו וסיפרתי לו על הספר שאני כותב. הרב אמר לי שמדובר במיזם חשוב מאוד ואיחל לי הצלחה. ביקשתי מהרב שיכתוב דברי ברכה לקראת הוצאת הספר, והרב השיב שישמח להיענות לבקשתי כשאסיים את מלאכת הכתיבה. לצערי לא זכיתי לקבל את ברכתו, חבל חבל על דאבדין ולא משתכחין. אף על פי כן, מלבד מה שהבאתי מפסקיו בכל אשר השיגה ידי, אין ספק כי ספר זה כולו לא היה יכול להיכתב לולא הזמן שזכיתי לשהות במחיצתו. ויהי רצון שיהיו דברי התורה שבספר זה לעילוי נשמתו הטהורה.

תודה רבה להוצאת מגיד, לרב ראובן ציגלר ולאריה גרוסמן על האמון שנתנו בי ובספר הזה, ועל העבודה וההשקעה המרובות. על המלאכה ניצחה אפרת גרוס, ואני חב לה תודה גדולה על שלא חסכה עמל כדי להוציא דבר מתוקן מתחת ידיה. כמו כן, תודתי שלוחה לרב משה גרוס, חברי משכבר הימים, על העריכה הלשונית, לרב ינון חן על הגהת הספר, לרב אייל רזניקוביץ על המפתחות המסודרים, לרב אליהו משגב על הכריכה הנפלאה ולרינה בן גל על העימוד.

אשתי אילנה, וילדיי בת־ציון, יצחק, הדס, אריאל ונאוה הם הבסיס האיתן שעליו בנויים חיי. שלי ושלכם – שלהם הוא. תודה לכם על כל תמיכתכם לאורך השנים.

ויהי רצון שתשרה ברכה במעשה ידינו.

יונתן רוזנצוויג
אדר שני תשפ"ב, בית שמש

הקדמה

ד"ר שמואל הריס

כבר מהיום הראשון של לימודי הרפואה, מלמדים ומזהירים את פרחי הרפואה לטפל לא רק במחלות אלא בעיקר באדם הסובל. אין תחום שבו אמירה זו רלוונטית יותר מאשר תחום בריאות הנפש, שבו אישיותו של האדם, גידולו, אמונותיו, מערכות היחסים ותפיסות החיים שלו קובעים כיצד הוא חווה, מתמודד ובסופו של דבר מתגבר על צערו הנפשי.

הדבר נכון במיוחד בקהילה התורנית, שבה לא מדובר רק באמונה פילוסופית אלא באותה מידה גם ביישום מעשי. ההלכה היא השפה והמדיום שבאמצעותם יהודים שומרי מצוות מתייחסים ומגיבים לנסיבות החיים, והיא שעוזרת לנו להבין ולנווט הן את השמחות והן את האתגרים שהבורא מציב בפנינו.

ספר זה הוא תוצאה של חברותא עם מורי וחברי הקרוב הרב יונתן רוזנצוויג, והוא מבקש להתייחס לתחום הלכתי שבעבר לא זכה להתייחסות נרחבת. יש לכך סיבות מובנות – תחום בריאות הנפש אינו מדע מדויק, וההמשגות, למרות ההתקדמות, נותרות לא מדויקות, מה שמקשה על הגדרות והחלטות הלכתיות ברורות. נוסף לכך, ייתכן שהסטיגמה הקשורה לבריאות הנפש הניאה רבים מלפסוק בתחום שנחשב מאתגר, מעורר חששות ופחדים, ובסופו של דבר פשוט לא מובן על בוריו לרבים.

תקוותנו היא שעל ידי התייחסות לנושאים הלכתיים מכל הקשת של תחום בריאות הנפש, לספר זה יהיה ערך מעשי מיידי לרבנים, אנשי מקצוע בתחום בריאות הנפש ובעיקר לסובלים ממחלות נפש, לתומכיהם ולמטפלים בהם.

מעבר לכך, כוונתנו לחזק את אלו הסובלים מכך, לתת אישור לתחושותיהם, להבהיר שהנושאים הללו אמיתיים וכי ההלכה מכירה ומתייחסת אליהם ככאלה. בכך לא זו בלבד שתהיה בספר זה תרומה לעולם ההלכה, אלא שהוא גם יסייע בהפחתת הסטיגמה הקשורה למחלות נפש.

נשמח במיוחד אם ספר זה יעודד אחרים להצטרף ולהמשיך בדיון חשוב זה – דיון שלצערנו הופך להיות רלוונטי יותר עם הזמן.

ברצוני להודות לרב רוזנצוויג על ידידותו, הן כתלמיד והן כחבר. היו אלו זכות ותענוג גם יחד לבלות את השנים האחרונות בעבודה על הספר הזה, ואני מצפה לעוד שנים רבות של מיזמים חשובים יחד בשירות כלל ישראל. לאשתי, אילנה אביבה, שתמיד העניקה תמיכה איתנה לכל המאמצים שלי – וקל וחומר כשמדובר בענייני תורה, קדושה ועזרה לזולת: שנזכה יחד להמשיך ולבנות בית שמגלם את כל הערכים הללו. ולבסוף מודה אני לריבונו של עולם שמברך אותי מדי יום ביכולת לסייע ביד ברואיו ללמוד את תורתו.

ד״ר שמואל הריס
אדר שני תשפ״ב, ירושלים

פרק א

השוטה והשטות בהלכה

במקומות רבים מתייחסת ההלכה למעמדו של השוטה[1]. בפרק זה יובאו מסקנות סוגיית הגמרא במסכת חגיגה[2] בעניין הגדרתו של השוטה, על פי דיוני האמוראים, הראשונים, האחרונים והפוסקים. כאן יש להדגיש כי כל האמור להלן מתייחס **דווקא לעניין חיובו של אדם במצוות התורה**, ואינו מתייחס ליכולתו של אדם לבצע קניינים או למצב שפיותו לעניין הלכות גירושין וכדומה.

הדברים בפרק זה יובאו בקצרה, בדגש על הלכה למעשה, והרחבה מסוימת תבוא בהערות השוליים. לדיון מלא ומפורט יש לעיין בנספחים שבסוף הספר[3].

1 בספרות חז"ל מצאנו מקומות רבים מספור שבהם מוזכר השוטה, ולא נוכל למנות את כולם. מכל מקום, נביא כאן את אזכורו במשנה, כדי להמחיש את הנושאים המגוונים שלגביהם שייך לעסוק במעמדו של אדם כשוטה: תרומות (א, א), עירובין (ג, ב), ראש השנה (ג, ח), מגילה (ב, ד), חגיגה (א, א), יבמות (ד, ו; ז, ה), גיטין (ב, ה-ח), בבא קמא (ד, ד; ו, ב-ד; ח, ד), שבועות (ו, ד), מנחות (ט, ח), חולין (א, א; ו, ג), בכורות (ז, ו), ערכין (א, א), מעילה (ו, ב), פרה (ה, ד), טהרות (ג, ו; ה, ח; ח, ו), נדה (ב, א), זבים (ב, א).

כדי לבחון את מגוון הנושאים ההלכתיים שכלפיהם שייך לדון במעמד השוטה, יש לראות **באנציקלופדיה הלכתית רפואית** (ז, 575-604), באריכות אך בתמצות.

2 ג, ב-ד, א, ושם מובאת התוספתא ממסכת תרומות (א, ג) המונה ארבעה סימנים לשוטה, ובגמרא מבוארת מחלוקת רבי יוחנן ורב הונא: לדעת רבי יוחנן החלת שם שוטה שייכת אף במי שעושה אך ורק אחד מן הסימנים המוזכרים שם, ואילו לדעת רב הונא יש צורך בעשיית כולם (וראו שם בגמרא, ובירושלמי תרומות [א, א], שדנו בהבנת שיטותיהם).

3 נספח א: "הגדרת השוטה"; נספח ח: "פתי". וראו גם בספר **משפטי הדעת**, ובשיעורי **תורה לרופאים** (ג, רד).

הגדרת שטות

א. על פי הגישה ההלכתית לשטות, השוטה אינו נידון על פי הגדרה פילוסופית־מושגית, אלא על פי המעשים שאותם הוא עושה. על כן, אין החלת גדר של שטות על האדם תלויה בוידוא העובדה שאותו אדם אכן לוקה במחלה נפשית בעלת הגדרה מובחנת וברורה, אלא מעשי השטות עצמם הם סיבה מספיקה מבחינה הלכתית להחלת מעמד זה[4].

4 ספרות חז״ל ידעה להפריד בין הגדרה מהותית־עקרונית של שטות לבין הגדרה הלכתית־מעשית שלה. בספר **הילד החריג והחינוך המיוחד** (עמוד 99), הביא **רחמים כהן־מלמד** רשימה של הגדרות מספרות האגדה (בעיקר): ״השוטה אין בו ערמומיות ואינו יודע לפתות, אינו מבין דבר מתוך דבר, וקושר דברים שלא כהלכה, ולפיכך אינו מתוחכם במשא ומתן ובמסחר. אין היגיון בסולם העדפותיו... קשה עליו התכנון לטווח רחוק... השוטה כתינוק הוא תם...״ (ושם בהערות מוזכרים כל המקורות להגדרות הללו). תיאורים אלו הם תיאורים כלליים ומהותיים, ואינם עוסקים בזיהוי השוטה וקביעת תנאים לשם החלת גדר זה על האדם. לעומת כל הנ״ל, עולם ההלכה, במקום התמקדות בתיאורים מהותיים של השוטה, מתמקד במאפיינים ההתנהגותיים של השטות, ואינו מנסה לחדור אל תוך נבכי נפשו של האדם כדי לקבוע אם אכן דעתו פגומה.

מעניין לציין את המובא **בשו״ת מכתב סופר** (אבהע״ז, א), הסבור שבעניין זה עצמו נחלקו רבי יוחנן ורב הונא: ״דרב הונא סבירא ליה דאין דין השוטה אלא מי שנפגע במוחו מקור השכל הכללי, אבל מי שמשתטה בדבר אחד מסיבה חיצונה כגון התגברות מרה שחורה וכיוצא בה מחולי הגוף, אף על פי שממילא עושה מעשים אשר לא יעשום... מכל מקום... כיון שמקור שכלו לא נשחת בשורשו מקום המוח אין זה בכלל שוטה האמור מהלכה שאינו בכלל מצוות ואין קניינו קניין. ורבי יוחנן פליג וסבירא ליה יהיה מאיזה סיבה שיהיה, כיון שעל כל פנים הגיע חוליו לבלבל דעתו ושכלו עד שלא נשאר בו לבחור בטוב ולהכריח טבעו לבלתי עשות מעשים אשר לא יעשו מבר דעת, הרי זה שוטה לכל דבריו״.

המכתב סופר מסביר שרב הונא דרש שיהיו בשוטה כל הסימנים כולם משום שלדעתו ההלכה אכן דורשת לעמוד על נבכי נפשו של האדם ולברר אם מקור שכלו אכן הושחת באופן משמעותי. על כן, אי אפשר להסתפק אך ורק במעשה שטות אחד, אף אם נעשה דרך שטות. אך יש להדגיש כי גם לדעת רב הונא, ניתן להחיל על האדם גדר של שוטה אם עשה מעשה שטות מובהק, וכגון ״מאבד מה שנותנים לו, שאפילו שוטה שבשוטים וכו׳״. לעומתו, רבי יוחנן סבור שאין לנו צורך לדעת ששכלו נשחת, באופן משמעותי, אלא רק שמעשיו הם כאלו המתאימים למעשיו של השוטה, ואין זה משנה מה מקור החולי, כי מכל מקום ברור שהשכל אינו מסוגל לעצור חולי זה, וידיעה זו מספיקה לצורך החלת שם שוטה.

אם כן, אף שברור שהשטות מקורה בשכל (וכמו שכתב הרמב״ם בפרקי משה [מאמר כג]: ״השטות הוא ערבוב שכל תמידי בלי קדחת״), מכל מקום, אין אנו צריכים להכיר בכך בצורה מובהקת על מנת להחיל גדר זה. נקודה זו – שאין לנו צורך לדעת את מקור החולי באופן מדויק, אלא די לנו להכיר בכך שמעשיו של האדם שלפנינו הם מעשים של שטות – מודגשת היטב בדברי **הרב משה מרדכי פרבשטיין**, בספר **משפטי הדעת** (תחילת פרק ג): ״׳שוטה׳ אינו מושג הזהה ל׳חולה נפש׳. שוטה הוא כל מי שנשתבשה דעתו, ונפגעו אצלו תהליכי המחשבה או ההתנהגות. שיבוש זה יכול לקרות מסיבות שונות: מחמת מחלת נפש, מחמת ׳רוח רעה׳, מפגיעה מוחית,

ב. מעשי שטות גמורה הם מעשים הנעשים **בעליל** ללא סיבה הגיונית[5], או שהסיבה שנותן להם מי שנוהג במעשים אלו מבוססת על תפיסת מציאות **שבעליל** איננה מקבילה למציאות הנראית לעין, וכפי שקורה לעיתים קרובות

ממחלות זקנה, או מכל סיבה שהיא – ואין כל הבדל הלכתי בדבר. ההלכה העוסקת בשוטה אינה מתייחסת, לרוב, לסיבה שגרמה לשטות אלא לתוצאותיה".

הדוגמאות לכך רבות מספור. לדוגמה, אדם שאינו אוכל לאורך זמן בצורה המסכנת חיים סובל מעניין נפשי כלשהו, אלא שלפעמים קשה לאבחן במבט ראשון ממה הוא סובל: האם מדיכאון, מהפרעת אכילה או אולי מפסיכוזה? גם אם לא נצליח לאבחן בצורה ברורה את הבעיה ברמה ההגדרתית, אין זה משנה את העובדה שמבחינה הלכתית אדם זה נחשב כסובל משטות ברמה כזו או אחרת, וההלכות השייכות בשוטה יהיו שייכות בו.

5 לרוב הפוסקים, הסימן המזהה העיקרי של השוטה הגמור הוא שלמעשיו אין כל סיבה (ראו דברי **הרמב"ם במורה הנבוכים** [ג, כה]). **בתבואות שור** (שם, ס"ק מז) הגדיר כך את השוטה: "שנודע בבירור שאין סיבה לעשייה זו כי אם מחמת שטותו, ואפילו איכא למיתלי במילתא דלא שכיחא לא תלינן". אף **ביד דוד** (פסקי הלכות, חלק א, ס"ק קסז) כתב: "ולי נראה דהיכא דעושה דבר אחד בבירור מחמת שטות והשתבשות דעתו נגד דעת כל העולם ואין לנו בשום דבר לתלות בוודאי הוה שוטה אליבא דכולי עלמא ואין בזה שום מחלוקת כלל". וכן כתב **בחזון יחזקאל** לתוספתא תרומות (א, ב): "וקעביד כן דרך שטות, כלומר: מבלי שום צורך". כן הוא **בשו"ת יהודה יעלה** (סימן צג), ו**בשערי עוזיאל** (א, שער ג, סעיף ב), וכן כתבו **הרב משה נחום ירושלימסקי** (מובא בכתב העת הפוסק [שנה ד, עמוד שסג]), **ושו"ת קול יהודה** (סימן נא) ובספר **פסקי אליהו** (חלק א, סוף קונטרס אוהבי יש). ועוד עיינו **בשו"ת נזר הקודש** (סימן כא).

מטעם זה, ככלל יש לומר שמי שעושה מעשי שטות, אך עושה אותם מתוך ראייה מסוימת ומאורגנת של המציאות, אינו נחשב כעושה מעשיו ללא צורך כלל ואינו נחשב לשוטה. וכן כתב **בשו"ת חלקת יואב** (א, כ): "כי ודאי אף שאדם יעשה ברצונו דבר שאנו רואין שהיא פתיות וטיפשות, כל זמן שנוכל למצוא צד איזה כוונה, אף שזה הכוונה הוא גם כן טיפשות ופתיות, מכל מקום לא נעשה שוטה בזה; דהרי אין לך שטות יותר ממי שאומר 'כתבו גט' ותיכף הלך והפיל עצמו מן הגג... דהגט כשר... לפי שיש עיקשי לב אם רואין שהם בצרה ממאסין חייהם ומאבדים עצמן אף שזה שטות שאין למעלה הימנו, עם כל זה אינו נעשה שוטה בזה כל שנמצא בו איזה רצון...".

וכך כתב גם **בשו"ת אגרות משה** (אבהע"ז א, קכ): "והנה לבד היתר זה יש גם לדון דאין להחשיבו שוטה כלל בזה שמחזיק עצמו למשיח כמו שלא נחשב מי שעובד עבודה זרה עץ ואבן לשוטה, אף שודאי הוא שטות גדול להאמין בעץ ואבן, אלא אמרינן דהוא פיקח ורשע ומחייבין ליה מיתה. וכמו כן זה שמחזיק עצמו למשיח, אף שהוא שטות גדול אין להחשיבו לשוטה, אלא דגאוותו היתירה הטעתו שראוי להיות משיח. וממילא אפשר לדון עוד יותר שגם כל מעשיו השטותים שנמשך מצד טעותו שהוא משיח שלפי דעתו הרעה הוא תיקון העולם אינם מחשיבים אותו לשוטה, דכל דבר שאדם עושה מצד חשבון איזה שיטה ודרך שמחזיק בדעתו, אף שהיא סכלות גדולה לא נחשב שוטה בזה, כדמוכח מעובדי עבודה זרה שהרבה מעשה שטותים עשו וכל דרכי האמורי שנאמרו בשבת דף ס"ז הם מעשה שטות, ויש להם דיני פיקח".

וכך מסכם **הרב משה מרדכי פרבשטיין** במאמרו (**רפואה אתיקה והלכה**, א, "פסיכיאטריה והלכה – תשובות", 213–223): "כאשר מחלת הנפש היא בדרגת חומרה כזו שלחולה אין קשר עם המציאות, ודעתו משובשת לגמרי, ברור שאין כל תוקף למעשיו ואינו אחראי להם". וראו בדברי **הרב יצחק זילברשטיין** (**שיעורי תורה לרופאים**, ג, רו). חשוב לציין שאדם הסובל מהפרעה

בחולים פסיכוטיים[6]. מי שנוהג במעשים מסוגים אלו, הוא השוטה הגמור שעליו דיברו המשנה והגמרא, ולדבר זה מסכימים רוב רובם של הפוסקים[7].

טורדנית־כפייתית (OCD) אינו נכלל בכלל זה. אומנם, אם נשאל אדם זה אם הוא יודע מדוע הוא חייב לחזור על פעולות מסוימות, הוא יאמר שהוא מודע לכך שאין לכאורה סיבה הגיונית לדבר, אולם הוא גם יודע כי החזרה עצמה אכן מביאה להנמכת החרדה שאותה הוא חווה, ומבחינה זו מדובר בפעולה הגיונית לחלוטין, ומטעם זה אין הוא נכלל בכלל השוטים.

6 **פרופ' ישראל שטראוס** במאמרו (**כנס הדיינים**, תשע"ד, "השוטה והפסיכוזה בהלכה בראי הקליניקה המודרנית", עמודים 267-286), מגדיר זאת כך: "קשה להגדיר את המושג שוטה, ונעשה שימוש במושג זה ביחס למציאויות שונות ורבות. השימוש הנפוץ ביותר של מילה זו מתייחס לתופעה הקלינית של הפסיכוזה, ואמנם היא מתארת אותה בקירוב: המצב בו חסרה לאדם היכולת להבחין בין מציאות לבין דמיון. בגלל ליקוי רציני בבחינת המציאות ובהבנת מציאות זו, האדם הפסיכוטי יעריך בצורה לא נכונה תפיסות ומחשבות, ובעשותו כך, יסיק מסקנות לא נכונות לגבי המציאות החיצונית, למרות הוכחות כי המציאות היא שונה. לעיתים קרובות, מתלווה למצב זה מגבלה חמורה בתפקוד חברתי ואישי, אשר מתאפיין בחוסר יכולת לתפקד כמצופה. בעוד המונח 'שוטה' נשאר קשור לפסיכוזה, תיאור מדויק יותר של תופעותיו וכן יישומו לרפואה קלינית עכשווית אינם ברורים".

מדבריו יוצא שהשוטה הגמור הוא החולה הפסיכוטי, שכן החולה הפסיכוטי איבד את היכולת להבחין בין מציאות לדמיון, והדבר מביא לידי התנהגות חיצונית המתנגדת להיגיון הפשוט. נראה שהגדרה זו מקבילה לדברי **הרמב"ם** בהלכות עדות (ט, ט): "לא שוטה שהוא מהלך ערום ומשבר כלים וזורק אבנים בלבד", שכן אדם זה איבד כל קשר למציאות הפשוטה ומתנהג בצורה שערורייתית שאינה מתיישבת עמה ועם הנוהג שבעולם.

מכאן אנו למדים כי אף שהפוסקים הדגישו שכוונת המושג "דרך שטות" היא שעושה מעשיו ללא שום סיבה או צורך, הדבר איננו נכון לגמרי במקרה של החולה הפסיכוטי. פעמים רבות החולה הפסיכוטי אכן נוהג על פי היגיון מסוים, ומכלכל את מעשיו וצעדיו על פי תמונת המציאות שהוא רואה. אולם כיוון שאנו יודעים בצורה ודאית או קרובה לוודאית שתמונת המציאות שלו שגויה לחלוטין, הרי שכל מעשיו מתחילה ועד סוף נחשבים "ללא סיבה", שהרי אם היה מבין את המציאות על בוריה, היה גם הוא מגיע למסקנה שאין שום תועלת – ואדרבה, פעמים רבות יש נזק – במעשיו. אפשר לומר זאת גם אחרת: כיוון שיש הוכחות לכך שהמציאות שונה ממה שמצייר במחשבתו החולה הפסיכוטי, ממילא עצם הציור של המציאות בצורה אחרת ממה שנגלה לעינינו היא מעשה "ללא סיבה", וממילא חולה זה הוא בכלל השוטים.

וב**אנציקלופדיה הלכתית רפואית** (ז, עמודים 554-555) כתב: "כמו כן לא נאמרו סימני השוטה אלא במי שאין השטות מתבטאת בכל דרכיו והליכותיו, אלא שהוא שוטה לדבר אחד, או כאשר אין אנו מכירים את האדם הנידון, ואין באפשרותנו לבודקו; אבל מי שמתנהג בעליל כשוטה גמור, והוא מתנהג כמשוגע לעינינו, דינו כשוטה לכל דבר, גם אם אין בו אחד מהסימנים המנויים בחז"ל".

7 אומנם ב**שו"ת מכתב סופר** (שם) הציע פירוש אחר להגדרה זו ("דרך שטות"), מכוח קושיה בשיטת רבי יוחנן, אך דבריו קשים מכמה פנים, כמבואר בנספח א.

לעניין מחלוקת הרמב"ם ורבינו שמחה אם שטות מוגבלת למקרים המנויים בתוספתא, או שיש להרחיבה אף למקרים אחרים – עיינו בנספח א בהרחבה. למעשה, פסקנו כאן כשיטת הרמב"ם, על פי רוב רובם של הפוסקים.

שטות לדבר אחד

ג. נחלקו האמוראים בנוגע לאדם שעושה מעשים דרך שטות, אלא שמכל מקום שטותו מוגבלת לנקודה מסוימת, ובאותה נקודה הוא מתנהג בשטותו באופן קבוע: רבי יוחנן סבר שאדם זה מוגדר כשוטה, ואילו רב הונא סבר שאדם זה אינו מוגדר כשוטה. הרמב"ם (ובעקבותיו הלכו כל הפוסקים) כינה אדם כזה: "שוטה לדבר אחד"[8]. רוב רובם של הפוסקים הסכימו שהלכה כרבי יוחנן, ששוטה לדבר אחד מוגדר כשוטה[9].

8 כל האמור בסעיף הקודם אמור לעניין השוטה הגמור, אך כפי שהוזכר לעיל (הערה 2), הגמרא מציעה גם סימני שטות לאותם חולים שאינם פסיכוטיים לגמרי אלא נוירוטיים בעיקרם. ראיית המציאות הנכוחה של אנשים אלו לא נפגעה באופן עקרוני וכולל, אלא הם שוטים אך ורק לדבר אחד מסוים. אומנם באותו דבר מסוים הם חולים תמיד, כלומר: מסיבות שונות הם נוהגים בתחום זה באופן יוצא מגדר הרגיל ללא שום סיבה. מי שהוחזק בהתנהגות זו, גם הוא בכלל השוטים לשיטת הרמב"ם, שנפסקה להלכה (ויש לציין כי **בשו"ת אמרי שפר** [סימן עה] אף מזכיר את הביטוי: "מאנאמאניא" [monomania] וכותב שהוא שגור בפי הרופאים. אומנם במאה ה־19 אכן השתמשו במושג זה, אך כיום הוא הוחלף במושגים אחרים. ומכל מקום רואים אנו כי המושג "שוטה לדבר אחד" היה קיים כקטגוריה רשמית אף אצל אומות העולם).

ניתוח זה של מחלוקת רב הונא ורבי יוחנן (שמעמיד את דבריהם בשטות לדבר אחד), יסודו בדברי **הרמב"ם** בהלכות עדות (שם), ומפורש בדברי **המהר"י וייל** (סימן נב) בתשובה: "דודאי הא דפליגי רבי יוחנן ורב הונא פרק קמא דחגיגה איזהו נקרא שוטה, היינו אף על פי שלא ראינו בו שטות אלא מקרע כסותו כו', דאטו אי אינו מקרע כסותו ואינו לן בבית הקברות ואינו יוצא יחידי בלילה ובשאר כל דרכיו הוא עושה שטות, דלא נקרא שוטה? אתמה! אלא ודאי הא דפליגי היינו דווקא שלא ראינו בו שום שטות אלא זה ואי הכי הוי שוטה אף על פי שמשיב כהוגן".

כדבריו עולה מדבריהם של אחרונים רבים: תשובת **השאגת אריה** (סימן כז בספר אור הישר), ספר **גט מקושר** (סימן יד), **שו"ת עטרת חכמים** (סימן יז), **שו"ת מכתב סופר** (אבהע"ז, א), **שו"ת רבי משה מרוטנבורק** (אבהע"ז, טו), **שו"ת יהודה יעלה** (א, צג), **שו"ת מחזה אברהם** (ג, אבהע"ז, כז), **שו"ת דברי חיים** (אבהע"ז א, נג; אבהע"ז ב, עד), **דעת תורה** (יו"ד, א, ס"ק מ), **שו"ת נפש חיה** (אבהע"ז, כז), **שו"ת בית אב** (ג, דעת אברהם, יו"ד, ב), **שו"ת שואל ומשיב** (קמא, ג, קח), **שו"ת מקדשי השם** (א, מז), **שו"ת גבול יהודה** (אבהע"ז, לח), **שו"ת נזר הקודש** (סימן כא), ספר **יד דוד** (פסקי הלכות, חלק א, ס"ק קסז), **שערי עוזיאל** (א, שער ג, הערה א), תשובת **הרב משה נחום ירושלימסקי** (מובאת בכתב עת הפוסק [שנה ד, עמוד שסג]), **שו"ת שארית יוסף** (סימן נג), **שו"ת קול יהודה** (סימן נא), ובספר **עיני דוד** (הלכות גיטין, סימן קכא, סעיף ו), ובספר **אור ישרים** (סימן א), ובמאמרו של **הרב בנימין הכהן בק** ("חולי הרוח בדיני גיטין ואישות", נועם טז, עמודים קסא-קעט) ובפירוש **קב ונקי** לירושלמי (שם). ראו גם סקירה של הסוגיה כולה בדברי **הרב יהודה דוד בלייך** בספרו *Contemporary Halakhic Problems* II ("Mental Incompetence and Its Implications in Jewish Law", pp. 283–299).

9 כן נראה מדברי **הרמב"ם** בהלכות עדות (ט, ט), שפסק: "השוטה פסול לעדות מן התורה לפי שאינו בן מצוות, ולא שוטה שהוא מהלך ערום ומשבר כלים וזורק אבנים בלבד, אלא כל מי שנטרפה דעתו ונמצאת דעתו משובשת תמיד בדבר מן הדברים אף על פי שהוא מדבר ושואל כעניין בשאר

ד. השוטה לדבר אחד – שואל ומשיב כעניין בשאר דברים, ונראה כפיקח. מאחר שרבים הפיקחים שיש להם קווים מוזרים או יוצאי דופן באישיותם – ואף על פי כן אין דינם כשוטים – יש להיזהר מלהחיל גדר זה (="שוטה לדבר אחד") אלא במקרים מובהקים בלבד[10]. מכמה פוסקים ניתן ללמוד שמקרים מובהקים אלו הם דווקא מקרים הדומים לאלו המובאים בגמרא, כלומר: כאלו המהווים

דברים – הרי זה פסול ובכלל שוטים יחשב" (וכן הבינו רוב הפוסקים בדעתו, **והגט מקושר** [יד, א] חולק), ושמא פסק כן משום שכן פסק אף **רבינו חננאל** בפירושו שם. כך גם פסקו **הרא"ש** במסכת חולין (א, ד), וכן דעת **האור זרוע** (א, הלכות שחיטה, שסז; א, תשעה), **והאגודה** למסכת חגיגה (שם), **וספר העיטור** (שער ב, הלכות שחיטה) **והראבי"ה** (ג, תתה), וכן דעת **רבינו ירוחם** (מישרים, נתיב יט, חלק א; תולדות אדם וחוה, נתיב טו, חלק א) **והיראים** (סימן תכה), וכן יוצא **מתשובות חכמי פרובינציה** (סימנים נז-נח).

אומנם נראה **שהמאירי** למסכת חגיגה (שם) פסק כדעת רב הונא, **ובשו"ת מהר"ם מרוטנבורג** (ד, תנה) הביא בשם **רבינו שמחה משפירא** שפסק כרב הונא לחלוטין, וכך גם פסקו **הריבמ"ץ** בפירושו למסכת תרומות (א, א) **והתשב"ץ** (ב, קלח).

הטור (יו"ד, א; חו"מ, לה) פסק כדעת אביו הרא"ש, שהלכה כרבי יוחנן, וכן דעת **הבית יוסף** (חו"מ, שם) וכן פסקו **בפרישה** (יו"ד, שם ס"ק כו; חו"מ, שם, ס"ק ט) **ובסמ"ע** (חו"מ, שם, ס"ק כ) **ובים של שלמה** למסכת חולין (א, ד) **ובש"ך** (יו"ד, שם, ס"ק כג) **ובפרי חדש** (יו"ד, שם, ס"ק כג) **ובכרתי** (יו"ד, שם, ס"ק כח) **ובגט מקושר** (יד, א). וכן **בשולחן ערוך** (חו"מ, לה, ח) פסק את לשון הרמב"ם, ובמקום אחר (יו"ד, א, ה) פסק במפורש כרבי יוחנן, וכן כתב **הלבוש** (יו"ד וחו"מ שם). ואת כל הנ"ל הביא להלכה אף **ערוך השולחן** (חו"מ, לה, ז), ופסק שהלכה כרבי יוחנן.

10 ראשית דיון זה מופיעה **בשו"ת מהרי"ק** (החדשים, סימן כ), וזו לשונו: "ועוד נראה לעניות דעתי דלא דמי כלל מי שעושה מעשה המורה טירוף הדעת כי התם, דהוה אכיל תמרי ושדי קשייתא ביה רבא, וכגון ההיא דמי שאחזו דנשתתק מחמת החולי המטרף את דעתו... דודאי התם איכא למיחש דדילמא הין שלו לאו הין ולאו שלו לא הוי לאו, דכיון דנטרפה דעתו אינו יודע מה מוציא מפיו ואין מדקדק כלל בדבריו... אבל מי שהוא מיושב בדעתו ומה שהוא אומר הוא אומר ביישוב הדעת, אלא שאינו מבין ענייני העולם כשאר בני אדם, מכל מקום כל היכא שלא הוחזק להיות מאותן שהזכירו רז"ל בפרק קמא דחגיגה, נראה לעניות דעתי דמעשיו קיימים בכל מילין, שהרי על כרחין צריך איזה גבול ושיעור לומר באיזה עניין ייחשב מבין ובאיזה עניין לא, שהרי יש מבין מעט ויש מבין הרבה, יש ממהר להבין כבר שית וכבר שבע, ויש מאחר, ואין הדעות שוות".

כך גם מופיע **בשו"ת הרא"ש** (כלל מג, סימן ג) לעניין אישה שטענה "שבעלה מטורף וטפשות מתוספת עליו מידי יום יום ושואלת שיגרשנה טרם יטרף ותהיה עגונה לעולם...", ואילו כנגדה טוענים שהוא "אינו מטורף, אך אינו בקי בטיב העולם". הרא"ש דוחה את טענת האישה וטוען שאין הבעל מטורף ואין לחשוש לכך, וכמו שכתב **בשו"ת מהרי"ט** (א, קיג): "דהכא לא הוי מחמת חולי אלא שאומרת שהוא מטורף וטפשות רבה עליו ורגזן, וראובן משיב שאינו מטורף רק שאינו בקי בטיב העולם, ודבר זה אפילו כפי דברי האשה לא חשיב מום אלא תרבות רעה וחסרון דעת".

בשו"ת בית אפרים (אבהע"ז, פט) מצאנו כיוצא בזה, וכן בתשובת **הנודע ביהודה** בספר אור הישר (סימן ל). **בשו"ת צמח צדק** (אבהע"ז, קנג) כתב שאף הרמב"ם מודה שרק בשטות גדולה כמו המקרים שבמסכת חגיגה יש דין של שוטה לדבר אחד, וכן כתב **בשו"ת שרידי אש** (א, צז). **ובשו"ת נפש חיה** (א, כז) כתב: "הכלל היוצא לנו מדברים האלה דאף לשיטת הרמב"ם אין ראיה דבמעשה שטות אחרת חוץ מאלו השנויים בברייתא הוי שוטה, רק כשידוע לנו בבירור

פגיעה ישירה בגופו, ממונו, נפשו או כבודו של העושה אותם, כיוון שהדבר מעיד על אובדן כושר השיפוט הבריא[11].

דהוי שוטה בדבר זה, כגון שבהגיעו לדבר זה מטורף דעתו לגמרי ואינו יודע בין לאו להן. הא לאו הכי, אף שעושה מעשה שטות, שמא טיפשות יש בו בדבר הזה, ואף שתמיד הוא בטיפשות, זה יוכל להיות מהעיקשים הטיפשים אשר בלתי אפשר להסיר איוולתו ממנו, ועם כל זה אינו שוטה...". וכן הוא **בשו"ת בית יצחק** (אבהע"ז ב, סימנים ד; ו).

מקרים אלו ואחרים מחדדים את הקושי שבאבחנת "שוטה לדבר אחד". ישנם אנשים רבים שמתנהגים באופן היוצא מגדר הרגיל באופן רגעי, אם מחמת כעס או חוסר הבנה בטיב העולם. הם חסרים רגישות חברתית או הבנה כיצד להתנהל בחברה תקינה, אך אין הם שוטים כלל וכלל. יש להיזהר מלהגדיר כל התפרצות רגשית או קו אופי מוזר כשטות, ועל כן הן הרא"ש והן המהרי"ט אינם מגדירים במקרים שלפניהם את הבעל כחולה כלל. אם מצרפים להבנה זו בשיטת הרמב"ם את העובדה שייתכן **שהתוספות** חולקים על דבריו וסוברים ששוטה לדבר אחד הוא פיקח לשאר דבריו, ואף את שיטת **רבינו שמחה ורבינו אביגדור** שאין שוטה לדבר אחד אלא באותם המנויים בגמרא – על אחת כמה וכמה שיש להיזהר מלהשית הגדרה הלכתית זו על מאן דהוא, שלא במקרה מובהק. כל הנ"ל מסביר מדוע למרות פסיקת ההלכה כרמב"ם לפי רוב רובם של האחרונים, מכל מקום פרשנות דבריו על פי אחרונים רבים נעשית בצורה המצמצמת מאוד את יישומם המעשי.

וראו בנספח א את דברי **הרב שלמה אבינר** לעניין מטרתם של חז"ל בצמצום גדר זה.

11 מדברי **הטורי אבן** למסכת חגיגה (שם) מוכח שהשטות שביציאה יחידי בלילה היא שהיוצא אינו נשמר לנפשו מחמת השדים המצויים מחוץ לעיר. בספר **אור ישרים** (סימן כה) הביא פירוש כזה מ**הרב משה נתן כהנא שפירא** (תלמידו ומחותנו של האבני נזר), וזו לשונו שם: "ועל זה אמרו בברייתא 'איזהו שוטה', שיהא דינו כשוטה בקלקול שכל השופט... הסימן הוא שאין לו שכל לשמור עצמו, כלומר: גופו או נפשו או ממונו. ועל כן היוצא יחידי בלילה שבני אדם בדעת יראים פן ייזוקו בגופם... והלן בבית הקברות שבני אדם מפחדים לנפשם שלא ידבק בהם רוח הטומאה, והמקרע כסותו שמאבד ממונו ובכלל זה שאינו חס על כבודו, וסבירא ליה לרב הונא דכולם בבת אחת בעינן... ורבי יוחנן סבירא ליה דאפילו בחדא מינייהו, כל שאין לפנינו הסיבה לראות מפני מה עשה כזאת להפקיר גופו או נפשו או כבודו וממונו, שוב יצא מגדר אדם בן דעת לכל דבר".

מתוך דבריו אנו למדים כי יש לדקדק ולוודא שבשוטה לדבר אחד, השטות היא דווקא כזו הדומה לשטות המוזכרת בגמרא, וכן כתב **בשו"ת בית אפרים** (אבהע"ז, פט) לשיטת הרמב"ם, שהדוגמאות המוזכרות בגמרא באו ללמדנו להחיל דין שוטה לדבר אחד על "כל ענייני שטות הדומים להם". במילים אחרות: החומרה וסוג השטות נלמדים אף הם מהסוגיה. מטעם זה פקפק **בשו"ת בית אפרים** (שם) גם ביכולת להחיל דין שוטה על אדם שיש לו כל מיני פחדים, וכתב שם הלכה למעשה:

"סיומא דפסקא: אם האיש אשר נדון השאלה סובבת עליו הוא פיקח בכל דבריו ולא נפקד ממנו מאומה רק כי נפל פחד עליו ומחמת זה דבר אין לו עם אדם, אז נראה לעניות דעתי שאם יבדקוהו בבית דין כמה פעמים בימים אחדים וייבחנו דבריו שהמה כאיש מבין יודע ולא נפל דבר מדבריו להיות נוטים לצד שטות ומבין הכל היטב בענייני הגט ולא באו דבריו במקרה כי אם בכוונה בדעה נכונה, אז אף על פי שעדיין לא סר מלהיות מפחד ואימתו עליו, הרי זה יכול לגרש. ואין לסמוך על מה שיודע לחשוב, שהרי עינינו הרואות שלפעמים אף קטן שהגיע לעונת הפעוטות השתא חושבנא בעלמא ידע ומכל מקום לאו בן דעה הוא לגרש, לכן צריך בדיקה היטב משום חומר אשת איש. ואין לדיין אלא מה שעיניו רואות...".

ה. **אדם שעושה מעשים שניתן לזהותם כמעשי שטות בתחום אחד מסוים, אך ניתן גם לתלות אותם בסיבה הגיונית כזו או אחרת – הגדרת מעשיו תיבחן על ידי השאלה אם מתכוונים לתת למעשיו סיבה מקומית באופן סתמי (=אד הוק), או שמתכוונים לתת למעשיו פרשנות כללית יותר. אם אין בידינו שום ראיות תומכות לפרשנות המקומית והיא מובאת אך ורק כדי לנסות ולהסביר את המעשים של אותו אדם באותו הרגע – יש להעדיף את הפרשנות הרואה במעשה זה מעשה שטות. לעומת זאת, אם מדובר בפרשנות כללית, כזו הנשזרת בתוך שגרה מסוימת או היגיון מסוים, ויש בידינו ראיות תומכות לכך שפרשנות זו נכונה, כגון: חזקת התנהגות ידועה של אותו אדם – אין לראות במעשים הנעשים מעשי שטות עד שייווכח לנו מעבר לכל ספק שאכן זהו המצב[12].**

אף **הרב משה פינשטיין** כתב **בשו"ת אגרות משה** (אבן העזר א, קכ) שלא להחיל גדר שוטה על כל אדם שיש לו כל מיני מחשבות ודמיונות, וזו לשונו: "אך אף אם... לא ניכר בו שום שטות, ונשאר רק מה שמחזיק עצמו בלבו למשיח... ודאי מסתבר שאינו עושהו לשוטה, רק דהיא שיטה סכלית שבא לו מצד גאוותו היתירה... ואם כן על כל פנים הוא עתה חלים ויכול לגרש...".

וראו עוד **בשיעורי תורה לרופאים** (ג, רי) שגם מדבריו משמע שהמקרים שבגמרא מתארים פגיעה חמורה בגופו, נפשו או כבודו של השוטה: "יוצא יחידי בלילה: חוצה כביש סוער וסואן, הולך יחידי לעיר של אויב. לן בבית הקברות: הוא מעשה דכאוני, כשמסתגר לבדו ומסרב לדבר עם בני אדם, ממאן לראות את ילדיו ונכדיו, מפסיק לאכול. מקרע בגדיו: אדם שלא מסתפר ולא מתגלח, הולך בדרך כשריח רע נודף ממנו וכדומה".

12 חלק מהאחרונים כתבו לעניין מי שנוהג כשוטה שאין תולים לו כלל בסיבות אחרות, ואילו אחרים רמזו שיש מצבים שבהם היינו תולים את מעשי השטות בסיבה אחרת (ולדוגמה **בשו"ת עזרת כהן** [סימן סז] כתב שוודאי שאף לרבי יוחנן יש מקום לתלות במקרים מסוימים). אולם עניין זה מתבאר היטב בדברי **החזון יחזקאל** (שו"ת, אבהע"ז, ח) בהסבר הסוגיה במסכת חגיגה (שם), המסבירה את שיטת רב הונא (המחיל דין שוטה רק במי שנהג בכל הסימנים המוזכרים בתוספתא) בכך שבכל סימן לבדו ניתן לתלות בסיבה חיצונית. וכך כתב החזון יחזקאל בהעירו על שתי הלשונות ברש"י לעניין ביאור המילה "גנדריפס" (המשמשת סיבה חיצונית שניתן לתלות בה למי שיוצא יחידי בלילה):

"לכן נראה שמהאי טעמא לא הסכים רש"י עם הפירוש הראשון... שגנדריפס הוא חולי האוחז מתוך דאגה... כיון שיוצא יחידי בלילה תמיד ודעתו משובשת בזה 'תמיד'... עלינו לתלות חזיון תמידי בסיבה מתמדת אחת, היינו שנשתטה או שחלה במחלת המרה השחורה אשר החולים בה הם בכלל שוטים ושכל יציאותיו הן מחמתה, אבל אם אנו תולים ואומרים 'אימור גנדריפס אחדיה' שנתחמם גופו ויצא למקום האויר, הרי אנו תולים כל אחת מיציאותיו בסיבה אחרת שהתחממות הגוף בלילה אחד אינה משמשת בתור סיבה להתחממות הגוף בלילה הבא, ומסתברא מילתא שתלינן כל יציאותיו בחד גורם, ולהכי פליג רבי יוחנן על רב הונא...".

החזון יחזקאל ממשיך ומסביר בכל המקרים המוזכרים בגמרא שאף בהם התלייה היא תלייה מקומית ולא תלייה כללית, ובכך חסרונה. כלומר: הסיבה שרבי יוחנן מעדיף לתלות בחולי – הגם שמדובר בשוטה לדבר אחד בלבד – היא שהתלייה בחולי מסבירה את כל הפעמים שהנוהג

חזקת שטות ופיקחות

ו. **שוטה גמור נידון כשוטה אפילו אם נהג בשטותו אך ורק פעם אחת, ואילו שוטה לדבר אחד נידון כשוטה רק אם נהג בשטותו לפחות שלוש פעמים (וראו נקודה חשובה בסוף ההערה)[13]. מי שהוחזק כשוטה, יכול לחזור לפיקחותו אפילו על**

בשטותו נהג כך על ידי סיבה אחת כללית. מה שאין כן הסיבות החיצוניות שמציע רב הונא, שצריך לתלות בהן כל פעם מחדש בכל מעשה שטות, וזה פחות סביר, כמובן.

מכאן למדנו שהן רבי יוחנן והן רב הונא מסכימים – וגם כל הפוסקים שפסקו כרבי יוחנן יסכימו – שניתן לתלות בסיבה חיצונית למי שנוהג במעשה שטות, ובלבד שתלייה זו היא בסיבה כללית ולא בסיבה מקומית (וראו דברים משיקים לסברה זו ב**שו"ת דברי מלכיאל** [ז, לו] ו**בשו"ת אגרות משה** [אבהע"ז א, קכ] בהסבר מחלוקת רב הונא ורבי יוחנן). אולם, אם הסיבה ניתנת אך ורק על מנת לתרץ את המעשה המקומי ללא נתינת הקשר כללי – וכנגד סיבה זו עומד מעשהו השטותי התמידי של האדם – ההלכה (כרבי יוחנן) מחילה גדר שטות על אותו אדם.

יש להעיר כי סעיף זה נכתב בהקשר לשוטה לדבר אחד בלבד, כיוון שכל הדיון בתלייה בסיבה נפרדת מתרחש דווקא סביב סוגיית הגמרא העוסקת בשוטה לדבר אחד. גם הסברה מורה כן, שהרי מי שעושה מעשי שטות אך ורק בתחום אחד מסוים, יש להסתפק אם מעשיו נובעים משטות כללית המחילה עליו שם "שוטה" בכל מעשיו (אלא שזו באה לידי ביטוי בדבר אחד בלבד כרגע) או שמא אין כאן ראיה לשטות כלל; ותלייה כללית יכולה להוות ראיה לכך שאין כאן שטות כלל. אולם שטותו של השוטה הגמור מתבטאת בכל מעשיו, וניכר שיש כאן שטות כללית. וכיוון שמעשיו מורים על כך שהוא שוטה, תלייה בסיבה חיצונית אינה יכולה למנוע החלת גדר זה. ומכל מקום, נראה שאם הסיבה החיצונית שבה רוצים לתלות איננה רק תלייה בעלמא, אלא היא מוכחת מכמה וכמה ראיות, יש לקבלה אף כנגד מעשים של שטות גמורה, והכול לפי ראות עיני המורה.

13 דין זה מצוי במחלוקת אחרונים גדולה. מלשון הרמב"ם בהלכות עדות (שם) שכתב שהשוטה אינו אלא מי שדעתו משובשת **תמיד**, משמע שצריך שתהיה דרכו בכך, ו**בבית יוסף** (חו"מ, לה) כתב: "שאין הכוונה שבפעם אחת שיעשה אחד מאלו דרך שטות מיקרי שוטה". כך פסקו גם **התורת גיטין** (ביאורים, סוף סימן קכא), וכן כתב **רבי משה מאימראן** בחידושיו למסכת חגיגה (שם), וכן מובא ב**שו"ת בית שמואל אחרון** (אבהע"ז, ט) ו**בספר אור הישר** לעניין הגט מקליווא בשם כמה רבנים (סימן ה בשם מסדר הגט **הרב ישראל ליפשיץ**; סימן ט בשם **הרב נפתלי צבי הירש קצנלנבוגן**; סימנים יא-יג ו-לא בשם **הזכרון יוסף**; סימן כו בשם **הרב יצחק הלוי הורביץ**; סימן כז בשם **השאגת אריה** באריכות ובעיון; סימן כט בשם **הרב שאול מאמסטרדם**; וסימן לב בשם **הרב יהושע העשיל**). וכן דעת **החתם סופר** בתשובותיו (ד, ב) וכן נוטה דעתו של **שו"ת בארות המים** (אבהע"ז, ב) אף שהסתפק שם בדעת הטור. וכן דעת **שו"ת אדמו"ר הזקן** (סימן כה), ו**בשו"ת צמח צדק** (אבהע"ז, קנג וקנה), וכן כתב **ביד דוד** (פסקי הלכות, חלק א, ס"ק קסז) ו**בשו"ת אפריון דוד** (סימן מו) ו**בשו"ת שדה יהושע** (סימן מט) ו**בשו"ת דברי מלכיאל** (ז, לו).

אולם יש מהאחרונים שהבינו שמחלוקת רב הונא ורבי יוחנן הייתה בשאלה אם יש צורך בחזקה, והלכה כרבי יוחנן שאין בה צורך כדי להחיל דין שוטה. כך הבין **בראש יוסף** (חו"מ, לה, ס"ק ו), וכתב: "ולי נראה דאפילו בפעם אחת שעושה אחת מהם דרך שטות סגי ונקרא שוטה". אף **התבואות שור** (שם, ס"ק מו) הסכים לדברי הראש יוסף: "כיון שנתברר בחד זימנא דהגוף לקוי

פי מעשה יחיד המורה על פיקחותו, ובלבד שיהיה ברור מאותו מעשה שאכן נתרפא משטותו[14]. וכן הדין גם למחלים בהשפעת תרופות[15].

בשינוי דעת, הוי ליה שוטה". כדעת אחרונים אלו פסקו **בשו"ת נפש חיה** (אבהע"ז, כז), **בשו"ת עין יצחק** (ב, אבהע"ז, ט), **בשו"ת בית אפרים** (אבהע"ז, פט) **ובשו"ת דברי חיים** (אבהע"ז א, נ"ג).

בפרי מגדים (יו"ד שם, שפתי דעת, ס"ק כג) כתב שנכון להחמיר כשיטה זו להחשיבו שוטה (וכן נראה מהיד דוד [שם] במקרי שטות מובהקים), אך למרות זאת, כפי שראינו, רוב הפוסקים סוברים שיש צורך שיוחזק בשטותו, וכן פסקו **הזבחי צדק** (יו"ד, א, ס"ק נא), **הכף החיים** (יו"ד, א, ס"ק קכו) **והדעת תורה** (יו"ד, א, ס"ק מא). ועל פי שיטה זו, שהיא שיטת רוב הפוסקים, פסקנו למעלה.

כל הנ"ל נאמר לעניין שוטה לדבר אחד, אך לעניין שוטה גמור יש לומר שמעשיו מעידים עליו בבירור אף בפעם אחת, ואין צורך בחזקה. אומנם בספר **אוצר המשפט** (סימן לה, עמוד שס) הביא אחרונים רבים שלכאורה סוברים לא כן, אך המעיין יראה שאין הדברים מוכרחים כלל, מלבד מדברי **החתם סופר** (ד, ב) **והתורת גיטין** (שם), שאכן סוברים כן. אולם התורת גיטין ביאר את הסוגיה באופן אחר ממה שנתבאר לעיל (סעיף ד, הערה 8), וגם הוא עצמו כתב תוך כדי דבריו שבמקרים של שטות מובהקת אין צורך בחזקה, כמבואר למעיין בדבריו. על כן, נראה כמו שכתבנו. וכן כתב **בשו"ת דברי חיים** (אבהע"ז א, נג): "אבל אי הוי ידעינן בוודאי שעשאו דרך שטות ולא הוי לן במה לתלות לא צריך כלל לאתחזק, דכיון דידעינן דהוי פעם אחת שוטה לא הדרא דינו להיות כפיקח...". וכן כתב **הזכרון יוסף** בתשובתו המובאת בספר **אור הישר** (סימנים יא-יג).

אולם, אף שכל זה נכון ברמה העקרונית, ברמה המעשית נראה שכמעט שלא יימצא היום מצב שבו יחילו על אדם גדר זה של שטות גמורה על פי הופעה אחת בלבד של השטות. על פי רוב, העוסקים בתחום בריאות הנפש מבקשים להיווכח בדפוס מסוים קודם שהם קובעים קביעה חד־משמעית בנוגע למצבו הנפשי של האדם (אולם ניתן לדמיין מקרה של החלת גדר שטות גמורה בפעם אחת, כשלאדם זה יש היסטוריה של מחלה או הפרעה נפשית, ועתה הוא מאוזן כבר זמן מה, ולפתע הוא מתנהג בצורה היוצאת מגדר הרגיל – שאז ייתכן שמטפל יקבע שככל הנראה אותה מחלה או הפרעה נפשית חזרה להופיע, וזאת אף ללא דפוס נוכחי מוכח).

14 מחלוקת האחרונים הנ"ל לגבי הצורך בחזקת שטות לא נאמרה אלא לעניין החלת גדר של שטות על החולה, אך אי אפשר בהכרח ללמוד משם לעניין התנאים ההלכתיים להסרת שם שטות מהאדם, וכמו שכתב בספר **אור ישרים** (שם):

"אך מה שיש להסתפק לכאורה בנידון דידן, כיון דאין עושים מעשה שטותם ושגעונם תמיד, דפעמים הם לנים ויושבים בביתם, ובשבת קודש לפעמים יושבים על שולחן אביהם ואוכלים ומזמרים זמירות... שמא הוי דינם גם כן כעיתים חלים ועיתים שוטה... אמנם העיקר הנראה לעניות דעתי בזה, דוודאי סימני שוטה הנאמרים בחגיגה שם יוצא יחידי בלילה וכדומה, וודאי דאין צריך שיצא יחידי בכל לילה ולילן בכל לילה בבית הקברות, ובלילה שאינו יוצא נאמר דנתרפא או שיהיה דינו כעיתים חלים ועיתים שוטה – דזה וודאי דלא מסתבר כלל, וכל שהוחזק בו סימני שוטה ודעתו מטורפת, וודאי דהוי שוטה גמור אף בשעה שאינו עושה מעשה שטות עד שיתרפא מחוליו ונדע שמחמת פיקחות חזר בו משטותו...".

דברים אלו כבר נכתבו בקצרה **בתבואות שור** (א, ס"ק מו). גם **בשו"ת בית יצחק** (אבהע"ז, ב, ו) כתב שהשוטה חוזר לפיקחותו אפילו בפעם אחת (ולא צריך חזקה של שלוש פעמים), אלא ש"על כל פנים בעי שיהיה הוכחה שנתרפא". וכן כתבו עוד אחרונים. ובספר **אוצר המשפט** (סימן לה, עמוד שס) כתב שלדעת אחרונים רבים צריך שיתחזק בפיקחותו שלוש פעמים, אך המדקדק

עיתים שוטה עיתים חלים

ז. שוטה שאינו נוהג בשטותו בקביעות, מוגדר בהלכה בכינוי: ״עיתים שוטה עיתים חלים״, ובלבד שימי שטותו וימי שפיותו שווים פחות או יותר מבחינת תדירותם. אם אין הם שווים כלל, מעמדו מוגדר לפי התנהגותו על פי רוב[16].

ח. מי שהוא עיתים שוטה עיתים חלים, דינו כשוטה בשעת שטותו וכשפוי בזמן שפיותו[17].

בשו״ת חלקת יואב (א, אבהע״ז, כ) **ובשו״ת צמח צדק** (אבהע״ז, קנג) יראה שאף הם סוברים שאין מספר פעמים מסוים, וברגע שניכר שחזר לפיקחותו, פקע ממנו דין שוטה. וכן כתב בספר **משפטי הדעת** (עמודים סד-סה), שאף שיש דיון באחרונים אם צריך שיוחזק שלוש פעמים שלא חזר לשטותו על ידי הימנעות בלבד, או שצריך שיעשה מעשים המורים על פיקחותו – מכל מקום ״אם נרפא מן המחלה, כלומר שנעלם הגורם למעשי השטות, הרי אין כל ספק שאותו אדם ידון כחלים. כגון, הסובל מפחד שוא, ובעקבותיו הוחזק לעשות מעשי שטות... אם ייבחן ויתברר שסר פחדו ממנו, ברור שידון כחלים. ונראה לי שכל הפוסקים מודים בכך...״.

15 כך כתב בספר **משפטי הדעת** (עמוד סה): ״כאמור, ההלכה הדנה בהחלמת השוטה מתייחסת להיעלמות או להקלה בתופעות שיבוש הדעת הנובעות ממחלת הנפש, ולא לריפוי המחלה, וקיימים מצבים שהמחלה עדיין קיימת אבל אם אינה גורמת למעשי שטות או לשיבושים קשים בחשיבה, ידון אותו אדם כשפוי. לאור זאת ברור, שהדיון בפרק זה מתייחס גם למצב בו השוטה נמצא תחת השפעת תרופות המשפרות את מצבו, וכתוצאה מהם לא קיימות בו תופעות השטות – הרי הוא נידון כחלים. שהרי, כאמור, אין ההלכה מתייחסת לגורמי ההתנהגות, דהיינו למצב המחלה בכח, אלא לגילוייה בפועל, בהתנהגות או בדיבורים של שיבוש הדעת, ולכן גם אם המחלה קיימת מבחינה רפואית, מכיון שבזמן זה לא קיימות בו תופעות השטות, הרי הוא נידון כחלים. עניין הטיפול התרופתי לא נידון בדרך כלל באופן ישיר, גם משום שטרם נודע או טרם נעשה שימוש בתרופות בתקופות קודמות באופן שנעשה היום״.

16 דין עיתים שוטה עיתים חלים מוזכר בתוספתא תרומות (שם), ונפסק **בשולחן ערוך** (אבהע״ז, קכא, ג). **ובאנציקלופדיה הלכתית רפואית** (ז, עמוד 564) נכתב: ״יש מי שכתב, שבשעת בריאותו, אפילו אם אינו שפוי לגמרי, אלא שהוא תשוש, ועדיין ניכרים בו סימני המחלה, ובתנאי שאין בו הסימנים המוזכרים בתלמוד, הרי הוא כפיקח, ולא צריך בדיקה כמו שבודקים אילם״. אומנם מובאות שם גם דעות אחרות, אך זוהי דעת רוב הפוסקים, ואין כאן מקום להאריך.

דין זה נאמר דווקא במי ששטותו וחלימותו שווים, פחות או יותר, וכמו שהעיר **בשו״ת בית יצחק** (אבהע״ז, ב, ב): ״ומה שנראה לפי עניות דעתי... דלדעתי לא מיקרי עיתים חלים ועיתים שוטה מה שגזרו חז״ל רק אם העיתים שוות או על כל פנים ימי שטותה קרובים לימי חלימותה, מה שאין כן כשרוב ימיה בבריאות ואך לפרקים **תשטתה**...״. אולם, אם השטות אינה שווה לחלימות, האדם יוצא ממצב אמצעי זה, ויש ללכת על פי רוב מעשיו כדי להעיד על טיבו של האדם העומד לפנינו.

17 תוספתא תרומות (שם) **ושולחן ערוך** (שם), וכן אצל כל הפוסקים.

שטות במעשה ושטות בדיבור

ט. אין חילוק בדינים אלו בין שטות שמתבטאת במעשים לשטות שמתבטאת בדיבורים[18]. אולם, אף בשטות גמורה, וקל וחומר בשטות לדבר אחד, אין מחילים גדר של "שוטה" על האדם עד שיהיו סימנים מובהקים לכך שהוא

18 במסכת גיטין (סח, ב) מסופר בעניין שלמה המלך (שהיה לבוש כעני המחזר על הפתחים ואנשים לא הכירוהו והוא טען שהוא המלך) שחכמים אמרו כי "שוטה בחדא מילתא לא סריך" (ומפני זה האמינו לדבריו), ופירש **רש"י** שם: "אינו נדבק לומר דבר אחד של שטות כל הימים, שזה אומר הייתי מלך ואינו אומר דבר שטות אחרת". ואמירה זו לכאורה סותרת את מושג "שוטה לדבר אחד" המבואר לעיל.

הנודע ביהודה בתשובתו המובאת בספר אור הישר (סימן ל) הקשה קושיה זו ותירץ: "ועוד אני אומר שגם להרמב"ם ז"ל... אפילו נודה שנקטינהו לדוגמא, מכל מקום כל הנך... מעשיהם נינהו דעושה מעשה של שטות בידיים... אבל בדברים בעלמא, שמדבר דבר של שטות בעניין אחד ודעתו משובשת בדבר הזה תמיד לדבר דברי שטות ובכל שאר דברים אנו רואים שמדבר ושואל ומשיב כעניין בדברי טעם ככל שאר בני אדם, אינו נחשב שוטה כלל...". כלומר, לדעת הרמב"ם יש לומר ששטות אינה מתבטאת בדיבור בלבד, אלא דווקא במעשים של ממש, ועל כן אין מקום להחיל גדר שוטה על אדם בעקבות דבריו. וכן נראה שסובר **בשו"ת עין יצחק** (ב, אבהע"ז, ט).

אכן, אין לכחד שבמסכת חגיגה לא מצאנו דוגמאות של דיבורים כלל, וגם **פרופ' ישראל שטראוס** במאמרו (שם) העיר על כך. אולם קצת קשה לומר כן בשיטת הרמב"ם, שהרי בהלכות עדות (שם) כתב "אף על פי שהוא מדבר ושואל כעניין בשאר דברים", ולכאורה משמעות דבריו היא שגם אם יש לו דיבור של שטות בדבר אחד בלבד הרי הוא בכלל השוטים. גם מדברי הרמ"א משמע לא כן בבירור, כמבואר **בדרכי משה** (אבהע"ז, רכא, אות ו): "שאם מדבר ואינו יודע מה מדבר כדרך החולים הרי זה כשוטה גמור", וכן הביא **הפרי חדש** (אבהע"ז, קכא, ס"ק י). ואף **בזוהר** לפרשת בלק (קצג, ב) אמרו: "סימן לשטות – מילין".

אף באחרונים מצאנו שהקשו על דברי הנודע ביהודה קושיות שונות, וכגון **בשו"ת בית אפרים** (אבהע"ז, פט), **ובשו"ת צמח צדק** (אבהע"ז, קנג-קנד), **ובשו"ת דברי מלכיאל** (א, עח; ג, קלז; ז, לו), וכן **בשו"ת חלקת יואב** (א, כ). **ובשו"ת אור שמח** כתב (ליקוטים, סימן יג): "הנה לדעתי הדבר פשוט דעיקר הבדיקה מן השוטה הוא בגדרו, וגדר הדעת הוא ניכר בדיבורו של אדם, שהוא מגלה שכלו של אדם. ואם ידבר אדם דברים שאין להם שייכות, כדרך המשוגעים, הוא משוגע גמור". וכן עולה **משו"ת קול יהודה** (סימן נא).

לעניין תירוץ הקושיה משלמה המלך, ביאר **ביד פשוטה** על הרמב"ם (שם): "הרואה יראה שאין הנידונים דומים כלל. עני המחזר על הפתחים ואומר, 'הייתי מלך' – ודאי אמירה של שטות היא זו, אבל אם שואלים אותו מתי, והיכן, ומי היו יועציו, ומה פעל בימי מלכותו, ועניני מלכות, וכיוצא בזה שאלות כאלה, והוא עונה לעניין ואינו אומר שטות אחרת, כי אז נראה שיש דברים בגו, ואינו סתם שוטה. אבל אם אומר שטויות בכל הקשור לנושא המלכות, שהוא בעצם 'דבר' אחד בלבד, 'אף על פי שהוא מדבר ושואל כעניין בשאר דברים' – אין זאת אלא שדעתו נטרפה". ובדומה לכך כתב **בשו"ת אבני נזר** (אבהע"ז, קצא).

וכך מסכם **פרופ' שטראוס** (שם) לגבי העדרן של הזיות שמיעה מהדוגמאות שבגמרא: "אפשר להניח כי קיימים אחד משני הסברים. אחד הוא כי אופי המחלה השתנה, והמחלה שאנו מכנים

שוטה. רמת מובהקות זו קלה יותר להשגה במעשים מאשר בדיבורים, וממילא החלת גדר שטות על אדם עקב דיבורים של שטות היא נדירה באופן יחסי[19].

דוגמאות עכשוויות

י. על פי כל הנ"ל, ניתן לתת דוגמאות לשוטה גמור, וכן לשוטה לדבר אחד, במונחים פסיכיאטריים בני־ימינו. בכלל שוטה גמור יש לכלול את הסובלים מההפרעות הבאות: הפרעה פסיכוטית חולפת (Brief Psychotic Disorder), הפרעה סכיזופרניפורמית (Schizophreniform Disorder), סכיזופרניה (Schizophrenia), הפרעה סכיזואפקטיבית (Schizoaffective Disorder), מקרים מסוימים של הפרעה דו־קוטבית (Bipolar Disorder), מקרים מסוימים של הפרעת דה־פרסונליזציה/דה־ריאליזציה (Depersonalization/Derealization disorder), דליריום (Delirium) והפרעה נוירוקוגנטיבית חמורה (Severe Neurocognitive Disorder).

אותה סכיזופרניה היא מחלה חדשה יחסית אשר נתגלתה רק במאות האחרונות. לחילופין, והסבר זה מסתבר יותר, אפשר לומר כי הקריטריונים של השוטה היו ניתנים לצפייה ולתיאור חיצוני. כל הנחה אובייקטיבית לגבי חוויותיו הפנימיות של השוטה נשארה בעיקרה ספקולטיבית...".

19 לכל מה שנאמר בהערה הקודמת יש להוסיף שלפי דברינו לעיל, הגמרא כלל לא עוסקת בשוטה גמור, אלא בשוטה לדבר אחד, וכיוון שהגמרא באה לרבות אף מי שאינו שוטה גמור ולתת בו סימנים, אין היא מחילה גדר זה אלא על מי שיש בו סימנים מובהקים, ואלו מתבטאים במעשים. אולם אין זה סותר את האפשרות העקרונית להחיל שם שטות גם על מי שסימניו באים לידי ביטוי בצורות אחרות. מכל מקום, לפי דרכנו למדנו ששוטה ל"דבר אחד" הכוונה היא שהוא שוטה לכל עניינו של אותו "דבר", כלומר ששטותו היא משמעותית.

דברים אלו עולים גם מהאמור **בשו"ת בית יצחק** (אבהע"ז, ב, ד), וזו לשונו: "אמנם בנידון דידן דאינו עושה דברים של שטות אך שמפחד ומתוך כך אמר דברים של שטות, יש לומר... לחלק בין עושה מעשה שטות ובין אם מדבר דברים של שטות ובשאר דברים שואל ומשיב דברי טעם ככל אדם, דאינו מיחשב שוטה, הגם דראיות הנודע ביהודה דחה בבית אפרים, מכל מקום הסברא נכונה; דהנה בכל האדם נמי עלולין במחשבות מחשבות זרות, רק דבעל שכל חזק אינו מוציא המחשבות לפועל על ידי דיבור, ומכל מקום לא הוי שוטה, דדווקא מי שעושה מעשים רעים דשכלו חלש מאוד ואינו מבחין, על כן אין בו דעת... מה שאין כן באינו אומר רק דיבורים שמעלה על דעתו שמתיירא ואין בו כח לעצור פיו ולשונו, מכל מקום יש בו דעת לעשות מעשה ולהקנות אותה לעצמה על ידי מעשה... עוד מובא בבית אפרים בשם נודע ביהודה דמחמת פחד על מגן לא נחשב שוטה, ובנידון דידן אולי ראה באיזה ספר שיש לשמור עצמו מן החיצונים...".

כלומר, אף שלעיל ראינו שרבים חולקים על **הנודע ביהודה** לעניין דיבור, ואכן מעיקר הדין נראה שגם בדיבורים ניתן להחיל שם שוטה (וכמו שכתב **בשו"ת עזרת כהן** [סימן סז], וכתב שגם הנודע ביהודה מודה בזה). מכל מקום, למעשה נראה שנדיר מאוד להחיל שם "שוטה לדבר אחד" אך ורק על ידי דיבור, וזאת משום שאין בכל זה כדי להראות שהאדם לוקה בשטות משמעותית,

יא. בכלל שוטה לדבר אחד יש לכלול את ההפרעות הבאות: הפרעה דלוזיונלית (Delusional Disorder), הפרעה בדימוי הגוף (Body Dysmorphic Disorder), אנורקסיה (Anorexia)[20], מקרים מסוימים של בולימיה (Bulimia) ומקרים מסוימים של הפרעת אישיות גבולית (Borderline Personality Disorder).

הוצאת אחרים ידי חובה

יב. כשם שמי שדינו כשוטה פטור מכל המצוות שבתורה, כך אין הוא יכול להוציא ידי חובה אחרים החייבים במצוות[21].

פתי (מוגבלות שכלית־התפתחותית)

יג. כל הסעיפים הנ"ל עסקו בעניינו של אדם החולה במחלה נפשית, אך מי שנולד עם מוגבלות שכלית־התפתחותית, קרוי בלשון ההלכה "פתי". פתי שפטור ממצוות כשוטה, הוא אדם שהמוגבלות השכלית־התפתחותית שלו חמורה עד כדי כך שאינו יכול להבין שיש בורא לעולם ושהוא חייב במצוות שהקדוש ברוך הוא ציווהו, או לחלופין מי שלא מבין כראוי את ההתנהלות החברתית הראויה עד כדי כך שאינו מתבייש מהסובבים אותו ואינו חושש להתבזות. אולם, אם ביכולתו להבין עניינים אלו, דינו כפיקח, והוא חייב בכל המצוות. ויש מי שפסק שכל שאין לו דעת כילד בן שמונה, דינו כפתי[22].

כלומר, כזו הפוגמת בגופו, נפשו, ממונו או כבודו (כמבואר לעיל הערה 11). כך גם נראה שיש להבין את האמור **בשו"ת שרידי אש** (א, צז), ראו שם.

20 יש לציין כי יש מקרים שבהם הסובלים מאנורקסיה נכללים בהגדרת שוטה גמור, כאשר כל חייהם סובבים אך ורק סביב הנושא היחיד הזה. אף כי תחום השטות ממוקד בנושא האכילה, כיוון שתחום האכילה הוא מרכזי כל כך לחיי האדם, המתמודדים עם האנורקסיה מגיעים לפעמים למצב שבו כל כוחותיהם נתונים אך ורק לנושא המסוים הזה, וממילא יש לקבוע כי שטותם היא גמורה וכוללת.

21 כאמור במשנה במסכת ראש השנה (ג, ח): "חרש שוטה וקטן אין מוציאין את הרבים ידי חובתן. זה הכלל: כל שאינו מחויב בדבר אינו מוציא את הרבים ידי חובתן".

22 **הרמב"ם** בהלכות עדות (ט, י) כתב: "הפתאים ביותר שאין מכירין דברים שסותרין זה את זה ולא יבינו ענייני הדבר כדרך שמבינין שאר עם הארץ, וכן המבוהלים והנחפזים בדעתם והמשתגעים ביותר, הרי אלו בכלל השוטים, ודבר זה לפי מה שיראה הדיין שאי אפשר לכוין הדעת בכתב", וכן פסקו **הטור** (חו"מ, לה) **והשולחן ערוך** (שם, סעיף י). כאמור למעלה, ה"פתי" שעליו מדבר

הרמב״ם הוא מי שיש לו מוגבלות שכלית התפתחותית, וכפי שכתב **הפרישה** (חו״מ, לה, ס״ק יא), ודקדק זאת בלשון הרמב״ם, ושוב כתב כן **בסמ״ע** (שם, ס״ק כא). ישנן שלוש אפשרויות שונות בביאור דברי הרמב״ם:

1. אפשר לומר שדעת הרמב״ם היא שדין הפתי כדין השוטה, ואין חילוק ביניהם מצד הדין, וזו כוונתו כשכתב שהם ״בכלל השוטים״, ומה שכתב בתחילת ההלכה אינו אלא תיאור של הפתי, כדי שהקורא יוכל להבין במה מדובר. כן הסבירו **בשו״ת זכרון יוסף** (אבהע״ז, י), **בשו״ת דברי מלכיאל** (א, עח; א, פו) ובספר **עצי ארזים** (אבהע״ז, מד, ס״ק ה).
2. אפשרות נוספת היא שדלעת הרמב״ם ישנה השוואה הלכתית בין השוטה לפתי, אך אין השוואה הגדרתית. כלומר, ההגדרה של פתי מבחינת סוג השטות שהוא מבטא שונה לחלוטין מהגדרתה אצל השוטה, אך ההלכה למעשה אינה שונה. לפי זה, הרמב״ם התכוון לומר שהפתי הוא אכן ״בכלל השוטים״ מבחינה דינית, אך מבחינה הגדרתית העניק הרמב״ם הגדרה שונה לחלוטין ממה שביאר לעניין השוטה. כן נראה **משו״ת מהרי״ט** (ב, אבהע״ז, טז) בתירוצו הראשון.
3. אפשרות שלישית היא שהרמב״ם לא התכוון להשוות בין הפתי לשוטה אלא מבחינה זו ששניהם אינם ברי־דעת, אך מלבד זאת הוא לא התכוון לתת הגדרה הלכתית כלל אלא אך ורק תיאור מעשי. כלומר: אין הגדרה הלכתית קבועה לפתי, אך במקרה שבו ניתקל באדם כזה (והרמב״ם נותן תיאור כדי שנבין באיזה סוג אדם מדובר), אזי יהיה דינו כשוטה. כן נראה משו״ת מהרי״ט (שם) בתירוצו השני.

לפי שתי האפשרויות הראשונות, הגדרת פתי הפטור ממצוות מצומצמת יותר (כפי שהדגיש בספר **משפטי הדעת** [פרק ח]), שכן לפי דבריהם אדם זה אין לו דעת כלל, ואם יש לו אפילו דעת קלושה, הרי הוא יוצא מכלל הפתי. אולם לפי האפשרות השלישית, נראה שהרמה השכלית הנצרכת כדי שהאדם ייחשב כפיקח משתנה מתחום לתחום, ובעצם יש לדון בכל מקרה לגופו: אם יש לאדם היכולת השכלית לבצע מעשים בתחום מסוים – ייחשב כפיקח לאותו התחום, גם אם בשאר תחומים ייחשב כפתי. שיטה זו מרחיבה ומצמצמת כאחת את הגדרת הפתי, וכמו שיתבאר.

בספר **משפטי הדעת** (שם) הביא מדברי **הרב אלחנן וסרמן** בספר **קובץ הערות** (סימן סו) ששיעור דעת כפעוטות מספיק להחשיב אדם כפיקח, ורק מי שאין לו דעת אפילו כפעוטות ייחשב לפתי. אולם, אחרונים רבים הביאו את תירוצו השני של המהרי״ט, ולפי תירוץ זה ייתכנו מקרים שבהם הגיע אדם לעונת הפעוטות אך ייחשב לפתי, ומצד שני ייתכנו מקרים שבהם לא הגיע לעונת הפעוטות אך ייחשב פיקח, והכול לפי העניין. **בשו״ת עונג יום טוב** (סימן קנג), לדוגמה, דן בעניין פקפוק על גט שסידרו לאישה אחת, והוא תומך בתירוצו השני של המהרי״ט, ומסיק על פי זה שהכול תלוי בשאלה אם אכן אותו בעל לא הבין דבר מהגירושין. תירוצו השני של המהרי״ט מובא גם **בשו״ת אבני נזר** (אבהע״ז, קצא), וכן נראה **משו״ת בית יצחק** (אבהע״ז ב, ו) שאף הוא סובר כן, וגם הביא שכן דעת **הסמ״ע**. כך גם דעתו **בשו״ת מים חיים** (א, מ) בתשובה מבן המחבר, שיש לחלק בין הלכות עדות לשאר דברים, ופתי הוא מי שיכולתו השכלית ירודה מאוד בכל דבר ודבר. וכן נראה מדברי **הגט מקושר** (סוף סימן טו), וראו גם **בערוך השולחן** (אבהע״ז, מד, ג), **בשו״ת ציץ אליעזר** (יד, סט) ובספר **משפטי הדעת** (פרק ח), שהביא גם מחלוקת ראשונים בעניין זה.

והנה, לעניין חיוב במצוות נראה שאין מחלוקת בין כל הפירושים הללו, כי בכתב העת **מוריה** (שנה יא, חוברת ט) התפרסם מאמר של **הרב חיים פנחס שיינברג** לעניין חיוב ילדים בני

יד. פתי החייב במצוות (כפי המוגדר בסעיף הקודם), חלה חובת חינוך על הוריו כפי שחלה על כל הורה, וכמובן שיש להתאים את הלימוד לפי הצרכים המיוחדים של אותם ילדים, הן מבחינת הגיל והן מבחינת התכנים, וכן בכל דבר אחר שקשור להקניית חינוך הולם[23].

מצווה שיש להם מגבלה שכלית התפתחותית, והוא העלה שם שכל שיש להם דעת כפעוטות יש לחייבם, ודעה זו נראית מקבילה לשתי האפשרויות שהבאנו לעיל בשיטת הרמב"ם. אך שם גם הובאה דעת **הרב שלמה זלמן אויערבאך** (שהודפסה גם **בשו"ת מנחת שלמה** [א, לד]), והוא הסכים לדעת הרב שיינברג, אך מוסיף מעט על דבריו:

"גם דעתי מסכמת לכך דכל שהוא מבין ויש לו דעת כמו פעוטות ויודע שהקדוש ברוך הוא נתן לנו תורה ואנחנו מקיימים מצוותיו דשפיר חשיב כבר דעת לעניין קיום מצוות, ובהגיעו לגיל י"ג שנה הרי הוא חשיב כגדול... ומיהו לעניין עונשין שפיר נראה דכמו דחס רחמנא על קטן כך גם מפגר כקטן הוא דחשיב לעניין זה אף על גב שהוא גדול... ולכן נראה שרק לעניין קיום מצוות שמבין בהם כפעוטות דינו כגדול, וממילא דגם בקטנותם יש מצות חינוך".

מדבריו יוצא שהוא מסכים להגדרת הרב שיינברג (ומוסיף חידוש לעניין עונשין, ואין כאן המקום להאריך), אך הגדרה זו תואמת גם את תירוצו השני של מהרי"ט לעיל, כיוון שלפי תירוץ זה מעמדו של הפתי יידון לפי כל מקרה ומקרה, שבקניינים יכולה להיות הגדרה אחת, ובעדות הגדרה שנייה, ובמצוות הגדרה שלישית. והנה, **בשולחן ערוך** (או"ח, ס) הביא שתי דעות אם מצוות צריכות כוונה, ולהלכה מצוות צריכות כוונה אלא שביארו המפרשים שדי בכוונה פשוטה לקיים את ציווי ה'. ונראה שזה יסוד הגדרתו של הרב שלמה זלמן אויערבאך, שכיוון שיודעים את ה' ויודעים שצריך לקיים מצוות – ממילא זוהי רמת הדעת הנצרכת על מנת להתחייב במצוות. אומנם לעניין עונשים סבר להקל כיוון שהבנת עניין העונש מורכבת יותר (אך בספר **משפטי הדעת** [פרק ח] הצריך עיון על חילוק זה). וכך כתב **הרב משה פינשטיין בשו"ת אגרות משה** (יו"ד ד, כט):

"פתי הוא מי שדעתו קלישתא, שאינו מבין הדברים כמו שהן, ואינו יודע לחלק בין הדברים שרואה ולהבין צורכם. והוא בגודלו כדעת קטן, יש שהוא כדעת בן שש ויש גם כפחות. אבל דעתו הוא קבוע כפי מדרגת שכלו ומתפתח קצת מעצמו... ויש גם שאין מתפתחין מעצמן, אבל אפשר שעל ידי חינוך ולימוד יתפתחו קצת... והנה שודאי חייבים במצוות כשהביאו שערות והם בני י"ג ובנות י"ב ויש חיוב על האבות ללמדם מה שאפשר להם מקטנותם בזמן ששייך שיבינו לפי כוחם...".

מדבריו, כאמור, נראה שיש חיוב בכל מי שיש לו דעת כפעוטות (בני שש ומעלה), ובהמשך דבריו כתב שמלמדים ילדים אלו שיש בורא לעולם (וכמו שראינו בדברי הרב שלמה זלמן אויערבאך לעיל), וכך נראה הלכה למעשה, וכן נראה שהחליטו להלכה בספר **ובית הלל אומרים** (עמודים 27-57), וכן נראה שנוטה דעת **הרב שמואל דוד** במאמרו "נישואין לאנשים עם מוגבלות שכלית התפתחותית" שהתפרסם בכתב העת **צהר** (גליון מא). כמו כן ראו **בשיעורי תורה לרופאים** (ג, רז) דעת **הרב יוסף שלום אלישיב**, ונראה משם שדעת **הרב יצחק זילברשטיין** מסכימה לדעת הרב אויערבאך והרב פינשטיין.

ההגדרה השנייה שנכתבה בגוף הסעיף, התולה את רמת השטות ברמת המודעות החברתית של השוטה, מקורה בדברי **הרב אליהו אברז'ל** בתשובה לשאלתנו, אך נראה שאין דבריו רחוקים

טו. אף פתי שאינו חייב במצוות – יש מן הפוסקים שכתבו שיש חובת חינוך על ההורים, כפי היכולת השכלית שלו[24].

כלל מדברי הפוסקים האחרים, וכן הסכים **הרב רא"ם הכהן** (הן שההגדרות שוות והן לעצם ההגדרה). **והרב יובל שרלו** כתב לנו: "נראה כי מי שצריך להימצא כל הזמן תחת השגחה; מי שלא נותנים לו לגשת לאחים הקטנים מפחד פן יפגע בהם; מי שאינו מקבל את ההחלטות על עצמו באחריות – הוא הפתי הפטור", ונראה שדבריו דומים במהותם (אף אם לא בפרטי ענייניהם) לדברי הרב אברז'ל.

אולם, מ**הרב מרדכי ווילג** שמענו שיש לשער דעת פעוטות כדעתו של ילד בן שמונה, וכל שאין לו דעת לכל הפחות כילד בן שמונה דינו כפתי. וראו עוד באריכות הלכה למעשה בכמה נושאים הקשורים במי שדינו כפתי ב**שיעורי תורה לרופאים** (ג, רה-רו).

23 וזו לשונו ב**שו"ת אגרות משה** (יו"ד ד, כט): "והנה שודאי חייבים במצוות כשהביאו שערות והם בני י"ג ובנות י"ב ויש חיוב על האבות ללמדם מה שאפשר להם מקטנותם בזמן ששייך שיבינו לפי כוחם... בזמן שמכיר כל אחד על בנו שכבר שייך ללמוד איתו הוא הזמן ללמדו קריאת שמע בעל פה עד שידע פרשה ראשונה, ותמונת האותיות וקריאתן, וללמדו שיש בורא עולם ובורא כל הדברים שאוכל ושותה וכדומה, וגם שיש דברים אסורין לאכול, ושיום השבת אסור לאמו לבשל, ושצריך לשמוע קידוש, וכדומה מה ששייך שידע. וכמובן שלא ביום אחד שייך שילמדהו, אלא לאט לאט. וכשיוכל לקרוא בסידור, אף בדוחק, קריאת שמע ושמונה עשרה, יתחיל ללמדו חומש. ומאחר שאי אפשר זה להאב עצמו הטרוד בפרנסתו ובלימודו, מחוייב ביחד עם עוד אבות כשישנם לשכור להם מלמד על זה. וכמובן אי אפשר למלמד ללמוד עם תינוקות כאלו בסך תינוקות שלומד מלמד עם סתם ילדים, ויהיו מחוייבין לשכור להם מלמד אף לסך קטן כפי טיב הילדים במדרגתן שיאמדו המבינים בזה, פעמים שישה ופעמים שבעה ושמונה, שהוא שתיים ושלוש פעמים יותר מסתם תינוקות, שלא כל אדם אפשר לו לעמוד בהוצאה שכזו כשהקהילות לא יעזרו בזה... על כל פנים איכא חיוב על האבות ללמדם כפי האפשר להם... וגם לייסד מוסד אם איכא הרבה ילדים כאלו".

וראו גם מה שכתב ב**שו"ת מנחת אשר** (ב, או"ח, מח): "ולעניין השאלה האם משום כך חייבים אביו ואמו לגדלו בביתם או מותר להם למוסרו למוסד או לאימוץ, אין בידי לומר בזה הוראה כללית והכל לפי העניין. אבל באופן כללי אומר דודאי ראוי להתאמץ ולמצוא כוחות הנפש הנדרשים לגדל ילד זה בבית וזו הדרך הראויה, ומכיר אני כמה משפחות שאחד מילדיהם בעל תסמונת דאונס וכל בני המשפחה התגייסו לעזרתו והדבר הביא להתעלות במידות טובות באופן נפלא אצל כל בני המשפחה, והמתאמץ לעזרת בניו של אלוקינו האומללים יש לו סייעתא דשמיא למעלה מדרך הטבע. אמנם במקרים יוצאים מן הכלל כשאין ההורים מוצאים את כוחות הנפש החיוניים והדבר עלול לפגוע בתפקוד הבית ובחינוך שאר הילדים אי אפשר למנוע מן ההורים למסור את הילד למוסד או לאימוץ משפחה אומנת, אך זאת רק בתנאי שיהיה בסביבה של יראת שמיים ולא למוסד שבו ייכשל בחטא ויגדל בעבירה, ולדאבון לב שמענו על הרבה מקרים של התעללות שפלה בילדים מסכנים אלה, אך אין בידינו למנוע מההורים למוסרו למשפחה יראת שמיים או למוסד ראוי".

24 מ**הרב מרדכי ווילג** שמענו שאין קיימת חובת חינוך כלפי ילד זה, וכן הוא פשט הדברים. אולם, כתב ב**שו"ת מנחת אשר** (ב, או"ח, מח): "ודאי שלעניין חיוב מצוות יש להחמיר שהמוגבל בשכלו ומי שדעתו קלישתא חייב במצוות ואביו מצווה לחנכו ולגדלו לתורה ולמצוות לפי מעט שכלו.

ונראה עוד בזה, דהנה במקום אחר כתבתי את הנראה לעניות דעתי דאף חרש שוטה וקטן דפטורין מן המצוות, אין זה אלא לעניין דינים המסורים לנו, דאין אנו מצווין לכפותו לקיים מצוות ואין מענישין אותו ואין מצווין להפרישו וכן אינו מוציא אחרים ידי חובתן. אבל בדין שמיים עתיד הקדוש ברוך הוא אל דעות הבוחן כליות ולב לשפוט כל אדם לפי דרגת שכלו והבנתו האם דבק בתורה ובמצוה כדבעי. ודבר זה פשוט לעניות דעתי... דכל בני ישראל עבדי ה׳ הם וכולם בניו של אלוקינו, וכל אחד חייב לעבדו לפי דרגתו ושכלו, אלא שלעניין הלכה עלינו לנקוט שהם פטורים מן המצוות, ודו״ק בזה כי הוא ברור ונכון לעניות דעתי אף שנראה מחודש״.

כן שמענו מהרב **נחום אליעזר רבינוביץ**, שוודאי שאין ילדים אלו הפקר וצריך לקרבם לתורה ולמצוות במידת האפשר, כל אחד לפי יכולותיו וכישרונותיו, וגם שאינם חייבים במצוות. וכן פסק **הרב ברוך גיגי**. **והרב יובל שרלו** כתב לנו: ״כנגד ארבעה בנים דיברה תורה, והחובות המוטלות על ההורים הם לפי הכלים של הילד. מה שהפתי מסוגל להבין ולעשות לבדו – חובה לחנכו לכך. אם מדובר בעשייה שהיא כולה בפיקוד ההורים, ולמעשה הפתי אינו מסוגל לעשות זאת מעצמו (לאור הברייתא במסכת סוכה על ״קטן היודע לשמור תפילין״) – אין חובה הלכתית לעשות זאת במקומו. לגבי מצוות לא תעשה – אין לספות לו בידיים איסורים, אך העקרונות ביחס להימנעות שלו מדברים אסורים דומים״.

פרק ב

גדרי חיוב ופטור במצוות לסובלים ממחלות נפש

הדיון ההלכתי העומד בבסיס פרק זה מסוכם באריכות בנספחים ד-ו לספר זה, ובהערות השוליים יובאו עיקרי הדברים מתוך נספחים אלו בליווי הוראה לעיין שם בהרחבה בכל מקום שבו הדבר נצרך.

רקע

א. בהלכה מצאנו הגדרות המחלקות בין חולה שיש בו סכנה לבין חולה שאין בו סכנה, בין פיקוח נפש לסכנת איבר, ובין חולי לצער, ועוד חילוקים מחילוקים שונים[1]. הגדרות אלו נצרכות על מנת לקבוע את המחויבות של החולה לקיים מצוות ולהימנע מאיסורים תוך כדי חוליו, וכן לקבוע את הגבולות ההלכתיים של המעשים שעושים הצוות הרפואי ובני המשפחה עבור החולים.

ב. הגדרות אלו נוצרו בעיקרן עבור אלו שסובלים ממחלות הנוגעות לגוף, ואילו לעניין מחלות נפש לא מצאנו הגדרות ברורות ברוב ככל ספרי הפוסקים[2]. ניתן לשער שהסיבה לכך נעוצה הן בחוסר המודעות לאופיין והשפעתן המדויקות

1 ראו, לדוגמה, **בשולחן ערוך** (או"ח, שכח, יז).

2 הדבר ניכר לכל המעיין בהלכות רפואה **בשולחן ערוך** (או"ח, שכח). כמובן שמצויים דיונים מסוימים על מחלות נפש והשפעתן, אך דיונים אלו מעטים באופן מובחן וברור יחסית לדיונים על אודות מחלות הפוגעות בבריאות הגוף.

של מחלות הנפש[3], והן בכך שחכמינו הרגישו שבעוד חומרתה של מחלת גוף ניכרת פעמים רבות בביטוייה החיצוניים, מחלת הנפש נחווית על ידי הסובל כעניין אישי שקשה לכתוב לו תוקף כללי באופן שיבטא נאמנה את רגשות הסובלים כולם[4].

ג. מכל הנ"ל עולה שבבואנו לתת כלים הלכתיים על מנת לאפשר התייחסות פסיקתית אל מחלות הנפש, אין אנו יכולים להסתפק בהגדרות שהותירו לנו חכמינו לגבי חולי הגוף, אלא יש צורך בתרגום הגדרות אלו למושגים התקפים כלפי חולי הנפש[5].

חולה שיש בו סכנה

ד. חולה נפש שיש בו סכנה, שעבורו ניתן לעבור אף על איסורי תורה, הן הוא עצמו והן המטפלים בו, מוגדר באחד משלושת האופנים הבאים: 1. אדם הנמצא במצב גופני רעוע, שבו ערעור מצבו הנפשי יכול להשפיע לרעה על בריאותו עד כדי סכנת נפשות – הרי הוא בכלל חולה שיש בו סכנה לעניין אותם דברים שיכולים לערערו (כמו שיתבאר); 2. אדם הנמצא במצב נפשי שבו יש חשש שיפגע בעצמו או בסביבתו – הרי הוא בכלל חולה שיש בו סכנה;

3 ראו, לדוגמה, מה שכתב **בשו"ת עטרת חכמים** (סימן יז), ו**בשבט מיהודה** (כרך ד, בעריכת הרב ד"ר יצחק אלפסי, עמודים רפז–רפח).

4 ראו בהערה הבאה.

5 **השולחן ערוך** (שם, סעיף לה) מביא מ**שבלי הלקט** (עניין שבת, שיבולת קכג) מקרה אחד מובהק של חולי הנפש (נשיפת רוח רעה), ותולה את שאלת חילול השבת במקרה זה בשאלה אם יש "צערא יתירא". המעיין בפוסקים ימצא שהביטוי "צערא יתירא" כמעט ואינו מופיע בשום הקשר אחר מלבד דברי השבלי הלקט לעניין חולה שיש לו נשיפת רוח רעה, ושמא אפשר לומר כי אכן מדובר במושג ייחודי השייך דווקא לעולם מחלות הנפש, שכיוון שהחולי שלהם הוא פנימי, אין ברירה אלא להגדיר את החולי הזה במושגים פנימיים, ועל כן חידשו הראשונים צורת הגדרה זו.
יש לציין כי רבנים רבים שעמם התייעצנו לא הסכימו לתרגום כל המושגים בחולי הגוף לתחום חולי הנפש, ובמיוחד למושג "סכנת איבר", שלדעת חלק מהרבנים שדיברנו עמם אין מקבילה בחולי הנפש, ולדעת אחרים אף בחולי הגוף אין מעמד אמיתי ועצמאי לסכנת איבר. אולם מ**הרב יצחק שילת** ומ**הרב צבי (הרשל) שכטר** שמענו שאכן נכון להתייחס למי שיש לו חולי נפשי משמעותי (כפי שיתבאר להלן) כמי שיש בו סכנת איבר, אף כי לא לכל דבר ועניין (ואף זאת יתבאר להלן). כך או כך, הכול הסכימו כי רבות מההשלכות ההלכתיות המעשיות של מצב הלכתי של סכנת איבר גופנית שייכות במה שמוגדר בסעיפים אלו כסכנת איבר רוחנית, ועל כן השתמשנו במושגים אלו על מנת לסבר את האוזן, אף אם לדעת כמה פוסקים אין הקבלה גמורה מבחינת ההגדרה ההלכתית העקרונית.

3. אדם שמצבו הנפשי מונע ממנו לקיים מצוות באופן מוחלט, כלומר, שדינו כשוטה – הרי הוא בכלל חולה שיש בו סכנה לעניין רפואתו (כמו שיתבאר)[6].

ה. הדוגמה הראשונה של חולה נפש שיש בו סכנה היא של מי שיש חשש שערעור מצבו הנפשי יכול להביא לידי פגיעה בבריאות גופו עד כדי פיקוח נפש ממש[7]. במצב כזה יש למלא את בקשות החולה, אלא שיש להפריד בין שני סוגי בקשות: 1. אם החולה מבקש שיעשו בעבורו מעשים **לצורך רפואתו**, ואף אם מדובר באיסורי תורה, ואף אם לדעת הרופאים אין צורך כלל במה שהוא מבקש – יש לעשות כפי שהחולה מבקש[8]; 2. אם החולה מבקש שיעשו עבורו מעשים שאינם

6 ראו בנספחים ד-ה באריכות, וכן בספר **משפטי הדעת** (פרק כ). בסעיפים הבאים נביא את עיקרי הדברים בהערות השוליים.

7 במסכת שבת (קכח, ב) אמרו שמחללים את השבת על היולדת, ובגמרא ביארו שאם היתה צריכה אור – מדליקים לה את הנר, ושם שאלו שלכאורה דבר זה פשוט, ותירצו: "לא צריכא בסומא. מהו דתימא: כיון דלא חזיא - אסור, קא משמע לן: איתובי מיתבא דעתה, סברא: אי איכא מידי – חזיא חבירתה ועבדה לי". וכן פסק להלכה **בשולחן ערוך** (או"ח, של, א): "יולדת היא כחולה שיש בו סכנה ומחללין עליה השבת לכל מה שצריכה; קוראין לה חכמה ממקום למקום, ומילדין (אותה), ומדליקין לה נר אפילו היא סומא...".

והנה, לכאורה אפשר לומר שמה שמיישבים דעתה של יולדת הוא דווקא בדבר שיש לו תועלת מעשית, וכגון בנר, שהיא רוצה שיראו מה שקורה בלידה, ועל כן דעתה מתיישבת כשיודעת שהמיילדות רואות. וכך נראה קצת מדברי **המגן אברהם** (או"ח, של, ס"ק ב): "וקשה: יאמרו בפניה שהדליקו הנר ותתישב דעתה? ואפשר דמכל מקום היא רואה מראה נר, אי נמי: תוכל לנסות להראות להם אצבע או שתיים אם ידעו. ומכל מקום צריך עיון: למה לי טעמא דמיתבא דעתא, הלא צריכים להדלקת הנר לראות מה שצריכה?". נראה שהמגן אברהם הבין שמדובר שמדליקים לה את הנר ובאמת צריכים לנר.

אומנם, רוב האחרונים דחו את דברי המגן אברהם, שכן כתב **הלבוש** (שם): "ומדליקין לה את הנר אפילו היא סומא, ואפילו אין הנשים המתעסקות עמה צריכות לנר, שהיו יכולות להתעסק עמה כל צרכה בלא נר", והביאו את דבריו **מחצית השקל והפרי מגדים** (שם, אשל אברהם, ס"ק ב), וכן פסק **המשנה ברורה** (שם, ס"ק ג). וכן הוא בכל ספרי שו"ת האחרונים, שכן כתב **בשו"ת אדמת קודש** (א, או"ח, ו) ואף כתב שכן הוא פשט הגמרא. וכן פסקו **בשו"ת בית יהודה** (או"ח, נט) **ובשו"ת חלקת יעקב** (או"ח, יח;סוף סימן קח; אבהע"ז, סז). וכן נראית דעת **השו"ת מנחת יצחק** (ד, ח), וכן פסק **בשו"ת יביע אומר** (ט, או"ח, קח, אות קעט) לעניין ליווי יולדת בשבת, וכן דעת **שו"ת להורות נתן** (ה, כז).

8 למרות האמור בהערה הקודמת, יש צורך לדייק היטב בדין זה, שאולי יש לומר שאף מה שהתירו משום יישוב הדעת אינו אלא בדבר שיש לו תועלת ברורה, ואף אם אין צורך באותה תועלת, כגון: ביולדת סומא הרוצה שידליקו לה את הנר, והמיילדות אומרות שאינן צריכות את הנר, מכל מקום, כיוון שהתועלת שבהדלקת הנר היא ברורה, **ופעמים רבות יש להדלקת הנר תועלת**, על כן מתירים לחלל את השבת בעבור זה. אולם, בעניין שהיולדת מבקשת דבר שאין בו תועלת ממש הנראית לעיניים, אלא שגורם לה להרגיש בנוח, יש לדון אם נאמר שאף עצם הרגשת תמיכה היא בכלל ההיתר.

לצורך רפואתו, אך הוא רוצה בהם, פוסקים רבים סבורים שאין היתר לעבור על

ובאמת **בשו"ת תשובות והנהגות** (א, תתסב) החמיר אפילו בבעל העומד בחדר הלידה, וזה לשונו שם: "אשה הדורשת שבעלה יהא עמה בחדר בשעת לידה ממש, וטוענת... שאם בעלה בחדר ומעודדה בדברים נחה דעתה... נראה שאין זו דרישה טבעית שתדרוש האשה שבעלה יהא עמה בחדר הלידה... על כן יש להסביר לה את הדין שאסור...". אף שבתשובה אחרת (א, תתנז) התיר בשופי לקרובי משפחת החולה לחתום בשבת לצורך אישור ניתוח מסוכן שאם לא כן יהא הרופא המנתח עצבני, ועוד כתב (ב, קעז) לעניין ליווי היולדת לבית החולים שאפילו בצווחת שאינה צריכה את הליווי, יש לבעל ללוותה, כיוון שאולי יהיה סיבוך רפואי ויצטרכו להתייעץ עמו וכדומה, מכל מקום, בענייננו כאמור נראה שמחמיר מאוד. מכל הנ"ל נראה לומר שהחילוק הוא שאין אנו סומכים סתם על רגשות היולדת, ורק כשיש סיבה ברורה בדבר – ואף אם יש בכך רק יישוב דעתה של היולדת ואין כאן תועלת ממשית – כיוון שבעצם הבקשה יש ממש ואנו מבינים מהי התועלת על כן התירו, אך בעניין שהוא בדעתה וברגשותיה בלבד יש לנו לדקדק יותר.

אכן, מצאנו **בשו"ת ציץ אליעזר** (ח, טו, קונטרס משיבת נפש, פרק ט) שחילק כך במפורש: "וצריך לומר דשאני הדבר בהיכא דחששת טירוף דעתו הוא מפני שלא ממלאים רצונו בדבר שחושב שאם ימלאו רצונו ויתנו לו זה, יביא לו הדבר את רפואתו... כי בשם חששת הטירוף יכולה להביאנה לידי סכנה ממשית. ורק בהיכא שחששת הטירוף הוא מפני שאין ממלאים רצונו בדבר שאינו נוגע לעצמותו, כבהיכא שמונעים ממנו נחת רוח לגרש את אשתו או להקנות דבר פלוני לפלוני, וכן בלהביא לו קרוביו שיראם, בכל כגון דא שיערו חז"ל שאי מילוי רצונו אינו יכול להביאו לידי סכנה של ממש, ויכול רק לגרום להרעה במצב רוחו וצלילות דעתו במצבו, ומשום כך לא התירו בשם כי אם לעבור על איסורי שבות. ובהיכא שרואים שאי מילוי רצונו גם בשם תביאו לידי פיקוח נפש כותב באמת גם בשם הערוך השולחן... דאם הרופא אומר שיש סכנה אם לא יקיימו דבריו הרי הוא ככל חולה שיש בו סכנה...".

גם **בשמירת שבת כהלכתה** (לב, כו) נראה שחילק באופן זה, וזו לשונו: "ישנם חולים מסוכנים שסיכוייהם להתגבר ולהבריא תלויים במצבם הנפשי. במקרים כאלה יש להקל לחלל את השבת גם באיסורי תורה בכל דבר אשר אם לא יעשוהו, יש חשש שמא תיטרף דעתו של החולה, למשל שיהיה בדיכאון בשל חשש שאין מטפלים בו כראוי, ואפילו בדבר שהחולה עצמו אינו מבקשו". ושם בהערה פד כתב: "ומכל מקום עושים לחולה שיש בו סכנה דווקא למען הרגשתו הטובה של גופו, אבל אין עושים בשביל הרגשתו הנפשית, דאם כן יהיה מותר לחלל את השבת למענו אף בפתיחת רדיו, להביא קרובים במכונית וכדומה, אתמהה". וכן כתב **בנשמת אברהם** (א, סימן שו, עמוד שג), וכן סבר **הרב שלמה זלמן אויערבאך** כמבואר באריכות בספר **שולחן שלמה** (רפואה, א, עמודים קפד-קפה), וכן כתב **בחוט שני** (שבת ד, פרק תשעים ואחד). עוד ראינו **בילקוט יוסף** (שבת חלק ד, הוספות, הערות לסימן של, אות ז) שהביא תשובת כתב יד לאביו הגאון **הרב עובדיה יוסף** בעניין מסירת הודעה למשפחתו של פצוע כדי שיבואו, והזכיר (**הרב יצחק יוסף**) סברת חילוק זה שם.

אולם עדיין אין הדבר פשוט כלל, שהרי פסק **השולחן ערוך** בהלכות יום הכיפורים (או"ח, תריח, א): "חולה שצריך לאכול, אם יש שם רופא בקי אפילו הוא עובד כוכבים שאומר: אם לא יאכילו אותו אפשר שיכבד עליו החולי ויסתכן, מאכילין אותו על פיו, ואין צריך לומר שמא ימות. אפילו אם החולה אומר: אינו צריך, שומעים לרופא; ואם החולה אומר: צריך אני, אפילו מאה רופאים אומרים: אינו צריך, שומעים לחולה", וכל זה על פי הנאמר במסכת יומא (פג, א) וכמבואר בראשונים שם, והטעם ששומעים לחולה אפילו כנגד הרופאים הוא משום "לב יודע מרת נפשו".

איסורי תורה לצורך זה, אך מותר לעבור על איסורי דרבנן[9] (ונחלקו הפוסקים

וכאן לכאורה אי אפשר לומר כפי שאמרנו לעיל בטעם "שמא תיטרף דעתו", שהוא משום שהדבר צריך לו באופן ברור ומוכח, שהרי לשון הפסוק עוסקת בידיעה הפנימית של החולה על עצמו.

וזהו "לב יודע מרת נפשו", שאף שכל המומחים שבעולם אומרים לו שאינו צריך כך וכך, מכל מקום הוא יודע מה הוא צריך, ובמקום שיש סכנת נפשות מאמינים לחולה אף כנגד כל המומחים משום הידיעה הפנימית שיש לו שהוא מכיר צורכי עצמו טובה יותר מכל הרופאים שבעולם, ולכל הפחות מחמת הספק מחשיבים את דעתו יותר. אם כן, שזהו הטעם, הרי יש לנו יתד נאמן לסמוך עליו שאם החולה המסוכן מבקש דבר זה או אחר ואומר שיש לו בו צורך – יש לשמוע לו. ועדיין יש מקום לבעל דין לחלוק ולומר שכל זה במבקש לאכול, אך לא נשמע לחולה בכל עניין, ולא בכל דבר נאמר שלב יודע מרת נפשו אלא דווקא בצרכים הגופניים (וכן כתב כדבר פשוט **הרב יאיר פרנק** בחוברת **אסיא** (צז-צח, "איתובי דעתא", עמודים 1-31), והביא מדברי הציץ אליעזר והראי"ה קוק [ראו שם]). אכן, על פי סברה זו חילקנו בגוף הסעיף.

יש להעיר שגם הסוגיה במסכת יומא (פד, ב) העוסקת בחילול שבת באיסור דאורייתא עבור תינוק שנבעת נופלת בתוך גדר זה שהוצע בדין יולדת, שכן גם שם התינוק נבעת מחמת עצם הסכנה שהוא סבור שנשקפת לו, ועל כן הותר לחלל את השבת על מנת ליישב את דעתו.

9 דין בקשה סתמית בחולה נפש שיש בו סכנה, יסודו בסוגיית שכיב מרע שרצה להקנות את נכסיו בשבת. באדם רגיל יש צורך בקניין על מנת להקנות נכסים, וחכמים תיקנו ששכיב מרע יכול להקנות את נכסיו אף בדיבור, שדברי שכיב מרע ככתובים וכמסורים הם, ותיקנו זאת מפני שרצו להקל עליו, שהרי אין ביכולתו תמיד לבצע קניין. אולם נחלקו התנאים באלו מקרים נאמרה תקנה זו, רבי יהושע סבר שתקנה זו שייכת בין בשבת ובין בחול, ורבי אליעזר נחלק בדבר; ונחלקו רבי מאיר ורבי יהודה בהבנת שיטתו (ראו בנספח).

לאחר הקדמה קצרה זו נבוא לנידוננו. במסכת בבא בתרא (קנו, ב) הובא דינו של רבי לוי: "אמר רבי לוי: קונין קנין משכיב מרע אפילו בשבת, ולא לחוש לדברי רבי אליעזר, אלא שמא תטרוף דעתו עליו". הבנת דברי רבי לוי הללו נתונה במחלוקת בין הראשונים, ושש שיטות בדבר, כמבואר באריכות בנספח ד. להלכה, כך עולה לפי שתי השיטות המרכזיות:

לשיטת **הרמב"ם**, **רבינו גרשום**, **רבי יצחק מקרקושא והרי"ד**, לא ניתן ללמוד לכאורה היתר לעבור על ההלכה באופן מובהק לצורך טירוף הדעת. לפי דבריהם, האמירה של רבי לוי היא שאין לחשוש מעשיית קניין בשבת עבור שכיב מרע, כיוון שאין משמעות למעשה זה (והחידוש הוא שלמרות שהיינו חושבים שבמעשה הקנייני יש ממש, אין הדבר כן). לא התירו אלא לעשות מעשה שאין בו משמעות הלכתית כדי למנוע טירוף הדעת (וכן הבין **בשו"ת חתם סופר** (א, קמה), אך שם הקשה על הרמב"ם מהגמרא במסכת גיטין, ונראה שדעתו כדעת הרא"ש; **ובשו"ת מחזה אברהם** (א, מו) תירץ דברי החתם סופר). אולם, לשיטת **הרא"ש והראב"ן והאגודה** התירו איסור דרבנן של עשיית קניינים בשבת משום טירוף הדעת.

מחיפוש בדברי הראשונים נראה שהמקרה היחיד – הלכה למעשה – שמוזכר בהם, הוא מעשה שנעשה לפי שיטת הרא"ש המקילה, ומקור הדברים בפסיקה שפסק **רבינו שמריה**, והובאה להלכה **באור זרוע** (פסקי בבא בתרא, סימן רה): "וכבר נשאל רבינו שמריה זצ"ל על שכיב מרע אחד שהיה מבקש ביום השבת שיחיו שולחים **אחר קרובו** אחד, והתיר להם להשכיר רץ בשבת ולשלוח אחריו כדי שלא תיטרף דעתו עליו כדאמרינן הכא דקונין משכיב מרע...". דברים אלו צוטטו אצל תלמידו **המהר"ם מרוטנבורג** בתשובה (ג, כ): "אבל חולה דתקיף ליה עלמא ואומר שישלחו אחר קרוביו, הא ודאי שרי, וזה התיר רבינו שמריה זצ"ל אפילו בשבת, שמא תיטרף דעתו

אם מותר לעבור על כל איסורי דרבנן או רק על חלקם[10]. חילוקים שונים נאמרו

עליו וכו׳״. כיוון שהרא״ש היה תלמידו של מהר״ם מרוטנבורג, הרי דבר פשוט הוא שאת פסיקתו זו קיבל מרבו, ורבו מרבו, עד רבינו שמריה, וכולם פסקו כן להלכה להקל. פסיקה זו מובאת להלכה גם **בהגהות אשרי** למסכת בבא בתרא (ט, לו; ושם גם בשם מהרי״ח ורבינו שמחה, אך שמא טעות הדפוס היא והכוונה לרבינו שמריה), **ובריקאנטי** (סימן קג), וכן מובא בספר **הרוקח** (הלכות שבת, סימן ל).

להלכה הביא **הטור** (חו״מ, רנד) את מחלוקת הרא״ש עם הרמב״ם, **ובשולחן ערוך** (שם) פסק בלשון זו: ״אף על פי שמתנת שכיב מרע אינה צריכה קניין, אם ביקש שיקנו ממנו קונים, אפילו בשבת, שזה הקניין אינו צריך. ויש אומרים שאפילו אם יש נפקותא בקניין, כגון שכותב כל נכסיו ומפרש שלא יחזור בו אם יעמוד, קונים בשבת״. והרמ״א שם הוסיף: ״ויש אומרים דאפילו מתנה במקצת דצריכה קניין, אף על פי שנראה שאינו נותן מדאגת מיתה, הואיל ואינו (נותן) כלום, אפילו הכי קונים ממנו בשבת. ויש חולקים בזה״.

השולחן ערוך הביא את מחלוקת הרמב״ם והרא״ש, ומלשונו משמע שפסק כרמב״ם (כיוון שעל פי כללי השולחן ערוך, בסתם ויש אומרים – הלכה כסתם), ואילו **הרמ״א** המשיך והביא את מחלוקת הרשב״ם והרא״ש, ומשמע שפוסק לכל הפחות כרא״ש, ואולי גם כרשב״ם להקל עוד יותר. **הלבוש** (שם) הביא את שלוש הדעות ולא הכריע, וגם במפרשי השולחן ערוך – הש״ך, הסמ״ע והנתיבות – לא מצאנו הכרעה, אך **הערוך השולחן** (שם, סעיף ב) כתב שלמעשה אין כאן מחלוקת קוטבית בין הראשונים כלל, וגם דעת הרמב״ם להקל; וכן כתב **בשו״ת משפטי עוזיאל** (א, השמטות, ג), שדעת הרמב״ם גם היא להקל.

בין כך ובין כך, אכן נראה שלמרות האמור לעיל, **השולחן ערוך** פסק למעשה כדעת המקילים, שהרי בהלכות שבת (או״ח, שו, ט) הביא את פסקו של רבינו שמריה המוזכר לעיל: ״אסור לומר לאינו יהודי שילך חוץ לתחום בשבת אחר קרובי המת שיבואו להספידו, אבל חולה דתקיף ליה עלמא ואמר שישלחו בעד קרוביו, ודאי שרי״. כן פסק אף **החיי אדם** (כלל סב, סעיף יז).

10 **באליה רבה** (או״ח, שו, ס״ק י) הסתפק בעניין אחד, ומתוך ספקו משמע שסובר שדווקא בדרבנן התירו, אך מסתפק אם דווקא לגוי התירו ולא ליהודי, וסיים **באליה זוטא** (או״ח, שו, ס״ק ד): ״ומכל מקום צריך עיון, גם לא היה להם לסתום אלא לפרש״. אולם **בשו״ת שואל ומשיב** (מהדורה תליתאה, ב, קפ) דן בשאלה זו הלכה למעשה וכתב: ״בשנת תרי״ג נשאלתי מאחד מפה לבוב שבא לו ידיעה שאשתו תקיף לה עלמא בטריסקאוויטץ סמוך לדראהביטש, ונשאלתי אם מותר לנסוע שמה, והשבתי דנראה לפי עניות דעתי דמותר״. מדבריו עולה שיש להקל בכגון זה בכל עניין שאיסורו דרבנן, ואף ליהודי. כך גם מצאנו בספר **עיתים לבינה** על ספר העיתים (סימן ריז, ס״ק קכ), שנשאל ״באחד שבא לו ידיעה מאביו בשבת שנחלה בחולי מסוכן ומבקש שיבוא תיכף לשם, אם מותר לו להבן לילך אליו חוץ לתחום״, ודן בקצרה בשיטות השונות, ומסקנתו להקל לכל הפחות בכל שבות.

אכן, לכאורה אין סברה לחלק בין ישראל לגוי בעניין זה, אך **בשו״ת הרי בשמים** (תניינא, קפט) מעלה סברה כדי להסביר חילוק זה. ההרי בשמים נשאל על מקרה הדומה לנידוננו, וקובע שלא מצאנו מי שהתיר קניין בשבת אלא הרשב״ם והתוספות, והרא״ש במתנה גמורה, ולפי דעת הרא״ש מסיק שלא התירו לעבור על איסור דרבנן זה אלא במקום שיש חשש ברור של טירוף הדעת, ״ואם כן הוא הדין כשביקש שיבוא אליו אחד מאוהביו או מקרוביו, אינו ברור שיהיה בזה טירוף דעת אם לא יעשה רצונו, ולא שרינן משום זה איסור דרבנן״. אומנם לפי פירוש זה קשה על דעת השולחן ערוך שפסק כרא״ש מצד אחד, ומצד שני התיר להשכיר רץ בשבת לקרוא לאוהבי

בפוסקים, ויש להכריע להקל במחלוקת זו[11]). אולם יש פוסקים שמתירים לחלל שבת אף באיסורי תורה במקרים אלו[12], והלכה למעשה אי אפשר לתת כלל בכל המקרים, אלא כל מקרה לגופו לפי ראות עיני המורה, והכול לפי העניין, המקרה והאדם[13].

החולה, והרי יש ספק אם יש חשש טירוף דעת או לא! על כן ביאר ההרי בשמים שלא התירו בספק טירוף הדעת אלא שבות של אמירה לגוי, שאין בה מעשה אלא אמירה. היוצא מדבריו, שלא התירו שבות עבור טירוף דעתו של שכיב מרע אלא בוודאי, אך בחשש בלבד התירו אך ורק שבות של אמירה לגוי (וכן כתב להלכה **בשו״ת מגדל השן** [סימן ב]).

לאחר פסיקתו, ממשיך ההרי בשמים ומקשה על הסוברים שמדובר בפיקוח נפש. כמו כן, מביא את דברי השואל ומשיב ומקשה אף עליו שהתיר בכל שבות. בסוף דבריו מסכים ההרי בשמים שיש מקום להתיר להגיע ברכבת לחולה שקרא לאוהביו, כיוון שבנסיעה זו אין אלא איסור תחומין, ומביא שבספר **מנורה הטהורה** (או״ח, שו, ס״ק יג) כתב שהתירו לישראל לנסוע להודיע לקרובים אם אין גוי שיכול ליסוע עבורו, וסיים: ״אולם עניין זה מסור להמורה להורות כפי צורך השעה שלא להקל בדבר למען לא יזלזלו ההמון בקדושת שבת חס ושלום״. אף **בשו״ת מחזה אברהם** (א, מו) מסכים למסקנת ההרי בשמים, ומספר **פתח הדביר** (או״ח, שו, ט, אות יז) משמע שמתיר בכל איסור דרבנן.

ועדיין, יש פוסקים שסברו שפסיקה זו מקילה מדי, ולדוגמה **בשו״ת אמרי דוד** (סימן עא) דן אף הוא בעניין ״תלמיד חכם אחד, אמו שוכבת על ערש דוי, קראה לו על ידי טלפון כי יבוא אליה כי חפצה לראותו, ושאל לחכם והתיר לו לנסוע בהבאן מקאלאמייא ללבוב בשבת קודש״, והרב דן שם בסוגיות בקצרה, ומתרץ את שיטת הרמב״ם, ומגיע לדברי השולחן ערוך ומסביר שהשולחן ערוך לא התיר אלא דווקא באמירה לנוכרי באיסור דרבנן, דהיינו: שבות דשבות, אך לא בשאר דברים. כן מצאנו **בשו״ת שושנים לדוד** (ג, ד), שנטה להחמיר בנידוננו וקובע שאין לחדש מצבים של טירוף הדעת מדעתנו, ואין לנו אלא מה שקבעו חכמים. אכן, להלכה סבור השושנים לדוד שאין לישראל לעבור על שום איסור מלבד אמירה לגוי, ואפילו הנסיעה ברכבת אסורה עבורו.

11 מרוב האחרונים משמע כן כמו שהובא בסעיף הקודם, וודאי שכן הוא כשמצרפים את דעת הסוברים שיש להתיר אף איסורי תורה כמובא בהערה הבאה. ועוד שבספק איסור דרבנן יש להקל, ובפרט במקום חולי.

12 מאחרונים רבים אחרים משמע שיש להתיר אפילו מלאכות דאורייתא, שכן כתב **הלבוש** (או״ח, שו, ג) לגבי השכרת רץ בשבת: ״ודאי מותר שלא תטרף דעתו, והוי בכלל פיקוח נפש״. כך מובא גם **בתוספת שבת** (או״ח, שו, ס״ק כה): ״כדי שלא תיטרף דעתו עליו, והוי בכלל פיקוח נפש״. אף **הפרי מגדים** (או״ח, שו, אשל אברהם, ס״ק יח) כתב: ״כל פיקוח נפש שרי אף בדין תורה, כל שכן במידי דרבנן״, וכן כתב **הלבושי שרד** (שם): ״והוי בכלל פיקוח נפש שדוחה שבת״. כן משמע גם **משו״ת מהרש״ם** (ד, נד).

13 נראה לבאר שנקודת המחלוקת של הפוסקים שהובאו בשתי ההערות הקודמות קשורה בשאלה אם בקשה סתמית של שכיב מרע במקום שיש חשש לטירוף הדעת, כמוה כבקשה עבור רפואתו. שאם היא כבקשה עבור רפואתו יש למלאה אפילו במחיר **עבירה** על איסורי תורה (שכן טירוף הדעת הוא סכנה לשכיב מרע), אך אם דינה שונה אין להתיר אלא איסורי דרבנן, וגם אז יש לדון באלו איסורים הקלו, ולאו דווקא בכולם. מעתה, יש לבחון כיצד פסקו פוסקי זמננו בדין זה, אלא שכמובן אין הפסיקה אחידה, ונחלקו כדרכה של תורה.

ו. הדוגמה השנייה של חולה נפש שיש בו סכנה כוללת כל מי שכושר השיפוט שלו נפגע בעקבות מחלתו בצורה שלא ניתן להבטיח שלא יפגע בעצמו וייטול

בשו"ת אגרות משה (או"ח ה, יח) הקשה על הסוברים להקל באיסורי דאורייתא, וכתב: "לא מצינו היתר בשכיב מרע מחשש טירוף דעתו רק באיסור דרבנן, ותמוה מה שכתב בלבושי שרד משום פיקוח נפש. והטעם, דאף שטירוף דעת הוא מחלה שיש בה סכנה, הוא רק בבריא שיכול להרוג עצמו מחסרון דעת, אבל בשכיב מרע שאין בו חשש זה ליכא פיקוח נפש בזה, וצריך עיון לדינא". **בשו"ת מנחת יצחק** (ג, ע) מסתפק וכותב שיש להתיישב בזה להלכה. גם **בשו"ת חלקת יעקב** (או"ח, קח) נוטה לדעת המחמירים, וכותב שלהלכה אפשר לסמוך על השואל ומשיב הנ"ל להקל בכל דרבנן בישראל. וכן משמע ממה שכתב בתשובה אחרת (אבהע"ז, סז) שאינו מקל אלא בדרבנן.

אף בספר **ילקוט יוסף** (שם), לאחר שמביא מהרבה אחרונים שדנו בדין חולה הנוטה למות ומבקש מקרוביו שיבואו, שבקשה זו הרי היא בכלל פיקוח נפש, חוזר ואומר שאין זה ממש פיקוח נפש ורק הוא לשון שהשתמשו בו האחרונים, אך באמת לא התירו אלא שבות, ואפילו שבות לא התירו אלא מה שנעשה על ידי גוי או שבות של "ממצוא חפצך ודבר דבר".

אולם בספר **נשמת אברהם** (א, סימן שו, עמודים שג-שד) כתב: "ואמר לי הגאון **הרב שלמה זלמן אויערבאך** זצ"ל שטירוף דעת הוא מצב שעלול להיות מסוכן כל רגע או עבור החולה עצמו או עבור הזולת ולכן צריכים לחלל עליו את השבת ואפילו באיסורי דאורייתא, אם על ידי כן יכולים לטפל בו או כדי למנוע ממנו את טירוף הדעת, והוא הדין לגבי אדם בריא שעלול להטרף דעתו". אף **בשו"ת שיח נחום** (סימן כג) כתב שמותר להזעיק את קרובי הגוסס, ולאלו מותר לחלל שבת אפילו באיסורי דאורייתא, כיוון שיש בהגעתם כדי ליישב את דעתו של החולה ולהאריך את חייו אפילו ברגעים ספורים. וכתב שמה שלא התירו אלא על ידי גוי **בשולחן ערוך** הוא משום שכך היה המעשה שם, או לחלופין משום שוודאי שמשפחת החולה לא הייתה יכולה להגיע בשבת ורק עצם שליחת הרץ נעשתה ליישוב דעתו של החולה, ועל כן לא עשאוה אלא על ידי גוי. אולם פשוט שהגעת המשפחה יכולה להשפיע לטובה, ועל כן ביאתם מותרת בכל עניין.

יש להעיר שלא ברור כלל לומר שיש מחלוקת בין כל האחרונים הללו, והכול תלוי לפי העניין, וראיה לכך מדברי **הערוך השולחן** שבחושן משפט (רנד, ב) כתב שטירוף דעת הוא עניין של פיקוח נפש, ואילו באורח חיים (שו, כ) כתב שאין להתיר אלא שבות קלה. לכאורה דברי הערוך השולחן סותרים אלו לאלו, אך נראה שאין סתירה כלל, אלא הכול לפי העניין, ויש מקרים שבהם החולה מסוכן וטירוף הדעת יכול להוות סכנה של ממש, ויש מקרים שבהם אין חשש כזה. בספר **משנת אברהם** על הסמ"ג (א, הוספות והשמטות, עמודים תרכה-תרכו) אף הביא לזה ראיה מוכרחת (ראו שם), וראו בנספח דיון בעמדת הרמב"ם בהלכות עבודה זרה (יא, יא), שגם ממנו מוכח כן, ודברי **הרב ראובן מרגליות** בספרו **נפש חיה** על השולחן ערוך (או"ח, רעח) בעניין זה.

דברים אלו עולים גם מדברי אחרונים נוספים, כגון **שו"ת יד חנוך** (סימן ה), **כף החיים** (או"ח, שו, ס"ק עט), **שו"ת ישכיל עבדי** (ז, או"ח, כב), **שו"ת מנחת יצחק** (ד, ח), **שו"ת חלקת יעקב** (או"ח, יח; או"ח, קח). וכן כתב בקצרה **בשו"ת שבט הלוי** (ח, סה), וכן משמע **משו"ת ציץ אליעזר** (ח, טו, קונטרס משיבת נפש, פרק ט). כך נראה גם מדברי **הרב עובדיה יוסף** שהובאו **בילקוט יוסף** (שבת חלק ד, הוספות, הערות לסימן של, אות ז) בעניין מסירת הודעה למשפחתו של פצוע כדי שיבואו, וכך גם כתב **בחוט שני** (שבת ד, פרק תשעים ואחד): "כלל הדברים: יש מצבים של טירוף הדעת, שיכולים להיות הגורמים לפיקוח נפשו, ויש מצבים שאינם גורמים לפיקוח נפש וכנ"ל".

גם בספר **נשמת אברהם** (א, סימן שו, עמוד שג), אף שקבע בבירור שיש לחלק בין בקשות החולה שנוגעות לרפואתו לבין אלו שאינן נוגעות לכך, הביא בסוף דבריו את דברי **הרב שלמה זלמן אויערבאך**: "ואמר לי הגאון הרב שלמה זלמן אויערבאך זצ"ל דלפעמים מותר אפילו לחלל שבת באיסורי תורה אם צריכים לכך, למשל כדי להביא את הבן לפני האבא אם יש באמת ספק שיטרף דעתו ויסתכן, עד כאן דבריו. ולכן, בכל מקרה ומקרה חייבים לשקול במאזני צדק מה מותר ומה אסור לעשות עבור חולה כזה". עוד מצאנו בספר **ירושלים במועדיה** (שבת, עמודים שנד-שנה) את דברי **הרב אביגדור נבנצל** בשם **הרב שלמה זלמן אויערבאך**:

"אם החולה עצמו מבקש שיבואו קרוביו – בשולחן ערוך מבואר שחולה דתקיף ליה עלמא ואמר שישלחו בעד קרוביו מותר לומר לאינו יהודי לילך חוץ לתחום לקרוא לקרוביו. ולכאורה משמע מזה שאסור לעשות מלאכה דאורייתא על ידי ישראל לצורך זה, ואם כן אסור לקרוא לקרוביו על ידי מלאכה דאורייתא הנעשית על ידי ישראל. על כן מחוייב החולה עצמו – אם הוא מסוגל – להרגיע את עצמו ושלא להזדקק לזה. ומכל מקום, אם יש חשש שהחולה יסתכן מתוך טירוף הדעת מפני שלא מביאים את קרוביו, ודבר זה עלול לקרב את מיתתו חס ושלום, הורה אדמו"ר זללה"ה שמותר להודיע לקרוביו, וכן מותר לקרוביו לבוא אפילו על ידי מלאכות דאורייתא הנעשות על ידי ישראל" (וראו בהערה 30 שם).

אך יש להעיר שהרב אויערבאך הסתפק בגדר המדויק של הדברים, כמבואר בספר **שולחן שלמה** (רפואה, א, קפה-קפו): **"שנינו שאף שהחכמה אומרת שהאור או כל מאי דבעי לה הוא טוב ואינה צריכה יותר, מכל מקום מתירים כדי להפיס דעתה של היולדת, ולפי זה לכאורה אם החולה המסוכן דורש לראות את בנו או את בתו וכדומה גם כן יתירו להם לחלל שבת ולבוא אליו כדי להפיס דעתו, אך ייתכן שאין זה נוגע לעצם המחלה ולעצם הטיפול, ואטו אם החולה אוהב לשמוע רדיו וכדומה ודורש את זה בשבת, וכי מותר לפתוח טייפ או לנגן לפניו, דמסתבר שדינו כאדם בריא שאומר שחושק עכשיו לשמוע ראדיו ואם לא ישמיעו לפניו הוא ימות מרוב צער, וצריך עיון הרבה בכל אלה כי סוף סוף החולה גם כן מצווה על שבת, אולם אפשר דמכל מקום הוא מסתכן אם לא יביאו לו ושניא ממי שמבקש בחוליו לעבור על איסורי עריות שימות ואל יעבור, מה שאין כן בשבת, ועיין בזה באחרונים שהאריכו בכגון דא וכמובן שיש לחלק בין דרישה שהיא בצדק והגיון כגון לראות בן ובת, ובין דרישה לא צודקת כגון לשמוע ראדיו, וצריך לעיין בדבר"**.

עוד נראה לומר שאף שככל הנראה כל הפוסקים מסכימים באופן עקרוני שיש מצבים שבהם טירוף הדעת של החולה בעניינים שאינם קשורים במצבו הבריאותי מצדיקים חילול שבת מן התורה, מכל מקום נחלקו אלו מצבים הם מצבים רגילים ושגרתיים שיש להורות בהם היתר באופן גורף יותר, ואלו מקרים צריכים בחינה מדוקדקת, כל מקרה לגופו. בתחילת עיוננו ראינו שביולדת ובקטן אין לוקחים סיכונים שטירוף דעתם ישפיע לרעה על מצבם הבריאותי, וחכמים קבעו כלל קבוע שיש לחשוש להם. האם ניתן להרחיב כלל זה גם למקרים אחרים? נראה שבשאלה זו – בין מן הבחינה העקרונית ובין מן הבחינה המציאותית – נחלקו הדעות שהובאו לעיל (וראו בדברי **הרב יאיר פרנק** בחוברת **אסיא** (צז-צח, "איתובי דעתא", עמודים 31-51).

מכל הנ"ל יוצא שבחשש טירוף הדעת שקשור בבקשתו הסתמית של החולה, שאינה קשורה ישירות ברפואתו, יש לדון על פי שלוש נקודות: 1. מהו מצבו הרפואי של החולה? 2. האומנם יש לחשוש שאם בקשת החולה לא תתממש תיטרף דעתו? 3. במקרה שתיטרף דעתו, האם יש לשער שהדבר יחמיר את מצבו? (שאלה זו נובעת משקלול של שתי השאלות הראשונות). בשולי שלוש נקודות אלו מצויה שאלה רביעית, והיא: האם המידע הרפואי שבידינו מצדיק לכלול כלל בנוגע לבקשות מסוימות, שבהן יש להורות היתר כללי? כל זה מביא בסופו של דבר לכלל הידוע: ניתן לחלל שבת אפילו באיסורי דאורייתא אם מדובר בפיקוח נפש או ספק פיקוח נפש, אבל אם לא הגענו למידה זו אין להקל אלא באיסורי דרבנן.

את חייו שלו או שיסכן את חייהם של הסובבים אותו עקב מעשיו[14]. כדי לטפל בו כדי שיחלים ממצב זה מותר לעבור אף על איסורי תורה כדין כל חולה שיש בו סכנה.

14 מקור הדברים במסכת תענית (כב, ב), שם למדנו: "תנו רבנן: עיר שהקיפוה נכרים או נהר, ואחד ספינה המיטרפת בים, ואחד יחיד שנרדף מפני נכרים או מפני לסטין, ומפני רוח רעה – על כולן יחיד רשאי לסגף את עצמו בתענית", ופירש **רש"י** שם: "מפני רוח רעה – שנכנס בו רוח שידה, ורץ והולך, ושמא יטבע בנהר או יפול וימות". רואים שרש"י סבר שיש סכנה בשטות של רוח רעה, כיוון שזו יכולה להביא לידי כך שהשוטה יפגע בעצמו. מכאן הסיקו ראשונים ואחרונים שניתן להתיר לשוטה לעבור על איסורים, מחשש שמא יפגע בעצמו או באחרים.

בראשונים מצאנו היתר זה בראש ובראשונה **בהגהות מיימוניות** בהלכות מאכלות אסורות (יד, אות ב), שם כתב בשם **רבי יעקב מקורשי"ן**: "שאלו לרבי על נכפה אחד והיה רוצה עכו"ם אחד לרפאותו ולהאכילו מאכל אחד לרפואה שנראין הדברים שיש בו שרץ העוף לפי העניין, והשיב כי נכפה חולי גדול וכמכה של חלל דמי, ופעמים שמסתכן ונופל באור או במים, ומותר אם הרפואה ידועה, ואם אין הרפואה ידועה אין להתיר...". דברים אלו מופיעים גם **בשו"ת מהר"ם מרוטנבורג** (ד, קס) **ובאיסור והיתר הארוך** (שער נט, סעיף לה), והובאו להלכה **בים של שלמה** למסכת חולין (ג, קכו) **ובט"ז** (יו"ד, פד, ס"ק כד), וכן פסק **בשו"ת חתם סופר** (ב, עו) להקל נגד מה שמשתמע מתשובת הרא"ש (שער מב): "ומכל מקום נראה לי בפיקוח נפש הולכים להקל, ויש לסמוך אמהרש"ל בשם הר"י הנ"ל להאכילו דבר איסור אם הרפואה בדוקה" (**ובשו"ת ציץ אליעזר** [ד, יג] העיר שרבים חלקו על החתם סופר והתירו אף תרופה שעלולה לרפאות אך יכול להיות שגם תקצר את חיי החולה).

כן מצאנו בכמה מתשובות האחרונים, וראשית נביא מה שכתב **בשו"ת פרי הארץ** (ג, יו"ד, ב) לעניין "איש יהודי יצא מדעתו באופן שיוצא יחידי בלילה שהוא אחד מן הסימנים, והוצרכו לאוסרו בכבלי ברזל כמשפט השוטים", ולאחר משא ומתן קצר כותב: "אני למד דגם שוטה כנדון שלפנינו חולי של סכנה מיקרי... וזה פשוט אשר עין בעין רואה מתוך השטות כמה מקרים רעים ופגעים רעים יזדמנו לו אם לא שאוסרין אותו בכבלי ברזל, ודבר זה אין צריך לפנים".

אף אחיו **בשו"ת אדמת קודש** (א, יו"ד, ו) נשאל שאלה זו, ואף הוא השיב באופן דומה: "הנה... לדעתי דעת הדיוט פשיטא לי דודאי חולי זה הוא חולי שיש בו סכנת נפשות ואף שאינו מסוכן... שימות מחולי זה, מכל מקום מסוכן הוא שהוא בידו ימית עצמו, ולכן נזהרין בני אדם שאינם מניחין אצלו שום כלי משחית, אפילו מחט קטנה, וגם מניחין בידיו ורגליו כבלי ברזל כדי שלא יחנוק עצמו בידיו ולא יפיל עצמו מאיגרא רמא לבירא עמיקתא... וכמעט לבי אומר לי שהאריכות בזה היא כמשנה שאינה צריכה ותו לא מידי".

בשיורי ברכה (יו"ד, קנה) הביא דברי האדמת קודש ופרי הארץ, וגם **בשו"ת בנין דוד** (סימן סח) הביא דברי כמה פוסקים, והסכים לדברי פרי הארץ, שהשוטה הוא כחולה שיש בו סכנה. וראו גם מה שכתב **בשו"ת בנין צבי** (א, נג), **בשו"ת לבושי מרדכי** (חו"מ, מהדורא קמא, לט) **ובשו"ת ציץ אליעזר** (ט, קונטרס רפואה במשפחה, פרק ב). **בשו"ת חבלים בנעימים** (ד, או"ח, יג) מוצאים ביטוי נוסף לפסיקה זו, בנוגע למי שהרופאים אמרו שיחזור לשטותו אם לא יאכל ביום הכיפורים, והוא מיקל מטעם זה. עוד מצאנו שהקל בספר **אשל אברהם** (חולין, פירות גינוסר, סימן כג), וכן כתב גם **בשו"ת מנחת יצחק** (א, קטו).

כן הסכימו גם **בשו"ת אגרות משה** (אבהע"ז א, סה) **ובשו"ת שבט הלוי** (ד, או"ח, לד) **ובשו"ת תשובות והנהגות**, וכן פסק **הרב חיים קנייבסקי** בספר **שונה הלכות** (א, הלכות יום הכיפורים,

דוגמאות למצב כזה במונחים פסיכיאטריים בני־ימינו הן: סכיזופרניה (Schizophrenia) והפרעות פסיכוטיות אחרות, הפרעה דו־קוטבית 1 (Bipolar 1), מקרים רבים של הפרעה דו־קוטבית 2 (Bipolar 2), מקרים קשים של דיכאון קליני (Major Depressive Disorder)[15].

ז. הדוגמה השלישית של חולה נפש שיש בו סכנה כוללת כל מי שעקב מחלתו אינו מסוגל לקיים מצוות, כלומר: כל מי שיש לו גדר של שוטה[16]. אדם זה נחשב חולה שיש בו סכנה לעניין רפואתו, כלומר, מותר לו ולאחרים לעבור

עמוד שסב), וכן בשו"ת ברית שלום (ב, חו"מ, יז) כתב לעניין היתר הפלות: "לעניות דעתי כל סכנה פסיכית עלולה להביא את האדם לידי סכנה פיסית, כי אינו יכול לשמור את עצמו".

מכל הנ"ל הדבר ברור שמי שיש לו מחלת נפש שיש לחשוש שבעקבותיה יהווה סכנה לעצמו או לאחרים, הרי הוא כחולה שיש בו סכנה לכל דבריו (וראו גם בספרו של **פרופסור משה הלוי ספירו**, *Handbook of Psychotherapy and Jewish Ethics* [עמודים 55–59] שסיכם את הדברים היטב). **ד"ר נורה סמית'** במאמרה בתוך הספר *Medicine and Jewish Law II* ("Psychiatric Issues Facing the Practicing Physician", pp. 59–65) מתארת את הדברים במונחים פסיכיאטריים. לדבריה, ישנם ארבעה מצבים שניתן להגדירם כמצבי חירום פסיכיאטריים: א. התגלותם של תסמינים פסיכוטיים בחולה, כגון: הזיות ואשליות, או לחלופין התנהגות נסערת, אימפולסיבית או תוקפנית שמגיחה באופן פתאומי; ב. התנהגות רצחנית או אובדנית, או חשיבה על התנהגות כזו; ג. התנהגות אלימה, תוקפנית, הרסנית או אגרסיבית; ד. היווצרותו של משבר משפחתי – כלומר, משברים ביחסים הפנימיים בתוך המשפחה, ויחסי בעל-אשה או הורים-ילדים בכלל זה. אף סוגיות שקשורות במשמעת או ענישה, בהתעללות מילולית וגופנית, נופלות בתוך גדר זה.

רשימת המצבים הנ"ל היא שמביאה את מצבו של החולה לידיעתו של הרופא המטפל ככזה שזקוק לטיפול חירום, ועל כן מבחינת ההלכה יגדיר את החולה כחולה שיש בו סכנה. אכן, **הרב משה טנדלר** במאמרו בתוך הספר *Medicine and Jewish Law II* ("The Halachic Import of the Psychological State", pp. 67–75), הביא דוגמאות מתשובות **הרב משה פינשטיין** (אבהע"ז א, סה; אבהע"ז ד, סח וסט) המלמדות על קבלת מצבים אלו כמצבי סכנה על פי ההלכה.

לעניין חשיבות הגעת קרובים ושהייתם בצד מיטת החולה, ראו בנספח ד לקראת סופו.

15 יש לציין כי הגדרה זו יכולה להתייחס גם להפרעות כאלו שעל פי רוב אינן מקרים של חולי שיש בו סכנה, ויש לשים לב לכך לפי המקרה, כגון: מקרים מסוימים של אוטיזם (Autism), מקרים מסוימים של הפרעה מתפרצת בוויסות מצב הרוח (Disruptive Mood Dyrsegulation Disorder), מקרים קיצוניים של הפרעת קשב וריכוז והיפראקטיביות (Attention Deficit Hyperactivity Disorder), הפרעת אישיות גבולית (Borderline Personality Disorder) ועוד.

16 לשם הגדרת מעמדם של חולי הנפש מצד עצמם, יש לפנות תחילה לסוגיה במסכת יומא (פה, א–ב), שם דנה הגמרא באריכות במקור הדין שיש לחלל את השבת על מנת להציל נפש מישראל, ובה מוצעות כמה אפשרויות. חלק מהדרשות המופיעות שם אינו יכול לסייע בענייננו, כגון דרשותיהם של רבי ישמעאל, רבי עקיבא, רבי יוסי ברבי יהודה ורבי יונתן בן יוסף. לא נותר לנו אלא לבחון את דברי רבי שמעון בן מנסיא, **שמואל** ורבי אלעזר בן עזריה:

"וכבר היה רבי ישמעאל ורבי עקיבא ורבי אלעזר בן עזריה מהלכין בדרך, ולוי הסדר ורבי ישמעאל בנו של רבי אלעזר בן עזריה מהלכין אחריהן. נשאלה שאלה זו בפניהם: מניין לפיקוח נפש שדוחה את השבת?... נענה רבי אלעזר ואמר: ומה מילה, שהיא אחד ממאתים וארבעים ושמונה

איברים שבאדם – דוחה את השבת, קל וחומר לכל גופו – שדוחה את השבת... רבי שמעון בן מנסיא אומר: 'ושמרו בני ישראל את השבת', אמרה תורה: חלל עליו שבת אחת, כדי שישמור שבתות הרבה. אמר רב יהודה אמר שמואל: אי הואי התם הוה אמינא: דידי עדיפא מדידהו, 'וחי בהם' – ולא שימות בהם. אמר רבא: לכולהו אית להו פירכא, בר מדשמואל דלית ליה פרכא... וכולהו אשכחן ודאי, ספק מנא לן? ודשמואל ודאי לית ליה פירכא".

נתחיל בדברי רבי שמעון בן מנסיא, שהם לכאורה הקרובים ביותר לענייננו. האם נפסקה סברה זו להלכה? על פני הדברים ניתן לומר שמסוף הסוגיה נראה שדברי שמואל שלמד היתר זה מ"וחי בהם" הם שנפסקו להלכה, וכל השאר נדחו, וזו היא גם הדרשה שהביאו **הרי"ף** במסכת יומא (ה, א בדפי הרי"ף) **והרא"ש** שם (ח, טז), וגם **הרמב"ם** בהלכות שבת (ב, ג), ושם לא הזכיר את שאר הדרשות כלל: "ואסור להתמהמה בחילול שבת לחולה שיש בו סכנה, שנאמר: 'אשר יעשה אותם האדם וחי בהם' – ולא שימות בהם, הא למדת שאין משפטי התורה נקמה בעולם אלא רחמים וחסד ושלום בעולם, ואלו המינים שאומרים שזה חילול שבת ואסור, עליהן הכתוב אומר: 'וגם אני נתתי להם חוקים לא טובים ומשפטים לא יחיו בהם'".

כך ניתן להסיק אף מדברי **הרב יצחק אייזיק הלוי הרצוג** (פסקים וכתבים, ה, קנו), וכך גם משמע מ**שו"ת חתם סופר** (א, פה) שהסיק מדברי התוספות במסכת יומא (פה, א, ד"ה "ולפקח") שאין לנו אלא דרשת "וחי בהם", אלא שאף הוא הסתפק בדבר ולא העלה דבר מוחלט, ומדבריו בתשובה אחרת (א, פג) משמע שסבור שיש מקום להשתמש בסברה זו אף הלכה למעשה, וכן כתב בקצרה בתשובה נוספת (ב, רמה).

אך קשה לומר שדרשה זו נדחתה לגמרי מן ההלכה, שהרי כמה וכמה ראשונים ואחרונים מזכירים אותה, וביניהם: **בעל הלכות גדולות** (הלכות שבת, סימן ז), **רב יהודאי גאון** (הלכות פסוקות, הלכות חיה), **שאילתות דרב אחאי** (שאילתא א), **הרי"ף** במסכת שבת (סה, ב בדפי הרי"ף), **ראבי"ה** (א, שסו), **הב"ח** (שו"ת הב"ח החדשות, סימן ב), **ושו"ת גינת ורדים** (או"ח, ג, א), וראו גם **בחוות בנימין** (א, יד) שכתב ששאלה זו נתונה במחלוקת התוספות והרשב"א, ונפסק כתוספות שאכן נפסקה להלכה.

אולם, אם נאמר שדרשה זו נפסקה להלכה, לכאורה יש מקום לומר על פיה שאין לחלל שבת עבור הצלת חיי השוטה, שהרי הצלת חייו לא תביא אותו לשמור שבתות הרבה, ומניין לנו היתר בדבר? אכן, מצאנו לאחרונים שדנו בשאלה מעין זו בצורה מפורשת, וראו מחלוקת **הבית מאיר** (או"ח, של) עם **רבי עקיבא איגר** (הבית מאיר טען שפוסקים רק את דרשת "חלל עליו" או שהיא מצמצמת את דרשת "וחי בהם"), ומה שהקשה **בשו"ת מהרש"ג** (א, או"ח, נג) על שיטת הבית מאיר, ודברי **הביאור הלכה** (או"ח, שכט, ד"ה "אלא") בעניין זה. ועוד ראו מה שכתב **בשו"ת הלכות קטנות** (ב, לח) **ובשו"ת קול גדול** (סימן עו) **ובשו"ת ציץ אליעזר** (ט, כח), והיוצא מכל דבריהם מסוכם יפה בספר **ילקוט יוסף** (או"ח, שכט, ה): "מותר לחלל את השבת גם עבור פיקוח נפש של חרש או שוטה". והארכנו בזה בנספח ה. מכל מקום, לפי דרכנו למדנו שדברי רבי שמעון בן מנסיא אכן נפסקו להלכה לפי פוסקים רבים.

סברתו של רבי שמעון בן מנסיא קובעת שניתן לחלל שבת אחת עבור החולה כדי שישמור שבתות הרבה, ובפשטות כוונתו היא: הרווח הרוחני ארוך הטווח נשקל כנגד ההפסד הרוחני קצר הטווח, ומכריע את הכף לטובת הצלת חיי החולה. לכאורה, ניתן להשתמש בדיוק באותו ההיגיון על מנת להתיר חילול שבת (ושאר איסורים) גם עבור מי שחולה במחלה נפשית שמונעת ממנו לעבוד את ה' כראוי – מותר יהיה לו לעבור (ולמטפליו עבורו) על איסורים באופן זמני על מנת לדאוג לכך שיוכל לקיים מצוות לאורך ימים ושנים.

הבנה זו (שרבי שמעון בן מנסיא סבור שחילול השבת נעשה משום הצלת הנפש ולא משום הצלת הגוף) מופיעה בצורה מפורשת בדברי כמה ראשונים ואחרונים. **רש"י** במסכת סנהדרין

עד, א, ד"ה "סברא") כתב: "דכי אמר רחמנא לעבור על המצוות משום 'וחי בהם', משום דיקרה בעיניו נשמה של ישראל", וביתר ביאור כתב **רבינו יהונתן מלוניל** על הרי"ף למסכת סנהדרין (יז, ב בדפי הרי"ף): "דכי אמר רחמנא לעבור על כל מצוות משום 'וחי בהם', משום דיקרה בעיניו נשמה של ישראל, כי היכי דליעביד מצוות רבות כדאמרינן: 'חלל עליו שבת אחת כדי שישמור שבתות הרבה'".

גם **בספר המכתם** למסכת פסחים (כה, ב) קישר בין דרשת "וחי בהם" לדרשת "חלל עליו", וכתב: "משום דכתיב 'וחי בהם', שרצון השם שיחיה האדם בקיום המצוות, לא שימות, שחביבה עליו נפש אחת מישראל יותר מן המצווה, ורוצה שיציל אדם את נפשו בהעברה על מצווה, שאם יחיה יקיים אחרי כן מצוות הרבה, כמו שאמרו: 'חלל עליו שבת אחת כדי שישמור שבתות הרבה'". אף **בספר הבתים** (עשה יא) כתב: "והדברים שהותרו לעבור עליהם לחיי גופו הוא למען יאריך ימים וישתדל בעניינים שהן חיי נפשו, כאומרם: 'חלל עליו שבת אחת כדי שישמור שבתות הרבה'". וראו גם **שו"ת מהר"ם שיק** (או"ח, קמ), ספר **משנת אברהם** על הסמ"ג (לא תעשה, מצוה רא), **חוות בנימין** (א, יד), **ושו"ת נצר מטעי** (סימן ח). חשוב לציין את התנגדותו של **הרב איסר יהודה אונטרמן** בספרו **שבט מיהודה** (כרך א, שער ראשון, עמוד מט; כרך ד, בעריכת הרב ד"ר יצחק אלפסי, שער ב, פרק ה, עמוד רפו) לדברים אלו, וראו גם בספר **בירור הלכה** (תניינא, או"ח ב, עמודים שלב-שלג) דברים דומים לדבריו. אף על פי כן, **הרב יהודה דוד בלייך** בחוברת **אור המזרח** (כז, עמוד 164) דחה את עמדת החולקים, וכבר התבאר שרוב הפוסקים חולקים על המחמירים.

כיוון שנתבאר שאין לומר שדרשת "וחי בהם" נדחית או מצומצמת על ידי דרשת "חלל עליו", נשארו שלוש אפשרויות להבנת היחס שבין דרשות אלו: אפשרות ראשונה היא לומר שדרשת "חלל עליו" נדחית לחלוטין, אפשרות שנייה היא לומר שדרשת "וחי בהם" למעשה מגדירה את דרשת "חלל עליו" – ובנספח ה הארכנו להסביר את הקושי באפשרויות אלו. על כן, להלכה נראית האפשרות השלישית, שהיא: הן דרשת "חלל עליו" והן דרשת "וחי בהם" נפסקו להלכה, אלא שאלו אינן מצמצמות זו את זו, אלא מרחיבות זו את זו. כלומר: כל מקרה שמתאים לדרשת "וחי בהם", או לחלופין מתאים לדרשת "חלל עליו", ניתן להתיר חילול שבת בעבורו. אלא שכאן יש מקום עיון, כי לפי מסקנת הסוגיה במסכת יומא, מן הדרשה "וחי בהם" ניתן ללמוד חילול שבת אף בספק פיקוח נפש, ואילו מדרשת "חלל עליו" לא ניתן ללמוד חילול שבת אלא בעבור ודאי פיקוח נפש ולא בעבור ספק.

האחרונים דנו אם כך יש להבין את מסקנת ההלכה. **בחוות בנימין** (א, יד) כתב שעניין זה נתון במחלוקת **הט"ז** (או"ח, שו, ס"ק ד) **והמגן אברהם** (או"ח, שו, ס"ק כט). **הנצי"ב** בספרו **העמק שאלה** (שאילתא א, ס"ק ח; שאילתא קסז, ס"ק יז) כתב שאכן יש לקבל את שתי הדרשות להקל, אלא שלפי דרשת רבי שמעון בן מנסיא אין להקל אלא בספק, וכן משמע שסובר בספר **שבט מיהודה** (כרך א, שער ראשון, עמוד מט; כרך ד, בעריכת הרב ד"ר יצחק אלפסי, שער ב, פרק א, עמוד רפו). לעומת זה, **בשולחן ערוך הרב** (או"ח, שו, כט) מוכח שאפילו בעבור הספק מחללים, ובקונטרס אחרון (שם, ס"ק א) מבאר השולחן ערוך הרב את הדברים:

"ומכל מקום הכא בהצלת עבירה (צריך עיון) אם מחללין מספק, דהא אמרינן בגמרא פרק בתרא דיומא דדוקא מ'וחי בהם' מוכח דמחללין מספיקא, אבל משום שאמרה תורה 'חלל עליו' כו' לא ידעינן בספיקא, עיין שם. ומיהו בר"ן פרק יום הכיפורים מבואר בהדיא דמחללין אפילו בעובר מהאי טעמא, ואפשר דלבתר דגלי לן קרא דמחללין מספק גבי פיקוח נפש, אם כן הוא הדין בשביל שישמור שבתות הרבה, **שהוא חשוב גם כן כפיקוח נפש**... וצריך עיון".

אף כי נראה שהשולחן ערוך הרב מסתפק בדבר, מכל מקום בהלכותיו פסק כן, כאמור, ועל כן הבינו אחרונים רבים בדעתו שכך הוא סובר. וכן משמע בכמה אחרונים שפוסקים כשתי הדרשות להקל: **שו"ת אמרי יושר** (ב, קל), **שו"ת חתן סופר** (סימן לד), **שו"ת חבלים בנעימים** (ד, או"ח,

יג), **שו"ת תשובות והנהגות** (א, חו"מ, תתפג; ה, או"ח, צה), וכן כתב **בשו"ת מעשה חושב** (ז, יב), וכן נראית מסקנתו **בילקוט יוסף** (או"ח, שכט, ד, הערה ה). כן משמע גם **בחכמת שלמה** (או"ח, שכח, מו) לעניין סומא, ומשם יש ללמוד לעניין שוטה, וכמו שכתב בחבלים בנעימים (שם). כן כתב גם בספר **אשל אברהם** (חולין, פירות גינוסר, סימן כג), וכן כתב **בשו"ת שבט הלוי** (ג, או"ח, לז), וראו גם **שיעורי תורה לרופאים** (ג, ריד) ומה שכתב שם (הערה 5) בשיטת המשנה ברורה, וכן הסכים **במנחת אשר** (שמות, סימן ס). לפי מה שנתבאר שלפי פוסקים רבים יש לומר ש"חלל עליו" ו"וחי בהם" מפרנסים זה את זה, ויש לקבל את שניהם להקל בכל עניין, עולה שיש להקל אף במצבי ספק, וכדין ספק פיקוח נפש להקל, ובנספח ה הבאנו עוד ראיות לפסיקה זו הלכה למעשה.

סברת רבי שמעון בן מנסיא קשורה בדין נוסף שהביא **השולחן ערוך** עצמו, וכדי לבאר זאת נקדים את מחלוקת **הרשב"א והתוספות**, כפי שהיא מובאת **בבית יוסף** (או"ח, שו), בנוגע לאדם שרצה לחלל שבת על מנת להציל את בתו שנלקחה לשמד רוחני. מדברי הבית יוסף יוצא שלדעת הרשב"א אין לאדם לחלל שבת על מנת להציל את בתו משמד רוחני, ואילו לשיטת התוספות יש לאדם לחלל שבת למטרה זו, ואפילו במלאכות דאורייתא. ובשולחן ערוך (או"ח, שו, יד) פסק להלכה את דברי התוספות: "מי ששלחו לו שהוציאו בתו מביתו בשבת להוציאה מכלל ישראל, מצוה לשום לדרך פעמיו להשתדל בהצלתה, ויוצא אפילו חוץ לשלוש פרסאות, ואי לא בעי כייפינן ליה". אולם, אף **שהרמ"א** לא השיג על דברי השולחן ערוך, מכל מקום לכאורה הוא סותר את עצמו, שכן במקום אחר (או"ח, שכח, י) פסק לכאורה את דברי הרשב"א: "מי שרוצים לאונסו שיעבור עבירה גדולה, אין מחללין עליו השבת כדי להצילו".

לסתירה זו מצאנו באחרונים כמה תירוצים (ובנספח ה הארכנו), והיוצא מתוך בחינת התירוצים שרוב האחרונים סברו שהחילוק בדברי השולחן ערוך הוא בין הצלה כללית לבין הצלה בדבר אחד, שאם מדובר בעבירה יחידה אין היתר לחלל את השבת על מנת להציל אדם מעבירה זו, ואילו אם מדובר בחיי עבירה מותר לחלל את השבת, והטעם לכך מובא במגן אברהם (שם), שטוב לחלל שבת אחת על אותו אדם על מנת שישמור שבתות הרבה (ובדרך אגב למדנו גם מדברי המגן אברהם שדרשה זו אכן שרירה וקיימת בהלכה).

יש לציין שדין זה עולה מדברי הראשונים גם במקומות נוספים: בדין חילול שבת ויום הכיפורים עבור עובר, בדין חילול שבת לשם הצלת מומר, בדין חילול שבת על מי שעומד להתגייר ובדין חילול שבת עבור בת קטנה. במחלוקות האחרונים בנוגע לכל אלו הארכנו בנספח ה. היוצא מכל אלו הוא שיש מקום לחלל שבת עבור כולם, כיוון ששתי הדרשות הנ"ל נפסקו להלכה. עוד יש לציין בשולי הדברים כי **בשו"ת נצר מטעי** (סימן ח) סבר שאפילו לפי דרשת שמואל ניתן למצוא מקור להתיר חילול שבת עבור חולי רוח, וכך משמע גם מדברי **רבי עקיבה יוסף שלזינגר** בספרו **בית יוסף חדש** (צד עמוד א), וגם בספר **יסודי ישורון** (ד, מערכת פיקוח נפש) משמע כן. אולם יש להעיר שכנגד דברי הנצר מטעי יצא בספר **שבט מיהודה** (כרך ד, בעריכת הרב ד"ר יצחק אלפסי, שער ב, פרק ה, עמוד רפו), ראו שם.

לסיום דיון זה, יש להעיר גם על דרשת רבי אליעזר. בנספח ה הארכנו בביאור שיטות רש"י ורבינו חננאל, ובקושיות שיש להקשות עליהם, וכתוצאה מקושיות אלו כתב **בשו"ת נצר מטעי** (שם): "לכן יש לומר – ובזה יתיישב פירוש רש"י על נכון – שאין רבי אליעזר מדבר על תיקון גופני של האדם אלא בתיקונו הרוחני... שאם כל גופו של אדם טעון תיקון רוחני, שאם חייו בסכנה אז כל גופו לא יוכל לקיים את המצוות, בוודאי שמצוה לחלל את השבת כדי שגופו יוכל לקיים מצוות. אם כן, לפי דרשת רבי אליעזר... ברור שחולי רוח המעוכבים לקיים את המצוות שהם בגדר שוטה הפטור מכל המצוות שבתורה, יש להם דין פיקוח נפש, שיוכלו לקיים מצוות להבא".

אפילו על איסורי תורה לצורך חזרתו לכלל בן דעת שחייב במצוות[17]. דוגמאות למצבים אלו ניתן למצוא בפרק א "השוטה והשטות בהלכה" (סעיפים י-יא).

בספר **משנת אברהם** על הסמ"ג (לא תעשה, מצוה רא) הגיע למסקנה דומה אף לפי פירוש רבנו חננאל. וראו בנספח ה מה שהובא מחידושי **הריטב"א** במסכת שבת (קלב, א).

17 לעניין "רוח רעה" המוזכרת במסכת שבת (ב, ה), כתב **הרמב"ם** בפירושו למשנה (שם): "רוח רעה קורין לכל מיני 'אלמאלנכ'וליאת', ויש מהן מין שהחולה בורח ויוצא מגדרו כשרואה אור או כשהוא נמצא בין בני אדם, וימצא נחת רוח ותשקוט נפשו בחושך ובבדידות ובמקומות השוממין, וזה מצוי הרבה בבעלי המרה... וזה החולה הוא חולה שיש בו סכנה, ובתנאי שאי אפשר להעבירו למקום אחר ולא להסתיר את האור ממנו". אין זה מענייננו כרגע לבאר את מהות חולי הרוח שאליו מתייחס הרמב"ם, אך למדנו מדבריו שיש להתייחס לחולי זה כחולי שיש בו סכנה, ושלצורך רפואתו מותר לעבור על איסורים.

אף **בשו"ת הרשב"א** (המיוחסות לרמב"ן, רפא) נשאל לגבי אדם שנשבע "שלא ישחוק בשום שחוק", אם ניתן להתיר לו את נדרו לאחר שנשתטה והתגלה שהשחוק מועיל לו למצוא מנוח, ושם מובאת המשנה בשבת הנ"ל, וזו לשון התשובה: "ומקצת מרבותינו נוחי נפש פירשו דכל הנך דתני במתניתא... סכנה יש בהם ומותר לכתחילה, ולא תני בה 'פטור', אלא משום 'בשביל החולה', שאם אין בו סכנה אינו מותר לכתחילה. ואם כן, מפני רוח רעה מותר לכתחילה, דכחולה שיש בו סכנה הוא... והכא נמי דאיכא רוח רעה תקפה אפשר דאתי בה לידי סכנה, ומשום יתובי דעתא שרינן ליה". עוד מצאנו שפסק **המהרי"ל** במנהגיו (הלכות שבעה עשר בתמוז ותשעה באב, אות יא), וזו לשונו: "על שהיה חסר דעת ונתרפא מיום אל יום, שאלו ממהר"י סג"ל איך ינהוג בשבוע של תשעה באב ובתשעה באב, והיה מורה לאכול בשר ולשתות יין כל השבוע, וגם לא להתענות בתשעה באב", וכן פסק **המגן אברהם** (או"ח, תקנד, ס"ק ח) בשמו, **והפרי מגדים** (אשל אברהם, שם) הוסיף: "וכל שיש סכנה אף ביום הכיפורים אין מתענה". וראו גם מה שהביא **בדעת תורה** (או"ח, תריח, א) בשם **שו"ת מים חיים** (או"ח, טז) ועוד אחרונים.

תשובה ארוכה שהפכה לעמוד תווך בשאלה זו היא תשובת **החתם סופר** (א, פג), ורבים נחלקו בהבנת מסקנתו, זה מפרש בכה וזה מסביר בכה, ובנספח ה הארכנו בביאור דבריו, ותמצית הדברים היא זו: החתם סופר סבור שדרשת "חלל עליו" היא דרשה נכונה מצד עצמה, שאף נפסקה להלכה. אולם, נראה שדעתו היא שדין זה נובע מיסוד הערבות הקיימת בין כל איש ישראל, ועל כן, כשם שאדם יכול לחלל שבת אחת על מנת לשמור שבתות הרבה, כן יכול גם חברו לחלל שבת למענו, על מנת שישמור שבתות הרבה. אולם, במקרה של שוטה מסתפק החתם סופר ונוטה לאסור, שכיוון שהשוטה עצמו אינו בר־חיוב אין דרשת "חלל עליו" שייכת כלפיו, ואם הוא אינו יכול לפעול עבור עצמו, אף אין חברו יכול לפעול בעבורו. אומנם, כיוון שבמקרה זה אין החבר עובר איסור כלל (ואפילו עובר איסור, זהו איסור קל הניתר לצורך מצווה), מותר לשלוח את הילד לאותו מוסד. אולם, כיוון שמוסד זה – על פי התיאור המופיע בגוף השאלה – אמור לרפאות את הילד מדי שנה, הניח החתם סופר כי עד שיגיע לגיל מצוות כבר לא יהיה שוטה כפי שהוא בגיל שבע, ועד אז יוכל לקיים מצוות, ויהיה בר־חיוב, גם אם עדיין לא יהיה פיקח ברמה שיוכל להבין בהוויות העולם. על כן כותב החתם סופר שבהגיעו לגיל מצוות יש להוציאו מאותו מוסד. אומנם, כל זה מעיקר הדין, אך משום שיקולים אחרים (טמטום הלב שנגרם על ידי אכילת מאכלות אסורות) כתב להחמיר.

לא הכול הסכימו לפסיקת החתם סופר. **בשו"ת בית יצחק** (אבהע"ז א, לט) דן במקרה דומה לזה של החתם סופר, והוא מציע לנסות ולהביא למוסד אוכל כשר, ותוך כדי דבריו קובע שמדובר

ספק פיקוח נפש

ח. דין ספק פיקוח נפש – כפיקוח נפש, ומחללים שבת על ספק פיקוח נפש אפילו באיסורי תורה[18]. ספק פיקוח נפש בתחום חולי הנפש הוא כל מה שעשוי

בסכנת נפשות, ועל כן אין ספק שניתן לחלל שבת וכשרות וכו' עבור חולי רוח אלו. בדברי הבית יצחק מצאנו כמה חידושים (ואף הוא כתב שלא מצא את הדברים שכתב מבוארים בפוסקים): א. כל מי שאין בו דעת ואינו יכול לקיים מצוות – "נבלה טובה הימנו" ו"אינו אדם", ועל כן יש בהשבת דעתו מעין פיקוח נפש; ב. חולי הנפש יכול להשפיע על חולי הגוף. הבית יצחק מזהה את הקשר שבין היסוד הנפשי שבאדם ליסוד הגופני, ועל כן השטות הקיצונית יכולה להתבטא בחולי גופני קיצוני, ועל כן הוא בגדר סכנת נפשות. את דברי החתם סופר המחמיר הוא מפרש דווקא במי שאינו שוטה גמור, ואף שבספר **שבט מיהודה** (א, מילואים, עמוד רצז) הקשה על דבריו, מכל מקום נראה שדברי הבית יצחק מכוונים. אף מצאנו שגם נכדו של החתם סופר, **בשו"ת שבט סופר** (אבהע"ז, כא) מפרש כך את דברי זקנו, וראו בנספח ה בהרחבה.

מכל הנ"ל עולה שגם החתם סופר לא החמיר אלא במי שאינו שוטה כל כך ומחויב במצוות, או שמעצמו כשיגדל יהיה מחויב במצוות אף שהוא שוטה בקטנותו, אך במי שלא יחלים מעצמו והוא שוטה ודאי לא החמיר החתם סופר והתיר לאותו שוטה לעבור איסורים על מנת לחזור לפיקחותו. כך גם הסיק להלכה **בשו"ת תשובות והנהגות** (א, חו"מ, תתפג), וראו גם **בשו"ת מהר"ש** (א, ד). וראו בנספח ה מה שהוספנו בשם **הרב יהודה דוד בלייך** בספרו *Contemporary Halakhic Problems* II ("Mental Incompetence and Its Implications in Jewish Law", pp. 283–299).

כל זה לשיטת החתם סופר, אך יש שחלקו על מסקנת החתם סופר והעלו להקל בדין זה, וכמו שמובא בספר **אשל אברהם** (חולין, פירות גינוסר, סימן כג). עוד מצאנו **בשו"ת אדמת קודש** (א, יו"ד, ו) שנשאל לגבי חולה רוח שצריך להאכילו מאכלים שאינם כשרים, וכתב להתיר, וכן פסק **בשו"ת בניין דוד** (סימן סח), וכן פסק גם **רבי עקיבה יוסף שלזינגר** בספרו **בית יוסף חדש** (צד, א), וכן נפסק **בשו"ת חבלים בנעימים** (ד, או"ח, יג) **ובשו"ת נצר מטעי** (סימן ח), ודברים דומים כותב בספר **יסודי ישורון** (ד, מערכת פיקוח נפש), ש"שייך כאן עניין של פיקוח נפש לרפאותו שיוכל לחיות ולקיים מצוות", ומביא את דרשת רבי שמעון בן מנסיא, וגם מביא ראיות ומקורות שונים.

בנשמת אברהם (א, סימן שמג, עמוד תרב) כתב בשם **הרב יוסף שלום אלישיב**: "וכשדיברתי עם הגרי"ש אלישיב שליט"א אמר לי שקטן פטור ממצוות אך שוטה אינו פטור אלא כאילו אינו קיים וגרוע מקטן, וכפי שחייבים לחלל עליו את השבת כך צריכים לטפל בו כדי שיתרפא ויהיה שפוי בדעתו ויתחייב במצוות אף על פי שאין בו סכנה ממחלתו. ואפילו אם הטיפול הוא על ידי שנאכיל לו בידיים מאכל או שתיה שאסור מן התורה ואפילו אם יתרפא ויתחייב במצוות רק לכמה ימים לפני שחוזר למצבו הקודם, חייבים לעשות זאת".

בספר **שולחן שלמה** (הלכות שבת, שכח, סעיף ב, הערה ו) הובא בשם **הרב שלמה זלמן אויערבאך**: "אמר מרן זללה"ה דדין מחלת נפש הצריכה טיפול היא ככל מחלות הגוף, ולכן בהתפרצות או בהתקפה הרי זה פיקוח נפש לכל דבר" (אומנם **בנשמת אברהם** [א, סימן שו, עמוד שד] כתב בשמו: "ואסור לחלל את השבת עבורו אם רק כדי שהוא עכשיו יהיה חייב במצוות", אך הדברים קצת סתומים שם, וצריך עיון). וכך כתב גם **בשו"ת מעשה חושב** (ז, יב). עוד שמענו בשם **ר' חיים מבריסק** שסבר שיש לראות בחולי הרוח סכנת כל הגוף, וכפי שמובא בספר **בעקבי הצאן** (סימן י, עמוד נה): "וממורי ורבי הגאון רבי יוסף דוב הלוי סאלאוויטשיק ז"ל שמעתי, בשם זקנו הגאון ר' חיים ז"ל, דאפילו כשאין שם חשש שכזה, להציל משיגעון גרידא דינו כסכנת נפשות.

להתפתח בסבירות גבוהה, בהווה או בעתיד, לזרז לפגיעה עצמית או פגיעה באחרים, או לכדי אובדן דעת עד כדי שטות. להלן כמה דוגמאות למצבים של ספק פיקוח נפש[19]: 1. כל מי שמרגיש בעצמו נטייה חזקה לקום ולעשות מעשה אובדני, ויודע שאם לא יעסיק את עצמו בדברים אחרים יש חשש גדול שאכן יקום ויעשה זאת[20]; 2. כל מי שיש לו עבר של ניסיונות אובדניים, ועתה מרגיש שמחשבה אובדנית מגובשת מתחילה שוב לפלוש למחשבותיו[21]; 3. בעלי הפרעות שאחוזי ההתאבדות אצלם גבוהים מ־5 אחוזים, ומחשבות אובדניות מגובשות מתחילות לפלוש למחשבותיהם[22]; 4. מי שיש לו עבר פסיכוטי, או עבר של אשפוז פסיכיאטרי, ועתה חווה תסמינים שניסיון העבר מגלה שהם מורים על התדרדרות לכיוון זה בשנית; 5. מי שיש לו עבר של פגיעה עצמית

ואף דקיימא לן בשולחן ערוך דעל סכנת אבר אין מחללין את השבת במלאכות דאורייתא, שאני חשש שיגעון, שדינו כסכנת כל הגוף". וראו סיכום הדברים **באנציקלופדיה הלכתית רפואית** (ז, עמודים 570–571).

18 כמו שנפסק, לדוגמה, **בשולחן ערוך** (או"ח, שכח, י).

19 יש להדגיש שהמקרים המתוארים בסעיף זה – כמקרים המתוארים בכל הסעיפים – אינם תיאורטיים, אלא דברים ידועים לכל מי שעוסק בתחום זה. ולדוגמה בנידון אובדנות, לעיתים קרובות קורה שאם המחשבה אינה מועסקת על ידי גירויים חיצוניים, המחשבות האובדניות מקננות ומושכות את האדם לעשיית מעשים נוראיים, ובמקרים כאלו יש לחשוש לסכנת נפשות. כך, למשל, באלו הסובלים מאנורקסיה, יש להתיר מטעם זה כאשר יש חשש למחשבות אובדניות (או כאלו המובילות לכיוון זה). וכן פסק **הרב אליעזר מלמד**, על פי רופא ירא שמיים ומדקדק במצוות.

20 ראו הערה קודמת.

21 לשם השוואה, אחוז ההתאבדות בקרב האוכלוסיה הכללית הוא 0.0001 אחוז (1 מתוך כל 10,000), ואילו בקרב בעלי עבר אובדני הסיכוי הוא 5–10 אחוזים (1 מתוך כל 10–20). על כן, מדובר באוכלוסייה בסיכון גבוה, ועבר אובדני הוא אחד מגורמי הסיכון הידועים לניסיון אובדני חוזר. על כן, אדם בעל עבר זה, שמרגיש במחשבתו שהוא גולש למקומות אלו, ויש בכוחן של פעולות מסוימות להסיח את דעתו לדברים אחרים, ינקוט בפעולות אלו אף אם יש בכך עבירה על איסורי תורה.

22 בנספח ז דנו בכלל שקבעו חז"ל: "אין הולכין בפיקוח נפש אחר הרוב", והבאנו מדברי הפוסקים גדרים שונים בעניין זה. ראינו שיטות מקילות לעניין אחוזי הסיכון המתירים שימוש בכלל זה, אך בין הדברים הבאנו גם שיטה מחמירה יותר משמו של **הרב שלמה זלמן אויערבאך**, שכשיש סיכון ברמה של 5 אחוזים יש לחשוש לפיקוח נפש. על כן, גם כאן קבענו שיעור זה בנוגע למחלות שסיכויי האובדנות בהם גבוהים בדרך כלל. אומנם, כמובן שלא ניתן להקל במחלות אלו רק מעצם הסטטיסטיקה הקשורה בהן, ואם חולה נתון באיזון תרופתי ובמעקב טיפולי אין להניח שקיים סיכוי להתאבדות. אולם ברגע שמתפתח חוסר יציבות משמעותי בוויסות הרגשי (כגון דיכאון פתאומי, התקף מאני או הרגשת ריקנות רגשית וכדומה), יש לדאוג להתדרדרות למקומות שליליים, ואם ההתמודדות המיידית כרוכה בעבירה על איסור, יש להתיר זאת.

(NSSI), ועתה חווה תסמינים שניסיון העבר מגלה שהם מורים על התדרדרות לכיוון זה בשנית; 6. מצבים נוספים שיש להיות ערים להם, כל מקרה לגופו (ראו בהערה)[23].

חולה שאין בו סכנה

ט. כל מי שיש לו מחלת נפש, אך אינו נופל באחד מהגדרים שתוארו בסעיפים ד-ח, אינו חולה שיש בו סכנה, אלא חולה שאין בו סכנה. ההלכה בנוגע לבריאות הגוף מחלקת חולה שאין בו סכנה לשלושה סוגים: 1. מי שיש לו סכנת איבר; 2. חולה שאין בו סכנה, כגון מי שנפל למשכב או שחלה בכל גופו עקב מחלתו; 3. מצטער (=מי שיש לו מיחוש) שאינו חולה כל כך אלא שיש למחלתו השפעה מסוימת הגורמת לו צער[24]. כאמור לעיל בסעיף ג, ישנו צורך לנסות ולתרגם מושגים אלו למושגים של בריאות הנפש.

23 על מנת לכתוב סעיף זה בנוגע להגדרת ספק פיקוח נפש, שאלנו את דעתם של מטפלים רבים, ועל פי דבריהם נכתבו המקרים הנ"ל. אולם ודאי שלא כל דבר ניתן לכתוב, ולא כל מקרה ניתן לכלול בהגדרה מדויקת, ולכן על מנת להשלים את התמונה אנו מביאים כאן מדבריו של **פרופ' יוסי לוי־בלז** בתשובה לשאלתנו בעניין זה:

"אני חושב שמצב דיכאוני (האדם נמצא בדיכאון משמעותי, אינו רואה סיכוי לעתיד טוב, סובל מעצב מתמשך, מרגיש חסר ערך ועוד) הינו מצב דוחה שבת בשל היותו של הדיכאון סמן מאוד חריף לאובדנות. כמו כן, מחשבות אובדניות פעילות (אני רוצה להתאבד) שיש בהן התייחסות לשיטה (אני יודע איך אעשה את זה) הינן כאלו הדורשות התערבות יותר דחופה ולכן הייתי מכניס אותן גם תחת אותה קטגוריה. כמו כן, יש לבחון את ההיסטוריה של האדם. אדם שעשה בעבר ניסיון אובדני ומדווח על מחשבות אובדניות פעילות (רוצה להתאבד) הוא אדם בסיכון מוגבר ולכן גם יהיה בקטגוריה זו. גם טריגר חריף (אובדן, משבר חריף, שיימינג משמעותי, גירושין לאחרונה ועוד) יכולים להגביר את החשש שלנו במצב של חשיבה אובדנית. לסיכום – יש כאן מצב מורכב וקשה לתת התייחסות אחת בודדת לבדיוק היכן עובר הקו. אני הייתי נותן משקל גדול לאינטואיציה של האנשים מסביב לאדם האובדני. אם הם מרגישים שמדובר במצב חירומי, שלא היה בעבר, שיש בו עוצמה רבה של דיכאון, שהמחשבות האובדניות פעילות, שיש אזכור לשיטה (ולבטח תוכנית) שהמחשבות האובדניות בעלות עוצמה (ממשיכות רוב היום, קשה לאדם לעצור אותן) כגורמים בעלי חריפות רבה".

אם ניקח לדוגמה את העניין הראשון המוזכר בדבריו של פרופ' לוי־בלז, הרי הדיכאון איננו מושג אחיד, וברור כי יש דיכאון חמור יותר וחמור פחות, כזה שנכון לעבור בעבורו על איסורי תורה וכזה שלא נכון לעשות כן. וכבר שמענו ממטפלים אחרים שחלקו על הגדרת הדיכאון כספק פיקוח נפש. אך מכאן החשיבות שבסוף דבריו של פרופסור לוי־בלז, שהאינטואיציה של הסובבים את האדם האובדני צריכה לקבוע, ואם ההרגשה היא של חשש אמיתי לשלומו של אדם זה, יש לפעול ללא שהות וללא היסוס על מנת לוודא שאינו פוגע בעצמו.

24 **שולחן ערוך** (או"ח, שכח, סעיפים א ויז).

י. למחלת הנפש יכולים להיות ביטויים אשר ניכרים כלפי חוץ, אך בעיקרה היא מחלה שחווה אותה הסובל ממנה, והייסורים הם פנימיים, נפשיים ואף משתנים מאדם לאדם. משמעות הדברים היא שחוויית החולי של החולה במחלת נפש (שאין בו סכנה) היא עצם הצער, ועל כן הצער צריך להיות היסוד להגדרות ההלכתיות שעוסקות בחולה נפש שאין בו סכנה[25].

25 ראו לעיל הערה 5. הגדרות אלו צריכות להיות מנוסחות בלשון אחרת ממה שהורגלנו בחולי הגוף, שכן בחולי הגוף ההבדל בין מיחוש בעלמא לחולה שאין בו סכנה לסכנת איבר הוא בסוג הפגיעה. בסכנת איבר הפגיעה ממוקדת בחלק מסוים של הגוף, ואילו חולה שאין בו סכנה מוגדר כמי שנפל למשכב או שחוליו גורם לו חלישות בכל גופו ועוד כדומה לזה (ראו **בשמירת שבת כהלכתה**, פרק לג, בהרחבה), ובעל מיחוש בעלמא אף הוא שונה משני אלו בסוג הפגיעה שמתרחשת. לעומת זאת, בחולי הנפש, כיוון שההבדל נמדד על ידי רמת הצער שהחולה מרגיש, מובן שלא סוג הפגיעה הוא שקובע את הגדרת החולי, אלא רמתה ודרגתה. דבר זה מצוי גם ב־DSM, המדריך הפסיכיאטרי הנפוץ המקטלג את מחלות הנפש: מחלה מוגדרת בספר זה באופן תדיר על פי חומרת ההופעה, ולא רק על פי עצם הופעתה. על כן, לדוגמה, דיכאון יכול להיות קל, בינוני או קשה, והדבר לא תמיד קשור בצורת ההופעה אלא בתדירותה, חומרתה והשפעתה על החולה. אכן, השימוש במושג "צער", מעצם מהותו, מורה על כך שמדובר בתופעה שקשה לכמתה מצד עצמה, ובמקום זאת יש לבחון מה השפעתו של הצער על שגרת החיים של החולה.

בנספח ו הארכנו לבאר את ההקבלה בין המושגים "צער גדול", "צורך גדול" ו"הפסד מרובה", שעליהם (בין השאר) מבוססות ההגדרות שבסעיפים הבאים. על בסיס השוואה זו, יש לברר את גדרו של "צורך גדול", כדי לבסס את גדרו של "צער גדול". במסכת בבא בתרא (ז, ב) שנינו: "כופין אותו לבנות בית שער ודלת לחצר; רבן שמעון בן גמליאל אומר: לא כל החצרות ראויות לבית שער. כופין אותו לבנות לעיר חומה ודלתים ובריח; רבן שמעון בן גמליאל אומר: לא כל העיירות ראויות לחומה". **הרמב"ם** בהלכות שכנים (ה, א) פסק כחכמים: "חצר השותפין, כל אחד מהן כופה את חבירו לעשות בה בית שער ודלת, וכן כל הדברים שהחצר צריכה להם צורך גדול, או דברים שנהגו בני המדינה לעשותם; אבל שאר הדברים, כגון: ציור וכיור וכיוצא בו, אינו כופהו".

עוד מצאנו **שהסמ"ג** (עשין, קעג) פירש את המעשה המובא במסכת יומא (סט, א) לעניין שמעון הצדיק כהיתר לצורך גדול: "בגדי כהונה, היוצא בהן למדינה – אסור, אלא לצורך גדול, כגון: שמעון הצדיק כשיצא לקראת אלכסנדרוס מוקדון". עוד יש לציין לדברי הרמב"ם שכתב בהלכות שבועות (יב, יב) שאין להתיר נדרים אלא "לצורך גדול", **ובשו"ת מהר"י וייל** (סימן קעב) הביא מעשה במי שנשבע שלא ייתן לאשתו להיכנס לביתו ורצה להתיר את שבועתו, והביא שהראשונים נחלקו בעניין בזה, והכריע: "ודעתי מכרעת שלא להחמיר כולי האי במקום שיש צורך גדול, כגון בנדון דידן".

מדברי רבותינו אלו למדנו שצורך גדול הוא צורך הנוגע בעניין מרכזי וחשוב בחיי האדם, וכגון בית שער ודלת בחצר השותפים, או צורך מדיני־פוליטי לרווחת חיי האומה כבנידונו של שמעון הצדיק, או שלום בית כבנידונו של המהר"י וייל. יש להדגיש כי כל אלו אינם בהכרח צרכים "מהותיים" או "חיוניים", כלומר, אין מדובר בדברים שאין האדם יכול לחיות בלעדיהם. אולם בהחלט מדובר בצרכים שעבור אדם רגיל הם תופסים מקום מרכזי וחשוב, וככאלו הם בגדר "צורך גדול" – וממילא גם בכלל "צער גדול".

יא. לפי זה, יש להציע הגדרות שיתאימו למחלות נפש: 1. סכנת איבר שווה לצער גדול. מי שהגדרתו ההלכתית היא זו, הוא מי שחוליו משפיע עליו כל כך עד שאינו יכול לתפקד לאורך זמן בחלק או בכל ענייני החיים שהם מרכזיים וחשובים בחייו[26]; 2. חולה שאין בו סכנה שווה לצער. מי שהגדרתו ההלכתית

אולם, מדברי הרמב"ם בהלכות שכנים (שם) ניתן ללמוד דבר נוסף, שכן כתב שם שיש לכפות אף על "דברים שנהגו בני המדינה לעשותם", שאלו שקולים כעניינים של צורך גדול. נראה שהרמב"ם מלמדנו נקודה חשובה, שיש ממד אישי וסובייקטיבי להגדרות אלו, כי מה שנחשב צורך גדול למקום או לאדם אחד יכול להיחשב כצורך קטן למקום או לאדם אחר, והכול תלוי לפי העניין. דבר זה מתאים עם מה שכבר הסברנו לעיל לעניין מושגי הצער וההפסד, אך כאן יש הגדרה ברורה יותר, אלא שהיא עצמה משתנה לפי המקום והזמן והאדם.

דוגמה לכך אנו מוצאים בתשובת **המהרש"ל** (סימן מו). המהרש"ל כותב שיש להקל בערב שבת בין השמשות בעשיית שבותים, ובלבד שיהיה בדבר הפסד מרובה, וזו לשונו: "אם כן בין השמשות דלא גזרו שבותים, אם כן בהפסד מרובה ודאי לא גזרו כלל... וכן שמעתי מזקן שהורה לומר לגוי בערב שבת בין השמשות שידליק נר בבית הכנסת, ששכח להדליק מבעוד יום, שהוא יום שמת בו אביו כמו שרגילין להדליק בו נר בכל ארץ אשכנז. והטעם, מאחר שהעולם נזהרים בו באותו נר חשבינן ליה כצורך גדול, ועל כן התירו, דאין חילוק בין צורך גדול להפסד מרובה, בפרט לעניין זה".

דברים אלו של המהרש"ל מופיעים בכמה אחרונים. **המגן אברהם** (או"ח, רסא, ס"ק ו), **האליה רבה** (שם, ס"ק ה), **האליה זוטא** (שם, ס"ק ד), **השולחן ערוך הרב** (שם, סעיף ב), **הערוך השולחן** (שם, סעיף יג) **והמשנה ברורה** (שם, ס"ק טז) מביאים את דבריו להלכה, **ובשו"ת כתב סופר** (או"ח, סה) הביא דבריו והסביר את ההיתר: "כיון דהרגילו בו כל כך וקפדו טובא", וכן הביאו **בשו"ת אמרי אש** (או"ח, מ), וראו גם **בשו"ת עמק הלכה** (ב, נב). ראו דוגמאות נוספות ליישום כלל זה **בשו"ת רב פעלים** (ג, או"ח, מב), **שו"ת דברי יציב** (או"ח, קכא) **ושו"ת עטרת פז** (ד, או"ח, ז). וראו את הדיון הארוך במה שעולה **משו"ת שאילת יעבץ** (א, מג), בדברי **פרופ' משה הלוי ספירו** בספרו *Handbook of Psychotherapy and Jewish Ethics* (עמודים 59–60), **שו"ת משפטי עוזיאל** (ג, מז), **שו"ת אהל משה** (ב, טו), **שו"ת רב פעלים** (א, אבהע"ז, ד), **שו"ת ציץ אליעזר** (ט, נא, קונטרס רפואה במשפחה, פרק ג) **ושו"ת ברית שלום** (ב, חו"מ, יז). ובנספח הנ"ל הארכנו.

26 בנספח ד הבאנו את מחלוקת האחרונים אם התירו לחלל שבת עבור טירוף הדעת שאין בו סכנה דווקא באמירה לגוי וכדומה או שמא התירו בכל איסור דרבנן. משתיקת פוסקים רבים שלא חילקו בין איסור דרבנן אחד למשנהו נראה שהסכימו להקל בזה, וכן פסקנו לעיל. על פי האמור, ניתן לומר שבזה נחלקו הפוסקים, אם להגדיר טירוף דעת שאין בו סכנה כחולי שאין בו סכנה רגיל, או כסכנת איבר. ואף שלא מצאנו לרוב הפוסקים שדנו בדין זה שיבארו שבהגדרה זו תלויים דבריהם, מכל מקום הדבר מוכרח על פי שנתבאר, שאם לא כן, כיצד התירו מה שהתירו בטירוף הדעת שאין בו סכנה? ולא זו בלבד, אלא שאכן ראינו ביטוי מפורש לכך **בשו"ת הרי בשמים** (ב, קפט), הסובר להחמיר בטירוף דעת שאין בו סכנה שלא להתיר אלא שבות של אמירה לגוי, וברורה דעתו שיש לדמות מי שיש לו טירוף דעת שאין בו סכנה, לחולה שאין בו סכנה רגיל, ועל כן אינו מתיר אפילו איסורי דרבנן על ידי ישראל (אך לפי זה, היה מתיר אותם בשינוי).

לעומת זאת, המעיין בשיטת רבנו תם (שתובא להלן) יראה כי הוא מכליל את טירוף הדעת בכלל סכנת איבר, ומשתיקתם של שאר הראשונים אין אנו יכולים לדעת אם הסכימו לדעתו אם

היא זו, הוא מי שחוליו הנפשי משפיע בצורה משמעותית על יכולת התפקוד שלו בענייני החיים המרכזיים והחשובים בחייו, ומקשה עליו את יישומם, ואף

לאו. מכל מקום, נראה שהאחרונים המקילים לחלל שבת בכל איסור דרבנן על טירוף דעת שאין בו סכנה, מסכימים אף הם שמצד עצם ההגדרה של טירוף דעת שאין בו סכנה, הוא בכלל סכנת איבר. ראיה גדולה יש אף **משו"ת מהרש"ל** (סימן ג), שם הגדיר בבירור את הסובל מרוח רעה כמי שיש לו סכנת איבר, כמבואר למעיין בדבריו.

עוד יש להוסיף, שהגדרת הנפש בתור איבר מתבררת מתוך הגדרת סכנת איבר המובאת בכמה פוסקים. **בקצות השולחן** (קלח, בדי השולחן ס"ק יח) כתב: "ונראה דבכל מקום שאמרו 'סכנת אבר', לאו דווקא סכנת ביטול האבר לגמרי, אלא אפילו הסכנה היא שהאבר יישאר חלש כל ימיו ולא יהא ראוי למלאכתו כדרך העולם, כגון שיהיה צולע על ירכו או שהיד לא תפעל כראוי – גם זה בכלל סכנת אבר". כמו כן, **בנשמת אברהם** (א, הקדמה לסימן שכח, עמוד שצא) כתב: "וכתב לי מורי ורבי הגאון הרב יהושע ישעיה נויבירט שליט"א: ויש מקום לומר שסכנת אבר אין זו רק באבר אדם מרמ"ח אברים שבו, אלא כל חלק מסוים של גוף האדם אשר אם לא יטפלו בו כעת, יש חשש שייצא מפעולתו, גם זה נקרא בשם סכנת אבר". דברים אלו הובאו להלכה גם **בשמירת שבת כהלכתה** (לג, א, בהערה) **ובשו"ת רבבות אפרים** (ו, או"ח, קצט, ב), וכן כתב גם **בחוט שני** (שבת ד, פט, ס"ק כז).

דין זה מתברר אף מסוגיה נוספת, אשר מקורה בדברי **השבלי הלקט** (עניין שבת, שיבולת קכג): "כתב רבי בנימין אחי נר"ו שזה שנוהגת פעמים רבות שמקלחות מן החלב בפי התינוק כדי שיהא אוחז את הדד ויינק אין בו איסור, אבל מה שנוהגת להתיז מן החלב על נשיפת רוח רעה – אסור, שהרי אין בו סכנה, וצערא יתירא נמי ליכא, הלכך אסור". דברים אלו נפסקו **בשולחן ערוך** (או"ח, שכח, לה): "מותר לאשה לקלח מהחלב כדי שיאחוז התינוק הדד ויינק". והוסיף שם הרמ"א: "אבל אסור להתיז מחלבה על מי שנשף בו רוח רעה דלית בו סכנה".

הלבוש (או"ח, שכח, לה) הסביר שההיתר בתחילת הסעיף הוא משום שמדובר במלאכה שאינה צריכה לגופה, ואילו האיסור הוא משום שאין כאן סכנה ו"על כל סכנה גזרו". אלא שלכאורה קשה על פי טעם זה: מדוע לא גזרו גם על האמור בתחילת הסעיף? אך כבר ראינו שהשבלי הלקט כתב לא רק שמדובר בחולי שאין בו סכנה, אלא שהוסיף שגם אין כאן צער, ולכן במקום שאין צער לתינוק אין להתיר, אך במקום שיש צער לתינוק (כגון לעניין אכילתו מהדד) התירו לו. הדגשה זו – שלא אסר השולחן ערוך אלא במקום שאין צער – מובאת באחרונים רבים, וכן כתבו **העולת שבת** (או"ח, שכח, לה), **המגן אברהם** (או"ח, שכח, ס"ק מא), **האליה רבה** (או"ח, שכח, ס"ק לח), **האליה זוטא** (או"ח, שכח, ס"ק יח), **הפרי מגדים** (או"ח, שכח, אשל אברהם, ס"ק מא), **החיי אדם** (כלל סט, סעיף י), **השולחן ערוך הרב** (או"ח, שכח, מא) **והמשנה ברורה** (או"ח, שכח, ס"ק קיג).

מכל אלו האחרונים יוצא שמי שנשפה בו רוח רעה ויש לו צער גדול מכך, יש להתיר לו איסור דרבנן גמור, ואם כן הושווה דינו למי שיש לו סכנת איבר, וכן נובע מכמה דיונים אחרים סביב הלכה זו (ראו בנספח ו באריכות). לפי דרכנו למדנו שבחולי הנפש שאין בו סכנה, יש לחלק בין שני סוגים: טירוף דעת או רוח רעה, שדינם כסכנת איבר ומותר לחלל עליהם שבת באיסור דרבנן; ונשיפת רוח רעה שאין בה צער, ועל כן אין בה היתר לחלל שבת באיסור דרבנן. אף **בשדי חמד** (מערכת יום הכיפורים, ג, כה) חילק בין סוגי רוח רעה, וכן כתב **בשו"ת שבט הלוי** (ד, לד).

מכל מקום, מכאן עולה שיש חולה נפש שדינו כמי שיש לו סכנת איבר, ועל פי כל האמור לעיל יש לומר שמי שיש לו "צער גדול" הוא בכלל הגדרה זו. אולם, כיוון שסכנת איבר גופנית שלא תטופל תביא להשבתת אותו איבר לעולם, על כן הוספנו בהגדרת סכנת איבר רוחנית שמדובר

על פי כן אין הוא משבית לחלוטין את יכולתו לעסוק בהם[27]; 3. מצטער שווה לצער מועט. מי שיש לו צער מועט (=בעל מיחוש) הוא מי שחוליו הנפשי

במי שתפקודו נפגע לזמן ארוך. ומכל מקום, לא כתבנו שהתפקוד נפגע לעולם ללא טיפול, כי אין אדם שיכול לדעת זאת בוודאות, ועל כן הדבר מספיק כדי לקבוע שזהו ספק סכנת איבר, וכגון שרואים שהמצב נמשך זמן רב ללא אופק של החלמה אם לא על ידי טיפול פסיכיאטרי ופסיכולוגי מקצועי.

27 אין להחשיב את מי שיש בו נשיפת רוח רעה (המובא בהערה הקודמת) כחולה שאין בו סכנה, כי **בחיי אדם** (שם) הביא דינו של השולחן ערוך וכתב: "וכל זה הוא בבריא שיש לו מיחוש". מדבריו יוצא שהסיבה שהחמירו בנשיפת רוח רעה היא שדינו כמי שיש לו מיחוש, ועל כן אין מתירים לו שום איסור, ואף לא בשינוי. אם כן, למדנו שיש בעל רוח רעה, שדינו כחולה שיש בו סכנה (כמבואר בסעיף הקודם ובנספח ד, וכן מוזכר **בשולחן ערוך** [או"ח, רפח, ט]), ויש בעל נשיפת רוח רעה, שדינו כבעל מיחוש בלבד, ויש מי שנטרפה דעתו, שנחלקו הפוסקים אם דינו כחולה שאין בו סכנה או כסכנת איבר. אולם יש לשאול: לדעת הפוסקים שיש להתייחס לדינו של זה כסכנת איבר, האם יש חולה נפש שדינו כחולה שאין בו סכנה רגיל, או שאין לנו הגדרה כזו כלל בדיני חולי הנפש לשיטה זו?

אל יהי ספק זה קל בעינינו, כי בנספח ו מבואר שלהלכה למעשה החילוק בין חולה שאין בו סכנה לבין סכנת איבר הוא לעניין עשיית מלאכה דרבנן ללא שינוי, ולשיטת **הרמב"ן והרשב"א** ביארנו שם שהשינוי נצרך על מנת להוציא מידי טעות, שלא יחשבו שהותרה שבת לגמרי אצל חולה שאין בו סכנה, ועל כן הצריכו שינוי, ובסכנת איבר לא חששו לכך, כי סכנת איבר דומה בעיני הרואים לסכנת נפשות, ולא ילמדו אלא למצב של פיקוח נפש (שבו הותרו גם מלאכות דאורייתא).

לכאורה טעם זה לא שייך כלל בנידוננו, כי בחולי גופני יכול הרואה להבחין ולראות מה מצבו של החולה באופן כללי (גם אם לא במדויק), אך בחולי הנפש יכולים להיות אנשים שעל פי המוגדר בנספחים ד-ה הם חולים שיש בהם סכנה ומותר לחלל עליהם את השבת באיסורי דאורייתא – ואף על פי כן אי אפשר להבחין בכך במבט חיצוני – וכי נאמר שאין לטפל בהם משום הרואים? אלא שוודאי תחום זה של רפואת הנפש מופקע מחשש של מראית העין, כי אין העין רואה ומבחינה במחלה הנמצאת בנפשו ורוחו של אדם, וממילא לא ניתן להתחשב בה.

לפי גישה זו, יש לומר שאין לנו כלל דין זה של שינוי באיסור דרבנן, ובאמת כפי שכבר הבאנו (בנספח ד באריכות, ולעיל בקיצור) אין שום תשובה הלכתית המזכירה שיש לעשות איסורי דרבנן בשינוי עבור חולה הנפש, ולא מצאנו אלא מי שמחמיר שרק הגוי מותר לעשות מעשה ולא הישראל, ובאמת דין הגוי שייך בשווה הן בחולי הנפש והן בחולי הגוף. אלא שלפי זה יש לומר שלא אמרו לעשות על ידי גוי אלא לכתחילה, אך בדיעבד אפשר על ידי ישראל ואין צורך כלל בשינוי (וכך באמת כתבו כמה אחרונים, כמו שהובא לעיל בנספח ד). ומכל מקום, לחולקים על המחמירים הללו, ייתכן שאין כלל דין חולה שאין בו סכנה ואין שום חילוק בין יש סכנת איבר לאין סכנת איבר.

אולם, לפי שיטת **הר"ן** שהובאה בנספח ו, ביארנו שהטעם להקל בדרבנן בשינוי הוא מפני שלצורך רפואה אין על כך שם מעשה אסור כלל, וזו הייתה מעין תקנת חכמים, וטעם זה שייך הן בחולי הגוף והן בחולי הנפש. לפי זה, אין צורך לומר שיש שוני בין הנידונים, וגם בחולי הנפש יהיה לנו דין חולה שאין בו סכנה. אכן, נראה שיש להכריע להחמיר ולומר שאכן קיים גדר זה של חולה שאין בו סכנה אף בחולי הנפש. ואכן מצאנו **בשו"ת חלקת יעקב** (או"ח, סד)

כמעט אינו משפיע או מקשה על יכולתו לתפקד באופן רגיל יחסית בשגרת חייו ("מתהלך כבריא" בלשון הפוסקים)[28].

יב. כאמור, מי שיש לו צער גדול, דינו כמי שיש לו סכנת איבר (ראו הגדרת הדברים בסעיף הקודם). אין ספק שכל איסורי דרבנן נדחים עבור מי שיש לו צער גדול, ואף בלא שינוי. כמו כן, אין אדם זה חייב בקיום מצוות עשה אשר מהוות מכשול לרפואתו השלמה[29].

שהזכיר הגדרה זו. מכאן למדנו שמי שיש לו צער (ולא צער גדול) מחמת חולי נפשי הוא בגדר חולה שאין בו סכנה.

28 משתי ההגדרות הקודמות מתבאר שצער גדול דינו כצורך גדול, ולפי זה, יש לפסוק לעניין חולי נפשי, כי במקום "צערא יתירא" (=צער גדול, שהוא כהפסד מרובה וכצורך גדול) יש להתיר כבסכנת איבר, ובמקום שיש צער הרי הוא כחולה שאין בו סכנה. לפי זה, יש לומר שבמקום שהצער הוא מועט הוא כבעל מיחוש בעלמא, והגדרה זו נובעת משתי ההגדרות הקודמות, ומפורטת למעלה בגוף הסעיף.

29 במסכת כתובות (נ, א) אמרו: "אמר רבי אילעא: באושא התקינו, המבזבז – אל יבזבז יותר מחומש", שאין אדם חייב לתת יותר מחומש מנכסיו לשם קיום מצוות צדקה, ומכאן למדו גם לשאר המצוות, שאין אדם חייב לתת את כל אשר לו כדי לקיים מצוות עשה. מעתה, יש לדון מה דין חולה לעניין קיום מצוות, וכמו שפסק **הרמ"א** (או"ח, תרנו): "ומי שאין לו אתרוג, או שאר מצוה עוברת, אין צריך לבזבז עליה הון רב, וכמו שאמרו: המבזבז אל יבזבז יותר מחומש, אפילו מצוה עוברת; ודוקא מצות עשה, אבל לא תעשה יתן כל ממונו קודם שיעבור".

אולם ראיה זו אינה פשוטה, ואף שיש שרצו להביא ראיות מסוגיות שונות לכך שצער הגוף הוא קל וחומר מצער ממון, אף על פי כן ראו מאמרו של **הרב חיים פינחס שיינברג** בספר **הלכה ורפואה** (ד, "דין חולה ומצטער במצוות", עמודים קכה-קלח) שדחה ראיות אלו וכתב: "ואם כן חילוק גדול ישנו בין הך דינא דחומש דהוא משום סכנת עניות שהיא קלקול גדול העלול לבטלו מכל, ואמרינן ליה תתבטל ממצוה אחת כדי שתשמור מצוות הרבה... דאינו כחולה שאין בו סכנה שאפשר להבריאו בתרופות... וגם יש עוד נימוק בזה דגדול צערא דביזיון מצערא דגופא...".

עם כל זאת, לעניין סכנת איבר מצאנו שהסכימו האחרונים שיש להקל. **בשו"ת אבני נזר** (יו"ד, שכא) דן בדינו של תינוק שהרופאים רוצים לנתחו ואומרים שחייבים לנתחו מיד, אך אם ינתחוהו לא יוכלו למול אותו ביום השמיני אלא יצטרכו לדחות את המילה, ועל זה השיב: "אם האמת כדברי הרופאים הדבר ברור דמותר לעשות האפיראציע (=הליך), דמצות עשה אינו מחוייב לבזבז עליה הון רב... כל שכן שלא יהיה הילד בעל מום". כן הוא גם **בשו"ת דעת כהן** (סימן קלז), וכעין זה כתב **הרב יצחק אייזיק הלוי הרצוג** (פסקים וכתבים, ד, יו"ד, פא): "שאין להפסיד אבר כדי לקיים עשה כשם שאין לבזבז על זה כל ממונו" (וכן כתב במקום אחר [שם, א, או"ח, נ]), וכן הסיק להלכה **הרב חיים פינחס שיינברג** (שם), וכן מצאנו **בשו"ת מנחת אשר** (ב, קכט).

יש לציין כי אף אם נסבור שאין דינו של אדם זה החולה בחולי נפש ברמה של סכנת איבר (כפי שהוגדרה בסעיף יא) כדינו של מי שחולה בסכנת איבר גופנית (וכדעת **הפוסקים שהתנגדו** להשוואה זו, כפי שהזכרנו בהערה 5), מכל מקום, הכול מודים כי דינו של זה הוא כחולה שאין בו סכנה, ולהלן בהערה 35 נביא פוסקים רבים הסוברים להקל אף בסתם חולה שאין בו סכנה לעניין מצוות עשה שקיומן מעכב את רפואתו השלמה – ואם כן קל וחומר הוא לנידוננו, להקל.

דוגמאות לקטגוריה זו במונחים פסיכיאטריים בני ימינו: דיכאון קליני חמור (Major Depressive Disorder) ללא אובדנות, מקרים מסוימים של הפרעה דו־קוטבית 2 (Bipolar 2), הפרעת פאניקה חמורה (Severe Panic Disorder), הפרעה טורדנית־כפייתית חמורה (Severe Obsessive-Compulsive Disorder), מקרים רבים של הלמת (הפרעת דחק פוסט טראומטית Post-traumatic Stress-Disorder), תגובת דחק חריפה (Acute Stress Disorder), מקרים מסוימים של זללת (בולימיה נרבוזה – Bulimia Nervosa), ועוד.

והנה, יש שכתבו להקל בסכנת איבר גופנית אפילו באיסורי דאורייתא – מלבד איסור שבת – לצורך רפואתו[30], ואף שהדבר נתון במחלוקת ראשונים ואחרונים,

30 בנספח ו הארכנו בהרצאת השיטות לגבי חילול שבת בחולה שיש בו סכנת איבר, ושם נתבאר שלרוב הפוסקים אין לחלל שבת באיסורי תורה, ונדחית שיטת רבנו תם המתיר את הדבר (שיטה זו נתבארה **בהגהות מרדכי** למסכת שבת [רמז תסד]), ומופיעה **באור זרוע** (חלק ב, הלכות יום הכיפורים, סימן רפ), והביאם גם **ההגהות מיימוניות** בהלכות שביתת עשור (ב, ח, אות ה). אולם יש מקום לדון לגבי שיטת רבנו תם בשאר איסורים, שכן בש"ך מצאנו סתירה שממנה דנו האחרונים בסוגיה זו. **בשולחן ערוך** (יו"ד, קנז, א) מובאת ההלכה המפורסמת שפיקוח נפש דוחה את כל המצוות שבתורה (מלבד שלוש עבירות חמורות), ובהקשר לאמירה זו מסתפק **הש"ך** (שם, ס"ק ג): "ואם יש סכנת אבר צריך עיון אי דמי לממון או לנפש... ונראה לקולא". כלומר: הש"ך הסתפק אם סכנת איבר דומה לצורך ממוני (שאינו דוחה איסורים) או לפיקוח נפש (שדוחה איסורים), והכריע להקל בספק זה.

בנספח ו דנו בסתירת דברי הש"ך הללו עם מה שכתב בהלכות מעונן ומנחש (יו"ד, קעט, ס"ק א), ראו שם, וגם אם אין דבריו שם קשים, עדיין יש להקשות על דברי הש"ך שלכאורה דבריו סותרים את הפסיקה המקובלת לעניין סכנת איבר בשבת, ומדוע סובר הש"ך שיש להקל בסכנת איבר לעניין איסורי תורה, אם להלכה נפסק שאין לחלל את השבת באיסורי תורה עבור סכנת איבר? לשאלה זו מצאנו כמה התייחסויות באחרונים (ראו בנספח ו באריכות), ושתי גישות עיקריות יוצאות מדבריהם: לפי התירוץ מיסודו של **הפרי מגדים** למדנו שאפשר להקל בשאר איסורים בסכנת איבר אף באיסור דאורייתא (אך לא באיסור שבת), ולפי התירוץ של **האגרות משה** וסיעתו אין להקל בסכנת איבר אף בשאר איסורים, אלא באיסור דרבנן. אולם לפרי מגדים וסיעתו יש לצרף אף את דברי **האגלי טל** **והרב אהרן סולוביצ'יק**, ובסכנת איבר ודאית אפשר לצרף גם את דעת **המנחת אברהם**; ואילו לסיעת המחמירים יש לצרף את **החוות יאיר** (ודברי **המהרי"ץ** **והמשפטי עוזיאל** תלויים במקרה הנדון). מכל מקום, יוצא שהדברים שקולים במידה רבה וקשה להכריע בדבר, אך בהצטרף סניף נוסף אפשר להקל.

אכן, נראה שסניף זה קיים, שכן למרות שהפסיקה המקובלת איננה מתחשבת בדעת רבנו תם באיסורי שבת, מכל מקום, לא יצא הדבר מידי מחלוקת, הן בראשונים והן באחרונים. כדברי רבנו תם פסקו הראשונים הבאים: **המאירי** במסכת עבודה זרה (כז, ב), **האגודה** למסכת סוכה (פרק ב, אות יח), וכך גם מוכח מדברי **התוספות** במסכת סוכה (כו, א, ד"ה "ואפילו"): "דסכנת אבר כסכנת נפשות אפילו לחלל עליו את השבת" (ואף **שהרש"ש** כתב שזו טעות סופר ויש לומר "סכנת עין כסכנת נפשות", מכל מקום מדברי **התוספות הרא"ש** **ותוספות רבינו פרץ** למסכת סוכה

ולכאורה יש להחמיר כיוון שהרוב מחמירים בדבר, יש אף מקום לפסוק להקל בספק זה (ראו בהערה בטעם הדבר)[31]. אף על פי כן, הלכה למעשה, ודאי שאין

[שם], שכתבו כדברי התוספות, מוכח שלשון זו אמיתית היא. ו**בשבט מיהודה** [מילואים, עמוד רצו] חלק על זה, אך **בשו"ת מלמד להועיל** [ב, לב] כתב שדוחק גדול לפרש כרש"ש). ו**במשנת אברהם על הסמ"ג** (חלק א, עמודים קפה-קפו) כתב שכן היא שיטת התוספות במסכת עבודה זרה, ושאולי היא מחלוקת אמוראים (ובעניין אחרון זה ראו גם בחידושי **רבי נתן מז** למסכת סנהדרין [עד, א]). ו**בעלי תמר** למסכת שבת (פרק יד, הלכה ד) כתב שכן היא גם דעת **רבנו חננאל**, ושכן נראית לו שיטת הירושלמי.

אף **הב"ח** (או"ח, שכח, אות ה) הביא דברי רבנו תם, אלא שיש בדבריו קצת שינוי ממה שנראה מרבנו תם והמאירי, שמהם משמע שסכנת איבר דינה כסכנת נפשות, ולא משום שמתים ממנה ממש אלא משום שכל ערעור של הגוף הוא בגדר סכנה, וברגע שחולה באיבר שלם יש לחשוש שהדבר יתפשט ויחלה אף בשאר גופו ויבוא לידי סכנה. אולם, לפי פירוש הב"ח יותר נראה שכוונת רבנו תם לומר שסכנת איבר היא סכנה ממש, וזה חידושו, שקובע שסכנת איבר היא סכנה לחיי החולה, ועל כן יש להקל בכך. ההבדל בין הפירושים הוא במה שכותב הב"ח שם, שאם יש איבר שאנו יודעים שאין באיבודו סכנת נפשות, אז לפי הב"ח יש להחמיר ואין לחלל שבת בעבורו, אך להבנה הפשוטה בדעת רבנו תם יותר נראה שכל איבר יש בו כדי לערער את בריאות הגוף, ויש לראות בכך תחילת מיתת הגוף, ועל כן הוא מְשֻׁוֶּה להצלת האיבר דין של הצלת נפשות. כמו כן, הבאנו לעיל שלדעת הרב אהרן סולוביצ'יק כן היא גם דעת **הש"ך**.

לאחרונים אלו יש לצרף את **הבית לחם יהודה** (יו"ד, קנז, ס"ק ג) שכתב: "ולא יעבור על לא תעשה... ואם יש סכנת אבר – יעבור, ובזה נראה לי דכולי עלמא מודים, אם ירצה להחמיר עליו רשאי אף כי יש חשש לכל הגוף באשר שעל פי הרוב נשאר חי, לכן שרי". דעה להקל בדין זה מצאנו בצורה מפורשת יותר **בשו"ת מלמד להועיל** (ב, לב), ואף **בשו"ת שרידי אש** (ב, לד) נראה שהסכים לדברי המלמד להועיל, וראו גם **פניני הלכה** (שבת, הרחבות, כז, ב, ה) מה שהביא בשם **הרב דב ליאור**. אחרונים אחרים לא הקלו עד כדי כך, אבל הסכימו שיש לצרף את שיטת רבנו תם וסיעתו לסניף, וכך כתב **בשו"ת ציץ אליעזר** (יד, פט), וראו גם **בשו"ת דבר אליהו** (סימן לו), ו**שו"ת חלקת יעקב** (ג קפב), שמדבריהם משמע שיש להבין שהש"ך הקל לגמרי בסכנת איבר, ומכל מקום מצרפים אותו להקל לכל הפחות (ולעומת זה ראו מה שכתב **בשו"ת דברי מלכיאל** [ה קמח] בשאלה הנידונה שם).

31 למרות האמור בהערה הקודמת, ברור שפוסקים אלו הם מעט מזעיר, ורוב הפוסקים הולכים בדרכו הכבושה לרבים של השולחן ערוך ומחמירים כנגד דעת רבנו תם, וממילא יש לשאול אם נוכל לפסוק כדעת המיעוט המקל כנגד הרבים המחמירים? בעניין זה יש להזכיר מה שכתב **רבנו ירוחם** (תולדות אדם וחוה, נתיב ז, חלק ב) לאחר שהביא את מחלוקת הפוסקים בעניין חולה ביום הכיפורים (אם יש ללכת אחר רוב דעות או לא): "ולדידן לא נפקא לן מידי, דאפילו יהיה בזה מחלוקת פוסקים אם מאכילין אם לאו, אם היה בא מעשה לידנו היינו מאכילין אותו, דספק נפשות להקל, וכן כתב הרא"ש". דברים אלו הובאו **בבית יוסף** (או"ח, תרי"ח) וכן **בב"ח** (שם).

על פי דברים אלו, כתב **בשו"ת שרידי אש** (ב, לד): "והנה לפי דעת רבינו ירוחם... צריך עיון אי בסכנת אבר יש לחוש לדברי רבינו תם והמאירי... ולמעשה **צריך עיון גדול באיבוד** אבר גדול אי יש להתיר מחשש סכנה כפי דעת הנ"ל". השרידי אש הסתפק אם יש ליישם את דברי רבנו ירוחם במחלוקת זו, ומצאנו שגם **בשו"ת יחל ישראל** (ב, נט) הסתפק בזאת, וכתב: "הנה בשולחן ערוך... פסק כהרמב"ן שאין הולכים אחרי רוב דעות הרופאים לעניין פיקוח נפש,

לחלל שבת באיסורי תורה ללא התייעצות מוקדמת עם פוסק הלכה[32], ואף בשאר איסורים – אף שיש מקום להקל יותר (על פי מה שהתבאר לעיל) – צריך לדון בפני פוסק הלכה בכל מקרה לגופו כאשר מדובר באיסור תורה.

ולפי הנתבאר... לכאורה אין חילוק בין אם המחלוקת היא בין רופאים או בין פוסקים. ומעתה יש לתמוה... מדוע לעניין סכנת אבר פסק בשולחן ערוך... שאין מחללים שבת, והרי ישנה גם שיטת רבינו תם שמחללים שבת עבור סכנת אבר? ולדברינו יש לחשוש לדעת המיעוט הואיל ואין הולכים בפיקוח נפש אחרי הרוב. ואם משום שדעת רבינו תם היא דעת יחיד, והרי זה כמו דעת יחיד של רופא, וביארנו שדעתו בטלה; ברם חזינן לעיל שגם המאירי וגם הערוגת הבושם בשם שניים מבעלי התוספות סוברים כרבינו תם, ואם כן יש לחשוש לדעה זו. ואילו היה הביאור בשיטת רבינו תם מאיזה טעם אחר שלא נתבאר לנו אולי היה אפשר להבין שאין הטעם משום פיקוח נפש ממש, אבל הרי חזינן להדיא בערוגת הבושם שהטעם הוא משום חשש פיקוח נפש, והדרא קושיא אמאי אין חוששים לדעתם? וצריך עיון למעשה".

אולם בספר **בעקבי הצאן** (סוף סימן י) כתב **הרב צבי שכטר** כדבר פשוט שאין ספק כלל שאין דברי רבנו ירוחם שייכים כאן, וזו לשונו: "ונראה שיש לדון בזה טובא, דעיין הגהות הרש"ש... ובקשר למה שכתב השרידי אש דלדעת רבינו תם כל סכנת אבר נידון כספק סכנת נפשות... מפשטות לשון הרבינו תם משמע דרצונו לומר שמפני דאבונו איבוד האבר יכול להתעלף ולמות, ולפיכך הוי חשש סכנת החיים ממש. אך במקרה שהחולה אינו יודע מאומה, ורק הרופאים יודעים ומכירים מצבו ועניניו, ולא שייך לחוש לדאבונו ועוגמת נפשו שיגרמו לאיבוד חייו ממש, ויש רק סכנת אבר גרידא, נראה פשוט שאף הרבינו תם מודה דעל סכנת אבר אין לחלל את השבת. ונמצא שרק המאירי לבדו עומד נגד דעת כל הפוסקים בנוגע לעניין זה דסכנת אבר, ובשיטה יחידאה שכזו נראה דלא מיקרי אפילו ספק סכנת נפשות לדחות עליו את השבת בדאורייתא. כן נראה פשוט וברור".

אומנם, יש להדגיש כי כל דבריו מבוססים על כך ששיטת המאירי היא יחידאית, והוא אף סומך על הגהת הרש"ש, אך כבר ראינו שיש להקשות על כך, וגם שיש ראשונים נוספים שעומדים בשיטה זו, וקשה לדחות את כולם. וראו **בבית יצחק** (כרך מו, עמודים 368-370) מאמרו של **הרב דוד סוקניק** שהקשה אף הוא על דברי הרב שכטר. אף **בשו"ת יחל ישראל** – למרות מה שהבאנו לעיל שהסתפק בדין זה – מכל מקום בתשובה אחרת (ב, עז) סמך על הכרעת רבנו ירוחם למעשה והבין שכן דעת השרידי אש. עוד מצאנו מי שפסק כן למעשה, הוא **ר' חיים מבריסק**, כמובא בשם נכדו **הרב אהרן סולוביצ'יק** בספרו **פרח מטה אהרן** (עמוד 218), לעניין פיקוח נפש של בן שמונה חודשים שלא גמרו שערו וציפורניו, ושם כתב שאף אם השולחן ערוך כבר פסק את פסקו, מכל מקום יש לכללו של רבנו ירוחם להשיג את גבולו של השולחן ערוך, שכן בפיקוח נפש יש להקל כפי שיטת מיעוט הראשונים.

מכל הנ"ל למדנו שיש מקום לפסוק כרבנו תם בכל עניין, שכן דעת כמה ראשונים ואחרונים; ואף שהם המיעוט, מכל מקום בעניין זה שהוא כספק פיקוח נפש ניתן להקל. אולם כל זה – כאמור בגוף הסעיף – אך ורק על פי פסיקתו של מורה הוראה הבקי בפרטי המקרה המסוים הבא לפניו.

32 ראו בשתי ההערות הקודמות באריכות, והיוצא מניתוח השיטות שהובאו בנספח ו לתרץ את דברי הש"ך הוא שלרוב האחרונים אין מקום להקל באיסורי שבת. אף על פי כן, נראה שהרשות נתונה ביד הפוסק להקל לפי המקרה אף באיסורי שבת בסכנת איבר, שבחולי הנפש משמעותה צער גדול, ונביא לכך שלוש דוגמאות מהפוסקים:

בשו"ת דבר יהושע (ב, קלג) נשאל לגבי בעל שחילל שבת על מנת להקל על אשתו החולה מייסוריה, ועל זה כתב שם שיפה עשה הבעל והסביר: "וגם כפי מה שכתבת... אם לא יעשו רפואה

כל זה לעניין חולי הגוף, אך לעניין **חולי הנפש** הספק כפול ומכופל, ושמענו מפוסקים רבים כי אין להשוות כאן את דיני הגוף והנפש, כיוון שבחולי הגוף משמעותה של סכנת איבר היא שאם לא נציל את האיבר ברגע זה הנזק יהיה בלתי־הפיך, ומצב כזה אינו קיים (או לכל הפחות על פי רוב אינו קיים) בחולי הנפש[33]. כיוון שכן, עדיין יש להסתפק אם אכן ניתן לקיים השוואה זו בין סכנת איבר גופנית לסכנת איבר נפשית לכל דבר ועניין (אך נראה שיש להתחשב בכל זה לעניין ספק פיקוח נפש, וכמבואר בהערה)[34].

לייסורין שלה יהיה מחשבה של יאוש ובמחלה זו אם יש לה מחשבה של יאוש יכולין לקצר ימיה, אך... משום חשש טירוף הדעת לא התירו אלא קניין שהוא איסור דרבנן... אך בלבושי שרד שם כתב דהוי בכלל פיקוח נפש... וכן כתב הפרי מגדים דאף איסור תורה שרי... ומשמע דסבירא להו דמשום טירוף הדעת יש לחוש שיסתכן, הכי נמי בנידון דידן... יש לחוש מטירוף הדעת שיתקצרו ימיה, פשיטא דמותר לחלל שבת – ומבואר דבשביל צער החולה שיש בו סכנה מותר לחלל שבת".

עוד מצאנו **בשו"ת תשובות והנהגות** (ה, צז) שנשאל אם מותר לבצע ניתוח בשבת שכן אם לא יבצעוהו עד יום שני ייתכן שיצטרכו לחתוך את רגלי המנותחת, והשיב: "אמנם עיקר הטעם אצלי הוא, שבלי שתי רגליים נאבד לאדם תשוקת החיים והיא גופא פיקוח נפש, שכדי לחיות צריך רצון להיאבק, וכאן ישנו חשש רציני שבלי שתי רגליים לא תרגיש ערך לחיים שלה, (ואף שבסכנת עין מתירה הגמרא רק משום דבליבא תליא מילתא... נראה דהתם מיירי שהוא רק חשש עוורון, ובזה אמרו שגם מספק מתירין משום שיש לחשוש ללב, אבל בודאי עוורון אולי באמת ראוי להתיר, אבל בלאו הכי נראה שבלי רגליים כלל הוא צער טפי, אף שלא הוזכר בדברי חז"ל שנחשב כמת). ובצירוף שיטת רבינו תם והמאירי שמתירים בסכנת אבר, התרתי לרופא לבצע ניתוח בשבת שהוא על חצי רגל לבד ולא להמתין עד יום שני, שלדעתי עלול שיבוא בזה אחר כך לפיקוח נפש".

באחרונה נביא מה שכתב **הרב אביגדור נבנצל** בספרו **ירושלים במועדיה** (שבת, עמודים שנה-שנו), בשם **הרב שלמה זלמן אויערבאך**: "אדמו"ר זללה"ה נשאל: אדם בעל לב חלש, שעלול לקבל התקף לב אם שריפה תכלה את ממונו, ופרצה שריפה בביתו או בבית העסק שלו, האם מותר לכבות את הדליקה במקרה זה? מתחילה היתה דעת אדמו"ר שאין להתיר כיבוי דליקה גם במקרה זה, והטעם, מפני שצריך שתהיה לו מידת ביטחון, ואם אין לו הוא מזיק את עצמו. ואני לא זכיתי להבין דבריו מדוע אין בזה חשש פיקוח נפש. אולם, בסוף ימיו אדמו"ר חזר בו ממה שהיה מוכרע אצלו בזה, וצידד לומר שייתכן שיש לכבות שריפה מפני חשש זה. כמו כן, דן באדם שמחוייב מיתת בית דין, ויש חשש שמא הוריו יצטערו על הרג בנם ויבואו לידי סכנה (וכן שאר קרובים). בתחילה סבר אדמו"ר הגרש"ז זללה"ה שאין להתחשב בסכנה זו... ובסוף ימיו חזר בו ממה שהיה מוכרע אצלו בזה ושוב צידד שגם חשש זה, של סכנה לקרובי החייב, תדחה מיתת בית דין".

מכאן למדנו שהכול לפי העניין, ומכל מקום אין להקל אלא לאחר התייעצות עם פוסק מובהק.

33 כך שמענו מ**הרב אליעזר מלמד** ומ**הרב אשר וייס**, וגם **הרב יצחק שילת** (שהסכים לעצם ההשוואה בין חולי הגוף לחולי הנפש לעניין שימוש בהגדרת סכנת איבר) **כתב לנו שאין להקל עד כדי** עבירה על איסורי דאורייתא.

34 כפי שברור למעיין בכל הנושא של סכנת איבר (ראו בנספח ו באריכות), למעשה ניתן לחלק סכנה זו לשניים: א. סכנת אבר שיש לה תוצאות לסכנת הגוף כולו; ב. סכנת איבר שאין בה

יג. מי שיש לו צער ממחלתו, הרי הוא כחולה שאין בו סכנה. ניתן להקל בביטול מצוות עשה המהווים מכשול לרפואתו השלמה של מי שנכלל בגדר זה[35], אך

בהכרח סכנת הגוף. לפי המתבאר, גם כאשר אנו מדמים סכנת איבר גופנית לסכנת איבר נפשית, אין זה אלא כעין הסוג השני של סכנת איבר, כזה שאין בו באמת פיקוח נפש ממש, ועל כן אנו נזהרים מלהתיר איסורי תורה. אולם ישנם מצבים שהגדרנו אותם לעיל כמצבי ספק פיקוח נפש, ובמצבים אלו האדם סובל מאוד ומרגיש מצוקה גדולה עד כדי חשש התדרדרות. חשש זה מוגדר כספק פיקוח נפש מטעמים שהתבארו שם, אך ניתן להוסיף ולומר שיש בכך אף משום סכנת איבר מהסוג הראשון הנזכר כאן – סכנת איבר שיש לה השלכות לסכנת הגוף כולו. במקרים כאלו, יש מקום לצרף את כל האמור כאן להיתר במקרים הנידונים שם.

35 כל האמור בהערה 29 הוא במי שיש לו סכנת איבר, אך לעניין חולה שאין בו סכנה נחלקו הפוסקים. **בלקט יושר** (חלק א, עמוד פה) נראה שמקל בכך (אומנם, יש מקום להסתפק בדבריו אם מדובר במקרה של סכנה, וראו מאמרו של **הרב יעקב וינגולד** בספר **הלכה ורפואה** (ד, "חיוב קיום מצות עשה במקום חולי", עמודים שלט-שסב) שכתב שמרוב דברי הלקט יושר נראה שאינו מדבר דווקא על מקרה של סכנה, אף כי בסוף דבריו נראה אחרת. מכל מקום, מידי ספק לא יצאנו ויש מקום לבעל דין לחלוק על ראיה זו).

אף **בשו"ת בשמים ראש** (סימן צד) נשאל במקרה שאישה נפלה למשכב מחמת אכילת מרור, צידד להתיר והוכיח זאת מדין מצטער שפטור מן הסוכה, "דהתורה לחיים ניתנה, ואין זה דרכי נועם, ועוד דהאי נמי מצוה גדולה להברות גופו מכל חולי ועוסק במצוה הוא ופטור משאר מצוות עשה", ועוד האריך שם. **בשו"ת בנין שלמה** (א, מז) נשאל אם אכן יש להשוות בין פטור המצטער מן הסוכה לשאר המצוות, או שמא בסוכה יש היתר מיוחד מחמת "תשבו – כעין תדורו", ואף שהוא דוחה את דברי הבשמים ראש, הוא מסכים עמו להלכה. גם **באשל אברהם** (תנינא, או"ח, תרנו) כתב שייתכן ששיעור חומש אף מסייע בידינו לשער את הצער שמותר להימנע ממנו אף במחיר ביטול מצוות עשה, וכן כתב **בשו"ת אגרות משה** (או"ח א, קעב) שאין אדם חייב להכניס את עצמו לחולי על מנת לשמוע קול שופר, והביא לראיה את הדין שאין להוציא יותר מחומש מממונו לקיום מצוות, וסיים: "ואם כן כל שכן זה שעדיף להאדם אף מחומש ממון ויותר, שהיה מוציא להתרפא אף כל ממונו, שנחשב אנוס ממצות עשה דשופר, ופטור".

בחלקת יואב (א, דיני אונס, ענף ז) כתב כן אף לעניין חולה שאין בו סכנה סתם: "וצריך לומר דיש חילוק בין לעבור על עשה בשב ואל תעשה דזה שפיר חולה שאין בו סכנה פטור מלקיימה, מה שאין כן לעבור עליה בקום ועשה...". אף **בכף החיים** (או"ח, תעג, ס"ק פח) סבר כן, וכתב בעניין אכילת מצה: "ואם כשיאכל כזית ממנו יחלה יום או יומיים בכהאי גוונא, אין צריך הבריא להביא עצמו לידי מידה זו ואיסורא נמי איכא לחבול בעצמו" (וכעין זה כתב בסימן תעב, ס"ק סט). וכן דעת **הרב משה שטרנבוך** בספר **הלכה ורפואה** (ד, עמוד קמז), שם כתב שיש להקל לפי העניין: "שתלוי במידת הסבל והצער, ובמקרה שנשאלתי הוריתי להקל, ובכל ספק ראוי להורות כן" (וראו דעתו אף **בשו"ת תשובות והנהגות** [א, שב]).

אולם, כנגד אחרונים אלו עומדים כמה פוסקים שחלקו בדבר, וראשון להם נזכיר **שבשו"ת מהר"ם שיק** (או"ח, רס) הביא ראיה להחמיר ממה שנפסק **בשולחן ערוך** (או"ח, תעב, י): "מי

אין להקל באיסורי תורה כלל, אלא אם הם נעשים בשינוי (ואין שם גוי שיכול לעשותם), וכל שכן לעניין איסורי דרבנן שיש להקל בשינוי (אף אם יש גוי

שאינו שותה יין מפני שמזיקו, או שונאו, צריך לדחוק עצמו ולשתות, לקיים מצות ארבע כוסות", ועל זה כתב המהר"ם שיק: "ואם כן, אם אין בו חשש סכנה, אפילו מזיק לו, שפיר מחוייב לאכול ומברך, כדמוכח מדברי השולחן ערוך בסימן תע"ב סעיף י' הנ"ל". כך הסיק שם אף **הברכי יוסף** (או"ח, תעב, ס"ק י): "אף מצטער מצד המצוה חייב". אולם לכאורה אין משם ראיה ניצחת, כי באמת כתב שם **ערוך השולחן** (או"ח, רעב, יד) שכל זה "לבד כשהוא חולה", וגם **המשנה ברורה** (או"ח, רעב, ס"ק לה) כתב בשם האחרונים: "מפני שמזיקו – רצונו לומר: שמצטער בשתייתו וכואב בראשו מזה, ואין בכלל זה כשיפול למשכב מזה", ומשמע שמצטער חייב, אך חולה באמת פטור ואינו חייב להזיק לעצמו על ידי קיום המצוות. וראו גם בספר **אלה הם מועדי** (ג, לא) שהביא כן **מהרב צבי פסח פראנק**.

מכל מקום, גם **בשו"ת דברי מלכיאל** (ג, לב) פשוט לו שהחולה חייב מן הדין בכל המצוות: "כיון דאין בו סכנה, אם כן אינו פטור מדינא מכל המצוות", ורק בסוכה יש סיבה מיוחדת לפטור. כך גם קבע להלכה **הרב חיים פינחס שיינברג** (שם). אף **בשו"ת שבט הלוי** (ה, ריט) האריך בזה והביא את דברי החלקת יואב וסתר את דבריו, וכן כתב גם בתשובה נוספת (ח, רעז), **ובשו"ת אבן יעקב** (סימן לז) כתב לפטור את מי שקשה לו לאכול מצה או מרור בפסח משום שמצווה לשמוח ביום טוב ואסור לו להצטער, ומשמע שאף הוא סבור שבסתם אין היתר לחולה לפטור עצמו ממצוות המזיקות לו. אך לעומת זה הוא מצטט שם בתשובה את דברי הבשמים ראש, ומשמע שיש מקום להקל אף בלא טעם זה, וצריך עיון.

גם **בשו"ת באהלה של תורה** (ב, צב) נטה למסקנה לדברי המקילים: "המסקנה העולה מדברינו היא איפוא שחולה שאינו יכול לקיים מצות עשה אלא בקשיים גדולים וביסורים מרובים, על פי ראות עיני המורה פטור מקיום המצוה, וכן מצאתי מובא בשם בניין שלמה שתלוי בהרגשת החולה, אם הוא מרגיש שיזיק לו אם ילך לסוכה אינו רשאי להחמיר על עצמו". על כל אלו יש להזכיר את מאמרו של הרב יעקב ויינגולד שהתפרסם בספר **הלכה ורפואה** (שם) שהאריך בבקיאות מרובה לדון בכל המקורות ובכל הצדדים, ולקראת סוף דבריו הביא עדות זו: "ושמעתי ממורי ורבי הגאון הרב שלמה זלמן אויערבאך שליט"א, ומהגאון הרב יוסף שלום אלישיב שליט"א ועוד מגאוני זמנינו שליט"א, דדברי האבני נזר והבניין שלמה והנמשכים בעקבותיהם בזה, מסתברים מאוד להלכה, ומשום הכי יש לצדד לפטור ממצוות עשה היכא שעל ידי זה יפול למשכב וחולי שאין בו סכנה לתקופה ממושכת, דבכהאי גוונא אין צריך ליפול למשכב וחולי שאין בו סכנה, דהוי טפי מחומש". עוד הביא שם ראיה מהלכות מילה (עיינו שם בדבריו), וגם **מהמנחת אשר** (ויצא, סימן ל) עולה שיש להקל בדין זה.

הרי שזו מחלוקת שקולה בין הפוסקים (אף כי רבו במקצת המקילים על המחמירים), ונראה שיש לומר כפי שכתבו כמה פוסקים שיש לפסוק לפי העניין, והכול תלוי בהתגברות החולי ובחוזקו, שהרי גם בתוך גדר "חולה שאין בו סכנה" יש סוגים ומינים שונים, ועל כן יש לשפוט את הדברים לפי העניין. ומכל מקום אין להימנע מלהקל במקום שהחולה צריך זאת, שהרי ודאי יש על מי לסמוך, וכמו שנתבאר.

שיכול לעשותם)[36]. כמו כן, מותר לעשות מלאכות דאורייתא ודרבנן לצורך רפואתו של חולה זה על ידי גוי[37].

דוגמאות לקטגוריה זו במונחים פסיכיאטריים של בני ימינו: הפרעת אישיות סכיזוטיפלית (Schizotypal Personality Disorder), מקרים מסוימים של הפרעה דו־קוטבית 2 (Bipolar 2), מקרים מסוימים של אוטיזם (Autism Spectrum Disorder), מקרים רבים של דיכאון (Major Depressive Disorder), בַּעַת חוּצוֹת (אגורפוביה, Agoraphobia), הפרעה נוירוקוגנטיבית קלה (Mild Neurocognitive Disorder) ועוד.

יד. מי שאין לו אלא צער מועט מחמת מחלתו, הרי הוא ככל אדם שמצטער קצת, ואין להתיר עבורו שום איסור, בין מדאורייתא ובין מדרבנן, ולא לפוטרו ממצוות עשה[38]. דוגמאות לדבר זה במונחים פסיכיאטריים בני ימינו: מקרים רבים של ציקלותימיה (Cyclothymic Disorder), מקרים רבים של הפרעה מתפרצת בוויסות מצב הרוח (Disruptive Mood Dysregulation Disorder), מקרים קלים של דיכאון (Major Depressive Disorder), מקרים רבים של דיסתימיה (Persistent Depressive Disorder), רוב בעלי הפוביות השונות (Phobias), רוב בעלי החרדה החברתית (Social Anxiety Disorder) ועוד.

36 צריך עיון אם דעת **השולחן ערוך** (או"ח, שכח, יז) לפסוק כדעת **הרמב"ן** (כפשטות דבריו **בתורת האדם**, שער המיחוש) להתיר על ידי שינוי אף מלאכה דאורייתא, או שמא דעתו להתיר בשינוי רק מלאכה דרבנן כהבנת **הר"ן** למסכת שבת (לט, ב בדפי הרי"ף, וקכט, ב בחידושיו על המסכת) וסיעתו. אכן **משער הציון** (או"ח, תצו, ס"ק ט) משמע שהחמיר כדעת הר"ן, וכן נראה **מהמשנה ברורה** (או"ח, שכח, ס"ק קנ) וגם **בשו"ת שאלי ציון** (סימן טו) כתב לאסור מלאכה דאורייתא בשינוי. לעומת זה, מסתימת השולחן ערוך נראה שדעתו להתיר בשינוי בכל עניין, וגם רוב הגדולים כך פוסקים, שכן דעת **שולחן ערוך הרב** (או"ח, שכח, יט), וכן כתב **האגלי טל** (מלאכת טוחן, סעיף יח): "היה מצטער ממנו מאוד עד שנחלש כל גופו... מותר לישראל לעשות לו אפילו מלאכה גמורה של תורה על ידי שינוי", וכן דעת **התהילה לדוד** (או"ח, שכח, ס"ק כב).

בקצות השולחן (סימן קלד, סוף ס"ק ו) כתב להתיר לעשות מלאכה דאורייתא בשינוי דווקא במקום שאי אפשר על ידי גוי, וכן דעת **הרב מאיר אריק** בספרו **מנחת פתים** (וקצת נראה שמקל בזה רק בדבר שאין לו סמך בדאורייתא), וכן פסק **הגרש"ז אויערבאך**, כמובא **בשמירת שבת כהלכתה** (פרק לג, סעיף ב, הערה יח) להקל בזה דווקא במקום שאי אפשר על ידי גוי, וכן כתב להלכה **בשו"ת שבט הלוי** (ח, צג). אם כן, הלכה למעשה נראה שבמקום שאין גוי ודאי נוכל לסמוך לעשות מלאכה דאורייתא בשינוי על פי רוב בניין ורוב מניין של פוסקי הדורות.

37 כדין חולה שאין בו סכנה, שדינו מבואר **בשולחן ערוך** (או"ח, שכח, יז).

38 כדין מי שיש לו מיחוש בעלמא, והוא מתהלך כבריא, שדינו מבואר **בשולחן ערוך** (או"ח, שכח, א).

חיוב במצוות ומיעוט באיסורים

טו. כל הנ"ל עוסק אך ורק בעניין רפואת החולה, אך ככלל, חולה נפש שאין בו סכנה חייב בכל המצוות ואין צערו פוטר אותו[39]. לעומת זאת, חולה נפש שיש בו סכנה על פי רוב יהיה בגדר שוטה הפטור מן המצוות כולן (ומכל מקום בגדר הראשון שהובא לעיל הדבר תלוי במידת יכולתו מבחינת בריאותו הגופנית, וגם בשאר הגדרים שהובאו יש מקום עיון לפי המקרה)[40].

טז. בכל מה שנכתב לעיל שמותר לעשות אפילו איסורי תורה, כמובן שעדיף למעט ככל האפשר בחומרת האיסור או דרגתו[41].

39 הדבר פשוט שחולה אינו פטור מן המצוות. כמובן שאם הוא אנוס מחמת מחלתו ואינו יכול לקיימן אין לו עוון, וכמו שכתב **בערוך השולחן** (או"ח, לח, ד): "דזה פשיטא... דלא מיירי בחולי כבד המוטל במיטה שאין לו שום כח או שום דעת, דבכהאי גוונא לא שייך חיוב ופטור" (ועוד ראו **שו"ת הרדב"ז** [ג, תכה] **ושו"ת באר מים חיים** [סימן נט]). אולם אם יש לו כוח לקיים את המצוות, הוא חייב בהן ואין חוליו מפקיעו מחיוב זה.

דברים אלו יוצאים בבירור, לדוגמה, מה**שולחן ערוך** (או"ח, לח, א): "חולה מעיים פטור מתפילין". והוסיף הרמ"א: "אפילו אין לו צער. אבל שאר חולה, אם מצטער בחוליו ואין דעתו מיושב עליו, פטור. ואם לאו חייב". פסיקה זו לקוחה מדברי **המרדכי** (כמו שמתבאר בבית יוסף שם), ולפיה יש לקבוע שחולה מעיים פטור מן התפילין אף אם אינו מצטער, ואילו שאר חולים אינם פטורים אלא אם מצטערים בחוליים ואין דעתם מיושבת מספיק לכוון בהנחת התפילין.

מדברים אלו אנו למדים כי לא פטרו את החולה המצטער ממצוות תפילין אלא מפני דין מיוחד במצווה זו, שצריך שתהא דעתו מיושבת עליו, אך במצוות שאין חיוב זה אין יסוד לפטור את החולה. אכן, כך כתב **האליה רבה** (או"ח, לח, ס"ק א): "ומכל מקום נראה דמודה נמי דחולה שאין לו צער חייב, מדכתב 'וחולי מעיים אפילו אינו מצטער' וכו', משמע דשאר חולי דווקא מצטער בעינן, אלא דסבירא ליה דסתם חולי יש לו צער וסתמא כפירושו".

כן הוא גם ב**שולחן ערוך הרב** (או"ח, לח, ב): "אבל שאר חולה אם מצטער בחוליו ואין דעתו מיושבת עליו מפני צערו – פטור, מפני שאסור להסיח דעתו מהן, ואם לאו – חייב, אף על פי שהוא חולה". וכן כתב **הערוך השולחן** (שם, ד): "אבל שאר חולה פשיטא, דאם אין לו צער להניחם למה יפטור את עצמו? ואינו פטור אלא כשמצטער בהנחתם מפני חלישותו ואין דעתו מיושבת עליו מפני זה, דאז פטור". הרי לנו דוגמה אחת מיני רבות המראה שחולה סתם אינו פטור מן המצוות מעצם הגדרתו כחולה (ועוד ראו **שו"ת בנין שלמה** [סימן מז]).

40 ייתכן חולה נפש שיש בו סכנה שכושר השיפוט שלו כלפי המציאות עדיין נותר מספיק בעינו כדי לחייבו במצוות, ועל כן, אף שבמקרים רבים גדר חולה נפש שיש בו סכנה מעיד גם על גדר של שוטה הפטור מן המצוות, בהחלט יש לדקדק בכל מקרה על מנת לבחון אם אכן נכונה הקבלה זו.

41 כמבואר במסכת יומא (פג, א) וב**שולחן ערוך** (או"ח, תריח, ט).

פרק ג

הטיפול הפסיכולוגי והפסיכיאטרי

רקע

א. בתחילת דרכה של הפסיכולוגיה, התנגדו גדולי ישראל לשימוש בה, לא ראו בה ערך רפואי כערכה של רפואת הגוף, ואסרו על השואלים להזדקק לרופאים העוסקים בתחום זה[1].

1 כך סבר **הרב ישראל יעקב קנייבסקי**, כמובא בספר **קריינא דאיגרתא** (מהדורה חדשה, חלק א, מכתב פח): ״שאין זה פיקוח נפש כלל להשתמש בדרכי רפואה של פסיחאטרים אפקורסים, והאמת שאין לרופאים ולפסיחאטרים שום רפואה ממשית, רק מנסים להשפיע עליו בדרכים שונים אשר לפעמים מצליחים, על פי רוב רק הצלחה זמנית בלבד ואחר כך חוזרת המחלה...״. וכן מובא בספר **פניני רבינו הקהילות יעקב** (חלק א, עמוד קא, אות יא): ״אם נכון שהחזון איש לא הסכים שילכו לפסיכיאטר... גם אני שמעתי כן. והכלל הוא שגם הם לא מועילים רק לפעמים...״.

וכן כתב הרב אליהו דסלר, בספרו **מכתב מאליהו** (חלק ג, עמוד 360–362): ״מזה אנו רואים עד כמה צריך להזהר בכל גדר חדיש של החוקרים בנוגע לפסיכולוגיה וחינוך, וצריך לבחון ולדייק היטב אם אין לזה סתירה בדברי חז״ל וראשונים, או מנהגי ישראל שהם תורה. אם יש איזה סתירה, צריך לזרוק הלאה את כל חידושיהם המטונפים, ולא לקבל מהם דבר טרם נבקרם בביקורת חדה ובחיפוש מחופש בתורה ובחז״ל וגדולי המחברים ראשונים ואחרונים״.

אף הרב משה פינשטיין פסק כן **בשו״ת אגרות משה** (יו״ד ב, נז): ״בדבר חולי רוח ומחשבות שצריכים לילך לרופאים פסיכאלאגיסטן סארקאיעטיסטן אם רשאים לילך לאלו שהן מינים וכופרים, לעניות דעתי אין לילך אל רופאים כאלו להתרפאות, כי מכיון שאין הרפואות מסמים המרפאים אלא מרוב הדיבורים שלהם עם החולה נודעים מאיזה מחשבות הוא סובל, ומייעצים לו איך להתנהג, שודאי יש לחוש שמייעצים לפעמים נגד דיני התורה ואף נגד עיקרי הדת ונגד ענייני פרישות וצניעות. ולא דמי למה שנוהגין להתרפאות ממינים וכופרים שאר מחלות, שכיון שמרפאין במיני סמים אין לו שייכות עם המינים שלהם... אבל הפסיכאלאגן והסארקאיעטיסטן שכל רפואתן הוא בדיבוריהם יש ודאי לחוש שידברו דברי מינות וניבול פה״.

ב. ההתנגדות העיקרית של גדולי ישראל נבעה מכך שהיה בכוחו של הטיפול לטפח במטופל מחשבות כפירה, וכן להדריך אותו באופן מעשי להתעלם מחובתו לקיום מצוות[2]. עוד העירו על בעיות נוספות: שבטיפול הפסיכולוגי שמים את האדם וצרכיו במרכז, במקום הדגשת הכניעה בפני ה' וקבלת מרותו[3], ושהפסיכולוגים סוברים שהאדם נברא ללא מידות והרי הוא כלוח חלק[4]. לעומתם, יש שדחו ביקורת זו (ראו בהערה)[5].

כן פסק אף **בשו"ת תשובות והנהגות** (א, תתסז): "דרשתי נגד הנהוג כאן שהרבה אנשים וגם נשים דתיים כשעצביהם רופפים או כששרויים בדיכאון וכו' הולכים לפסיכולוג, ודרך הריפוי שלהם היא לשוחח עם החולה, לדרוש ולחקור אצלו מה חסר לו, ודורשים הם לתת לחולים כפי תאותם ובזה יתרפאו, ולמעשה זהו נגד תורתנו הקדושה, שאנו יודעים שמילוי התאוות לא משביע האדם אלא באופן זמני, אבל אחרי זמן קצר מתאוה עוד פעם ויותר...".

וכן מצאנו **בשו"ת משנה הלכות** (יד, קי): "ובדבר המכתב שהדפיס... והביא בשם הגאון הרב שלמה זלמן אויערבאך זצוקלה"ה שההילוך להם יוצאים מזה קלקולים גדולים, וכן הביא עדות בשם מרן החזון איש ז"ל... וכך היתה דעתו של מרן בעל קהילת יעקב... גם במכתב שקבל מגאב"ד דעדה החרדית הביא דעת תורה שצריכים להתרחק מהם כמטחוי קשת והשקפותיהם ועצותיהם שהם בניגוד לדעת תורה ומבססים על דעות כוזבות... גם דעתי נגד הני פסיכילאגים... והממציא הראשון שלהם היה בעצמו אדם מושחת כידוע...".

דברים חריפים בעניין זה ניתן למצוא אף **בשו"ת להורות נתן** (ג, סו), וכן הביא בספר **הקטן והלכותיו** (ב, פרק פב, הערה פה) **משו"ת ישיב משה** בשם **הרב יוסף שלום אלישיב** "שמתנגד מאוד לפסיכולוגים שכל שיטתם מבוססת על דעות כוזבות והשקפות בלתי נכונות". וכן פסק בספר **לב אברהם** (פרק כג, סעיף ג) ובספר **נשמת אברהם** (מהדורא בתרא, ב, קעט, ס"ק א, הערה 1).

2 טעם זה מוזכר ברוב ככל המקורות המובאים בהערה הקודמת. עוד מובא **בנשמת אברהם** (מהדורא בתרא, ד, רעו, עמודים סט-ע): "וכתב לי מורי ורבי הגאון הרב יהושע ישעיה נויבירט שליט"א... ודאי כוונת הרופא כלפי החולה וכלפי הלימודים שלו רצויים, אבל אין זה אומר שדעת תורה מסכימה איתו. הוא לפי לימודיו ייתכן שיכול לייעץ וגם לחייב לבן אדם לשמוע לקול המוזיקה ברדיו כל יום, לרבות שבת, על מנת להרגיע את עצביו, בו בזמן שלפי דעת תורה אין לזה היתר, על כל פנים בשיקול דעת ראשון". וכן מוזכר בקובץ **תחומין** (א, "יחס ההלכה לפסיכולוגיה המודרנית", עמודים 273–279) בידי הפסיכולוג **הרב חיים ליפשיץ**.

3 **מכתב מאליהו** (שם): "הם סוברים כי צריך לפתח בילדים את העצמאות, וזו היא טעות גדולה למדי, לא עצמאות צריך לפתח אלא הכנעה". במידה מסוימת ניתן למצוא רעיון זה (שהכניעה למרותו של הקדוש ברוך היא גורם חשוב בפסיכולוגיה של האדם) אף אצל **הרב יוסף דוב הלוי סולוביצ'יק**, בספר **האדם ועולמו** ("על בריאות הנפש לאור ההלכה", עמודים 249-277), ואצל **הרב שלמה וולבה** בקובץ **בשבילי הרפואה** (ה, "פסיכיאטריה ודת", עמודים נז-צ).

4 **מכתב מאליהו** (שם). אומנם כיום עולם הפסיכולוגיה התרחק מתפיסה זו, וראו מה שכתב **הרב משה בלייכר** בספרו על שמונה פרקים לרמב"ם (הקדמה, **עמוד 59**).

5 **פרופ' משה הלוי ספירו** סקר בפרק הראשון של ספרו *Handbook of Psychotherapy and Jewish Ethics* את ההתנגדויות להנחות היסוד של הפסיכותרפיה ודחאם אחת לאחת. טענותיו המרכזיות הן: א. הטענות מבוססות על הבנה שטחית ופופולרית – להבדיל מהבנה מקצועית

ג. גישת הפוסקים המתוארת למעלה עסקה בעיקר בפסיכואנליזה, מבית מדרשו של פרויד, והיא שהייתה מוכרת בעיקר בקווים כלליים לגדולי ישראל שעסקו בנושא זה (חלקם אומרים זאת במפורש, ואצל חלקם משתמעת עובדה זו מדבריהם). בשלב מאוחר יותר – וכך עד ימינו – שינתה הפסיכולוגיה את פניה, בשתי דרכים עיקריות:

1. התיאוריות הפסיכואנליטיות השתנו, ואף ניתנו בידיהם של שומרי תורה ומצוות שידעו לעצבם על מנת לטפל כראוי בנפש היהודית, ובכך פסקו מלהוות "איום" עליה מבחינה רוחנית[6].
2. אף פותחו שיטות טיפול אחרות, וכגון טיפול קוגנטיבי־התנהגותי (Cognitive Behavioral Therapy) על גווניו השונים, על מנת ללמד את המטופל דרכי התנהגות פרקטית לצורך התמודדות עם בעיותיו. שיטה זו קרובה יותר במתודה שלה לדרכי הטיפול של הרפואה הגופנית המודרנית, בהיותה מבוססת על ניסוי וטעייה, ועל ביקורת מתמדת של המטפל, יחד עם ביקורת עמיתים פנימית בתוך עולם המטפלים עצמו.

כל זה מביא את עולם הפסיכולוגיה והפסיכיאטריה קרוב הרבה יותר לעולם הרפואה, שחז"ל נתנו בו את מבטחם והעניקו לו גושפנקה הלכתית במקרים רבים[7], ומאפשר

ומבוססת – של הפילוסופיה והטכניקה שבבסיסה של הפסיכותרפיה; ב. הדגשת ההבדלים שבין הפסיכותרפיה לבין היהדות נעשית בצורה חריפה מדי, כאשר למען האמת ניתן ליישב בצורה נוחה את ההבדלים וליצור מערכת אחידה, ללא צורך ביצירת "פסיכיאטריה תורנית". לדוגמה, מביא ספירו את הטענה שחופש הרצון שמודגש ביהדות סותר את הדטרמיניזם הקיים בתורת הנפש, וטוען שזו סתירה מדומה, כי למעשה מדובר בדטרמיניזם רך שגם היהדות יכולה להסכים לו. וראו גם ב**מדריך רפואי לפי המסורת היהודית** (פרק ח, עמוד 107), שבו העיר ד"ר צלרמאייר כי "הדגש המיוחד של ההלכה היהודית על אחריותו של האדם וחופש הבחירה שלו משתלבים יפה בתפיסות פסיכיאטריות ופסיכותרפויטיות, אשר גם הם שמים את הדגש על תרומתו העצמית של האדם ושל החולה להבראתו העצמית"; ג. המבקרים מבקשים פסיכיאטריה שכולה טיפול מעשי ללא תיאוריה, אך לא ניתן לנתק בין תיאוריה למעשה, והמבקרים גם לא מציעים תיאוריה חלופית (שתדרוש גם ביסוס פרקטיקה חלופית). וראו בספרו של אברהם אמסל *Judaism and Psychology*.

6 **הרב חיים ליפשיץ** כתב בקובץ **תחומין** (שם): "הישגי הפסיכולוגיה הם בעיקר בפיתוח מספר שיטות טיפול וטכניקות, שביד אמונה עשויות להיות לברכה, אך בתנאי שתהיה הפרדה בין הטכניקה ובין הפילוסופיה שמאחוריה. ברור שלא כל טכניקה ניתנת להפרדה כזו. אני מתכוון בעיקר לכמה יסודות מהשיטות האנאליטיות, מהגשטלט, מהביהייביוריזם והאקסיסטנציליסטים, העשויות להיות לעזר רב".

7 לדוגמה, בהלכות יום הכיפורים (או"ח, תריח), שם אפילו באיסור דאורייתא שיש בו כרת נאמן הרופא להורות לחולה לאכול. וישנן כמובן דוגמאות רבות נוספות.

פנייה לאנשי מקצוע ללא חשש לפגיעה רוחנית. כמו כן, העובדה שישנו תהליך הסמכה מסודר המפוקח על ידי הרשויות, תומכת בביטחון שלנו שהמטופל מקבל טיפול ראוי[8].

עדיפות למטפלים שומרי מצוות

ד. עם כל זאת, באופן כללי עדיין יש להעדיף פסיכולוג או פסיכיאטר שומר תורה ומצוות על פני כזה שאינו שומר תורה ומצוות, כיון שהלה יוכל להיטיב להדריך

8 מצאנו כמה התייחסויות של גדולי ישראל המבטאות יחס חיובי לפסיכולוגיה המודרנית. בספר **ועלהו לא יבול** (חלק ב, עמוד קלד) מובא בשם הרב שלמה זלמן אויערבאך: "יש מקום להתייעץ עם פסיכולוגים אם זה עוזר. קוראים לזה כיום 'סדנת אנוש'. אז מה אם זוהי חכמתם של גויים – אם יש עצות טובות היכולות לעזור למה לא לקבלם!". בספר **משטר ומדינה בישראל על פי התורה** (ג, סעיף רכג, עמודים 1096-1097) הביא בנוסף לנ"ל מספר **בכל דרכיך דעהו** (עמוד 40) שהרב דסלר אמר לבחור שהתייעץ עמו: "אם החלטת ללמוד באוניברסיטה – ראוי שתבחר בפסיכולוגיה כי יש במקצוע זה דמיון רב לתורת המוסר". עוד מובא שם (הערה 9) מספר **התורה המשמחת** (עמוד 155) שהרב אויערבאך אמר לזוג שהתלבטו אם לפנות לפסיכולוג: "לא רק שמותר להיכנס לטיפול זה, אלא שזו אף מצוה".

בקובץ **אסיא** (צה-צו, עמוד 116) הובא: "הרב זילברשטיין פוסק שכיום רישיון ממשרד הבריאות לעסוק ברפואה הרי הוא כרשות בית דין. במדינת ישראל קיים גם פיקוח ממשלתי על עבודת הרופאים. רופא המועל בתפקידו בכל צורה שהיא עלול להתבע לדין, להיענש בחומרא ואף לאבד את רשיונו". עוד מובא בקובץ **תחומין** (כט, "רבנים כפסיכולוגים", עמודים 323-328) מאמר של **הרב נפתלי בר־אילן** שבו הוא מדגיש: "כיום קיים במדינות רבות חוק הקובע שכל מטפל רפואי מכל תחום שהוא חייב להתחשב ברקע הדתי והתרבותי של המטופל, ולפעול לפיו. במדינות שחוק זה אינו קיים האיגודים המקצועיים קובעים דרישה זו בתקנון האתי שלהם. ולכן, לעניות דעתי, במציאות כזו יש משקל גדול מאוד להבטחתו של הרופא למלא אחר התנאי".

נוסף לכל האמור, **הרב שלמה אבינר** מבטא בספרו **והלכת בדרכיו** (עמודים 529–540) עמדה חיובית עקרונית כלפי הפסיכולוגיה, ובלבד שהעוסקים ברפואה זו נזהרים שלא לסגל אמונות הנוגדות את דרכה של תורה או מרפאים על פי אמונות כאלו. אף שמענו **מהרב נחום אליעזר רבינוביץ** שניתן לסמוך על דבריהם של רופאי הנפשות (לעניין פסיקת הלכה) אם מדובר באנשים אחראים שלא היו אומרים דברים ללא ביסוס (וקל וחומר אם הם שומרי תורה ומצוות). כמו כן, יש לציין את דבריו של **פרופ' ישראל שטראוס** במאמרו (**כנס הדיינים** – תשע"ד, "השוטה והפסיכוזה בהלכה בראי הקליניקה המודרנית", עמודים 267-286): "דרך אגב, נראה כי הטיפול המודרני בפסיכו־פרמקולוגיה על ידי פסיכיאטרים שאינם דתיים הוא פחות בעייתי משום שהטיפול כולל בעיקרו תרופות ולא ארגון מחדש של מבנה החשיבה והאמונה".

בשולי הדברים נזכיר שבספר **אור לגויים** (יד, ג) כתב: "אסור ללכת לטיפול אצל פסיכולוגים אפיקורסים או עובדי עבודה זרה. אבל לפסיכיאטרים מותר ללכת, אפילו הם אפיקורסים או עובדי עבודה זרה". ובהערה 3 שם מסביר: "החילוק בין פסיכולוג לפסיכיאטר הוא, שהפסיכולוג מרפא בדיבור ויש לחוש לדברי כפירה שאומר... מה שאין כן פסיכיאטר שאינו מרפא בדיבור אלא בתרופות, הרי דינו כשאר רופא מומחה". אומנם לפי כל מה שהתבאר, אף הפסיכולוגיה היום משנה את פניה, ואין מקום לכל אותם חששות שחששו הפוסקים בתחילה.

את המטופל, מתוך ההבנה של השיח הדתי הפנימי שמתנהל בחייו[9]. יתרה מזו, יש שכתבו שניתן אף להשתמש במוטיבים דתיים על מנת לפתח כלים חדשים בעולם הפסיכולוגיה להתמודדות עם בריאות הנפש[10]. ויש מי שכתב שאין זה משנה כלל אם המטפל שומר תורה ומצוות[11].

9 העדפת פסיכולוג שומר תורה ומצוות מופיעה לראשונה בספר **קריינא דאיגרתא** (שם) ו**בשו"ת אגרות משה** (שם), וכן מובא בספר **הקטן והלכותיו** (בהערה שם) ו**בלב אברהם** (שם) ו**בנשמת אברהם** (בשתי המובאות שהובאו לעיל). כמובן, בהעדר מטפל כזה ניתן גם להתיר לפנות למטפל שאינו ירא שמיים, בהינתן כל מה שהוסבר לעיל, וכמו שסיכם **הרב נפתלי בר־אילן** בקובץ **תחומין** (כט, שם): "לא מצאנו כל איסור לפנות לפסיכולוגים יראי שמיים המקפידים גם בדרכי הטיפול המקצועי על קלה כבחמורה. ברור אפוא, שגם בעל מנחת יצחק וגם הרב שטרנבוך אינם אוסרים פנייה לפסיכולוגים יראי שמיים. בעל אגרות משה אף התיר בפירוש לפנות למטפל שאינו ירא שמיים, והוסיף, שבהעדר מטפל ירא שמיים ניתן לעיתים להיעזר אפילו במטפל שאינו ירא שמיים, אלא שיש להתנות איתו...".

העדפה זו נובעת, בין השאר, מכך שלעיתים ביכולתו של מטפל דתי לטפל טיפול פסיכולוגי המתאים יותר לנפשו של אדם דתי, ובכך לשפר את סיכויי הבראתו. כך מובא גם **במדריך רפואי לפי המסורת היהודית** (עמוד 39): "תשומת לב לגורמים פסיכולוגיים מגבירה את היחס החיובי לרופא ולצוות שלו ומחזקת את שיתוף הפעולה בין חולה ורופא. משום כך מרגיש חולה שומר מצוות יותר בטוב כאשר שיטות הטיפול אינן משבשות בצורה בולטת את נוהגי חייו" (וכך גם עולה מעמודים 103-107 שם). חשיבות ההבנה לנפשו של המטופל כחלק מהטיפול בו עולה גם ממאמר של **ד"ר יואל ולוולסקי וד"ר דוב ברנשטיין באסיא** (נט, "ייעוץ רוחני ראשוני לצעיר דתי בעל דחפים הומוסקסואליים", עמודים 108-115).

10 להעמקה בנושא זה, ראו את דברי **הרב שלמה וולבה** בקובץ **בשבילי הרפואה** (שם), ואת דברי **הרב יוסף דוב הלוי סולוביצ'יק** בספר **האדם ועולמו** (שם). וראו גם את הקוד האתי למטפל הדתי שהציע **הרב יובל שרלו באקדמות** (כט, עמודים 83-106), ותגובת **הרב אלי רייף ואבי גוזלן בצהר** (מא, עמודים 57-79), וכן תגובת **הרב יובל שרלו** לדבריהם (שם, עמודים 249-251).

11 **הרב משה בלייכר** בפירושו לשמונה פרקים (הקדמה, עמודים 57-58) כתב שכיוון שהפסיכולוגיה רק נותנת כלים לאיזון נפשי, אך אינה מעצבת את הנפש, אין לחשוש בדבר: "כן הדבר גם בטיפול הפסיכולוגי. כאשר מתעוררת בעיה בכלי הנפש כל עניינו של המטפל הוא לנסות ולהחזירם לתפקודם הרגיל. אין הוא עוסק במהות נפשו של המטופל, במגמותיו הרוחניות ובשאלה האם משמעות חייו נכונה או לא, אלא הוא מתרכז בכלי הנפש עצמם, במאמץ להחזירם לתפקוד נורמלי ובהשבת איכות החיים לאדם שנפגע. מסיבה זו המטפל אינו צריך להיות דווקא אדם תורני, איש מוסר, אלא העיקר שיהיה אדם שלמד את המקצוע ויש לו הניסיון והיכולת לטפל בכלי הנפש".

לכל זה נוסיף כי לפעמים קשה יותר למטופל לבקש את עזרתו של מטפל שומר תורה ומצוות, משתי סיבות: א. המטפל גר באותה קהילה שבה גר המטופל, וקשה לו לחשוף את חייו הפרטיים בפני אדם שחי בקהילתו (שיקול זה שייך יותר בקהילות חוץ לארץ); ב. כאשר מדובר בנושאים בעלי משקל דתי ורוחני נכבד, ייתכן חשש לשיפוטיות מצד המטפל כאשר הוא שומר תורה ומצוות, וזה יכול להוביל להימנעות מבקשת מזור מצד המטופל. על כן, למרות האמור לעיל, אין ספק שיש לבחון כראוי כל מקרה לגופו כדי להחליט על דרך הפעולה הטובה ביותר.

הדרכה למטפלים

ה. על פי האמור עד כה, כהדרכה כללית, יש למטפל להיזהר שלא לערער את עולמו הדתי של המטופל על ידי הכנסתו לסוג טיפול שאינו עונה על צרכיו הדתיים, כיוון שהדבר יכול להוביל להחמרת מצבו. אולם הכול לפי האדם ולפי העניין[12].

הדרכה לרבנים

ו. על רבנים להימנע מלנסות להעניק טיפול פסיכולוגי מקצועי. אף שתפקידו ההיסטורי של הרב כמשענת לתלמידיו ולבני קהילתו נשאר חשוב כשהיה, מכל מקום, על הרב להבדיל בין אדם הלוקה בנפשו הזקוק לעזרה מקצועית לאדם

12 ראו ביטוי לכך ב**מדריך רפואי לפי המסורת היהודית** (פרק ח, עמודים 103-107), שם כותב **ד"ר צלרמאייר**: "בטיפולו של חולה שומר מצוות יש לכבד במיוחד את ההוראות המתייחסות לשבת או לדינים אחרים, כל עוד לא קיים סיכון לבריאותו... בדרך כלל לא תתעורר מצד החולה הדתי התנגדות להתערבות פסיכותרפויטית בשבת, אבל אם אמנם יסרב, יש לכבד את רצונו ולוותר על כך אם אין צורך חיוני בדבר... הרופא והפסיכיאטר חייבים להביא גם בחשבון, כי נוסף למצוקתו הנפשית הנובעת מעצם מחלתו הנפשית, עלול אדם דתי להיות מוטרד בעת שהותו בבית החולים ממחשבות ומחרדות שמקורן בהימצאותו במסגרת שונה מזאת שהוא רגיל בה, ואשר אינה מאפשרת לו את מלוא קיום הרגליו הדתיים. משום כך על הצוות המטפל לדעת ולהתחשב בצרכיו הדתיים של החולה, ולהקל עליו את מילוי הרגליו הדתיים, כדי לא להוסיף על מצוקתו הנפשית את הלחץ הנובע מאי־קיום צרכיו הדתיים המושרשים. יתר על כן, יש להכיר בכך שלאמונה ולערכים מוסריים נועד תפקיד נכבד במצבים כתיקנם ועל אחת כמה וכמה בזמנים של סבל וחרדה. השמירה על ערכים מוסריים, עידודם וחיזוקם, יתרמו במידה ניכרת להעלאת בטחונו והחזרת תקוותו להירפא ולהסתגל מחדש לחברה, לעבודה ולמשפחה. משום כך אף חובה רפואית היא לא לערער, על ידי שיטות טיפול כלשהן, את אותם הערכים המוסריים המהווים בסיס מוצק בתפיסת עולמו של החולה. אפילו אם מערכת ערכים זאת זרה לרופא המטפל, אינה מזדהה עם השקפת עולמו ואפילו נראית לו שאינה תורמת לריפוי מצבו הנפשי החולני, הוא חייב לכבד את השקפת עולמו ואורח חייו של החולה. כאן מתחייבת זהירות רבה מצד הפסיכיאטר החילוני, כדי לא לערער את האמון של החולה הדתי ומשפחתו בו, שבלעדיה לא יתאפשר הטיפול הפסיכיאטרי". כדברים הללו מופיע בקיצור נמרץ אף בעמוד 39 שם.

יש להדגיש שברור הדבר שלא כל הקפדה ותחושה דתית חייבות להיות מכובדות בתחליך הפסיכיאטרי, וד"ר צלרמאייר עצמו מבאר זאת בהמשך דבריו שם, כי לפעמים ההקפדה או התחושה מהוות מקור הבעיה שבגינה בא המטופל לרופא, או לחלופין לעיתים נובעות אלו מתוך הטיפול ויחלפו עם הבראת המטופל, והכול לפי האדם והעניין.

הבריא בנפשו שאינו זקוק אלא לעצה טובה או אוזן קשבת[13]. מטעם זה ישנה חשיבות גדולה בהדרכת רבנים בתחום בריאות הנפש, על מנת שיוכלו להעריך נכונה את המצבים השונים, ולזהות סימנים מובהקים שעל ידם יוכלו להפנות את מבקשי עצתם לטיפול מקצועי[14].

13 אומנם יש מהפוסקים שכתבו שרבנים אכן יכולים לתפקד כמטפלים בבעיות פסיכולוגיות. כך ניתן לדייק מ**קריינא דאיגרתא** (שם), ובצורה מפורשת ב**שו"ת תשובות והנהגות** (שם), שכתב: "והעצה הנכונה היא לילך לרופאי הנפשות אלו הצדיקים או גדולי ישראל, שיורו להם הדרך וילמדו אותם לבטוח בה ולהסביר להם שרצונו תמיד לטובה... שהבוטח בה חסד יסובבנו, והרבה עשו כן והתרפאו והיו מאושרים". אך ראו ב**קריינא דאיגרתא** (א, רסז; רפ; רפב) שלמרות שנתן עצה לתלמידי ישיבה שנכנסו לדיכאון, מכל מקום הודה שאין לו כלים מסודרים לטיפול בתופעות אלו: "לא נזדמן לי מקרה כזה ואכתוב על פי השערה... כתבתי כל הנ"ל על פי העולה על דעתי, לא מתוך ניסיון...".

נראה שנכון לומר על עצות חכמינו אלה מה שמובא בספר **משטר ומדינה בישראל על פי התורה** (שם, הערה 9) מספר **דברי חכמים** (עמוד רפח) על הצורך בפסיכולוגים: "שמעתי מרבינו (הרב העניך ליבוביץ), שבדורות הקודמים לא היה צריך לכל זה, שהגדולים היה להם הבנה גמורה בחכמת האדם, והיה להם הסבלנות וזמן לטפל בהתלמידים כשצריכין לכך, וגם כשהם אמרו לו מה לעשות, מתוך שמכבדין אותו הרבה, הולכין אחר עצתן, ובזה מהני. אבל היום שאין להגדולים דברים אלה (וגם אין כבוד התורה כל כך כמו שהיה בדורות הקודמים) ממילא יש היום צורך לזה, ורק שהם הולכין בהשקפת התורה, ולוקחין משם רק מה שיוכל לעזור (ולא מה שסותר לדברי תורה), וכן שמעתי שהגרמ"פ הסכים לזה".

ראו גם בספרו של **פרופ' משה הלוי ספירו**, *Handbook of Psychotherapy and Jewish Ethics* (עמודים 10–13, ובהערה שבסוף עמודים אלו) על נקודות ההשקה בין עולם המוסר לעולם הפסיכואנליזה.

הרב בר־אילן הביא במאמרו ב**תחומין** (כט, שם) מקורות נוספים לכך שעל רבנים למשוך את ידיהם מעיסוק בנושא, וסיכם: "כיום, עם ההתפתחות העצומה של הפסיכולוגיה והפסיכיאטריה, ולאור העובדה שמוסמכים לעסוק בהן רק אלו שעברו הכשרה ממושכת – הן הכשרה עיונית והן הכשרה מעשית – הם אלו הבקיאים, הרשאים על פי השולחן ערוך לעסוק בענייני בריאות הנפש... לפיכך, ברור שלתלמידי חכמים שאין להם רישיון מתאים אסור לעסוק ברפואת הנפש".

וראו גם דברי **הרב משה בלייכר** בפירושו לשמונה פרקים לרמב"ם (הקדמה, עמוד 67): "גם כיום כשחיינו אינם מותאמים בצורה מלאה לאמת האלוקית, עדיין ישנה השפעה מיראת השמיים על בריאות הגוף והנפש. ישנם מקרים שהדרכה תורנית יכולה להשפיע על מצבו הנפשי של האדם ולפעמים אף לרפאו מכל מיני בעיות פסיכולוגיות־נפשיות. הבנת הרבנים במהות נפש האדם וכוחותיה מאפשרים להם להשפיע על הכוח היסודי־מהותי שבנפש, לחזקו ולכוונו לכיוון הנכון והבריא. על ידי כך מוזרמים כוחות חיים בריאים אל כלי הנפש ומחזירים אותם לבריאותם. אולם מאידך, צריך לזכור שרבנים אינם פסיכולוגים. כשם שכדי לטפל במחלות הגוף פונים לרופאים, כך כאשר יש קלקול בכוחות הנפש יש שצריך לפנות לפסיכולוגים. פעמים הקלקול בכלי הנפש גדול ואין אפשרות לתקנו רק באמצעות לימוד אמונה ומוסר ובאמצעות שיחות עם רבנים, אלא יש צורך ללכת אל רופאי הנפשות, הפסיכולוגים".

14 המלצה זו ניתנה לראשונה ב**תחומין** (א, שם) מ**הרב חיים ליפשיץ**: "לדעתי רצוי ונחוץ שרבנים ודיינים ילמדו קצת פסיכולוגיה, כדי שיכירו את בעיותיהם של הפונים אליהם". וכן אצל **הרב**

יש להדגיש כי עם כל זאת, חוות דעתו של הרב על מצבו הנפשי של המטופל חשובה ביותר, ולפעמים אף חיונית, שכן לעיתים הרב מצוי בקרבתו של המטופל באופן תדיר הרבה יותר מאשר המטפל, וייתכן שתובנותיו בנוגע למטופל מדויקות ובעלות חשיבות להמשך הטיפול[15].

ז. בפסיקת הלכה, מורה ההוראה הוא שקובע את גדרו של שואל השאלה, וכתוצאה מכך את הגדרים ההלכתיים ששייכים במצבו. אף על פי כן, פשוט וברור כי לצורך קביעת גדר זה, מורה ההוראה צריך להיעזר בידע המצוי אצל רופאי הנפשות, כדי להבין כיאות את המציאות ולהתאים את ההלכה במדויק אליה[16]. נקודה זו נכונה בכל תחום פסיקתי, אך היא נכונה במיוחד בתחום זה, שבו – למרות הסיווגים הקיימים כבר בספרי הרפואה – כל מקרה עדיין נידון

שלמה וולבה בקובץ **בשבילי הרפואה** (שם): "יש צורך דחוף באירגון קורסים לרבנים בפועל ולמחנכים, במטרה להפיץ ידע בסיסי על הסימפטומים של נוירוזה ופסיכוזה ודרכי הטיפול שלהן בקווים כלליים, כדי שידעו להפנות חולים בהקדם אל הרופא". כך גם כתב **הרב נפתלי בר־אילן בתחומין** (כט, שם): "ואכן, כאשר יש לרבנים ולמורי הוראה ידע בסיסי ויכולת התמצאות בתורת הנפש, הם מסוגלים להבחין בין השאלות הנובעות ממצוקה נפשית ומבעיה נפשית המחייבות פנייה לעזרה מקצועית, ובין מצבים אשר בהם ניתן לסייע באמצעות שכל ישר וחום הלב".

15 הערה זו שמענו מהרב **אליעזר מלמד**.

16 **הרב משה בלייכר** כתב בספרו על שמונה פרקים לרמב"ם (הקדמה, עמוד 68): "צריכים גם רופאי הנפשות לדעת את מקומם ולא לחרוג מתחום ריפוי כוחות הנפש. החדירה לרבדים עמוקים יותר השייכים לאמונות ולדעות של האדם והניסיון להביא מתחומים אלו מרפא לשברו של האדם הן פעולות מסוכנות, ועלולות לגרום שיבושים גדולים. כך לדוגמה, לאדם שסבל מחוסר אהבה בילדותו עלולים אנשי המקצוע להמליץ להשלים את חסרונו באופן שנוגד את ערכי הצניעות והמוסר. המלצה כזו הינה טעות, זו חריגה מתחום המקצוע שלהם. על הפסיכולוגים להשיב לו את היכולת לאהוב ולשמוח... התשובות לשאלות מהיכן צריך האדם להתמלא באהבה, מה מקורה של תכונת האהבה באדם וכיצד יש להוציאה אל הפועל, אינן מצויות בפסיכולוגיה אלא בתורה, ועל כן הכתובת אליה יש לפנות בשאלות אלו היא רב ולא פסיכולוג".

ביטוי לרעיון זה כתב **פרופ' ישראל שטראוס** במאמרו (שם):

"לאחר ששרטטנו את הסימפטומים העיקריים המאפיינים את השוטה וקישרנו בין התיאור המודרני של הפסיכוזה לבין הסימפטומים הללו, אני צריכים להבהיר כעת מי קובע סופית כי אדם מסוים הוא שוטה. לפי הרמב"ם, התפקיד של קביעת השוטה שמור לדייני בית הדין בלבד. פסיקה זו מראה כיצד הקטגוריה הפנומנולוגית של השוטה איננה סיווג קליני, אלא מושג הלכתי. כתוצאה מכך, אין אנו פונים לבעלי מקצוע קליניים, כגון פסיכיאטר, רופא או פסיכולוג כדי לקבוע האם האדם הוא שוטה. אך עיקרון זה אינו מוציא את הקלינאים מעולמו של השוטה. כדי להבין את תפקידם, אנו צריכים להתייחס לדרך בה קובעת ההלכה את הקטגוריה של השוטה...

כפי שנאמר לעיל, מכירה ההלכה בעובדה כי סימפטומטולוגיה פסיכוטית מתקיימת על רצף וכי טווח זה של התנהגות אנושית עשוי לבוא לידי ביטוי בכמה צורות. בנוסף, החלמה חלקית ממצב הפסיכוזה עשויה לאפשר לאדם 'להיחשב' כשיר ולתפקד בצורה מלאה לפחות בנושאים הלכתיים שונים כגון האפשרות לתת גט. התורה רגישה לאופי האינדווידואלי של גילויים מסוימים

לגופו ומוערך בנפרד משאר המקרים (אם כי בזיקה מסוימת אליהם), כך שיש צורך גדול לדייק במצבו של החולה על מנת להגיע למסקנה הלכתית נאותה ומדויקת[17].

ההזדקקות לטיפול הנפשי

ח. אדם הזקוק לטיפול פסיכולוגי או פסיכיאטרי – מצווה עליו לפי פוסקים רבים להיזקק לטיפול זה[18]. אולם כל עוד לא מדובר בטיפול מציל חיים, או שמדובר

של הפסיכוזה ואינה מתייחסת לכל ההופעות החיצוניות של המחלה הפסיכוטית כמקשה אחת. למעשה, הכללת הקטגוריה של שוטה על ידי סמכות הלכתית קשורה למשימה המסוימת אשר לגביה נדונה הכשירות.

כתוצאה מכך, על הסמכות ההלכתית מוטלת החובה לסווג במדויק את הסימפטומים הגלויים כדי להגיע לקטגוריזציה אופטימלית. בעקבות זאת, כדי לסייע בתהליך, יש לעודד הערכה מקצועית של היכולות המנטליות של האדם והערכה זו בוודאי תשפיע על הסטטוס ההלכתי שהסמכות ההלכתית תקבע. מכאן, בעל המקצוע בתחום בריאות הנפש יסייע בקביעת היכולת של האדם לבצע את המשימה או להבין אותה, ואילו הסמכות ההלכתית תקבע סופית את הכשירות של האדם בתחום הספציפי ומתוך כך יקבע את מעמדו כשוטה. לכן האחריות על הערכת הקומפטנטיות וקטגוריזציה של האדם מוטלת על הסמכות ההלכתית, ואינה מוטלת בעיקרה על בעלי המקצוע בתחום בריאות הנפש, על אף התרומה החשובה שלהם".

17 מה שכתבנו שכל מקרה לגופו, נובע מדברים ששמענו מכל אנשי המקצוע בתחום בריאות הנפש שעמם דיברנו. הסיבה לכך היא שקביעת תחומים ברורים בתחום רפואת הנפש הוא עניין מסובך יותר מאשר קביעתם ברפואת הגוף. ברפואת הנפש קביעת הגבולות וההגדרות עדיין נמצאת בשלבים ראשוניים יחסית, והדבר מביא לידי צורך להיזהר באבחונים חדים. וראו דבריו של **הרב שלמה אבינר** (אסיא, לט, "צלילות הדעת בימי הזקנה", עמודים 9-17).

מכל מקום, אין לטעות ולחשוב שאין לנו שום דרך לאבחן וליצור כללים ברפואת הנפש. וראו דבריו של **ד"ר אליעזר פרל** בהערתו לתחילת המאמר הנ"ל של הרב אבינר: "אכן קיים רצף בין תופעות שגרתיות של גיל הזקנה לבין התחום הפסיכופתולוגי. אך לעניין קביעת מקומו של הפרט על פני הרצף הזה, ייתכן וקיים כיום פיתרון מוגדר יותר מאשר הקביעה הסתמית של כל מקרה לגופו... אין ספק שהמקרים הקיצונים על פני הרצף הם קלים להגדרה ואין ספק שמקרי הגבול הינם קשים להגדרה. באותם מקרי גבול יש להביא בחשבון פונקציות רבות ככל האפשר, ולכן קשה ביותר לתת הגדרות מלאות בכתב...".

אכן, כפי שנכתב במבוא, דייקנו ודקדקנו בכל מילה ומילה בסעיפי הספר מחשש שדברים שנכתבו יתפרשו כמתייחסים למנעד רחב יותר של מקרים מאשר הייתה הכוונה המקורית, ולכן תמיד חשוב שפוסק ההלכה יתייעץ עם הרופא המטפל קודם הפסיקה, על מנת שיוכל לדייק בדיוק האפשרי את המקרה שבא לפניו ולפסוק כיאות וכראוי.

18 במסכת בבא קמא (פה, א), מובאת דרשת תנא דבי רבי ישמעאל הלומד ממה שאמרה התורה בספר שמות (כא, יט) "ורפא ירפא": "מכאן שניתנה רשות לרופא לרפאות". לשון זו כבר אומרת דרשני, שהרי לא נאמר שיש חובה לרופא לרפאות, אלא שהרשות נתונה לו, ולכאורה משמע שלא זו בלבד שאינו חייב בכך, אלא שחידוש הוא להתיר לחולה לפנות אליו ולרופא להיענות

בטיפול שסיכויי הצלחתו אינם ברורים כלל, או שמדובר בטיפול ניסיוני שעדיין לא עבר ביקורת רפואית מספקת – מותר לאדם לשקול את התועלת וההפסד

לבקשתו. אם כן, היינו יכולים להסיק שוודאי שאם אין החולה מעוניין ברפואת הרופא, אין הוא חייב להיעזר בה והוא יכול להניח את עצמו למקרי הטבע. אך נראה שהראשונים לא הבינו את הביטוי "רשות" במובן זה, אלא הסבו אותו להתמודדות האמונית הקיימת אצל החולה, וכמו שפירשו **רש"י** שם (פה, א, ד"ה "ניתנה") **ותוספות** (בבא קמא שם, ד"ה "שניתנה"), וראו גם דברי **הרשב"א** (שם) **ותוספות רבינו פרץ** (שם).

והנה, היו ראשונים ואחרונים רבים שראו בדברי הגמרא הללו רמז לכך שחידוש יש בדבר, ומתוך כך חילקו באופנים שונים, כגון **האבן עזרא** בפירושו לספר שמות (כא, יט) **ורבינו בחיי** בפירושו לספר שמות (כא, יט), **והרב ברוך עפשטיין** בספרו **מקור ברוך** (חלק רביעי, פרק מב), ובמיוחד מפורסמים דברי **הרמב"ן** בפירושו לפרשת בחוקותי (כו, יא). אף **הגר"א**, מצוטט **במעשה רב החדש** (אות ט), אמר דברים דומים, וכן במקור ברוך (שם) הביא את דעת **ר' אייזל חריף** שכך היה נוהג בביטול כלפי הרופאים. ומעניין כי גישה כללית זו מצאה לה מקום אפילו בספרות השו"ת הלכה למעשה, **ורבי זאב מביאלה** (אבי האבני נזר) כתב תשובה (מובאת **בשו"ת אבני נזר** [חו"מ, קצג]) שבה הוא תומך במי שרוצה להימנע מהזדקקות לרופאים.

אולם למרות כל האמור, רבים לא הסכימו עם חילוקים אלו, ולפי דברי החולקים, חובה היא לדרוש ברופאים, ואף מצוה היא. התורה הלא אומרת במפורש בספר ויקרא (יט, טז): "לא תלך רכיל בעמיך לא תעמד על דם רעך אני ה'", ואכן הגמרא במסכת סנהדרין (עג, א) סבורה שיש בפסוק זה כדי להורות על חיוב הצלת גופו של חברו, ואפילו במחיר טרחה והוצאה כספית. אומנם, שם מדובר על הצלת חיים ולא על כל רפואה. מכל מקום, **בתורת האדם** (עניין הסכנה) כתב **הרמב"ן** על דרשת "ורפא ירפא": "האי רשות – רשות דמצוה היא", וכן **משו"ת התשב"ץ** (חוט המשולש, טור ג, סימן כ) מוכח שריפוי החולה הוא מצוה, וכן כתב בספר **אוהל מועד** (שער הרפואה הארוך, דרך א), וכמו שכתב לפניהם **הרמב"ם** בפירושו למשנה במסכת נדרים (ד, ד): "ואין זה אסור לחולה עצמו לפי שהוא מצווה, רצוני לומר חיוב הרופא מן התורה לרפאות חולי ישראל, וזה נכלל בפירוש מה שאמר הפסוק 'והשבותו לו' לרפאות את גופו, שהוא כשרואה אותו מסוכן ויכול להצילו או בגופו או בממונו או בחוכמתו". אף **רבי יצחק עראמה** דחה באריכות **בעקדת יצחק** (שער כו) את דברי הרמב"ן בפרשת בחוקותי, וכן **הרדב"ז** בתשובה (ד, סז) כותב בחריפות על חולה שאינו רוצה שיחללו שבת בעבורו.

והברכי יוסף (שם) פסק: "ונראה דהאידנא אין לסמוך על הנס, וחייב החולה להתנהג בדרך העולם לקרות רופא שירפאנו, ולאו כל כמיניה לשנות סוגיין דעלמא ולומר כי הוא גדול מכמה חסידי הדורות שנתרפאו על ידי רופאים, וכמעט איסור יש בדבר, אי משום יוהרא, ואי משום לסמוך אניסא במקום סכנה ולהזכיר עוונותיו בשעת חוליו, אמנם ינהוג כדרכן של בני אדם ואורח כל ארעא להתרפאות על ידי רופא ולבו בל עמו, רק ידבק בקונו למתקף ברחמי בכל לב ובו יבטח דווקא". וכן הוא **בשו"ת חלקת יעקב** (חו"מ, לא) **ובשו"ת ציץ אליעזר** (ד, יג; י, כה, יט; יא, מא-מב; יד, קא וקג) **ובשו"ת משנה הלכות** (יג, קכט), ועוד.

ופשוט שאין חילוק בעניין זה בין רפואת הנפש לרפואת הגוף, **שכן הנפש אחוזה בגוף** ומשפיעה עליו, כפי שמתברר בצורה הולכת וגוברת בכל דור ודור. וראו גם מה שכתב בספר **ווי העמודים וחשוקיהם** (נה, פרק יג, שאלות א-ב), שמצווה להתרפאות מכל דבר שמפריע לאדם בעבודת ה' שלו, ובריאות הנפש בכלל זה.

שבטיפול (אם יש כזה, כגון השפעה תרופתית שלילית על אורח חייו) ולהחליט על פי מה שנראית לו טובתו הגדולה ביותר[19].

סודיות רפואית

ט. חובת הסודיות הרפואית המקובלת כיום בעולם בריאות הנפש מצטרפת לחובה ההלכתית הרובצת על המטפל שלא לשתף את סודותיו של המטופל[20]. על כן, באופן כללי, אין למטפל לשתף מידע מתוך המפגשים שהוא מקיים, אף אם הוא עושה כן כדי לפרוק מן המשא הכבד שהוא נושא ומדובר בלשון הרע שנאמר לתועלת. אכן, במקרים חריגים, כשהמטפל צריך תמיכה של ממש, יש מקום להתיר לו לספר על המתרחש במסגרת הטיפול למדריך, עמית, חבר קרוב או בן משפחה, וישמיט פרטים מזהים כשמספר על מה שמתרחש בפגישות עם אנשים אחרים[21]. כמו כן, מטפלים הנמצאים תחת השגחה של מטפלים מנוסים מהם וצריכים לדווח על הנעשה אצלם, מותר להם לשתף פרטים מתוך הטיפול שהם מעניקים[22].

19 ולעניין טיפול מציל חיים – ראו בפרק טו ("הלכות שונות"), סעיפים א-ב.

20 מלבד איסורי לשון הרע ורכילות הידועים, ראו דברי הגמרא במסכת יומא (ד, ב): "אמר רבי מנסיא רבה: מניין לאומר דבר לחבירו שהוא בבל יאמר, עד שיאמר לו לך אמור? שנאמר: 'וידבר ה' אליו מאהל מועד לאמר'", מקור זה ומקורות רבים נוספים בסקירות הלכתיות המופיעות בכמה מקומות הובאו אצל: J. David Bleich, "Professional Secrets", *Tradition* 17, no. 4 (1979), pp. 90–94; וכן כתב בהרחבה על כך: Alfred S. Cohen, "Privacy: a Jewish Perspective", *Journal of Halacha and Contemporary Society* 1, no. 1 (1981): pp. 53–102. וכן ראו בספרו של **פרופ' משה הלוי ספירו**, *Handbook of Psychotherapy and Jewish Ethics* (עמודים 117-145).

כמובן, כשם שמקובל שיש ערכים אחרים הגוברים לעיתים על הסודיות הרפואית, כך גם בהלכה מצאנו פעמים שהמטפל נדרש לוותר על הסודיות הרפואית לצרכים שונים, ואלו נתבארו כל אחד במקומו.

21 היתר זה הוא היתר אמירת לשון הרע לתועלת, וזו לשון **החפץ חיים** (לשון הרע, כלל ד, סעיף יא): "ודע עוד עיקר גדול בעניינים אלו: אם אחד רוצה להכניס את חברו בענייניו, כגון לשוכרו למלאכתו או להשתתף עמו או לעשות שידוך עמו וכל כהאי גוונא, אפילו לא שמע עליו עד עתה שום רעה, אפילו הכי מותר לדרוש ולחקור אצל אנשים על מהותו ועניינו, אף דיכול להיות שיספרו לו גנותו אפילו הכי מותר, כיוון דכוונתו לטובת עצמו לבד כדי שלא יצטרך אחר כך לבוא לידי היזק ולידי מצה ומריבה וחילול השם, חס ושלום". ועוד כתב (שם, כלל י, סעיף יד בהגהה): "ואפשר דהוא הדין אם כוונתו להפיג את דאגתו מלבו, הוי כמכוון לתועלת". אף על פי כן, כיוון שהסיבה שהמטפל נחשף לפרטים שאליהם הוא נחשף היא מפני ההנחה שמידע זה לא ייחשף לשום אדם אחר ללא רשות, ממילא זה מחייב את המטפל שלא להשתמש בהיתר זה אלא במקרים חריגים, כאמור למעלה.

22 כיוון שאין בכך הפרה של חובת הסודיות הרפואית, שהרי שיתוף פרטים עם מי שמשגיח עליו

י. **נחלקו הפוסקים אם חובת הסודיות רובצת על המטפל גם כאשר המידע שבידיו יכול להציל אדם אחר מעבירה או מנזק (וראו את עמדת אנשי המקצוע בהערה)[23], ויש שחילקו בין נזק חמור לנזק שאינו חמור[24], ויש מי שחילק בין מצב שבו ייגרם נזק למטפל ובין מצב שלא ייגרם לו נזק[25].**

לא בא להפר חובה זו, אלא אדרבה, השיתוף הוא חלק מההכשרה של המטפל, ומעניק ביטחון לחולה שהמטפל אכן עושה את מלאכתו נאמנה ומסייע בידיו להתרפא.

23 בפרק יא ("הלכות בינו לבינה"), סעיפים ה-ו הבאנו את הדיון המלא בין הפוסקים במקרים כאלו בתוספת פירוט נרחב יותר לגבי שיטותיהם בכמה מקרים הלכה למעשה, וכאן לא כתבנו אלא את עיקרי הדברים, ובעיקר ככל שהם שייכים לשאלת מקצועו ומקצועיותו של המטפל.

בשו"ת באר משה (ח, נט, אות ד) חייב גם את המטפל לשתף מידע זה, וכן מובא **במקראה לפסיכותרפיסטים דתיים: עניינים, פסקי הלכה וטיפול** ("פסקי הלכה לשאלות מקצועיות של פסיכולוגים דתיים", עמודים 15-16) בשם **הרב נפתלי בר־אילן**; אך שם (עמוד 26) מובאת דעת הרב אלפרד כהן במאמרו ב־*Journal of Halacha and Contemporary Society* (82, "Privacy: A Jewish Perspective"), והיא שאין המטפל מחויב בכך משיקולי פרנסה וסודיות ועוד, וגם **בשו"ת תשובות והנהגות** (א, תתעט) כתב: "ורופא שנשאל יכול להשיב: 'אני בתור רופא חייב לשמור סודיות ואסור לי לגלות מצב בריאות החולים, שעל דעת כן גילו לי ושילמו לי', ודי בזה". וראו **באנציקלופדיה הלכתית רפואית** (ה, ערך "סודיות רפואית", עמודים 714-715, 721-722). וראו גם **שו"ת שיח נחום** (סימן צא).

יש לציין כי מבחינה מקצועית, שאלנו אנשי מקצוע רבים בתחום בריאות הנפש אם יש מקום לספר את הדברים, ורובם ככולם השיבו כי מבחינה חוקית הדבר אסור לחלוטין, נוגד את האתיקה הטיפולית ויכול להזיק משמעותית לאמון הטיפולי. הדבר הנכון – מבחינתם – הוא שהמטפל יעזור למטופל לפתח תקשורת בריאה והוגנת עם זולתו, ולהביא למצב שדברים אלו יסופרו. אומנם שמענו מאשת מקצוע אחת שיש מקום לומר שההיתר המקצועי להפר את הסודיות הרפואית במקום שהדבר יכול לגרום נזק לאחרים יכול לכלול אף הצלה מעבירה או מנזק, אך כאמור דעת הרוב הייתה שאין כזו אפשרות.

24 כך שמענו מ**הרב אשר וייס**, שבאופן עקרוני יש לפסוק שחובת הסודיות של הרופא במקומה עומדת, שאם לא כן, לא נוכל להושיט עזרה למטופלים, שכן אלו יחששו לחשוף את סגור־ליבם בפני המטפל מחשש שמא ילך ויספר את אשר אמרו לו מאחורי דלתיים סגורות. אולם אם יש חשש לנזק חמור (כגון מטופל שהשתדך והמטפל חושש שהמשודכת תהיה נתונה לאלימות קשה מצד המטופל), חובה על המטפל לדווח על כך כדי למנוע מדבר כזה להתרחש. וכן פסק **הרב נחום אליעזר רבינוביץ**.

25 כך שמענו מ**הרב יהודה הרצל הנקין**, שאין המטפל חייב לגלות דבר מתוך הטיפול אם הדבר יגרום לו (למטפל) נזק (כגון שהמטופל יוכל לתבוע אותו על גילוי הדברים או שיישלל רשיונו), אך אם אין חשש נזק למטפל, הוא חייב לגלות את הדברים על מנת להציל אחרים מנזק.

היחס בין חובתו המקצועית של המטפל לחובתו הדתית

יא. מטפל שנדרש על ידי המטופל לעסוק בנושא מסוים, ותוך כדי טיפול מזהה נושאים נוספים שלדעתו דורשים תשומת לב, אינו מחויב לספר זאת ואינו מוכרח להתערב בחייהם של מטופליו באופן שלא נתבקש לו. אולם, אם המטפל סבור שיכול להיגרם נזק חמור מאוד אם לא יתערב, עד כדי חשש סכנה והתדרדרות המצב הנפשי, חובה עליו לשתף את מטופליו בכך, על מנת להרחיקם ממכשול עתידי[26]. כל זה מבחינת חיוב ופטור הלכתיים, אך כל מצב שבו המטפל מזהה קשיים אצל מטופליו שאינם מודעים להם, והוא יכול לסייע בידם על ידי העלאת הנושא, ראוי לו לעשות כן בזהירות ובמקצועיות הראויים.

יב. יש מי שכתב שמטפל היודע שמטופל שלו עובר עבירות, צריך להשתמש בהשפעתו על המטופל כדי למנוע אותו מכך, מצד חיוב תוכחה[27], אך יש להיזהר מאוד בנקיטת עמדה זו, כי על פי אנשי המקצוע היא יכולה להביא לתוצאות שליליות ברוב רובם של המקרים (ראו בהערה)[28].

יג. מטופל שמקיים מערכת יחסים חד־מינית עם אדם אחר, ומערכת זו ניתקה, והמטופל נופל כתוצאה מכך לדיכאון עמוק עד כדי מחשבות אובדניות, והמטפל חושש לחייו של מטופל זה – יש מי שאומר שמותר למטפל להזמין לטיפול את בן הזוג לשעבר אם הוא סבור שיש בכך תועלת להרחיק את המטופל הנ"ל מעשיית מעשה אובדני, ואף שיש סיכוי שמפגש זה יביא לחידוש הקשר הנ"ל. ויש חולקים[29].

26 ראו מאמרו של **הרב יצחק זילברשטיין** שהתפרסם **באסיא** (מב-מג, עמודים 26-32), שהביא פסיקה זו בשם **הרב יוסף שלום אלישיב**.

27 כך פסק **הרב יצחק זילברשטיין** (שם).

28 התרפיה איננה אפשרית ללא יצירת "מקום בטוח" וקשר של אמון בין המטפל למטופל. על כן, אם המטפל עובר מעמדת הקשבה לעמדת שיפוט, על ידי נתינת תוכחה, ישנו סיכוי סביר שבמקום להשפיע לטובה על המטופל, הוא יהרוס בכך את הברית הטיפולית שנוצרה ביניהם, וייתכן שיהיו לכך אף תוצאות הרסניות מבחינת מצבו הנפשי של המטופל. על כן, בכגון זה אמרו ש"כשם שמצווה לומר דבר הנשמע, כך מצווה שלא לומר דבר שאינו נשמע", ובכגון זה לא קיימת מצוות תוכחה. וראו **במקראה לפסיכותרפיסטים דתיים: עניינים, פסקי הלכה וטיפול** ("פסקי הלכה לשאלות מקצועיות של פסיכולוגים דתיים", עמוד 15) שבדומה לכך פסק **הרב נפתלי בר־אילן**, וראו גם תשובתו של **הרב שבתאי רפפורט** (שם, עמוד 17). עוד ראו **באנציקלופדיה הלכתית רפואית** (ה, ערך "סודיות רפואית", עמודים 714-715, 721-722).

29 כן מובא **במקראה לפסיכותרפיסטים דתיים: עניינים, פסקי הלכה וטיפול** ("פסקי הלכה לשאלות מקצועיות של פסיכולוגים דתיים", עמוד 21-23) להקל בשם **הרב מתתיהו ברויד**, וראו שם שנימק

יד. יש שאסרו למטפל לטפל טיפול זוגי בכוהן וגרושה או בזוג שאינו שומר על טהרת המשפחה, שבכך הוא מסייע לעבירה[30], אולם יש חולקים ומתירים טיפול זה[31]. אף על פי כן, הכול מסכימים כי ככל הניתן, יש להימנע מטיפול זוגי ביהודי וגויה או יהודייה וגוי, וכן בזוג גברים או זוג נשים[32]. ויש מי שפסק שאין להתיר אלא במקרה שהחוק או מקום העבודה של המטפל מחייבים אותו

דעתו באריכות. אומנם מובאת שם גם דעה שנייה, שיש לאסור מחמת האמור **בשו"ת חתם סופר** (ד, פג).

30 כן פסק **הרב יצחק זילברשטיין** (בתשובה לשאלה במכתבנו אליו), וכן מובא **במקראה לפסיכותרפיסטים דתיים: עניינים, פסקי הלכה וטיפול** ("פסקי הלכה לשאלות מקצועיות של פסיכולוגים דתיים", עמודים 26-27) בשם **הרב דוד קיי.** אף שיש מקום לדון בזה מצד מה שפסק **בשו"ת משיב דבר** (ב, לב) שמי שפרנסתו באה לו משידוכים, יכול לשדך אף זוג שידוע לו שלא ישמרו על הלכות נדה, כתב לנו הרב זילברשטיין שכל זה דווקא שם שאין ודאות שיחטאו (שכן ביכולת האישה לטבול). וכן שמענו לאסור מ**הרב אליהו אברזל**, משום מסייע בידי עוברי עבירה. וכן **הרב יעקב אריאל** פסק לאסור בכל עניין.

31 כן סבר **הרב שבתאי רפפורט** כמובא בספר **פסיכותרפיה ויהדות** (עמוד 113), וזאת משום ש"במסגרת עבודתו המקצועית, קבלת מצב נתון כפי שהוא אינה מהווה הסכמה למציאות זו, וממילא אין קבלה זו מתפרשת כאן כאישור להתנהגותו של המטופל". וכן שמענו מ**הרב יהודה הרצל הנקין** להקל, ובפרט במקום פרנסה. עוד ראו מה שכתב **הרב אברהם שרמן** (תורה שבעל פה, מ, עמודים פט-קה) לעניין השכנת שלום בית בין איש לאשתו שאינם שומרים על טהרת המשפחה. וכן אמר לנו **הרב מרדכי ווילוג**, שיש מקום להתיר בזוג שאינו שומר על טהרת המשפחה או בכוהן וגרושה, כיוון שאין כאן איסור לפני עיוור, לא מדאורייתא (כיוון שיכול לקבל טיפול זה במקום אחר) ולא מדרבנן (כיוון שמדובר במומר או במזיד, לפי העניין), ויש להביא בחשבון שאם ייפרדו בעקבות כך שהמטפל לא יסייע בידם, ייתכן שיעברו על עבירות חמורות יותר (וכגון שבמקום קיום יחסי אישות במסגרת נישואין יקיימו יחסי אישות שלא במסגרת נישואין, וכן על זה הדרך).

וכששאלנו את **הרב צבי (הרשל) שכטר** הוא ענה שיש להחמיר אף בטיפול זוגי בזוג שאינו שומר על טהרת המשפחה, ויש בכך איסור "לפני עיוור" ומסייע ידי עוברי עבירה. **ואף הרב דב ליאור** נטה להחמיר אפילו בזוג שאינו שומר על טהרת המשפחה, אלא שסייג ואמר שהאיסור לטפל טיפול זוגי הוא דווקא כשהבעיה שהם באים לקבל בשבילה מענה קשורה בחיי האישות שלהם, אך אם הם ממילא עוברים על איסורים ואין זה קשור לטיפול הזוגי – מותר למטפל לקבלם ולסייע בידם בבעיותיהם האחרות. וכן **הרב יובל שרלו** סבר שמותר לעזור בבעיות אלימות במשפחה (לדוגמה), אך יש להשתמט מלעזור בכל מה שקשור בשיפור הזוגיות (וראו מאמרו הארוך המובא לעיל בהערה 10).

32 כך שמענו מכמה רבנים, שיש להימנע ככל האפשר ממקרים שבהם היחסים מהווים הפרה בוטה ומופגנת יותר של ציווי התורה, כל אחד בסגנונו: כן שמענו מ**הרב ברוך גיגי** ומ**הרב נחום אליעזר רבינוביץ**, שיש להימנע ככל הניתן, ורק במקרים שיש חשש שאי־טיפול יכול להביא לקריסה נפשית יש מקום להקל בדבר. לכך הסכים **אף הרב רא"ם הכהן, שכיוון** שאין במקרה כזה אלא איסור דרבנן של מסייע, יש מקום להתיר בכגון נסיבות אלו (קריסה נפשית אפשרית וכדומה) בצירוף דעת **הש"ך** (יו"ד, קנ"א, ס"ק ו) **והדגול מרבבה** (יו"ד, קנא), שפסקו שבמומר העובר במזיד אין איסור מסייע.

בכך ואין לו אפשרות להשתמט מכך, אך ידגיש קודם הטיפול שאף שהקשר אסור לפי התורה הוא מכבד את החלטת הזוג ומוכן לסייע להם לפי בקשתם[33].

טכניקות טיפוליות

טו. מותר למטופל לשתף את המטפל בהרהורים אסורים – אף שבכך חוזר ומהרהר בהם – כחלק מהתהליך התרפיוטי שאותו הוא עובר בהדרכת המטפל (מותר אף למטפל להשתתף בעיבוד מקצועי של ההרהורים, אם יש בכך תועלת להליך הטיפולי)[34].

טז. מותר למטופל להביע את כעסו כחלק מהטיפול הפסיכותרפיוטי[35] (וכן הדין לכל מנעד הרגשות והיצרים האחרים).

33 כך שמענו מהרב אליעזר מלמד, וכן כתב לנו הרב יובל שרלו.

34 האיסור על הרהורי עבירה מובא ברמב"ם בהלכות איסורי ביאה (כא, יט-כג) ולהלכה בשולחן ערוך (אבהע"ז, כג, ג), אך נראה שלצורך רפואה וללא כוונת חיבה ותאווה ניתן להתיר כשם שהתיר בשולחן ערוך (שם, כא, ה) בדומה לזה. גם בשו"ת אבני ישפה (ה, יו"ד קח) התיר לנשים להקליט את עצמן שרות, אף שטכנאי ההקלטה שומעים את השירה, משום שאף זה אינו נעשה בדרך חיבה ותאווה, וכן בשו"ת אשר חנן (ח, אבהע"ז, קסה) התיר שירה לצורך רפואה לנשים שרצו לשיר לילדים בעלי מוגבלות שכלית התפתחותית, וגם שם מטעם שבמקרה זה אין תאווה וחיבה. על כן, נראה שגם כאן ניתן לומר סברה זו. עוד ראו מה שהציע פרופ' משה הלוי ספירו בספרו *Handbook of Psychotherapy and Jewish Ethics* (עמודים 40-52), שמכמה מקורות משמע שהדרך להיפטר ממידות רעות ומחשבות רעות איננה להדחיקם, אלא לנתבם מחדש למקומות חיוביים יותר, ויש לראות את סיפור המחשבות הרעות שצריך המטופל לעסוק בהן מפעם לפעם בתהליך הטיפול הפסיכותרפיוטי כדין "וידוי", שהוא חלק מתהליך של קבלה לעתיד להתרפא מן המחשבות הללו ולא לחזור אליהן שוב.

35 כתב הרמב"ם בהלכות דעות (ב, ג) שמידת הכעס היא מידה רעה עד מאוד ויש לאדם להרחיק את עצמו ממנה כמה שאפשר, אך כל זה במי שהוא בריא הנפשו, שכן לפני כן כתב הרמב"ם (ב, א-ב) שמי שמידותיו נוטות לצד מסוים, צריך להטותן לצד השני – אף שגם הוא אינו בריא – כדי שבסופו של דבר יגיע לדרך אמצעית וטובה. על כן, גם כאן יש לומר שאם כחלק ממציאת איזון ויציבות נפשיים צריך האדם להביע את כעסו בסביבה טיפולית מודרכת, הדבר מותר על מנת שיחזור בסופו של דבר לדרך הראויה והבריאה. וראו מה שכתבו רבי יהודה הלוי בספרו הכוזרי (תחילת מאמר ג) והמהר"ל (נתיב הכעס), שיש מקום לכעס בעולמו הרוחני של האדם, ובלבד שהופעתו קצרה. ועוד ראו עין איה למסכת ברכות (סט, א) וצדקת הצדיק (אות מז).

ובשו"ת שאילת שלמה (ג, תפח) כתב: "ודאי שאסור לכעוס. ככל שנותנים פורקן לכעס, הוא גובר, כמו צריכת סמים. זה נכון שאם אדם שומר דברים בפנים, הוא ניזוק. לכן, אם יש לאדם כעסים, יש לאפשר לו לבטא אותם וכך אפשר להתייחס אליהם, אך הפיתרון אינו להתפרץ בכעס, אלא לבטא במסגרת שיחה שמיועדת לחלץ אותו בהדרגה משנאה וכעס. כלומר יש להבחין היטב בין טיפול בתחושת הכעס לבין ביטויי הכעס. על תחושת הכעס אין איסור, שהרי היא דבר

יז. מותר לטפל בעזרת טכניקת הקְשִׁיבוּת (Mindfulness), למרות מקורה הבודהיסטי[36].

יח. מותר למטופל לבטא בקול מחשבות כפייתיות המתרוצצות בראשו, כגון: "אסון כזה וכזה יקרה לי או לבני משפחתי", כחלק משגרה טיפולית (Habituation), ואין לחשוש לעין הרע[37].

יט. אסור למטופל להביע את מחשבותיו בעזרת ניבול פה, אלא אם המטפל סבור שיש בכך תועלת טיפולית חשובה והכרחית שאין להשיגה בדרך אחרת[38].

שאינו רצוני, אלא אנו נקראים לשפר מידותינו בהדרגה. אך ביטוי כעס ללא רסן וללא שליטה אינו מרפא דבר אלא אדרבה, מחזק את הכעס ומגביר את אי ההתמודדות איתו, שהרי אין כאן כל תכנית והחלטה. לפני הכל, יש צורך לקבל החלטה לתקן את מידת הכעס, וזו מהפכה פנימית ושינוי כיוון. אחרי זה, יש ערך לדבר על הכעסים שלנו ולתאר אותם, כדי שיהיה אפשר לטפל בהם. הכל תלוי במטרה, אז יש מקום לשלבי ביניים אלה. גם כאן, העיקר אינו לנתח את הגורמים המכעיסים, אלא לברר איך האדם מתכוון לשנות את עצמו".

36 **בשו"ת עשה לך רב** (ב, מז; ה, יג) כתב שלמרות שיש להתרחק מכל דבר שיש בו שמץ עבודה זרה, מכל מקום עצם המדיטציה הטרנסצנדנטלית איננה אסורה כשאינה נעשית בתוך טקס של עבודה זרה או על ידי אמירת משפטים הלקוחים מטקס כזה. **ובתחומין** (ו, עמודים 163-165) כתב **הרב שלמה אבינר** שבאופן עקרוני אין מניעה ללמוד דברים טובים מעמים אחרים, ואף שכתב שם להימנע ממדיטציה והדומה לה, במאמרו **באסיא** (עה-עו, עמודים 50-64) כתב לעניין רייקי: "אמנם נכון שהמקור הוא אלילי... אלא שהדרך הזאת השתחררה מעבודה זרה ונעשתה חול... לא המטפל ולא המטופל מתכוונים לעבודה זרה...", והביא ראיה לחילוק זה מדברי **הרמב"ם** בהלכות שחיטה (ב, יד). וכן הוא גם בענייננו, שהמשתמשים בשיטה זו בטיפול פסיכולוגי התרחקו מהמקור האלילי ומשתמשים בטכניקה באופן עצמאי ומתאים להיגיון. וראו גם דברי **הרב משה פיינשטיין בשו"ת אגרות משה** (אבהע"ז ב, יג) לעניין חג ההודיה.

37 ראו **במקראה לפסיכותרפיסטים דתיים: עניינים, פסקי הלכה וטיפול** ("פסקי הלכה לשאלות מקצועיות של פסיכולוגים דתיים", עמודים 16-17) שכן פסק **הרב נפתלי בר־אילן**.

38 במסכת שבת (לג, א) מובעת חומרת עניין זה: "בעוון נבלות פה צרות רבות, וגזירות קשות מתחדשות, ובחורי שונאי ישראל מתים, יתומים ואלמנות צועקין ואינן נענין, שנאמר: 'על כן על בחוריו לא ישמח ה' ואת יתמיו ואת אלמנותיו לא ירחם כי כלו חנף ומרע וכל פה דבר נבלה בכל זאת לא שב אפו ועוד ידו נטויה'. מאי 'ועוד ידו נטויה'? אמר רבי חנן בר רבא: הכל יודעין כלה למה נכנסה לחופה, אלא כל המנבל פיו אפילו חותמין עליו גזר דין של שבעים שנה לטובה – הופכין עליו לרעה. אמר רבה בר שילא אמר רב חסדא: כל המנבל את פיו – מעמיקין לו גיהנם, שנאמר: 'שוחה עמקה פי זרות'. רב נחמן בר יצחק אמר: אף שומע ושותק, שנאמר: 'זעום ה' יפל שם'".

אף על פי כן, יש מקום לומר שלצורך רפואי ניתן להקל, שכן מצאנו במסכת מגילה (כה, ב) היתר להתלוצץ בעבודה זרה: "אמר רב נחמן: כל ליצנותא אסירא בר מליצנותא דעבודה זרה דשריא, דכתיב: 'כרע בל קרס נבו', וכתיב: 'קרסו כרעו יחדיו לא יכלו מלט משא' וגו'. רבי ינאי אמר מהכא: 'לעגלות בית און יגורו שכן שמרון כי אבל עליו עמו וכמריו עליו יגילו על כבודו כי גלה ממנו', אל תקרי כבודו אלא כבידו". אומנם, **רב נטרונאי גאון** בתשובה (תשובות פרשניות, סימן תקלז) כתב שליצנות אינה גידוף: "וששאלתם האי ליצנותא דעבודה זרה מאי

מסגרת הטיפול

כ. **במידת האפשר, ראוי שטיפול נפשי יתקיים במסגרת חד־מגדרית, אולם לא תמיד הדבר אפשרי, ויש מקום להקל בדבר כשיש צורך בכך[39]. וראו גם בפרק יא, סעיף כז.**

היא, חירוף או גידוף, לאו גידוף הוא אלא ליצנותא דעבודה זרה... כי מתלוצץ בעבודה זרה ומגנה אותה ומבזה אותה אינו בכלל 'ובמושב ליצים' ומותר, מיהא אינו לא גידוף ולא ניבול פה אלא להפחיתה ולהכהיתה".

אף על פי כן, דבריו קשים קצת, שהרי כך נאמר שם בהמשך הגמרא: "אמר רב הונא בר מנוח משמיה דרב אחא בריה דרב איקא: שרי ליה לבר ישראל למימר ליה לעובד כוכבים, שקליה לעבודה זרה ואנחיה בשין תיו שלו", ולכאורה אכן מדובר בניבול הפה ממש, ואף הוא מותר בכגון זה. וכך גם יוצא מדברי **מחזור ויטרי** (סימן תכד): "וכל המרבה דברים מביא חטא, ואין צריך לומר בדברים של גנאי דבלא ריבוי מיתסר ניבול פה, כדאמרינן בפרק בתולה נישאת: הכל יודעין למה כלה נכנסה לחופה כו', וזה שאמרינן במגילה כל ליצנותא אסורה, דניבול פה בין ברב בין במועט, אלא אפילו ריבוי דברים של שבח אל ירבה...". מדבריו יוצא ברור שהליצנות שנאסרה היא היא ניבול פה, ואם כן היא שהותרה כלפי עבודה זרה, ושלא כדברי רב נטרונאי גאון.

אולם **הריטב"א** הסביר היתר זה כדין מיוחד בעבודה זרה: "דקרא נמי אליץ בה", ולכאורה לא ניתן ללמוד מכאן היתר לשאר עניינים, אך **בבית אברהם** (צוואתו של רבי אברהם דאנציג, בעל החיי אדם) כתב (אות מח): "ועתה בניי שמעו לי, ואל תדמו בדעתכם שמותר לעשות באשתו מה שליבו חפץ... אבל חס ושלום לדבר נבלות פה עם אשתו כשאינו צורך זיווג...", ומדבריו למדנו שלצורך זיווג הדבר לכאורה מותר, ושמא למד כן מהסוגיה במסכת מגילה שיש לכך היתר בתנאים מסוימים וכשיש צורך בדבר (וראו גם דברי **הרמב"ם** בהלכות דעות [ה, ד] שהביא איסור לתלמיד חכם לנבל פיו עם אשתו, אך השמיט זאת בהלכות איסורי ביאה, ולכאורה יש לדייק משם שמעיקר הדין הדבר מותר, ורק ממידת חסידות אין לתלמיד חכם לנהוג כן. והעיר על כך כבר **בלחם משנה** (שם), **ובשו"ת עולת יצחק** (אבהע"ז, רמב) העיר אף הוא על כך, וגם דחה את דברי החיי אדם, וכתב שחלילה להתיר אפילו לצורך זיווג. לעומת זה, **בכנסת ישראל** (סוף פרשת ויצא) הביא בשם **רבי ישראל מרוז'ין** הסבר מדוע התירו ניבול פה לצורך זיווג).

וכן ראינו **שהרב בקשי דורון** הרחיב היתר זה למצבים של רפואה, כמובא **בבנין אב** (שיחות ומאמרים, פרשת ויצא): "בדרך זאת יש להבין הכתובים בעניין דודאי השדה, המקח שבין לאה ורחל, ואפילו הכתוב 'והנה יצחק מצחק את רבקה'. כשם שהניגון, הטעם, היופי וההדר כשהם עטרה לשלמות, כלי קודש הם ואין בהם בושה, הוא הדין באהבה טהורה. אפשר לדבר בה ואנשי טוהר לא יבוזו לה. הכל יודעים כלה למה נכנסת לחופה, ואף על פי כן כל המנבל פיו עונשו חמור, לפי שאנשים יש בהם יצר הרע. כל דיבור בנושא זה יש בו נבלה והשלכותיו חמורות. אצל אנשים המופקעים ממחשבות אלה, אין כל בושה או איסור בדבר. כדוגמא אצל רופא כשהבעיה קשה, מדברים בדברים שאינם צנועים ומותר הדבר ואין בו בושה, לפי שהדברים נאמרים לשם פועלם והוא הדין אצל רב בשאלה, אין כל עניין של ניבול פה, כשהשאלה נשאלת לצורך".

אכן, יש מקרים שבהם המטפל סבור שיש תועלת בניבול פה של המטופל, למשל בטיפול בהפרעה טורדנית־כפייתית, אשר מטפלים בה בשיטה הנקראת "חשיפה ומניעת תגובה" (Exposure and Response Prevention). מטרת הטיפול היא להכחיד את הפחד או המצוקה של המטופל מגירויים שונים. העיקרון המנחה הוא התרגלות, כלומר: אם המטופל יישאר לאורך זמן עם המצוקה מבלי לנסות לסיים אותה על ידי התגובה הנובעת מהמחשבה הפולשנית שאותה הוא חווה, עוצמתה תפחת, בהנחה שיתרגל זאת לאורך זמן ובעקביות, והוא יוכל לפתח תגובה שונה. שיטה זו מתמקדת לא רק בחשיפה לגירוי, אלא גם בתגובת המטופל. כך למשל, בהפרעה טורדנית־כפייתית, באמצעות חשיפה, המטרה היא שהמטופל ייחשף בהדרגה לגירוי הגורם לו מצוקה (למשל לכלוך או מחשבה טורדנית) מבלי לבצע את התגובה הטקסית (למשל שטיפת ידיים או נטרול מחשבתי).

כאמור, יכול להיות ביטוי של הפרעה זו, שבו לאדם יש מחשבות טורדניות של ניבול פה, והוא חווה אותן כהשחתה מוסרית אישית (כאילו הן מחשבותיו שלו, והוא אדם רע ומושחת, כאשר באמת בעקבות ההפרעה אין לו שליטה על הופעת מחשבות אלו), ודבר זה מביא גם לפיתוח חרדות קשות. אמירת הדברים שעולים במחשבתו במסגרת טיפולית שמטרתה להפחית את החרדה מהם, ולהביא את המטופל להבנה שאין אלו באמת מחשבותיו, יכולה להיות משמעותית מאוד. עם כל זה, פשוט שניבול הפה אינו מידה טובה ומשחית את הנפש, ועל כן יש לאפשר את הדבר רק על פי עצתו של מטפל ירא שמיים הסבור שאכן יש תועלת טיפולית חשובה והכרחית.

39 **הרב אברהם פקטר באסיא** (מט־נ, עמודים 173–174) החמיר שכל טיפול פסיכותרפיוטי יהיה חד־מגדרי. **ובמקראה לפסיכותרפיסטים דתיים: עניינים, פסקי הלכה וטיפול** ("פסקי הלכה לשאלות מקצועיות של פסיכולוגים דתיים", עמוד 15) מובא בשם **הרב יצחק זילברשטיין והרב יעקב אריאל** שכך יש להתאמץ – לכל הפחות לכתחילה. ולעומת זה, הובא שם בשם **הרב נפתלי בר־אילן** להקל משום שהרופא עסוק בעבודתו, וכן הובאה שם דעת **הרב מתתיהו ברויד**, שאף הוא סובר שיש מקום להקל בזה. וראו מה שכתב בספר **ווי העמודים וחשוקיהם** (נה, פרק יב, שאלה ד).

יש לציין שייתכן שהדבר גם תלוי בסוג הטיפול הניתן. טיפול קוגנטיבי־התנהגותי (Cognitive Behavioral Therapy), לדוגמה, על פי רוב אינו מלווה בחשיפה נפשית עמוקה, ולכן יש פחות חשש מיצירת קשר רגשי בין המטפל למטופל שיכול להוביל למעשים אשר לא ייעשו. בטיפול פסיכודינמי (Psychodynamic Therapy), לעומת זאת, חשש זה נוכח יותר, ובו יש להיזהר יותר בטיפול שאינו חד־מגדרי. ניתן גם לחלק בין סוגי ההפרעות והבעיות שבגינן מגיע המטופל למטפל, וכמובן שמבחינה זו יש לבחון את הצורך של כל מקרה לגופו.

פרק ד

הלכות תפילה ובית הכנסת

המושג "שוטה" חוזר כמה פעמים בפרק זה, ויש לעיין בפרק א "השוטה והשטות בהלכה" על מנת לעמוד על הגדרתו המדויקת.

תפילין, טלית וציצית

א. חולה במחלה נפשית שדינו כשוטה, אין להניח לו תפילין, אך אם יש בו דעת – ואפילו מעט – ורוצה בהנחת תפילין ויכול לשמור על גוף נקי בזמן לבישתם, יש להניח לו[1].

ב. חולה במחלה נפשית שדינו כשוטה, מותר לעוטפו בציצית ובטלית[2].

1 **המהרי"ל** בתשובתו (סימן קצו) כתב בעניין מי שנולד לו בן שוטה, שוודאי קיים בכך מצוות פרייה ורבייה, ותוך כדי דבריו הוא קובע: "האי נמי נשמה יש לו, וכר מצוה הוא, ופיקחים מוזהרים עליו", ולכאורה מה שכתב שהוא בר מצווה תמוה, אלא שכוונתו שוודאי אינו חייב במצוות, אך גם לא כבהמות נדמה, ואחרים מוזהרים עליו לתת לו אורח חיים יהודי, וכן כתב **בשו"ת שואל ומשיב** (תליתאה, א, ל). וכן שמענו בשם **הרב נחום אליעזר רבינוביץ**, על פי עדות נאמנה מתלמידיו, שבאופן כללי סבר שעצם עשיית המצווה יכולה לשמר אצל אדם חולה את תחושת הבריאות, ועל כן יש חשיבות בכך שיקיים מצוות ושיסייעו בידו לעשותן. אולם, כיוון שאינו חייב במצוות, ודאי שאין אחרים מצווים לעשות בעבורו מעשים המתנגשים עם הלכות אחרות. על כן, אין לעטרו תפילין אם אין בו דעת, משום שיש לחשוש שמא לא ישמור על גוף נקי בעודן עליו, וכמו שנפסק **בשולחן ערוך** (או"ח, לז, ג) לעניין קטן. וכן פסק **בשיעורי תורה לרופאים** (ג, רח).

2 על פי האמור בהערה הקודמת, יש לעזור לחולה לקיים מצוות במידת האפשר, וכאן אין לנו האיסור הקיים בתפילין שהן תשמישי קדושה. **ובשיעורי תורה לרופאים** (שם) הסתפק קצת בדין זה, אך נראה שאף דעתו נוטה לכך, ומכל מקום לא כתבנו אלא "מותר".

ג. אדם הסובל מהפרעה טורדנית־כפייתית (Obsessive Compulsive Disorder), וכתוצאה מכך דואג לגבי מקום הנחת התפילין של ראש, יש להורות לו שאין צורך להקפיד שמקום ההנחה יהיה באמצע במדויק, אלא בצורה משוערת בלבד[3].

ד. מי שסובל מהפרעה בדימוי הגוף (Body Dysmorphic Disorder) והפרעה זו גורמת לו סבל כשמתעטף בציצית נוסף לבגדיו האחרים – אינו חייב בציצית[4].

דין שוטה לעניין הוצאת אחרים ידי חובה

ה. חולה במחלה נפשית שדינו כשוטה, אין לצרפו למניין ואינו יכול להוציא את הרבים ידי חובתם, ואף אין לו לומר קדיש או לעלות לתורה[5].

3 **קריינא דאיגרתא** (מהדורה חדשה, א, רעג), **מאמר יראה טהורה** (עמודים 14-15), וכן פסק **הרב שלמה אבינר** בגיליון "באהבה ובאמונה" (תשס"ח, פרשת כי תשא). וראו לקמן הערה 24 (ויש לדעת שהובא **במאמר יראה טהורה** [עמוד 20] בשם **הרב אליעזר מנחם שך והרב יוסף שלום אלישיב** שהסובלים מהפרעה זו פטורים מעיקר הדין ממצוות עשה כאלו שלגביהן הם חווים מניעה לקיימן בצורה פשוטה). וכעין הוראה זו שמענו בשם **הרב נחום אליעזר רבינוביץ**, על פי עדות נאמנה מתלמידיו.

4 דין זה לכאורה פשוט, כיוון שממילא אין חיוב בעצם לבישת הציצית, אלא בהטלת הפתילים בבגד שיש בו ארבע כנפות. אולם אף אם נאמר שיש בכך חיוב (כגון שלא יעיד עדות שקר בעצמו בשעת קריאת שמע), הרי הסובלים מהפרעה זו הם בגדר חולים שיש בהם סכנה קודם טיפול, ואולי יש בהם אף גדר של שוטה לדבר אחד, שפטור מן המצוות לכמה פוסקים, ועל כן, אם הם סובלים מאוד מהתעטפות בציצית ודאי שאין לחייבם בכך (ולכל הפחות כדין חולה שאין בו סכנה, שפטור ממצוות עשה הגורמות לו חולי או מעכבות את רפואתו השלמה, כמבואר בפרק "גדרי חיוב ופטור לסובלים ממחלות נפש").

5 כדין כל מי שאינו מחויב בדבר, שאינו מוציא את הרבים ידי חובתם. לעניין הגדרת שוטה, ראו בפרק א "השוטה והשטות בהלכה". לעניין צירוף למניין, ראו **שו"ת בניין אב – תשובות ומחקרים** (רפואה כהלכה, או"ח, א) שדן באריכות בדינו של **השולחן ערוך** (או"ח, נה, ו) לעניין צירוף ישן למניין, ושם נתבארו כמה חילוקים בין הישן לשוטה, ואף הוא העלה שאין לצרף חולה אלצהיימר למניין. ומכל מקום, ברור שכל זה בחולה אלצהיימר שמחלתו מתקדמת עד שדינו כשוטה (כמו שמוכח מפרטי השאלה שם), אך יש חולי אלצהיימר רבים שעדיין מסוגלים לפעול בדעת ובתבונה בתוך סביבתם, ואלו ודאי מצטרפים למניין ואף יכולים להוציא את הרבים ידי חובתם. וראו **שיעורי תורה לרופאים** (ג, רח) לעניין קדיש ועלייה לתורה, וכל זה כשדינו כשוטה, כאמור. וכן כתב לעניין עלייה לתורה **בנשמת אברהם** (מהדורא בתרא, א, סימן קלט, עמוד קכז).

בספר **אגרות מלכי רבנן** (סימן ח) מובאת תשובתו של הרב מנחם חכם לעניין צירוף שוטה למניין: "ובכך נחזי אנן לפי מה **שהעלנו** כאן גדרי שוטה... בוודאי לא נכנס **האיש** הנ"ל להנך שהזכרנו... דרב אחד רצה להתיר מהכתוב 'לדעת כי אני ה' מקדשכם', לא אמרתי אלא במי שיש בו דעת, לאפוקי חרש שוטה וקטן, ויפה דן אותו רב. אם יש בו באיש הזה דעת לבוא לבית הכנסת בוקר וערב, אינו בכלל חרש שוטה וקטן, ובפרט אם עונה קדושה וברכו. ואני אצרף עוד גדר: אין

קשיים בקיום מצוות תפילה כראוי

ו. אדם הסובל מבַּעַת חוּצוֹת (=אגורפוביה, Agoraphobia), דינו תלוי בהמלצת

שוטה נפגע, כלומר אין שוטה מרגיש, והנני בטוח שיש בו הרגשה ורגש, שמרגיש הצורך לבוא ולקיים 'בבית אלקים נהלך ברגש'... העיקר, מצוה גדולה זו להשכים ולהעריב לבית הכנסת תעביר מהיהודי הנ"ל מדרגת שוטה שהוטלה עליו...".

והנה, **בשו"ת תשובות והנהגות** (ב, סא) כתב שאדם הנמצא במרה שחורה (=דיכאון) אינו מצטרף למניין, אולם ודאי שאין לגזור מזה כלל, ושם כתב שהמצב היה ש"מדברים עמו ורוב פעמים אינו עונה מפני שלקוי במרה שחורה, אף במקום שחייב לענות. ולא שייך לענייני העולם כלל מפני מחלתו", אך במצב שהוא מבין בענייני העולם נראה פשוט שאין הדין כן, ונרחיב קצת בדינה של מרה שחורה כדי לבאר את העניין.

מחלת נפש זו באה לידי ביטוי רב בספרות ההלכה, וייתכן שיש למצוא מקבילה תנאית למושג זה בתוספתא כתובות (ז, ט), שם למדנו: "זו חולה היא, שוטה היא, נכפית היא, משועממת היא...", וכתב **בשו"ת מלבושי יום טוב** (א, אבהע"ז, ד): "ויותר עלה בדעתי לומר דגם חולי מרה שחורה שאינו עושה שום שיגעון וטירוף רק שליבו תמה עליו ויושב בדול בן מהבריות, והוא רק בעיצבון, נמי מיקרי משועמם... וכן תרגם אונקלוס על קרא ד'תמהון לבב': 'ובשעממות ליבא', אלמא דגם חולי מרה שחורה הוה בכלל משועמם..." (ואת ה"תרדא" שבמסכת בבא מציעא [כ, ב] פירש רש"י "משועמם").

לפי זה, החילוק בין שוטה למשועמם הוא ששוטה הוא מי ששטותו באה לידי ביטוי באופן פעיל, על ידי מעשי שטות, ואילו משועמם הוא מי ששטותו מתבטאת בעיקר באופן סביל, על ידי הימנעות מהתנהגות רגילה ושגרתית כטבעם של בני אדם. אולם גם אם נאמר שאין ראיה גמורה ש"משועמם" הוא בעל מרה שחורה, ניתן למצוא מקבילה למושג זה במשנה במסכת שבת (ב, ה) העוסקת ב"רוח רעה". **הרמב"ם** בפירושו למשנה שם מסביר: "רוח רעה קורין לכל מיני 'אלמאלנכ'וליאת', ויש מהן מין שהחולה בורח ויוצא מגדרו כשרואה אור או כשהוא נמצא בין בני אדם, וימצא נחת רוח ותשקוט נפשו בחושך ובבדידות ובמקומות השוממין, וזה מצוי הרבה בבעלי המרה... וזה החולה הוא חולה שיש בו סכנה, ובתנאי שאי אפשר להעבירו למקום אחר ולא להסתיר את האור ממנו". עוד כתב בפירושו למסכת אבות (ב, יד): "והוא ממחלות המרה השחורה גורם לאדם לתעב ראיית מינו ולשנאותו, ונינוחת רוחו בבדידות, ובשכינת המדברות והיערים ומקומות השוממין". **הרב אברהם דב לוין** במאמרו "מחלות השוטה והשטות בהלכה" (**הלכה ורפואה**, ד, עמודים 258–264) אף סבור שהיוצא יחידי הלילה והלן בבית הקברות הן תופעות של מי שחולה במרה שחורה.

האם החולה במרה שחורה הוא שוטה? בדבר זה נחלקו רבים, והסיבה למחלוקת זו נעוצה בעיקר בכך שישנו מנעד רחב שבו מחלה זו באה לידי ביטוי – יש שהביטוי קיצוני ויש שהביטוי יחסית מתון. **בשו"ת עטרת חכמים** (אבהע"ז, יז) מביע עניין זה: "ומה שרצה כבוד מעלתו להמציא שאם השטות מצד חולה מרה השחורה שאנו קורין מלאנקאלי אינו בכלל שוטה, לא מחוור, דתחת שם מלאנקאלי הוא גם משוגעים גמורים כידוע לאשר יש לו ידיעה קצת בהספרים מחוברים בזה... וממילא אם הגיע האדם בעל מלאנקאלי להתמיד שטות בדבר שמורה על טירוף הדעת בוודאי הוא מכלל השוטים לשיטת הרמב"ם, וכל עוד שלא יצא אל פועל כזה רק שמתבודד מחברת אנשים וחושק לישב יחידי ובחושך אינו בשם שוטה".

אף **בשו"ת בית אפרים** (אבהע"ז, פט) מצאנו חילוק בין סוגים שונים של מרה שחורה, **ובאנציקלופדיה הלכתית רפואית** (ז, עמוד 563) תמך בהבחנה זו: "ויש מי שהבדיל בין צורות שונות של דיכאון – יש שדינו כשוטה גמור, ויש שאין זה אלא פחד. ומבחינה רפואית הצדק עמו בהבחנה זו בין דיכאון נוירותי או תגובתי, לבין דיכאון פסיכותי או אנדוגני".

כאמור, מטעם זה מצאנו באחרונים שיטות שונות. בתשובת **הרב יהושע העשיל** (סימן לב בספר **אור הישר**) כתב: "ואי משום שהיה אומר שמוכרח להרחיק נדוד מחמת פחד ומרה שחורה... משום זה אין לו דין שוטה; אדרבה, אי עשה איזה שטות ויכולין לתלות שעשה זה מחמת פחד ומרה שחורה לאו שוטה הוא... שזה הוא חולי מחמת טבע... ואין זה לא שיגעון ולא מחמת שטות, ומה שקורין הרופאים מלאנקוליאה קורין העולם מרה שחורה, ואין בזה המין שום שוטה, רק הם עצבים מובדלים מבני אדם מחמת עצבות וכדומה לזה, אבל יש להם דעת בכל מילי". אף **בשו"ת מהרי"מ מבריסק** (סימן ל) כתב: "בנידון שלפנינו שאינו עושה מעשה שטות בידיים, רק יש לו חולי עצבות והוא מובדל בעת שבא עליו העצבות משאר בני אדם, אף לפעמים מדבר קצת איזה דברים שלא כהוגן מחמת זה החולי, לא מיחשב זה לשוטה". וכן משמע שסובר **בשו"ת בית יצחק** (אבהע"ז, ב, ב).

לעומתם, **המהרי"א הלוי** בתשובה (א, קלה) קובע כי חולי מרה שחורה הם שוטים (לכל הפחות לעניין שהם שוטים בו). וזו לשון **התפארת יעקב** למסכת גיטין (מד, ב): "ומעתה לא טוב עושין הרבנים המסדרין גיטין לבעלי מרה שחורה הניכר שגעונם לעין כל, ומחמת זה חפצים ממנו שיגרש, ובהא פשיטא דלא מהני שום בדיקה, ואפילו ישיב על כל דבר הן הן לאו לאו לא מהני... ונראה לעין כל שגעונו כאשר ראיתי אני בעצמי מכמה וכמה אנשים כאלו אשר היו מדברים הרבה דברים בדעת גמורה אך כל עניינם בכלל היה מטורף ובשיגעון ינהגו, ולדעתי אין תרופה לזה...". גם **בשו"ת חלקת יואב** (א, כ) כתב שחולי מרה שחורה הם בכלל השוטים, וכן נראה **משו"ת מלבושי יום טוב** (שם).

אף **בשדי חמד** (מערכת אישות, סימן ב) כתב: "ובנידון דידן שכמה וכמה מיני שגעונות היא עושה... אין שום ספק דאף אם נימא דמחמת חולי המרה שחורה נמשך כל זה, מכל מקום הרי היא חשובה כשוטה גמורה דעלמא". וכן בספר **אור הישרים** (סימן כו) כתב: "ולעניין דינא בהני בעלי מרה שחורה דהוא גם כן עניין רוח רעה... נראה לעניות דעתי דחשיבי שוטים גמורים לכל דבריהם כיון דעושים מעשה שטות בפועל בדבר שיוצא מהיקש גדר אנושי...".

בחזון יחזקאל (שו"ת, אבהע"ז, ח) דן בגדרם של חולי מרה שחורה, ותולה את הדבר בשתי הלשונות ברש"י לעניין גנדריפס, ראו שם, ולמעשה סבר שאכן הם בכלל השוטים, וזהו "היוצא יחידי בלילה", אלא שהביא בשם **ר' חיים מבריסק** שיציאה בלילה איננה אלא סימפטום המסמל את המחלה, אך ודאי שהמחלה עצמה יכולה להתבטא בשלל דרכים. למרות הנ"ל, סובר החזון יחזקאל שיש לחלק בין חולי מרה שחורה שעושים מעשי שטות בפועל, לבין אלו שאינם עושים מעשים בפועל: "אך אולי בנידון דידן שאינו עושה מעשה שטות בפועל רק שנפשו עגומה עליו ורוחו עצובה, אינו כמו היוצא יחידי בלילה והלן בבית הקברות שעושה מעשים תעתועים בפועל, ואולי באופן כזה גם הרמב"ם סובר שדינו כפיקח, שכל זמן שאינו עושה מעשה שטות בפועל אין לנו הוכחה שדעתו מטורפת, אך בגלל רפיון גוו וחולשת עצביו כשאין לו כח גברא נפלה רוחו עליו ואין דעתו מבולבלת. ובנידון דידן בהתברר בחקירה ודרישה מן הרופא שלא עשה מעשה שטות בפועל אין לדונו כשוטה".

וכך סיכם יפה את הדברים **הערוך השולחן** (אבהע"ז, קכא, יג): "בעלי המרה השחורה שאין עושין כלום דברים של שיגעון, רק יושבין בעצבות, ורחוקים מחבורת אנשים, ואין מבקשין לאכול, וכשנותנים להם לאכול אוכלין ואין מתחילין לדבר, וכששואלין אותן עונין מעט דברים,

הרופא המטפל[6]. על כן, אם הרופא המטפל סבור שאין מקום בשלב זה לחולה להשתדל להגיע לבית הכנסת, הרי הוא כחולה שאין בו סכנה ופטור מתפילה בציבור[7]. ומכל מקום, אם יכול להתפלל בביתו בזמן שהציבור מתפללים – עדיף שיעשה כן.

ואין מדברים דברים של שיגעון – יש להתיישב אם דינם כשוטה אם לאו, ולפי הסברא אין בזה סימני שטות אלא מחלת העצבות בלבד, ותלוי בראיית עיני הבית דין להבין דרכו ועלילותיו". אף **באנציקלופדיה רפואית הלכתית** (ז, עמודים 548-548) השווה בין מרה שחורה לרוח רעה, רוח קצרית ורוח תזזית, וסיכם את הדברים בדומה לדברי הערוך השולחן: "רוב הצורות רוח רעה מהוות סכנה, ויש שאינן מסוכנות". וראו דברי **הרב יצחק אושינסקי** במאמרו (**כנס הדיינים – תשע"ד**, "דיני שוטה המגרש", עמודים 287-320).

6 יש לציין כי ערכנו בירור עם אנשי מקצוע רבים בתחום בריאות הנפש בעניין זה, וכולם הסכימו כי אכן פסיקה זו היא תלוית־מקרה, ועל כן נושא זה הוא מן הנושאים שבהם חשוב מאוד שיתוף הפעולה בין הרב הפוסק למטפל. בשלבים מתקדמים יותר של הטיפול, סביר להניח שהמטפל יחשוב שהדרך הטובה ביותר לעזור לחולה היא לחשוף אותו בהדרגתיות הולכת וגוברת להתכנסויות חברתיות. על כן, אם הפוסק יאמר לחולה כי הוא יכול לפטור את עצמו מתפילה במניין, ייתכן שהוא יעכב – ללא כוונה – את תהליך הבראתו (חיוב התפילה במניין יכול להוות משענת חשובה להבראת החולה במקרה כזה), ויכול להיות שהמטופל אף ימאן לשמוע בקול המטפל בעקבות פסיקה כזו. על כן, רק אם המטפל סבור שבשלב זה אין תועלת בהליכה לבית הכנסת, כגון שמדובר בתחילת הטיפול, או כשחלה נסיגה, וטוב יותר לתהליך הבראתו שלא יכניס עצמו למצבים אלה, גם הרב יכול להורות כפי הדין שמתבאר בסעיף זה.

7 נברר בקצרה את יסוד דין תפילה בציבור, אם חיוב גמור הוא אם לאו. במסכת ברכות (ו, א) מצאנו בשם אבא בנימין שאין תפילתו של אדם נשמעת אלא בבית הכנסת, אך לכאורה דבריו אמורים גם במתפלל ביחיד. עוד מצאנו שם (ח, א) כמה מימרות בשם ריש לקיש ועוד אמוראים שיש להתפלל בבית הכנסת. וכן מצאנו שם בשם רבי יוחנן ועוד, שהשעה שהציבור מתפללים בה היא שעת רצון, אך לכאורה אינו חייב להתפלל עמהם באותו מקום אלא רק באותה שעה. אם כן, לא מצאנו בגמרא שיאמרו מפורשות שיש מצווה בתפילה בציבור (אף שקל וחומר הוא מכל הנ"ל). עוד אמר רבי יוחנן בגמרא שם (כח, ב) שהעומד בבית הכנסת לא יקדים תפילתו לתפילת הציבור, ורבי יהושע בן לוי (שם מז, ב) אמר שלעולם ירוץ אדם לבית הכנסת להימנות עם עשרה ראשונים, וכל הדברים הללו הביא **הטור** (או"ח, צ), והוסיף שם: "לכן צריך להשתדל בכל כוחו להתפלל עם הציבור". וכן פסק **השולחן ערוך** (אוח, צ, ט): "ישתדל אדם להתפלל בבית הכנסת עם הציבור", ומדבריהם משמע שאין זו חובה ממש.

אולם יש לעיין בזה, שהרי מובא במסכת ברכות (מז, ב) וגיטין (לח, ב) שרבי אלעזר שחרר עבדו על מנת שישלים לעשרה, ובגמרא שם אמרו שזו מצווה, ואם כן לכאורה ברור שתפילה בציבור היא מצווה גמורה, על כל פנים מדרבנן. אולם, **רש"י** במסכת ברכות שם (ד"ה "מצווה דרבים") כתב: "להוציא רבים ידי חובתם בקדושה", וגם **תוספות הרא"ש** (שם) כתב: "דאלים עשה דרבים, דכתיב: 'ונקדשתי בתוך בני ישראל', דהיינו עשה דמקדשין את השם ברבים בעשרה", וכן משמע מדברי **הרמב"ן** למסכת גיטין (שם), ואם כן מה שאמרו שם שהיא מצווה, כוונתם שיש מצווה לומר דברים שבקדושה, וכגון שלא היה עשרה ללא העבד, שהעבד מכשיר את הציבור לאמירת דברים שבקדושה, ולא משום מצוות תפילה בציבור, וכן משמע מדברי **הריב"ש** בתשובה (סימן תקיח).

ז. אדם הסובל מדיכאון קליני (Major Depressive Disorder) וקשה לו לקום מהמיטה להתלבש לתפילה, והרופא המטפל סבור שבשלב זה אין מקום לחולה להתאמץ דווקא בעניין זה[8], יכול להתפלל כשהוא לבוש בבגדים שישן בהם (פיג'מה)[9].

האחרונים נחלקו בדין זה. **בשו"ת חתם סופר** (ו, פו) כתב כדבר פשוט שתפילה בציבור היא מצווה דרבנן, וכן נראית דעת **רבי עקיבא איגר** בתשובה (מהדורא קמא, סימן יג), וכן **בשו"ת משנה הלכות** (יא, סו-סז) כתב שוודאי שיש בזה מצווה וגם יש בזה עניינים גדולים בתורת הסוד, וכן מסקנת **התורת חיים** (צ, יד) היא שזו מצווה דרבנן, וכן העלה למסקנה **בשו"ת מנחת יצחק** (ז, ו). ובשו"ת **ארץ צבי** (פרומר, סימן כב) נתן אף טעם לדבר, שיש בכך כדי להגביר את הכוונה, שהיא מעצמה של התפילה (ראו שם). בדומה לכך כתב **בשו"ת אגרות משה** בשני מקומות (או"ח ב, כז; או"ח ג, ז), וכן משמע דעת **המשנה ברורה** (צ, סק כז-כח).

אולם, על אף חֶבֶל אחרונים זה הסובר שהיא מצווה דרבנן גמורה, מצאנו אחרונים רבים שאינם סוברים כן, ורבים מהם מצטטים את דברי **המהרי"ל** (מנהגים, הלכות עירובי חצרות, אות ז): "אין מניחין עירוב תחומין רק לסמוך עליו לילך לדבר מצווה כגון לבית האבל או לבית המשתה. אמר מהר"י סג"ל דלא ראה בשום פוסק שמותר לערב תחומין לילך לבית הכנסת כדי להתפלל בעשרה, רק בסמ"ק ובספר אגודה. אמר ליה הרב רבי איקא: ולא יהא פחות מבית המשתה? אמר ליה הרב: להתפלל בעשרה אינה כל כך מצווה דיכול לכוון תפלתו בביתו, דלא אשכחן אשר הצריכו חכמים להתפלל בעשרה. אבל בית המשתה מצווה הוא, ודוקא סעודת נישואין ולא סעודת הרשות". גם **החוות יאיר** בתשובה (סימן קטו) כתב שאף שוודאי אין למעט בחשיבות תפילה בציבור, מכל מקום אין היא "רמיא עליה", ואינה מצווה "כולי האי". כך דעתו אף **בשו"ת יד אליהו** (סימן ז) שתפילה בציבור היא מידת חסידות בעלמא, וכן כתב **הרב חיים דוד הלוי בשו"ת מים חיים** (ג, ב) שאין חיוב בתפילה בציבור ולכל היותר היא מצווה, וכן פסק **בשו"ת אור לציון** בכמה מקומות (ב, הערות, פרק ו, הלכות קריאת שמע, אות ה; שם פרק טו, אות ב; שם פרק ז, הלכות תפילה, אות ח), שאין תפילה בציבור חיוב ממש.

על כן, לסוברים שאין חיוב ממש, ודאי שהסובל מבעת חוצות (=אגורפוביה, Agoraphobia) עד כדי כך שמבחינה תפקודית דינו לכל הפחות כחולה שאין בו סכנה (לבירור גדרי החולי ראו בפרק "גדרי חיוב ופטור במצוות לחולים במחלות נפש"), פטור מתפילה בציבור. אולם, גם לסוברים שיש חיוב דרבנן, הרי לחולה שאין בו סכנה התירו גם ביטול עשה מן התורה כשהדבר מהווה מכשול לרפואתו, וקל וחומר כשהעשה אינו אלא מדרבנן. מכל מקום, אם יכול להתפלל בביתו בזמן שהציבור מתפללים – מה טוב.

8 ראו לעיל הערה 6, ואף כאן הדבר תלוי בהמלצת המטפל, וכל מקרה לגופו, כפי ששמענו מאנשי מקצוע בתחום בריאות הנפש. לדוגמה, אם המטופל חש קושי רב וכישלון, או נוטה לפרפקציוניזם, בבחינת "הכול או לא כלום", ומצפה מעצמו להתקלח, להתלבש ולסדר את הבית לפני כל תפילה, למשל, ובמציאות התנהגות כזו גורמת לו שלא להתפלל או להתפלל פחות – ניתן להמליץ על תפילה בפיג'מה. לעומת זה, במצבי דיכאון, ייתכן שהמטפל ירצה לעודד את המטופל לקום ולהתלבש כחלק מההתמודדות עם ההפרעה. כל זה אמור לגבי הצורך הטיפולי בדבר, ולגבי ההיתר ההלכתי – ראו בהערה הבאה.

9 אומנם **בחיי אדם** (כלל כב, סעיף ח) כתב שאין לעשות כן, וגם **במשנה ברורה** (או"ח, צא, ס"ק יא-יב) כתב כדבריו, אך **הרמב"ם** בהלכות תפילה (ה, א) כתב שתיקון המלבושים הוא מהדברים שאין צורך להקפיד עליהם בשעת הדחק, וראו **בשו"ת ישכיל עבדי** (ח, השמטות, או"ח, ב) שנשאל

ח. הסובל מהפרעת חרדה מוכללת (Generalized Anxiety Disorder), והצורך בכוונה שלמה בתפילה גורם לו לחרדה זו, אך תפקודו הרגיל אינו נפגע משמעותית בעקבותיה – ינסה להתפלל לפחות תפילה אחת בשבוע בכוונה, ובשאר התפילות יתפלל באופן פשוט על ידי אמירת המילים ותו לא[10]. אולם, אם תפקודו הרגיל נפגע בעקבות חרדה זו, הרי מעיקר הדין הוא פטור מן התפילה כשזו מהווה מכשול לרפואתו השלמה. וכן מי שיכול להתפלל אלא שהקפדה על זמן התפילה גורמת לו חרדה זו עד כדי פגיעה בתפקודו הרגיל, אינו חייב להקפיד על זמנה[11].

ט. הסובל מדיכאון קליני (Major Depressive Disorder) עד כדי פגיעה בתפקודו הרגיל, אך מחלתו לא הגיעה לחומרה כזו שדינו שאינו חייב במצוות כלל, חייב בתפילה כל עוד היא אינה מהווה מכשול לרפואתו השלמה, וכן ראוי לאדם זה להשתדל ולקיים חובת תפילה בציבור וחובת תפילה בזמנה (וראו בהערה לגבי המקרים היוצאים מכלל זה)[12].

על אודות חולה המתפלל בפיג'מה, וכתב: "ובאשר נסתפק... אם מותר לקרות קריאת שמע כשהוא לבוש עדיין בפיג'מא... כגון חולה ששכב במיטה עם מלבוש זה... האמת יורה דרכו, דכל זה, נאמר לגבי האיש הבריא, ומתפלל עם הציבור בבית הכנסת... אבל בחולה... הרי מצינו שהקלו בחולה שאינו יכול לעמוד שיתפלל אפילו שוכב על צידו... ובכן יש לומר דהוא הדין בבגדים, שאין מחייבים אותו להיות מצויין בבגדיו כל כך... וכל שכן בלבוש בפיג'מא שכבר מכוסה כל גופו, והוא חולה שאינו יכול להתהדר בלבושיו, שהוא שוכב במיטה, דאפילו לכתחילה יש להקל".

10 מי שיש לו "צער קצת" הרי הוא חייב בכל המצוות כבר־חיוב רגיל, (לבירור גדר זה ראו בפרק ב ["גדרי חיוב ופטור במצוות לסובלים ממחלות נפש"], סעיף יא). אולם, מצאנו **שהחזון איש** באיגרותיו (**גנזים ושו"ת**, חלק א, עמוד נ) כתב: "מכתבך הגיעני, כשם שמיעוטן יפה, כך רובן קשה, ומתיחות יתירה אינה מן המידה, ולכן עצתי כי רק פעם בשבוע הינך רשאי לעבוד עבודה שבלב זו תפילה בהשתפכות הנפש, ושארי התפילות לערך אמצעי, ומכל מקום לא למהר ולעשות כתפילת קבע... ואני מציע תפילת המנחה של ערב שבת קודש... וטוב להתפלל ביחידות כדי שתהא הכוונה יותר רצויה". כמובן ששיעור זה, פעם בשבוע, אינו אלא עצה (כפי שמוכח מלשונו), והכול לפי העניין ולפי האדם.

11 גדר זה הוא גדרו של "מצטער", שהוא כחולה שאין בו סכנה כמבואר בפרק ב ("גדרי חיוב ופטור במצוות לסובלים ממחלות נפש"), סעיף יא. אם כן, אפילו אם נפסוק כדעת **הרמב"ם** בהלכות תפילה (א, א) שתפילה היא מצוות עשה, מכל מקום, על מנת להתרפא מחוליו מותר לחולה שאין בו סכנה לבטל מצוות עשה.

12 הסובל מדיכאון קליני שדינו לכל הפחות בגדר חולה שאין בו סכנה (וגדר זה מבואר בפרק ב ["גדרי חיוב ופטור במצוות לסובלים ממחלות נפש"], סעיף יא), והקימה וההליכה לתפילה מהוות מכשול לרפואתו השלמה – פטור מהן, וקל וחומר לתפילה בציבור ותפילה בזמנה, שהן מדרבנן אף לסוברים שעיקר חיוב תפילה הוא מן התורה. אולם, פעמים רבות המצב הפוך, ומי שסובל מדיכאון קליני זקוק ליצירת שגרה ולקביעת מטרות שעבורן הוא צריך לקום בבוקר, ועל כן דווקא השארת חובת התפילה על כנה יכולה לסייע ביד אדם זה להתרפא ממצבו. עוד יש לדעת כי לפעמים במקרים קשים יותר, מי שסובל מדיכאון ברמה הנ"ל יכול להיות כאנוס לעניין תפילה,

י. הסובל מדיכאון קליני (Major Depressive Disorder) יאמר "מודה אני" בבוקר, אף אם אינו מרגיש שיש לו על מה להודות[13].

יא. יש אומרים שהסובלים מבעיות קשב וריכוז (Attention Deficit Hyperactivity Disorder), לא ישתמשו במשחקים שונים על מנת לעזור לכוון את דעתם בתפילה, ועדיף שיכוונו מעט בתחילת תפילת העמידה ואת שאר התפילה יאמרו במרוצה. ויש אומרים שאם הדבר מועיל להם לכוונה בתפילה יכולים לעסוק בכך, אך ישבו במקום שהמשחק שבידם לא ישפיע על האווירה בבית הכנסת[14].

שכן אין לו הכוח והיכולת לקום ולהתפלל כלל, והנחת חובה זו לרגליו יכולה להוסיף לדיכאון שממנו הוא סובל (כיוון שהאדם ירגיש רגשות אשמה ודיכאון על שאינו מקיים את חובותיו בין אדם למקום). על כן, חשוב להודיע לאדם כזה כי עד אשר יגיע לאיזון בהדרכת המטפל, פטור הוא מחובה זו, בבחינת "חלל עליו שבת אחת כדי שישמור שבתות הרבה", ולכשיתייצב מצבו יוכל לחזור ולהתפלל כראוי. וקל וחומר לסובל מדיכאון קליני בעלי מאפיינים פסיכוטיים, שדינו כמי שאינו בר־דעת, ופטור מן המצוות.

13 בתהלים (קא, ז) נאמר: "דובר שקרים לא יִכּוֹן לנגד עיני", ובמסכת סוטה (מב, א) למדו מפסוק זה שאין כת שקרים מקבלת פני שכינה. והנה, אף שדברים אלו דברי אגדה ומוסר הם, מכל מקום מצאנו בפוסקים שהביאו עניין זה אף להלכה למעשה. לדוגמה, **רש"י בפרשת מצורע** (ויקרא יד, לה), בעניין ראיית הכהן את הנגע, כתב: "כנגע נראה לי בבית – אפילו תלמיד חכם שיודע שהוא נגע ודאי לא יפסוק דבר ברור לומר נגע נראה לי, אלא כנגע נראה לי", **והמהר"ל בגור אריה** (שם) כתב שהטעם הוא משום "דובר שקרים". וכן מצאנו במסכת בבא בתרא (פב, א) לעניין אמירת וידוי ביכורים על פירות שספק אם ביכורים הן, שהגמרא אומרת שאין לומר וידוי במקום ספק, וגם שם ביאר **הרשב"ם** שדין זה הוא משום "דובר שקרים". וכן ראו **בספר חסידים** (סימן רנ) בעניין הפיוטים, **ובערוך השולחן** (או"ח, ח, א) לעניין מי שקורא קריאת שמע ללא לבישת ציצית ותפילין, **ובשו"ת בית הלל** (סימן כא) לעניין סומא שלא יברך "פוקח עורים", **ובמור וקציעה** (סימן תיט) לעניין ברכת המזון, **ובלבוש** (יו"ד, שלא, קמו) לעניין וידוי מעשרות ועוד ועוד. ולפי כל זה, לכאורה אין לאדם לומר "מודה אני" אם שקר בפיו.

אף על פי כן, על פי עצתם של אנשי מקצוע בתחום בריאות הנפש שעמם התייעצנו, לצורך רפואתו של אדם זה יש להרגילו דווקא לראות את הטוב, ולהודות על הטובה שקיימת בחייו, אף אם קשה לו לראות זאת לעיתים, ועל כן לא יימנע מלומר תפילה זו בכל בוקר. אלא אדרבה, יאמר אותה וירגיל את עצמו לראות את הטוב שקיים, ובכך ייתכן שיש בתפילה זו גם סיוע לאדם זה לצאת מן המצר הכואב שבו הוא שרוי.

14 בספר **וּוי העמודים וחשוקיהם** (מד, מעשה חושב, שאלה ב) פסק כן לעניין שימוש במשחק הנקרא "ספינר", שאין להשתמש בו על מנת לעזור לכוון את הדעת, כיוון שיש בכך ביזיון לעמוד לפני הקדוש ברוך הוא ולהתפלל תוך כדי שימוש במשחק, ועדיף שלא להתפלל מאשר להתפלל כך. על כן, כתבנו שעדיף לכוון מעט בתחילת תפילת העמידה, ולהתפלל במהירות (כפי שנוהגים אלו שיש להם בעיות קשב וריכוז). אולם **הרב צבי (הרשל) שכטר אמר לנו בשיחה** שניתן להתיר לילד כזה לבוא לתפילה עם המשחק שעוזר לו בריכוז, ובלבד שלא ישב בבית הכנסת במקום שיפריע לאווירת התפילה. וכן שמענו **מהרב מרדכי ווילִיג**, שיש להתיר כל עוד אינו מפריע לשאר המתפללים.

יב. יש אומרים שכוהן שאינו נשוי הסובל מדיכאון לא יישא את כפיו, ויש חולקים[15].

דינם של הסובלים משִׁטָּיוֹן (=דמנציה) בבית הכנסת

יג. חולה שִׁטָּיוֹן (=דמנציה, Dementia) שמגיע לבית הכנסת אך אינו מסוגל לשלוט בעצמו, ובמעשיו הוא מפריע למתפללים ולתפילה, יש לציבור לנסות כמיטב יכולתם לשלב אותו בתפילת הציבור[16]. אולם, אם חולה זה מפריע מאוד לציבור

15 הקשר בין ברכת כוהנים לשמחה מוזכר בספר **שבלי הלקט** (סימן כג): "מצאתי בשם רבינו יצחק ברבי יהודה זצ"ל: וששאלתם למה נהגו כהנים שאירע להם דבר בקרובים ושינו את מקומן שלא לשאת את כפיהן כל זמן שאין יושבין במקומן. על דבר זה לא מצא רבינו סמך בהדיא, ואמר: לא על חינם נהגו כן... ואמר: כמדומה לי שעל דבר זה נהגו שכל מי שעומד לברך ראוי לו שיהא שרוי בשמחה ובטוב לבב... לכן נראה שזה שדואג על מתו ויושב שלא במקומו אינו מברך בשמחה. והטעם הזה יש לומר כמו כן על הפנוי שאינו עולה על הדוכן, שכל השרוי בלא אשה שרוי בלא טובה ובלא שמחה". המנהג שהכוהנים אינם נושאים את כפיהם בשעת אבלותם מובא גם **במרדכי** למסכת מגילה (רמז תתיז), וגם **בתוספות** למסכת נזיר (מח, א, ד"ה "או אינו") מוזכר הקשר בין עבודת המקדש לשמחה. לגבי כוהן אבל, נפסק **בשולחן ערוך** (או"ח, קכח, מג) שלא יישא את כפיו תוך שבעה, ונחלקו הרמ"א והשולחן ערוך בדינו לאחר השבעה. לאחר מכן (שם, מד) פוסק השולחן ערוך שאף כוהן רווק נושא את כפיו, והרמ"א כותב שאין מוחים ביד אלו שאינם נושאים את כפיהם, ומוסיף שעל פי טעם השמחה נהגו שאין הכוהנים נושאים את כפיהם כל השנה מלבד בימים טובים, שרק אז שרויים בשמחת יום טוב.

והנה, כתב **בשו"ת אור לציון** (ב, ח, ח): "בחור שאינו נשוי נושא כפיו, ומכל מקום אם הוא שרוי בעצבות טוב שלא ישא כפיו עד שישא אישה", ובהערותיו שם הסביר שבמקרה כזה יש להכריע כדעת המרדכי. אך **בשו"ת יביע אומר** (ט, או"ח, קח, סז) השיג על דבריו וכתב שאין זה עיקר הדין, והוסיף: "ולכן מה שכתב המחבר אור לציון שאם הוא שרוי בעצבות לא ישא כפיו, אינו נכון כלל, דאיבעי ליה ליתובי דעתיה, ולעשות מצות ה' בשמחה, דקיימא לן כל כהן המברך מתברך, וכל כהן שאינו מברך אינו מתברך". וכן הביא דבריו **בילקוט יוסף** (תפילה, סימן קכח, סעיף יט).

16 מלבד חובתו של כל אדם להשתדל ולהתפלל בציבור על מנת לזכות במעלה זו ובחלקי התפילה שניתנים לאמירה אך ורק בציבור (ראו **שולחן ערוך** [או"ח, צ, ט]), מוטלת חובה על כל אדם שלא להלבין פני חברו (ראו חומרת האיסור במסכת בבא מציעא [נח, ב]). ובספר **אמירה לנכרי** (עמודים קנא-קנג) הביא כעין ראיה לדבר מדברי המהרש"א על הסוגיה במסכת סנהדרין (יא, א). כמו כן, יש חובה מוסרית לסייע ביד אלה הסובלים ממוגבלויות רפואיות להמשיך ולהיות חלק מהקהילה, ומה עוד שבמיוחד במקרים כאלו של דמנציה ישנה הרגשה מצד החולה של ניתוק מסביבתו, כך שקיום שגרה חברתית תומכת יכולה לסייע בקיום בריאותו, ואילו ניתוק משגרה זו יכול להביא לידי החרפת מצבו.

זאת ועוד: לפי מחקרים בעשרים השנים האחרונות, השהייה במסגרות חברתיות מעכבת את התקדמות המחלה, על פי ההנחה שלמוח ישנה "עתודה קוגנטיבית" (brain reserve; cognitive reserve) הנאבקת בהתדרדרותו. כלומר, חוזקו של המוח ישפיע על יכולתו להיאבק בהתקדמות

להתפלל ולא ניתן לשלבו, הרשות ביד הציבור לבקש ממנו או ממי שמטפל בו שלא יבוא להתפלל עמהם[17].

יד. חולה שִׁטָּיוֹן (=דמנציה, Dementia) כוהן המגיע לבית הכנסת ועולה לדוכן אבל שוכח לחלוץ את נעליו – אם ניתן להעיר לו על כך ללא שיביישו אותו, ויש בכך תועלת (כלומר, הוא מבין וזה אינו מבלבל אותו) – יעירו לו. ואם אין אפשרות כזו, לא ימנעו ממנו מלעלות לדוכן[18], אך עדיף לדאוג שלא יעלה לדוכן עצמו אלא יעמוד בקרקע ליד הדוכן[19], או לחלופין ינעל נעליים מבד או גומי שאין בהם שרוכים לקשירה ואין יוצאים בהם החוצה על פי רוב (כגון נעלי בית)[20].

דינם של הנמצאים על הספקטרום האוטיסטי בבית הכנסת

טו. נער בגיל מצוות אשר נמצא על הספקטרום האוטיסטי (Autism Spectrum Disorder) יכול להיות שליח ציבור, להתעטר בתפילין (אם ביכולתו לשמור על

המחלה, וחוזק זה נקבע על ידי כמה פרמטרים, וביניהם גם ההשתלבות והפעילות החברתית של החולה. מכל הטעמים הללו חשוב ביותר לנסות ולשלב חולים אלו בקרב הקהילה, ככל שמתאפשר.

17 **בשו"ת חתם סופר** (יו"ד, ז) כתב שאם יש אדם שחוליו משפיע על תפקודו כך שהדבר מפריע למתפללים, יש רשות לומר לו שלא יבוא לבית הכנסת (וראו בספר **אמירה לנכרי** [שם] שדן בדברי החתם סופר הללו). מלבד ההפרעה למתפללים, יש אף לדון מצד קדושת בית הכנסת (ראו **שולחן ערוך** [או"ח, קנא]), והאיסור לנהוג בו בקלות ראש ובדרכים שיש בהם ביזיון. אך **בשו"ת אגרות משה** (או"ח א, מה) התיר לעיוור להיכנס עם כלב נחייה לבית הכנסת: "ואין לנו שעת הדחק גדול מזה שאם לא נתירנו יתבטל כל ימיו מתפילה בציבור וקריאת התורה וקריאת המגילה בציבור וגם יש ימים שהעוגמת נפש גדולה מאוד כגון בימים נוראים וכהאי גוונא שרבים מתאספים... שלכן ראיה גדולה שיש להתיר להסומא שהכלב שמוליכו צריך להיות אצלו תמיד, ליכנס לבית הכנסת להתפלל ולשמוע קריאת התורה וכדומה. אך טוב שישב סמוך להפתח שלא לבלבל את הציבור". דברים אלו יפים אף לנידוננו, כמובן, אך כאמור יש לדון גם מצד ההפרעה למתפללים, ומה עוד שבשו"ת **חלקת יעקב** (או"ח, לד) חלק על האגרות משה ואסר להביא כלב נחייה לבית הכנסת, ועל כן יש לשקול בכל מקרה לגופו עד כמה גדולה ההפרעה ועד כמה גדול הצורך להביא חולה זה לבית הכנסת. וכעין זה כתב בספר **אמירה לנכרי** (שם). וכן שמענו **מהרב מרדכי וויליג** שיש לעודד את החולה באלצהיימר להגיע לבית הכנסת, ואף ללמד את הציבור להכיל את המתמודד עם מחלה זו, אך אם ההפרעה למתפללים היא קשה מנשוא אין לו להגיע.

עוד יש להעיר שיש גם לחשוש לכבודו של החולה, שלא יבזה עצמו בפני הציבור, ועל כן טוב למנוע מהחולה להגיע לבית הכנסת אם התוצאה היא שהוא מתבזה בפני אחרים.

18 כך פסק **בווי העמודים וחשוקיהם** (ט, מעשה חושב, שאלה יז).

19 על פי המבואר **בשו"ת תעלומות לב** (ג, ליקוטים, טו), **כף החיים** (או"ח, קכח, ס"ק קכ), **שו"ת יחוה דעת** (ב, יג), **שו"ת ציץ אליעזר** (יד, יא; כ, כו), וראו בתשובות אלו מקורות נוספים.

20 על פי המבואר **במשנה ברורה** (או"ח, קכח, ס"ק יז) **ובכף החיים** (או"ח, קכח, ס"ק כט).

גוף נקי בעת לבישתם) ולהתעטף בציצית, לעלות לתורה ולברך ברכת כוהנים, אלא אם אין ביכולתו לבטא את המילים כראוי או שהוא סובל ממוגבלות שכלית־התפתחותית חמורה עד שאינו יכול להבין שיש בורא לעולם ושהוא חייב במצוות שהקדוש ברוך הוא ציווהו (ויש שנתנו גדרים אחרים, כמבואר בהערה)[21].

טז. נער אשר נמצא על הספקטרום האוטיסטי (Autism Spectrum Disorder) והוא סובל ממוגבלות שכלית־התפתחותית ברמה חמורה שהוגדרה בסעיף הקודם – למרות שאינו חייב במצוות, מכל מקום מצווה על הוריו (וגם על הקהילה הרחבה) לייצר לו חיים שיש בהם אהבה וחיבה לתורה ומצוות[22]. נער זה, בהגיעו לגיל מצוות, אם משפחתו רוצה לחגוג עבורו בר־מצווה, אף שאין הוא עומד בתנאים המבוארים בסעיף הקודם, ניתן להוסיף עבורו עלייה לתורה מלבד שבעת הקרואים והמפטיר, ויחזרו ויקראו את הפסוקים שקרא, וכל זה בתנאי שמסוגל לברך את ברכות התורה[23]. מלבד זאת, יש לעשות כל שניתן כדי לעצב עבורו חוויה טקסית משמעותית בגבולות ההלכה, כגון פתיחת הארון, גלילת ספר התורה, שירת אנעים זמירות, וכדומה.

21 ראו בפרק א ("השוטה והשטות בהלכה"), סעיף יג, לעניין הגדרת פתי הפטור ממצוות, ובעיקר דברי **הרב שלמה זלמן אויערבאך** ו**הרב משה פינשטיין** בהערה שם. וכל שאינו בגדר זה – חייב במצוות ויכול להוציא את הרבים ידי חובתם, ובלבד שיוכל לבטא את מילות התפילה והברכות כראוי. אומנם ביארנו שם שיש אומרים שהגדר הוא חברתי, שכל שאינו עושה דברים המביישים אותו בפני אחרים אינו בגדר שוטה. ושם הבאנו את ששמענו מ**הרב מרדכי ווילּיג** שכל שיש לו דעת כילד בן שמונה יצא מכלל שוטה.

בשו"ת שערי ציון (ב, יג) כתב לעניין תפילין, שנער כזה מניח תפילין לפרק זמן קצר שיכול לשמור על גוף נקי, ושיכול לעלות לתורה אם מסוגל לברך את הברכות אף אם אינו יכול לקרוא עם הקורא מילה במילה (על פי המנהג שנהגו להקל בכך). וכעין זה כתבו **רבני בית הלל** בספר **ובית הלל אומרים** (מאמר "בר מצווה לנער עם מוגבלות שכלית־התפתחותית").

22 **שו"ת אגרות משה** (יו"ד ד, כט): "אבל למי שאין לו דעת גם בגדלותו רק כבן ארבע או חמש באופן קבוע, שלא שייך ללמוד איתו, נמי אינו פטור ממצוות מדין שוטה שלא נצטווה כלל, אלא מדין אונס. דמצד הציווי – מסתבר שהוא בכלל הציווי לחיובו, וממילא יש על הוריו למונעו מלעבור על לאוין לפי מה שבידם לעשות, אך אפשר שבאין לו דעת כלל, אפילו כפעוטות, לא שייך לומר שהוא בכלל החיוב... דזה נחשב גם כן כשוטה מאחר שאין לו דעת כלל, והוא עוד מין שוטה. אבל כשיש לו דעת במידת פעוטות הוא ודאי חייב בכל המצוות... ולעניין כשבאים בבית הכנסת, ודאי צריכים הציבור לקבלם בסבר פנים יפות, אף את מי שאין להם דעת ללמוד עמהם. וגם לראות שיענו אמן וקדושה לומר עמהם בין בשביל עצמן – שיקיימו מה שאפשר, וגם ההליכה לבית הכנסת בעצמה הוא מצווה וישקו את ספר התורה – ובין בשביל כבוד האבות".

23 **בשו"ת אגרות משה** (יו"ד ד, מט) כתב בעניין חירש (שדינו דומה לנידוננו, וגם **בשו"ת שערי ציון** [לעיל הערה 21] השווה בין הנידונים): "אבל חרש שנחשב חרש לדינא יקבל רק עליות כשמוכרח,

דינם של הסובלים מהפרעה טורדנית־כפייתית בבית הכנסת

יז. אדם הסובל מהפרעה טורדנית כפייתית (Obsessive Compulsive Disorder), וכתוצאה מכך עולות לו מחשבות עבודה זרה בתפילתו, אין מחשבות אלו משפיעות כלל על כשרות תפילתו, ועליו לקצר בתפילתו ככל האפשר כדי לא להתייסר במחשבות אלו[24].

יח. אדם הסובל מהפרעה טורדנית כפייתית (Obsessive Compulsive Disorder), וכתוצאה מכך חושש מאוד שמא אין גופו נקי ואינו יכול להתפלל, ועל כן הוא עוסק בניקיון גופו זמן רב, או לחלופין הוא חוזר ומתפלל שוב ושוב מחמת חשש זה, יש להורות לו שינקה עצמו כדרך שנוהגים רוב העולם בלבד, ואינו צריך לחשוש שמא אינו נקי[25].

למשל, לבר מצוה שלו, לאוף־רוף שלו, וכדומה. וכמו כן במקרים רחוקים אפשר ליתן לו עלייה כדי שלא ירגיש הרגשת שפלות או מרה שחורה חס ושלום, אלא שיש ליתן עליה לחרש בשבתות שאפשר להוסיף עליות כפי שיתבאר. במקרים אלו יש להחרש להגיד הברכות ככתבנו לעיל, ולא לסמוך על מה שמסמן בידיו, גם אם מה שמדבר כמעט אינו מובן. ויש ליתן לחרש כזה עלייה רגילה ולא מפטיר כפי שיתבאר, ואם הוא כהן או לוי יש להעלותו אחרון (אחר שבעה קרואים). ואם הוא רק יכול יש לו לקרוא ביחד עם הבעל קורא, והעולה אחר החרש יקרא שוב פעם את הפסוקים שהיו נקראים בעליית החרש. ומחמת זה הכי קל הוא להעלות את החרש אחרון, ולקרוא לו את הפסוקים ששוב יקראו למפטיר. אבל לכתחילה יש להוסיף עוד עלייה לחרש אחר שסיימו לקרוא כל הפרשה, כדי שיהיו שבעה קרואים לבד מהמפטיר, לבד מהחרש, שיקראו כל הפרשה".

24 כתב **בקריינא דאיגרתא** (מהדורה חדשה, א, רפא): "שהדעת נותנת שכל אלו המחשבות הבלתי טהורות של הנדון אין בהן ממש... כי כך הוא הטבע אצל בעלי העצבים שהוא מפחד מאוד ממחשבה זו... ואסור לו להאריך בתפילתו יותר מהרגיל". וראו דיון ארוך בנושא זה הפרעה טורדנית כפייתית בהקשר הלכתי במאמרים: קריינא דאיגרתא (שם, רעח); Huppert JD, Siev J, Kushner ES. "When religion and obsessive compulsive disorder collide: treating scrupulosity in Ultra-Orthodox Jews", *Journal of Clinical Psychology* 2007:63(10): 925–941; שו"ת ניצני ארץ (ב, א); **הרב ד"ר זאב פרימר וד"ר עמיחי פלדמן** במאמרם **באסיא** (צה-צו, עמודים 86-110). כמו כן, ראו מה שכתב **פרופ' משה הלוי ספירו** על משמעותן הרוחנית־הלכתית של פעולות כאלו בספרו *Handbook of Psychotherapy and Jewish Ethics* (עמודים 34-39).

25 **בקריינא דאיגרתא** (שם, רעג-רעה) כתב: "שיקנח בחמישה או שישה ניירות ואחר כך לרחוץ בקצת מים... ואחר כך שוב לא ישגיח כלל אם נשאר נקי או לא". **ובנימוקי אורח חיים** (ג, ג) כתב: "וגם במחלת העצבים רבים מהם שקועים, אשר על ידי זה ירגישו בדמיונות יותר ויצטרכו לילך הרבה פעמים לקטנים בכל עת... מכל מקום כל ערום יעשה בדעת של תורה, ועל ידי זה שלא יחמיר לחוש לדמיונות יתחזק ויתרפא ולא יצטרך באמת כל כך לנקביו, ולא יבלבלוהו רעיוניו...", וכן הוא **במאמר יראה טהורה** (עמודים 14-15), וכן פסק **הרב שלמה אבינר** בגיליון "באהבה ובאמונה" (תשס"ח, פרשת כי תשא). וראו במאמרים שהוזכרו לעיל בהערה 24. וכעין הוראה זו שמענו בשם **הרב נחום אליעזר רבינוביץ**, על פי עדות נאמנה מתלמידיו.

יט. אדם הסובל מהפרעה טורדנית כפייתית (Obsessive Compulsive Disorder), וכתוצאה מכך מתייסר שמא לא כיוון כראוי במילים מסוימות, ובמיוחד בקריאת שמע או בתפילת עמידה, שבהן ישנה דרישה מיוחדת לכוונה – אינו צריך לחזור על מילים אלו כלל ולא לחשוש לחוסר כוונה כלל, אלא יאמר את המילים שבסידור ויסיים את תפילתו[26]. ומותר לאדם לבטל מצוות עשה של תפילה וקריאת שמע על מנת להתרפא ולבוא לידי קיום מצוות אלו כהלכתן[27].

כ. אשה הסובלת מהפרעה טורדנית כפייתית (Obsessive Compulsive Disorder), וכתוצאה מכך סובלת בתפילתה (ראו בסעיפים הקודמים דוגמאות לכך), יכולה להתפלל פעם אחת ביום בלבד (קריאת שמע ותפילת עמידה), או אף פחות מכך, ולברך ברכות התורה וברכות השחר בלבד, ואם עדיין סבלה גדול, יכולה להקל להתפלל תפילה משל עצמה בכל עת ובכל זמן[28].

דין תפילת תשלומין

כא. מי שפספס תפילה מחמת מחלה או הפרעה נפשית, אם היה חולה שדינו היה כדין שוטה – אינו משלים תפילה זו כיוון שלא היה מחויב בה באותה שעה.

26 **בקריינא דאיגרתא** (שם, רעו) כתב: "שאין צריך רק אמירת התיבות מתוך הסידור ואף אם נדמה לו שלא נתכוין ילך הלאה... ובזה מקיים מצות קריאת שמע". וכתב שם שטוב שלא להאריך בטעם ההיתר, ובמאמרם של פרימר ופלדמן (המוזכר בהערה 24) כתבו שאף מבחינה טיפולית זו עצה נכונה. וכן כתב גם **בשו"ת מנחת אשר** (ב, קלד; ג, קכח), וכן פסק **הרב שלמה אבינר** בגיליון "באהבה ובאמונה" (תשס"ח, פרשת כי תשא), וראו גם **במאמר יראה טהורה** (עמודים 3-11) בהרחבה לגבי החלקים השונים של קריאת שמע וברכה ראשונה בתפילת עמידה. ולהרחבה ראו גם בכל המקורות שבשתי ההערות הקודמות (ויש לדעת שמעיקר הדין הובא **במאמר יראה טהורה** [עמוד 20] בשם **הרב אליעזר מנחם שך** ו**הרב יוסף שלום אלישיב** שהסובלים מהפרעה זו פטורים מעיקר הדין ממצוות עשה אלו שהם חווים מניעה לקיימן בצורה פשוטה). וכן כתב לנו **הרב יצחק זילברשטיין** בתשובה לשאלתנו. וכעין הוראה זו שמענו בשם **הרב נחום אליעזר רבינוביץ**, על פי עדות נאמנה מתלמידיו.

27 **שו"ת מנחת אשר** (שם), וראו בפרק ב ("גדרי חיוב ופטור במצוות לסובלים ממחלות נפש"), סעיף יב והערה 29, וכן סעיף יג והערה 35, שם הוסברה פסיקה מעין זו באריכות.

28 **שו"ת ניצני ארץ** (ב, א), וראו שם שהאריך בטעמה של פסיקה זו. וכעין הוראה זו שמענו בשם **הרב נחום אליעזר רבינוביץ**, על פי עדות נאמנה מתלמידיו.

ואם לא היה חולה שנידון כשוטה – משלים את התפילה שהפסיד בתפילה הסמוכה[29]. דוגמה לדבר: מי שסובל מהפרעת שינה תדירה (Hypersomnolence Disorder) או הפרעה בתזמון השינה (Circadian Rhythm Sleep-Wake Disorder) ואינו מסוגל להספיק להתפלל תפילה בזמנה – משלים אותה בתפילה הסמוכה.

כב. **המטפלים בסובלים מהפרעה או מחלה נפשית פטורים מתפילה, ואף אינם צריכים להשלימה בתפילת תשלומין אם עסקו בטיפול זה מתחילת זמנה ועד סופה (וכן הדין אף בשאר מצוות כשאינו יכול לקיים את שתיהן באותו זמן, ולא הבאנו דוגמה מתפילה אלא בעקבות תדירותה)[30]. כל זה כשמדובר בצורך להעניק טיפול באופן לא צפוי, אך לכתחילה רופא שמכיר את סדר יומו צריך לארגן אותו בצורה שתאפשר לו להתפלל את כל תפילותיו ולקיים את כל המצוות התדירות המוטלות עליו[31].**

29 לעניין הגדרת שוטה ראו בתחילת הפרק. לעניין השלמת התפילה במי שאינו שוטה – פשוט שמי שמחמת הפרעה או מחלה לא התפלל אינו נחשב מזיד, ועל כן חייב להשלים את התפילה בתפילה הסמוכה, ואפילו לא הייתה לו אלא הפרעה קלה. ראו **ערוך השולחן** (או"ח, קח, ה) לעניין הגדרת "שוגג" לגבי תפילת תשלומין, וסיים שם: "כללו של דבר שלבד מזיד גמור הוי בכלל שוגג או אנוס או מוטעה ומשלים בתפלה הסמוכה".

30 ראו **משנה ברורה** (או"ח, צ"ג, ס"ק ח) **וערוך השולחן** (או"ח, צג, ז), וכן הדין בענייננו, כדין העוסק במצווה פטור מן המצווה.

31 **במנחת אשר** (כללי המצוות, סימן ה, אותיות יב-יג) כתב: "אמנם בגוף השאלה אם רופא חייב במצוות כשהוא עוסק בטיפול החולים, כבר כתבתי לעיל אות ח' דעיקר הלכה זו דעוסק במצוה פטור מן המצוה אינו אלא במקרה, אבל ודאי שאסור לו לאדם לעסוק תדיר במצוה ולפטור עצמו מן המצוות שהם סדר היום. הלא הלכה פשוטה דהעוסק בצורכי ציבור פטור מן המצוות... וכי יעלה על הדעת שכל העוסקים בצורכי ציבור יתכננו את סדר יומם בדרך שלעולם לא יתפללו ולא יקראו קריאת שמע?... וכך נראה למעשה דאין ראוי לאדם להתעסק בקביעות במצוה ולפטור עצמו מן המצוות התדירות...

ובמה שנשאלתי אודות רופא בחדר מיון עד שלפעמים מחמת הלחץ אינו יכול להתפנות להתפלל או לקרוא קריאת שמע... הנה יש לחלק שאלה זו לשני מצבים שונים, ושאני רופא העוסק בהצלת נפשות ופיקוח נפש מרופא היושב בקליניקה ורואה פציינטים על פי הזמנה דאף דבודאי מצוה קעביד אין זה דומה לפיקוח נפש... דרופא שיש בידו לתכנן את סדר יומו כגון שיושב במרפאה ורואה פציינטים חייב בקריאת שמע ובתפילה... ועוד מטעם אחר יש לרופא לתכנן את סדר יומו באופן שיוכל להתפלל ולקרוא קריאת שמע... דכיוון שמטבע הדברים החולים נכנסים בזה אחר זה בין גברא לגברא איננו עוסק במצוה ומתחייב הוא בקריאת שמע ובתפילה, והרי זה כמקיים מצוות זו אחר זו שפשוט הוא דחייב להקדים מצוה עוברת למצוה שאינה עוברת, וכמו כן בנידון דידן.

אמנם מי שעובד בחדר מיון ואין בידו לתכנן את יום העבודה ולפעמים מקרים רבים וחולים רבים מגיעים בבת אחת בתכיפות גבוהה, וכל מקרה בכלל ספק פיקוח נפש הוא ואין בידו להתפנות, אכן פטור מקריאת שמע ותפילה משום דעוסק במצוה פטור מן המצוה... אך גם בזה צריך דקדוק גדול אם אכן אין בידו לפנות קצת זמן כדי לקרוא קריאת שמע ולהתפלל... דכשם שהוא פוסק מעט על מנת לשתות ולהתרווח, באותו זמן מועט אם אפשר לו לקרוא קריאת שמע ולהתפלל עיקר התפילה יעשה כן, אך אם אי אפשר ודאי שפטור הוא... ואם הוא באמצע טיפול או שהנפגע מוטל לפניו והוא שרוי בצער נראה דאסור לו לעכב את הטיפול כדי להתפלל, אלא יטפל בחולה להושיעו מן הצער כחובתו. ועוד צריך להדגיש דאף אם פורש הוא לתפילה ולקריאת שמע צריך שיהיה זמין לטפל בחולים ופצועים, ולכן אין לו ללכת ולהתפלל בחדר אחר באופן שלא יהיה מודע לכך שצריכים לו, אלא יתפלל במקומו, כך שיהיה זמין לטפל בשעת הצורך, וצריך לעשות בבינה והשכל לפי המצב הנתון. ולגבי השאלה האם צריך להשלים תפילתו, נראה ברור דבאופן שפטור ואסור היה לו להפסיק אין צריך תשלומין... אך אין זה אלא כשעסוק וטרוד הוא במצוה זו מתחילת זמן התפילה...".

דברים אלו נאמרו בחולי הגוף, כמובן, אולם שאלנו את **הרב אשר וייס** והוא אישר לנו כי כוחם יפה אף באלו המטפלים בחולי הנפש.

פרק ה

הלכות ברכות

מי שדינו כשוטה

א. מי שחולה במחלת נפש שדינו כשוטה, לא יברך ברכות על מנת להוציא את הרבים ידי חובתם[1].

ב. חולה במחלה נפשית שדינו כשוטה, יש מי שכתב ליטול את ידיו עבורו קודם שאוכל דבר שברכתו "המוציא"[2].

1. כיוון שהשוטה פטור מן המצוות (כמבואר בפרק א "השוטה והשטות בהלכה", וראו גם הגדרת שוטה שם), ממילא אין הוא יכול להוציא את הרבים ידי חובתם, כפי הכלל המפורסם במשנה במסכת ראש השנה (ג, ח). ולדוגמה, כן פסק **בשו"ת ודרשת וחקרת** (ד, אבהע"ז, יח) לעניין שבע ברכות בחופה.

2. **המהרי"ל** בתשובתו (סימן קצו) כתב בעניין מי שילד בן שוטה, שוודאי קיים בכך מצות פרייה ורבייה, ותוך כדי דבריו קבע: "האי נמי נשמה יש לו, ובר מצוה הוא, ופיקחים מוזהרים עליו", ולכאורה תמוה שכתב שהוא בר מצווה, אלא שכוונתו כפי שכתבנו למעלה, שוודאי אינו חייב במצוות, אך גם לא כבהמות נדמה, ואחרים מוזהרים עליו לתת לו אורח חיים יהודי, וכן כתב **בשו"ת שואל ומשיב** (תליתאה, א, ל). על כן, ודאי שיש ליטול לו את ידיו כפי שכתבנו למעלה. עוד שמענו בשם **הרב נחום אליעזר רבינוביץ**, על פי עדות נאמנה מתלמידיו, שבאופן כללי סבר שעצם עשיית המצווה יכולה לשמר אצל אדם חולה את תחושת הבריאות, ועל כן יש חשיבות בכך שיקיים מצוות ושיסייעו בידו לעשותם.

אולם, יש להעיר **שבשיעורי תורה לרופאים** (ג, רח) כתב **הרב יצחק זילברשטיין** לעניין חולה אלצהיימר: "חייבים ליטול לו ידיים, כי על איסורים הוא מוזהר, **ואסור** ליהודי לאכול בלי נטילת ידיים. וכשם שאסור להאכילו מאכלות אסורות, כך אסור להאכילו כשידיו אינן נקיות". והנה, לכאורה דברים אלו קשים, שהרי השוטה אינו מוזהר מן הדין על האיסורים, וכן מוכח גם **משו"ת חתם סופר** (א, פג) שלא דן שם אלא מצד האיסור על הבריא לתת איסור לשוטה, ולא מצד

הפרעות אכילה

ג. **הסובלים מזַלֶלֶת** (=בולימיה, Bulimia Nervosa) **והקיאו את מה שאכלו, לא יברכו ברכה אחרונה על מאכלם** (כן דעת רוב הפוסקים, ובהערה הבאנו את דעות החולקים)[3], **אלא אם דעת המטפל היא שיש בברכה אחרונה על מאכלם כדי לסייע בבריאותם הנפשית**[4].

ד. **הסובלים מצַיְמנות** (=אנורקסיה, Anorexia Nervosa) **ואוכלים אך ורק משום שהמטפלים לוחצים עליהם לעשות זאת** (על ידי אמצעי לחץ שונים), **יש שפסקו שיברכו ברכה ראשונה ואחרונה על מאכלם**[5], **ויש שפסקו שלא לברך אלא אם**

איסורו של השוטה מצד עצמו. אכן, במכתב תשובה לשאלתנו על דבריו, השיב הרב זילברשטיין כי אף כוונתו הייתה שכיוון שמאכילים אותו, יש איסור לספות לו איסור בידיים, ואם לא ייטלו לו ידיו יש בכך איסור ספייה.

3. ראו **רא"ש** למסכת ברכות (ב, ו), **שו"ת פנים מאירות** (ב, כז), **מנחת חינוך** (מצוה שיג, ס"ק ב), **ברכי יוסף** (או"ח, רח, א), **שערי תשובה** (או"ח, רח, ס"ק א), **קיצור שולחן ערוך** (נא, טו), **אמרי בינה** (או"ח, טו), **שמירת שבת כהלכתה** (ב, נד, ס"ק קיא*), **שיעורי הרב יוסף שלום אלישיב** למסכת חולין (קג, ב), **שו"ת שבט הלוי** (א, רה, לסימן רח), **אנציקלופדיה הלכתית רפואית** (ג, ערך "חולה", עמוד 441), **ילקוט יוסף** (ברכות, רי, ט). וכן הסכים **בשו"ת קול אליהו** (או"ח, ט) אם בטוחים שלא נשאר כזית שלא הוקא החוצה (וכן נראה **מחוט שני** [הלכות ברכות, עמוד ריא]). אומנם ראו בספר **אגרות וכתבים** (הוראות והנהגות, פרק ח, סעיף ה) שהביא בשם **החזון איש** לברך ברכה אחרונה בכגון זה, **ובבן איש חי** (שנה ראשונה, פרשת חוקת, סעיף יג) כתב לשמוע מאחרים או לברך בלא שם ומלכות, וכן נראה שנוטה דעת **כף החיים** (או"ח, קפה, ס"ק לד).

יש להעיר כי פסיקה זו יכולה להביא למצב של הלבנת פנים, חס ושלום, כשהמתמודדים עם הבולמיה יושבים בארוחה עם המשפחה או החברים ויוצאים להקיא את מאכלם, ופעמים רבות אין מי שיודע מכך, ואם לא יברכו ברכה אחרונה בסוף הארוחה יהיה בכך כדי לגלות את סודם ולביישם. במצבים כאלו ניתן לסמוך על עמדת החזון איש הנ"ל ולברך ברכה אחרונה, או לברך בלא שם ומלכות (הרי על פי רוב מברך כל אחד לעצמו ואין מי שידע אם אמרו שם ומלכות אם לאו), או לחלופין ניתן להציע להעמיד פנים כאילו מברכים ברכה אחרונה יחד עם שאר היושבים לשולחן.

4. על פי השיטות שיתבארו בסעיף הבא.

5. **הרא"ה** במסכת ברכות (תחילת פרק שביעי) פסק שמי שהנאתו על ידי אונס אינו מברך, וכן הביא **הבית יוסף** (או"ח, רד) מספר **אוהל מועד** (דרך ז, נתיב ז) בשמו, וכן פסק **הרמ"א** (שם, סעיף ח): "אם אנסוהו לאכול או לשתות, אף על גב דהחיך נהנה ממנו אינו מברך עליו, הואיל ונאנס על כך". ואף שהט"ז (שם, ס"ק יב) **והמגן אברהם** (שם, ס"ק כ) **והפרי חדש** (שם) הקשו על פסיקה זו, מכל מקום כן פסקו **הלבוש** (שם, סעיף ט) **והאליה רבה** (שם, ס"ק יג), וכן נראית דעת **הפרי מגדים** (שם, משבצות זהב, ס"ק יב; אשל אברהם, ס"ק כ), וכן פסקו **הערוך השולחן** (שם, סעיף יט) **והמשנה ברורה** (שם, ס"ק מה), וגם תירצו בדבריהם את קושיות החולקים (ראו גם **שער הציון** שם, ס"ק לח-מ). ואף אם מחלוקת שקולה היא, כבר כתב **בשולחן ערוך הרב** (שם, סעיף טו) שספק ברכות להקל. ולעניין ברכה אחרונה, כתב **החיי אדם** (כלל מט, סעיף ח), והביאו **המשנה**

יש להם הנאה באכילה זו[6], או במקרה שהמטופלים מבקשים לברך[7], או על פי עצת המטפלים[8].

אלצהיימר

ה. **חולה אלצהיימר** (Alzheimer's) **ששוכח תכופות את מעשיו הקודמים, ומברך ברכות שאין צורך בהן כלל (כגון שבירך על מה ששתה "שהכל", וכמה רגעים אחר כך שוב בירך "שהכל" כששתה פעם שנייה, וכל כיוצא בזה), נחלקו הפוסקים אם מותר לענות אמן על ברכותיו או לא[9], ולהלכה יש להתיר אם יש**

ברורה (שם), שבפת שחיוב הברכה הוא מן התורה יש לברך. וראו גם מה שכתב **המור וקציעה** (או"ח רד) שאולי כן כוונת הבית יוסף בהביאו הלכה זו לעניין כל ברכה אחרונה. ומכל מקום, מצד הספק יש להחמיר בברכה אחרונה שדינה דאורייתא, ולהקל בברכה אחרונה שדינה מדרבנן.

אומנם, כל זה לעניין אכילה באונס, וכגון שמלעיטים אדם בעל כורחו. אך את חולי אנורקסיה שאינם מוכנים לאכול כלל מאכילים על ידי צינור, ואין על זה שם אכילה כלל, ועל כן ודאי שאין מברכים גם ללא כל הדיון הנ"ל. לעומת זאת, יש חולים שאינם אוכלים מרצונם, אך אין מלעיטים אותם ממש, אלא מפעילים עליהם אמצעי לחץ שונים כדי שיבואו לאכול. על כגון זה שמענו מ**הרב אשר וייס** שאין על אכילה זו שם של אכילה באונס, ועל כן יברכו ברכה ראשונה על מאכלם, וממילא גם ברכה אחרונה, וכן הסכימו **הרב יובל שרלו והרב רא"ם הכהן**. וכן דעת **הרב צבי (הרשל) שכטר**, שיברכו על מאכלם כיוון שהגוף צריך לו, ועל כן אף אם החולה אומר שאינו נהנה, אין זה משנה לעניין ברכה.

ומ**הרב נחום אליעזר רבינוביץ** שמענו שמעיקר הדין כנראה שלא יברכו, אך למעשה יש להם לברך כדי שיתייחסו לאכילה זו ברצינות ולא יזלזלו בה, ויש בכך תועלת לחזק את דברי המטפלים שמנסים להביא לידי כך שחולים אלו יאכלו כראוי. וכן שמענו מכמה אנשי מקצוע בתחום זה, שיש ממש בסברה זו מבחינה טיפולית, שיש למטפל רצון שהמטופל יבוא לראות באכילה פעילות שיש בה הנאה ולא סבל, ו"ברכות הנהנין" – כשמן כן הן, ויש בהוראה לברך אותן אמירה טיפולית חשובה שאכילה היא הנאה מן העולם הזה, ויש בהנאה זו חשיבות. ובדומה לכך כתב לנו **הרב ברוך גיגי**: "נראה לי שתברך, כי מכריחים אותה לאכול בשביל בריאותה, והמגמה שיהיה הדבר כאכילה רגילה, מחלתה אינה מאפשרת לה את הרצון הטבעי באכילה, והמטפלים 'עוזרים' לה בזה עד שתבריא".

6. כן שמענו מ**הרב אליהו אברז'ל**, שאם אין לחולה במחלת האנורקסיה הנאה מאכילתו, שלא יברך.
7. כך היא סברת **הרב אליעזר מלמד**, שאם האיש או האישה מבקשים להודות לה', משמע שיש להם באכילה זו טובה והנאה מסוימת, ועל כן מברכים. אך אם אינם רוצים להודות לה' – לא יברכו.
8. כן דעת **הרב מרדכי ווילִיג**, שבעניין זה יש לשאול את פי הרופאים, ואם הם אומרים שעל ידי שיברכו הדבר יסייע בידם – יש להורות להם שיברכו, ואם יורו שעדיף שלא יברכו – לא יברכו.
9. **הרב יצחק זילברשטיין** בספרו **חשוקי חמד** למסכת דמאי (א, ד) פסק להתיר, **וכן שמענו מהרב אליהו אברז'ל** ומ**הרב רא"ם הכהן**, שאין בכך חשש. אך בחשוקי חמד (שם) הביא משמו של **הרב ניסים קרליץ** שאין לענות אמן לכתחילה, אף שאין עונש לנוהגים כן, וכן דעת **הרב צבי (הרשל) שכטר, הרב ברוך גיגי והרב יובל שרלו**, שלא לענות אמן. ומ**הרב מרדכי ווילִיג** שמענו

חשש שהימנעות מעניית אמן תפגע ברגשות החולה ותביא לביושו[10], ויכוון באמירת אמן שכוונתו ליישב את דעת החולה ולא לאמירת אמן כהלכתה[11].

ו. חולה אלצהיימר (Alzheimer's) שאוכל ללא ברכה כיוון שסבור שכבר בירך, וכשמזכירים לו מתעקש שכבר בירך – אין צורך להפרישו מאכילה זו, כיוון שדינו כאנוס[12].

הפרעה טורדנית־כפייתית

ז. אדם הסובל מהפרעה טורדנית־כפייתית (Obsessive Compulsive Disorder), וכתוצאה מכך מתקשה להגות את שם ה' כהלכתו, מכל מקום לא יימנע מלאכול פת כדי שביעה, הגם שמתחייב בברכת המזון מדאורייתא[13].

שיש לנהוג על פי עצת הרופאים: אם הם חושבים שעדיף לענות אמן לטובת מצבו הנפשי של החולה – יענו, ואם אומרים שאין בכך עניין – לא יענו.

10. מקור דין הוצאת שם שמיים לבטלה בברכה שאינה צריכה הוא במסכת ברכות (לג, א) ובמסכת תמורה (ד, א). **הריטב"א** במסכת ברכות (שם) כתב שאין איסור זה אלא מדרבנן, וכן כתב **הרמ"ה** באיגרותיו (סימן ה), וכן דעת **התוספות** במסכת ראש השנה (לג, א, ד"ה "הא"), אך **הרמב"ם** בתשובותיו (סימן קה) כתב שאיסור זה הוא מדאורייתא (והביאו **המגן אברהם** [או"ח, רטו, ס"ק ו] עם דברי המקילים), והרמב"ם אף פסק בהלכות ברכות (א, טו) שאסור לענות אמן אחר המברך ברכה שאינה צריכה. ואף שמדברי **השולחן ערוך** (או"ח, רטו, ד) משמע שפסק כרמב"ם, מכל מקום מה**מגן אברהם** (שם) משמע שלא הבין כך את דבריו, וכן **בשולחן ערוך הרב** (או"ח, רטו, ג) פסק שאינו אלא מדרבנן, וכן העלה **בנשמת אדם** (כלל ה, סעיף א), וכן כתבו **האליה רבה** (שם, ס"ק ה) **והאשל אברהם** (שם), **והערוך השולחן** (שם, סעיף ה).

מעתה, מי שמברך ברכה שאינה צריכה, אלא שלפי דעתו הוא צריך לברכה, כיוון שלהרבה פוסקים אין בכך אלא איסור דרבנן, יש מקום להתיר לענות אמן על ברכה זו כשיש לחשוש שהימנעות מכך תפגע ברגשותיו ותביא לידי הלבנת פניו, ומה עוד שלפעמים כשחולה במחלת נפש רואה שאינו יכול לתפקד כחלק מהציבור באמירת תפילה וברכות, יש בכך כדי להעמיק את השפעת מחלתו עליו, ועל כן יש גם צורך רפואי בעניין זו. וכן הסכים **הרב אליעזר מלמד** להתיר כשיש חשש להלבנת פניו (אך אסר כשאין לחשוש לכך). עוד יש להוסיף שייתכן שהדבר דומה למה שכתב **הביאור הלכה** (או"ח, רטו, ד"ה "ואסור") שמותר לענות אמן למי שסבור שצריך לברך לפי שיטה מסוימת – אף שהעונה אינו סבור כשיטה זו – כי אז אין חשש "לא תשא", והרי גם כאן המברך באמת סבור שראוי לו לברך ברכה זו, ואינו מודע לכך שמדובר בברכה שאינה צריכה, ועל כן אין פגם בכך שהוא רוצה לשבח את הקדוש ברוך הוא על מה שאוכל ושותה. וכן כתב סברה זו **הרב יצחק זילברשטיין** (שם), והוסיף מדברי **הערוך השולחן** (או"ח, סב, א), ראו שם.

11. סברה זו שמענו מ**הרב אשר וייס**, שעל ידי כך אין חשש כלל.

12. כך פסק **בווי העמודים וחשוקיהם** (כט, מעשה חושב, שאלה טו).

13. **שו"ת מנחת אשר** (ב, קלד). וראו דיון ארוך בנושא הפרעה טורדנית־כפייתית בהקשר הלכתי במאמרים: **קריינא דאיגרתא** (שם, רעח); Huppert JD, Siev J, Kushner ES. "When religion

ח. **אדם הסובל מהפרעה טורדנית־כפייתית (Obsessive Compulsive Disorder), וכתוצאה מכך חושש תמיד שמא לא נטל ידיו כראוי, ייטול ידיו באופן רגיל, ובכך יוצא ידי חובתו**[14].

and obsessive compulsive disorder collide: treating scrupulosity in Ultra-Orthodox Jews", *Journal of Clinical Psychology* 2007:63(10): 925–941; **שו"ת ניצני ארץ** (ב, א); **הרב ד"ר זאב פרימר וד"ר עמיחי פלדמן** במאמרם **באסיא** (צה-צו, עמודים 86-110). כן ראו מה שכתב **פרופ' משה הלוי ספירו** על משמעותן הרוחנית־הלכתית של פעולות כאלו בספרו *Handbook of Psychotherapy and Jewish Ethics* (עמודים 34-39).

14. **מאמר יראה טהורה** (עמוד 15), וכן פסק **הרב שלמה אבינר** בגיליון "באהבה ובאמונה" (תשס"ח, פרשת כי תשא). ויש לדעת שמעיקר הדין הובא **במאמר יראה טהורה** (עמוד 20) בשם **הרב אליעזר מנחם שך** **והרב יוסף שלום אלישיב** שהסובלים מהפרעה זו פטורים מעיקר הדין ממצוות עשה כאלו שלגביהן הם חווים מניעה לקיימן בצורה פשוטה. וכעין הוראה זו שמענו בשם **הרב נחום אליעזר רבינוביץ**, על פי עדות נאמנה מתלמידיו.

פרק ו

ברכת הגומל למי שהבריא מחולי הנפש

עיקרי הדינים

א. **חז"ל קבעו כי חולה שנתרפא חייב לברך ברכת הגומל[1]. אומנם, נחלקו הראשונים ברמת החולי שאליה התכוונו חכמים[2], ומחלוקת זו משתקפת אף**

1. מסכת ברכות, נד, ב.
2. רבי נתן בר יחיאל כתב בספר **הערוך** (ערך "ארבע") ש"אפילו חושש בראשו ואפילו חושש בגרונו" מברך, ו**בכלבו** (סימן כ) הביא כן בשם הירושלמי "שאפילו חש בראשו או בעיניו צריך להודות", וכוונתו למה שנאמר בירושלמי ברכות (פרק ד, הלכה ד) ש"כל החולי בחזקת סכנה" (ובבית יוסף ובטור מביאים כמה גרסאות של ירושלמי זה). **האבודרהם** (ברכת הראייה, השבח וההודאה) מוסיף שלדעת הערוך הסכים **הרמב"ן** (כפי שכתב **בתורת האדם**, סוף עניין הרפואה) ושכן נהגו. אולם **ברא"ש** שם (ט, ג) הביא שדעת רבנו יוסף שדווקא אם שכב במיטה חייב להודות, וכן מובא **בתוספות הרא"ש** (שם, ד"ה "ארבעה"), וכן כתב **רבנו ירוחם** (תולדות אדם וחוה, נתיב יג, חלק ב) בשם בעלי התוספות. והראשונים אלו מביאים אף את דעת המרחיבים הנ"ל, וכן הובאה מחלוקת זו בספר **על הכל** (סימן כא). בספר **אהל מועד** (שער הברכות, דרך ג, נתיב א) פסק כרבנו יוסף, וכן נראה מספר **הפרדס** (שער הראיה). אף **האגור** (סימן שיג) הביא שכן דעת **הראב"ד**, **המרדכי והרשב"א** (אף שבסוף דבריו העיר שבספרד נהגו כדעת הרמב"ן להרחיב את תחולת הברכה).

יש להעיר שבכל הראשונים המצמצמים לא הוזכר שהחולה צריך להיות חולה שיש בו סכנה, אלא שצריך שייפול למשכב, ומכל מקום, כיוון שהביא **הטור** בשם הראב"ד שאין מברכים אלא "דווקא במכה של חלל שיש בה סכנה", והטור משווה את דעתו של הראב"ד לדברי רבנו יוסף (כפי שגם מופיע באגור), נראה שכך הבינו כמה ראשונים ואחרונים, וביניהם הטור, האבודרהם, האגור ועוד (ועל פי דבריהם חילקנו את הראשונים לעיל). אף **בלקט יושר** (א, עמוד מ, עניין ג) כתב: "וחולי שסבור בדעתו שהוא מסוכן למיתה... צריך לברך הגומל".

בפסיקת ההלכה: השולחן ערוך מרחיב את תחולתה של הברכה אף לחולה שאין בו סכנה ובלבד שנפל למשכב, ואילו לדעת הרמ"א רק חולה שיש בו סכנה שהבריא יברך. אומנם, כמה אחרונים כותבים כי אף לדעת הרמ"א, אם החולי חמור – אף שאינו מסוכן – צריך לברך לכשיבריא (כמבואר בהערה)[3].

ב. חולה שנרפא מברך אחר רפואתו בכל פעם שיתרפא. ואפילו אם מחלתו חוזרת שוב ושוב בקביעות כל כמה זמן, מכל מקום בכל פעם שיש לו הצלה ממנה צריך הוא לברך ברכת הגומל[4].

ג. אין לחולה לברך עד שיבריא לגמרי מחוליו, כלומר, שלא רק שנרפא מעיקרה של המחלה, אלא שגם הרשמים שהמחלה השאירה בחולה חלפו ואינם[5].

אומנם אין הדבר מוכרח, לכאורה, וניתן לומר שהמרחיבים סבורים שאפילו במיחוש כלשהו ניתן לברך, ואילו המצמצמים סבורים שרק אם הוא חולה ממש, אף שאין בו סכנה – כגון שעולה למיטתו – אז יש לברך לכשיבריא. כך גם עולה מדברי **הרדב"ז** בתשובה (ג, תקעב), וגם **האליה רבה** (או"ח, ריט, ס"ק יג) עמד על דבר זה וכתב שדעת הראב"ד היא דעת יחיד, ובחולה שיש בו סכנה לא דיברו רוב הראשונים כלל. גם **בשיורי ברכה** (סוף סימן ריט) נראה שעמד על דבר זה, וגם **בשו"ת שדה הארץ** (ג, או"ח ז) האריך להראות שהבנה זו בראשונים תמוהה. אולם, נראה שלא כך הבינו השולחן ערוך והרמ"א, וגם **המשנה ברורה** (ס"ק כד) החזיק בחלוקתם (וגם **במהרי"ל** (מנהגים, הלכות קריאת התורה) מובא דווקא מעשה בחולי קדחת שנראה שהוא חולי שיש בו סכנה, אף **שהביאור הלכה** (שם, ד"ה "כגון") מסתפק בכך).

3. **בשולחן ערוך** (או"ח, ריט, ח) פסק: "בכל חולי צריך לברך, אפילו אינו חולי של סכנה ולא מכה של חלל, אלא כל שעלה למיטה וירד, מפני שדומה כמי שהעלוהו לגרדום לידון", ואילו **הרמ"א** בהגהותיו (שם) כתב: יש אומרים דאינו מברך רק על חולי שיש בו סכנה, כגון מכה של חלל, וכן נוהגין באשכנז". אף האחרונים שבאו אחריהם נחלקו בדבר. **הב"ח** (או"ח, ריט) פסק כדעת השולחן ערוך, **והמגן אברהם** (שם, ס"ק ח) הסכים שכך נוהגים חלק מהציבור, ואילו **הרדב"ז** (שם) פסק לברך בלא שם ומלכות אם לא נפל למשכב. לעומתם, פסק **הלבוש** (או"ח, ריט, ח) כדעת הרמ"א, וכן כתב **הערוך השולחן** (שם, סעיף יא). **הט"ז** (שם, ס"ק ה) פסק שאף לדעת הרמ"א כל מי שנפל למשכב שלושה ימים מברך, וכן הסכים **החיי אדם** (סה, ו), וגם הערוך השולחן (שם) הביא את דבריו. **ובמשנה ברורה** (שם, ס"ק כח) כתב בשם **המגן גיבורים** שאם נחלה כל גופו מברך הגומל.

4. **שו"ת הרשב"א** (א, פב): "כל חולה שעולה למיטה מחמת אותו חולי, כשעומד צריך לברך... ואין הפרש בין שיש לו מיחוש קבוע לבוא מזמן לזמן ובין שאינו קבוע, ואדרבה כל שהוא קבוע הוא יותר חזק, ואף על פי שנעשה לו נס פעמים רבות וניצל ממנו... לאו כל שעתא ושעתא מתרחיש ניסא". כך פסק גם בספר **אוהל מועד** (שם), וכן פסק **השולחן ערוך** (שם), וכן הסכימו כל האחרונים.

5. מקור דין זה בדברי **המהר"ש מלובלין** שכתב בפסקיו: "בברכת הגומל... לא כתבו מאימתי מברך, ונראה שאין לו לברך עד שיצא מהצרה לגמרי... עד שיחזור לבוריו... הרי שכל זמן שאינו חולך על בוריו עדיין הוא בספק סכנה, ואם כן... אין הטובה שלמה כל זמן שלא נגמרה", והובא **בעטרת זקנים** (או"ח, ריט) **ובאליה רבה** (שם, ס"ק א) ועוד אחרונים.

בשו"ת אהל יוסף (או"ח, א) הביא **הרב יוסף מולכו** את דברי **הרשב"א** (לעיל הערה 4)

ד. יש פוסקים שנראה מדבריהם שחילקו בין המקרים הנ"ל, לבין מקרים שבהם חוליו של האדם מתמשך, אך אין המחלה באה לידי ביטוי בכל רגע ורגע. אם האדם נמצא במצב מתמיד של חולי, אלא שחולי זה אינו משפיע עליו בקביעות אלא מזמן לזמן, אין לחולה לברך ברכת הגומל עד שיתרפא לחלוטין[6].

ואת דברי המהר"ש מלובלין הנ"ל וסבר שלכאורה הדברים סותרים זה את זה, כיוון שלהבנתו יש לומר שלדעת המהר"ש מלובלין, חולה שהתרפא מחוליו ויודע שהחולי יחזור במהרה אינו מברך הגומל, ויברך רק אם אין לצפות לחזרתה של המחלה כלל (והביא לכך ראיה מהעולת שבת בעניין יורדי הים). אך כדי שלא תהיה מחלוקת בין המהר"ש לרשב"א כתב: "וכדי שלא להרבות מחלוקת בישראל נראה להשוות דעת הרשב"א ז"ל עם הני רבוותא ז"ל דלא כתב הרשב"א ז"ל בחולי הקבוע לבוא לו מזמן לזמן... אלא בחולי... שיש לאדם זמן קבוע לבוא לו מזמן לזמן וביני ביני מתרעא לגמרי; אבל... אינו מתרפא לגמרי בין כל אחד ואחד שעדיין נשאר חלוש בין אחד לחברתה, ואיך יברך הגומל... ועדיין אינו טוב גמור?". מדבריו יוצא שגם אם רשמי המחלה נשארו, אין מברכים הגומל.

אומנם ייתכן ש**רבי עקיבא איגר** לא סבר כן, שכן באיגרותיו (סימן קכג) כתב: "קודם אור היום נפלתי בחולי שלשול... ונחלשתי מאוד והוצרכתי לחזור למיטתי ותיכף התחיל החזה להגיס בהשמעת קול מאוד בגרוני והיה גסיסה גמורה, ותפילות וצעקות... פדאוני ממות ותודה לאל יצאתי מהסכנה, ובירכתי בשבת קודש העבר ברכת הגומל, ועדיין חלוש אני מאוד ואי אפשר לי לזוז מדלת ביתי". נראה שאף **בשו"ת שבט הלוי** (ד, קנב, ס"ק ג) סבר כן, שבעניין אדם שהבריא והלך ברגליו, אלא שלדעת הרופאים יכולה המחלה לחזור, ועדיין נשאר בו רושם מהמחלה, הכריע: "ולדידי פשוט דכל שיצא מכלל סכנה של עכשיו וירד מהמיטה ויצא לחוץ, דהיינו שיצא מעצם הסכנה רק צריך עוד איזה טיפול על הרושם שנשאר בזה ונמשך כידוע לפעמים זמן רב, יברך ברכת הגומל בשם ומלכות דמכל מקום עכשיו נעשה לו טובה ונס מן השמים...".

אך לעומת זה, נוסף לרבי יוסף מולכו הנ"ל, הסכימו פוסקים רבים שלא לברך. **בשיעורי הגרי"ש אלישיב** למסכת ברכות (עמוד תרמב, הערה כו) כתב שמה שעשה רבי עקיבא איגר – לעצמו עשה, ואין ללמוד משם הלכה כי זה חידוש גדול. כמו כן, **בשו"ת דברי יציב** (סימן פו) הביא כמה מקורות לומר שאין לברך, וסיים: "ושמעתי מכבוד קדושת אדוני אבי מורי ורבי זי"ע, שכך היה מורה זקנו הקדוש מצאנז זי"ע להמתין עד שיבריא לגמרי ממחלתו ולא ירגיש יותר שום חולשה ורפיון מכח המחלה, ולברך רק כשישב לאיתנו לגמרי כמו שהיה קודם שנחלה. וסיפר שזקנו הקדוש בעצמו בירך פעם ברכת הגומל כשחלק מהקהל כבר לא זכרו שהיה פעם חולה, וכמשמעות הפוסקים הנ"ל". עוד הביא שם כמה אחרונים הסבורים כן, וכן כתב **בשו"ת משנה הלכות** (יא, קעז), ועל פי דבריהם הכרענו למעלה.

6. כתב **באשל אברהם** על השולחן ערוך (שם): "מי שחלה בקדחת האינו תדירי, ואם יום או יומיים יקום בהפסק בלתי חולה, אי מחוייב לברך בכל פעם שפסק ממנו החולי, וכן יורדי הים אם דעתם לשום דרך אוניה בלב ים למרחוק, ופעמים הגיע לנמל להתעכב שם זה האוניה ימים, אי מחוייבים לברך כל פעם... עיין תשובות רשב"א... ובתשובה אוהל יוסף העלה דאפילו איתרחיש ליה ניסא דרך הילוכו אינו מחויב לברך עד כי עלה מן הים... דאפילו יקום סערה לדממה, אפילו הכי עדיין לא הודו לה' חסדו עד כי הגיעו למחוז חפצם, והוא הדין לדינא דחולי הנ"ל עד כי יפסק ממנו לגמרי".

מתחילת דבריו משמע שאדם שחלה במחלה שבאה והולכת, גם אם מתרפא לגמרי בין חולי

ברכת הגומל בחולי הנפש

ה. לעניין ברכת הגומל, יש מי שסוברים שאין חולה נפש שהתרפא מברך ברכת הגומל[7], אך רבים סוברים כי דינו של חולה נפש הוא כדינו של חולה בגופו לעניין זה, והאמור בסעיפים הבאים אינו שייך אלא לפי שיטה זו[8].

לחולי אינו מברך, כשם שיורדי הים שמתעכבים בנמל זה או אחר אינם מברכים הגומל עד שיגיעו למחוז חפצם הסופי. אומנם מסוף דבריו ניתן להבין כי כוונתו דווקא למקרה שבו רשמי החולי ניכרים בו. אך **בשו"ת שדה הארץ** (ג, או"ח, ז) נראה ברור כי כן דעתו, וזו לשונו בעניין מי שיש לו חום גבוה, אלא שהחום בא והולך כמה פעמים עד שנרפא האדם לגמרי: "ושוב שמעתי כי כתב הרב מוהרי"ך ז"ל... והעלה להלכה דבחולי זה יברך הגומל בכל קדחת וקדחת שאוחזו כיון שבכל אחד מהם עולה למיטה וניצול, וראייתו מתשובת הרשב"א... ואני הדל לא הבינותי ראייתו... דלא דמי לחולי הבא מזמן לזמן דהתם הימים שבינתיים הוא בריא אולם, אלא שמזמן לזמן בא איזה חולי שנקבע בו וכל חולי וחולי הוא בפני עצמו... אבל חולי הנזכר של הצינים פחים הכל הוא חולי אחד רק שקובע בו עיתים אשר מתגבר עליו הצינה כי גבר עליו יסוד הרוח... וכן אחר כך מתגבר עליו הקדחת כי גבר יסוד האש שבו, וכן הולך וחוזר חלילה בבוא עתו עד שיתרפא לגמרי... כן נראה לעניות דעתי וכן עמא דבר...".

כאמור, מדבריו משמע שאפילו אם נרפא האדם לגמרי, אם טמון בו יסוד החולי, הוא אינו מברך הגומל עד שיתרפא לחלוטין, כשאין חשש שהחולי יחזור. כך גם נראית דעתו של **החיד"א** בספרו **מחזיק ברכה** (או"ח, ריט, ס"ק ה): "מי שיש לו קדחת שלישית או רביעית שכאשר אליו תבוא והיה בכל יחם שוכב על ערש וזמנין דהוא מסוכן, ואחר כך בא לו זיעה ומתרפא ועומד על רגליו כבריא, וחוזר חלילה עד שמתרפא לגמרי, אין לברך בין קדחת לקדחת עד אשר ינצל שהחום ההוא לא יבוא עוד ויגרשהו וילך. כך פשטה הוראה, וכן נהגו בחולי זה הרגיל ומצוי בגלילותינו". לדבריו אף הסכימו **הבן איש חי** (שנה ראשונה, פרשת עקב, סעיף ח) **והכף החיים** (או"ח, קיט, ס"ק מג), וגם **בשו"ת ציץ אליעזר** (יח, כב) הביא את דברי שו"ת שדה הארץ הנ"ל, ונראה שסבר כמותו.

7. כך שמענו **מהרב אליעזר מלמד**, והביא לכך שני טעמים: א. איננו יודעים להגדיר כראוי אם מחלת נפש כזו או אחרת היא מסוכנת או לא, ואם כבר התרפאו ממנה או לא; ב. לא מצאנו בדברי החכמים והפוסקים שיש לברך ברכת הגומל על חולי הנפש. על כן פסק שאפילו חולה פסיכוטי שהבריא לא יברך הגומל כלל. ובדומה לכך כתב לנו **הרב יובל שרלו**.

8. בשו"ת **נצר מטעי** (א, ח) הוכיח מכמה מקורות שכיוון שחולי הנפש מונע מהחולה לקיים מצוות כראוי, הרי זה בכלל פיקוח נפש. גם **בשו"ת ציץ אליעזר** (יב, יח) הביא מדברי "רב חשוב אחד מרבני ארץ ישראל" שסבר לומר שכיוון שמחללים שבת עבור מחלת נפש, ממילא גם לעניין ברכת הגומל יש לומר שמברכים על רפואה ממחלה זו. ועל כך כתב הציץ אליעזר: "והנה ההנחה העיקרית שלו שגם זה בגדר חולה שנתרפא היא נכונה מאד, שכן מבואר בדברי הפוסקים שנחשבת בגדר סכנה מבחינות שונות ומחללין עליה את השבת". אף **בשו"ת אור לציון** (ב, פרק יד, אות מד) כתב: "וכן הקם מחולי נפשי, גם כן צריך לברך **ברכת הגומל, וכדין קם מחולי גופני**". דן בכך בקצרה גם **פרופ' משה הלוי ספירו** בחוברת **אסיא** (א, כג, עמודים 40-42).

חשוב לציין כי פסיקה זו נצרכת לנו בהחלט (גם אם לא היה מי שחולק על כך מכול וכול, כמובא בהערה הקודמת), כי לכאורה אפשר לומר שאין כאן חידוש, שכן לא זו בלבד שחולי הנפש

בחולה פסיכוטי

ו. **חולה שעבר התקף פסיכוטי הוא כחולה שיש בו סכנה, ועל כן, על פי מה שנתבאר בסעיפים הקודמים ועל פי דעת הפוסקים המחייבים אמירת ברכת הגומל בחולי הנפש, לאחר שעבר ההתקף וחזר לאיתנו יש לו לברך ברכת הגומל על שהבריא, וכן הדין בכל מצב שמהווה סכנה בריאותית משמעותית (כמבואר בהערה)[9].**

הוא כחולי הגוף, אלא שהוא ממש חולי הגוף. והראיה – שרפואתו של חולה נפש מתבצעת על ידי תרופות שמשפיעות על הכימייה הפנימית בגוף, ואם כן, מעתה, נאמר שחולי הנפש אינו אלא אופן ביטוי של חולי שבגוף, ונהפוך כל שאלה פסיכיאטרית לשאלה נוירולוגית. אולם כל זה אינו מדויק, כי אף שוודאי מצאנו שישנו קשר חזק וברור בין מצבו הגופני של האדם למצבו הנפשי, מכל מקום קשר זה אינו מובחן ומבורר בגדר היוצא מן הספק.

לדוגמה, לא נוכל לראות בכל אדם שיעבור בדיקת MRI (דימות תהודה מגנטית) עדות במוחו לדיכאון שממנו הוא סובל. התקפי חרדה ודיכאון, הפרעות התנהגות למיניהן ועוד כהנה וכהנה מצבים נוירוטיים – כל אלו מוכרים בפסיכיאטריה כמצבים רפואיים ממשיים שניתן לטפל בהם בטיפול תרופתי, ואף על פי כן, עדיין אין יכולת כיום למדע המדויק לייצג אותם בעזרת הכלים העומדים לרשותו. נקודה זו מובילה גם להבדל נוסף בין חולי הגוף לחולי הנפש, והוא חוסר ההסכמה הנרחב שיכול להתקיים בין רופא אחד למשנהו בנוגע לאבחון החולה בתחום בריאות הנפש, אפילו במקרים שגרתיים למדי, מה שכמעט ולא קיים ברוב המצבים השגרתיים בבריאות הגוף. גם בכך יש לבטא את המרחק הגדול שקיים עדיין בין תחום בריאות הנפש לבריאות הגוף, ועל כן בהחלט יש צורך לפוסקים הסוברים כן להדגיש כי למרות ההבדלים, צערו בפועל של החולה נותן לו מעמד הלכתי של חולה לעניין ברכת הגומל.

9. ראו מה שכתב **פרופ' משה הלוי ספירו** במאמרו **באסיא** (שם): "מחלות נפש שיש בהן סכנת נפשות – בהן פגיעה בבריאות ובחיים היא תוצאה כמעט בלתי נמנעת של ההפרעה הנפשית ("תפקודית" או אורגנית במקורה) – מחייבות אמירת ברכת הגומל לאחר החלמתו של החולה... דוגמה לדרג זה הן הפסיכוזות, דיכאון בלתי רצוני, Anorexia Nervosa ואולי דיכאון הקשור בביטויים של רצון לאיבוד לדעת. פסיכוזות הנגרמות על ידי סמים כגון פסיכוזה אלכוהולית, ואפילו המצב התחלתי של Delirium Tremens, או משבר נפשי הנגרם על ידי תגובה שלילית ל־LSD וכו', כולם ייכללו בדירוג זה. נראה לי, שבמקרים מיוחדים של הפרעות נפשיות, אשר אין עדיין בידי הרפואה לרפאותן, אך יש בידה, במידה ניכרת, להשתלט עליהן ולבקרן דרך טיפול תרופתי (כגון טיפול ב־lithium carbonate בדיכאון־מאני, או על ידי שימוש ב־tricyclics בדיכאון חמור וכרוני), טיפול בהלם חשמלי או אפילו ב־psychosurgery – יש לברך הגומל עם תחילת השיפור". וכן שמענו הלכה למעשה **מהרב אליהו אברז'ל**, **מהרב נחום אליעזר רבינוביץ**, **מהרב אשר וייס**, **מהרב רא"ם הכהן**, **מהרב צבי (הרשל) שכטר**, **מהרב ברוך גיגי** ו**מהרב מרדכי ווילג**.

בעניין אדם שניסה ליטול את חייו, כתב **בנשמת אברהם** (א, עמודים קעג-קעד): "חולה שניסה לאבד את עצמו לדעת ונסתכן וניצל, גם חייב לברך כשמבריא", אך לאחר מכן הביא שהן **הרב עובדיה יוסף** והן **הציץ אליעזר** חלקו על דבר זה והורו שלא לברך. אומנם הוא הוסיף וכתב שם

בחולה נוירוטי

ז. חולה שעבר התקף נוירוטי (כגון התקף דיכאון או גל התקפי חרדה) מברך ברכת הגומל על פי דעת הפוסקים המחייבים את אמירתה במצבי חולי הנפש, אך אינו מברך עד לאחר שההתקף עובר לגמרי, אלא אם כן מדובר בהתקף שתוצאותיו חמורות, כגון שהתנהג בצורה שסיכנה את בריאותו או שההתקף גרם לו לשיבוש נרחב של אורחות חייו (אך לדעת השולחן ערוך לכאורה יברך גם בלא זה)[10].

בלשון זו: "ולא הבינותי. הלא אמנם יש שמאבדים את עצמם לדעת משום עוני או יסורים... אך למעשה ישנם שני סוגים של אנשים שמתאבדים או שמנסים להתאבד. א) מתוך דיכאון תגובתי, למשל אחרי מות קרוב משפחה יקר... אדם כזה מנסה להתאבד בקור רוח, ביודעו את חומרת המעשה ובשיפוט מלא... ויש כאן כפירה בהשגחה ובעולם הבא. ב) חולה עם דיכאון פסיכוטי או מחלה פסיכוטית אחרת שאינו שפוי בדעתו ואינו אחראי על מעשיו. אך נראה לי שהגאונים רב ולדינברג... ורב יוסף... דיברו באדם במצב הראשון... אך במצב השני... לכולי עלמא יברך ברכת הגומל אחרי שניצול וטופל במחלתו הבסיסית. והסכים אתי מורי ורבי הגאון הרב יהושע ישעיה נויבירט... וכשהרצתי דברי לפני הראשון לציון הגאון הרב עובדיה יוסף... וכן לפני הגאון הרב אליעזר יהודה ולדינברג... הסכימו אתי שכוונתם היתה רק לגבי המצב הראשון... וברוך שכיוונתי לדעת גדולים". וכן פסק בספר **אמרי תודה** (ט, כב).

10. **פרופ' משה הלוי ספירו** במאמרו **באסיא** (שם) כתב: "דרגה שנייה של מחלות נפש כוללת את הנאורוזות וההפרעות שאינן בעלות אופי פסיכוטי, ואשר למרות גילויי החרדה, פחד, אומללות ואי-נוחות קיצונית שבהן, אין הן בגדר של פיקוח נפש. וכאן החלוקה ההלכתית קשה יותר. אך יש לציין שמאבק תוך נפשי יכול להביא לידי הפרעות פסיכוסומאטיות בעלות אופי רציני ביותר ובעלות תוצאות נפשיות לטווח ארוך (כגון: מחלה אסטמאתית של הסימפונות, קוליטיס, כיב, עיוורון היסטרי ותגובות אחרות)".

במאמרו שם ממשיך ומביא ראיות שהפרעות שמשפיעות בצורה נרחבת על אורחות חייו של האדם מחייבות אמירת הגומל, והוסיף על ראיותיו בתגובה נוספת שפרסם בחוברת **אסיא** (כה-כו, עמוד 42). אומנם בגוף הסעיף כתבנו שהגדר הוא "שיבוש נרחב של אורחות חייו". אם השיבוש אינו נרחב, יש לומר שאין זה גדר של "נחלה כל גופו", וזהו מיחוש בעלמא, שפוסקים רבים סוברים שאינו מברך במצב זה ברכת הגומל. כמו כן, הגדר של נפילה למשכב שלושה ימים מופיע בפוסקים הסוברים שגם הרמ"א יסכים שבמקרה כזה חייב בברכת הגומל, ונראה שההגדרה המקבילה בחולי הנפש היא זו האמורה למעלה בסעיף.

אולם, לפי דעת השולחן ערוך לכאורה יברך גם בלא שיעור שלושה ימים, שהרי לדעתו יש לברך הגומל בכל מקרה ש"עלה למיטה". אך אין זה ברור, כי הרמ"א והשולחן ערוך נחלקו במחלה גופנית ולא במחלה נפשית, וקשה לדעת כיצד היו מגדירים "עלה למיטה" במושגים של מחלות נפשיות. העלייה למיטה מורה על כך שמדובר בחולי רציני, ואולי גם השולחן ערוך יאמר שאם מחלת הנפש לא השפיעה על החולה בצורה משמעותית אין הוכחה שמדובר במחלה רצינית המחייבת ברכת הגומל. על כן כתבנו שלדעת השולחן ערוך רק **לכאורה** יברך גם בלא זה, וצריך עיון.

לעניין הגדר המדויק של "שיבוש נרחב של אורחות חייו", יש להסתפק רבות, ולא ניתן

מתי נחשב שהבריא

ח. **כל האמור הוא דווקא אם הבריא לחלוטין. בנידונו של חולה נפש נראה להכריע שאין הוא נחשב בריא לחלוטין עד אשר הרופא סבור שמצבו יציב עקב הטיפול התרופתי והרפואי הניתן לו. אך מן הרגע שהושגה יציבות – יברך (אף אם**

לפסוק בכתב על כל הפרעה והפרעה ובכל מקרה ומקרה. על כן, נביא לדוגמה התקפי דיכאון, והחכם עיניו בראשו ללמוד מדוגמה זו לדוגמאות אחרות. ב־DSM מוגדרות שלוש רמות של דיכאון: קל, בינוני וחמור. דיכאון מוגדר על פי תשעה תסמינים שהמטפל בודק אם הם קיימים אצל המטופל הבא לפניו: הוא בוחן את כמות התסמינים הקיימים במטופל, משקלל מידע זה עם שכיחות הדיכאון, עוצמת הדיכאון, ומשך הזמן (לדוגמה: מטופל שסובל מהדיכאון פחות משבועיים, אינו מאובחן כסובל מהפרעה זו).

אם המטפל סבור שאכן אצל המטופל שלפניו יש סימנים של דיכאון, והוא מאבחן אותו כסובל מהפרעה זו, המטפל מחליט אם לתת טיפול תרופתי (נוסף לטיפול הפסיכולוגי [תרפיה] שהמטופל ודאי צריך). הכרעה זו תיעשה פעמים רבות על פי רמת הדיכאון שהוגדרה למעלה, כאשר ברמת דיכאון חמורה מטפלים רבים יורו על טיפול תרופתי על מנת ליצור שיפור ניכר ומהיר ככל הניתן באורחות חייו של המטופל. לעומת זאת, מי שסובל מדיכאון קל, פעמים רבות לא יטופל בטיפול תרופתי, כיוון שהמטפל ירצה לבחון בצורה מדויקת יותר את מצבו של המטופל קודם שיורה על לקיחת תרופה כזו או אחרת, ולא יראה בכך צורך מיידי.

על כן, נראה כי באופן כללי אפשר לקבוע שאדם הסובל מדיכאון חמור (גם אם הרופא במצבו המסוים לא הורה לו לקחת תרופות) אכן יברך הגומל לאחר שנרפא, ואילו אדם שסובל מדיכאון קל (גם אם הרופא במצבו המסוים הורה לו לקחת תרופה זו או אחרת) לא יברך הגומל לאחר שנרפא.

אולם, מי שיש לו דיכאון בינוני, קשה לדעת כיצד לפסוק, וישנו תחום גדול שקשה לתת בו גדרים ברורים. אומנם לכאורה ניתן לומר שספק ברכות להקל ואין לו לברך הגומל בכגון זה, וכן אפשר לדמות זאת למה שכתב **הפרי מגדים** (או"ח, שכח, אשל אברהם, ס"ק א), שם העיר על מה שמוזכר ב**שולחן ערוך** (או"ח, שכח, יא) לעשות דווקא רפואה ידועה בשבת, וכתב שאף שיש להסתפק בפסק זה בחולה שיש בו סכנה, אך בחולה שאין בו סכנה ודאי אין מתירים לעשות רפואה שאינה ידועה. ולכאורה משמע שהוא הדין גם לספק בנידוננו, שהוא ספק במציאות, שאין אנו יודעים לומר אם אכן נחשבות תופעות אלו כ"שיבוש נרחב" (ואין זה עניין למה שכתב **בשו"ת מנחת שלמה** [תנינא, סימן ס] להקל בספק חולה שאין בו סכנה, כי שם ישנו ספק לעניין עצם הגדרת החולה, וכאן אנו יודעים שהוא חולה, אלא שרמת חוליו אינה ידועה, והחילוק מבואר גם בדברי הגרש"ז אויערבאך שם).

יוצא מזה שלכאורה במקום ספק אין לברך, ומכל מקום נראה להכריע שאם המטופל עצמו מרגיש שאכן יצא מחושך לאור גדול, יברך הגומל בכגון זה, כי הרי אין יודע טוב ממנו אם במצב שבו היה סבל שיבוש נרחב באורחות חייו אם לאו, ועל כן במקום שהדבר ברור לו על פי הרגשת הלב – ודאי יברך, וכן אמר לנו **הרב רא"ם הכהן**, שזהו הגדר הנכון. וכן שמענו מ**הרב אליהו אברז'ל** שאדם שעבר התקף נוירוטי משמעותי, ועכשיו מצבו השתפר מאוד, יברך הגומל. וכן הסכימו **הרב צבי (הרשל) שכטר**, **הרב ברוך גיגי** ו**הרב מרדכי ווילינג**.

עדיין ייתכן כי יחזרו ההתקפים בשלב מסוים בעתיד, ואפילו אם ניתן לצפות מראש כי סביר שכל כמה זמן יתרחש התקף כזה)[11].

11. **בשו"ת ציץ אליעזר** (יב, יח) הובאה דעת הרב השואל: "ברם יתכן לפטור אותו מטעם שאין רפואתו ברורה, שעלולה לחזור אליו מחלתו הקודמת ונמצא דעדיין לא נתרפא, אבל כל שברור לנו שהמחלה לא תחזור מן הדין שיברך", והציץ אליעזר חלק עליו בעקבות תשובת הרשב"א, וכתב: "ואם כן דון מינה גם בנידון חולי רוח מכיון שקבלת התקף ומיחוש כזה לא עלינו מהוה סכנה לו מבחינות שונות, אם כן אין הפרש בזה אם המחלה לא תחזור אליו עוד לבין היכא שעלולה עוד לחזור חס ושלום ובכל פעם שניצול מזה ושב לאיתנו וצלילות דעתו צריך לברך הגומל. ומהאמור נידון גם בהתקפי לב כליות מרה וכדומה, דדינא הוא דבכל פעם שהאדם ניצול מהתקף שבא על ידי כך לידי סכנה וניצול מזה שצריך לברך הגומל, ולא משנה מה שלדברי הרופאים עלול חלילה מדי פעם לחזור ולקבל עוד התקפים, ובכל פעם שניצול מזה ויוצא מכלל סכנה צריך לברך ולהודות לה על הנס שרחמוהו מן השמים וניצול מן ההתקף המסוכן". גם **פרופ' משה הלוי ספירו** בחוברת **אסיא** (כג, שם) כתב: "וכן הדבר גם כאשר ההחלמה או החזרת התחושה של שליטה עצמית וסיפוק עצמי הינה בעלת אופי ארעי". כך גם הביא להלכה **באנציקלופדיה הלכתית רפואית** (ב, עמוד 406). וכן פסקו **הרב נחום אליעזר רבינוביץ, הרב צבי (הרשל) שכטר, הרב רא"ם הכהן והרב ברוך גיגי**, שכל שהושגה יציבות במצבו של החולה, נחשב שהבריא ויברך הגומל.

אומנם יש לעיין בזה, שכן על פי הפוסקים שהובאו בסעיף ד לעיל נראה כי אין זה כל כך פשוט, כי אף שלכאורה החולה חזר לאיתנו והרי הוא מהלך כבריא, מכל מקום אין לו לברך הגומל עד שלא רק תסמיני המחלה עברו חלפו להם, אלא גם עיקר ויסוד המחלה כבר נעקר ממנו. על כן, נראה לומר כי אכן צדקו דברי הפוסקים שיש לברך גם אם ידוע שיכולים להיות התקפים נוספים, ואפילו אם יודעים בביטחון שבתוך תקופה מסוימת יש סבירות גבוהה שתחזור. אך מכל מקום אי אפשר לומר שהחולה אכן נרפא אלא אם הרופאים קבעו מעקב תרופתי ורפואי אחר מצבו המבטיח יציבות מסוימת, כי עד שלא תובטח יציבות זו, יכול החולה לסבול מהתקף אחר התקף, והרי הוא כמי שחלה בחום והחום יורד ועולה, יורד ועולה, שאין לראות בתקופת הירידה החלמה והבראה המצדיקה ברכת הגומל.

ומהרב אשר וייס שמענו שספק ברכות להקל, ועל כן אין לחולה במחלת נפש לברך הגומל אלא אם כן ראינו שינוי מעשי במצבו, וכגון שהתאשפז מחמת חוליו ועכשיו שוחרר, או לחלופין שסבלו הנפשי היה גדול עד כדי השפעה מעשית משמעותית על שגרת חייו (הפסיק לעבוד, לא יכול לקום מהמיטה מחמת הדיכאון וכדומה) ועכשיו נרפא וחזר לשגרה זו, וכן כל כיוצא בזה.

פרק ז

הלכות שבת

מי שדינו כשוטה בשבת

א. מחללים שבת (על פי כללי ההלכה) עבור מי שחולה במחלת נפש, ואף אם אין בו דעת כלל[1].

ב. מי שדינו כשוטה, ומוצא מרגוע לנפשו על ידי עשיית פעולה האסורה מדרבנן

1. במסכת יומא (פה, א-ב) דנה הגמרא בהיתר להציל נפש מישראל בשבת, ואחד ההיתרים הוא של רבי שמעון בן מנסיא: "חלל עליו שבת אחת כדי שישמור שבתות הרבה", וראו באריכות בפרק ב ("גדרי חיוב ופטור במצוות לסובלים ממחלות נפש"), סעיף ז והערה 16 שם, לעניין שיטת רבי שמעון בן מנסיא וקבלתה להלכה. אולם, אם נאמר שדרשה זו נפסקה להלכה, לכאורה יש מקום לומר על פיה שאין לחלל שבת עבור הצלת חיי השוטה, שהרי הצלת חייו לא תביא אותו לשמור שבתות הרבה, ומניין לנו להקל בדבר? אכן, מצאנו אחרונים שדנו בשאלה מעין זו בצורה מפורשת. בספר **בית מאיר** (או"ח, של) הביא מכתב מרבי עקיבא איגר שכתב להתיר למול את בניהם של הקראים, ותוך כדי השגתו כתב שאין לחלל את השבת על מי שלא ישמור אותה. אולם הבית מאיר הביא שם את תשובת **רבי עקיבא איגר** לדבריו, והוא סבור שיש להציל כל נפש מישראל ואין הדבר תלוי בשאלה אם נפש זו מקיימת מצוות אם לאו.

בשו"ת מהרש"ג (א, או"ח, נג) דחה את דברי הבית מאיר, ואף כי **בשו"ת הלכות קטנות** (ב, לח) הסתפק בזה, **בשו"ת קול גדול** (סימן עו) דן בכך והעלה בבירור להקל (וראו **בשו"ת ציץ אליעזר** [ט, כח] שדן בדבריו, וראו גם **בדעת תורה** [או"ח, ג, שכח, ב] שדן בדברי ההלכות קטנות). אכן, **בביאור הלכה** (או"ח, שכט, ד"ה "אלא") כתב בבירור להקל, וכן בספר **ילקוט יוסף** (או"ח, שכט, ה) כתב: "מותר לחלל את השבת גם עבור פיקוח נפש של חרש או שוטה", וכן פסק **בשיעורי תורה לרופאים** (ג, ריא; אף כי בתשובה אחרת שם [ג, ריד] השאיר את הדבר ללא הכרעה), וכן כתב כדבר פשוט **בנשמת אברהם** (מהדורא בתרא, א, הקדמה לסימן שכח, עמודים שצו-שצז; שם, סימן שכט, עמוד תקא).

בשבת, מותר להציע בפניו את הפעולה האסורה, בין בדיבור ובין במעשה. ובאיסור דאורייתא יש להחמיר[2].

הדלקת נרות שבת, חג והבדלה

ג. אישה הסובלת מפירומניה (Pyromania), לא תדליק נרות שבת וחג (וכמובן שכן דינו של איש שגר לבדו ועליו חלה חובת ההדלקה), וכן הדין לעניין נר הבדלה במוצאי שבתות וחגים[3].

ד. הסובלים מהֲלֶמֶת (הפרעת דחק פוסט טראומטית, Post-traumatic Stress Disorder) בעקבות אירוע הקשור באש, ולדעת הרופא המטפל השימוש באש יכול להוביל לתוצאות קשות המעכבות את החלמתם, לא ידליקו נרות שבת וחג ולא נר הבדלה[4].

2. ראו בפרק א "השוטה והשטות בהלכה" על מנת לעמוד על הגדרתו של השוטה בענייננו.
לעניין נתינת דבר שיש בו איסור דאורייתא למי שדינו כשוטה, ראו בפרק ח (הלכות יום הכיפורים), סעיף ו, ושם נתבאר שלרוב הפוסקים יש לאסור ספייה בידיים. אולם באיסורי דרבנן, אף **שהשולחן ערוך** (או"ח, שמג) פסק שגם אותם אין לתת לפני הקטן (והוא הדין לשוטה), כתב **המגן אברהם** (שם, ס"ק ג) שלצורכו של קטן (כגון אכילה ושתייה) מותר לתת איסורים דרבנן, וכן כתב **בשולחן ערוך הרב** (שם, סעיף ו). **ומהערוך השולחן** (שם, סעיף ג) משמע שאפילו באיסורי דאורייתא כן הוא, וכן פסק **המשנה ברורה** (שם, ס"ק ה) בתינוק שהוא קצת חולה וצריך לכך, **ובביאור הלכה** (שם) הביא שגם **רבי עקיבא איגר** התיר. וראו **בחשוקי חמד** למסכת יומא (עח, ב) שדעתו נוטה להתיר לתת לזקן סנילי קרטון לקרוע בשבת אם הדבר תורם למנוחת נפשו, ועל פי כל האמור נראה שאכן יש להתיר את הדבר. וכן ראו **בווי העמודים וחשוקיהם** (כט, מעשה חושב, שאלה טו).
3. הפרעה זו נדירה יחסית (משערים כי היא קיימת בכאחוז אחד מן האוכלוסיה), אך יש בה סכנה גדולה, שכן כל הדלקה של אש על ידי מי שסובלים מהפרעה זו גורמת לריגוש, כעין התמכרות, והעיסוק המתמיד מביא בלי משים לפגיעה הן בממון והן בגוף, של הסובל או של אחרים, ועל כן יש להתייחס אליה כאל חולי שיש בו סכנה לכל דבר. כל זה דווקא במי שלא עבר טיפול, אך ייתכן שעם טיפול מתאים (הדבר תלוי אף בגילוי מוקדם של ההפרעה) יוכלו הסובלים מהפרעה זו לקיים את מצוות ההדלקה, אך אין לנהוג כן ללא התייעצות עם הרופא המטפל.
4. באופן כללי הרצון של הרופא המטפל הוא להביא את נפגעי ההלמת למצב שבו הם חוזרים לתפקד בשגרה כאחד האדם, ועל כן באופן כללי אדם שעבר טראומה הקשורה באש, לא יתנזר לחלוטין מהעיסוק בה, אלא על פי הדרכת הרופא המטפל יחזור ויחשוף את עצמו בהדרגתיות לפעולות נצרכות הקשורות בהדלקתה, ובכלל אלו גם מצוות הדלקת נרות שבת או נר חנוכה. אולם, יש מצבים שבהם המטפל מזהה שחשיפה לפעולות הקשורות באש תביא **לסכנה** למטופל או לסביבתו, כגון שיש חשש שהשימוש באש לא ייעשה בצורה בטוחה (עקב הטראומה), או שיש חשש שהמטופל אינו מווסת רגשית (emotion dysregulation) וכתוצאה מהחשיפה לאש הוא יבוא לידי שימוש בחומרים ממכרים (להשכחת הטראומה או הרגעתה), מה שכמובן מסכן הן

ה. **חולה במחלת נפש שדינה כשוטה, מותר לה להדליק נרות שבת ואף לברך עליהם**[5].

אותו והן את סביבתו. תוצאות אחרות יכולות להיות התפרקות רגשית ומעשית בתחומים מסוימים של החיים (דיכאון, חוסר יכולת ללכת לעבודה או לצאת מהבית, ועוד ועוד), או אפילו הופעתה של הפרעה נפשית חדשה. כל אלו נותנות לאדם זה לכל הפחות דין של חולה שאין בו סכנה, ופעמים רבות אף יותר מכך. כללו של דבר: הרב הפוסק צריך לברר את מצבו של השואל עם הרופא המטפל, ולפסוק בהתאם לנתונים, ובמקרים כאלו בכל ספק יש להקל. וכן שמענו מ**הרב אליעזר מלמד** שאחרים ידליקו בשליחות עבור הסובל מהפרעה זו.

גם כך שמענו הלכה למעשה מ**הרב אשר וייס**, אלא שהוסיף שלכאורה אין זה מספיק להורות להם שלא ידליקו, כי יש מהנפגעים מהפרעה זו שעצם ראיית האש היא הבעיה ולא רק הדלקתה. ועל כן, כיוון שההדלקה נעשית במקום האכילה, והרי רצונם של הנפגעים לאכול סעודת שבת עם משפחתם – לכאורה על כל המשפחה להימנע מהדלקה. אולם למעשה כתב שאפשר לסמוך שידליקו בחדר אחר שבו לא אוכלים, וגם יכוונו בשעת הברכה על החשמל שבבית (אף שלכתחילה אי אפשר לצאת אך ורק במאור החשמל, מכל מקום כאן יש לצרף עניין זה להקל).

ולעניין נרות שבת, שמענו מ**הרב צבי (הרשל) שכטר** שניתן לצאת בברכה על נרות חשמל, ושכן העיד **הרב יוסף דוב הלוי סולוביצ׳יק** משמו של אביו **הרב משה סולוביצ׳יק**, ואמר שכן יש לעשות במקרה זה. וכן שמענו מ**הרב מרדכי ווילינ**.

5. **המהרי״ל** בתשובתו (סימן קצו) כתב בעניין מי שילד בן שוטה, שוודאי קיים בכך מצות פרייה ורבייה, ותוך כדי דבריו קבע: ״האי נמי נשמה יש לו, ובר מצוה הוא, ופיקחים מוזהרים עליו״, ולכאורה תמוה שכתב שהוא בר מצווה, אלא שכוונתו שוודאי אינו חייב במצוות, אך גם לא כבהמות נדמה, ואחרים מוזהרים עליו לתת לו אורח חיים יהודי, וכן כתב **בשו״ת שואל ומשיב** (תליתאה, א, ל). וכן שמענו בשם **הרב נחום אליעזר רבינוביץ**, על פי עדות נאמנה מתלמידיו, שבאופן כללי סבר שעצם עשיית המצווה יכולה לשמר אצל אדם חולה את תחושת הבריאות, ועל כן יש חשיבות בכך שיקיים מצוות ושיסייעו בידו לעשותן.

על כן, אישה שמוגדרת כשוטה על פי ההלכה, יכולה להדליק נרות שבת, שאף שאינה מחויבת, מכל מקום עדיין שייכת במצווה זו, וכן פסק **בשיעורי תורה לרופאים** (ג, רח), והוסיף שכל מצווה שתוצאותיה מועילות ודאי יכולה לקיים, והרי כאן אור הנרות משרה אווירה של שלום בית. אומנם, בהמשך שם כתב: ״ואם תברך אין בזה שום עוולה ואין בזה כל חטא״, וזה צריך עיון קצת, כי לכאורה אין לה כל חיוב בכך ויש בזה ברכה שאינה צריכה והזכרת שם שמיים לבטלה! אולם דין זה כבר נתבאר בפרק ה (הלכות ברכות), סעיף ה והערה 10, לעניין עניית אמן על ברכותיו של חולה נפש, ושם הובאו דברי **הביאור הלכה** (או״ח, רטו) שמי שסבור שהוא חייב בברכה, מותר לענות אחריו אמן, אף אם העונה אינו סבור כן, והרי זה דומה לנידוננו, שאישה זו סבורה שהיא חייבת במצוות. זאת ועוד, אף אם היא אינה חייבת, אין היא נענשת על מעשיה, ועל כן אין לה שום חטא ועוון אם תברך על הדלקתה. וכן שמענו בשם **הרב נחום אליעזר רבינוביץ**, שלא חשש לברכה לבטלה בכגון זה.

קידוש ולחם משנה

ו. באופן כללי יש לקבוע כי הסובלים מהפרעת אכילה כפייתית (Binge-Eating Disorder) חייבים באכילת לחם משנה ושתיית יין קידוש בשבת[6].

ז. אדם הסובל מאלכוהוליזם (Alcoholism), יקדש על מיץ ענבים, ואם אין באפשרותו לעשות כן יקדש על הלחם, ואם גם לחם אין בידו, יקדש על חֲמַר מדינה (לדוגמה מיץ תפוזים טבעי)[7].

ח. אדם הסובל מהפרעה טורדנית־כפייתית (Obsessive Compulsive Disorder), וכתוצאה מכך מתקשה להגות את שם ה' כראוי, מוטב שאשתו תוציא אותו ואת בני ביתו בקידוש, ואם יש להם אורחים, טוב שאחד האורחים יוציא את בני הבית בקידוש[8].

קשירה בשבת

ט. מותר לקשור חולה פסיכוטי בשבת כשיש חשש שיגרום נזק לעצמו או לאחרים[9].

6. על פי רוב, הטיפול בהפרעה זו אינו מצריך הימנעות גמורה מתזונה מסוג מסוים, ועל כן אין סיבה לפטור את האדם מאכילת כזית לחם ושתיית רביעית יין. אולם, לעיתים ייתכן שהמטפלים מזהים במטופל מסוים תגובה של אכילה כפייתית בעקבות מאכל מסוג מסוים (trigger foods=), ויאמרו שלאותו אדם אסור לאכול דברים שיש בהם קמח או שיש בהם סוכר, וכדומה. כיוון שהפרעת אכילה כפייתית – מלבד מה שיש בכוחה להשפיע לרעה על תפקוד האדם בשגרת חייו – יכולה להתדרדר לכדי הפרעות אכילה אחרות קשות הרבה יותר, חשוב לטפל בה, ובמקרים קיצוניים כמו שתואר לעיל, יש להישמע להוראות הרופאים לעניין הימנעות מתזונה מסוג מסוים (מה עוד שמדובר בהוראה זמנית, ולא בהימנעות לעולם).

7. ראו **שולחן ערוך** (או"ח, רעב, ט) ומפרשיו.

8. **שו"ת מנחת אשר** (ב, קלד). כמובן שבכל פתרון יש להקפיד על כבוד הבריות (לדוגמה, יכול להיות שהמתמודד עם הפרעה זו יתבייש אם מישהו אחר יקדש במקומו) בפני בני הבית והאורחים. וראו דיון ארוך בכל נושא זה של הפרעה טורדנית־כפייתית בהקשר הלכתי במאמרים: קריינא דאיגרתא (א', רעח); Huppert JD, Siev J, Kushner ES. "When religion and obsessive compulsive disorder collide: treating scrupulosity in Ultra–Orthodox Jews", *Journal of Clinical Psychology* 2007:63(10):p.p. 925–941; שו"ת ניצני ארץ (ב, א); **הרב ד"ר זאב פרימר וד"ר עמיחי פלדמן** במאמרם **באסיא** (צה-צו, עמודים 86-110). כמו כן, ראו מה שכתב **פרופ' משה הלוי ספירו** על משמעותן הרוחנית־הלכתית של פעולות כאלו בספרו *Handbook of Psychotherapy and Jewish Ethics* (עמודים 34-39).

9. כדין כל מי שנמצא במצב של פיקוח נפש, שמחללים עליו את השבת.

שימוש בבעלי חיים בשבת

י. מותר להשתמש בבעלי חיים (אפילו טמאים) בטיפול בילדים בעלי מוגבלות שכלית או רגשית[10], ואף בשבת אין בכך משום מוקצה[11], אך יש לוודא שאין בכך משום איסור צידה[12].

נטילת תרופות בשבת

יא. אדם הסובל מהפרעה או מחלת נפש שאין בה סכנה, ונוטל לשם כך תרופות, מותר לו לקחת תרופות אלו בשבת ויום טוב, ואם ניתן לסדר את השעות שהוא לוקח את התרופות באופן שייטול אותן לפני שבת ואחריה – מה טוב[13].

יב. מותר לחולה להשתמש בקופסה חכמה לנטילת תרופות בשבת וביום טוב[14].

10. ראו דברי **הרב שלמה אבינר** בחוברת **אסיא** (סה-סו, עמודים 69-71).

11. ראו מחלוקת הראשונים והאחרונים המובאת אצל **הרב שלמה אבינר** (שם), ומה שכתב שם שאף לדעת המחמירים יש להקל במקום הצורך. וכן ראו ההכרעה להקל **בשו"ת אגרות משה** (או"ח ה, כב, אות כא) בחיות מחמד המיוחדות לשעשוע, וקל וחומר הוא לחיות אלו, שיוחדו לכך ויש להן מטרה מוגדרת בסיוע לאדם בתחום רפואי ייעודי. בשולי הדברים, ראו דיון לעניין שימוש בקוף בשבת אצל **הרב יצחק שיף** בקובץ **תפארת השבת** (עמודים ה-כא).

12. ראו **שולחן ערוך** (או"ח, שטז, יב) ודיון האחרונים בעניין חיה ועוף שברשותו, והסכמת האחרונים היא שבעלי חיים שאינם נשמטים מיד בני אדם, אין איסור לצודם ולתופסם. ודברי **הערוך השולחן** (שם, סעיף לז) יכולים לשמש ביטוי מספק לדרך שבה יש לשער עניין זה: "והנה בהמות וסוסים הם תמיד בני תרבות ואין שייך בהם עניין צידה אם לא כשמרדו, וזה לא שכיח, אבל בתרנגולים ותרנגולות... אם הם מורגלים בבית ונוחין ליכנס לבית או לכלובן, והיינו כששורקין ומצפצפין להם באים תיכף, מותר. האמנם אם אינם מורגלים, ויש ביניהם שפורחין לכאן ולכאן ונשמטים מתחת יד הבעלים עד שנצרך לעמוד לפניהם להפסיק להם הדרך, אם הם בחוץ אסור לישראל להכניסם לבית או לכלובן על ידי מעשה בהפסקת הדרך... ואם הם מורדים כמשתגעים כמו שמצוי כן בתרנגולים קרוב לבוא לידי איסור דאורייתא, וצריך ליזהר בזה מאוד מאוד. ואווזים ואינדיקעס נראה שהם נוחים ואין בהם צידה, ומכל מקום גם בהם יש לדקדק לבלי לבוא לידי חילול שבת...".

13. **שו"ת אגרות משה** (או"ח ג, נג), **שיעורי תורה לרופאים** (ג, ריד), **שו"ת שאילת שלמה** (ד, צח), וכדין חולה שאין בו סכנה שהתירו לו ליטול תרופות (ראו, לדוגמה: **שו"ת חלקת יעקב** [או"ח, קנג], **שו"ת מנחת שלמה** [ב-ג, ס], ועוד רבים). וכן ראו בספר **ובית הלל אומרים** (עמוד 87).

14. קופסה חכמה לתרופות (smart pill bottle) עוזרת לחולים שיש להם צורך מובהק לקחת תרופות בכמות הנכונה ובזמן הנכון ויש חשש לשכחה. הקופסה מאירה על ידי נורות לד בצבעים שונים כדי לאותת על כך שהגיעה שעת לקיחת התרופות, משמיעה קול בשעת הצורך, ואף שולחת מידע למחשב מרכזי על כך שהקופסה נפתחה ושהתרופות נלקחו (לצורך מעקב). מבחינת החולה לא נעשית שום פעולה חשמלית ישירה – הוא פותח וסוגר את הקופסה כמו כל קופסה אחרת,

הדלקת מזגן בשבת

יג. **חולה במחלת נפש שדינו כשוטה, או אפילו לא הגיע למידה זו אך יש לו צער מחמת מחלת הנפש שלו ודינו כחולה שאין בו סכנה לכל הפחות, מותר (בין לחולה ובין למי שמטפל בו) לבקש מגוי שידליק את המזגן עבורו כשסובל מן החום או מן הקור והמזגן יוכל להיטיב את מצבו הבריאותי. ואם אין שם גוי יכול יהודי (בין החולה ובין מי שמטפל בו) לעשות כן בשינוי[15]. ואם החום או הקור חזקים ביותר, אף למי שסובל אך צער נפשי מועט (אף שדינו כבריא) מותר לומר לגוי להדליק את המזגן[16].**

והפעולה החשמלית (שליחת המידע) נעשית מאליה. וראו **שו"ת מנחת אשר** (א, לב) לעניין פעולות חשמליות שאינן ניכרות לעין אדם, וראו גם **שו"ת שיח נחום** (סימן כה), שלדעתו אין בהפעלת גלאים כזו איסור כלל. ואף אם יש מקום לבעל דין להחמיר בכל זה, מכל מקום במקום חולי יש להקל, מה עוד שלפי כמה שיטות זהו פסיק רישא באיסור דרבנן (ויש לדון אם ייחשב זה ניחא ליה או לא ניחא ליה, ואין כאן המקום להאריך).

15. ראו בפרק ב (גדרי חיוב ופטור במצוות לסובלים ממחלות נפש), סעיפים ט-יג, על מנת להבין את הגדרת חולה שיש לו סכנת איבר וחולה שאין בו סכנה במחלת נפש בצורה מדוקדקת, וכן ראו שם על מנת להבין את יסודותיה של פסיקה זו. וכן פסק **בשיעורי תורה לרופאים** (ג, רח) לעניין היתר על ידי גוי.

16. **בשו"ת מהר"ם מרוטנבורג** (ד, תעח) הביא את תשובת הרב רבי יום טוב שהרחיב בדין אמירה לגוי במקום הקור: "מנעורי אני משתומם על האוסרים להתחמם כנגד אש הגוים הנעשה בשביל ישראל בשבת, כי ראיתי את אבא מורי ורבינו משולם שהיו פרושים והיו מתחממים, וכן גדולי עולם, וטעמם כתבו כדאמרינן בעלמא: 'הכל חולים אצל המילה', דחולה שאין בו סכנה אומר לגוי ועושה. כן הכל חולים אצל הקור, ואם אין ממש חולים – מצטערים הם לכל הפחות... והכל איסטניסים לגבי הקור, והמתחממים יתענגו על רוב שלום. אך רבינו שמחה כתב להיפך לאיסור, וראיתי מורנו הרב רבי חיים ז"ל שהוא מתחמם כדברי רבינו יום טוב". דברים אלו הביאו גם **המרדכי** במסכת שבת (רמז תנב) **והאגור** (סימן תצו), וכן מובא גם במקום אחר **בשו"ת מהר"ם מרוטנבורג** (ג, ה), וכל זאת הביא **ההגהות מיימוניות** בהלכות שבת (ו, ג, אות ו) והוסיף משלו, וכן הוא **ברבנו ירוחם** (תולדות אדם וחוה, נתיב יב, חלק ג), ובשו"ת **התשב"ץ** (ג, רכה).

וכן הביא היתר זה **הבית יוסף** (או"ח, רעו), ופסק כן להלכה **בשולחן ערוך** (שם, סעיף ה): "בארצות קרות, מותר לאינו יהודי לעשות מדורה בשביל הקטנים ומותרין הגדולים להתחמם בו, ואפילו בשביל הגדולים מותר אם הקור גדול, שהכל חולים אצל הקור; ולא כאותם שנוהגים היתר אף על פי שאין הקור גדול ביום ההוא", וראו גם **חיי אדם** (כלל סב, סעיף י) **ושו"ת ראנ"ח** (סימן קיב), שמשמע מדבריהם שמותרת אמירה לגוי אף כדי למנוע מצער זה לבוא. עוד ראו **בשו"ת קול מבשר** (א, מה) **ושו"ת היכל יצחק** (או"ח, ל"ד) **ושו"ת אגרות משה** (או"ח ג, מ"ב) לעניין גדרי ההיתר, **ובשו"ת מנחת יצחק** (ג, כג) כתב מפורשות שכשם שחולים אצל קור גדול, כך יש לומר שחולים גם אצל חום גדול, ואף בו התירו אמירה לגוי להדליק את המזגן ביום חם ביותר.

מענה טיפולי בשבת

יד. הסובל ממחלת נפש או הפרעה נפשית, ורוצה לקבל טיפול מאת רופא שעובד רק בשבת, וההגעה אל הרופא כרוכה בעבירה על איסורים – יתאמץ למצוא רופא אחר או למצוא זמן לראותו שאינו בשבת, אך אם אין הדבר אפשרי, והרופא אומר שיש במקרה זה משום פיקוח נפש, יכול לראות את הרופא בשבת, וימעט באיסורים ככל האפשר[17].

טו. בבתי חולים רבים ישנו מיון פסיכיאטרי, המשרת את אלו הסובלים מבעיות בבריאות הנפש, ואליו ניתן להגיע בשבת בשעת מצוקה חריפה[18]. אולם יש מקרים שבהם יש צורך למתמודד עם בעיה נפשית להתקשר דווקא למשפחתו, לחבר או חברה קרובים, או למטפל שלו, ואם המצוקה אכן משמעותית יש להתיר (כמבואר בהערה)[19].

טז. אנשי מקצוע בתחום בריאות הנפש שעובדים במוסד, ותפקידם הוא כזה שלפעמים צריך להתייעץ עמם לגבי חולה כזה או אחר, ולפעמים יש ספק סכנה בדבר, מותר להם לטלטל טלפון נייד בשבת, ומוטב שיטלטלו את הטלפון

17. כתב **במסורת משה** (א, עמוד צג) בשם **הרב משה פינשטיין**: "ואיזה רופא שאינו שומר תורה ומצוות, והוא רופא פסיכיאטר, כתב מכתב, שבו ביקש רשות שאישה אחת, שחולה במחלת הרוח, תבוא בשבת, ותהא צריכה לחלל שבת, כדי לבקרו, שאין לו הזדמנות אחרת לקבל אותה. וטען שלפני שנתיים התיר רבינו לאישה אחרת לבוא אצלו בשבת. והנה כל המעשה לא זכר רבינו, ואמר רבינו שבכלל תמוה להשיב לרופא שאינו שומר תורה ומצוות, לא להאישה, וגם מה שייך להתיר דבר ברגילות, מקרה חד פעמי אפשר להתיר, לא רגילות, דלרגילות יש לחפש כבר עצה אחרת, לשכור דירה סמוך להרופא, או למצוא רופא אחר, וכדומה, אבל בינתיים, אם חושב שזה פיקוח נפשות, אפשר להתירה. אבל לא ברגילות...", ובהערה קטע כתב שם: "וכמובן תצטרך להיזהר שלא לחלל שבת יותר משצריכה, תלך עם נהג נוכרי וכדומה, אל תיסע באוטובוס, ובכלל עליה למצוא עצה לראות הרופא שלא בשבת".

18. השימוש במיון הפסיכיאטרי מתאים למצבים של חולה שיש בו סכנה, ועל כן ודאי שהטלפון למחלקה זו מותר בשבת.

19. השימוש בטלפון נייד כרוך לכל הפחות באיסורי דרבנן (של חשמל ושל כתיבה), ויש שסוברים גם באיסורי תורה (ראו להלן הערה 37 בפירוט). אולם, ישנם מקרים רבים שהם בגדר ספק פיקוח נפש, ובהם יש להתיר לכל הדעות. לדוגמה: עליית מחשבות אובדניות בקרב חולים שיש בהם סכנה (כגון חולים באנורקסיה), או מטופל שנמצא על סף אשפוז עקב מצב קדם־פסיכוטי או מחשבות אובדניות, והמטפל רוצה למנוע את אשפוזו על ידי התמודדות עם מחשבות אלו בזמן אמת, וכדומה.

הנייד בתוך שקית עם דברים שמותר לטלטלם בשבת (וכבר קודם השבת ישימו אותו שם)[20].

נסיעה בשבת

יז. מותר להורים להוציא את ילדיהם ממוסד לחולי נפש לחופשה לשבת וחג, אף אם אושפזו שם מחמת התקפי אלימות פסיכוטיים ויש חשש שבמשך השבת יחזרו התקפים אלו ויצטרכו לחלל את השבת ולהחזירם לאותו מוסד[21].

20. לעניין טלטול טלפון נייד בשבת, נראה שהטלפון עצמו הוא כלי שמלאכתו לאיסור, ואם כן הוא מותר בטלטול לצורך גופו ולצורך מקומו, וטלטול בנידוננו הוא בכלל היתר לצורך גופו. מה שנאסר הוא רק לטלטל כלי שמלאכתו לאיסור מחמה לצל, כדי לשומרו מן ההיזק, ועל דרך הכלל אפשר לומר שכל מה שהוא לצורך החפץ אסרו חכמים, וכל מה שאינו לצורך החפץ עצמו התירו. חילוק זה מובן בפני עצמו, שכיוון שגזרו גזירת כלים בשבת שלא יהא אדם עסוק ועוסק כל הזמן בכלים שבביתו, על כן אסרו לאדם להתמקד בכלים עצמם, אך התירו לו את השימוש בהם כשהמיקוד אינו בכלים אלא בו וצרכיו השונים (ועוד ראו מה שכתבנו בהערה 55 לעניין טלטול טלפון נייד). ובספר **משנת השבת** (פרק כח, סעיף יב) כתב: "טלפון סלולרי – מוקצה מחמת חסרון כיס, ואם בעליו אינו מקפיד עליו, כגון שנותנו לילדים, נחשב לכלי שמלאכתו לאיסור", ונראה שזוהי המציאות הנפוצה יותר היום (ולא זו בלבד שנותנים לילדים את הטלפון, אלא שאף קונים להם גם בגיל צעיר טלפון נייד משלהם).

מעתה, כיוון שטלטול הטלפון הוא צורך החולים, הרי זה כטלטול לצורך גופו. ומכל מקום, כדי שההיתר יהיה מרווח יותר, ראוי לטלטל את הטלפון בתוך שקית עם דברים המותרים לטלטול בשבת, כדי שהשקית תהיה בסיס לדבר האסור והמותר גם יחד (ראו **שולחן ערוך** [סוף סימן שי]).

עוד ראו מה שכתב **בשמירת שבת כהלכתה** (פרק מ, סעיף טז): "גם טלפון נייד רשאי הרופא לקחת וכנ"ל, ויענה רק לקריאות שהוא מזהה כנושאי פיקוח־נפש או לפחות ספק פיקוח־נפש". והנה, ברור כי על אנשי מקצוע בתחום בריאות הנפש הנמצאים במצב זה לעשות כמיטב יכולתם להבהיר לצוות העובד במוסד שלא להתקשר אליהם בשבת מחמת קדושתה אלא במקרים דחופים שבהם עזרתם בייחוד נצרכת.

21. כך שמענו משמו של **הרב נחום אליעזר רבינוביץ**, על פי עדות נאמנה מתלמידיו. וטעם הדבר משום שיש בחזרה לסביבה משפחתית טבעית ובריאה כדי לעזור בהקלה על ההתקפים הפסיכוטיים, וכן יש בכך כדי להקל על המשפחה בשמירה על שגרת חיים נורמלית ויש בכך סיוע באופן עקיף לטיפול בילדים החולים. וראיה לדבר ממה שאמרו במסכת יומא (פד, ב) שיש לחלל שבת לצורך חולה שיש בו סכנה, ואף על ספק נפשות, ולא רק על ספק שבת זו אלא אף על ספק שבת אחרת, וכגון שאמדו את רפואת החולה לשמונה ימים, שמכל מקום מתחילים את הטיפול בשבת מיד (ונמצא שזהו היום הראשון) אף שבכך יש גרימה לחילול השבת הבאה. וכן פסק **בשולחן ערוך** (או"ח, שכח, יא). אם כן, עושים רפואה עבור חולה שיש בו סכנה, אף אם יש ספק אם לאחר מכן יצטרכו לחלל את השבת, וכאן הדבר עדיף על המקרה הנ"ל, כי כאן אין מתחילים בחילול שבת כלל, ורק ספק אם יקרה מקרה שיצריך חילול שבת. ודינם של חולים פסיכוטיים כחולים שיש בהם סכנה. כן הסכים אף **הרב אשר וייס**, בתנאי שיש סיכוי גדול שלא יצטרכו להחזירו בשבת.

יח. ילד הנמצא על הספקטרום האוטיסטי (Autism Spectrum Disorder), **ומצבי** רוחו משתנים תמיד ולפעמים קשה להרגיעו, ואין הוא נרגע עד שלוקחים אותו לנסיעה ברכב – אסור להסיעו בשבת, אך מותר לבקש מגוי שיעשה כן, ומותר גם לקרוב משפחה לנסוע יחד עם הילד, וגם יהיה מותר לטלפן בשבת לגוי ובלבד שיעשו כן בשינוי[22].

יט. מותר לעובדת סוציאלית (וכדומה) להגיע למקום פיגוע בשבת, אף תוך כדי חילול שבת באיסורי תורה, כדי לטפל בפגועי חרדה והלֶמֶת, כיוון שיש לחשוש לטירוף דעתם[23].

וראו גם בספר **איש על העדה** (עמודים 73-102) שכן עולה מניתוחו של **הרב יוסף דוב הלוי סולוביצ'יק** (נידונו שם שונה מנידוננו, אך מסקנותיו שייכות אף לענייננו).

22. כך פסק **הרב יהושע ישעיה נויבירט**, כמובא **בנשמת אברהם** (מהדורא בתרא, א, פתיחה לסימן שכח, עמוד שצז), ועל פי פסיקה זו מוכח שדינו של ילד זה לכל הפחות כחולה שאין בו סכנה.

23. ראו **בתחומין** (כג, עמוד 73 והלאה) במאמרו של **הרב ישראל רוזן** על אודות נסיעה של עובדים סוציאליים לאירוע חירום בשבת, ושם הקדים ש"להבהרת הרקע שמענו סקירה מקצועית מעובדת מחלקת הרווחה במועצה האזורית גוש עציון, האחראית על הטיפול בחירום בישובי גוש עציון", ולאחר מכן סיכם את פעילות העובדת סוציאלית, וזו לשונו: "1. במהלך מסירת ההודעה קיים חשש **לשליחת יד עצמית**. תפקיד ה'צוות המודיע', אשר העו"ס כלול בו, הוא לשים לב לפתחים העלולים להיות מסוכנים (חלונות וכדומה), וכן איתור חפצים מסוכנים. 2. בנוסף בוחן העו"ס את תגובות כל אחד מבני המשפחה, ומקיים מעקב צמוד, האם מישהו עלול לסכן את עצמו או זולתו, מתוך איבוד שליטה. 3. לעתים יש לעו"סים מידע מוקדם על אנשים פגיעים במיוחד העלולים להיות בסיכון וזקוקים להתייחסות מיוחדת. 4. החשש חמור יותר ביחס **לנוער בגילאי ההתבגרות** (12-20), בשל נטייה לאובדנות. למשל, נער או נערה ש'הלכו לאיבוד' ולא שבו לביתם כל הלילה – משמשים מקור לדאגת־חיים גדולה יותר מאשר מבוגר/ת. 5. חששות מצויים יותר, שאינם שליחת יד בנפש, הם תגובות קיצוניות: מחד, **שתיקה והסתגרות; מאידך, תגובות מוחצנות** באופן קיצוני. גם תגובות אלו אופייניות לנוער הנוטה לקיצוניות. 6. איתור התגובות ע"י העו"ס מאפשר **נירמולם**, כולל מתן לגיטימציה, ועי"כ מסייעים לפרט להיות חלק מן הקבוצה, וכן לקבוצה לקבל את התנהגות הפרט. 7. **'הלם'** – זו תופעה רגשית־נפשית הכוללת בין היתר ניתוק מהסביבה המתבטא בחוסר תיפקוד בתחומים שונים, בחרדה, בנטיה לדכאון ובסיוטים. 8. **'היסטריה' וקוצר נשימה** עלולים לגרום לאיבוד הכרה. הטיפול בכך הוא בשיטות הרגעה מקצועיות (לאו דוקא דיבורים). תגובה היסטרית עלולה לדַבֵּק ולגרור אחרים. 9. תגובה היסטרית עלולה להופיע **לנוכח גופה** המצויה במקום או שהיתה שם. 10. **הדחיפות** ביחס למניעת התאבדות או הרגעת היסטריה – ברורה מאליה. לגבי תופעות פוסט טראומטיות אחרות (חוסר תיפקוד, חרדה וכד) חלוקות הדעות המקצועיות האם הטיפול הראשוני עשוי למנוע אותן בכלל".

הרב ישראל רוזן קובע שם שיש להקל, וכן הסכימו לו במאמרו שם **הרב דב ליאור, הרב נחום אליעזר רבינוביץ** (מופיע גם בתשובתו **בשו"ת שיח נחום** [סימן כב]), **הרב אביגדור נבנצל והרב שלמה אבינר**. אומנם **הרב מנשה קליין** (שם, עמוד 89 והלאה) כתב שאין היתר אלא אם כן יודעים בוודאות שיש פגוע נפשי הזקוק לטיפול. וראו **באנציקלופדיה הלכתית רפואית** (ז, ערך "שבת", עמוד 448). אומנם ראו **בווי העמודים וחשוקיהם** (סב, רפואה והלכה, שאלה ד) שהזנקת

כ. **דינה של נפגעת אונס מיד לאחר האונס הוא כחולה שיש בו סכנה, ואסור להשאירה לבד. לכן חובה ללוותה לבית החולים אף אם יש בכך חילול שבת באיסורי תורה**[24]**. המלווים אף מותרים לחזור לביתם בשבת לאחר שאין זקוקים לעזרתם, אף אם עוברים בכך על איסורי דרבנן. ונחלקו הפוסקים אם מותר לחלל שבת באיסורי תורה בחזרתם, וכל אחד יעשה כעצת רבותיו**[25]**.**

כא. **חולה סופני הנוטה למות ומבקש שיזעיקו את קרוביו, מוטב שגוי יסיע אותם ולא יחללו שבת באיסורי תורה, אך אם אין אפשרות לכך הסכימו כמה פוסקים להקל אף באיסורי תורה, כיוון שכשהחולה יודע שקרוביו בדרך אליו דעתו מתיישבת ויש בכוחו של מידע זה להאריך את חייו אף אם רק ברגעים ספורים**[26]**. כמו כן, מותר לרופא להתקשר בשבת לקרובי החולה הנ״ל להודיע להם על שינוי במצבו, אם לדעתו יהיה בכך ליישב את דעת החולה, או שהגעת בני המשפחה יכולה להיטיב עם מצבו**[27]**.**

צוות רפואי־נפשי תלוית־מקרה (אך לא מדובר שם במקרה של פיגוע), אך לעומת זה כתב במקום אחר (ט, עת מלחמה, שאלה ה) שאם הרופאים קובעים שיש בכך חשש סכנה יש לחלל שבת.

24. כך שמענו מרופאים המומחים לדבר, שלאחר האונס הנפגעת נמצאת בסכנה לפגיעה עצמית או למעשים אחרים הנעשים שלא בדעת שלמה, ודינה כחולה שיש בו סכנה ואין להשאירה לבד.

25. המלווים מותרים לחזור כדין "כל היוצאים להציל חוזרין למקומן" המוזכר במסכת עירובין (מד, ב), אלא שנחלקו הפוסקים אם וכיצד יש ללמוד ממקור זה לנידוננו, ואם מותר לחלל שבת לצורך כך אף באיסורי תורה: המקילים בדבר הם **שו״ת אגרות משה** (או״ח ד, פ), **שו״ת תשובות והנהגות** (ג, קה), **שו״ת שבט הלוי** (ו, כו) מעיקר הדין, **החזון איש והרב יצחק זאב סולובייצ׳יק** (מובא **באסיא** [נו, עמוד 64]), **חוט שני** (שבת ד, שכט, אות מד), וכן שמענו מ**הרב נחום אליעזר רבינוביץ**. המחמירים בדבר הם: **ובחרת בחיים** (סימן צט), **שו״ת הר צבי** (או״ח ב, י), **הרב חיים פנחס שיינברג** (בכתב עת הלכה ורפואה [ה, עמודים קכד-קלג]), **הרב יוסף שלום אלישיב** (מובא בספר זיכרון לרב שילה רפאל [עמודים שעג-שעד]), **שו״ת מנחת שלמה** (א, ח), **שו״ת בצל החכמה** (ד, צד).

26. דין זה נתבאר באריכות בפרק ב (גדרי חיוב ופטור במצוות לסובלים ממחלות נפש), סעיף ה והערות 9-13, ושם כתבנו שיש להקל בדבר זה אחר שמדברי פוסקים רבים נראה שאפשר להקל אף באיסורי דאורייתא. וכיוון שכאן מדובר בחולה סופני הרי פיקוח נפש – ואף ספק פיקוח נפש – להקל. כך גם שמענו בפועל מ**הרב נחום אליעזר רבינוביץ** להקל בכגון זה.

27. ראו בהערה הקודמת. לכל האמור שם יש להוסיף שגם המידע המצוי בידינו כיום משנה את הבנת המציאות, וייתכן שהפוסקים שהחמירו בעבר היו נוטים להקל לו היו מכירים את המחקרים שנעשו בנושא. מחקרים אלו מובאים במאמרן של **פרופ׳ חיה גרינברגר וד״ר פנינה מור באסיא** (צא-צב, "השפעת נוכחות אדם קרוב ליד חולה שיש בו סכנה על סיכויי החלמתו – נתונים רפואיים ומשמעותם להלכות שבת", עמודים 81-103). וכך הן מסכמות שם:

"יש קשר ברור בין דחק נפשי ודינאמיקת החולי, המבוסס הן על עקרונות הפיסיולוגיה והן על בסיס החקר האפידמיולוגי שבוצע. יש עדות לכך שנוכחות קרובי משפחה על יד מיטת החולה מורידה דחק נפשי הנובע מעצם החולי וגם מנסיבות האשפוז. עדות זו מתבססת על ממצאים

דין ספק פיקוח נפש

כב. דין ספק פיקוח נפש – כפיקוח נפש, ומחללים את השבת על ספק פיקוח נפש אפילו באיסורי תורה[28]. לעיתים, אלו הנמצאים במצבים של ספק פיקוח נפש נפשי, מבקשים לחלל את השבת באופנים שונים על מנת להתמודד עם המצוקה שהם חשים, כגון עישון, כתיבה, שמיעת מוזיקה, נהיגה, צפייה בטלוויזיה ועוד. להלן מובאות כמה דוגמאות למצבים של ספק פיקוח נפש, שבהן ודאי שיש להתיר לחולה לעשות כפי מה שהוא מרגיש שנצרך לו[29], והחולה מצדו אינו צריך לשאת את משא האשמה על מעשיו, שכביכול עומדים בסתירה לשמירה

אמפיריים כמותיים וגם על דברים שנאמרו על ידי החולה, בני המשפחה והאחיות... נוכחות קרובים על יד מיטת חולה מסוכן לצורך עידוד נפשי תורמת לרומם את רוחו. לשם כך הותרו איסורי דרבנן. רוב הפוסקים אינם משערים שהתרומה מגעת לרמה של פיקוח נפש... אלא אם כן מדובר בחולים מיוחדים או כשיש הוכחות אובייקטיביות (חוות דעת רפואית, או בן משפחה) שלנוכחות בן המשפחה יש 'צד לנפשות'. ייתכן ובחלק מהמקרים השאלה לגבי התרת איסורי תורה כדי לשהות במחיצת החולה לצורך עידוד נפשי הינה תיאורטית, מאחר והשהייה תהיה נחוצה בכל מקרה להמרצת הצוות ולמתן מידע... לגביהם ניתן להתיר איסורי תורה... מצוקות נפשיות יכולות להוות מצב של פיקוח נפש במקרים מסוימים. יש בספרות עדות לכך שנוכחות קרוב משפחה יכולה להשפיע על מהלך הריפוי. מספר מחקרים הצביעו על כך שלחלק מהחולים הצורך נתפש כחיוני עבורם יותר מצרכים פיזיים בסיסיים. הן בני משפחה והן אחיות, על בסיס תצפיות והערכות מצב של החולים בנסיבות שונות, הצביעו על תוצאות חיוביות (למשל, גמילה קלה יותר מתמיכה נשימתית) בהליך הריפוי, בעקבות נוכחות קרובי משפחה. אם הקהילייה המקצועית ו/או הציבור הרחב יתפשו שהיית חולה במצב מסוכן ללא קרובי משפחה על ידו כמצב המוסיף סיכון לחולה, נראה כי תהיה לכך משמעות הלכתית".

28. כמו שנפסק, לדוגמה, ב**שולחן ערוך** (או"ח, שכח, י).

נדגיש כי חשיבותו של סעיף זה גלומה בעובדה שבשבת אין קשר קל וישיר עם המטפל, ועל כן קשה (הן למטופל והן לסובבים אותו) לברר מה בדיוק מצבו של החולה ומה הוא צריך. לכן ישנה חשיבות מרובה לקביעת הגדרות ברורות לספק פיקוח נפש, על מנת שמי שמגיע למצב זה יוכל לטפל בעצמו, וכן על מנת שהסובבים את האדם יוכלו לדעת כי הגיעו מים עד נפש ואין להקל ראש במצבו של אדם זה.

29. דין זה פשוט, ככל דיני חולה שיש בו סכנה, ששבת נדחית משום פיקוח נפש. ויש להדגיש שהמקרים המתוארים בסעיף זה – כמקרים המתוארים בכל הסעיפים – אינם תיאורטיים, אלא תופעה ידועה לרופאים, שלעיתים במקום שהמחשבה אינה מועסקת על ידי גירויים חיצוניים המחשבות האובדניות מקננות ומושכות את האדם לעשיית מעשים נוראיים, ובמקרים כאלו יש לחשוש לסכנת נפשות. כך למשל, לסובלים מאנורקסיה יש להתיר מטעם זה כאשר יש חשש למחשבות אובדניות (או כאלו המובילות לכיוון זה). וכן פסק **הרב אליעזר מלמד** כמובא לעיל, על פי רופא ירא שמיים ומדקדק במצוות. וראו בספר **אגרות מלכי רבנן** (סימן קכט) את תשובתו של **הרב מנחם חכם** לעניין עישון בשבת מטעמים פסיכולוגיים, שאם לא שהעישון עצמו מזיק לבריאות, ודאי שהיה מקום להתירו משום פיקוח נפש.

על קדושת השבת, כיוון שבנפשו הוא: 1. מי שמרגיש בעצמו נטייה חזקה לקום ולעשות מעשה אובדני, ויודע שאם לא יעסיק את עצמו בדברים אחרים יש חשש גדול שאכן יקום ויעשה זאת[30]; 2. מי שיש לו עבר של ניסיונות אובדניים, ועתה מרגיש שמחשבה אובדנית מגובשת מתחילה שוב לפלוש למחשבותיו;[31] 3. בעלי הפרעות שאחוזי ההתאבדות אצלם גבוהים מ־5 אחוזים, ומחשבות אובדניות מגובשות מתחילות לפלוש למחשבותיהם[32]. 4. מי שיש לו עבר פסיכוטי, או עבר של אשפוז פסיכיאטרי, ועתה חווה תסמינים שמניסיון העבר מורים על התדרדרות לכיוון זה בשנית; 5. מי שיש לו עבר של פגיעה עצמית, ועתה חווה תסמינים שמניסיון העבר מורים על התדרדרות לכיוון זה בשנית; 6. מצבים נוספים שיש להיות ערים להם, כל מקרה לגופו (ראו בהערה)[33].

30. ראו הערה קודמת.

31. לשם השוואה, אחוז ההתאבדות בקרב האוכלוסייה הכללית הוא 0.0001 אחוזים (1 מתוך כל 10,000), ואילו בקרב בעלי עבר אובדני הסיכוי הוא בין 5-10 אחוזים (1 מתוך כל 10-20). על כן, מדובר באוכלוסייה בסיכון גבוה, ועבר אובדני הוא אחד מגורמי הסיכון הידועים לניסיון אובדני חוזר. על כן, אדם בעל עבר זה שמרגיש במחשבתו שהוא גולש למקומות אלו, ויש בכוחן של פעולות מסוימות להסיח דעתו לדברים אחרים, ינקוט בפעולות אלו אף אם יש בכך חילול שבת.

32. **בנספח ז** לספר זה דנו בכלל שקבעו חז"ל: "אין הולכין בפיקוח נפש אחר הרוב", והבאנו מדברי הפוסקים גדרים שונים בעניין זה. ראינו שיטות מקילות לעניין אחוזי הסיכון המתירים שימוש בכלל זה, אך בין הדברים הבאנו גם שיטה מחמירה יותר משמו של **הרב שלמה זלמן אויערבאך**, שכשיש סיכון ברמה של 5 אחוזים יש לחשוש לפיקוח נפש. על כן, גם כאן קבענו שיעור זה, בנוגע למחלות כאלו שסיכויי האובדנות בהם גבוהים בדרך כלל. אומנם, כמובן שלא ניתן להקל במחלות אלו רק מעצם הסטטיסטיקה הקשורה בהם, ואם החולה נתון באיזון תרופתי ומעקב טיפולי אין להניח שקיים סיכוי להתאבדות. אולם ברגע שמתפתח חוסר יציבות משמעותי בוויסות הרגשי (כגון דיכאון פתאומי, התקף מאני או הרגשת ריקנות רגשית וכדומה), יש לדאוג להתדרדרות למקומות שליליים, ואם ההתמודדות המיידית כרוכה בחילול שבת יש להתיר זאת.

33. על מנת לכתוב סעיף זה בנוגע להגדרת ספק פיקוח נפש, שאלנו את דעתם של מטפלים רבים, ועל פי דבריהם נכתבו המקרים הנ"ל. אולם ודאי שלא כל דבר ניתן לכתוב, ולא כל מקרה ניתן לכלול בהגדרה מדויקת, ולכן, על מנת להשלים את התמונה אנו מביאים כאן מדבריו של **פרופ' יוסי לוי־בלז** בתשובה לשאלתנו בעניין זה:

"אני חושב שמצב דיכאוני (האדם נמצא בדיכאון משמעותי, אינו רואה סיכוי לעתיד טוב, סובל מעצב מתמשך, מרגיש חסר ערך ועוד) הינו מצב דוחה שבת בשל היותו של הדיכאון סמן מאוד חריף לאובדנות. כמו כן, מחשבות אובדניות פעילות (אני רוצה להתאבד) שיש בהן התייחסות לשיטה (אני יודע איך אעשה את זה) הינן כאלו הדורשות התערבות יותר דחופה ולכן הייתי מכניס אותן גם תחת אותה קטגוריה. כמובן, יש לבחון את ההיסטוריה של האדם. אדם שעשה בעבר ניסיון אובדני ומדווח על מחשבות אובדניות פעילות (רוצה להתאבד) הוא אדם בסיכון מוגבר ולכן גם יהיה בקטגוריה זו. גם טריגר חריף (אובדן , משבר חריף, שיימינג משמעותי, גירושין לאחרונה ועוד) יכולים להגביר את החשש שלנו במצב של חשיבה אובדנית. לסיכום – יש כאן מצב מורכב וקשה לתת התייחסות אחת בודדת לבדיוק היכן עובר הקו. אני הייתי נותן משקל

כתיבה בשבת

כג. ילד הנמצא על הספקטרום האוטיסטי (Autism Spectrum Disorder) באופן שאינו מסוגל לתקשר דרך דיבור, ולצורך כך הוא משתמש בתקשורת תומכת חלופית (=תת"ח, assistive technology) בדמותן של לוחות שעליהם תמונות, פשוט הדבר שאם השימוש בהם אינו כרוך בפעולה חשמלית, אין בכך בעיה כלל[34]. אולם, אם השימוש כרוך בפעולה חשמלית, יש לדון: אם דינו של הילד כפתי[35] – הוא יכול להשתמש בלוחות לצורך תקשורת עם מטפליו[36]. ואם אין דינו כפתי – הדבר תלוי בגיל הילד ובמחלוקת הפוסקים (כמבואר בהערה)[37].

גדול לאינטואיציה של האנשים מסביב לאדם האובדני. אם הם מרגישים שמדובר במצב חירומי, שלא היה בעבר, שיש בו עוצמה רבה של דיכאון, שהמחשבות האובדניות פעילות, שיש אזכור לשיטה (ולבטח תוכנית) שהמחשבות האובדניות בעלות עוצמה (ממשיכות רוב היום, קשה לאדם לעצור אותן) כגורמים בעלי חריפות רבה".

אם נביא לדוגמה את העניין הראשון המוזכר בדבריו של פרופסור לוי־בלז, הרי הדיכאון איננו מושג אחיד, וברור כי יש דיכאון חמור יותר וחמור פחות, כזה שנכון לחלל עליו את השבת באיסורי תורה וכזה שלא נכון לחלל עליו את השבת בכך. וכבר שמענו ממטפלים אחרים שחלקו על הגדרת הדיכאון כספק פיקוח נפש. אך מכאן החשיבות שבסוף דבריו של פרופ' לוי־בלז, שהאינטואיציה של הסובבים את האדם האובדני צריכה לקבוע, ואם ההרגשה היא של חשש אמיתי לשלומו של אדם זה, יש לפעול ללא שהות וללא היסוס על מנת לוודא שאינו פוגע בעצמו.

34. על פי מה ששמענו מרופאים מומחים לדבר, יש מקרים שבהם גם אם בימות החול השימוש הוא במכשיר חשמלי, ניתן לעבור בשבת לשימוש בלוחות רגילים, ושינוי זה לא יעכב את תהליך ההתפתחות והטיפול של המטופל. אולם, ישנם מקרים שאין זה כך (ויש להתייעץ עם הרופא ולברר את העניין), ולפעמים השינוי יכול לגרום להתפרצויות עד כדי פעולות שיש בהם סכנה למטופל או לאחרים (וכן היה פשוט **לרב נחום אליעזר רבינוביץ** ו**לרב אשר וייס** שהשינוי ישפיע לרעה ויש לחשוש לכך), ומפאת זה ביארנו בהמשך הסעיף מה יהיה הדין בשימוש במכשיר חשמלי כזה בשבת (אך ראו בסוף הערה 37 דעת **הרב יהודה הרצל הנקין**).

35. כלומר, יש לו מוגבלות שכלית־התפתחותית משמעותית, ראו ביאור הגדרה זו בפרק א ("השוטה והשטות בהלכה"), סעיף יג.

36. במקרה כזה מעמדו של הילד הוא כשוטה, ועל כן אינו מחויב במצוות ולא בר־עונשים, ולכן כדי שיוכל לתקשר בדרך היחידה המצויה לו, פשוט שמותר להשתמש בלוחות אלו.

37. ישנם ילדים הנמצאים על הספקטרום האוטיסטי והם בעלי תפקוד אינטלקטואלי גבוה, ואף על פי כן אינם מדברים, ועד שיגיעו לגיל מצוות ניתן לדון להתיר אף להם להשתמש בלוחות אלו (ראו בהמשך דעת הפוסקים בעניין זה). אולם, לאחר הגיעם לגיל מצוות, ודאי שאין זה פשוט, והדבר תלוי במחלוקת הפוסקים לעניין גדר השימוש בלוחות כאלו בשבת (מדובר בתוכנות הנמצאות על מחשב, כגון אייפד [iPad] וכדומה). לעניין השימוש בחשמל עצמו, אין כאן המקום להאריך בסיכום הדעות, וכבר סוכמו בכמה ספרים, כגון ספר **חשמל בשבת לרב משה הררי**, וספר **החשמל בהלכה: איסוף ותימצות מקורות**, ועוד. כללו של דבר: אם נאמר שיש בשימוש בחשמל איסור תורה, יש לאסור את השימוש בשבת. אם נאמר שמצד עצם השימוש בחשמל הדבר מותר (כדין

איסור דרבנן במקום חולי) – באנו למחלוקת שנייה, והיא לעניין ציור וכתיבה על צג אלקטרוני בשבת, ונסכם עניין זה בקצרה.

בשו"ת שבט הלוי (ו, לז) כתב שיש בכך איסור דאורייתא ממש. וטעמו, שכן במשנה במסכת שבת (קד, ב) נפסק שהכותב על בשרו חייב משום כותב, והרמב"ם בהלכות שבת (יא, טז) כתב: "הכותב על בשרו חייב מפני שהוא עור, אף על פי שחמימות בשרו מעברת הכתב לאחר זמן הרי זה דומה לכתב שנמחק". וכתב בשבט הלוי שמוכח מדברי הרמב"ם שאף שהכתב עתיד להימחק, מכל מקום כשנכתב הוא כתב גמור, ומה שנמחק לאחר מכן הוא מלאכה בפני עצמה, אך אין אנו אומרים מחמת המחיקה שמגיעה לאחר מכן שהכתיבה אינה כתיבה גמורה. ולכן כתב שאף כאן, אף אם הכתב עתיד להימחק, מכל מקום, הכותב על המחשב חייב מדאורייתא. אומנם, לכאורה צריך עיון, שהרי במשנה שם נפסק שהכותב בדבר שאינו מתקיים פטור אבל אסור, ואף הרמב"ם פסק כן (שם, הלכה טו), ואם כן, מה החילוק בין הכותב בעור בשרו ועתיד להימחק והכותב בדבר שאינו מתקיים? והלוא גם הכותב בדבר שאינו מתקיים אין הכוונה שאינו נשאר אפילו רגע אחד ומיד נמחק, שהרי ברור שאבק הדרכים ואבק הסופרים יכול להתקיים שעה אחת אלא שאין דרכו לעמוד זמן רב, ומה חילוק יש בין זה לבין הכותב על בשרו?

אולם גם בספר **תוצאות חיים** (סימן יא, אות ג) הקשה כן, ותורף תירוצו הוא שכתיבה על בשרו אסורה מדאורייתא אף שחמימות הבשר מעבירה את הכתב משום שכתבו בדבר המתקיים, כלומר שתכונת החומר עצמו שעמו כתבו הוא להתקיים. והנה, בספר **מאורי אש השלם** (ירושלים, תש"ע) מובא קונטרס "קרני אורה" המסביר את פעולות כל מכשירי החשמל, ועל אודות המחשב כתב (עמודים תתקמב-תתקמג): "כיום נמצאים בשימוש סוגים אחרים של צג, שאין בהם גוף חימום כלל. הסוג האחד נקרא 'מסך פלסמה'. צג זה בנוי ממאות אלפי תאים קטנים, שניתן לדמות כל אחד ואחד מהן לנורה פלורוסנטית זעירה... בכל תא כזה ישנו גז, שבהשפעת זרם חשמלי הוא פולט אור 'אולטרא סגול', שפוגע בלוח זרחני (פלורוסנטי), שהופך אותו לאור הנראה לעין. האותות החשמליים המגיעים לכל תא ותא בנפרד, לשם יצירת התמונה, מגיעים למקומותם בפיקוח של מחשב... דרך אחרת שקיימת להפיכת אותות חשמליים לתמונות, היא על גבי צג הנקרא צג 'גביש נוזלי' (צג זה הוא צג דק ושטוח, ומשום כך נמצא בשימוש בכל המחשבים הניידים. כיום משתמשים בו גם כצג שולחני, בהרבה מחשבים נייחים). בצג זה קיימת שכבת תאורה זרחנית, המספקת אור קבוע ויציב לכל חלקי הצג... השכבה השנייה היא פסיפס שבנוי ממאות אלפי תאים זעירים המכילים נוזל מיוחד הנמצא במצב פיסיקאלי שנקרא 'גביש נוזלי'. הגביש הנוזלי שבכל תא ותא הוא נוזל שקוף, שבהשפעת זרם חשמלי הוא חוסם חלק מן האור העובר דרכו. האותות החשמליים מגיעים אל התאים מכילי הנוזל, כאשר הם מכוונים על ידי מערכת ממוחשבת, וכך הם משפיעים על כל תא בזמן אחר ובאופן אחר, וכך נוצרת תמונה שלמה על גבי הצג".

על פי כל הנ"ל קצת קשה על דברי השבט הלוי שכתב שהוא איסור דאורייתא, שהרי כשכותב על המחשב אין כאן כתיבה אלא אותות חשמליים המאירים את המסך באופן כזה או אחר, ואפשר לומר שזה קצת דומה לחק תוכות, כיוון שאין כאן כתיבה ממש אלא כתיבה שנוצרת כתוצאה ממעשה האדם (ובחק תוכות **בשו"ת שבט הלוי** [א, קיז] עצמו פסק שאינו אסור אלא מדרבנן) אך באמת אינו דומה אפילו לחק תוכות, שהרי אין כאן כתיבה של ממש אלא רק הארת המסך על פי אותות חשמליים המשתנים מרגע לרגע, ונראה שזה דומה ממש לכתב שאינו מתקיים, שהרי האותות עצמם אינם נשארים קבועים אלא לרגע קטן מאוד ומיד מגיע אות חדש. ואף אם לעינינו נראה שהאותיות על המסך הן קבועות, מכל מקום ה"חומר" שממנו עשויות האותיות עשוי להשתנות בכל רגע ולכך הוא עשוי, ואין לו קביעות כלל וכלל, שהחומר הזרחני שבמסך מקבל אותיות ותמונות שונות מרגע לרגע וזה כל עניינו, שהצורות שעליו שמורות בזיכרון של המחשב והוא אינו אמור לשומרן כלל.

בנשמת אברהם (או"ח, הלכות שבת, שמ, ד, ס"ק א) כתב: "לגבי שימוש במעבד תמלילים בשבת, לכאורה אין כאן איסור דאורייתא של כתיבה במה שמתקתקים ומופיעים אותיות ומילים על מסך המחשב, כי האותיות מופיעות על המסך על ידי 'ירי' של אלקטרונים על חומר זרחני אשר מרוח על הדופן הפנימית של המסך ומאיר בצורת אותיות. וכתב לי הגרש"ז אויערבאך שליט"א: ירי של אלקטרונים אין זה חשיב מן התורה ככתב...". ובספר **מאורי אש השלם** (שם) הביא עדות שאף מדרבנן לא חשב שיש בזה איסור, אך משום עובדין דחול וזלזול בכבוד שבת חשב שיש לאסור, אם לא במקום צורך. כן שמענו מ**הרב נחום אליעזר רבינוביץ**, שכתיבה על מחשב אסורה לכל היותר מדרבנן, שנראה ככותב (ובשיחה נוספת אמר שכתיבה במחשב היא אף "פחות מדרבנן"), וראו דבריו **בשו"ת מלומדי מלחמה** (סימן סג), וראו גם מה שכתב **בשו"ת ציץ אליעזר** (יד, לח). **והרב ברוך גיגי** סבר שכיוון שכן היא דרך ההתקשרות הרגילה היום, יש לזה שם כתיבה, ולכן יש כאן איסור דאורייתא (אך הוסיף שיש מקום להתחשב למעשה בדעות המקילים, אף שלא כן דעתו בעצם העניין, ובמיוחד בקטנים), וכן דעת **הרב שבתי רפפורט**. וסיכום דעות פוסקי זמננו תמצאו בספר **קדושת השבת** (חלק ב, עמודים שלז-שלט), ורבו המקילים.

הלכה למעשה, שמענו מ**הרב יהודה הרצל הנקין** שאין להתיר לאחר אלא עד גיל חינוך (6-7), ומעבר לכך ישתמשו בלוחות שאינם חשמליים, אף אם יש בכך קושי לילד. לעומת זאת, מ**הרב נחום אליעזר רבינוביץ** שמענו להתיר אף במי שהגיע לגיל מצוות, אם יש לו צורך בלוחות אלו על מנת לתקשר לעניין צרכיו הבסיסיים, וכן פסק לנו **הרב רא"ם הכהן**, על פי מה ששמע מ**הרב שלמה זלמן אויערבאך** שיש לפסוק ששבת הותרה לעניין איסורי דרבנן לחולה. וכן פסק **הרב דב ליאור** שדין אדם כזה (אף בהגיעו לגיל מצוות) הוא כחולה שאין בו סכנה, והתירו איסורי דרבנן בשבת לצורך חולה כזה (לדעת הרמב"ם בלא שינוי, ולדעת הרמב"ן בשינוי, אך במקום שהשינוי אינו אפשרי ניתן להקל אף בלא שינוי), והשימוש במכשיר כזה אסור מדרבנן ועל כן מותר הדבר.

וכן סבר **הרב צבי (הרשל) שכטר**, כיוון שחוסר היכולת לדבר הוא כדין סכנת איבר, שהתירו אף מלאכות דרבנן עבורו, ושימוש במכשיר זה איסורו מדרבנן בלבד. אף מ**הרב יובל שרלו** שמענו להתיר, והסביר כי מבחינת איסורי שבת נראה שאין כאן מלאכה גמורה, אלא שמכל מקום יש כאן גדר של עובדין דחול חמור, שכן השימוש במכשירי חשמל שיש בהם מסך מהווה ערעור גדול על חווית השבת כ"שבתון" (כמבואר ברמב"ן בפירושו לספר ויקרא [כג, כד] ובדרשתו לראש השנה, ובדברי הריטב"א בשמו במסכת ראש השנה [לב, ב]; וראו מאמרו הארוך של הרב שרלו באתר ישיבת "אורות שאול" בעניין עובדין דחול:https://www.ypt.co.il/4143; ועל כן, אין מקום להתיר איסור זה אלא כשיש צורך נכבד מאוד. אכן, אדם שאינו יכול לתקשר אלא על ידי שימוש במכשור אלקטרוני הנידון כאן נופל בגדר זה, ודווקא בצנעה ולא בפומבי.

וכן שמענו מ**הרב יעקב אריאל** להתיר בלוחות כאלו אפילו למבוגרים, ובלבד שדלוקים כל הזמן (ואין צורך אלא לגעת במסך ולא ללחוץ על שום מקש או כפתור) כיוון שבמסכי נגיעה אין מדובר אלא בשינוי זרם, ושינוי זרם מותר בשבת לחולים (על פי העיקרון שמכון צומ"ת דוגל בו זה שנים רבות). ולעניין כתיבה אמר לנו כי אין בזה דין של כותב כלל, ולכן גם מצד זה אין לאסור (והוסיף שיש לוודא שהסוללה טעונה מלפני שבת, או להשאיר את המכשיר מחובר לחשמל כדי שהצריכים לכך יוכלו להשתמש בלוחות לכל אורך השבת).

אולם **הרב מרדכי ווליג** אמר לנו להתיר דווקא לפני גיל מצוות, אך לאחר גיל מצוות אמר שיש לחשוש משום זלזול בכבוד שבת. לעומת זאת, **הרב אליהו אברז'ל** הורה לנו כי אם הילד לוקח את הלוח מעצמו, אין צורך למנוע זאת ממנו, אך אין לתת לו ולספות לו איסור בידיים, ואף שהוא קטן ואינו חייב במצוות, מכל מקום סייג לתורה הוא. כך גם הורה **הרב אשר וייס**, שכל עוד מדובר באדם מתחת לגיל מצוות, אין לתת לו את המכשיר, אך יכול הוא לקחתו בעצמו ולתקשר בעזרתו.

כל זה לעניין הילד, אך המטפלים בו הרוצים לתקשר עמו יימנעו מלהשתמש בלוחות אלו[38]. אומנם, גם המטפלים יכולים להשתמש בלוחות אלו בכמה תנאים: 1. בילדים עד גיל שנתיים-שלוש בכל הנוגע לצורכי גופם הבסיסיים, כמו אוכל ושתייה, חום גופם ובריאותם[39]. 2. בילדים עד גיל שש שעדיין נמצאים בתהליך של למידה, כלומר, הם לומדים בשלב זה כיצד להשתמש בלוחות, וללא זה לא יוכלו ללמוד לתקשר, והשימוש של המטפל עוזר לילד בלמידה זו – הדבר תלוי במחלוקת הפוסקים[40].

כד. כתיבה ביומן או ציור בשבת לצורך תרפיה אינם מותרים אלא אם הכותב אינו מוגדר כחייב במצוות, או לחלופין מוגדר כחולה שיש בו סכנה, והכתיבה או הציור מסייעים לרפואתו השלמה[41]. כמובן שככל הניתן יש למעט באיסורים, כגון כתיבה במחשב או בעט־שבת (וראו בסעיף הבא).

38. נראה שצורכם של המטפלים לתקשר עם הילד יכול על פי רוב להתבצע באופנים אחרים שאין בהם חילול שבת, ומכל מקום אם יש צורך מיוחד הנובע ממקרה ייחודי ניתן להתייעץ עם מורה הוראה. ומהרב **ברוך גיגי** שמענו להקל להם בלחיצה בשינוי במקום שיש צורך גדול בכך.

39. ראו **חזון איש** (מועד, נט, אותיות ג-ד), **שו"ת ציץ אליעזר** (ח, טו, קונטרס משיבת נפש, פרק יב) **ושמירת שבת כהלכתה** (פרק לז, סעיף א וס"ק סז), שלעניין צרכים בסיסיים אלו, דין תינוק עד גיל זה כחולה שיש בו סכנה.

40. מחלוקת הפוסקים היא האמורה לעיל (הערה 37) לעניין חשמל בשבת וכתיבה בשבת על צג אלקטרוני. מכל מקום, לעניין לוחות אלו, כשעדיין לא למדו כיצד לתקשר בעזרתם, אם נקבל את דעת הסוברים שילדים אלו הם בגדר חולים שיש בהם סכנת איבר, שהרי מדובר ביכולת התקשור שלהם שהיא צורך מרכזי בחייהם, וללא הלמידה לא תהיה להם יכולת זו – על כן אם נאמר שאין כאן אלא איסור דרבנן, מותר יהיה גם למטפלים להיעזר בלוחות אלו. ועוד יש להעיר שילד כזה שאינו יכול לתקשר עם סביבתו ללא התת"ח, פעמים רבות יש לחשוש שלקיחת התת"ח ממנו תביא לידי התפרצויות והתפרעויות שיכולות להסתיים בפגיעה בעצמו או באחרים סביבו, ובכגון זה ודאי שיש להקל בשימוש בתת"ח, שאפילו יש בכך איסור תורה, הדבר מותר.

אומנם ראו תשובת מכון צומת באתר המכון בקישור: https://www.zomet.org.il/?CategoryID=208&ArticleID=502, שם כתבו שלא להתיר למטפלים כלל, ולילד התירו בשינוי כדין חולה שאין בו סכנה, ולא חילקו בין היותו בתוך תהליך למידה להיותו לאחר תהליך למידה וסתם משתמש במכשיר. וצריך עיון מדוע ייחשב חולה שאין בו סכנה לעניין הלוח לאחר שכבר למד להשתמש בו? ועוד כתבו שם שאם אין קול ואין אלא שינויים במסך אפשר להתיר בשופי, וצריך עיון שלא דנו בכך משום כותב, ומדוע גרע איסור דרבנן (לכל הפחות) של כותב מאיסור דרבנן של השמעת קול? סוף דבר, צריך עיון בכל זה.

41. כתיבה או ציור הם מלאכות האסורות מן התורה, ועל כן אין להם היתר בשבת, אלא אם הם מסייעים באופן כלשהו לתהליך הבראתו של חולה שיש בו סכנה (כך, למשל, ישנם מקרים של אנשים בעלי נטיות אובדניות [ולא רק מחשבות אובדניות חולפות], וכגון אלו הסובלים מאנורקסיה שתופעה זו ידועה אצלם, שרק הכתיבה או הציור דוחקים מהם מחשבות אלו, ואצלם הכתיבה או הציור הם בכלל פיקוח נפש), או אדם שממילא אינו חייב במצוות (כגון חולה פסיכוטי) שיש בכוחן של הכתיבה

כה. מי שמתמודדים עם דיכאון קליני (Major Depressive Disorder) או הפרעת אישיות גבולית (Borderline Personality Disorder), וסובלים בעקבות כך ממחשבות או רגשות המדרדרות את מצבם עד כדי מחשבות אובדניות (אך לא ברמה המגיעה לכדי ספק פיקוח נפש) או עד כדי השבתה משמעותית של תפקודם בתחומים מרכזיים וחשובים בחייהם (וכן כל הפרעה אחרת שמביאה לידי כך)[42], והכתיבה מסייעת בידם לגרש מחשבות אלו או לטפל בהן בצורה בריאה – יכתבו באופן שאין בו איסורי תורה, כגון ימני הכותב ביד שמאל, בשינוי או על ידי עט-שבת ("שבעט"). ולעניין כתיבה במחשב, לכמה פוסקים היא עדיפה על כתיבה רגילה[43], אך יש שהכריעו להעדיף בכל מקרה כתיבה בעט־שבת או בשינוי וכו׳[44].

והציור להרגיעו כך שלא יפגע בעצמו או באחרים. כך גם פסק **הרב אליעזר מלמד**, והדגיש שכל זה דווקא על פי המלצתו של רופא ירא שמיים ומדקדק במצוות הקובע שיש במקרה המסוים פיקוח נפש.

42. הניסוח בסעיף זה מתאר אדם שדינו כחולה שאין בו סכנה, אלא שמצבו חמור, וישנה סכנת התדרדרות עד לכדי חולי שיש בו סכנה (וכגון מקרה של סכנת איבר בחולי הגוף). הסכנה איננה מוגדרת כל צורכה ולכן לא ברור שיש כאן חולי שיש בו סכנה, ואפילו לא ספק, אלא שמכל מקום מחמת סכנת ההתדרדרות פסקו פוסקים רבים שיש להקל בדבר. אכן, כל המדבר עם חולים המתמודדים עם הפרעות שונות, שבהם המחשבות או הרגשות הן גורם מרכזי, יראה מיד מה רבה החשיבות שבגירוש מחשבות אלו לבריאות הנפש של החולים. אולם יש להעיר שלדעת **הרב יובל שרלו** אין להתיר כתיבה (אף במחשב, שבו הכתיבה היא מדרבנן) אלא במצבים מובהקים של פיקוח נפש, שכן אין ממצאים ברורים שאכן הכתיבה מסייעת בשמירת החוסן הנפשי של החולה, יותר מאשר עצם שמירת השבת וקיום צו ה׳ שאף לו תועלת נפשית־רוחנית.

לעומת זה, יש לציין שלמרות האמור כאן, שמדובר במצב של חולה שאין בו סכנה, מכל מקום בשיחה עם **הרב צבי (הרשל) שכטר** הוא סבר שאף בספק רחוק שמא מתוך מצבו הנוכחי של החולה הוא יכול להתדרדר ולהגיע לכדי פיקוח נפש – יש להחשיב זאת כספק פיקוח נפש (וכדעה המקילה המוצגת בנספח ז בספר זה). לכן, גם בנידוננו סבר שוודאי שיש להתיר בכל האמור בסעיף זה על פי עצת הרופאים, כדין ספק פיקוח נפש. ולפי דבריו, יש מקום להרחיב את דין ספק פיקוח נפש המוזכר לעיל.

43. ראו לעיל הערה 37. ואכן, שמענו מ**הרב אליהו אברז׳ל** להתיר בכתיבה במחשב, והוא הדגיש בפנינו שכל זה דווקא אם הרופא ממליץ ואומר שיש בכך צורך, וכן סבר **הרב יהודה הרצל הנקין**. אף **הרב רא"ם הכהן** התיר את הכתיבה במחשב, אולם הדגיש שלא ישמרו את מה שכותבים, שכן רק כך אין לזה מעמד של כתיבה המתקיימת. ומ**הרב נחום אליעזר רבינוביץ** שמענו להתיר את הכתיבה אם הרופא קובע שיש צורך רפואי לחולה בכך, וכן אמר שכתיבה במחשב עדיפה על כתיבה בעט־שבת. אף **הרב דב ליאור** התיר את הכתיבה במחשב בכגון זה. ומ**הרב יעקב אריאל** שמענו שכיוון שניתן לטפל בבעיה זו על ידי אמצעים שאין בהם חילול שבת מובהק כל כך, וכגון האמור בסעיף הבא לעניין שמיעת באוזניות מוזיקה הדלוקה מערב שבת, אין להתיר מה שאין בו צורך (וראו להלן הערה 50 מה שאמר לעניין הפעלת מוזיקה בשבת, והדברים משקפים את דעתו אף לעניין האמור כאן).

44. כך יסברו הסוברים שיש בשימוש במחשב איסור דאורייתא, וכך שמענו מ**הרב ברוך גיגי**, שאף שלעניין עצם השימוש בחשמל יש לומר שהאיסור אינו אלא דרבנן, מכל מקום לעניין איסור

מוזיקה בשבת

כו. מי שסובל מדיכאון קליני (Major Depressive Disorder), ושמיעת מוזיקה מסייעת בידיו, יכול להשאיר מוזיקה דלוקה מערב שבת במכשיר כזה או אחר, לחבר אוזניות למכשיר ולהרכיב את האוזניות בכל עת שירגיש צורך בכך[45].

כותב יש לחשוש שמדובר בכתיבה דאורייתא, ועל כן יש להעדיף שימוש בעט־שבת בכגון זה. אף **הרב רא״ם הכהן** פסק לנו להעדיף עט־שבת על כתיבה במחשב (אף שעצם הכתיבה במחשב אינה אסורה אלא מדרבנן), וכן סבר **הרב יהודה הרצל הנקין**, שהכתיבה בעט־שבת עדיפה.

45. עצם שמיעת המוזיקה בשבת, לא זו בלבד שאין בה איסור, אלא שיש מקום לומר שהיא אף מתאימה לרוח השבת באופן עקרוני, ונבאר זאת בקצרה.

במסכת שבת (קיג, א-ב) למדנו: "׳וכבדתו מעשות דרכיך׳: ׳וכבדתו׳ – שלא יהא מלבושך של שבת כמלבושך של חול... ׳מעשות דרכיך׳ – שלא יהא הילוכך של שבת כהילוכך של חול... ׳ודבר דבר׳ – שלא יהא דיבורך של שבת כדיבורך של חול. דיבור – אסור, הרהור – מותר". דינים אלו נפסקו ב**שולחן ערוך** (או״ח, שו-שז) ונפרטו שם לפרטים. מכאן למדנו על חשיבות שמירת צביונה של השבת, שלא תהיה כחול, וראו גם דברי **רבנו יונה** ב**אגרת התשובה** (יום ה, אותיות נג-נד), ובפסיקת **השולחן ערוך** (או״ח, שו, ח). אף על פי כן, נהגו העם לפנות מזמנם בשבתות וימים טובים אף לצורך שיחה ובילוי זמן עם המשפחה, וכן לשם קריאה ועיון שאין זמן לעשותם במשך השבוע. הפוסקים התייחסו לתופעות אלו, יש שראו אותם לחיוב, יש שרק התירו לעשותם ויש אחרים שאסרום. כך, לדוגמה, הביא **השולחן ערוך** (או״ח, שז, יז) מחלוקת בין **הרמב״ם** ל**רשב״א** לעניין לימוד בספרי החכמות בשבת, ומשמע שהלכה למעשה אסר, אך **בלבוש** (שם, סעיף יז) כתב שנוהגים להתיר, וכן נראה מהגהות **לחם רב** (שם, ס״ק ד), וכן פסק **בשולחן ערוך הרב** (שם, סעיף לא). וכן כתב **הערוך השולחן** (שם, סעיף יא) שמעיקר הדין אין כאן איסור, וכך פסק **המשנה ברורה** (שם, ס״ק סה) להקל. אולם, **האליה רבה** (שם, ס״ק מא) החמיר וכתב שירא שמיים מחמיר לעצמו, וגם **במור וקציעה** (שם) החמיר, ואף על פי כן כתב שם שמותר למי שמתענג בקריאת הספרים.

היתר זה מקורו **בסמ״ק** (מצווה רפא), ונפסק **בשולחן ערוך** (או״ח, שא, ב): "בחורים המתענגים בקפיצתם ומרוצתם, מותר. וכן לראות כל דבר שמתענגים בו (וכן מותר לטייל)". נחלקו האחרונים בכוונתו של הסמ״ק, ואין כאן המקום להאריך, וראו מה שכתב **בשו״ת תרומת הדשן** (סימן סא) – ופסקו **הרמ״א** (או״ח, שז, א) – שבכל עניין שעושה לתענוג אין לחשוש משום עונג שבת, וראו גם מה שכתב **הערוך השולחן** (או״ח, שז, י). מכל הנ״ל משמע שגם מעשה שנתפס כמעשה חולין, אם יש בו הנאה לעושהו, אין בכך חילול רוח השבת. וראו גם **שו״ת חלקת יעקב** (או״ח, סד).

והנה, לא רק מהבחינה העקרונית יש סברה להתיר שמיעת מוזיקה בשבת, אלא ישנם אף ראיות מפורשות לכך. עוד בתקופת הראשונים נהגו באשכנז להתיר נגינה על ידי גוי בכלי שיר בשבת לחתן וכלה, כמוזכר **בראבי״ה** (ג, תשצה): "ואומר אני אפילו קולו של שיר וטיפוח וריקוד לא אסרו אלא לישראל, אבל לגוי המנגן בכלי שיר בנישואין שרי, ואפילו אם ישראל אומר לו לעשות ביום השבת שרי, דאמירה לגוי שבות ובמקום מצוה שרי... ואין שמחה לחתן וכלה בלא כלי שיר, וכל שכן כאן שאינו אסור לישראל אלא משום גזירה בעלמא שלא נחוש אם גוי מטיב נגן בכלי שיר, ואפילו אם ישראל מצוהו לשורר בכלי שיר". כן פסק **המרדכי** למסכת ביצה (רמז תרצו), וכן כתב **המהרי״ל** (הלכות עירובי חצרות, אות ז), וכן מצאנו **בריקאנטי** (סימן קכד), וכן

בדומה לכך, מי שצפייה בטלוויזיה או במחשב מסייעת לו ומרגיעה אותו, יכול להשאיר את אלו דלוקים ופועלים מערב שבת, או שיידלקו על ידי שעון המכוון לכך מלפני שבת, ויצפו בשבת, אך ינמיכו את הקול כדי שלא להפריע לאווירת השבת של שכניהם (ושלהם, בזמן שאינם צופים)[46]. ויש מחמירים[47].

כז. מי שסובל מדיכאון קליני (Major Depressive Disorder) וסובל בעקבות כך ממחשבות או רגשות המדרדרות את מצבו עד כדי מחשבות אובדניות (אך לא

הביא **הטור** (או"ח, שלח). אף **השולחן ערוך** (או"ח, שלח, ב) כתב להלכה: "יש מתירים לומר לגוי לנגן בכלי שיר בחופות". מדברי **המהר"י וייל** (חידושי דינין והלכות, סימן ז) משמע שמנהג זה התרחב אף לשבתות רגילות, ואף שהוא מקטרג על כך, **מהרמ"א** (או"ח, שלט, ג) משמע שלימד זכות על מנהג זה (אומנם נחלקו האחרונים בהבנת דברי הרמ"א, וראו דבריו בתשובתו [סימן קכה], ובלקט **יושר** [א, עמוד סה, עניין ג], ו**בים של שלמה** למסכת ביצה [ה, ו], ואין להאריך).

עוד יש להעיר שכן היה מנהג קהילות רבות לאורך הדורות, ראו **בשו"ת נשאל דוד** (תוספת לנספחים, סימן ב) ובספר **מנהגים דקהילת קודש וורמיישא** (חלק ב, עמוד ז) **ובשו"ת רבי משה פרובינצאלו** (א, מז) **ובשו"ת לב חיים** (ב, או"ח, ט; ג, סא) **ובשו"ת שמו משה** (או"ח, ח). ובספר **תקנות ניקולשבורג** (תקנה רסד) מובא שאפילו יהודים היו מנגנים בשבתות, וצריך עיון. מכל מקום, מכל הנ"ל יוצא שמציאות של האזנה לכלי שיר בשבת לא הייתה זרה לקהילות ישראל לאורך הדורות, אולם כיום לא שמענו כדבר הזה כלל, ומנהג זה נשתכח לחלוטין, ואף על פי כן, למדנו שעצם שמיעת המוזיקה בשבת אינה נוגדת את השבת מעצם מהותה, ומה שנהגו לאסור הוא דווקא ביהודי המצווה לגוי שינגן עבורו, כיוון שיש בכך מעין זלזול בכבוד שבת, אך עצם השמיעה נראה שאין בה איסור כלל. ואדרבה, אם מתענגים בשמיעת הנגינה, יש לומר שהרי זה ככל הדברים שמתענגים בהם, שמותר לעשותם בשבת.

והנה, בתשובת **הרדב"ז** (ד, קלב) מצאנו שהתיר במי שציווה לגוי מערב שבת שיבוא לנגן בשבת: "ומדינא מותר לומר לעכו"ם בערב שבת שיבוא לנגן למחר, דעד כאן לא אמרינן דאמירה לעכו"ם בערב שבת אסירה אלא כשאומר לו לעשות מלאכה, אבל הכא שישראל עצמו אינו אסור אלא משום גזרה ואיכא נמי מאן דסבירא ליה דמותר לומר לעכו"ם לנגן בשבת – הבו דלא לוסיף עלה".

דין זה מציע הרדב"ז לכאורה אף שלא במקום מצווה, וקל וחומר לנידוננו, באדם המאובחן כסובל מדיכאון קליני, שאם שמיעת מוזיקה מסייעת למצבו, יש להתיר לו להשאיר מוזיקה דולקת לפני שבת, וישתמש באוזניות כדי שלא להפריע את מנוחת השבת של הסובבים אותו, וישמע בכל עת שיצטרך לכך. כן שמענו להתיר אף **מהרב אליהו אברז'ל, מהרב ברוך גיגי, מהרב רא"ם הכהן, מהרב יהודה הרצל הנקין** ו**מהרב דב ליאור**. וראו גם מה שכתבו בספר **ובית הלל אומרים** (עמודים 88–90). אף **הרב נחום אליעזר רבינוביץ** סבר שזהו פתרון טוב. וכן שמענו **מהרב יעקב אריאל, מהרב צבי (הרשל) שכטר** ו**מהרב מרדכי ווילג**. וכן סבר **הרב יובל שרלו** אם מדובר במצב חמור, ושנעשה ניסיון למצוא תחליף לפתרון זה.

46. ראו הערה קודמת. ואף שוודאי שאין זה תואם את רוח השבת, מכל מקום כאן שהוא מקום חולי, יש מקום לדון להקל.

47. כך כתב לנו **הרב יצחק זילברשטיין** בתשובה לשאלתנו.

ברמה המגיעה לכדי ספק פיקוח נפש) או עד כדי השבתה משמעותית של תפקודו בתחומים מרכזיים וחשובים בחייו (וכן כל הפרעה אחרת שמביאה לידי כך), ושמיעת מוזיקה מסייעת בידיו, ולא השאיר מכשיר דלוק מערב שבת – באנו למחלוקת פוסקי הדורות האחרונים לגבי איסור סגירת מעגל חשמלי, אם אסור מדאורייתא או מדרבנן, ומה מהות איסור זה[48]. אולם, בשינוי יש מקום להתיר אף באיסור דאורייתא לצורך חולה שאין בו סכנה, וכן יהיה הדין אף לעניין הדלקת טלוויזיה או מחשב בשבת (כאשר לא הקפידו או לא יכלו להדליקם מלפני שבת)[49], ויש מתירים אף בלא שינוי[50], ויש שאסרו אם לא במקום פיקוח נפש[51].דין זה

48. אין כאן המקום להאריך בסיכום הדעות, וכבר סוכמו בכמה ספרים, כגון ספר **חשמל בשבת** לרב **משה הררי**, וספר **החשמל בהלכה: איסוף ותימצות מקורות**, ועוד.

49. ראו בפרק ב ("גדרי חיוב ופטור במצוות לסובלים ממחלות נפש") סעיף יג והערה 36, שם נתבאר שמה שהתירו בשינוי לחולה שאין בו סכנה אינו בהכרח דווקא באיסור דרבנן, שכן לפי כמה פוסקים אף באיסור דאורייתא יש מקום להקל בכך – ובכך לא נצרכנו להזדקק למחלוקת הפוסקים לעניין חשמל. אומנם, לסוברים שמדובר באיסור דרבנן בלבד, ניתן יהיה להקל אף שלא בשינוי לחולה שאין בו סכנה ויש בו סכנת איבר, ואולי אף לחולה שאין בו סכנה סתם (לפי העניין), ועל ידי גוי ודאי מותר (ראו מה שכתב **בשו"ת יד יצחק** [ג, שכב]). וראו מה שכתבו בספר **ובית הלל אומרים** [עמודים 88–90]. וכן שמענו מ**הרב ברוך גיגי** כי אם המסך מוחשך ואינו נדלק כשלוחצים להדליק את המוזיקה, ניתן להתיר לצורך מי שסובל מדיכאון; ואם המסך נדלק על ידי הלחיצה יש להתיר בשינוי.

50. כן פסק **הרב דב ליאור**, וכן שמענו מ**הרב רא"ם הכהן** להתיר להדליק את המוזיקה אף בלא שינוי, על פי מה ששמע מ**הרב שלמה זלמן אויערבאך** שהותרה שבת לכתחילה אצל איסורי דרבנן לחולה. ומ**הרב יהודה הרצל הנקין** שמענו שהדבר תלוי באדם עצמו – אם יודע בעצמו שלא תחול התדרדרות במצבו (אלא מצוקתו הנוכחית תתמיד אך לא תחמיר), **לא ישתמש במכשיר**. אך אם חושש להתדרדרות, ידליק את המוזיקה, וודאי שעדיף בשינוי. וכששאלנו את **הרב יעקב אריאל** בעניין זה, השיב שכיוון שהדבר אינו נחוץ – שהרי ניתן להשאיר את המוזיקה דלוקה מערב שבת כשאוזניות מחוברות וכו' כמבואר בסעיף הקודם – על כן אין צורך להיכנס למקרים אחרים ולהתירם (ומדבריו היה משמע שיש מקום להתיר אף זאת במקום הנחיצות, אלא שצריך לשקול את הדברים היטב בכל מקרה ומקרה, וגם הדגיש שחשוב מאוד שמרוב היתרים לא תהפוך השבת להיות כיום חול. והוסיף ואמר שגם בעבור החולים עצמם חשוב הדבר, שירגישו שהם חלק מהקהילה השומרת תורה ומצוות ואין הם נפרדים ממנה מפני הצרכים המיוחדים שלהם, ולכן חשוב מאוד שלא להקל בחילול שבת במקום שאין זה באמת נצרך).

בשולי הדברים נביא כאן את המובא בספר **לנטוע שמיים** מאת **הרב דוד פוקס** על שיחתו עם **הרב שלמה זלמן אויערבאך**: "שאלתי את ר' שלמה זלמן: 'חולה מסוכן שאוהב לשמוע מוסיקה, האם מותר להדליק לו מכשיר חשמלי, על מנת שיוכל לשמוע מוסיקה בשבת?'. תשובתו הייתה: 'בני יתיר את זה, אני מתקשה'. והסביר: 'אני גדלתי במציאות שבה לאדם חולה ישנם צרכים כמו חימום, אוכל ושתייה. הצרכים החדשים הללו, הפסיכולוגיים, צרכים נפשיים כמו מוזיקה – אני מבין שהם אכן צרכים – ואתה ודאי צודק, אבל קשה לי מאוד להתיר אותם'".

51. כך כתב לנו **הרב אליעזר מלמד**, שעל פי רופא ירא שמיים מרבים ומדקדק במצוות ניתן להתיר

נכתב לעניין דיכאון כיוון שמדובר בעניין יחסית מצוי, אך הוא נכון גם כלפי מצבים אחרים שמשפיעים על המתמודד בצורה משמעותית כפי שתואר לעיל.

כח. מי שסובל מדיכאון קליני (Major Depressive Disorder) שדינו כמי שיש בו סכנת נפשות, ונגינה מסייעת להקל את תחושת הדיכאון, מותר לנגן בכלי נגינה בשבת[52]. אולם, אם דינו כחולה שאין בו סכנה רגיל, יש לשקול כל מקרה

כשהוא קובע שיש בכך פיקוח נפש, ואילו בפחות מכך אין להתיר כיוון שהשימוש בחשמל הוא איסור תורה. אומנם, לכאורה היה מקום להתיר בהפעלת המכשיר בשינוי, שאין בכך אלא איסור דרבנן, אך כיוון שמדובר כאן במצב חולי קבוע – שנמשך זמן רב – לא נכון להתיר היתר כללי. ואף **הרב יובל שרלו** לא התיר אלא במקום פיקוח נפש. ויש להעיר כי לדעת **הרב צבי (הרשל) שכטר** המצב המתואר כאן אכן נכלל בפיקוח נפש, וכמו שהערנו לעיל (הערה 42).

52. לעניין איסור ניגון בכלי שיר בשבת, לכאורה מ**התוספות** במסכת ביצה (ל, א, ד"ה "תנן") משמע שיש מקום להקל בדורנו כיוון שאין בקיאים בתיקונם, וכן פסק **הרמ"א** (או"ח, שלט, ג): "ויש אומרים דבזמן הזה הכל שרי, דאין אנו בקיאין בעשיית כלי שיר וליכא למגזר שמא יתקן כלי שיר דמלתא דלא שכיח הוא, ואפשר שעל זה נהגו להקל בכל", וכן משמע שהבין **המגן אברהם** (שם, ס"ק ה) בדברי הרמ"א. אך **בשו"ת יביע אומר** (ג, או"ח, כט) כתב שכל האחרונים דחו הבנה זו של המגן אברהם, ואת החילוק בין טיפוח וריקוד לניגון בכלי שיר ביארו באופנים שונים **בשו"ת שער אפרים** (סימן לו) ובספר **צרור החיים** (שו"ת קול השיר) **ובשו"ת ציץ אליעזר** (ג, טז, ד) **ובשו"ת אגרות משה** (או"ח ב, ק). על כל אלו יש להוסיף שאיסור ניגון בכלי יוצא אף מסוגיה אחרת במסכת עירובין (קד, א) ושם לא הזכירו כלל גזירה לתקן או לעשות כלי שיר, אלא אמרו שהוא אסור משום הולדת קול. ובשו"ת ציץ אליעזר (שם, פרק ב) הביא שתי שיטות אחרונים בדבר, שיש הסוברים שלמעשה אין לנו טעם הולדת קול אלא רק טעם שמא יתקן כלי שיר, ולדעת אחרים טעם הולדת קול הוא הוא טעם שמא יתקן כלי שיר. כשיטה אחרונה זו מצאנו מפורש **בתוספות הרא"ש** ו**במאירי** למסכת עירובין (שם).

ונראה לבאר שבאמת גזירה זו – גזירה אחת היא, אלא שהיא נחלקת לשתי מחלקות, שגזרו גזירה זו שמא יתקן כלי שיר בשני אופנים: גזרו שמא יתקן כלי שיר, וכן גזרו שמא יבואו לתקן כלי שיר. וביאור הדברים הוא שהמטפח והמרקד מתוך שמחתם באים לתקן ולעשות כלי שיר, ומתוך ששקועים בשמחתם אינם שמים ליבם לאיסור, וחששו לכעין זה כשם שחששו להשהיה בתנור שמא יחתה בגחלים, ולא שחס ושלום המחתה חושב שהוא מותר, אלא שחששו שמא בלא משים יעשה כן – כך חששו שהמרקד והמטפח יתקנו כלי שיר לעצמם מתוך השמחה ובלא משים. ולזה אמר התוספות שאין לחשוש לזה בימינו, שאין אנו בקיאים בתיקון כלי שיר, ואם כן אף אם נחפש אחריהם, מכל מקום בינתיים תתבטל השמחה ויזכרו ששבת היום ולא יבואו לידי מכה בפטיש. אומנם, הולדת הקול שאסרו במסכת עירובין היא אופן אחר של הגזירה, שאם יתירו להוליד קול יבואו לתקן כלי שיר, והכוונה שיחשבו שאם מותר לעשות מעשה חשוב כזה של הולדת קול, יטעו לחשוב שאף יהיה מותר לתקן כלי שיר, ויבואו לדמות דבר לדבר שלא כדין, ואין זה חשש שמא יבואו בלי משים לעשות דבר הידוע להם שאסור, אלא שיבואו לחשוב שדבר זה מותר הוא, וזה הרי אינו תלוי בבקיאות בעשיית ותיקון כלי שיר כלל, אלא כל שהולידו קול במעשה חשוב יש בכך כדי להכשיל ולגרום לכך שיחשבו שאף תיקון כלי שיר ממש הוא מותר.

מכל הנ"ל יוצא שיש כאן גזירת חכמים מפני החשש שמא יבואו להתיר יותר מהראוי, ועל כן יש מקום להתירה לכל הפחות במקום סכנת נפשות, וכן פסק **הרב אליעזר מלמד** שיש להתיר

לגופו[53]. דין זה נכתב לעניין דיכאון כיוון שמדובר בעניין יחסית מצוי, אך הוא נכון גם כלפי מצבים אחרים שמשפיעים על התפקוד בצורה משמעותית כפי שתואר.

טלטול מת בשבת

כט. **אדם שנפטר בשבת, ויש חשש סביר שהשארתו בחדרו עם חולים אחרים תביא אותם לידי טירוף הדעת שיש בו סכנה (והזזת החולים לחדר אחר אינה אפשרית), מותר להוציא את גופתו מהחדר בשבת, ואף אם הדבר כרוך באיסורי תורה, אלא שיש לעשות זאת על ידי גוי או בשינוי (אך באיסור דרבנן אין צורך בכך, ומכל מקום כמובן שכך עדיף אם זה אפשרי)[54].**

אגורפוביה

ל. **הסובלים מבַּעַת חוּצוֹת (=אגורפוביה, Agoraphobia) וחוששים לצאת בשבת בלי טלפון נייד, מותרים לטלטלו, ומוטב שיטלטלו את הטלפון בתוך שקית עם דברים שמותר לטלטלם בשבת (וכבר מלפני שבת ישימו אותו שם)[55].**

על פי רופא ירא שמיים ומדקדק במצוות שאומר שיש כאן סכנת נפשות, וכן דעת **הרב יובל שרלו** שלא להתיר אלא במקום פיקוח נפש.

53. לעניין גדר חולה שאין בו סכנה בבריאות הנפש, ראו בפרק ב ("גדרי חיוב ופטור במצוות לסובלים ממחלות נפש"), סעיפים ט-יד. בספר **ובית הלל אומרים** (עמודים 90-94) דנו בשאלה זו, ומסקנתם היא: "אם מצבה של הסובלת מדיכאון יוגדר כ'חולה שאין בו סכנה', יש מקום להתיר את הנגינה אף שיש בכך מבחינה מעשית דבר חידוש, ולפיכך יש צורך בזהירות מפני היתר גורף... בנסיבות אלו יש מקום לשקול פסיקה אינדיבידואלית ולהותיר את ההכרעה בידי החולה עצמו... הבחנה זו בין פסק כללי המחייב גם את הסובבים לבין פסיקה סובייקטיבית של האדם לעצמו עשויה להיות קו מנחה במקרים של ספק, שכן דרכיה דרכי נועם וכל נתיבותיה שלום". לפי האמור בהערה הקודמת, שעיקר האיסור בנידוננו הוא מהחשש להיתר גורף גם במקרים כאלו שאין בהם היתר, אכן נכונה הזהירות שלא לתת כלל גמור להתיר. וכן פסק **הרב רא"ם הכהן** שניתן להתיר דבר זה על פי דברי הרופא המטפל הקובע שהדבר נצרך לחולה זה, אך יש להזהר שלא לפרוץ את חומת קדושת השבת. ואף **הרב דב ליאור** פסק שניתן להתיר את הדבר, ובלבד שהנגינה אינה משפיעה על האווירה של שמירת השבת במרחב הציבורי. וכן סבר **הרב צבי (הרשל) שכטר**. **והרב ברוך גיגי** כתב לנו כי "צריך להתיישב בדבר היטב", ואם יש בכך נחיצות ברורה ניתן להקל.

54. **שיעורי תורה לרופאים** (ג, קעא), וראו בפירוט בפרק ב ("גדרי חיוב ופטור במצוות לסובלים ממחלות נפש") לביאור הגדרות "יש בו סכנה" ו"אין בו סכנה".

55. הסובלים מהפרעה זו חוששים לצאת מחוץ לביתם למקומות הומי אדם, מחשש שמא לא יוכלו

להימלט משם אם תתרגש עליהם צרה כזו או אחרת, או מחשש שמא יתביישו בפני אחרים, או ימצאו את עצמם חסרי אונים. במקרים חמורים פחד זה יכול לשתק את פעילותו של אדם זה לחלוטין, עד כדי פגיעה ממשית בשגרת החיים. הטיפול המצוי בהפרעה זו הוא ב־CBT (טיפול קוגנטיבי־התנהגותי) כך שבהדרגתיות המטופל מרגיש בטוח בעוד ועוד מקומות, אך ההתחלה תמיד קשה עבורו. טלטול טלפון נייד בימות החול יכול להיות גורם מרגיע ביותר עבור אנשים כאלו, כיוון שהם יודעים שבכל עת ובכל רגע הם יכולים להשתמש בו כדי להזמין מונית ולחזור הביתה, להודיע לבית החולים אם יש צורך או להתקשר לבן משפחה או חבר שיבוא לעזור להם. פעמים רבות טלטול הטלפון מונע את הצורך בשימוש בו.

כתוצאה מכך, המחשבה על הליכה לבית הכנסת בשבת (לדוגמה) יכולה להיות מאורע מאוד משתק למי שעדיין לא התנסה בכך ולא רגיל לכך, שכן בית הכנסת הוא מקום חדש עבורו. מעתה, לעניין טלטול טלפון נייד בשבת, ראו לעיל הערה 20 שהטלפון עצמו הוא כלי שמלאכתו לאיסור, ואם כן מותר לטלטל אותו לצורך גופו ולצורך מקומו, ולכאורה יש לומר שטלטול לצורך הרגשת ביטחון הוא צורך גופו (כמו שיתבאר). מכל מקום, כדי שההיתר יהיה מרווח יותר, ראוי לטלטל את הטלפון בתוך שקית עם דברים המותרים לטלטול בשבת, כדי שהכלי יהיה בסיס לדבר האסור והמותר גם יחד.

ולעניין מה שקבענו שטלטול הטלפון הנייד לצורך הרגשת ביטחון הוא צורך גופו, נראה להביא דמות ראיה לכך מדברי **הרשב"א** במסכת ביצה (טו, א), שבמשנה שם (יד, ב) אמרו: "משלחין כלים, בין תפורין בין שאינן תפורין, ואף על פי שיש בהן כלאים, והן לצורך המועד. אבל לא סנדל המסומר, ולא מנעל שאינו תפור. רבי יהודה אומר: אף לא מנעל לבן, מפני שצריך אומן. זה הכלל: כל שנאותין בו – ביום טוב משלחין אותו". כוונת המשנה לבאר שאף שהותרה הוצאה ביום טוב, מכל מקום אין מתירים את ההוצאה אלא לדברים שוודאי יש בהם צורך במועד, אך כל מה שנראה שהוא לצורכי חולין ולא לצורך החג – וכגון סנדל המסומר שחכמים אסרו ללובשו בחג, ועל כן ודאי שהמשלחו אינו משלחו כדי שאחר ילבשנו בו ביום – אין להוציאו ולשלחו בחג. והנה, על דין סנדל המסומר העיר אביי בגמרא שם (טו, א): "אמר אביי: סנדל המסומר אסור לנעלו, ומותר לטלטלו. אסור לנעלו משום מעשה שהיה, ומותר לטלטלו – מדקתני אין משלחין. דאי סלקא דעתך אסור לטלטלו – השתא לטלטולי אסור, משלחין מבעיא?".

אביי דייק מלשון המשנה ששילוח המנעל והוצאתו אסורים, אך טלטולו מותר, שאם טלטולו היה אסור אזי לא היה מקום לדון בשילוחו והוצאתו. והנה, על כך הקשה הרשב"א, שלכאורה עדיין לא יצאנו מכלל קושיה: "מותר לטלטלו מדקתני אין משלחין אותו – ודוקא לצורך גופו ולצורך מקומו... ואם תאמר: אם כן, פשיטא! לטלטלו אסור אלא לצורך גופו ולצורך מקומו, לשלחו מיבעיא? יש לומר: דלשלחו נמי היינו לצורך גופו שחברו שמח ונהנה בדבר". קושיית הרשב"א פשוטה, שהרי אם סנדל המסומר אסור בטלטול מלבד לצורך גופו ומקומו, אם כן לכאורה פשוט שאין לשלחו לחברו סתם, וחזרה קושיית הגמרא למקומה! הרשב"א מתרץ כי כיוון שחברו ישמח בקבלת הסנדל לידו – אף כי לא ישתמש בו כלל – הרי שזה נכלל בצורך גופו. מדברי הרשב"א הללו מוכח כדברינו לעיל, שאם בעצם טלטול החפץ יש הנאה ושמחה לאדם, נחשב זה כטלטול לצורך גופו שמותר. וכשם שטלטול הסנדל המסומר הותר ונחשב לצורך גופו משום הנאת חברו, כך – על אחת כמה וכמה – כשמטלטל פלאפון וטלטולו משכך את חששותיו של אדם, נראה פשוט שיש בכך טלטול לצורך גופו, והדבר מותר. וגם **בתוספות** במסכת שבת (ס, א, ד"ה "לא") כתבו ששילוח משום שמחת יום טוב נחשב צורך גופו.

ובספר **שמירת שבת כהלכתה** (פרק כ, סעיף יב, הערה כט) כתב: "ועיין שבת... דכל דהוה ביה שום הנאה, אפילו רק הנאת שילוח לחברו משום שמחת יום טוב, לצורך גופו הוא נחשב...

יולדת בשבת

לא. אישה שלאחר הריונה חווה דיכאון אחר לידה (Postpartum Depression), מותר לחלל את השבת באיסורי דרבנן לצורך רפואתה[56]. ואם יש חשש שתיטרף דעתה לגמרי, או שחס ושלום תהווה סכנה לעצמה או לאחרים, יש להקל אף באיסורי דאורייתא[57].

לב. אישה שלאחר הריונה חווה פסיכוזה אחר לידה (Postpartum Psychosis), מותר לחלל את השבת אף באיסורי דאורייתא לצורך רפואתה[58].

תלישת שערות וחיטוט בעור

לג. תלישת שערות בשבת הנובעת מטריכוטילומניה (=הפרעת תלישת שערות,

ואם כן כל שכן כשיש לו הנאה גופנית ממש... ועיין בחידושי רבי עקיבא איגר... שהתיר לשלוח לחתן בשבת ליום חתונתו נרות כסף (פמוטות), אם לא הדליקו בהם באותה השבת, דמשום שמחת חתן מיקרי צורך גופו... ואם מצא מציאה בשבת כלי שמלאכתו לאיסור, יש מקום לדון לפי התוספות הנ"ל, אם מותר להרימו על מנת להחזירו לבעליו... שמגביהו לקיים בו המצוה של השבת אבידה, הרי גם כאן עושה נחת רוח לבוראו, ושניהם כלצורך גופו הם נחשבים... וכן מסופק הגרש"ז אויערבאך זצ"ל... אלא דלפי זה... גם טלטול מחמה לצל בכלי שמלאכתו לאיסור צריך להיות מותר בשל אחרים משום האי טעמא – דקעביד מצוה. ונראה דהטעם הוא, דאף שכל אדם שמח בהצלת רכושו יותר מבשילוח מתנה לחבירו, מכל מקום נתינת מתנה חשיב שימוש שכלי עומד להשתמש בו, מה שאין כן הצלה מחמה לצל, שלא קרוי שימוש... ולכן גם בהשבת אבידה... אסור... ומכל מקום נראה דרובה ואקדח כדי להטיל בהם אימה, שפיר חשיב כצורך גופו... כל זה שמעתי מהגרש"ז אויערבאך זצ"ל".

בדברינו לעיל כיוונו לעיקרי דבריו, ולעניין הקושיה מהשבת אבדה, חילק שם מה נחשב שימוש ומה לא, ולעיל הערה 20 חילקנו בין אם מטרת הטלטול היא הכלי או שהמטרה היא דבר חיצוני לכלי, ראו שם. ומכל מקום שמענו מהרב צבי (הרשל) שכטר שאין צורך בכל זה, שדין אדם זה כחולה שאין בו סכנה, וכבר כתב המגן אברהם (או"ח, שח, ס"ק טו) שמותר לחולה שאין בו סכנה לטלטל מוקצה לצורכו. כן הורה לנו להתיר בכגון זה הרב מרדכי ווילig.

56. ראו שו"ת אגרות משה (אבהע"ז ד, סט) שחושש בכגון זה לסכנה, אך כיוון שבאיסור שבת יש מקום להחמיר יותר מבשאר איסורים כמבואר באריכות בפרק ב ("גדרי חיוב ופטור במצוות לסובלים ממחלות נפש"), הערה 30, ובתשובה הנ"ל לא מדובר באיסור שבת ולא ברור כיצד יש ללמוד ממנה לענייננו, לכן לעניין איסורי דרבנן יש להקל, ולעניין איסורי דאורייתא עדיין יש מקום להסתפק. וראו גם מה שכתב בשו"ת יבקש תורה (שבת, סימן לז).

57. ראו הערה קודמת, וכן בפרק ב ("גדרי חיוב ופטור במצוות לסובלים ממחלות נפש"), סעיף ז, שריפוי אדם משטותו נכלל בגדר פיקוח נפש, ואם יש חשש שתזיק לעצמה או לאחרים אף זה נכלל בגדר חולה שיש בו סכנה שיש לעבור אף על איסורי תורה לרפואתו.

58. ראו בהערה הקודמת.

(Trichotillomania), וחיטוט בעור עד כדי פציעתו (Excoriation Disorder) הם איסורי תורה לפי חלק מהפוסקים (אך רק בחלק מההופעות של הפרעה זו, כמבואר בהערה), ולכל הפחות איסור דרבנן (וכך הוא לרוב הפוסקים)[59].

לד. על הפוסק להיות ער לקשיים שבשמירת שבת לאלו הסובלים מטריכוטילומניה או חיטוט בעור, ולנסות למצוא מזור מתאים לצריכים סיוע הלכתי[60].

משחקים בשבת

לה. לאדם הסובל מדיכאון קליני (Major Depressive Disorder) מותר לשחק במשחקים בשבת ולעסוק בפעילויות שאינן תואמות את רוח השבת על מנת לעזור לו בהתמודדותו[61].

59. לטריכוטילומניה ולחיטוט בעור עד כדי פציעתו יש שתי הופעות החשובות לענייננו: יש התולשים את שערותיהם או פוצעים את עורם שמרגישים לחץ לעשות את פעולת התלישה או הפציעה קודם לעשייתה, ולאחריה מרגישים הרגשת רווחה, והדבר מביא להם מנוח; אך יש גם אחרים שעושים כן כחלק מפעילות שגרתית או כתוצאה משעמום, ולפעמים הם אפילו אינם מודעים לפעולה שהם עושים.

בעניינה של הקבוצה הראשונה באנו למחלוקת **הרמב"ם** ושאר הראשונים. הרמב"ם בהלכות שבת (ח, ח; י, י) כתב שמלאכה הנעשית בשבת ויש בה תועלת לשיכוך יצרו של אדם, נחשבת כמלאכה שיש בה תיקון, וחייבים עליה חטאת (כיוון שהרמב"ם פוסק כרבי יהודה לעניין מלאכה שאינה צריכה לגופה). אולם שאר הראשונים חלקו על הרמב"ם לעניין מלאכה שאינה צריכה לגופה ופסקו כרבי שמעון שפטור על מלאכה כזו, ועל כן גם כאן יהיה פטור מדאורייתא (ויש ראשונים שחלקו על הרמב"ם אף באופן עקרוני על כך ששיכוך היצר נחשב תיקון – ראו ראב"ד על הרמב"ם שם). אולם כל זה דווקא לעניין הקבוצה הראשונה, אך בקבוצה השנייה נראה שאין תיקון כלל, ואדרבה במקרים שבהם אין מודעות גמורה לנעשה נראה שמדובר בגדר "מתעסק", שוודאי אינו חייב מדאורייתא, ומכל מקום איסור דרבנן יש כאן.

60. מקרה אחד שהגיע לידינו, לדוגמה, היה של נערה שסבלה מטריכוטילומניה חמורה, עד כדי השארת קרחות בראשה מרוב העיסוק בתלישת שערה. אין צורך לומר כי מעבר לעיסוק האובססיבי עצמו שפוגע בחוסן הנפשי, הדבר מביא לידי הרגשת בושה וחוסר יכולת לקיים חיי חברה, ודבר זה מוביל לדיכאון וכו', ואחריתו מי ישורנו. אותה נערה ביקשה לדעת אם ניתן להתיר לה לבשל או לארוג בשבת, כיוון שעל ידי העיסוק במלאכות יצירתיות, היא מסוגלת למנוע את עצמה מלעסוק בתלישת השערות.

מבחינה הלכתית, על פי רוב, לא ייתכן להתיר איסורי תורה כדי להימנע מטריכוטילומניה, ואפילו איסורי דרבנן אין זה פשוט, והכול לפי העניין. הנקודה העיקרית בסעיף זה היא המודעות של הרב הפוסק שאליו מגיעה השאלה, שיבין את חומרת העניין ואת הבעייתיות שחווים המתמודדים וינסה למצוא פתרון הלכתי יצירתי כדי לסייע ביד השואלים.

61. ראו **ברכי יוסף** (או"ח, שלח, ס"ק א) שהביא מחלוקת לעניין היתר משחק שחמט בשבת ונטה לאסור, ובסוף דבריו כתב: "והגם שהרב כנסת הגדולה בחושן משפט סימן ש"ע כתב דגדולי ישראל

טכניקות הרפיה בשבת

לו. הסובלים מהפרעת חרדה (Generalized Anxiety Disorder) או הפרעת פאניקה (Panic Disorder), יכולים להשתמש בטכניקות הרפיה בשבת, ויש להעדיף טכניקות שאינן מביאות את האדם לידי הזעה[62].

לז. הסובלים מחרדה (Anxiety), ורחיצה במים חמים שהוחמו מערב שבת מסייעת להתמודד עם התקף חרדה התוקף אותם בשבת, מותרים לעשות כן[63].

נטפלו בו, הנח לגדולי ישראל דודאי מעשיהם לשם שמים, דאפשר דהיו חולים בחולי השחורה, ומשום רפואה לאסוחי דעתייהו בבא דוא׳ג ולמהדר אתלמודייהו וכיוצא קעבדי. ודי בזה״. אמנם כבר נהגו רבים להקל בזה אף בלא חולי, ומכל מקום כתבנו את הנ״ל לדעת המקפידים.

62. ראו **שמירת שבת כהלכתה** (לד, כג): ״ומותר לעשות תרגילי נשימה ותרגילי דיבור בשבת, אם אמנם התחיל בהם לפני שבת, והוא צריך לעשותם כל יום, לרבות בשבת״, ומקורו **בשו״ת ציץ אליעזר** (יב, מה), והמעיין בדבריו יראה שאין זה מחויב שמתחיל בהם לפני שבת אלא שרק צירף זאת כסניף להקל, ומכל מקום כל שנצרך לכך בשבת – מותר. אך בשמירת שבת כהלכתה כתב במקום אחר (יד, מג) שאם מזיע יש איסור בפעילות שעושה, אך לעומת זאת **בשו״ת אור לציון** (ב, פרק לו, סעיף יב) כתב שאם אינו מכוון להזיע הדבר מותר אף אם מזיע, וכן נראה משו״ת ציץ אליעזר (שם), ויש לסמוך על דבריהם במצבים המנויים למעלה בסעיף. וראו בשמירת שבת כהלכתה (לד, כג) שבמקום חולי אף הוא התיר, ושמא אין כאן מחלוקת כלל, והכול מסכימים להתיר בכגון זה. וכן הדין לכל הסובלים מדיכאון וההתעמלות מסייעת בידם לגרש את המחשבות הדיכאוניות, שמותרים הם בכך.

63. ראו דברי **רבי עקיבא איגר** בהגהותיו לשולחן ערוך (או״ח, שז, ה): ״משמע דמצטער מותר לרחוץ אפילו גופו בחמין שהוחמו מערב שבת, וקיל יותר משאר שבותים כיון שהוא רק מכח גזירה...״, ושוב כתב כן במקום אחר (או״ח, שכו, א), וכן פסק **בביאור הלכה** (שם). וראו גם **בשו״ת הרד״ך** (בית יח), **ובשו״ת דברי יוסף** (סימן סד).

עוד ראו **בשו״ת ויען יוסף** (או״ח, קעה) שדן לעניין מנהג החסידים לטבול בשבת בבוקר במקווה מים חמים, וכתב להליץ בעד המנהג: ״וכעת מצאתי עוד סמך להתיר הטבילה בהגהות רבי עקיבא איגר... ולפי זה יש לומר דמצטער צער הנפש ודאי לא גרע ממצטער צער הגוף, והחסידים ואנשי מעשה דשוינהו עלייהו כחובה לקיים דברי האריז״ל לטבול בשבת קודש בשחרית, ומכל שכן למי שצריך טהרה, ודאי אם יימנעו מזה אין לך צער גדול מזה, וחל על זה הוראות הגאון רבי עקיבא איגר ז״ל דשרי אף דלא הוי בכלל חולי כל הגוף...״. **ובשו״ת דברי יציב** (או״ח, קס) גם כן דן בזה, **ובשו״ת להורות נתן** (ו, י) כתב שנראה שרבי עקיבא איגר עצמו לא היה מסכים לכך, אך הוא עצמו כותב שם שאכן ניתן להרחיב הדבר לחולי הנפש (כוונתו שמשפיע על האדם בצורה רוחנית). ונראה שקל וחומר מדבריו לנידוננו, שמדובר בחולי הנפש ממש, שיש להקל (ונראה שאפילו רבי עקיבא איגר עצמו היה מודה בכך).

עוד ראו דיוני האחרונים בדין זה **בשו״ת ציץ אליעזר** (יב, מד) **ובשו״ת אור לציון** (ב, פרק לה, הערה ג) **ובשו״ת מאמר מרדכי** (ד, צא).

פרק ח

הלכות יום הכיפורים

החייבים בצום באופן כללי

א. אלו הסובלים מחולי הנפש חייבים בצום יום הכיפורים, שחיובו מן התורה, אלא אם הם מוגדרים כשוטים הפטורים מן המצוות[1], או שהחולי שלהם מוגדר כחולי שיש בו סכנה אם לא יאכלו וישתו[2]. ומכל מקום, אף שוטה הפטור מן המצוות מקבל שכר אם צם ביום הכיפורים כמי שאינו מצווה ועושה[3].

ב. אדם שמחמת מצבו הנפשי מוגדר כחולה שיש בו סכנה[4], ואף אם התחיל טיפול תרופתי אך מצבו עדיין לא התאזן – חייב לאכול ולשתות ביום הכיפורים. ויש לרופאים לשער מה הצורך המסוים של חולים אלו: אם יוכלו להסתפק בשתייה

1. ראו בהרחבה בפרק א ("השוטה והשטות בהלכה").
2. **פרי מגדים** (או"ח, תקנד, אשל אברהם, ס"ק ח) **ושו"ת חבלים בנעימים** (ד, או"ח, יג). וראו בהרחבה בפרק ב ("גדרי חיוב ופטור במצוות לחולים במחלות נפש").
3. **המהרי"ל** בתשובתו (סימן קצו) כתב בעניין מי שילד בן שוטה, שוודאי קיים בכך מצוות פרייה ורבייה, ותוך כדי דבריו קבע: "האי נמי נשמה יש לו, ובר מצוה הוא, ופיקחים מוזהרים עליו", ולכאורה תמוה שכתב שהוא בר־מצווה, אלא שכוונתו שוודאי אינו חייב במצוות, אך גם לא כבהמות נדמה ואחרים מוזהרים עליו לתת לו אורח חיים יהודי, וכן כתב **בשו"ת שואל ומשיב** (תליתאה, א, ל), ועל כן, אם הוא מקיים מצוות מקבל שכר כמי שאינו מצווה ועושה. וראו **חשוקי חמד** למסכת יומא (עח, ב) שהרחיב בעניין זה אם שוטה שהתענה ביום הכיפורים קיים מצווה. עוד שמענו בשם **הרב נחום אליעזר רבינוביץ**, על פי עדות נאמנה מתלמידיו, שבאופן כללי סבר שעצם עשיית המצוה יכולה לשמר אצל אדם חולה את תחושת הבריאות, ועל כן יש חשיבות בכך שיקיים מצוות ושיסייעו בידו לעשותם.
4. ראו בפרק ב ("גדרי חיוב ופטור במצוות לסובלים ממחלות נפש").

מרה – מה טוב[5], ואם לא – יאכלו פחות מכשיעור, ואם אין זה מספיק – יאכלו על פי הצורך[6]. וטוב יותר שיאכלו לבד משיאכילו אותם המטפלים[7].

ג. אדם הסובל מהפרעה או מחלה נפשית שאין בה סכנה, ונוטל לשם כך תרופות, מותר לבלוע תרופות אלו ביום הכיפורים ללא מים. ואם אינו יכול לבלוע אותם בלא מים, יבלע אותם עם מים מרים[8].

ד. אדם הסובל מהפרעה או מחלה נפשית שיש בה סכנה, ונוטל לשם כך תרופות, ובלעדיהן יש לחשוש שיחזור ויבוא לידי סכנה, ינהג אף הוא כפי ההוראות שבסעיף הקודם, אך אם אין אפשרות אחרת, יכול אף לבלוע את התרופות עם מים רגילים[9].

5. **בשיעורי תורה לרופאים** (ג, ריד) כתב לגבי מים מרים: "לדוגמא להכניס לפני יום הכיפורים ארבע שקיות תה מר, כמו קמומיל, או תה סיני ירוק, ולהשהות את השקיות במים כרבע שעה", ודעתו שבכך אין איסור תורה בשתייה (כפי קביעת המשנה במסכת יומא [ח, ג]).

6. **שיעורי תורה לרופאים** (ג, ריד). כל זה על פי הכלל: "הקל הקל תחילה", שמנסים למעט בחומרת האיסור.

7. שם. וראו הערות 11 ו־14 בהמשך.

8. שם, וכדין חולה שאין בו סכנה שהתירו לו ליטול תרופות (ראו, לדוגמה: **שו"ת חלקת יעקב** או"ח, קנג], **שו"ת מנחת שלמה** [ב-ג, ס], ועוד רבים). וראו הערה 5 לעיל.

9. כדין חולה שיש בו סכנה שאיסור יום הכיפורים נדחה מפני צרכיו.

כאן ראוי להעיר שיש מקום לצרף – אף אצל מי שמוגדר כחולה שאין בו סכנה – שב**שו"ת הלכות קטנות** (ב, רפב-רפה) נשאל אם יש בשתיית מים ביום הכיפורים איסור כרת, והביא כמה מקורות לומר שכיון שמים אינם מזינים אין בהם איסור כרת. אולם בספר **לקט הקמח** (סוף הלכות יום הכיפורים) הביא בנו את דבריו ולא הסכים להם. גם בספר **שער הזקנים** (ב, יט, דף פד עמוד ב) תמה על דבריו, וכן בספר **משה ידבר** (סימן ג, דף ז עמוד א) הביא כמה ראיות כנגד דברי ההלכות קטנות והוסיף על דברי השער הזקנים. וכן בספר **יפה ללב** (ב, או"ח, תריא, א, עמוד סא) דחה את דברי ההלכות קטנות, וכך כתב גם בספר **ימי שלמה** על הרמב"ם בהלכות שביתת עשור (א, ד) וכן בספר **יד דוד** למסכת יומא (עו, א), וכן נראה שפסק בספר **דברי מנחם** (סימן תריב), וכן נראה מספר **קנין פירות** (מערכת יום הכיפורים, אות נט) ו**מאורחות חיים** לרבי נחמן כהנא (הלכות יום הכיפורים, תריא, ב). וכן הוכיח **התפארת ישראל** על מסכת יומא (ח, ג, יכין אות יז). וכן העלו להלכה גם ב**שו"ת מנחת אלעזר** (ד, נח) ובספר **מחנה חיים** (או"ח ג, מה) ובספר **אדרת אליהו** (דף מח עמוד ב).

אומנם, לא הכול חלקו על דברי ההלכות קטנות. בספר **יד אהרן** (ב, תריא, דף קמד עמוד א) הביא את דבריו ולא השיג עליהם כלל, וכן בספר **דברי יוסף** (פרדס, עמוד קעז), וגם ב**שו"ת מהרש"ם** (א, קכג) הביא סברה לדבריו, וב**שו"ת ציץ אליעזר** (כ, כד) נראה שרצה לומר שיש מקום לצרף להיתר את דברי ההלכות קטנות, וב**שו"ת יביע אומר** (שם) כתב שכן דעת **שו"ת נטע שורק** (סימן מט). וב**שו"ת הרב"ז** (א, יא) בא להחזיק בכוח דהיתרא לקבל חידוש זה ממש למעשה, והביא ראיה מהירושלמי יומא (ו, ד). להלכה, כתב ב**שו"ת יביע אומר** (שם): "והמורם מכל האמור שרוב האחרונים דחו דברי הלכות קטנות מההלכה. ומכל מקום אפשר שמכיון שבספר דברי יוסף שווארץ, ובשו"ת הרב"ז סבירא ליה כהלכות קטנות, וגם בשו"ת נטע שורק, וכן הגאון

דינם של חולי אלצהיימר

ה. החולים במחלת אלצהיימר (Alzheimer's), יש בהם סוגים שונים. אדם הנמצא בשלבי המחלה הראשונים, המתאפיינים בשכחה קלה ובהפרעות זניחות יחסית לשגרת החיים, עדיין אינו בגדר שוטה הפטור מן המצוות. על כן, אם אדם זה שוכח במשך יום הכיפורים כי נמצא הוא בעיצומו של היום הקדוש, יש לבני ביתו חובה להפרישו מאכילה ושתייה (ובלבד שאין בכך סכנה לבריאותו, כמובן)[10].

ו. אולם, אדם הנמצא בשלבים מתקדמים של מחלת האלצהיימר, המתאפיינים באיבוד הקשר של החולה עם המציאות שסביבו, או איבוד כושר השיפוט, דינו כשוטה הפטור מכל המצוות, ואין חובה להפרישו מאכילה ושתייה (אך ניתן ללחוש לו שיום הכיפורים היום, שמא ירצה לצום). אף על פי כן, נחלקו הפוסקים אם מותר למטפלים בו להאכילו אם אינו מסוגל לאכול בכוחות עצמו, ודבר זה תלוי לכאורה בשאלה העקרונית אם מותר להאכיל איסורים למי שדינו כשוטה[11]:

מהרש"ם סיועי מסייעי לסברא זו – יש לצרף סברת הלכות קטנות לסניף בעלמא כשיש טעמים אחרים להקל, כן נראה לעניות דעתי". אם כן, ידע הפוסק כי במקום שיש להסתפק אם יש לפניו חולה שאין בו סכנה או חולה שיש בו סכנה, שבשתיית מים (גם כשאינם מרים) יש מקום לצרף את כל הנ"ל לספקות אחרים.

10. כן פסק **הרב אשר וייס** בקובץ **דרכי הוראה – ענייני ודיני חולה ביום הכיפורים** (סימן ב, אות ב), וראו גם **בשו"ת משנת יוסף** (יא, קג).

11. במסכת יבמות (קיג, ב–קיד, א) למדנו איסור לספות איסורים בידיים לקטנים (אך חובה להפרישם מאיסור קיימת אך ורק על אבי הבן או על בית הדין, על פי שיטות הראשונים המתבארות שם, ראו **רשב"א** בחידושיו שם, **תוספות** במסכת שבת [קכא, א, ד"ה "שמע"], **ורמב"ם** בהלכות שבת [יב, ז; כד, יא] ובהלכות מאכלות אסורות [יז, כז–כח] ובהלכות אבל [ג, יב], ואין כאן המקום להאריך). על פי זה פסק **המגן אברהם** (או"ח, תרטז, ס"ק ב) לעניין האכלת קטנים ביום הכיפורים, שאף שהאם אינה מחויבת בחינוך בנה, "מכל מקום נראה לי דלא תתן להם לאכול, דהוי כמאכילו נבילות בידים", והוא מחלק שם בין יום הכיפורים לסוכה, ראו שם. לדבריו הסכימו האחרונים, כמבואר **באליה רבה** (שם) **ובפרי מגדים** (אשל אברהם, שם) **ובשולחן ערוך הרב** (שם, סעיף ד) **ובמשנה ברורה** (שם, ס"ק ה).

כל זה בקטן. והפוסקים דנו אם גם בשוטה הדין כן, שכן **רבנו ירוחם** (תולדות אדם וחוה, נתיב יח, חלק ג) כתב להשוות שוטה לקטן לעניינים אלו, וגם **בספר הבתים** (שערי בשר בחלב, שער שנים עשר) הביא את דין קטן בעניין הנ"ל, וכתב שדין חירש ושוטה כדין קטן לעניין איסורי תורה, ונראה שדעתו להשוותם לגמרי ואף לעניין האכלה בידיים. ולכאורה זו גם כוונת **מהרי"ל** בתשובתו (סימן קצו) לעניין שוטה: "האי נמי נשמה יש לו ובר מצוה הוא ופקחים מוזהרים עליו". לעומת זאת, **בשו"ת תרומת הדשן** (פסקים, סימן סב) כתב טעם מדוע אסרו לספות איסורים בידיים: "והא דאייתי קרא דאסרה תורה דלא ליספו ליה בידים, יש לומר הטעם דקפיד רחמנא

יש שפסקו לאסור[12] ויש שפסקו להתיר[13].

מעתה, אף כי לעניין עיקר דין האכלת איסורים לשוטה יש לפסוק להחמיר (שכן דעת רוב הפוסקים), מכל מקום למעשה לעניין אכילה ביום הכיפורים יש כמה טעמים להתיר (ראו בהערה)[14], ועל כן אין להחמיר אלא לאחר התייעצות עם

שלא ירגיל אותו לעבור עבירות, וכשיגדל יבקש לימודו...". מדברים אלו משמע לכאורה שכל זה דווקא בקטן שאין רוצים להרגילו לעבירה, מה שאין כן שוטה, שאין סברה בכך, כי אולי לא יתפקח משטותו, ואף אם יתפקח, הלוא אין בו דעת ברגע זה ואין חשש רגילות כלל.

אולם **בשו"ת חתם סופר** (א, פג) דחה את דברי התרומת הדשן, שכיוון שלומדים דין זה מפסוק, אין אנו דורשים טעמא דקרא, ודן שם בכמה סוגיות בקצרה, והביא מדברי הרשב"א ורש"י להוכיח שלא כתרומת הדשן, וכתב: "בוודאי כל שאנו מוזהרים על קטני בני ישראל אנו מוזהרים נמי על חרש שוטה וקטן, דקרא ד'לא תאכלום' להזהיר המצווים על שאינם מצווים, יהיה קטן או שוטה". אך **בשו"ת שיבת ציון** (סימן ד) כתב בנו של הנודע ביהודה כסברת תרומת הדשן, וכתב שאין ללמוד מקטן לחירש ושוטה, וכתב שנראה כן גם מדברי אביו, והתייחס גם לחלק מראיות החתם סופר, ראו שם באריכות. שוב בא בספר **פתח הדביר** (או"ח, שמג, ס"ק ז) והביא את כל דברי השיבת ציון והשיב עליהם, דבר דבור על אופניו. וראו גם בספר **משפטי הדעת** (פרק יב). למדנו כי יסוד המחלוקת טמון בשאלת האפשרות ללמוד מדין קטן לדין שוטה.

12. כדברי החתם סופר המחמיר סברו אחרונים רבים, שכן דעת **השיירי כנסת הגדולה** (יו"ד, קנז, הגהות בית יוסף, ס"ק נו), **התבואות שור** (יו"ד, א, ס"ק מט), **הפרי מגדים** (פתיחה כוללת, ב, א) **והמנחת חינוך** (מצוה רעט, ס"ק ג), וכן העלה להלכה בספר **עמודי אש** (סימן ד, כלל ו). וכן פסק **הכף החיים** (או"ח, שמג, ס"ק כא), וכן כתב בספר **אמרי בינה** (א, ט). וכן משמע קצת **בשו"ת פרחי כהונה** (יו"ד, ס), וכן יוצא **משו"ת אדמת קודש** (א, יו"ד, ו), וכן פסקו **בשו"ת משפטי עוזיאל** (ד, עניינים כלליים, יב) **ובשו"ת אגרות משה** (יו"ד ב, ט).

13. מדברי **הב"ח** (או"ח, רסט) משמע שמותר לספות איסור לקטן שלא הגיע לחינוך, וכמו שהבין **המחצית השקל** (שם) בדבריו, ולכאורה סברתו היא שאיסור ספייה קשור בחיוב חינוך, ואם כן לפי זה ודאי שאין איסור לספות איסור לשוטה. כן כתב במפורש גם בספר **מלוא הרועים** (אות ק, ס"ק כד) שבשוטה אין לא חשש דאורייתא ולא חשש דרבנן, ומותר אפילו להאכילו איסורים.

14. ראשית, יש לדעת כי אף לגבי קטנים כתבו הפוסקים כמה סברות להתיר להאכיל אותם ביום הכיפורים, ואף כאלו שהגיעו לחינוך. **הרשב"א** בחידושיו למסכת יבמות (קיד, א) כתב שמנהגנו להאכיל את התינוקות ביום הכיפורים, וכן דעת **הר"ן** בחידושיו על הרי"ף למסכת יומא (ב, ב), וגם **הטור** (או"ח, תרטז) כתב כי "מותר להאכילו בידיים". וכן משמע מדברי **רש"י** במסכת יומא (עח, ב, ד"ה "הא מותרין"). וכן פסק **הרמ"א** (או"ח, תרטז, א). אף בספר **שונה הלכות** (הלכות יום הכיפורים, תרטז, א) כתב לגבי קטן: "מותר לגדול להאכילו ולהשקותו אפילו בידיים". אך עתה יש להבין: כיצד יתיישבו דברים אלו עם מה שהסכימו הפוסקים לאסור נתינת איסורים לקטן, כמבואר לעיל? ולכאורה ניתן לחלק בין תינוקות – שאותם הותר להאכיל כיוון שאינם בני דעת כלל – לבין קטנים בני דעת, אלא **שבשו"ת זכרון יוסף** (או"ח, ו) כתב שלא נראה כן כלל מלשון הטור, ודחה חילוק זה. על כן, אם לא נקבל תירוץ זה, יש לחפש ביאור אחר.

וכמה תירוצים בדבר:

א. יש לחלק בין נתינת איסור ממש (כגון מאכלות אסורים), לנתינת דבר שניתן לעשות עמו איסור (כגון אוכל ביום הכיפורים), שכיוון שהקטן אינו מצווה על הצום, אין עליו איסור

רופא האומר שיש ביכולת חולה זה לצום, ולאחר התייעצות עם מורה הוראה המורה כן. ובכל מקרה שבו מאכילים, כמובן שעדיף שנוכרי יאכיל[15].

לאכול, והאוכל עצמו אינו אסור, ועל כן מותר להאכילו (**פרי חדש** [או"ח, תריא], **שו"ת זכרון יוסף** [או"ח, ו]).

ב. פיקוח נפש הוא אם לא יאכילום (**שו"ת זכרון יוסף** [או"ח, ו]).

ג. אם יניחו האוכל לפניהם מבעוד יום, הם לא יתחנכו לצום כמה שעות אלא יאכלו מיד, ועל כן יש בכך קיום מצוות חינוך לשים את האוכל לפניהם לאחר מכן (**שו"ת זכרון יוסף** [שם]).

ד. הנחה לפני הקטן איננה כספייה בידיים (**שו"ת זכרון יוסף** [או"ח, ו], אך הוא עצמו כתב שכל המפרשים אינם מסכימים לכך, וראו בספר **הקטן והלכותיו** [פרק ה, סעיף ה], שהביא דעות שונות בסברה זו).

ה. קטן לא שייך כלל בתענית יום הכיפורים, שמטרת הצום היא כפרה, וכפרה צריכה דעת, וכיוון שלקטן אין דעת אין איסור אף לתת לו לאכול (**חלקת יואב**, סימן א; וכעין זה **בחכמת שלמה** [או"ח, תריא]).

ו. למדנו שאסור לספות איסור לקטן דווקא באיסור שהקטן יכול לשמור עליו בשלמותו, אך כיוון שיצטרך לאכול בשלב מסוים ביום הכיפורים, בזה לא חידשה התורה איסור ספייה בידיים (**הרב יוסף שלום אלישיב** בחידושיו למסכת יומא [פב, א]).

מעתה, התירוץ הראשון, הרביעי והחמישי הנ"ל שייכים אף בשוטה, ובמצבים שבהם בריאותו של השוטה רעועה (אם מפני המחלה ואם מפני סיבות אחרות) שייכים כל התירוצים כולם מלבד השלישי, ואם כן יש מקום להקל ביום הכיפורים בשוטה במקרים המתאימים להנ"ל.

הלכה למעשה, פסק **הרב אליהו שלזינגר** בספרו **אלה הם מועדי** (א, הלכות יום הכיפורים, סימן יט) להקל להאכיל חולה אלצהיימר כזה שלכל הפחות למראית עין אין בו דעת כלל, וצירף הן את הסוברים שמותר לספות בידיים לקטן והן את הסוברים שאין דין השוטה כדין הקטן (שהובאו לעיל), ולזה הוסיף וכתב: "דאדם כזה גם אם אומרים עליו שגופו בריא לגבי התענית, מכל מקום אין שום ספק שהתענית תחליש אותו מאוד, ויש סיכוי גדול שמחלתו תגבר ותכבד עליו". הרב שלזינגר ביקש מ**פרופ' אברהם אברהם** לחוות דעתו על פסיקה זו, והוא מוסיף (שם) מבחינה רפואית כי "יספיק אם הוא ישתה בשיעורים כדי לקבל כשני ליטר נוזלים במשך היום בנוסף למה שישתה במוצאי יום הכיפורים ובתנאי שנמצא במקום עם מזג אויר נעים. כמו כן לא ישתה מים אלא רק נוזלים מזינים כמו חלב עם סוכר, מיץ פירות מרוכז, קוקה קולה, וכו'".

אף **בשו"ת תשובות והנהגות** (ד, קנ) פסק להאכיל חולה כזה, משום הסברה שכל שאין בו דעת כלל אין איסור להאכילו ביום הכיפורים, וגם משום ספק פיקוח נפש (שכן החולה אינו יכול לתקשר בבהירות לגבי מצבו הבריאותי), וסיים שם שצריך לשאול את הרופאים, כי כל חולה הוא שונה, וכן כתב גם בתשובה נוספת (ה, קצג). וכן נראית דעת **הרב יצחק זילברשטיין** בספרו **חשוקי חמד** למסכת יומא (עח, ב), וגם **בנשמת אברהם** (מהדורא בתרא, א, סימן תריח, עמודים תשמ-תשמא) כתב בשם **הרב יהושע ישעיה נויבירט** להקל בזה. **ובשו"ת משנת יוסף** (יא, קג) החמיר מאוד בדין זה, ונראה מדבריו שם שכמעט אין מקום להקל להאכיל חולים אלו ביום הכיפורים, וכן נראה **משו"ת קניין תורה בהלכה** (ה, ס) **ומשו"ת שרגא המאיר** (ה, כב). ולפי כל המתבאר לעיל אין להחמיר כדבריהם.

15. כיוון שיש מחלוקת פוסקים בעניין האכלת החולה, יש פוסקים שכתבו להעדיף האכלה על ידי נוכרי (**חשוקי חמד** שם, **משנת יוסף** שם), על מנת לצאת מידי כל ספק. ומכל מקום פשוט שאין לעכב את הטיפול בחולה מסוכן עבור כך.

ז. בין המצב המתואר בסעיף ה לבין המצב המתואר בסעיף ו יש מקרים אמצעיים, וקשה לתת כללים שעל פיהם ניתן לפסוק בכל מקרה ומקרה. על כן, יש להתייעץ עם מורה הוראה ואנשי מקצוע בכל מקרה לגופו על מנת לקבוע מהי חובתו וטובתו של החולה.

מעוברת

ח. אישה מעוברת שהריחה מאכל ומתאווה לו, ואחר שמזכירים לה שיום הכיפורים היום עדיין אומרת שמוכרחת לאכול, או שמראה פניה מעיד שדעתה אינה מיושבת עליה, נותנים לה לאכול פחות מכשיעור, ואם צריכה יותר מכך מאכילים אותה עד שתתיישב דעתה[16].

התקף חרדה

ט. חולה המתחיל לסבול מהתקף חרדה חמור ביום הכיפורים, ייקח תרופה להרגעתו, ואם יש חשש שתיטרף דעתו (וקל וחומר אם כבר נטרפה) עד שיזיק לעצמו – יאכל בשיעורים. ואם אין זה מספיק להרגיעו, יאכל כדרכו[17].

16. **שולחן ערוך** (או"ח, תריז, ב), **מגן אברהם** (שם, ס"ק א), **ערוך השולחן** (שם, סעיף ב), **ומשנה ברורה** (שם, ס"ק ד). כמו כן, ראו **משנה ברורה** (שם, ס"ק א) שאין חילוק לעניין דין זה בין תחילת ההיריון לסופו.

17. **הרב יצחק זילברשטיין** בספרו **חשוקי חמד** למסכת יומא (עח, ב) פסק בעניינו של "חולה הסובל מהתקפי חרדה המלווים בדפיקות לב, רעידות בכל הגוף, תחושת חנק, הרגשה שהוא עומד למות ועוד" שיאכל כפי הצורך, וכתב שטעם ההיתר הוא שהחולה עלול להמית עצמו או אחרים אם ייפול לשיגעון, וכן שטירוף הדעת הוא בכלל פיקוח נפש (וטעמי היתר אלו נתבארו בהרחבה בפרק ב ("גדרי חיוב ופטור במצוות לחולים במחלות נפש")).

אומנם דברי הרב זילברשטיין צריכים עיון, כי על פי דעת הרופאים ששאלנו את דעתם והתייעצנו איתם, הסובלים מהתקפי חרדה – וגם החמורים שבהם – אינם בסכנה שתיטרף דעתם, ואדרבה, על ידי נטילת תרופה ניתן להשקיט את התסמינים והביטויים הקשים של החרדה, ואם כן מדוע היקל כל כך לעניין צום יום הכיפורים? אכן, במכתב תשובה לשאלתנו על זאת השיב וכתב: "אם יש גלולה שיכולה להרגיעו צריך לקחת אותה; מדובר באופן שאין לו גלולה, או שהוא מתנגד לקחתה". אכן, לעיתים תיתכן חרדה שמתלווים אליה מצבים אחרים, עד כדי פסיכוזה, ובאלו אכן יש לחשוש לטירוף הדעת ללא אכילה וטיפול מתאים.

הפרעה דו־קוטבית

י. אדם הסובל מהפרעה דו־קוטבית 1 (Bipolar Disorder 1) ומטופל בליתיום (על מנת לשלוט בהתקפי המאניה), חייב לשתות מים במקביל לשימוש בו, שאם לא כן יש בכך סכנה לבריאות גופו, ולכתחילה יקפיד לשתות דווקא מים מרים[18].

הפרעות אכילה

יא. אצל איש או אישה הסובלים מצַיְמנות (=אנורקסיה נרבוזה, Anorexia Nervosa), יש לחלק בין שלושה מצבים לעניין צום יום הכיפורים[19]: המצב הראשון הוא מצב שבו נשקפת סכנה לחייהם אחר שהרעיבו עצמם ועתה סובלים מירידה קיצונית במשקל. במצב זה הם ככל חולה שיש בו סכנה רגיל, וודאי שאינם צמים ביום הכיפורים, אף לא לשיעורים, אלא יאכלו על פי הדרכת הרופאים[20]. במצב השני, הסכנה הגופנית המיידית חלפה, אלא שעתה יש צורך לטפל במחלת הנפש, ולהביא אותם לידי אכילה קבועה, על מנת שלא ישובו לפגוע בעצמם בצורה כזו[21]. לפעמים הנמצאים במצב זה עדיין מאושפזים בבית חולים או במוסד כזה או אחר, ולעיתים הם חוזרים לביתם אך צריכים להגיע

18. **שיעורי תורה לרופאים** (ג, ריד). ולעניין הגדרת מים מרים ראו לעיל הערה 5, ודעתו שבכך אין איסור תורה בשתייה.

19. ראו סקירה רפואית, משפטית והלכתית בחוברת **אסיא** (צט־ק, עמודים 81–100), ובמאמרו של **ד"ר תומר מבורך** בקובץ **תחומין** (לח, עמודים 75–84). שיעורי התמותה ממחלה זו הם מהגבוהים בכל מחלות הנפש (עד 30% במחקרים מסוימים!) ועל כן נדרשת זהירות כפולה ומכופלת בכל הנוגע לפסיקה לסובלים ממנה.

20. ראו **אסיא** (שם) **ותחומין** (שם), וכאן החיסרון באוכל הוא מה שמביא אישה זו עד שערי מוות, ועל כן ודאי שיש צורך מיידי בעלייה במשקל, ויש למלא אחר הוראות הרופאים ולא להתחשב בשיעורי אכילה.

21. נצרף כאן הסבר קצר לגבי הפרעה זו לתועלת המעיינים, וכפי ששמענו מכמה רופאים מומחים לדבר: מלבד התוצאות הגופניות הקטלניות (המתבטאות באובדנות או באיבוד משקל קיצוני עד כדי מוות), עיקר ושורש ההפרעה מונח במוחם של הסובלים. מחשבותיהם הפולשניות מביאות אותם לכדי המעשים הקיצוניים לעיל. פעמים רבות מתלווה להפרעה זו הפרעות אחרות: דיכאון, חרדות, הפרעה טורדנית־כפייתית וכו'. כל אלו מביאים לידי תיעוב עצמי, הרגשת כישלון ומחשבות אובדניות. על כן, גם כאשר הסובלים מגיעים למצב מאוזן מצד הרגלי האכילה, אם הטיפול התרפיוטי עדיין לא הביא לידי טיפול במחשבות הנ"ל, ואלו עדיין קיימות וגורמות סבל, עדיין נמצאים הסובלים בחוסר איזון, וההפרעה מאיימת עליהם בצורה ממשית. כאמור בהערה 19, יש לזכור כי מדובר במחלה קטלנית ביותר.

למפגשים שבועיים בתדירות כזו או אחרת. אף כאן, אסור להם לצום כלל, אף לא לשיעורים, כי עדיין לא הגיעו למצב מאוזן, ומחלה קטלנית זו עדיין מקננת בקרבם באופן פעיל, ועל כן יאכלו על פי עצת הרופאים[22].

המצב השלישי מתחלק לכמה סעיפים, ומכל מקום הצד השווה שבכולם שהסובלים מהפרעה זו נמצאים במצב מאוזן במידה כזו או אחרת, ולא נשקפת סכנה מיידית לחייהם, הם מסוגלים לקיים שגרת חיים מחוץ לבית החולים, וללא טיפול והשגחה צמודים. כאן יש לחלק באופן זה: א. מי שאצלם האנורקסיה זוהתה מוקדם, קודם שנגרם נזק ממשי, יצומו אך ורק על פי עצת הרופאים[23]; ב. אלו שעברו תהליך של שיקום וטיפול ועתה החלימו, חייהם מאוזנים, המטפלים שעמם הם בקשר סוברים שהם יכולים לצום, ואף הם (בעלי ההפרעה) מרגישים שהצום לא יביא לידי נפילה חוזרת – יצומו צום מלא[24]; ג. אלו שעברו תהליך של שיקום וטיפול, ועתה החלימו, אך חייהם אינם מאוזנים,

22. **בשמירת שבת כהלכתה** (פרק לב, הערה ב) כתב: "ושמעתי מהגאון **הרב שלמה זלמן אויערבאך** זצ"ל דיש לומר דהיכי שהרודף (המחלה) כבר נמצא בגוף האדם הרי זה בכלל פיקוח נפש, אולם לא מיקרי רודף אלא אם כן מצבו של החולה הולך ורע, מה שאין כן אם אין שינוי, כי אז נעשה כאילו פסקה הרדיפה לאותו שבת, ואסור לחלל שבת אם יודעים ברור שאפשר לדחות את הטיפול למחר בלי שום נזק".

בנידוננו, הבראת גופה של האישה מוציאתה מידי פיקוח נפש מיידי, אך כל עוד לא טופל ההיבט הפסיכיאטרי, הרי הסכנה מקננת בקרבה בכל רגע ורגע, ובמצב כזה היא זוקקת טיפול מיידי במוסד טיפולי כזה או אחר משום חשש לפיקוח נפשה (ראו **תחומין** [שם]). מצב זה נופל בתוך הגדרת ספק פיקוח נפש שהגדירו **הרב שלמה זלמן אויערבאך** (**שו"ת מנחת שלמה** [תניינא, לז], **שולחן שלמה** [ערכי רפואה, א, עמוד רלא]) **והרב משה פינשטיין** (**שו"ת אגרות משה** [או"ח א, קכט; או"ח ג, צא]) שרוב הפוסקים עומדים בדעתם כמבואר בנספח ז לספר זה: "אין הולכין בפיקוח נפש אחר הרוב". אף שבחולה שיש בו סכנה נוהגים להורות על אכילה בשיעורים, מכל מקום, כאן שעצם חוסר האכילה הוא המחלה, אין להקפיד על כך, אלא יש לעשות כעצת הרופאים. וראו **בתחומין** (שם) שהוסיף עוד סניפים להקל.

23. באופן עקרוני, כשמחלה זו מזוהה מוקדם, גדלים הסיכויים להתרפא ממנה במהירות ובהצלחה, ועל כן ייתכן שיוכלו לצום כרגיל כבר מתחילה; ברם הצום יכול להאיץ את ההתדרדרות האפשרית דווקא אצל אלו הנמצאים בתחילת הדרך, ולכן חשוב להתייעץ עם בעלי מקצוע בתחום זה. כך שמענו מפי רופאים מומחים לדבר.

24. כך שמענו מפי רופאים מומחים לדבר. יש להוסיף כי כל היתר לבטל מצווה משום מחלה או הפרעה נפשית יכול להביא להרגשת כישלון אישי גדולה אצל החולים. ועל כן, אם כל הנתונים מראים על יכולת לצום (כמו שביארנו בגוף הסעיף), יש מקום אף לעודד זאת. ההימנעות מצום יום הכיפורים יכולה להעיב מאוד מבחינה רוחנית על הסובלים מאנורקסיה, וה"הבטחה" הגלומה בסעיף זה, כי ישנה אפשרות שבעתיד עוד יוכלו לחזור ולהצטרף אל כלל ישראל ולהשתתף בצום היום הקדוש – יכולה להפיח בהם רוח גדולה ורצון לצאת מן המצר. אולם כמובן שכאמור אין מקום לפסיקה זו אלא כאשר הנתונים הם חד־משמעיים, ואין אף ספק סכנה.

או שהמטפלים שעמם הם בקשר סוברים שאל להם לצום כיוון שלדעתם יש לחשוש להתדרדרות מסיבה זו או אחרת, או שהם (בעלי ההפרעה) מרגישים שהצום יביא לידי התדרדרות אפשרית (גם אם בעלי המקצוע אינם חושבים כך) – לא יצומו כלל ביום הכיפורים, כיוון שיש בכך סיכון שיחזרו לחוסר איזון. ומצאנו שלכאורה[25] נחלקו הפוסקים לעניין האכילה, שיש שכתבו שחולים אלו יאכלו וישתו בשיעורים (אך ראו בהערה)[26], ויש שקבעו שיאכלו כהרגלם (אלא

25. כתבנו "לכאורה" משום מה שיתבאר בהערה הבאה, שיש קושי מסוים בהבנת המקרים שאליהם מתייחסים הפוסקים השונים.

26. **הרב יצחק זילברשטיין בחשוקי חמד** למסכת יומא (פג, א) כתב שיאכלו פחות מכשיעור. אך יש להעיר כי כל הרופאים שעמם דיברנו קבעו באופן חד־משמעי שהחולים באנורקסיה, או שיצומו, או שלא יצומו, ולא נכון להורות שיאכלו בשיעורים, כי מי שיש סכנה שהצום יביא להתדרדרותו, גם אכילה בשיעורים תביא לאותה סכנה, שכן כל עצמותה של מחלה זו קשורה בכך שהחולים בה מנסים לצמצם ולשלוט באכילתם. אכן, יש להעיר ש**בשיעורי תורה לרופאים** (ד, רע) לא הזכיר זאת, ושמא חזר בו (ובמכתב תשובה לשאלתנו כתב לגבי סתירה זו: "ברור שכל מקרה לגופו, ויש להתייעץ עם הרופאים בכל מקרה לגופו"). אף **באסיא** (שם) הביא **הרב אשר שקאני** במאמרו את דברי הרב זילברשטיין, אך כתב שם שיש להיוועץ ברופאים כי לא כל החולים שווים. עוד יש להוסיף כי בשיחה עמו, **הרב רא"ם הכהן** הפנה למה שהביא **בשו"ת בדי הארון** (פיקוח נפש, עמודים 64–68) שלהרבה פוסקים אין דין אכילה בשיעורים כלל ביום הכיפורים, ועוד סיפר שכן הסכים **הרב נחום אליעזר רבינוביץ** בדעת הרמב"ם לעניין אכילה לחולה ביום הכיפורים.

כאן יש להעיר כי הן לגבי דברי הרב זילברשטיין, והן לגבי המאמרים באסיא ובתחומין, יש להסתפק אם אכן כיוונו למצב שלישי זה, כי דבריהם סתומים קצת, וייתכן שכיוונו למצב השני, או אפילו למצב הראשון (בתחומין אין ספק כזה לגבי המצב הראשון). ובמכתב תשובה לשאלתנו כתב הרב זילברשטיין אף כאן כי כל מקרה לגופו ויש להתייעץ עם הרופאים.

על כן, אם על פי הרופאים אנו קובעים – הרי שעל פי הסברה ועל פי דברי הרופאים המומחים לדבר הצבנו את דבריהם כמתייחסים למצב השלישי. ומה עוד שעל פי מה שביארנו בפרק א ("השוטה והשטות בהלכה"), נראה כי במצבים הראשון והשני, איש או אישה שיש להם פגם בכושר השיפוט בנוגע לדימוי גופם ולצורך שלהם באכילה, דינם כדין שוטה לדבר אחד, שפטור מכל המצוות, ולכל הפחות לאותו עניין שהם טועים בו (וראו גם מה שכתב **בתחומין** [שם] בעניין זה). על כן, מעיקר הדין דינם כשוטה הפטור מן הצום, ויש להקל להם. אף על פי כן, ידע המעיין כי יש מקום לומר שבמקורות הנ"ל מחילים דיני אכילה בשיעורים לשיטתם אף במצבים הראשון והשני, ושמא במצב שלישי זה יחמירו לעיתים לגמרי שיש להתענות לחלוטין.

אולם **בשו"ת אגרות משה** (אבהע"ז א, סה) כתב: "ובדבר אם הרופאים אומרים שאם תתענה תחזור לשטותה אם רשאה לאכול ביום הכיפורים, פשוט שמותרת משום דשטות הוא סכנה, ואף שהמחלה עצמה לא תמיתנה אבל כיון שמצד המחלה אפשר שתמית עצמה ואת אחרים הוא גם כן פיקוח נפש". ואף ששם לא דיבר בהכרח על חולי אנורקסיה, מכל מקום למדנו שאם הרופאים קובעים שחסרון האכילה יכול להחזיר את האישה לשטותה, בוודאי יש לה לאכול.

אם הרופאים קובעים שאין סיכון במקרה המסוים הזה לאכול בשיעורים)[27], וספק נפשות להקל[28].

יב. הסובלים מזַלֶּלֶת (=בולימיה, Bulimia Nervosa), קשה לקבוע להם כלל בענייננו, אך במקרים קשים שחוסר היציבות גדול, ודאי שעליהם להימנע מלצום, ואילו בשאר המקרים יש להתייעץ עם המטפל ועם מורה הוראה, כי יש מקרים שיאכלו וישתו בשיעורים, ויש מקרים שיוכלו לצום צום מלא[29].

דיכאון

יג. הסובלים מדיכאון קליני חמור (Severe Major Depressive Disorder), וכתוצאה מכך חווים קשיים משמעותיים בתפקוד בחלק מתחומי החיים המרכזיים

27. כן סבר **הרב נחום אליעזר רבינוביץ**, על פי עדות נאמנה מתלמידיו, אף למי שחזרה לשגרת חייה כבר 20 שנה. דבר זה מסתבר על פי שיטת **הבניין ציון** וסיעתו כמבואר בנספח ז לספר זה, "אין הולכין בפיקוח נפש אחר הרוב", שלשיטתם אף כשהאדם בריא לגמרי אלא שמרחפת סכנה אמיתית לשלומו בסביבתו, יש לו לחשוש ולהקדים פני הרעה על ידי אכילה ביום הכיפורים (וכשיטת ר' ישראל סלנטר לעניין מגיפת הכולירה במאה ה־19). אף שלעיל (הערה 22) כתבנו שפוסקים כשיטת הרב אויערבאך והרב פינשטיין (והם חלקו על שיטה מקילה זו), מכל מקום כבר כתבנו שאף הרב אויערבאך כתב להקל כשהמחלה מקננת בקרב החולה. ואף שכאן חולת האנורקסיה כבר הגיעה למצב מאוזן, ישנו היבט של התמכרות בכל הנוגע למניעת אוכל אצל חולים אלו, והחשש גדול שתחזור לסורה אפילו על ידי יום אחד של צום, וכמו כל מי שסובל מהתמכרות לדבר מסוים, שעליו להימנע ממנו לחלוטין. ועל כן לעניין זה יש לראותה כעומדת בסכנה מתמדת. ומכל מקום, אם הרופאים אומרים כי יכולה לצום בשיעורים, ודאי תעשה כן.

וכן פסק **הרב צבי (הרשל) שכטר**, וכן שמענו מ**הרב אליהו אברז'ל**, שאם יש חשש להתדרדרות מצבם של החולים באנורקסיה, אין להם לצום ביום הכיפורים. וכן הסכים **הרב רא"ם הכהן** לכל האמור בסעיף זה, וכן פסק בתשובה לשאלתנו **הרב יהודה הרצל הנקין** כדבר פשוט. ומ**הרב אליעזר מלמד** שמענו באופן כללי שיש לנהוג בעניין זה על פי דעת רופא מדקדק במצוות שמתמחה בתחום זה, וכן דעת **הרב יובל שרלו**, וכן דעת **הרב מרדכי ווליג**.

28. מלבד טעם הלכתי זה, יש לחזור ולציין שכן עמדת כל הרופאים שעמם דיברנו, ומכל הנ"ל למדנו שאין להורות לחולי אנורקסיה לאכול או לשתות לשיעורים. הוראה כזו אינה שייכת אצלם כלל, ואדרבה, מי שחושש כל כך עד שמתיר לחולה כזה לאכול ביום הכיפורים, למעשה מזיק לו, חס ושלום, אם מורה לו לאכול לשיעורים. אולם נעיר כי שמענו מ**הרב דב ליאור**, שכיוון שאף במקום שיש סכנה נפסק לאכול פחות מכשיעור ביום הכיפורים במידת האפשר, על כן אף כאן, אם הרופאים יכולים להאכיל את החולים במחלה זו פחות מכשיעור בלא שיהיו מודעים לכך (כגון שיפרסו את הארוחות בצורה ובמידות שאין בהן איסור תורה, אך בלי שיאמרו לחולים שהם מדקדקים איתם בשיעורי האכילה) – כך מוטב.

29. כך שמענו מפי רופאים מומחים לדבר.

והחשובים בחייהם (וקל וחומר בכולם), והמטפל קובע כי יש לחשוש אצלם לאובדנות – לא יצומו ביום הכיפורים, ויתייעצו עם מורה הוראה כיצד לנהוג[30].

תשובה ומחילה

יד. אדם שפגע בחבירו ולא ביקש ממנו מחילה, ועתה חלה הנפגע במחלת אלצהיימר וכבר אין לו דעת להבין את בקשת המחילה ולהפנים אותה – אי אפשר לבקש ממנו מחילה עד לאחר מיתתו, ואז יעמיד עשרה על קברו ויבקש ממנו מחילה כדרך שמבקשים מן המתים[31].

טו. אדם שעשה מעשים הנוגדים את ההלכה בעודו סובל ממצב נפשי שדינו כשוטה, ולאחר מכן מתפקח, מעיקר הדין אינו צריך לעשות תשובה על מעשיו, ומכל מקום מידת חסידות היא שינסה לכפר על מה שעשה[32].

30. **תורת היולדת** (פרק נ, סעיף ה). וראו הגדרת ספק פיקוח נפש בפרק א (גדרי חיוב ופטור במצוות לסובלים ממחלות נפש), סעיף ח.

31. כך פסק **הרב יוסף שלום אלישיב** כמובא בשמו בספר **לקט הלכות לימים נוראים** (סימן פג): "עכשיו אי אפשר לבקש מחילה ויצטרך להמתין... ולהביא מניין על קברו ולבקש מחילה... משום שכל זמן שהנשמה קשורה בגוף האדם, והאדם חסר דעת, אי אפשר לבקש מחילה...". ולעניין עיקר דין בקשת מחילה מן המתים, ראו **שולחן ערוך** (או"ח, תרו, ב). אולם ראו גם **וי העמודים וחשוקיהם** (מא, מעשה חושב, שאלה יט) שכתב עצה כיצד לפייס שוטה: "נראה שהעצה היא אחת, לברר מה הוא אוהב מאוד, למשל אם אדם זה אוהב שוקולד, יביא לו עשרות אריזות של שוקולד מכל המינים ומכל הסוגים... עם אריזה מיוחדת, ועם פרחים מיוחדים, וגם יביא לו איזה בגד מפואר שירחב לבו מאוד, ובאותו רגע שהשוטה יראה את המשלוח הגדול, ירחב לבו, וסביר להניח שברגע זה, יחלים קצת משטותו, ויבקש ממנו מחילה ויועיל לו... גם בענייננו רצוי לתת תמיכה גדולה עבור מוסד גדול שמטפל בחולים אלו, וכדי לשפר את מצבם, ואז זה ייחשב לו לכפרה בכלל השוטים".

32. **בשו"ת תרומת הדשן** (פסקים וכתבים, סימן סב) כתב לעניין קטן שחטא ולאחר שגדל רצה לעשות תשובה על מעשים שעשה בקטנותו, שאינו צריך לעשות תשובה מן הדין, ומכל מקום "טוב הוא שיקבל איזה כפרה". וזו לשון **הרמ"א** (או"ח, שמג): "וקטן שהכה את אביו או עבר שאר עבירות בקטנותו, אף על פי שאין צריך תשובה כשיגדל, מכל מקום טוב לו שיקבל על עצמו איזה דבר לתשובה ולכפרה, אף על פי שעבר קודם שנעשה בר עונשין". **בשו"ת מקום שמואל** (סימן כה) נשאל על אודות אישה שזינתה בשטותה וקבע שם שלאחר שתתרפא אינה צריכה לעשות תשובה מן הדין, אלא שטוב לה לכפר באיזה שהוא אופן שתבחר, ויש להשוות שוטה לקטן בעניין זה. וכן כתב בספר **פתח הדביר** (ד, שמג, ס"ק יב): "לאו דווקא קטן... דהוא הדין חרש ושוטה דפטורין אף לאחר שנתרפאו, שדינן שווה בכל מקום וחד טעמא אית להו... ומינה נשמע לעבירות שבין אדם למקום... דאם עשו איזה עבירות בעת החולי טוב להם שיקבלו על עצמן איזה דבר לתשובה ולכפרה". וראו גם **בכף החיים** (או"ח, שמג, ס"ק לד).

נרות יום הכיפורים ונר של הבדלה

טז. איש או אישה הסובלים מפירומניה (Pyromania), לא ידליקו נר בערב יום הכיפורים ("נר ששבת") על מנת לברך עליו במוצאי יום הכיפורים[33]. וכן הדין לסובלים מהֲלֶמֶת (הפרעת דחק פוסט טראומטית, Post-traumatic Stress Disorder) בעקבות אירוע הקשור באש, ולדעת הרופא המטפל, השימוש באש יכול להוביל לתוצאות קשות המעכבות את החלמתם[34].

33. הפרעה זו נדירה יחסית (משערים כי היא קיימת בכאחוז אחד מן האוכלוסייה), אך יש בה סכנה גדולה, שכן כל הדלקה של אש על ידי מי שסובלים מהפרעה זו גורמת לריגוש, כעין התמכרות, והעיסוק המתמיד מביא בלי משים לפגיעה הן בממון והן בגוף, של הסובל או של אחרים, ועל כן יש להתייחס אליה כאל חולי שיש בו סכנה לכל דבר. כל זה דווקא אם לא עבר טיפול, אך ייתכן שעם טיפול מתאים (הדבר תלוי אף בגילוי מוקדם של ההפרעה) יוכלו הסובלים מהפרעה זו לקיים את מצוות ההדלקה, אך אין לנהוג כן ללא התייעצות עם הרופא המטפל.

34. באופן כללי הרצון של הרופא המטפל הוא להביא את נפגעי ההלמת למצב שבו הם חוזרים לתפקד בשגרה כאחד האדם. ועל כן באופן כללי אדם שעבר טראומה הקשורה באש, לא יתנזר לחלוטין מהעיסוק בה, אלא על פי הדרכת הרופא המטפל יחזור ויחשוף את עצמו בהדרגתיות לפעולות נצרכות הקשורות בהדלקתה, ובכלל אלו גם מצוות הדלקת נרות שבת, נרות יום הכיפורים או נרות חנוכה. אולם, יש מצבים שבהם המטפל מזהה שחשיפה לפעולות הקשורות באש תביא לסכנה למטופל או לסביבתו, כגון שיש חשש שהשימוש באש לא ייעשה בצורה בטוחה (עקב הטראומה), או שיש חשש שהמטופל אינו מווסת רגשית (emotional dysregulation) וכתוצאה מהחשיפה לאש הוא יבוא לידי שימוש בחומרים ממכרים (להשכחת הטראומה או הרגעתה), מה שכמובן מסכן הן אותו והן את סביבתו. תוצאות אחרות יכולות להיות התפרקות רגשית ומעשית בתחומים מסוימים של החיים (דיכאון, חוסר יכולת ללכת לעבודה או לצאת מהבית, ועוד ועוד), או אפילו הופעתה של מחלה נפשית חדשה. כל אלו נותנות לאדם זה לכל הפחות דין של חולה שאין בו סכנה, ופעמים רבות אף יותר מכך. כללו של דבר: הרב הפוסק צריך לברר את מצבו של השואל עם הרופא המטפל ולפסוק בהתאם לנתונים, ובמקרים כאלו בכל ספק יש להקל. וכן שמענו הלכה למעשה מהרב **אשר וייס**.

פרק ט

הלכות מועדים

דינו של "שוטה" מוזכר פעמים רבות בפרק זה, ויש לעיין בפרק א ("השוטה והשטות בהלכה") על מנת לעמוד על ההגדרה המדויקת של "שוטה".

השוטה שייך במצוות

א. אף שכלל גדול הוא שהשוטה פטור מכל המצוות, אין זה אלא לעניין זה שאינו חייב בקיומן, ומכל מקום הוא שייך במצוות לעניין שראוי לקיימן עבורו במידת האפשר, ובלבד שלא צריך לעשות איסור לשם כך[1].

פסח

ב. איש או אישה הסובלים מפירומניה (Pyromania), לא יבדקו את החמץ לאור

1. **המהרי"ל** בתשובה (סימן קצו) כתב לעניין מי שילד בן שוטה, שוודאי קיים בכך מצוות פרייה ורבייה, ותוך כדי דבריו קבע: "האי נמי נשמה יש לו, ובר מצוה הוא, ופיקחים מוזהרים עליו". ולכאורה תמוה שכתב שהוא בר־מצווה, אלא שכוונתו כפי שכתבנו למעלה, שוודאי אינו חייב במצוות, אך גם לא כבהמות נדמה ואחרים מוזהרים לתת לו אורח חיים יהודי, וכן כתב **בשו"ת שואל ומשיב** (תליתאה, א, ל). עוד שמענו בשם **הרב נחום אליעזר רבינוביץ**, על פי עדות נאמנה מתלמידיו, שבאופן כללי סבר שעצם עשיית המצוה יכולה לשמר אצל אדם חולה את תחושת הבריאות, ועל כן יש חשיבות בכך שיקיים מצוות ושיסייעו בידו לעשותם. אולם, כיוון שאינו חייב במצוות, ודאי שאין אחרים מצווים לעשות בעבורו מעשים המתנגשים עם הלכות אחרות, ולדוגמה כמו שיתבאר להלן בעניין תקיעת שופר.

הנר אלא לאור החשמל, ואף לא יבערו את החמץ אלא ייתנו לאחרים לבערו עבורם, או לחלופין יזרקו את החמץ לפח ציבורי קודם זמן הביעור[2]. וכן הדין לסובלים מהֲלֶמֶת (הפרעת דחק פוסט טראומטית, Post-traumatic Stress Disorder) בעקבות אירוע הקשור באש, ולדעת הרופא המטפל השימוש באש יכול להוביל לתוצאות קשות המעכבות את החלמתם[3].

ג. חולה במחלה נפשית שדינו כשוטה, יש ערך באכילתו מצה בפסח[4].

ד. באופן כללי יש לקבוע כי הסובלים מהפרעת אכילת יתר (Binge-Eating Disorder) חייבים באכילת מצה ובשתיית יין בליל הסדר, אך מכל מקום יישמעו להוראות הרופאים ולא יאכלו ולא ישתו יותר ממה שהם מורים להם. בהתאם להוראות

2. הפרעה זו היא נדירה יחסית (משערים כי היא קיימת בכאחוז אחד מן האוכלוסייה), אך יש בה סכנה גדולה, שכן כל הדלקה של אש בידי מי שסובלים מהפרעה זו גורמת לריגוש, כעין התמכרות, והעיסוק המתמיד מביא בלי משים לפגיעה, הן בממון והן בגוף, של הסובל או של אחרים, ועל כן יש להתייחס אליה כאל חולי שיש בו סכנה לכל דבר. כל זה דווקא במי שלא עבר טיפול, אך ייתכן שעם טיפול מתאים (הדבר תלוי אף בגילוי מוקדם של ההפרעה) יוכלו הסובלים מהפרעה זו לקיים בדיקת חמץ לאור הנר, אך אין לנהוג כן ללא התייעצות עם הרופא המטפל.

לעניין זריקת החמץ לפח ציבורי, ראו **שו"ת אגרות משה** (או"ח, נז), **פניני הלכה** (פסח, ביטול חמץ וביעורו, סעיף ה), **ושו"ת מנחת אשר** (ג, לב). ואף **שבשו"ת אור לציון** (ג, ז, יג) כתב לבער חמץ שבפחי אשפה, נראה מלשונו שם שאין זה אלא בפחי אשפה שברשותו, אך בפחי אשפה ציבוריים אף הוא מודה שאין בכך צורך.

3. באופן כללי הרצון של הרופא המטפל הוא להביא את נפגעי ההלמת למצב שבו הם חוזרים לתפקד בשגרה כאחד האדם, ועל כן, באופן כללי אדם שעבר טראומה הקשורה באש, לא יתנזר לחלוטין מהעיסוק בה, אלא על פי הדרכת הרופא המטפל יחזור ויחשוף את עצמו בהדרגתיות לפעולות נצרכות הקשורות בהדלקה, ובכלל אלו גם מצוות ביעור חמץ. אולם, יש מצבים שבהם המטפל מזהה שחשיפה לפעולות הקשורות באש תביא לסכנה למטופל או לסביבתו, כגון שיש חשש שהשימוש באש לא ייעשה בצורה בטוחה (עקב הטראומה), או שיש חשש שהמטופל אינו מאוזן נפשית וכתוצאה מהחשיפה לאש הוא יבוא לידי שימוש בחומרים ממכרים (להשכחת הטראומה או הרגעתה), מה שכמובן מסכן הן אותו והן את סביבתו. תוצאות אחרות יכולות להיות התפרקות רגשית ומעשית בתחומים מסוימים של החיים (דיכאון, חוסר יכולת ללכת לעבודה או לצאת מהבית, ועוד ועוד), או אפילו הופעתה של מחלה נפשית חדשה. כל אלו נותנות לאדם זה לכל הפחות דין של חולה שאין בו סכנה, ופעמים רבות אף יותר מכך. כללו של דבר: הרב הפוסק צריך לברר את מצבו של השואל עם הרופא המטפל ולפסוק בהתאם לנתונים, ובמקרים כאלו בכל ספק יש להקל. וכן שמענו הלכה למעשה מ**הרב יובל שרלו** ומרבנים נוספים.

4. על פי האמור לעיל (סעיף א). ו**בשיעורי תורה לרופאים** (ג, רח) הסתפק אם אולי אף בלא כוונה כלל יש מקום לחייב אדם במצוות מצה מעיקר הדין על פי דברי **הרמב"ם** בהלכות חמץ ומצה (ו, ג) ודיון האחרונים בו, אך ראו **בערוך השולחן** (או"ח, תעה, טז-יז) שוודאי שאינו חייב מן הדין. ומכל מקום, מקיים בכך מצווה כאינו מצווה ועושה, וכאמור לעיל.

הרופאים, יכולים מטופלים אלו להקל בשיעורי המצה ושיעורי היין כשיטות המקילות (כמבואר בהערה)[5].

ה. הסובלים מצַיְמנות (=אנורקסיה, Anorexia Nervosa) **שנמצאים בראשית תהליך החלמתם, והם קצים באכילת המצה, יש אומרים שאינם חייבים באכילתה, ועל כן אף אם יאכלוה אין להם לברך על מצוות אכילתה[6]. ויש חולקים וסוברים שיברכו על אכילתם[7].**

5. על פי רוב, הטיפול בהפרעה זו אינו מצריך הימנעות גמורה מתזונה מסוג מסוים, ועל כן אין סיבה לפטור את האדם מאכילת כזית מצה ושתיית יין. אולם, במקרים חריגים ייתכן שהמטפלים מזהים במטופל מסוים תגובה של אכילה כפייתית בעקבות מאכל מסוג מסוים (trigger foods) ויאמרו שלאותו אדם אסור לאכול דברים שיש בהם קמח, סוכר וכדומה. כיוון שהפרעת אכילה כפייתית – מלבד מה שיש בכוחה להשפיע לרעה על תפקוד האדם בשגרת חייו – יכולה להתדרדר לכדי הפרעות אכילה אחרות הרבה יותר קשות, חשוב לטפל בה, ובמקרים קיצוניים כמו שתואר לעיל יש להישמע להוראות הרופאים לעניין הימנעות מתזונה מסוג מסוים (מה עוד שמדובר בהוראה זמנית, ולא בהימנעות עולמית).

אומנם, עדיין יש לאדם להשתדל לקיים את מצוות הפסח על פי השיעורים הקטנים יותר, ראו לדוגמה ב**שיעורי תורה** (עמודים קצד-קצה) שיעור של מעט פחות משליש מצה, וב**קהילות יעקב** (פסחים, מהדורה חדשה, סימן מג) בשם **ר' חיים מוולוז'ין** שאפשר לשער מעיקר הדין בגודל זית של ימינו. ולעניין יין יש לשער בשיעור של מלוא לוגמיו לכל כוס.

6. אכילה זו היא בכלל אכילה גסה. מקור הדין שאכילה גסה אינה אכילה הוא במסכת יומא (פ, ב), וראו במסכת פסחים (צט, ב) בדברי **הר"ן** שדין זה הוא דין כללי, ושם הזכיר זאת באופן מפורש לעניין אכילת מצה, שאכילה גסה איננה אכילה. אומנם ראו **בטור** (או"ח, תריב) ו**בבית יוסף** (שם) ובמה שנפסק ב**שולחן ערוך** (שם, סעיף ו) שלכאורה דין אכילה גסה אינו דין בהרגשת האדם אלא בעצם המציאות שאדם זה אוכל יותר מדי. ולפי זה, חולי אנורקסיה אינם בכלל זה. אך ראו **בב"ח** (שם) שלא כתב כן, ו**המגן אברהם** (שם, ס"ק ג) כתב: "וצריך לומר דהכל לפי מה שמרגיש בנפשו", וכן דעת **הפרי חדש** (שם) ו**השולחן ערוך הרב** (שם, סעיף ו) ו**הערוך השולחן** (שם, סעיף ה), ולשון **המשנה ברורה** (שם, ס"ק טו, לעניין יום הכיפורים): "ואף על פי כן אם מרגיש בנפשו שכואב לו האכילה וקץ בה פטור". על כן, אף שאחד ממחברי זמננו בספר **אבני שיש – חוקת המועדים** (עמוד קפא) הסתפק בדין זה, נראה פשוט שחולי אנורקסיה שקצים בכל מאכל פטורים מאכילת מצה (שאין אכילתם נקראת אכילה), ואם אוכלים לא יברכו על קיום המצווה. וכן הסכים **הרב רא"ם הכהן**, ואף **הרב ברוך גיגי** ו**הרב יובל שרלו** סברו שלא יברכו כיוון ששב ואל תעשה עדיף.

עוד יש להוסיף שחולי אנורקסיה במצב זה בתהליך החלמתם דינם כחולים, ופטורים ממצוות עשה כשאלו מעכבות את תהליך החלמתם, ועל כן, אם יש באכילת המצה כדי להפריע במה שקבעו הרופאים שנכון לחולים אלו, הם פטורים מקיום מצווה זו.

7. כך סבר **הרב צבי (הרשל) שכטר**, כיוון שכלל לא ברור שאכן יש כאן אכילה גסה (כי מצד האמת אינם שבעים, אף שהם מרגישים אחרת), וחוץ מזה אמר מה שהיה מדגיש **הרב יוסף דוב הלוי סולובייצ'יק**, שדין זה של אכילה גסה לא פסקו כל הראשונים בכל התחומים כולם, שאומנם לדעת כמה ראשונים מדובר בדין כללי (כמבואר בהערה הקודמת), אך מכל מקום הרמב"ם לא הזכיר דין זה אלא ביום הכיפורים ובזר שאכל תרומה (שבשניהם יש לכך סיבה מיוחדת), ועל כן אין

ו. **אסור להכשיל חולה במחלת נפש בשום איסור, ועל כן אין היתר לתת לו חמץ בפסח[8], אלא אם כן נעשה הדבר להצילו ממצב של פיקוח נפש שבו הוא נמצא, או כאשר מעמדו כשוטה והדבר מועיל לו לצאת משטותו[9]. אולם, אם לוקח תרופות, והתרופות אינן אסורות אלא מדרבנן – מותר לחולה לקחתן[10].**

חול המועד

ז. **הסובל מדיכאון קליני (Major Depressive Disorder) שדינו כחולה שאין בו סכנה, וחלק משגרת הטיפול שלו היא כיבוס הבגדים מדי יום ביומו, מותר לעשות כן בחול המועד, ועדיף לעשות כן כחלק מכיבוס בגדי קטנים או בגדי זיעה, שממילא מותר לכבסם. ומכל מקום, על פי רוב נראה שאין צורך בהיתר זה, וניתן לדרבן את החולה לפעילות על ידי מעשים אחרים[11].**

להחיל דין זה בענייננו. ומ**הרב מרדכי ווילג** שמענו שהכול לפי מה שסבור הרופא המטפל: אם טוב מבחינה פסיכיאטרית שיברכו – יברכו, ואם לא – לא יברכו.

8. על פי האמור לעיל בהערה 1.
9. ראו בפרק ב ("גדרי חיוב ופטור במצוות לחולים בסובלים ממחלות נפש"), סעיף ז, ושם נתבאר שמי שדינו כשוטה הרי הוא כנתון במצב של פיקוח נפש לעניין החלמה משטותו.
10. **שיעורי תורה לרופאים** (ג, רח). ו**בחשוקי חמד** למסכת פסחים (עא, א) כתב שאם התרופות כשרות לפסח, יש גם מצווה בלקיחתם אם יהיה בדיכאון כשלא ייקחם, שכן אז מקיים מצוות שמחת הרגל כראוי.
11. במהלך טיפול בדיכאון לעיתים ישנו צורך בקביעת מטרות עבור החולה כדי שיקום ממיטתו בבוקר ויהיה פעיל, ועל פי רוב יש אפשרות לבחור פעולות כאלו שאינן נוגדות את ההלכה. אולם יש לדעת שהכול לפי האדם, כי יש אנשים שקובעים מטרות מסוג מסוים ויש מסוג אחר, ולא תמיד ניתן להמיר מטרה אחת באחרת. על כן, אדם שהציב לעצמו מטרה הקשורה דווקא בעשיית כביסה, והרופא אומר שאינו ממליץ להחליף מטרה זו במטרה אחרת לקראת חול המועד, יש להתיר לו את הכיבוס בחול המועד מכמה סיבות, ונבאר את הדברים בקצרה.

במסכת מועד קטן (תחילת פרק ג) מנו במשנה אלו שמגלחים ומכבסים בחול המועד, ובגמרא (יד, א) ביארו ששאר כל אדם אסורים לגלח ולכבס בחול המועד "כדי שלא ייכנסו לרגל כשהן מנוולין". והנה, במשנה (שם) ובגמרא (יג, ב; יח, א) הובאו מקרים שבהם יש להתיר, ואלו הם: א. מי שבא ממדינת הים ומבית השביה, היוצא מבית האסורין, המנודה שהתירו לו חכמים ומי שנשאל לחכם והותר; ב. מטפחות הידיים ומטפחות הספרים ומפטפחות הספג וכל העולים מטומאה לטהרה (זבים, זבות, נידות ויולדות, לדוגמה); ג. מי שאין לו אלא חלוק אחד; ד. כלי פשתן. ארבעה מקרים אלו הם למעשה שניים שהם ארבעה, כי יש שני סוגי היתרים: היתר לאנשים הנמצאים במצב מסוג מסוים, והיתר בבגדים מסוג מסוים. הכול מסכימים שמה שהתירו לקבוצה א הוא משום שלא היו יכולים לעשות את מעשיהם קודם הרגל, וכיוון שהיו אנוסים לא גזרו עליהם. וכן נראה ברור שמה שהתירו במקרה ג הוא משום שאין ברירה כלל, ואף אם כיבס כסותו קודם הרגל, אין אפשרות שלא יכבסה שוב בחול המועד.

בירושלמי מועד קטן (ג, ב) הוסיפו שאף בגדי קטנים יש להקל בהם לכבסם בחול המועד, שהרי מתלכלכים תדיר, והביא זאת להלכה **השולחן ערוך** (או"ח, תקלד, א). אומנם, **הרא"ש** (שם) כתב שלא נהגו להקל בבגדי פשתן, וכן פסק **בשולחן ערוך** (שם, ב). ובבית **יוסף** הסתפק אם כוונת הרא"ש אף על בגדי קטנים או רק על בגדי פשתן, ו**בדרישה** (שם, ס"ק א) כתב שוודאי כוונת הרא"ש היא רק על בגדי פשתן, וכן משמע **מהב"ח** (שם). ועוד משמע מדבריו שמה שמקילים בבגדי קטנים אינו מפני שהוא צורך תדיר ולא גזרו בו, אלא מפני שהוא דבר השווה לכל נפש וכולם נוהגים בו ואין לחשוש שדבר זה יביא את הציבור להיכנס מנוולים לרגל. מעתה, היום נהגו רבים להחליף בגדיהם בכל יום, ולכאורה יש לומר שכיוון שכן נחשב זה דבר השווה לכל נפש לעניין גזרת כיבוס ויש להתירו. וכמו שהתירו בגמרא חלוק אחד בימיהם, כך בימינו שייך לכאורה להתיר ביותר מכך.

ו**בברכי יוסף** (או"ח, תקלד) כתב: "כתב מהריק"ש בהגהותיו דבמצרים נוהגים לכבס על ידי עכו"ם כל הכלים הצריכים במועד, דכיון דצריכים למועד לכולם הוי כמו שאין לו אלא חלוק אחד, עד כאן לשונו. וקולא יתירא היא זו, ובכמה מקומות ובפרט בארץ הצבי פשט המנהג בהפך. וכן עיקר". ואף שכתב הברכי יוסף שקולא יתרה היא, מכל מקום נראה שזה מפני שהקלו רק מצד שהיו צריכים לכל הכלים ובאמת היה להם לכבסם מלפני הרגל, אך אם כיבס מה שהיה לו ונגמרו לו הבגדים וצריך לכבס יש מקום להתיר, והיום התקרב דין בגדי גדולים לדין בגדי קטנים לעניין זה. כן העלה זאת בסברה **בשו"ת שבט הלוי** (ח, קכד), וכן נראית סברת **המגן אברהם** (או"ח, תקלד, ב). ו**בשו"ת שרגא המאיר** (ז, מג, אות ג) התיר כן במפורש. וכן פסק **בילקוט יוסף** (קיצור שולחן ערוך, או"ח, תקלד, ח).

אומנם יש לעיין אף בעיקר שאלת השימוש במכונת כביסה, שבספר **שולחן שלמה** (תקלד, א) הובאה תשובה בכתב יד של **הרב שלמה זלמן אויערבאך**: "לעניין כיבוס במכונת כביסה, הנה כיוון דאיסור כיבוס הוא כדי שיכבס בגדיו מערב יום טוב ולא משום מלאכה, לכן אין זה קשור אם יש טורח או אין טורח", וכן כתב **בשו"ת עטרת פז** (א, א, או"ח, ו), שאין יותר מקום להתיר במכונת כביסה בימינו. אך לעומת זה, **בשו"ת דבר חברון** (ב, תקמה) מצאנו שהקל בדבר זה אך למעשה סיים להחמיר משום המנהג.

בשמירת שבת כהלכתה (סו, סג-סד) אחר שהחמיר כתב בהערה רנא: "ומכונה שאי אפשר לכבס בה אלא אם כן יכניס בה הרבה בגדים בבת אחת, יש לומר דמותר להכניס בה גם בגדים שבעצם אסור לכבס במועד, דכיבוס שאר הבגדים שאינם לצורך המועד הוא לצורך הבגדים שהוא צריך למועד... ועוד, דהתירו לתת מלאכה, אפילו אין בה כל צורך לחג, לפועל שאין לו מה לאכול... כל שכן בנידון דידן שאינו עושה מעשה כביסה במיוחד. ואפילו ניתן לכבס רק בגד אחד או שניים, אבל יצטרך להפעלת המכונה לבגד אחד לאותה כמות מים, חשמל וחומרי ניקוי כמו לכבסים הרבה, יש לומר דהוה דבר האבד, כיוון שבדרך כלל ממלא את כל המכונה, והרי מפסיד במים וחומרי כביסה... אבל אפשר דאסור ללבוש הבגד המכובס בחול המועד, דאם לא כן חוזרת הגזירה שמא ייכנס לרגל כשהוא מנוול". אולם מביא שם דעת **הרב משה פיינשטיין** שחלק בהיתר זה, וכן **בשו"ת אור לציון** (ג, הלכות חול המועד, ב) החמיר. אולם **בשו"ת יביע אומר** (ז, או"ח, מח) הסכים להקל, וכן **בשו"ת מים חיים** (א, לב) כתב להקל למי שלא יהיו לא בגדים אחרים, "כדי שלא תיפגם שמחת החג שהיא מן התורה". וכן שמענו מ**הרב נחום אליעזר רבינוביץ**, שהעובדה שאין טורח בשימוש במכונת כביסה היא סברה גדולה ויש לסמוך על כך במקום הצורך.

ממילא למדנו שיש מקום להקל לכבס כחלק מכביסה שמותר לכבסה בחול המועד בכל

ספירת העומר

ח. חולה אלצהיימר (Alzheimer's) וכדומה שאינו זוכר מיום ליום שצריך לספור ספירת העומר, וגם כשמזכירים לו הוא מבולבל ואינו בטוח איזה יום הוא בספירה, יכול לספור על ידי המסייעים בידו כשמזכירים לו, אך יספור בלא ברכה[12].

ט. חולה במחלה נפשית שדינו כשוטה, אך ספר ספירת העומר גם בעת שטותו, ובאמצע ספירת העומר הוטב מצבו ועתה כבר אין הוא בגדר שוטה, ימשיך לספור אך בלא ברכה[13].

י. מי שיודע מראש מחמת מצבו הנפשי שככל הנראה לא יוכל לספור כל יום ויום של ספירת העומר, בכל זאת יתחיל את הספירה בברכה ויספור כראוי כפי יכולתו[14].

מקרה, או לחלופין שיש מקום להקל במכונת כביסה במקום צורך, כיוון שאין בה טרחה. על כן, בחולה שאין בו סכנה ודאי שיש להקל בכך.

12. **שו"ת דבר אברהם** (א, לד) לעניין מי שמסתפק בנוגע לספירה, והביאוהו כמה אחרונים, וראו **בשו"ת קרן לדוד** (או"ח, קלט) **ובשו"ת רבי עקיבה יוסף** (יו"ד ב, קג) ובספר **לב שומע לשלמה** (ב, ס), וראו גם בחוברת **מסורה** (גיליון יח, עמוד יא).

13. האחרונים דנו אם קטן שהגדיל בתוך הספירה יכול להמשיך לספור בברכה את ספירתו שהתחיל עוד בעודו קטן ועדיין לא היה מחויב. **האבני נזר** (א, תקלט) נוטה להתיר ספירה בברכה (שכן שוטה שלא יצא באכילת מצה בשעת שטותו כמבואר לעיל הוא משום שאין לו דעת כלל, אך מעשהו של הקטן הסופר מוכיח על מחשבתו, ואם כן יש לו דעת לעניין זה), וכן כתב **המנחת חינוך** (מצווה שו) משום שחיובו מדרבנן בשעת קטנותו מספיק לחייבו מדאורייתא בשעת גדלותו, וכן דעת **הכתב סופר** (או"ח, צט) להלכה ולמעשה. אך **בשו"ת פרי הארץ** (ג, א) כתב שאינו סופר בברכה כיוון שספירת ארבעים ותשעה הימים היא מצווה אחת, והקטן שהגדיל אינו מקיימה בשלמות, וכן הסכים **בשו"ת יביע אומר** (ג, או"ח, כח). אף על פי כן, הסכמת אחרונים רבים אינה כן, **ובשו"ת הר צבי** (או"ח ב, עו) כתב שהקטן מתחייב כיוון שאין חסרון "תמימות" אף אם אינו חייב במצוות, **ובשו"ת אור לציון** (א, לו) כתב לחייב את הקטן לספור בברכה משום חינוך אף לאחר שהגדיל, וראו **בפסקי תשובות** (או"ח, תפט) שהאריך בהערותיו להביא את כל האחרונים שדיברו בעניין זה.

מכל מקום, כל זה לעניין קטן שהוא בר־דעת, ומתוך עיון בדברי המתירים לקטן שהגדיל בתוך ימי הספירה לספור בברכה אחר שהגדיל ניכר שכל הטעמים שנאמרו שם אינם שייכים אצל מי שספר בעת שטותו ואין לו הבנה כלל, ועל כן גם לאחר שהוטב מצבו לא יספור בברכה, אף אם סייעו בידו בשעה שהוגדר שוטה לספור כל יום ויום. וכן פסק **בחשוקי חמד** למסכת מגילה (יח, ב), אפילו בשוטה לדבר אחד בלבד, שיש לו הבנה בשאר עניינים (משום טעמו של המנחת חינוך), ועל כן סתמנו למעלה שכל אדם המוגדר מבחינה הלכתית כשוטה שלא יספור בברכה. וראו גם **בשו"ת משנת יוסף** (ט, קכג).

14. **שו"ת אור לציון** (א, לו) לעניין חולי הגוף, והוא הדין לעניין חולי הנפש, אך **בשו"ת משנת יוסף**

בין המצרים

יא. הסובל מדיכאון קליני (Major Depressive Disorder) וכתוצאה מכך חווה קשיים משמעותיים בתפקוד בחלק מתחומי החיים המרכזיים והחשובים בחייו (וקל וחומר בכולם), ושמיעת מוזיקה מסייעת בידו לתפקד בתחומים אלו – מותר בשמיעת מוזיקה בספירת העומר, שלושת השבועות ותשעת הימים[15].

יב. הסובל מדיכאון קליני (Major Depressive Disorder) וכתוצאה מכך חווה

(ט, קכג) חלק בזה. ונראה שבעניין חולי הנפש המצב שונה במקצת מבחולי הגוף, ויש יותר מקום להורות שיספור, כיוון שבאמת אין שום דרך לדעת בוודאות שיימנע מחולה זה לקיים את הספירה מתחילתה ועד סופה, ואין זה דומה למי שיש לו ניתוח שנקבע לימי הספירה ויודע בוודאות שלא יוכל לספור כראוי.

15. לעניין שמיעת מוזיקה בשלושת השבועות ובתשעת הימים, יש המתירים ממילא באופנים שונים: ראו **שו"ת אגרות משה** (או"ח א, קסו; או"ח ד, כא, ד), **שו"ת יחוה דעת** (ו, לד), **שו"ת ציץ אליעזר** (טו, לג), שמדבריהם מתבאר לחלק בין מוזיקה המתנגנת על ידי כלי שיר, לבין מוזיקה שאינה אלא שירת הפה (אף אם היא מוקלטת ומתנגנת עתה באמצעים אלקטרוניים). לעומת זה, ראו בספר **הליכות שלמה** (בין המצרים, פרק יד, סעיף ג ובהערות שם) וכן בספר **ירושלים במועדיה** (עמודים קצב-קצג, וכן עמוד קצח) שדעת **הרב שלמה זלמן אויערבאך** הייתה שלא לחלק בין שירה בכלי לשירה בפה, אלא חילק בין סוגי המוזיקה: אם מדובר בשירים המעוררים לדבקות בה' או שאינם מעוררים לריקוד – אפשר להקל לשומעם. וראו גם **בשו"ת שואלין ודורשין** (ד, לז). אם כן, לאלו המקילים על פי חילוקים אלו, כמובן שגם בשעת הדיכאון ניתן לשמוע באופנים המותרים.

אומנם, גם למחמירים ניתן להקל לסובלים ממחלה או הפרעה נפשית עד כדי צער כזה שתפקודם הרגיל נפגע ללא שמיעת מוזיקה, וכשם שמצאנו היתר בימים אלו להשמיע מוזיקה במקום מצווה (ראו במקורות הנ"ל), כי יש להקל במקום חולי. וראו בהליכות שלמה (שם, הערה 8) שכתבו (על הרב שלמה זלמן אויערבאך): "וכמו כן הורה כמה פעמים להקל בשמיעת קלטות אם המטרה היא רק להפיג בדידות או פחדים, כגון באשה אלמנה השוהה לבדה בבית וכדומה". כן ראו מה שכתב **הרב זלמן נחמיה גולדברג** בספר **בניין אריאל** (עמוד 66): "יש אנשים ששמיעת מוזיקה עבורם היא דבר חיוני לצורך מנוחת הנפש... מוזיקה זו, שהיא חיונית לנפש... אינה אסורה בימים אלו". כן פסקו אף **בשו"ת מהרש"ג** (ב, קכה) **ובשו"ת משנה הלכות** (ו, קו) לעניין שמיעת מוזיקה כל ימות השנה, שלא גזרו חכמים על מוזיקה לשם רפואה (וראו גם **שו"ת שבט הלוי** [ו, סט; ח, קכז]). בספר **הלכות חג בחג** (הלכות ספירת העומר, עמודים סז-סח, הערה 39) אף הביא בשם **הרב חיים קנייבסקי** להקל בשמיעת מוזיקה בספירת העומר, וראו גם **אור לציון** (ג, כה, הערה ב) שהקל לסובל מדיכאון.

וכן כתב לנו **הרב יצחק זילברשטיין** להקל בזה, וכן שמענו מ**הרב אשר וייס** ומ**הרב אליהו אברז'ל**, ומ**הרב ברוך גיגי** ומ**הרב רא"ם הכהן**, מ**הרב צבי (הרשל) שכטר**, מ**הרב מרדכי ווילig** ומ**הרב יובל שרלו** (והוסיף שהשמיעה תיעשה באינטימיות, ולא ישמעו מוזיקה של שמחה). למותר לציין שלצורך הטיפולי המוצג בסעיף זה הסכימו כל אנשי המקצוע בתחום בריאות הנפש שעמם התייעצנו.

קשיים משמעותיים בתפקוד בחלק מתחומי החיים המרכזיים והחשובים בחייו (וקל וחומר בכולם), וחלק משגרת הטיפול שלו היא עשיית כביסה דבר יום ביומו – מותר בכיבוס בתשעת הימים[16], אך על פי רוב אין צורך בהיתר זה כי ניתן לדרבן את החולה לפעילות על ידי מעשים אחרים.

יג. מי שסובל מהפרעה נפשית שדינו כחולה שאין בו סכנה[17] או חמור מכך, פטור מצום תשעה באב[18], וקל וחומר לשאר הצומות (מלבד צום יום הכיפורים שנדון בנפרד).

יד. אלו הסובלים מצֻימנות (=אנורקסיה נרבוזה, Anorexia Nervosa), אף אם לעת עתה הם מאוזנים, לא יצומו בתשעה באב, וקל וחומר שלא יצומו בשבעה עשר בתמוז, צום גדליה, עשרה בטבת, תענית אסתר ותענית בכורות[19].

16. ראו לעיל הערה 11 ומה שנכתב שם לעניין החשיבות שבשמירת שגרת הטיפול במקרים מסוימים. עוד ראו שם את דברי הפוסקים שאין טורח בשימוש במכונת כביסה, ומה**הרמב"ן** בספרו **תורת האדם** (שער אבלות ישנה) משמע שאיסור הכיבוס הוא משום שהמלאכה משכיחה את האבלות, ואם כן, ניתן להקל יותר במכונת כביסה. וראו גם ב**שו"ת שיח נחום** (סימן לד) שהקל בימינו לכבס בגדים הרגילים ללובשם מדי יום ביומו.

17. לבירור הגדרה זו, ראו בפרק ב ("גדרי חיוב ופטור במצוות לסובלים ממחלות נפש"), סעיפים ט-יב.

18. **מהרי"ל** במנהגיו (הלכות שבעה עשר בתמוז ותשעה באב, אות יא) כתב: "על שהיה חסר דעת ונתרפא מיום אל יום, שאלו ממהר"י סג"ל איך ינהוג בשבוע של תשעה באב ובתשעה באב, והיה מורה לאכול בשר ולשתות יין כל השבוע, וגם לא להתענות בתשעה באב", וכן פסק **המגן אברהם** (או"ח, תקנד, ס"ק ח) בשמו, ו**במעם לועז** למגילת איכה (פתיחה, עמוד טו) כתב: "וכן חולה רוח שמחלים, מותר לו לאכול בתשעה באב". כן כתב בספר **ישועת דניאל** (או"ח, תקנד, ו, הערה 4): "בדיכאון אין צמים אפילו בדרגה קלה של דיכאון, מחמת חשש שמא יחזור לסורו, וזה אפילו בחולה שמאוזן עם כדורים". מתוך דברי כולם משמע שאף אם אינו שוטה גמור, אלא הולך ומתרפא, אלא שמצבו עדיין אינו מאוזן, פטור מהצום כדין חולה שאין בו סכנה, וראו הערה קודמת.

19. נצרף כאן הסבר קצר לגבי הפרעה זו לתועלת המעיינים, וכפי ששמענו מכמה רופאים מומחים לדבר. מלבד התוצאות הגופניות הקטלניות (המתבטאות באובדנות או באיבוד משקל קיצוני עד כדי מוות), עיקר ושורש ההפרעה מונח במוחו של הסובל. מחשבותיו מביאות אותו לכדי המעשים הקיצוניים לעיל. פעמים רבות מתלווה להפרעה זו הפרעות אחרות: דיכאון, חרדות, הפרעה טורדנית־כפייתית, וכו'. כל אלו מביאים לידי תיעוב עצמי, הרגשת כישלון ומחשבות אובדניות. כמו כן, אי־אכילה מחזיר את הגוף, ואוטומטית את הנפש, לאותו המקום המוכר של ההפרעה. תחושת הרעב, הריקנות בבטן ותחושת הטיהור מעלים חזק את הסימפטומים הישנים: את ההתענגות על התחושות הללו (וחוסר רצון לשים להם סוף בצאת הצום) או את החרדה מהתחושות והצורך לתת להם מענה מיידי (בולמוס באמצע או בצאת הצום).

על כן, גם כאשר הסובלים מגיעים למצב מאוזן מצד הרגלי האכילה, אם הטיפול התרפיוטי עדיין לא הביא לידי טיפול במחשבות הנ"ל, ואלו עדיין קיימים וגורמים סבל, עדיין נמצאים הסובלים בחוסר איזון, וההפרעה מאיימת עליהם בצורה ממשית. יש לזכור כי האנורקסיה נחשבת

טו. הסובלים מטריכוטילומניה (Trichotillomania), ולעיסת מסטיק מסייעת בידם להתמודד עם התופעה[20], מותרים בלעיסה בכל הצומות שהם מדרבנן[21].

למחלת הנפש הקטלנית ביותר מבין כל ההפרעות והמחלות, ושיעור התמותה שלה מוערך לכל הפחות בכ־10 אחוזים, כלומר: אחד מתוך כל עשרה (!) חולים ימות מהפרעה זו, ולכל היותר מוערך שיעור התמותה בכשלושים אחוזים!

אומנם, לכאורה לאחר הגעה לאיזון יכולים החולים בהפרעה זו לחזור ולצום בהתקיים תנאים מסוימים, וראו לדוגמה בהלכות יום הכיפורים מה שכתבנו שם. אך דווקא שם – שחיוב הצום הוא מן התורה – יש מקום למי שחולה בהפרעה זו לנסות ולצום (ונזכיר שוב – רק אם מתקיימים בו תנאים מסוימים). אולם בצומות אלו, שחיובם אינו אלא מדרבנן, אין למי שסובל מהפרעה זו לצום, שאף במצב של איזון מוחלט, תמיד יש ספק רחוק של סכנה בדבר.

למרות הכול, שמענו משיחה עם אנשי מקצוע בתחום זה כי יש מקרים שבהם אף הסובלים מאנורקסיה יכולים לצום. ומקרה בא לפנינו בנערה שהרופאים אמרו שהיא חולה באנורקסיה, אך היא צמה כבר שנים רבות בהצלחה, ולעולם לא התדרדרה מבחינה נפשית וגופנית מחמת הצום, וגם לא היה לה כל עבר אובדני, וככלל היה נראה כי התסמינים כמעט שלא הופיעו אצלה – וכשׁשאלנו דיאטנית בעניינה היא אמרה שלדעתה המקצועית אכן אין בעיה שתצום. ומכל מקום, החכם עיניו בראשו שלא לפסוק כן אלא כשהדבר מובהק שאין כל חשש.

20. הפרעה זו מתאפיינת בתלישת שערות כפייתית (ואכן, ב־DSM מופיעה הפרעה זו בפרק העוסק בהפרעה טורדנית־כפייתית). פעמים רבות, ההרגשה המתלווה לתלישת השערות היא של חרדה או מתח קודם תלישת השערות, ושל עונג או רוגע לאחר מעשה התלישה. יש לדעת כי אף שלא מדובר במעשה מכאיב באופן ישיר, מכל מקום הוא יכול להזיק לאיכות ולכמות של גידול שיער הגוף באותם מקומות. כמו כן, תחושת הבושה יכולה להביא להימנעות מיציאה החוצה לעבודה או לצרכים חיוניים אחרים, ואף ייתכנו מצבים רפואיים מסוימים שיתפתחו כתוצאה מכך (ראו ב־DSM). על כן, מן הראוי לנסות ולמצוא דרכים להקל על הסובלים מהפרעה זו ככל הניתן, אף אם אין זה פשוט להגדירם (ודאי לא כקבוצה) אפילו כחולים שאין בהם סכנה. כמובן, לכל אחד יכול להיות אופן שונה מחברו להתמודד עם הפרעה זו, ויש שמוצאים בלעיסה פעילות שמפחיתה את הצורך הכפייתי בתלישת שערות, ועל כן באנו לנידון סעיף זה.

21. במסכת ברכות (יד, א) נפסק להלכה שלמי ששרוי בתענית מותר לטעום, וכתבו הפוסקים שוודאי שהוא צריך לפלוט את האוכל עצמו. ועל פי זה פסק **הראבי״ה** (הלכות תענית, סימן תתסא): "ונראה לי דכיון דאסקינן דהנאה לא קיבל עליה, דיכול לכוס עצי קינמון ולקוליציאה בלע״ז ללחלח גרונו ולפלוט", ועל פי זה גם פסק **הרמ״א** (או״ח, תקסז, ג) להתיר. ואף **שבבדק הבית** (שם) **ובשיירי כנסת הגדולה** (שם, הגהות בית יוסף, אות ג) פקפקו בזה, **ובמגן אברהם** (שם, ס״ק ח) פסק שאין לסמוך על כך לעניין תענית ציבור וכן הסכים **החיי אדם** (כלל קלב, סעיף כא), מכל מקום **באליה רבה** (שם, ס״ק ו) **ובמור וקציעה** (שם) קיימו פסק זה (ובמיוחד בדבר כזה שאין ראוי לאכילה ודרכו בלעיסה דווקא). ואף **שהפרי מגדים** (שם, אשל אברהם, ס״ק ח) כתב שהמנהג להחמיר, מכל מקום **הערוך השולחן** (שם, סעיף ד) הקל בדבר, **ובכף החיים** (שם, ס״ק יז) כתב להקל במקום צער גדול, וכן דעת **הרב יוסף משאש** בספרו **אוצר המכתבים** (ג, תשצט) להקל ואפילו בתשעה באב.

על פי כל הנ״ל, נראה שיש מקום להקל גם לעיסת מסטיק ולסמוך על המתירים לכל הפחות במקום שיש קצת חולי. והנה, יש מפוסקי זמננו שכתבו שלא להקל (לבריא) אלא במסטיק שאין לו טעם, שלא ייהנה מהמתיקות, אך מלבד מה שבפשטות בעצי הקינמון יש מתיקות ועל זה

ראש השנה

טז. אדם הסובל מהפרעה נפשית ונמצא במחלקה פסיכיאטרית, והרופאים אומרים כי מצבו עדיין לא מאוזן וכי שחרור מוקדם עלול להכשיל את התקדמותו של המטופל, אין הוא צריך להשתדל להשתחרר מבית החולים לפני שהבריא על מנת לשמוע קול שופר[22].

יז. אדם הסובל מהפרעה נפשית, נמצא במחלקה פסיכיאטרית ודינו כחולה שיש בו סכנה, והרופאים אומרים כי שחרורו מהמחלקה קודם ראש השנה ל־24 שעות ייטיב עם מצבו ויועיל לתהליך החלמתו (אך אינם מוכנים לשחררו לשני ימי החג) – מותר לו להשתחרר, אף שיצטרך לחזור לאחר מכן בעיצומו של החג למחלקה (ראו בהערה כמה פרטים בעניין זה)[23].

דיברו הפוסקים המקילים, הרי הדבר גם מפורש **בשו״ת זרע אמת** (א, פז): ״באופן דלכולי עלמא נראה לעניות דעתי דשרי ללעוס העץ מתוק בתענית ולפלטו, ואף על פי שנשאר מתיקות ברוק ובולעו אין זה מיקרי אכילה כלל...״. ומכל זה נלמד לנידוננו, שכיוון שיש מתירים גם לבריא, אפשר להקל לסובלים מהפרעה זו.

22. **שו״ת אגרות משה** (או״ח א, קעב): ״נשאלתי באחד שהיה חולה במחלת שטות והוא בבית החולים ונרפא, אבל הרופאים אומרים שצריך להיות שם עוד איזה שבועות תחת השגחתם כדי שלא יתקלקל חס ושלום, אם צריכים להוציאו משם כדי שיקיים מצות שופר שבבית החולים אי אפשר. והשבתי שלעניות דעתי אין צריכים להוציאו כי על עשה גם אונס ממון יותר מחומש נחשב אונס לפוטרו ואולי גם בפחות מחומש... ואם כן כל שכן זה שעדיף להאדם אף מחומש ממון ויותר שהיה מוציא להתרפא אף כל ממונו, שנחשב אנוס ממצות עשה דשופר ופטור״.

23. ראו בפרק ב (״גדרי חיוב ופטור במצוות לסובלים ממחלות נפש״), סעיפים ד–ז, לבירור הגדרתו של חולה שיש בו סכנה במחלת הנפש. ההיתר כאן מבוסס על דינו של חולה שיש בו סכנה, שלמען החלמתו מותר לחלל שבת אפילו באיסור תורה, וסומכים על דברי הרופאים שממליצים על שחרורו לטובת החלמתו. כן גם שמענו למעשה מ**הרב נחום אליעזר רבינוביץ** ו**הרב יובל שרלו**, שכיוון שליום הראשון הוא יוצא בהיתר, וביום השני הוא צריך לחזור מחמת שהרופאים אומרים שזהו פיקוח נפש עבורו אם לא יחזור, על כן כל מעשיו הם בהיתר. אף **הרב יהודה הרצל הנקין** הסכים להתיר, בהנחה שרופאים יראי שמיים סבורים שחשוב שיצא לתועלת החלמתו וגם חשוב שיחזור למעקב. וכעין זה דעת **הרב אליעזר מלמד**, שההיתר תלוי בכך שרופא ירא שמיים ומדקדק במצוות אומר שיש בדבר צורך של הצלת נפשות. ואם אפשר לנסוע לבית החולים על ידי גוי, פסקו **הרב צבי (הרשל) שכטר** ו**הרב מרדכי וויליג** להתיר שיצא לפני החג, ואף אם גר מחוץ לתחום, הרי תחומין ביום טוב דרבנן, ועל ידי גוי מותר. וכן הדגיש **הרב ברוך גיגי** שעדיף לחזור על ידי גוי (ולמעשה ברור שכן דעת כל הפוסקים הנ״ל, אף אם לא אמרו כן במפורש. ועוד פשוט שכל זה בהנחה שאכן דינו של אדם זה כחולה שיש בו סכנה, שאם דינו כחולה שאין בו סכנה ודאי שרק על ידי גוי ניתן להתיר ולא בשום אופן אחר).

יח. חולה במחלה נפשית שדינו כשוטה, לא יתקעו עבורו בשופר בראש השנה, אך אם עדיין יש בו דעת יתקעו עבורו[24].

יט. אדם שנמנע מהליכה לבית הכנסת בראש השנה מחמת בַּעַת חוצות (=אגורפוביה, Agoraphobia), יתקעו בשופר עבורו בביתו[25].

כ. אדם הסובל מהפרעת קשב וריכוז (ADHD, Attention Deficit Hyperactivity Disorder), ואינו מסוגל לעמוד במקום לתקופה ממושכת, ותפילת עמידה בימים נוראים מהווה אתגר עבורו מפאת אריכותה – יכול להתפלל תפילת עמידה תוך כדי תזוזה[26]. ומכל מקום, אם זה מפריע למתפללים אחרים, יש לשקול סידורים

24. **בשולחן ערוך** (או"ח, תקצו) נפסק שאין לתקוע תקיעות בחינם משום איסור שבות, וכן כתב בנידוננו **בשיעורי תורה לרופאים** (ג, רח) בשם **הרב יוסף שלום אלישיב**. אולם כל זה במי שאין בו דעת כלל, אך מי שהוא קצת חולה אך עדיין ניכר שיש בו דעת, ודאי שיש לתקוע עבורו.

25. פשוט, כי אף אם קשה לו ללכת לבית הכנסת, מכל מקום יצא בביתו, ועל כן אינו נפטר מחובה זו.

26. ראו **שולחן ערוך** (או"ח, צד, ו) לעניין חולה, שאם אינו יכול לעמוד בתפילה אינו מחויב בכך. ואף אם לא נגדיר מי שסובל מהפרעת קשב וריכוז כחולה שאין בו סכנה, יש לדון בכך אף מצד מה שאמרו במסכת ברכות (לא, א) על רבי עקיבא, ש"כשהיה מתפלל בינו לבין עצמו – אדם מניחו בזוית זו ומוצאו בזוית אחרת, וכל כך למה – מפני כריעות והשתחויות". ונחלקו הראשונים מה היה מעשהו של רבי עקיבא: **התוספות** (שם, ד"ה "ומוצאו") כתבו בשם **ר"י** שמדובר בכריעות והשתחוויות שאירעו באמצע תפילת העמידה, וכן דעת **התוספות הרא"ש** (שם) **ורבי אברהם בן הרמב"ם** בתשובה (סימן סב), ולפיהם כתב **הראש יוסף** (שם) "דהליכה שרי אף שלא לצורך"; ואילו **רבנו יוסף** (בתוספות שם), **הראבי"ה** (א, ברכות, צה), **הרשב"א** (שם, ד"ה "אדם"), **הרא"ש** (ה, ג), **המאירי** (שם), **הריב"ש** בתשובה (סימן שלב) **והטור** (או"ח, ק"ד) פירשו שמדובר בתחנונים שלאחר תפילת העמידה, והמאירי הדגיש שאין לפרש שמדובר בתוך תפילת העמידה "שאין רשאי לזוז ממקומו". **ורבנו יונה** על הרי"ף (כב, ב) **והאגודה** (שם) הביאו את שני הפירושים (וכן הרא"ש שם).

ולעניין הלכה, **בשולחן ערוך** (או"ח, קד, ב) פסק כדעת רוב הראשונים שאין להתיר אלא בתחנונים שלאחר התפילה, וכן הוא **בלבוש** (שם, סעיף ב), **בב"ח** (שם) **ובעולת תמיד** (שם, ס"ק ג). אף על פי כן, הביאו האחרונים את דברי **רבנו יונה** ש"לא מצינו הליכה שנקראת הפסקה בשום מקום", **והט"ז** (שם, ס"ק א) נשאר בקושיה על פסיקת השולחן ערוך משום זה (וראו תירוץ **האליה רבה** [שם, ס"ק ד]), **ובמור וקציעה** כתב לעניין הליכה כשנחש כרוך על עקבו: "דודאי גם הרבינו יונה מודה דאסור לילך בתוך התפלה שלא מהכרח גדול כזה, אף על פי שאינו הפסק בשום מקום, מכל מקום בתפילה כל תנועה שאינה צריכה אסורה... ועם כל זה לצורך כזה הכל שוים שמותר לשנות מקומו קצת ולילך בעודו מתפלל כדרך שהתירו להתפלל ההולך בדרך". אף **המגן אברהם** (שם, ס"ק ג) כתב שהליכה לצורך מותרת ולא אסרו אלא הליכה שאינה לצורך, וכן כתב **הפרי מגדים** (שם, משבצות זהב, ס"ק א), וכן משמע **בביאור הגר"א** (שם, סעיף ג), **בשולחן ערוך הרב** (שם, סעיף א), **במשנה ברורה** (שם, ס"ק י) **ובביאור הלכה** (שם, ד"ה "לא יפסיק").

אולם באמת נראה שאין אנו באים למחלוקת זו כלל בנידוננו, שכן **בשולחן ערוך** (או"ח, צ, כז) נפסק שמותר לאדם לזוז ממקומו על מנת להתרחק ממקום שאסור להתפלל בו, וכתב **המשנה**

מתאימים, כל אדם וכל מקום לפי הנתונים המסוימים הקיימים שם, על מנת לאפשר לכולם להשתתף בתפילות הימים הנוראים[27].

סוכות

כא. **חולה במחלה נפשית שדינו כשוטה, יש מקום להושיבו בסוכה בחג הסוכות[28].**

ברורה (או"ח, קד, ס"ק ז): "וסימן צ' סעיף כ"ז שאני שהוא צורך תפילה". ו**בחיי אדם** (א, כב, ז) כתב: "אסור לאחוז בידו שום דבר בתפילתו... ואם התחיל להתפלל שמונה עשרה ונתבלבל, מותר לילך למקום הידוע לו ליקח משם סידור". ועוד כתב (א, כה, ט): "העומד בתפילה ונסתפק באיזה דין איך יתפלל כגון ששכח איזה דבר בתפילה, מותר לילך ממקומו למקום מיוחד ולעיין שם בספר". מכל אלו נראה פשוט שכל דבר שמסייע להתפלל – מותר ללכת תוך כדי תפילת העמידה עבורו. על כן, אף בנידוננו, פשוט שלא חייבו עמידה לכתחילה בתפילה במקום שיכול להפריע לכוונת המתפלל, שהיא עיקרית, וכמו שמצאנו בכמה פוסקים היתר לשבת במטוס בשעת תפילת עמידה מטעם זה. וראו כגון זה בספר **הליכות שלמה** להלכות תפילה (פרק שמיני, סעיפים ד-ה).

על כן, אם העמידה במקום מקשה על הריכוז בעת התפילה, מותר למתפלל לזוז תוך כדי אמירתה (אך ראו **בישועות יעקב** [או"ח, קב, ס"ק ב] שיש לעמוד לכל הפחות באבות ובהודאה, שיש בהן חיוב לכרוע, וגם חיוב הכוונה בהם גדול יותר). וכן שמענו מ**הרב אליהו אברז'ל** שאין בכך בעיה. ו**הרב יובל שרלו** כתב שלשון "היתר" לא שייכת כאן, כי אם הוא חייב לזוז הרי זה אונס, ואין אנו מתירים אונס, אלא שאין בו איסור.

סעיף זה הובא דווקא כאן בהלכות מועדים, ולא בהלכות תפילה, כיוון שמתוך שיחה עם רופאים מומחים לדבר התברר שככל הנראה בתפילות רגילות של ימות החול אדם הסובל מהפרעת קשב וריכוז יעדיף להתפלל במהירות ולהפנות את תשומת ליבו לדברים אחרים (מה שפחות אפשרי בתפילות הארוכות של הימים הנוראים). אולם דין זה נכון עקרונית אף בתפילה רגילה.

27. דוגמה לכך יש להביא את מה שכתב לנו **הרב אליעזר מלמד**, כי אדם כזה ודאי יכול להתפלל תוך כדי תזוזה בביתו, אך בבית הכנסת יש לחשוש שמפריע לאחרים, ואם אינו יכול להתפלל ללא הפרעה למתפללים האחרים, עדיף שיתפלל בביתו. אולם, אם הדבר אינו מפריע למתפללים, מותר לו לזוז בתפילתו גם בבית הכנסת. וכן דעת **הרב צבי (הרשל) שכטר** ו**הרב מרדכי ווילּיג**. ו**הרב ברוך גיגי** כתב לנו שלאדם כזה מותר לזוז בתפילת העמידה, והוסיף: "וראוי למטפל לעזור לו בעניין. ועד שהדבר יצלח בידיו, יש להקל, ויש לפעול בחכמה שלא יפריע הדבר לציבור המתפללים".

28. על פי האמור לעיל (סעיף א). אולם **בשיעורי תורה לרופאים** (ג, רח) הסתפק מצד זה שאולי בלא כוונה לשבת בסוכה אין בכך כלום (על פי דברי **הביאור הלכה** [או"ח, תרכה]), אך מכל מקום אף הוא חזר וכתב שייתכן שהחולה יתפקח לכמה רגעים ביושבו בסוכה ויקיים בכך מצווה, ואם כן נראה שהנוהג כך ודאי לא הפסיד. ויש להוסיף שפעמים רבות הרופאים מדגישים כי הענקת תחושת נורמליות לחולי נפש יכולה לתרום להטבת מצבם.

חנוכה

כב. איש או אישה הסובלים מפירומניה (Pyromania), לא ידליקו נרות חנוכה[29], וכן הדין לסובלים מהַלֶּמֶת (הפרעת דחק פוסט טראומטית, Post-traumaticStress Disorder) בעקבות אירוע הקשור באש, ולדעת הרופא המטפל השימוש באש יכול להוביל לתוצאות קשות המעכבות את החלמתם[30].

פורים

כג. אדם הסובל מבַּעַת חוּצוֹת (=אגורפוביה, Agoraphobia), ומחמת כן אינו מרגיש שהוא יכול לבוא לבית הכנסת לשמיעת פרשת זכור, ישתדל לבוא לבית הכנסת אחר התפילה ויקרא (או יקראו לפניו) מספר תורה כשר, ומוטב שיהיו שם עשרה[31].

כד. חולה במחלה נפשית שדינו כשוטה, יש עניין להביאו שישמע את קריאת המגילה יחד עם הציבור בפורים[32]. אך אם קוראים אך ורק בעבורו, אין לקרוא בברכה[33].

כה. אדם הסובל מבַּעַת חוּצוֹת (=אגורפוביה, Agoraphobia), ומחמת כן אינו מרגיש שהוא יכול לבוא לבית הכנסת לקריאת מגילה, יקרא (או יקראו לפניו) במגילה בביתו.

29. ראו לעיל הערה 2.

30. ראו לעיל הערה 3. וכן שמענו הלכה למעשה מ**הרב אשר וייס**, וכן כתב לנו **הרב אליעזר מלמד** שהסובלים יצאו ידי חובת ההדלקה בשליחותם של אחרים. וכן הורה **הרב צבי (הרשל) שכטר**.

31. פשוט, כי אף אם קשה לו ללכת לבית הכנסת בשעה שהציבור נמצא שם, ילך אחר כך ויקיים את המצווה.

32. על פי האמור לעיל (סעיף א), ו**בשיעורי תורה לרופאים** (שם) כתב שיש עניין שדברי תורה ייכנסו לאוזני החולה, ואף שאינו בר־דעת להבינם ולהפנימם.

33. כבר נתבאר לעיל (סעיף א) שכיוון שחולה זה הוא פטור מן המצוות, אין לבריא לעשות עבורו פעולות הכרוכות באיסורים, ועל כן אין לברך ברכה זו שאינה צריכה עבור חולה שאינו בר־דעת כלל.

כו. **חולה במחלה נפשית שדינו כשוטה, אפשר לקיים מצוות מתנות לאביונים בנתינה לו, אם הוא אביון, אך לא ניתן לקיים עמו מצוות משלוח מנות[34]. ויש חולקים[35].**

מי שהיה שוטה ונתפקח

כז. **מי שמצבו הנפשי משתנה משעה לשעה (המוגדר בהלכה: "עיתים חלים עיתים שוטה"[36]), ואכל מצה או שמע קול שופר וכדומה בשעה שהיה מוגדר שוטה מחמת מצבו, ועתה התעורר ממצב זה והרי הוא כפיקח – חייב לחזור ולקיים את המצווה שקיים בשעה שהיה מוגדר כשוטה[37].**

34. **שיעורי תורה לרופאים** (שם), והוא תלה זאת בכך שכיוון שאמרו המפרשים שהמטרה של מצוות משלוח מנות היא הרביית אהבה ורעות, או לחלופין כדי שיהא לחברו אוכל לסעודה – הרי שני תנאים אלו אינם מתקיימים במי שדינו כשוטה, שהרי אין הוא בר־דעת ליצור קשרי אהבה ורעות, ואין הוא דואג לעצמו לסעודה. והנה, אף אם לא נדרוש טעמן של מצוות, נראה להוסיף שמצוות נתינה לאביונים תלויה אך ורק בנותן, וכיוון שנתן לאביון קיים המצווה, ואם כן אין זה משנה מה מעמדו של המקבל, ובלבד שיהיה אביון. לעומת זאת, במשלוח מנות נאמר "איש לרעהו", ואם כן גם הנותן וגם המקבל צריכים להיות ברי־חיוב, ועל כן לא ניתן לקיים מצווה זו במי שדינו כשוטה שאינו בר־חיוב כלל.
35. כן שמענו מ**הרב אליהו אברז'ל** להתיר לקיים מצוות משלוח מנות אף במי שדינו כשוטה, שיש אהבה ורעות (אף שהיא חד־צדדית) בנתינת משלוח מנות למי שדינו כשוטה. וכן דעת **הרב צבי (הרשל) שכטר**. לעומת זה, מ**הרב אליעזר מלמד** שמענו שאף מתנות לאביונים לא ניתן לקיים במי שדינו כשוטה, כי "גם במתנות לאביונים צריכה להיות מודעות למקבל, כדי להרבות את שמחתו בפורים, וכדי להוסיף אצלו אהבת בריות כללית". **והרב ברוך גיגי** כתב לנו במענה לשאלה זו: "יש מקום ליצור רעות ברמה מסוימת גם עם שוטה, ותלוי ברמת השטות. בעניין מתנות לאביונים, נראה לי שמקיימים בכל אביון, אף שלכתחילה ראוי יותר לתת לאביון לצורכי יום הפורים עצמו". **והרב יובל שרלו** כתב לשלוח (ואולי אף להעדיף אדם זה שאולי אחרים מזניחים אותו), אך לא לסמוך רק על כך (שמא לא יוצאים ידי חובה בשליחה לו, כיוון שאינו מחויב בסעודת פורים, ויש הסבורים שהמשלוח קשור לסעודה) ולשלוח גם לאחרים, וכן שמענו מ**הרב מרדכי ווליג**.
36. ראו בפרק א ("השוטה והשטות בהלכה"), סעיפים ז–ח, בהרחבה.
37. כפי שיוצא מהסוגיה במסכת ראש השנה (כח, א) בעניין מי שאכל מצה בשעת שטותו ולאחר מכן החלים ממנה, וראו **שולחן ערוך** (או"ח, תעה, ד), **משנה ברורה** (שם, ס"ק לז) **וערוך השולחן** (שם, סעיף יז).

פרק י

הלכות כשרות

הכנסת חולה במחלה נפשית למוסד שאינו כשר והשארתו שם

א. לכתחילה יש לספק לחולה במחלת נפש אוכל כשר, וחומרת מחלתו לא משפיעה על חובה זו[1]. אולם, מי שחולה במחלת נפש שדינו כשוטה ולצורך הבראתו צריך לאכול מאכלות אסורים, או שאין מנוס מלאשפזו במוסד המגיש רק אוכל שאינו כשר, מותר לו לאכול מאכלים אלו עד שיבריא[2]. על פי התייעצות

1. **המהרי"ל** בתשובתו (סימן קצו) כתב לעניין מי שילד בן שוטה שוודאי קיים בכך מצוות פרייה ורבייה, ותוך כדי דבריו קבע: "האי נמי נשמה יש לו, ובר מצוה הוא, ופיקחים מוזהרים עליו", ולכאורה תמוה שכתב שהוא בר־מצווה, אלא שכוונתו שודאי אינו חייב במצוות, אך גם לא כבהמות נדמה, ואחרים מוזהרים עליו לתת לו אורח חיים יהודי, וכן כתב **בשו"ת שואל ומשיב** (תליתאה, א, ל).

2. **בשו"ת חתם סופר** (א, פג) כתב שמעיקר הדין מותר לאשפזו אף שיאכל מאכלות אסורים. אומנם, כל זה מעיקר הדין, אך משום שיקולים אחרים (טמטום הלב שנגרם על ידי אכילת מאכלות אסורים) כתב להחמיר. מכל מקום, אחרונים אחרים הקלו בדבר: **בשו"ת בית יצחק** (אבהע"ז א, לט) דן במקרה דומה לזה של החתם סופר והציע לנסות ולהביא למוסד אוכל כשר, ותוך כדי דבריו קבע שמדובר בסכנת נפשות, ועל כן לדעתו אין ספק שניתן לחלל שבת וכשרות וכו' עבור חולי רוח אלו (וקבע שם שהחתם סופר לא החמיר אלא במי שאינו שוטה גמור, ואף שבספר **שבט מיהודה** [א, מילואים, עמוד רצז] הקשה על דבריו, מכל מקום נראה שדברי הבית יצחק מכוונים. אף מצאנו שגם נכדו של החתם סופר, **בשו"ת שבט סופר** [אבהע"ז, כא] מפרש כך את דברי זקנו). וראו בפרק ב ("גדרי חיוב ופטור במצוות לחולים בסובלים ממחלות נפש"), סעיף ז, שם נתבאר שמי שדינו כשוטה הרי הוא כנתון במצב של פיקוח נפש לעניין החלמה משטותו.

מכל הנ"ל עולה שגם החתם סופר לא החמיר אלא במי שאינו שוטה כל כך ומחויב במצוות, וכך גם הסיקו להלכה **בשו"ת תשובות והנהגות** (א, חו"מ, תתפג) **ובשו"ת מנחת אשר** (ב, או"ח, מז), וראו גם **בשו"ת מהר"ש** (א, ד) ובספר **אשל אברהם** (חולין, פירות גינוסר, סימן כג). עוד מצאנו **שבשו"ת אדמת קודש** (א, יו"ד, ו) נשאל לגבי חולה רוח שצריך להאכילו מאכלים שאינם כשרים והתיר, וכן פסק **בשו"ת בניין דוד** (סימן סח), וכן פסק גם **רבי עקיבה יוסף שלזינגר** בספרו

מדוקדקת עם מורה הוראה ואנשי מקצוע, יש מקום להחיל היתר זה אף על מי שעדיין אינו בגדר שוטה אך קרוב מאוד לכך, וחוליו הנפשי חמור ביותר עד כדי השבתת תפקודו היום יומי של החולה באופן מוחלט ובלתי־הפיך או קרוב לכך ללא שיקבל טיפול רפואי מיידי, או שנופל להגדרת ספק פיקוח נפש[3].

ב. מי שכבר נמצא במוסד המגיש רק אוכל שאינו כשר, אין חובה על קרוביו להשתדל להוציאו משם (אלא אם יש מוסד חלופי המגיש אוכל כשר והמשפחה יכולה לעמוד בכך מבחינה כספית)[4].

חששות בדיני כשרות

ג. אדם הסובל מהפרעה טורדנית־כפייתית (Obsessive Compulsive Disorder), וכתוצאה מכך מקפיד מאוד על ניקיון מאכלו מחרקים, עד כדי שמבלה בכך

בית יוסף חדש (צד, א), וכן נפסק **בשו"ת חבלים בנעימים** (ד, או"ח, יג) **ובשו"ת נצר מטעי** (סימן ח), ודברים דומים כותב בספר **יסודי ישורון** (ד, מערכת פיקוח נפש). אף **בנשמת אברהם** (א, סימן שמג, עמוד תרב) הביא בשם **הרב יוסף שלום אלישיב** בלשון זו: "וכשדיברתי עם הגרי"ש אלישיב שליט"א אמר לי... אפילו אם הטיפול הוא על ידי שנאכיל לו בידיים מאכל או שתייה שאסור מן התורה ואפילו אם יתרפא ויתחייב במצוות רק לכמה ימים לפני שחוזר למצבו הקודם, חייבים לעשות זאת". ועוד ראו מה שהובא בספר **שולחן שלמה** (הלכות שבת, שכח, סעיף ב, הערה ו) בשם **הרב שלמה זלמן אויערבאך**, ומה שכתב **בשו"ת מעשה חושב** (ז, יב) ובספר **בעקבי הצאן** (סימן י, עמוד נה) בשם **ר' חיים מבריסק**, וסיכום הדברים **באנציקלופדיה הלכתית רפואית** (ז, עמודים 570-571), ועוד ראו שם (ב, ערך "בית חולים", עמוד 301; ד, ערך "כשרות", עמודים 152-154), וכן **בנשמת אברהם** (מהדורא בתרא, א, סימן שמג, עמודים תקצט-תרב).

3. ההגדרה הראשונה היא הגדרה של סכנת איבר, ודווקא אם המצב יהיה בלתי־הפיך או קרוב לכך, ואף זה אינו אלא על פי היתר של מורה הוראה – ראו הטעם לכל זה בפרק ב ("גדרי חיוב ופטור במצוות לסובלים ממחלות נפש"), סעיפים ט-יב. ההיתר השני הוא היתר של ספק פיקוח נפש – שדינו כפיקוח נפש – ואף הוא התבאר (יחד עם דוגמאות) בפרק הנזכר, סעיף ח. וראו לדוגמה בספר **וי העמודים וחשוקיהם** (לב, לב לאחים, שאלה יא) שהתיר במצב של פיקוח נפש לאשפז במוסד לגמילה מסמים או אלכוהול אלו שסובלים מהתמכרות לחומרים אלו, ואלו דוגמאות מתאימות לענייננו, שכן יש מקרים רבים כאלו המהווים סכנה לעצמם או לסביבתם ללא הטיפול שמקבלים במוסד כזה. כמובן שאשפוז במוסד כזה מצריך הפניה מצד איש מקצוע, ועל פי המלצתו יש לקבוע אם אכן מדובר במקרה חמור עד כדי שאין להתחשב באיסורי שבת או כשרות שעוברים במוסד שכזה.

4. כך פסק **בשו"ת מנחת אשר** (ב, או"ח, מז): "ומשום כל זה נראה ברור דאף דודאי ראוי להשתדל להוציא אומלל זה מלוע הארי, מכל מקום אין זה אלא מידת חסידות אבל מעיקר הדין אין בזה חיוב ובוודאי אין האח מחוייב בהוצאה מרובה לעשות כן".

זמן רב או אפילו אינו אוכל כתוצאה מכך, ינקה ניקוי פשוט כדרך שנוהגים רוב העולם בלבד, ויותר אינו צריך לחשוש שמא אין המאכל נקי[5].

ד. אדם הסובל מהפרעה טורדנית־כפייתית (Obsessive Compulsive Disorder), וכתוצאה מכך חושש כל הזמן לכל מיני חששות הקשורים בכשרות הכלים והמאכלים שבמטבח, שהרב הנשאל מזהה כחששות שנובעים אך ורק מההפרעה – על הרב להשיב בצורה חדה להקל, וטוב שיקצר בנתינת הסברים ככל הניתן[6].

המתנה בין בשר לחלב

ה. ילדים הנמצאים על הספקטרום האוטיסטי (Autism Spectrum Disorder) ומתקשים לחכות שש שעות כמנהג משפחתם בין בשר לחלב (לדוגמה), ניתן להקל עבורם שיחכו זמן אחר, שיוכלו לשמור אותו בקביעות[7].

5. בעיקר נושא בדיקת תולעים, ראו **חכמת אדם** (שער איסור והיתר, כלל לח, סעיפים יג-כ), **שו"ת חתם סופר** (ב, עז), **ערוך השולחן** (יו"ד, פד, לו), **שו"ת אגרות משה** (יו"ד ד, ב), **שו"ת מנחת שלמה** (תניינא, סג). לעניין בדיקת תולעים בימינו, ראו מחלוקתם של **הרב זאב וייטמן** (אמונת עתיך, גיליון 37) **והרב משה ויא** (אמונת עתיך, גיליון 38). **בשו"ת שיח נחום** (סימן מה) כתב **הרב נחום אליעזר רבינוביץ** כשיטת המקילים: "לפיכך, אם שורים את הירק כמה דקות במי מלח אחרי שמפרידים את העלים, ורואים שאין פורשים מהם שום תולעים, ואף בודקים את העלים במה שאדם רואה בעין בלתי מזוינת, אזי זה מספיק". כך יש להורות למי שסובל מהפרעה טורדנית־כפייתית, שאם נאמר לו לחשוש למחמירים יבוא לנהוג באופן כזה שיש בו חשש לטירוף הדעת.

6. הסובלים מהפרעה זו יכולים לפתח חששות גדולים בכל הנוגע לניקיון המטבח, ורב שאדם כזה שואל אותו שאלות שנדמות לו כהפרזה הלכתית, עם הימשכות התופעה יזהה שזהו מקרה של הפרעה טורדנית־כפייתית. חשוב להבין שבעל חששות כאלו מחפש (בעל כורחו) עוד ועוד עניינים שיש לחשוש מהם, עקב מחשבות פולשניות שאין לו שליטה עליהם. על כן, אם הרב נותן תשובה מנומקת, ייתכן שהשואל יתחיל לחשוב על הנימוקים, לפרקם אחד לאחד ולבסוף לחלוק עליהם. מטעם זה, חשוב לתת תשובה חדה וקצרה ככל הניתן.

ראו דיון ארוך בנושא הפרעה טורדנית־כפייתית בהקשר הלכתי במאמרים: **קריינא דאיגרתא** (שם, רעח); Huppert JD, Siev J, Kushner ES. "When religion and obsessive compulsive disorder collide: treating scrupulosity in Ultra–Orthodox Jews", *Journal of Clinical Psychology* 2007:63(10):925–941; **שו"ת ניצני ארץ** (ב, א); **הרב ד"ר זאב פרימר וד"ר עמיחי פלדמן** במאמרם **באסיא** (צה-צו, עמודים 86-110). כמו כן, ראו מה שכתב **פרופ' משה הלוי ספירו** על משמעותן הרוחנית־הלכתית של פעולות כאלו בספרו *Handbook of Psychotherapy and Jewish Ethics* (עמודים 34-39).

7. אחת התופעות המוכרות אצל הסובלים מאוטיזם היא קושי בדחיית סיפוקים, וישנם כאלו שתגובתם להשתהות בסיפוק צורכיהם יכולה להתבטא בהתפרצות זעם עד כדי אלימות או בהתפרקות רגשית ועוד. מטעם זה, יש מקום להקל בנושא זה – כך שמענו מהרב **אשר וייס** ומהרב **נחום אליעזר**

תרופות שאינן כשרות

ו. אין היתר לתת לחולה במחלת נפש מאכלות אסורים או תרופות שאינן כשרות שאינן מצילות מפיקוח נפשו של החולה ואינן מועילות למי שדינו כשוטה לצאת משטותו[8]. אולם, אם התרופות אינן אסורות אלא מדרבנן – מותר לחולה לקחתן[9].

הפרעת אכילת יתר

ז. הסובלים מהפרעת אכילה כפייתית (Binge-Eating Disorder), באופן כללי אינם נמצאים בסכנה, ולכל היותר יהיה דינם כחולה שאין בו סכנה, ועל כן גם אם יש להם תאווה לאכילת מאכל שאינו כשר, אין מקום להתיר זאת[10].

רבינוביץ, אלא שהרב רבינוביץ הוסיף והדגיש שאף שניתן לחכות מספר שעות מעט יותר אף לנוהגים שש שעות, מכל מקום ההורים צריכים לקבוע מספר שעות קבוע אחר (ולא יחליטו כל פעם על המתנת שעות שונה, אלא יחליטו על קביעות שסביר להניח שילדם יוכל לשמור). כמו כן, הוסיף הרב ואמר כי אין לחשוש לפגיעה חינוכית בשאר הילדים (שיראו שיש מי שבמשפחתם שאינו שומר אותו מספר שעות שהם שומרים), כיוון שניתן בקלות להסביר את הצורך להקל במקום חולי.

8. על פי האמור לעיל בהערה 1.

9. **שיעורי תורה לרופאים** (ג, רח).

10. הסובלים מהפרעה זו מטופלים במגוון דרכים, פעמים רבות בטיפול קוגנטיבי־התנהגותי (CBT=) (Cognitive Behavioral Therapy), ופעמים רבות הטיפול כרוך בעידוד אכילה נכונה (ולא בהפסקת אכילה ודיאטה), הכוללת הדרכה למטופלים לפתח מודעות עצמית לזמנים שבהם הם באמת רעבים, ואז לאכול את מה שמתחשק להם לאכול. ממטפלת אחת שמענו כי הטיפול כולל "הקשבה" של המטופל לשלושת האיתותים הפיזיולוגיים הקשורים בוויסות האכילה: הרגשת רעב, הסלקטיביות שבאכילה והרגשת השובע. אצל רוב המטופלים הדתיים האיתותים הללו לא כוללים מאכלים שאינם כשרים, כיוון שאלו אינם מוגדרים בתודעה הדתית כ"אוכל". אולם, גם אם המטופל מבקש אוכל שאינו כשר דווקא (וכגון במקרה של מתגייר או חוזר בתשובה, שהכירו מציאות של אכילת מאכלים שאינם כשרים), סביר להניח שלא תהיה פגיעה בטיפול אם המטופל יתבקש לוותר על אכילת אוכל שאינו כשר.

פרק יא

הלכות משפחה וצניעות

חובת פרייה ורבייה

א. **אדם הסובל משַסַעַת (=סכיזופרניה, Schizophrenia), אך עדיין אין דינו כשוטה, והוא חייב במצוות ומסוגל לנהל חיים תקינים ורגילים, מותר לפעול עבורו כדי למצוא לו אישה שיכול להתחתן עמה, וכמובן שצריך לספר לה על מצבו הרפואי. וראו בהערה דיון אם יש לזוג כזה לתכנן להביא ילדים לעולם[1].**

ב. **איש שהרופאים אומרים שיפתח דיכאון או חרדה כתוצאה מלידת ילדים, עד כדי הגדרתו כחולה שאין בו סכנה (לכל הפחות), פטור ממצוות פרייה ורבייה[2].**

ג. **אישה שלצורך רפואתה לוקחת תרופות פסיכיאטריות מורידות חשק, ומשום כך**

1. **בשיעורי תורה לרופאים** (ד, רסט) הביא שאלה זו וכתב שאין לחשוש להתאבדותו של החולה (אם לא יצליחו למצוא לו אישה), ואף אין לחשוש לכך שילדיו ייפגעו מחוליו (מבחינה גנטית), וכך פירש שם את דעתו של **הרב יוסף שלום אלישיב**. אף על פי כן, כתב שם שבהחלט יש לוודא שאין האישה המסכימה להתחתן עמו מכניסה את עצמה לחיי נישואין בלתי־אפשריים, ועל כן כתבנו למעלה שיש לוודא שהחולה מסוגל לנהל חיים תקינים ורגילים, ושהוא מספר לאישה על מצבו. מהרב **אשר וייס** שמענו שוודאי שאין חיוב פרייה ורבייה לאדם כזה (מחמת המרכיב הגנטי שבמחלת הסכיזופרניה שיכול לעבור לילדים – על פי המחקר הסיכוי לחלות בסכיזופרניה גדל פי עשרה בקרובי משפחה מדרגה ראשונה של בעלי הפרעה זו), אך גם אין לומר שאסור לו ללדת ילדים, ובלבד שיש באפשרות המשפחה לגדלם כראוי, ואין מביאים אותם לעולם שבו אין מי שידאג להם כיאות. ובשו"ת **באהלה של תורה** (ו, א) כתב שאין חיוב פרייה ורבייה כשהסיכויים גדולים להביא ילד פגום לעולם, וכן ראו **בפניני הלכה** (שמחת הבית וברכתו, ו, ה) שמי שאין לו היכולת לטפל בילדיו ולקחת אחריות עליהם פטור מפרייה ורבייה.
2. ראו בפרק ב ("חיוב ופטור במצוות לסובלים ממחלות נפש"), סעיפים ט־יב, לעניין הגדרת חולה שאין בו סכנה בחולי הנפש, וכן ראו שם שאין אדם חייב במצוות עשה המביאות אותו לידי חולי.

אינה מעוניינת בקיום יחסי אישות עם בעלה, אינה צריכה לחשוש לא משום עונה[3] ולא משום מורדת[4]. כן הדין גם באיש הנוטל תרופות אלו[5].

חובת חשיפת פרטים טיפוליים בפני בן או בת הזוג של המטופל והמטופלת

ד. איש הסובל מהפרעה או מחלה נפשית, חייב לגלות על כך לאישה שרוצה להשתדך לה[6], וכן היא צריכה לגלות לו כל מחלה או הפרעה שיש לה. וכן הדין בכל מחלה או הפרעה שיש להניח שתחזור להופיע, אף אם כעת היא

3. ראו **שו"ת אגרות משה** (אבהע"ז א, קב; או"ח ד, עה) שביאר עניין זה שמצוות עונה אינה חלה אלא ברצון האישה.

4. **בשו"ת חוט השני** (סימן לב) כתב לעניין אישה שעזבה את בית בעלה לאחר שחלתה על מנת להתרפא, והוא טען כנגדה שהיא מורדת: "ומה שטען שמעון שאינו חייב כלום לפי שנסעה בלי רשותו... נשיב ונאמר דלאו מורדת היא כיון שלא נסעה אלא אחר שחלתה, ויש לנו ראיה ברורה מתשובת הרשב"א שהביא בית יוסף בטור אבן העזר סימן ע"ה שהרי נסעה בחוליה וחולה לאו בת מלאכה היא". כן עולה **מהחלקת מחוקק** (אבהע"ז, עז, ס"ק יח) שאישה שאינה טובלת משום שאינה יכולה אינה נחשבת מורדת. וראו גם פסק בית הדין הגדול מתאריך ה' באייר תשע"ז (הדיינים: הרב יצחק יוסף, הרב יצחק אלמליח והרב יעקב זמיר): http://www.daat.ac.il/daat/psk/psk.asp?id=1737. וכן הסכים **הרב אשר וייס**.

5. לעניין דין מורד, האמור בהערה הקודמת לעניין מורדת שייך אף כאן. לעניין מצוות עונה המוטלת על הבעל, ראו **שולחן ערוך** (אבהע"ז, עו, ג), שמגדרי מצוות עונה שאין מחייבים את האיש אלא בהתאם ליכולתו. וראו באריכות בספר **פניני הלכה** (שמחת הבית וברכתו, הרחבות, פרק ב, סעיף יא).

וכן הסכימו **הרב אשר וייס, הרב נחום אליעזר רבינוביץ, הרב רא"ם הכהן, הרב דב ליאור, הרב צבי (הרשל) שכטר, הרב ברוך גיגי והרב מרדכי ווילג** לכל האמור בסעיף זה, וגם **הרב יהודה הרצל הנקין** הסכים לדברים, אך הוסיף שעל המטפל להדגיש בפני המטופל שתופעת לוואי זו קיימת. אולם **מהרב אליהו אברז'ל** שמענו שאף שוודאי מותר לקחת תרופות אלו, מכל מקום אם הצד השני יבקש לסדר גט, יכול בית הדין לדון בכך משום מורד או מורדת, והכול לפי העניין (אלא שכאמור, אין זה אמור למנוע את עצם לקיחת התרופות). אף **מהרב אליעזר מלמד** שמענו שכל שבן או בת הזוג הסכימו – הדבר מותר.

וראוי להביא כאן בשולי הדברים את אשר כתב לנו **הרב יובל שרלו** במענה לשאלה זו: "הכרעה בשאלה זו צריכה להיות הכרעה זוגית ולא אישית. האדם התחייב כלפי אשתו במצווה עונה; הוא גם התחייב כלפי אשתו לדאוג לנפשו, כי זה גם חיוני לה. כל נושא הנפש בזוגיות אינו הכרעה של אחד הצדדים לבדו, אלא חלק מההסכמות שצריכות להיות בין בני הזוג. זה נכון לאין ספור מצבים. הבסיס ההלכתי לכך הוא מהות ההתקשרות המוגדרת כברית בין בעל ואישה".

6. לעניין השאלה באיזה שלב יש לגלות, ראו **שו"ת אגרות משה** (או"ח ד, קיח), **שו"ת שבט הלוי** (ו, רה), מכתב **הרב דב ליאור** בהערה 8 בהמשך. וכן ראו בספר **אבוא ביתך** (חלק א, פרק ח) מה שכתבו **הרבנים דוד ואברהם סתיו**.

"רדומה"[7]. אולם, אם כבר אינם סובלים מאותה מחלה או הפרעה ואין הכרח לחשוב שהפרעות או מחלות אלו יחזרו ויופיעו בשנית – אין חובה לספר על אודותם[8].

ה. אדם שיודע על זוג העומד להשתדך, והוא יודע שצד אחד לא גילה לצד השני על מחלה או הפרעה נפשית שסובל ממנה, חייב לספר על כך לצד שהעלימו ממנו מידע זה[9]. יש אומרים שדין זה שייך גם במטפל, ויש אומרים שהסודיות הרפואית שהמטפל חייב בה כלפי המטופל פוטרת אותו מחובה זו[10].

ו. מטפל שמגלה תוך כדי טיפול שהמטופלת איננה טובלת לנידתה, ובעלה אינו

7. **הרמב"ם** בהלכות רוצח (א, יד) כתב שדין "לא תעמוד על דם רעך" שייך אף במי שיכול היה להודיע לחברו על רעה שבאה עליו ולא הודיעו, וכן נפסק **בשולחן ערוך** (חו"מ, תכו), וכן פסקו לעניין שידוכים **בשו"ת חלקת יעקב** (אבהע"ז, עט) **ובשו"ת קנה בשם** (א, קכא). ולעניין נידוננו במי שיש לו מחלה או הפרעה נפשית, כתב **בשו"ת באר משה** (ח, נט, אות ד) שאף הוא חייב לספר למשפחה על אודות מצבו. ולעניין מחלה שיכולה לחזור בעתיד – ראו שכן פסק **בשו"ת תשובות והנהגות** (א, תתעט; ב, תרכד). עוד ראו **שו"ת משנה הלכות** (ה, רנד) **ושו"ת ציץ אליעזר** (טז, ד).

8. **שו"ת תשובות והנהגות** (שם). אף שמענו מ**הרב דב ליאור** (בתשובה שכתב לרב נתן שלו) כגון זה: "אדם שנכשל בעבירה מסוימת וחזר בו, בוודאי שאינו חייב לספר על כך לבן הזוג, אבל אם הוא מכור לזה חובה עליו לספר, כי אחרת זו אונאה האסורה מהתורה... אולם למעשה המלצתי היא שאדם ההולך לפגוש אישה למטרת נישואין לא יודיע מראש על בעייתו, מחשש שהפגישה תתבטל לגמרי. אולם אם לאחר פגישה אחת או שתיים הוא רואה שיש מקום להמשיך בהיכרות, חייב לספר למשודכת על הבעיה והיא תחליט אם לפסול אותו או שמעלותיו האחרות גוברות (על) חסרונותיו".

9. ראו הערה 7, ו**בשו"ת תשובות והנהגות** (א, תתעט) הדגיש שרק מי שאין לו נגיעה בדבר יספר על אודות מחלת חברו.

10. בפרק ג ("הטיפול הפסיכולוגי והפסיכיאטרי"), סעיף י, כתבנו את עיקרי הדברים לעניין סודיות רפואית, וכאן נחזור על הדברים בפירוט גדול יותר ובתוספת פסיקות שנתנו הפוסקים למקרים המסוימים המוזכרים כאן.

בשו"ת באר משה (שם) חייב גם את המטפל לשתף מידע זה, וכן מובא **במקראה לפסיכותרפיסטים דתיים: עניינים, פסקי הלכה וטיפול** ("פסקי הלכה לשאלות מקצועיות של פסיכולוגים דתיים", עמודים 15–16) בשם **הרב נפתלי בר אילן**. אולם **בשו"ת תשובות והנהגות** (א, תתעט) כתב: "ורופא שנשאל יכול להשיב: 'אני בתור רופא חייב לשמור סודיות ואסור לי לגלות מצב בריאות החולים, שעל דעת כן גילו לי ושילמו לי', ודי בזה", וכעין זה שמענו מ**הרב צבי (הרשל) שכטר**, מ**הרב אליעזר מלמד**, **והרב ברוך גיגי והרב מרדכי ווילִיג** אף הדגישו שללא שמירה על סודיות רפואית המטפל לא יוכל לטפל באף אדם, ובכך תימנע טובה גדולה מבני אדם רבים, ועל כן חובה לשמור עליה.

אף **הרב אשר וייס** סבר שבאופן עקרוני יש לפסוק שחובת הסודיות של הרופא במקומה עומדת, שאם לא כן לא נוכל להושיט עזרה למטופלים, שכן אלו יחששו לחשוף את סגור ליבם בפני המטפל מחשש שמא ילך ויספר את אשר אמרו לו מאחורי דלתיים סגורות. אולם אם יש

מודע לכך, נחלקו הפוסקים לעניין חובתו של המטפל: יש פוסקים שמחויב לספר על כך לבעל[11], ויש פוסקים שאינו מחויב בכך אלא צריך להביא לכך שהאישה תספר לבעל או תפסיק להכשילו בדרכים שונות[12].

חשש לנזק חמור (כגון: מטופל שהשתדך והמטפל חושש שהמשודכת תהיה נתונה לאלימות קשה מצד המטופל), חובה על המטפל לדווח על כך כדי למנוע מדבר כזה להתרחש.

אף **הרב יובל שרלו** כתב שמטפל לא יספר את אשר ידוע לו, הן מצד הסודיות הרפואית, הן מצד ההתחייבות המקצועית כלפי המטופל והן מצד הצורך לעודד את הציבור לפנות לטיפול ללא חשש שמה שהם מספרים בטיפול יתגלה לאחרים. אף על פי כן, הדגיש הרב שרלו (וכן אמר לנו **הרב מרדכי ווילִיג**) כי מוטלת חובה גדולה על המטפל לעודד את המטופל והמטופלת לספר על ההיבט הנפשי לצד השני, או שיתירו לו (למטפל) לספר על כך, ויש לעשות מאמץ גדול בעניין זה.

וראו **באנציקלופדיה הלכתית רפואית** (ה, ערך "סודיות רפואית", עמודים 714-715, 721-722). ו**מהרב אליהו אברז'ל** שמענו שאין חובה על המטפל לספר על כך, אך אם יישאל צריך לומר אמת. וכן שמענו **מהרב רא"ם הכהן** שוודאי אם נשאל צריך לספר.

אומנם **מהרב נחום אליעזר רבינוביץ** שמענו שהדבר תלוי בחומרת ההפרעה וביכולת לטפל בה בעזרת טיפול תרופתי. שאם הטיפול בהפרעה יכול להיעשות בצורה מיטבית, או שחומרתה אינה גדולה ולא תשפיע בצורה משמעותית על המשודכת, אין היתר למטפל לספר, אך אם תהיה השפעה משמעותית על המשודכת ודאי שיש להצילה מהנזק שייגרם לה. וכן הסכים **הרב דב ליאור**. אך **מהרב יהודה הרצל הנקין** שמענו חילוק אחר, שאין המטפל חייב לגלות דבר מתוך הטיפול אם הדבר יגרום לו (למטפל) נזק (וכגון שהמטופל יוכל לתבוע אותו על גילוי הדברים, או שיישלל רשיונו), אך אם אין חשש נזק למטפל, חייב הוא בגילוי הדברים על מנת להציל אחרים מנזק.

מבחינה מקצועית, שאלנו אנשי מקצוע רבים בתחום בריאות הנפש אם יש מקום לספר את הדברים, ורובם ככולם השיבו כי מבחינה חוקית הדבר אסור לחלוטין, נוגד את האתיקה הטיפולית ויכול להזיק משמעותית לאמון הטיפולי. הדבר הנכון – מבחינתם – הוא שהמטפל יעזור למטופל לפתח תקשורת בריאה והוגנת עם זולתו, ולהביא למצב שדברים אלו יסופרו. אומנם שמענו מאשת מקצוע אחת שיש מקום לומר שההיתר המקצועי להפר את הסודיות הרפואית במקום שהדבר יכול לגרום נזק לאחרים יכול לכלול אף מקרה כגון נידוננו, אך כאמור דעת הרוב הייתה שאין כזו אפשרות.

11. כן מובא **במקראה לפסיכותרפיסטים דתיים: עניינים, פסקי הלכה וטיפול** ("פסקי הלכה לשאלות מקצועיות של פסיכולוגים דתיים", עמוד 25) בשם **הרב יצחק זילברשטיין**. ו**מהרב אליהו אברז'ל** שמענו שיש למטפל לרמוז על כך לבעל, אך לא יאמר לו ישירות.

12. **שו"ת שיח נחום** (סימן צא), וכתב שם שכיוון שאין לפסיכולוג נאמנות על כך, אין לבעל חובה להאמין לו, והדבר לא יביא אלא קטטה בין איש לאשתו. ועוד כתב שם: "לפיכך, הדבר הראשון הוא לנסות לשכנע את המטופלת שתספר בעצמה לבעלה, או יותר טוב שתפסיק לנהוג שלא כראוי. במקרים קיצוניים יש לדרוש מן המטופלת שהיא תסכים שגם בעלה ישתתף בטיפול הפסיכולוגי, ועל ידי כך ניתן יהיה אולי להביא לידי סידור מספיק. אם הפסיכולוג משער שגם לאורך זמן אין הוא מסוגל להצליח להביא לידי כך שהאשה עצמה תכיר בטעותה, על צד שייתכן שאמת הוא הדבר שהיא מספרת, ולא תמשיך להכשיל את בעלה, יש להסיק מכך שאין הטיפול מסוגל להועיל לה וראוי להפסיקו (בעיקר אם הדבר מאוד מפריע למטפל וממילא גם לקשר הטיפולי), ובמידת הצורך להפנותה למטפל אחר. אמנם ודאי שיש לשקול כל מקרה לגופו לפי הנסיבות המיוחדות לו". וראו **במקראה לפסיכותרפיסטים דתיים: עניינים, פסקי הלכה וטיפול** ("פסקי

מגע בזמן הנידות

ז. טיפול בסובלים ממחלה או הפרעה נפשית, הכרוך במגע של איש באישה או להפך, מותר אם המגע אינו מגע של חיבה[13], והנה כמה דוגמאות לדבר: א. מטופל הסובל ממוגבלות שכלית התפתחותית, או מהפרעה נפשית כלשהי, כך שאין הוא מבדיל בין איש לבין אישה; ב. ילד מתחת לגיל תשע; ג. נגיעה לצורך מתן תרופות או כל טיפול רפואי אחר[14].

הלכה לשאלות מקצועיות של פסיכולוגים דתיים", עמודים 24-25) מכתב שנשלח אל **הרב נחום אליעזר רבינוביץ** כתוצאה מתשובתו זו, ותגובתו לשואל.

אף **הרב אליעזר מלמד** הסכים לכיוון זה, ואף **הרב ברוך גיגי** סבר שיש לשמור על הסודיות הרפואית ולשדל את האישה לפתור את הבעיה על ידי טבילה או על ידי סיפור לבעל על מה שמתרחש. וכן הסכים **הרב רא"ם הכהן**, והוסיף שיש להיזהר בכל זה כי סיפור הדברים לבעל כנגד רצון האישה יכול לזעזע את כל יסודות הטיפול בה. וכן דעת **הרב יובל שרלו**. ולכאורה יש לראות במעשה זה של שידול המטופל לספר קיום החיוב של "לא תעמוד על דם רעך" (המוזכר לעיל בהערה 7) מצד המטפל.

מ**הרב אשר וייס** שמענו שיש להסתפק מאוד בדין זה, והדרך המובחרת היא שהמטפל ישכנע את המטופלת לגלות לבעלה עובדה זו. ומ**הרב צבי (הרשל) שכטר** שמענו שחובת הסודיות גוברת אף כאן על הצורך לספר לבעל, וכן דעת **הרב מרדכי ווילינג**.

וראו לעיל בסוף הערה 10 לעניין עמדת אנשי המקצוע בשאלות מעין אלו.

13. ראו, לדוגמה, דברי **הש"ך** (יו"ד, קצה, ס"ק כ), שוודאי שאין איסור נגיעה כזו מדאורייתא.

14. ראו **שו"ת שאילת שלמה** (ג, שפט-שצ), וכן ראו **שו"ת באהלה של תורה** (ה, ח), שבחיבוק של הרעפת חום אין איסור תורה, ויש להתיר כשיש צורך במגע מסוג זה. וכן התירו **הרב אליהו אברז'ל, הרב רא"ם הכהן והרב ברוך גיגי** בכל המקרים המוזכרים בסעיף זה. אף **הרב יובל שרלו** כתב שיש להתיר במקרים כאלו כשאנשי המקצוע מסכימים שיש חשיבות במגע, אך הוסיף דברי הסבר חשובים שצריכים לעמוד ברקע כל פעילות כזו:

"למשמעות ההלכתית של הנגיעה יש שני היבטים. היבט אחד הוא סוגיית דיני עריות. גם מהרמב"ם עולה כי נגיעה ללא שום קונוטציה מינית אינה אסורה באיסור דאורייתא, וממקומות אחרים עולה כי ספק אם יש בה איסור דרבנן. על כן, אם יש צורך נפשי משמעותי, בוודאי שנגיעה זו מותרת. אמנם, יש לחלק בין גילאים שונים – בין של המטופל ובין של המטפל, וככל שהפער יותר משמעותי, המצב הנפשי יותר קשה וכדומה – כן הדברים מותרים יותר. היסוד ההלכתי לכך הוא משולש – גם רמת האיסור כדלעיל, וגם 'בעבידתיה טריד', וגם העובדה שיש איום מקצועי על מי שמפר את ההוראות החמורות, וראה לקמן. לעומת זאת, כאשר מדובר על בת שירות לאומי המשרתת במוסד שיש בו גם נערים מתבגרים – התמונה שונה, ויש להרחיק. מעבר לכך, כל היתר כזה צריך להיות מלווה גם בחיזוק ענייני צניעות בהקשרים אחרים של המטפל או המטפלת, לאור הכיוון בדרשות חכמים על 'ונתן לך רחמים ורחמך'. ההיבט השני הוא הסכנות בתחום בין אדם לחברו, של ניצול מיני על ידי המטפלים או המטפלות. צריך להתרגל לכך שזה חלק בלתי נפרד מחובת ההלכה לשמור על כך, וכאן הדברים קיימים גם במטפל ומטופל בני אותו מין! אמנם, כאן האיום המקצועי הוא משמעותי יותר, אולם בשל חולשת המטופלים

ח. איש או אישה נשואים שאחד מהם סובל מדיכאון קליני (Major Depressive Disorder) וכתוצאה מכך חווים קשיים משמעותיים בתפקוד בחלק מתחומי החיים המרכזיים והחשובים בחייהם (וקל וחומר בכולם) עד שדינם כחולה שאין בו סכנה, וזקוקים לצורך רפואתם לתמיכה מבני זוגם[15], הכוללת גם נגיעה של תמיכה – יש שאסרו את הדבר בזמן הנידות[16], אך פוסקים רבים התירו לבני הזוג להעניק תמיכה זו[17], ואם ניתן להסתפק בהחזקת היד או בהנחת היד על

בהקשר זה צריך לקבוע גדרים מובהקים של יכולת פיקוח, הימנעות מטיפול גופני במצבים של ייחוד (אפילו של בני אותו מין) וכדומה".

עוד ראו אצל **הרבנים דוד ואברהם סתיו** בספר **אבוא ביתך** (חלק ב, פרק א) שכתבו באריכות בנושא זה, ודברינו כאן קרובים לדבריהם.

15. חשוב להדגיש את אשר שמענו מ**הרב אשר וייס** פעמים רבות, שאף שאין ספק כי המציאות מראה שמי שחולה בחולי הנפש אכן סובל, וההלכה אכן מכירה בסבל זה, מכל מקום תחום בריאות הנפש עצמו יש עמימות רבה, ועל כן פעמים קשה להבדיל בין אדם שאכן סובל ברמה כזו שהוא חולה ממש, לבין אדם שמצטער מחמת מצבו ומכל מקום אין דינו כחולה שיש להקל עבורו. על כן, בסעיף זה שדיניו חמורים, קבענו שאין להקל אלא כשהקושי הנפשי מתבטא בפועל בקשיים משמעותיים לפעול ולתפקד בתחומי חיים מרכזיים בחייו של אדם, שיש בכך אינדיקציה ברורה שהחולי הוא קשה. וראו בפרק ב ("גדרי חיוב ופטור במצוות לסובלים ממחלות נפש"), סעיפים ט-יב, לעניין גדר חולה שאין בו סכנה, וגדר סכנת איבר.

16. כך שמענו מ**הרב אליהו אברז'ל**. אף **הרב יהודה הרצל הנקין** הסתפק מאוד בדין זה, ולמעשה לא יכול היה לומר לנו לא היתר ולא איסור.

17. רשימת פוסקי זמננו ודבריהם תובא להלן, וכיוון שפסיקה זו מבוססת על כמה עניינים המצטרפים כאחד, מן ההכרח להאריך קצת בהבאת עיקרי הדינים.

ידועה מחלוקת **הרמב"ם והרמב"ן** בעניין איסור נגיעה של חיבה, שלדעת הרמב"ם בספר המצוות (לא תעשה שנג) ובהלכות איסורי ביאה (כא, א), שאותה למד מדברי הספרא (אחרי מות, פרק יג, אות ב), ישנו איסור תורה בנגיעה של חיבה בעריות, אף בלא ביאה. והרמב"ן בהשגותיו לספר המצוות חלק על דברי הרמב"ם מכול וכול ותמה עליו תמיהות גדולות. הלכה למעשה במחלוקת זו, נראה שכיוון שבעל **ספר החינוך** (מצוה קפח) פסק כרמב"ם, וכן **הסמ"ג** (לאו קכו), **והראב"ד** שתק בעניין זה ולא השיג על הרמב"ם, וכן נראה קצת שסבר בתשובת **הריב"ש** (סימן תכה), וכן אפשר לדייק מראשונים נוספים, הלכה כדברי הרמב"ם, וכך נראה מלשון **השולחן ערוך** (אבהע"ז, כ, א). ואף **שהחלקת מחוקק** (שם, ס"ק א) **והב"ש** (שם, ס"ק א) הביאו אף דעת הרמב"ן, לא נראה שכוונתם לפסוק כמותו. אולם יש לדון מהי החיבה שאסר הרמב"ם.

במסכת קידושין (פא, ב- פב, א) מספרת הגמרא שרב אחא בר רבא היה מושיב את נכדתו אצלו, והגמרא מסבירה שדעתו כדעת שמואל שסבר ש"הכול לשם שמיים". בראשונים (**רש"י** [שם], **הר"ן על הרי"ף** [לג, א], **מאירי** [שם], **יד רמה** [שם], **ורבי מאיר ברבי שמואל מרמרוג** [שם]) מצאנו כמה ניסוחים שונים להסבר דין זה, אך הכול עולה למקום אחד, ולדוגמה אלו דברי רש"י (שם, ד"ה "הכל"): "ואין דעתי אחריה לחיבת אישות אלא לחיבת קורבה, ולעשות קורת רוח לאמה כשאני מחבב את בתה". וכוונת דבריהם, שכל נגיעה יכולה להיות נגיעה של קורבה או נגיעה של ביאה, וכמו שאמרו במסכת יומא (סט, ב) שמזמן אנשי כנסת הגדולה והלאה "לא מיגרי ביה לאיניש בקריבתה", וכלפי קרוביו (לכל הפחות אלו המוזכרים שם בגמרא) אין לו אלא רגשות

קורבה ולא חיבת ביאה. לעומת זאת, כלפי שאר הנשים יש לו חיבת ביאה, או לכל הפחות אפשרות משמעותית שיפתח כלפיהן חיבת ביאה. אם כן, למדנו שלכאורה כל מעשה דרך אהבת קורבה מותר, אך עדיין יש לדון ולבאר באלו קרובים נאמר חילוק זה.

במסכת שבת (יג, א) מביאה הגמרא סתירה בדברי עולא ואינה מתרצת אותה: מצד אחד היה עולא נוהג לנשק לאחיותיו בבואו מבית המדרש, אך מצד שני היה אומר שכל קורבה אסורה, כמו שאין אומרים לנזיר להתקרב אל הכרם שמא יאכל מן הענבים שבו. בראשונים מצאנו שלוש שיטות בתירוץ הסתירה: א. שיטת **התוספות** (שם, ד"ה "ופליגא") שנגיעה בקרובים אסורה מעיקר הדין משום חשש הרהור (חוץ מהאב לבתו והאם לבנה), ורק מי שמכיר בעצמו שאינו מהרהר יכול להתיר לעצמו דבר זה; ב. שיטת **הרמב"ן** (שם) שאין כאן איסור כלל מעיקר הדין, אלא שמכל מקום אסרו מדרבנן שמא מתוך שמתיר לעצמו בקרובותיו יתיר לעצמו אף במי שיש לו כלפיה חיבת ביאה, אך בשינוי התירו; ג. שיטת **הרמב"ם** (פירוש המשנה למסכת סנהדרין [ז, ד]; הלכות איסורי ביאה [כא, ו]) שהדבר אסור, אך אין זה איסור דאורייתא גמור אלא הוא "דבר אסור" ו"מעשה טיפשים". להלכה, כתבו **הטור** (אבהע"ז, כ"א) **והשולחן ערוך** (שם, סעיף ז) את לשון הרמב"ם.

לפי דברינו, יש לחלק בין שלושה סוגי קרובים: 1. אב ואם, שמותרים לנשק ולחבק אב לבתו ואם לבנה (ויש כאן כמה פרטי דינים, אך אין כאן המקום להאריך); 2. אחותו ודודותיו ושאר קרובות כיוצא בהן (בהמשך יתבאר), שכלפיהן אין איסור ממש, ומכל מקום לכתחילה דבר אסור הוא, כיוון שמביא לידי מעשים דומים במקרים שיש בהם חיבת ביאה; 3. שאר הנשים, שכלפיהן שייכים גדרי האיסור הרגילים.

עתה, יש לשאול בעניינה של הקבוצה השנייה: האם העיקר הוא שאין כאן חיבת ביאה, או שיש כאן אהבת קורבה? **מתוספות הרא"ש** למסכת קידושין (פא, ב, ד"ה "מתייחד") נראה שהעיקר הוא שיש כאן אהבת קורבה, ולפי טעם זה יש לומר שהתירו דווקא בנשים כאלו, שאין יצר הרע פועל לגביהן, אך אין ללמוד משם לכל מקום שאין כוונה לשם חיבה. אפשר אף לדייק כן **מהלבוש** (אבהע"ז, כא, א), וכן נראה קצת מלשון **הב"ח** (אבהע"ז, כא): "כלומר: שאין לבו הומה לחבבן ולחבקן ולנשקן כגון אחותו הגדולה וכו', ואם כן אין לו שום הנאה כלל, ואפילו הכי הרי זה מגונה". אולם, **בחלקת מחוקק** (אבהע"ז, כא, ס"ק ט-י) הרחיב את היתרו של השולחן ערוך אף לאחותו הקטנה וכן לבת בתו, כיוון שהכול לשם שמיים. ואף שאפשר לומר שאין זה אלא בקרובותיו, מכל מקום שמא כוונתו שיש ללכת אחר הטעם, ובכל מקום שאין כוונת חיבת ביאה אפשר להתיר. וכן נראה שדעתו של **ערוך השולחן** (אבהע"ז, כא, ט-י) היא שכל עוד אין כוונת חיבה וכוונת התקרבות, יש מקום להקל. ואף על פי כן, ודאי שאין אנו נותנים תורת כל אחד ואחד בידו, ומשום כך תיקנו חכמים סייג לתורה ואמרו שאפילו כשאין לאדם חיבת ביאה – דבר איסור הוא, ואין להקל.

אולם, אף שבאופן רגיל אין להקל כאמור, במקום חולי יש לדון בדבר. כך מצאנו בספר **בתי כהונה** (ג, בית דין, בית יב), בעניין חולה שצריך לינוק חלב משדי אישה על מנת להתרפא, שאם אין חיבת ביאה, הרי הוא בכלל אהבת קורבה, ודברי הרמב"ם לעניין אחותו ואחות אמו וכדומה אינם אך ורק בקרובים. אלא אף בכל מצב שאין בו כוונת חיבת ביאה, אין איסור מדאורייתא, ואף אין לומר שזהו איסור חמור מדרבנן, אלא אזהרה וסייג לתורה, ועל כן במקום חולי יש מקום להקל (ואף שהבתי כהונה כתב כן לעניין פיקוח נפש, מכל מקום הלך אחר הטעם). כן משמע אף **מהש"ך** (יו"ד, קנז, ס"ק י), וכדבריו מצאנו גם **בשו"ת אגרות משה** (יו"ד ב, קלז), שאף הוא הבין שאין כוונת הרמב"ם להחמיר אם אין כוונה לחיבת ביאה (ומכל מקום, בסוף דבריו הביא שמדברי הבית שמואל בשם תשובת הרמב"ן נראה שכל זה דווקא בקרובות, אך באלו שאינן קרובות אין מקום להקל). ובספר **חוט שני** (אבהע"ז, כא, ז, ס"ק יז) כתב: "ומזה הטעם מעיקר הדין ליכא לאו

דלא תקרבו לחבק ולנשק לאחותו... ומכל מקום כתבו הרמב"ם והשולחן ערוך דהרי זה מגונה ביותר ודבר איסור הוא ומעשה טיפשים. ומה שכתב 'דבר איסור', הכוונה לא איסור של איסורים מעיקר הדין, אלא איסור שאין להתנהג ולעשות מעשים מגונים ומעשה טיפשים, וצריך להתרחק מזה אף שאין בהם איסור ממש מעיקר הדין".

מכל הנ"ל מתבאר שדברי הבתי כהונה שרירים וקיימים, שאין האיסור בעריות שאין ליבו של אדם נוקפו בהן איסור דרבנן חמור מעיקר הדין, אלא הרי הוא סייג וגדר לאיסור בלבד, ואינו אסור מצד עצמו. עוד יש להזכיר את האמור **בשו"ת פני יהושע** (ב, מד) לבעל מגיני שלמה, בעניין חולה שרפואתו היא שיבעל את אשתו או שיוציא זרעו לבטלה, ובתחילה כותב ששכיבה עם נידה אינה בכלל גילוי עריות (ואינה בכלל ייהרג ואל יעבור), וכמסקנתו זו כתבו אף **האבני נזר** (יו"ד, תסא, אות י), **הרב יצחק אייזיק הלוי הרצוג** (פסקים וכתבים, א, עמוד רמא) **והרב שריה דבליצקי** (לנפש תדרשנו, ב, עמוד קיז), וכן נראה שנוטה דעת **שו"ת להורות נתן** (י', קד), וכן הביא **בשו"ת ציץ אליעזר מהמהרש"ם** בספר נחל ברית (קונטרס דברי שלום, אות לט) **ומשו"ת שם אריה** (אבהע"ז, לג), וכן נראה שנוטה דעת הציץ אליעזר עצמו. ועוד כתב בשו"ת פני יהושע (שם) שדווקא חיבוק ונישוק אסר הרמב"ם ולא נגיעה (אף אם היא של חיבה), וכעין זה כתב **בשו"ת בני בנים** (א, לז).

והנה, לעניין חולה שאין בו סכנה, כתב **בשו"ת הרשב"א** (המיוחסות לרמב"ן, קכז) שאסור לבעל למשש את הדופק של אשתו הנידה, **והבית יוסף** (יו"ד, קצה) הוסיף על דבריו שלשיטת הרמב"ם שנגיעה אסורה מן התורה, שמא אף בפיקוח נפש יש לאסור, אולם **בשולחן ערוך** (יו"ד, קצה, טו-יז) אסר ולא כתב באיזה חולה מדובר. **בתורת השלמים** (ס"ק טו) **ובב"ש** (שם) נטו להחמיר בפיקוח נפש, וכן כתב **הלבוש** (שם) מעיקר הדין, אך הוסיף שהמנהג להקל, וכבר כתב **הרמ"א** (יו"ד, קצה, יז): "ולפי מה שכתבתי דנוהגין היתר אם צריכה אליו דמשמש לה, כל שכן דמותר למשש לה הדופק אם אין רופא אחר וצריכה אליו, ויש סכנה בחוליה". וכן דעת **הרדב"ז** בתשובה (ד, ב), וכן נראית דעת **שיירי כנסת הגדולה** (יו"ד, קצה, הגהות בית יוסף, אות יג), וכן כתב **הש"ך** (שם, ס"ק כ), **והפלתי** (שם, ס"ק ו) הסכים לדבריו, וגם **הסדרי טהרה** (שם, ס"ק כד), אף שהקשה על הש"ך, מכל מקום סיים: "ולעניין דינא, במקום סכנת נפשות יש לסמוך על הפוסקים המקילים לשמשה, וכל שכן למשמש הדופק דשרי". וכן הוא בשו"ת **בשמים ראש** (סימן קיח) **ובמחצית השקל** (שם, ס"ק כ) בשם **הרב שלמה הכהן מוילנא**, וכן הסכים **החוות דעת** (שם, ס"ק יג), וכן כתב **הערוך השולחן** (שם, סעיף כו) וכתב שפשוט שגם השולחן ערוך עצמו מסכים לכך, וכן פסק **בשו"ת שואל ונשאל** (ג, ת).

ולעניין חולה שאין בו סכנה, כנגד שו"ת הרשב"א הנ"ל עומדים דברי **הרא"ש** בתשובה (כלל כט, סימן ג), **ובשו"ת תרומת הדשן** (סימן רנב) הביא את שתי התשובות ונטה לאסור, ואף ביאר שכן כוונת הרא"ש. ונראה שעל פי דבריו פסק **השולחן ערוך** (יו"ד, קצה, טו-יז): "אם הוא חולה ואין לו מי שישמשנו זולתה, מותרת לשמשו רק שתזהר ביותר שתוכל להזהר מהרחצת פניו ידיו ורגליו והצעת המטה בפניו. אישה חולה והיא נידה, אסור לבעלה ליגע בה כדי לשמשה, כגון להקימה ולהשכיבה ולסמכה. אם בעלה רופא, אסור למשש לה הדופק". וכן דעת **הש"ך** (שם). אולם, **בשלטי הגיבורים** על תחילת המרדכי למסכת שבת (אות ה) הביא מפי **רבינו טוביא מבראנה** בשם **מהר"ם** להקל, וכדבריו סובר אף **בדרכי משה** (יו"ד, קצה, אות ו), והוסיף דברי **השערי דורא** (סימן יח) שכתב: "יש מתירין אפילו היא חולה". ובהגהותיו על השולחן ערוך פסק: "ויש אומרים דאם אין לה מי שישמשנה, מותר בכל, וכן נוהגין אם צריכה הרבה לכך". וכן כתב **הרדב"ז** בתשובה (שם), וכן נראית דעת **שיירי כנסת הגדולה** (שם), וכן פסק **הלבוש** (שם, סעיף טז), וכן כתב **החכמת אדם** (שער בית הנשים, כלל קטז, סעיף יא), וכן פסקו **הערוך השולחן**

הכתף – כך עדיף לנהוג[18], אך במידת הצורך ניתן אף להתיר חיבוק[19]. רוב הפוסקים שהתירו את כל הנ"ל, התירו דווקא דרך בגד ללא נגיעה של עור בעור[20]. וקל וחומר לשאר הרחקות שעיקרן מדרבנן, שאפשר להקל בהן אם

(יו"ד, קצה, סעיפים כד וכז), **ושו"ת בית שערים** (יו"ד, רעד), וראו **בשו"ת ויען יוסף** (יו"ד, קמב) **ושו"ת משנה הלכות** (ג, מח) **ושו"ת קנה בשם** (א, צב) שחילקו באופנים שונים.

היוצא מדברינו הלכה למעשה, שבחולה שיש בו סכנה רוב רובם של הפוסקים מתירים נגיעה לצורך טיפול, ובחולה שאין בו סכנה יש למקילים על מי לסמוך, שכן פסקו החכמת אדם והערוך השולחן, אלא שכמובן יש להיזהר מכל מגע של תאווה וחיבה. כמובן, כל זה דווקא כשאין מי שיטפל מלבד הבעל, אך אם יש מי שיטפל במקומו כמובן שיש להעדיף זאת, וכמו שכתב **בשו"ת חינוך בית יהודא** (סימן סו), ראו שם.

מעתה, בנידוננו, המצב שבו נמצאים איש ואישתו הוא מצב ביניים שאינו קיים בשאר נשים, כיוון שבשאר קשרים שבין איש לאישה חוששים אנו לקשר של חיבת ביאה, או לחלופין מתפתח קשר של אהבת קורבה, אך לא שניהם. אולם בין איש לאשתו באופן ייחודי קיימים שני הקשרים בו־זמנית. האיש והאישה מתקשרים זה עם זו בקשר שיש בו חיבת ביאה מלכתחילה, ומתוך רצון ליצור קשר של אהבת קורבה, ויצירת משפחה המבוססת על אהבת קורבה זו. על כן, בסתם ודאי אין לנו לפסוק להקל, אלא יש לחשוש לחיבת ביאה. אולם, כאן הוא מקום חולי, ועל פי רוב העומדים לצידם של החולים בשעת צרתם הם אלו העושים כן מפני אהבת קורבה ולא מפני חיבת ביאה. על כן, גם מגע של טיפול ותמיכה מצד הבעל מן הסתם מוענק כמגע של אהבת קורבה ואין לחשוש לו במקום הצורך.

לכך יש לצרף את דברי הבתי כהונה, שאין לחשוש להנאת חיבה שיכולה לבוא ברגע קל, כיוון שהנגיעה היא לצורך רפואה. עוד יש להוסיף ש"בעבידתיה טריד", שכיוון שעוסק בתמיכה באישתו (או להפך) אינם באים לידי מחשבה על חיבה זו (וראו עוד **ברמ"ה** למסכת קידושין [ע, ב] שהקל באישה שאדם רגיל בה). ומה עוד שלפי כמה וכמה פוסקים אין כאן חשש של אביזרייהו דעריות כיוון שאין הנידה בכלל העריות שעליהן נאמר ייהרג ואל יעבור.

והנה, בחולה שיש בו סכנה ודאי אפשר להקל על פי רוב פוסקים שפסקו כן כמבואר לעיל, וראו לעיל בפרק ב ("גדרי חיוב ופטור במצוות לסובלים ממחלות נפש"), סעיפים ד-ז, שלוש הגדרות שונות לחולה נפש שיש בו סכנה. אולם, בחולה שאין בו סכנה באנו למחלוקת בין שני הרים גדולים, אך כבר כתבנו שאפשר בוודאי לסמוך על הרמ"א וסיעתו שפסקו להקל במגע של תמיכה. וראו בפרק הנ"ל, סעיפים ט-יב, מתי מוגדר חולה במחלת נפש כחולה שאין בו סכנה. אם כן, למדנו שבמקום צורך כזה יש מקום להקל.

18. דוגמה זו של הנחת היד על הכתף כמפגן של תמיכה שמענו **מהרב ברוך גיגי**.

19. לפי מה שכתב **בשו"ת פני יהושע** (מובא בהערה הקודמת) – ונפסק **בשו"ת בני בנים** (א, לז) – יש להעדיף ליטוף על גבי חיבוק ונישוק אם ניתן לתמוך על ידי נגיעה בלבד (והדברים אף מתאימים עם המובא **בשו"ת באהלה של תורה** [ה, חן]).

20. במסכת שבת (יג, א) שאלו אם אישה נידה יכולה לישון עם בעלה כאשר שניהם לבושים, ולמסקנה מסיקה הגמרא שאסור ומביאה ראיה מפסוק ביחזקאל, וכל הראשונים כולם מסכימים שבאשתו נידה, דין הוא בבגדו והיא בבגדה הוא דין דרבנן, ואף לשיטת **הרמב"ם** המחמירה (כמבואר לעיל הערה 17), כיוון שהפסק בגד נחשב שינוי וממילא קורבה זו אינה מעשה גמור, ואף שהוא איסור חמור ואין להקל בו, משום רפואה אפשר להקל וכמו שנתבאר. **מהרב אשר וייס** שמענו להתיר אך ורק נגיעה דרך בגד, ולא התיר באופנים אחרים. וכן הסכים להתיר **הרב צבי (הרשל) שכטר**,

הדבר מסייע לרפואתם של הסובלים. דין זה נכתב לעניין דיכאון כיוון שמדובר בעניין יחסית מצוי, אך נכון הוא גם כלפי מצבים אחרים שמשפיעים על התפקוד בצורה משמעותית כפי שתואר לעיל.

ט. אישה שעברה פגיעה מינית וסובלת מהלמת (הפרעת דחק פוסט טראומטית, Post-traumatic Stress Disorder), ואינה מרגישה בטוחה בקשר עם איש על מנת להתחתן עמו, אך רוצה מאוד להתחתן, ומטפל ירא שמיים סבור שהדרך היחידה להתגבר על מצב זה היא דרך חשיפה הדרגתית למגע על מנת שהאישה תרגיש בטוחה[21] – יש מקום להתיר זאת על פי כמה תנאים: 1. הנגיעה תיעשה דרך

מפני שדרך בגד אין זה בגדר אביזרייהו דעריות, ואם כן אין דין ייהרג ואל יעבור (וצירף גם שבכגון זה ייתכן שיש כאן ספק סכנה).

אומנם מהרב **נחום אליעזר רבינוביץ** שמענו שיש להגדיר מגע זה כמגע של תמיכה ורפואה לכל דבר, ומטעם זה מעיקר הדין מותר הדבר אף כשיש נגיעה של עור בעור. אלא שמכל מקום חזר ואמר שיש צורך שיהיה היכר בדבר, שלא יבואו מתוך כך להתיר גם נגיעה של חיבה ותאווה, ונגיעה דרך בגד היא היכר מספיק אך גם היכר אחר ייתכן. וכן הסכים **הרב רא"ם הכהן**. **והרב ברוך גיגי** כתב לנו בלשון זו: "יש להתיר במקום צורך, והקל הקל קודם: מילים חמות, נגיעה דרך בגד, שלא בדרך בגד, ובלבד שלא יהיה הדבר במקומות אינטימיים – מגע ביד ולכל היותר חיבוק קל, תוך זהירות מירבית". **והרב יובל שרלו** כתב לנו (לאחר פריסת צדדי הספק) בלשון זו: "אם מדובר בדיכאון קליני חמור, עם סכנה אובדנית – הדבר מותר, ולא זו בלבד, אלא שגם אם זה נצרך מבחינה רפואית למניעת הידרדרות".

21. שאלנו אנשי מקצוע רבים בתחום זה אם אכן דרך הטיפול המוזכרת בסעיף זה נצרכת, מועילה ואין לה תחליף. התשובות שקיבלנו היו מגוונות. יש שכתבו ששיטה זו איננה ראויה, מכמה טעמים: א. אישה דתייה לא תרגיש בנוח עם פתרון זה בלאו הכי, ושיש לעבוד על מגע הדרגתי דווקא לאחר הנישואין; ב. האיש שאיתו היא יוצאת איננו אמור להיות סוכן הטיפול; ג. ישנן שיטות אחרות לטפל בנפגעות תקיפה מינית, ומטפלים שיודעים את עבודתם יוכלו לטפל בבעיה גם ללא מתודה זו; ד. דווקא שמירת נגיעה יכולה להגביר את תחושת האוטונומיה והשליטה שיש לאישה על גופה.

מצד שני, יש שכתבו לנו כי הדבר תלוי מקרה, ובהחלט יש מקרים שהדבר נצרך, וזאת מכמה סיבות: א. העצה לבנות מגע הדרגתי לאחר הנישואין מתגלה לפעמים כאסון, כאשר האישה איננה מסוגלת בסופו של דבר להתגבר על הטראומה שחוותה, ולפתח קשר מיני עם הבעל. על כן יש לפקפק אם אכן נכון להדריך את הזוג להתחתן במצב מעורפל זה; ב. האישה צריכה לוודא ברמה מסוימת את יכולתה לקיים רמה מינימלית של קשר אינטימי עם בן זוגה כדי שתרגיש בנוח להתארס עמו; ג. האישה זקוקה לביטחון (עקב הטראומה המינית) שהאיש מסוגל לכבד את גבולותיה ורצונותיה, לדוגמה: בכך שהוא לא אוחז בידה כשהיא לא רוצה, ואוחז בידה כשהיא רוצה בכך אך לא יותר מכך (שוב, בהתאם לרצונה); ד. יש להעיר כי מחקרים מראים שזוג שמתחתן כשיש ברקע פגיעה מינית שלא טופלה, מביאה לעלייה פי שבעה בסיכוי לגירושין, ועל כן יש להיזהר מלהתחתן לפני שהתקיים תהליך טיפולי.

כמובן שקשה להכריע בדברים אלו, ואף אין מחקרים בעניין זה שיכולים לקבוע קביעה חד־משמעית בנושא זה. הדבר נתון בידיו של המטפל המסוים, ובהחלט ייתכן שהדבר תלוי אף

בגד; 2. הנגיעה תיעשה בנוכחות אדם שלישי, ועדיף שאדם זה יהיה המטפל עצמו בתוך ההקשר הטיפולי[22]. ויש שהתירו על ידי טבילה במקווה[23].

במטופלת המסוימת, שיש כאלו שצריכות להיתרים מעין אלו, ויש שאינן צריכות לכך בכלל, ופשוט שאם אין בכך צורך – לא יזדקקו להיתר זה. אולם, במידת הצורך, כתבנו בסעיף זה שני היתרים על פי פוסקים חשובים שסוברים כן.

22. פסיקה זו היא פסיקתו של **הרב יהודה הרצל הנקין**. וטעמו היה משום המובא בתשובותיו בכמה מקומות, וכיוון שמדובר בעניין מחודש נביא את דבריו. **בשו"ת בני בנים** (א, לז) כתב: "ועיין בשו"ת פני יהושע חלק ב' סימן מ"ד שכתב שאפשר שנגיעה בלבד בשאר עריות שלא באשתו נדה אינה אסורה אפילו מדרבנן ושמעשים בכל יום יוכיחו ושלא מצאנו ברמב"ם איסור אלא באשתו נדה, ולעניות דעתי קצת משמע כן בספר מורה חטאים בסימן י'... ולפי שיטתו בשו"ת פני יהושע באר מה שאמרו במסכת סוטה דף כ"א עמוד ב': 'היכי דמי חסיד שוטה? כגון דקא טבעא איתתא בנהרא ואמר לאו אורח ארעא לאיסתכולי בה ואצולה', עד כאן לשונו. ומאי איריא להסתכל, הלא צריך לגעת בה? אלא אפשר שהסתכלות אסורה ונגיעה אינה אסורה, ואין לדמות גזירות חכמים אלו לאלו שהרי באשתו נדה אסור להושיט מידו לידה ומותר להסתכל גבה להנאתו, ובאשה אחרת מותר להושיט לה ואסור להסתכל באצבע קטנה, אלא קים להו לחכמים במה ובמי יצרו תוקפו".

שוב כתב בקצרה בתשובה נוספת (א, לט) שזו כוונת הפני יהושע, ובתשובה אחרת (ד, יא) המשיך והוסיף ראיות לשיטה זו: "והנה בשו"ת פני יהושע לרבו של הש"ך בחלק ב' סימן מ"ד נסתפק שאולי נגיעה בעלמא בשאר עריות שלא באשתו נדה אינה אסורה אפילו מדרבנן, ועיין בטורי זהב באורח חיים סימן תרט"ו שכתב: 'דהא אשת חברו דאסור לישון במיטה אחת ומותר בנגיעה וכו'', עד כאן לשונו. הרי שמה שהיה מסופק לשו"ת פני יהושע היה פשוט לט"ז. וכל זה לא מיירי אלא מעיקר הדין וכשיש צורך חיוני או מצוה בדבר". עוד הביא שם ראיות מהאור זרוע, ובהערה מרבי עקיבא איגר, ומכל הנ"ל יוצא שיש יותר מקום להתיר בנגיעה ברווקה נידה מאשר באשתו נידה. שנית, אף הרב הנקין לא התיר אלא בהפסק בגד, ולא בנגיעה ממש, שכן כל ההיתר הנ"ל היה דווקא בנגיעה בעלמא, אולם, כיוון שכאן מדובר ביותר מנגיעה בעלמא, על כן הורה להתיר אך ורק בתוספת סניף נוסף להקל. כמו כן, יש לחזור ולהדגיש שהרב הנקין לא הסכים להתיר אלא בתנאי שאין דרך אחרת, והמטפל הממליץ על הטיפול הוא ירא שמיים. **והרב ברוך גיגי** כתב לנו בלשון זו: "אפשר בזהירות גדולה בנוכחות מטפל או מלווה".

בשולי הדברים, יש להעיר כי שמענו מכמה רבנים פקפוקים על פתרון זה. כמו כן, רופא אחד כתב לנו כי יש להביא בחשבון שנוכחות מטפל מיני בחדר בזמן מגע בין בני זוג אכן יכולה לעיתים להרגיע, אך עבור רבים אחרים עלולים לחוות את המפגש כשחזור של הטראומה ולהעצים תסמיני דיסוציאציה, חרדה והימנעות (בהתאם לסוג הפגיעה, מאפייניה ומאפיינים אישיותיים). על כן, ברור שגם מבחינה טיפולית, יש להיזהר בשימוש בעצה זו, וכל מטפל ישקול את הדברים לפי המקרה.

23. כך שמענו מ**הרב אליעזר מלמד**, שאם מטפל מומחה וירא שמיים ומדקדק במצוות יאמר שזו דרך הטיפול הנכונה כדי להביא להקמת משפחה בשמחה ואהבה – יש לעשות כדבריו לאחר טבילת האישה. אף **הרב יובל שרלו** הסכים לכיוון זה, והסביר כי יש ללמוד ממה שאמרו חכמים במסכת קידושין (מא, א): "אסור לאדם שישא אישה קודם שיראנה" שלא רק שיש איסור לשאת אישה קודם שיראנה, מצד החובה לקיים את ציווי התורה "ואהבת לרעך כמוך", אך יש גם היתר גדול להסתכל באישה קודם הנישואין. אלא שהיתר זה מחייב בירור הלכתי: כיצד ייתכן

שלצורך הימנעות מביטול עשה זה (ראו מאירי בסוגיה שם) הותר לעבור על לאו משמעותי, כמו איסור ההנאה מעריות? אלא שנראה פשוט שמה שנעשה לצורך נישואין ואי אפשר בשום אופן בלעדיו – מותר, כחלק מבניית הנישואין. ומכאן למדנו להתיר בנידוננו אם מתקיימים שלושה תנאים: א. הערכה של מומחה ירא שמיים שאין דרך אחרת לאפשר לה להינשא; ב. הערכה של מומחה בתחום הרפואה שזה יעזור; ג. בתוך הגבול של איסורי מגע וראייה, ולא מעבר לכך.

והנה, **הרב אליעזר מלמד** הוסיף כי עצה זו נכונה וראויה גם כאשר הבעיה אינה נובעת מטראומה זו, וכיוון שכן, נציג עוד דוגמה שבאה בפנינו שייתכן ואפשר לפתור אותה כך, אף כי עדיין צריך עיון בכך. ישנם רווקים או רווקות הסובלים מהפרעה טורדנית־כפייתית ביחסים (Relationship Obsessive-Compulsive Disorder) או מהפרעה טורדנית־כפייתית בנטייה מינית (Homosexual Obsessive-Compulsive Disorder), וכתוצאה מכך לא מצליחים לפתח מערכות יחסים בריאות. אף שהפרעה טורדנית־כפייתית היא אחת ההפרעות המוכרות יותר בקרב הציבור, הביטויים המסוימים הללו של הפרעה זו פחות מוכרים, ועל כן נסביר בקצרה את עניינם.

הפרעה טורדנית־כפייתית ביחסים באה לידי ביטוי בקושי ברקימת מערכת יחסים בין בני זוג. הסובלים מהפרעה זו חווים מחשבות פולשניות, כרוניות, ומגבילות חוזרות ונשנות על מערכת היחסים שלהם: האם הם אוהבים את בני ובנות זוגם? האם בני ובנות זוגם אוהבים אותם? האם מערכת היחסים הזו היא נכונה עבורם? וכן על זו הדרך. כתוצאה מכך, הסובלים מהפרעה זו מחפשים אישורים חוזרים ונשנים לכך שהקשר הוא נכון וראוי. יש להדגיש: אף כי רבים חווים שאלות כאלו במערכות יחסים, אצל הסובלים מהפרעה זו מדובר במחשבות שאינן בנות כיבוש, ושבסופו של דבר מפריעות לרבים מהסובלים מהם ליצירת מערכות יחסים לטווח רחוק, עד כדי הימנעות לגמרי מיצירת מערכות יחסים. הפרעה טורדנית־כפייתית בנטייה מינית באה לידי ביטוי בחוסר ודאות לגבי הנטייה המינית של הסובלים ממנה. הסובלים מהפרעה זו חווים מחשבות פולשניות, כרוניות ומגבילות החוזרות ונשנות על הנטייה המינית שלהם: האם הם אכן בטוחים בנטייתם המינית? אולי הם נמשכים לבני המין השני? ושמא יתחתנו ויגלו לאחר מכן שבעצם נטייתם המינית היא לא מה שחשבו מלכתחילה, והדבר יסיים את הנישואין שלהם? וכן על זו הדרך. כתוצאה מכך, הסובלים מהפרעה זו מחפשים אישורים חוזרים ונשנים לכך שאכן נטייתם המינית היא כפי שחשבו מתחילה. מחשבות אלו מפריעות לרבים מהסובלים ביצירת מערכות יחסים, עד כדי ניתוק מערכות יחסים בריאות עם בני זוג פוטנציאליים. בשני המקרים ישנה סכנה שלא יוכלו לעולם להתחתן ולבנות בית נאמן בישראל.

מפי רופאה מומחית לדבר שמענו שיש מקום לטפל בהפרעה טורדנית־כפייתית מסוגים אלו על ידי קרבה גופנית הדרגתית, מהסוג המתואר בסעיף למעלה, וכפי ששמענו מ**הרב אליעזר מלמד** שיש מקום להקל, כך סבר גם **הרב יהודה הרצל הנקין** כשדיברנו עמו על אודות מקרה זה. אולם, יש לדעת כי ודאי שאין כל החולים שווים, ויש כאלו שאין להם צורך בהיתר זה, וגם שמענו ערעורים על היתר זה שהוא לא נכון מבחינה טיפולית. למעלה מזה, לגישת הרב הנקין (קרבה דרך בגד) יש מקום לשער שאצל חלק מהסובלים מהפרעה טורדנית־כפייתית, הוראה להשתמש בכפפה רפואית דקה כדי להחזיק ידיים (לדוגמה) דווקא תחזק את הנטיות של ההפרעה ותביא לידי נזק במקום תועלת. על כן, לא הבאנו מקרה זה כסעיף בפני עצמו, שכן לא ברור כלל שראוי לנקוט בעצה זו.

לסיכום, ברור שכל האמור בסעיף זה צריך להיעשות דווקא לאחר הסכמת מטפל ירא שמיים שיש בכך הן משום צורך אמיתי והן תועלת ממשית. מעבר לכך, כדאי לזוג להיות בקשר עם מורה הוראה שילווה את התהליך, על מנת שהתנסות לא תגרום נזקים רוחניים לטווח ארוך (רגשות אשמה, הידרדרות למקומות שאינם מותרים וכדומה).

מעוברת ויולדת

י. **נחלקו הפוסקים אם מותר לבעל לנכוח בחדר הלידה, ומכל מקום הסכימו רוב הפוסקים להתיר אם יש בכך תועלת להרגעת האישה היולדת**[24].

יא. **נחלקו הפוסקים אם מותר לבעל להחזיק בידי אישתו בזמן הלידה, ונראה שאם האישה מבקשת זאת ואומרת שהדבר חשוב לה, שיש מקום לומר שהבעל ילבש כפפה רפואית דקה, ואז ניתן להתיר את הדבר, ויש מחמירים**[25].

24. ראו **שו״ת אגרות משה** (יו״ד ב, עה) שכתב שאין בכך איסור, אך **הרב יהודה הרצל הנקין** במאמרו **באסיא** (יט, עמודים 44-52; וראו אף **שו״ת בני בנים** [א, לג]) כתב שאין לעשות מדבריו היתר כללי, ו**בנשמת אברהם** (מהדורא בתרא, ב, יו״ד, קצה, עמוד רב) כתב בשם **הרב שלמה זלמן אויערבאך** שבלא צורך אין זה יפה ויש בכך מיאוס, וכן **בשו״ת דברות אליהו** (ו, יו״ד, סא) כתב שאם האישה מתעקשת יש להיענות לבקשתה. גם **בשו״ת מנחת יצחק** (ח, ל) לא התיר אלא כשיש סכנה אם הבעל לא יימצא שם, וכן **בשו״ת תשובות והנהגות** (א, תתסב) החמיר בדבר. אולם בספר **טהרת הבית** (חלק ב, עמוד קסו) נראה שמתיר אף לכתחילה. מכל מקום, מלבד המנחת יצחק (ואולי גם התשובות והנהגות עומד בדעתו) נראה מכל הפוסקים הנ״ל להתיר במקום שהיולדת מפחדת וניכר שזקוקה לנוכחות הבעל, ושמא גם המנחת יצחק יודה שיש בכך סכנה, כיוון שכל מה שנעשה להרגעת היולדת הוא בגדר סכנה, וכמו שיבואר בהערה הבאה. וכן התירו **הרב רא״ם הכהן, הרב אליעזר מלמד, הרב ברוך גיגי והרב יובל שרלו**. ומ**הרב צבי (הרשל) שכטר** שמענו שטוב להימנע אם אין צורך מובהק בדבר.

25. במסכת שבת (קכח, ב) אמרו שמחללים את השבת על היולדת, ובגמרא ביארו שאם הייתה צריכה לנר שמדליקים לה את הנר, ושם שאלו שלכאורה דבר זה פשוט, ותירצו שאפילו היא עיוורת הדבר מיישב את דעתה כשהיא יודעת שיש אור בחדר, וכן פסק להלכה **בשולחן ערוך** (או״ח, של, א): ״יולדת היא כחולה שיש בו סכנה ומחללין עליה השבת לכל מה שצריכה; קוראין לה חכמה ממקום למקום, ומילדין (אותה), ומדליקין לה נר אפילו היא סומא...״. והנה, לכאורה אפשר לומר שמה שמיישב את דעתה של היולדת הוא דווקא בדבר שיש לו תועלת מעשית, כגון בנר, שהיא רוצה שיראו מה שקורה בלידה, ועל כן דעתה מתיישבת כשיודעת שהמיילדות רואות, וכך נראה קצת מדברי **המגן אברהם** (או״ח, של, ס״ק ב). אך **הלבוש** (שם) כתב שאפילו אין בנר תועלת מעשית מדליקים את הנר עבורה, והביאו דבריו **מחצית השקל** (שם) **והפרי מגדים** (שם, אשל אברהם, ס״ק ב), וכן פסק **המשנה ברורה** (שם, ס״ק ג). וכן הוא בספרי שו״ת האחרונים, שכן כתב **בשו״ת אדמת קודש** (א, או״ח, ו) ואף כתב שכן הוא פשט הגמרא, וכן פסקו **בשו״ת בית יהודה** (או״ח, נט) ו**בשו״ת חלקת יעקב** (או״ח, יח, וכן סימן קח בסופו, וכן באבהע״ז סימן סז). וכן נראית דעתו **בשו״ת מנחת יצחק** (ד, ח), וכן פסק **בשו״ת יביע אומר** (ט, או״ח, קח, אות קעט) לעניין ליווי יולדת בשבת, וכן דעת **שו״ת להורות נתן** (ה, כז).

אומנם, עדיין יש לומר שאף מה שהתירו משום יישוב הדעת אינו אלא בדבר שיש לו תועלת ברורה, ואף אם אין צורך באותה תועלת, כגון יולדת סומא הרוצה שידליקו לה את הנר, והמיילדות אומרות שאינן צריכות את הנר, מכל מקום כיוון שהתועלת שבהדלקת הנר היא ברורה, ופעמים רבות יש להדלקת הנר תועלת, על כן מתירים לחלל את השבת בעבור זה. אולם, כשהיולדת מבקשת דבר שאינו תועלת הנראית לעיניים אלא הדבר גורם לה להרגיש נוחות יש לדון אם אף

עצם הרגשת תמיכה היא בכלל ההיתר. ואכן **בשו"ת תשובות והנהגות** (א, תתסב) החמיר אפילו בבעל העומד בחדר הלידה. ואף שבתשובה אחרת (א, תתנז) התיר בשופי לקרובי המשפחה לחתום בשבת לצורך אישור ניתוח מסוכן, שאם לא כן יהא הרופא המנתח עצבני, ועוד כתב (ב, קעז) לעניין ליווי היולדת לבית החולים שאפילו בצווחת שאינה צריכה את הליווי, יש לבעל ללוותה כיוון שאולי יהיה סיבוך רפואי ויצטרכו להתייעץ עמו וכדומה. מכל מקום בענייננו כאמור נראה שמחמיר מאוד, ולכאורה החילוק הוא שאין אנו סומכים סתם על רגשות היולדת, ורק כשיש סיבה ברורה בדבר – ואף אם יש בכך רק יישוב דעתה של היולדת ואין כאן תועלת ממשית – כיוון שבעצם הבקשה יש ממש ואנו מבינים התועלת על כן התירו, אך בעניין שהוא בדעתה וברגשותיה בלבד יש לנו לדקדק יותר. וכן נראה מתשובת כתב יד **הרב עובדיה יוסף** שהביא בנו **בילקוט יוסף** (שבת חלק ד, הוספות, הערות לסימן של, אות ז), ראו שם.

ואף שבמסכת בבא בתרא (קנו, ב) אמר לוי שקונים קניין משכיב מרע אפילו בשבת שמא תיטרף דעתו עליו, ומשם נראה שאף תמיכה נפשית סתמית מתירה חילול שבת, לכאורה כל זה הוא דווקא בקניין ובשכירות, שאינם מלאכות דאורייתא ולכן התירו, ומניין לנו להתיר אף באיסורים של תורה ממש? וראו גם לשון **ערוך השולחן** (או"ח, שו, כ) בעניין זה. והעולה מכל הנ"ל הוא שלכאורה יש לחלק בין חששה של היולדת שהוא חשש אמיתי התלוי במעשה לבין חשש התלוי ברגשותיה ובדעתה סתם, שבחשש הראשון התירו חילול שבת אף במלאכות דאורייתא, ואילו בחשש השני בקושי התירו איסורי דרבנן, ואף שם לא התירו אלא באיסור קל של אמירה לגוי ו"ממצוא חפצך ודבר דבר", ולא יותר. וראו גם מה שפסק **בשמירת שבת כהלכתה** (לב, כו). אם כן, לכאורה אין להתיר החזקת יד לאשתו נידה בשעת לידתה, כיוון שאין בכך שום תועלת ממשית לרפאותה מסכנתה.

אכן, **בשו"ת מנחת יצחק** (ה, כז) החמיר בזה, ואפילו על ידי לבישת כפפות, וכתב שרק אם זה מקום סכנה ברורה יש להקל, **ובנשמת אברהם** (שם, עמוד רג) תמה על דבריו, שכן מספק סכנה לא יצאנו ביולדת, אך הביא שם דברי **הרב שלמה זלמן אויערבאך** שתירץ: "בדברים שאינם ידועים ומקובלים ורק עקב 'מודה' בחברה המודרנית מבקשים הרגעת הנפש, אז בזה אסור ואפילו באיסור דרבנן", וכיוון שעניין זה אינו עניין ידוע ומקובל אין מקום להקל בו, ושם נראה שאף הוא סבור כמנחת יצחק.

אולם, **בשו"ת לב אריה** (ב, כ) התיר על ידי הפסק בגד, וגם **באסיא** (עה-עו, עמודים 116-121) יצא **הרב שלמה דייכובסקי** להתיר את הדבר, וכך כתב שם: "נראה לי... שאם האישה הכורעת ללדת, דורשת בתוקף שבעלה יחזיק בידה בעת הלידה... ונראה לעין שהיא זקוקה לכך, לצורך רגיעתה הנפשית, אזי יש מקום להתיר לו ולה. הדברים אמורים במקום שנראה בעליל, שלא מדובר בפינוק יתר, אלא בחרדה אמיתית ובחשש לשלומה. עצה חכמה בנושא זה, ניתנה בכנס של 'מכון פועה', והיא חבישת כפפה רפואית דקה על ידו של הבעל. בדרך זו, הבעיה ההלכתית קלה בהרבה... ברור, שאם אמה או אחותה נמצאות במקום וניתן להסתייע בהן, אזי אין מקום להתיר". וראו גם שהוסיף שם טעם להתיר משום שאינה ראויה לביאה כשהיא כורעת ללדת ואין לחשוש לכך כלל, והשיב שם לכמה השגות שהשיגו עליו, וראו גם השגותיו של **הרב אליהו סולוביצ'יק** **באסיא** (עט-פ, עמודים 201-203). ותמצית מחלוקת זו מובאת **באנציקלופדיה הלכתית רפואית** (ד, ערך "לדה", עמודים 265-271). ומכל מקום, אף **בשו"ת דברות אליהו** (ו, יו"ד, סא) הסכים מעצמו לפסיקתו של **הרב דיכובסקי**.

אכן, בהערה 20 לעיל ביארנו דין נגיעה בהפסק בגד, ונתבאר שם שאיסור זה באשתו אינו אלא דרבנן אף למחמירים, וגם יש להוסיף שנשתנו הדורות, ומה שלא היה אלא נחלת מעטים לפני שלושים וארבעים שנה, היום נפוץ ביותר, ורבות מהיולדות מבקשות את נוכחות בעליהם

יב. אישה שלאחר הריונה חוותה עצבות אחר לידה (maternity blues, baby blues), אין לכלול זאת כשיקול הלכתי בהחלטה עתידית לגבי מניעת הריון[26].

יג. אישה שלאחר הריונה חוותה תסמונת הסתגלות (Adjustment Disorder), באופן כללי[27] יש לקבוע שאין זה מהווה שיקול הלכתי בהחלטה עתידית לגבי מניעת הריון.

יד. אישה שלאחר הריונה חוותה דיכאון אחר לידה (Postpartum Depression) וקל וחומר אם חוותה פסיכוזה אחר לידה (Postpartum Psychosis), מוכרחת להביא מצב זה בחשבון לפני כל הריון נוסף, כיוון שיש בכך סכנה אפשרית לה או

בחדר, ואף רואות בתמיכתם חלק בלתי־נפרד מתהליך הלידה. על כן, נראה שאם הבעל לובש כפפה – ואף כפפה דקה – יש להתיר החזקת יד האישה במקום שמבקשת ממנו לעשות כן, משום חשש טירוף הדעת. וכן שמענו מ**הרב נחום אליעזר רבינוביץ** (ויש שיאמרו משמו שלא הייתה דעתו נוחה מהיתר זה), וכן הסכים **הרב רא"ם הכהן**. **והרב יובל שרלו** כתב לנו להתיר אם היולדת צריכה (ולא הצריך הפסק בגד).

אולם מ**הרב אליעזר מלמד** שמענו לאסור בכל עניין, ואף מ**הרב צבי (הרשל) שכטר** שמענו שטוב להימנע אם אין צורך מובהק בדבר. **והרב ברוך גיגי** כתב אף הוא שלכתחילה יש להימנע מכך, ומכל מקום הוסיף בלשון זו: "אבל במקום צורך גדול, וכשהאישה מבקשת, יש לאפשר לנגב זיעה על ידי מטפחת בלי מגע ישיר, ואולי יש להתיר אף להחזיק ביד דרך בגד בלבד".

26. על פי המחקרים, מצב זה קיים ברוב גדול של נשים לאחר הלידה (כ־80 אחוז), ועל פי רוב אינו נמשך למעלה משבועיים ואינו זוקק טיפול תרופתי. כמובן שאישה הסובלת מעצבות אחר לידה זקוקה לתמיכה, עידוד והבנה מאת הקרובים לה, אך אין במצב נפשי זה משהו יוצא מגדר הרגיל אשר יוצר שינוי ברמת ההלכה למעשה. ראו מאמרה של **ד"ר בת שבע הרשקוביץ באסיא** (סז-סח, עמודים 75-79), ומאמרה של **ד"ר דינה צימרמן בספר אסיא** (יג, עמודים 414-423) ומחלוקתה עם ד"ר הרשקוביץ לעניין תחליפי חלב, וכן תגובתה של ד"ר הרשקוביץ, אף היא **באסיא** (עג-עד, עמוד 188). וכן ראו מאמרם של **הרב ברוך פינקלשטיין והגברת מיכל פינקלשטיין באסיא** (פט-צ, עמודים 111-118).

27. ראו מאמרם של **הרב ברוך פינקלשטיין והגברת מיכל פינקלשטיין** המוזכר בהערה הקודמת. באופן כללי, נשים החוות תסמונת זו מתמודדות עם קושי לא קטן שיכול להימשך אף כמה חודשים, אך (אם אין התדרדרות לכדי דיכאון קליני) עם הזמן קושי זה הולך ונמוג, וגם כאן אין בהכרח צורך בטיפול תרופתי, אלא בעיקר בפסיכותרפיה וביצירת מסגרות תומכות, ועל כן באופן עקרוני גם כאן אין עובדה זו משנה את החובה ההלכתית הבסיסית הכרוכה במצוות פרייה ורבייה. אולם, יכולים להיות מקרים קשים יותר בכל הקשור בתסמונת הסתגלות, ובמקרים כאלו יש לבדוק היטב אם האמור בסעיף הבא אינו שייך גם כאן. וראו **שו"ת שיח נחום** (סימן צד), ועל פי דבריו יש מקום לפסוק להקל לעניין מניעת הריון עקב כל מצב בריאותי.

ליילוד[28]. על כן, אין לאישה זו להיכנס להיריון לפני התייעצות עם רופאיה בנוגע להשלכות האפשריות של היריון זה, הן על בריאותה והן על בריאות היילוד[29].

28. בשני מצבים אלו, הדבר ברור (ממחקרים שנעשו וממקרים ידועים) שהן דיכאון אחר לידה והן פסיכוזה אחר לידה יכולים להביא לידי סכנה ממשית, הן לאם והן ליילוד. על כן, פסק **הרב משה פיינשטיין בשו"ת אגרות משה** (אבהע"ז ג, כב): "בדבר אשה שבעיבור ולד החמישי נחלתה במחלת השיגעון שקורין נערוון בראך לא עלינו והוטבה אחר זמן", שביקשה להשתמש באמצעי מניעה מחמת חששה להיכנס להיריון, שהדבר מותר לה כיוון שהיא כחולה שיש בה סכנה: "והנה האחרונים התירו במקום סכנה... ומאחר שפשוט שמחלת שיגעון ונערוון הוא סכנה בין לעצמה בין להילדים, שכשלא תוכל להבליג על צערה וחששותיה המרובות שיש לאשה כזו יש לחוש שתמית עצמה ואת ילדיה, חס ושלום, כי אין שום אחריות לנשים כאלו ולא שייך גם שמירה עליהם, שלכן יש להתיר...".

ועוד כתב בתשובה נוספת (אבהע"ז ד, סח): "שאם כן הוא רק מעשה שטות דמחלת הנערוון שבשביל זה אין יכולין להבליג על צערן ועושין דברי שטות אף של אכזריות על ילדיהם הקטנים בלא שום חשבון... יש לחוש גם לסכנה שלא יחושו אף להכות במקום שהוא סכנה גדולה, דלכן יש להתיר... וההיתר הוא על שתי שנים מיום שתוליד את העובר שבמעיה לשלום ולברכה. וההיתר הוא גם מצד סכנת האם שמאחר שניכר מזה שהיא חולנית על הנערוון שיש לה מצד טירחא גדולה והצער של גידול הילדים הוא חשש סכנה בין לענין הילדים ובין לחיי עצמה". ושוב כתב בתשובה נוספת (אבהע"ז ד, סט) בעניין "מרה שחורה": "ועצבות שהוא עניין מרה שחורה הוא נמי עניין סכנה, לכן פשוט שיש להתיר לה להשתמש בדבר שמונע מהריון...". כן מובא גם בשם **הרב שלמה זלמן אויערבאך** בספר **שולחן שלמה** (ערכי רפואה, ג, עמודים עד-עה, הערה ג), שאף שיש להסתפק אם היום יש להגדיר זאת כסכנה ברורה, מכל מקום יש להתחשב ברצונה של האישה אם היא חוששת להתעבר אם לאו.

לעניין פסיכוזה אחר לידה, **בשו"ת בניין דוד** (סימן סח) כתב שאם יסכימו הרופאים שמדובר בחולי של סכנה שיש להתיר אמצעי מניעה, וכן נוטה דעתו **בשו"ת לבושי מרדכי** (חו"מ, מהדורא קמא, לט), וכן פסק **בשו"ת מנחת יצחק** (א, קטו), וכן **בשו"ת אגרות משה** (אבהע"ז א, סה), נראה שדן בפסיכוזה אחר לידה ומתיר: "באשה שנשתטית אחר הלידה בשני הילדים שהולידה והרופאים אסרו לה להתעבר... הנה ודאי צדק... ששטות הוא עניין סכנה לא רק לעצמה אלא גם להילדים הקטנים, שאף מי ששטותו אינו לעשות רע, אפשר להתהפך שתרצה לעשות רעה לעצמה ולהילדים חס ושלום ואי אפשר להעמיד שומרים על זה. ולכן יש להתיר לה לשמש במוך, מכיון שהוחזקה ששני פעמים יצאה מדעתה אחר הלידה ובקושי גדול נתרפאה על ידי הרפואות הנקרא 'שאק'...".

29. **בשו"ת אגרות משה** (אבהע"ז ג, כב) כתב שלאחר כמה שנים יש להתייעץ שוב ברופאים: "וגם מאחר שכבר עברו איזה שנים טוב להתיישב עם רופא מומחה שאולי כבר ליכא חשש דתחלה חס ושלום עוד הפעם מזה שאז יהיו אסורין... אבל אם הבעל רואה שעדיין היא נערוונע ויראה מאד להתעבר אין צורך לשאול ברופא כי הרי רואה שעדיין היא חולה שודאי עלולה להחלות ביותר כשתתעבר".

והנה, אף שכיום ישנו טיפול תרופתי לסובלים מדיכאון אחר לידה ופסיכוזה אחר לידה, מכל מקום יש לציין שתרופות אלו יכולות להשפיע על היכולת להניק חלב אם ליילוד, וראו מאמרה של **ד"ר בת שבע הרשקוביץ באסיא** (סז-סח, עמודים 75-79), ומאמרה של **ד"ר דינה צימרמן בספר אסיא** (יג, עמודים 414-423) ומחלוקתה עם ד"ר הרשקוביץ לעניין תחליפי חלב, וכן תגובתה של ד"ר הרשקוביץ אף היא באסיא (עג-עד, עמוד 188).

דיני בדיקות, חציצה וטבילה

טו. אישה הסובלת מהפרעה טורדנית־כפייתית (Obsessive Compulsive Disorder), וכתוצאה מכך חוששת מאוד ומחמירה מאוד על עצמה בעניינים הקשורים לטהרת נידה, או שבעלה סובל מהנ"ל והוא דורש ממנה להחמיר בכל דבר ודבר, יעמידו הכול על עיקר הדין ולא יחמירו חומרות כלל[30].

מלבד זאת, ראו מה שכתב **בנשמת אברהם** (מהדורא בתרא, חלק ג, עמוד קמח): "ואמרו לי שני מנהלי מחלקות פסיכיאטריות בארץ (לא דתיים וזה שלא בפני זה) וכן מומחה בחוץ לארץ שהיום אפשר לטפל באשה כזאת עם סיפור של דיכאון וטירוף הדעת עד כדי ניסיון התאבדות בעבר אחרי לידה, וניתן למנוע ברובן הגדול התקף חוזר של דיכאון אחרי לידה ואין הם רואים שום סיבה מבחינתם לאסור על אישה כזאת להיכנס להריון. אם כך הדבר, לכאורה מסתבר שאין איסור לאישה כזאת להיכנס להריון אם כך רצונה, ואין זה נקרא מכניסה את עצמה לסכנה, כי הלא אפשר למנוע את הסכנה ברובן הגדול. מאידך, אם היא איננה רוצה להיכנס להריון מתוך פחד מהתקף של דיכאון וכו' על אף הטיפול, מסתבר שיהיה מותר לה להשתמש באחד מדרכי המניעה (לפי מורה הוראה) ואין הבעל יכול לכוף אותה למצוה. והסכימו איתי הגאון הרב שלמה זלמן אויערבאך זצ"ל ומורי ורבי הגאון הרב יהושע ישעיה נויבירט שליט"א".

על כן, כפי שכתבנו בגוף הסעיף, יש להתייעץ עם הרופאים קודם כניסה להיריון נוסף על מנת לוודא שהאישה מוכנה לכך, הן מבחינת מעקב תרופתי והן מבחינת מצבה הנפשי. וראו תמצית השיטות **באנציקלופדיה הלכתית רפואית** (ד, "מניעת הריון", עמודים 773-774). וראו **בפניני הלכה** (שמחת הבית וברכתו, ו, ד) לעניין שימוש בקונדום במצב שבו יש סכנה בקיום יחסי אישות רגילים (ומובן שאם יש אפשרויות אחרות למניעת היריון יש להקדימן לאפשרות השימוש בקונדום).

30. **אורחות רבינו הקהילות יעקב** (ד, עמודים נב-נד), וכן פסק **הרב שלמה אבינר** בגיליון "באהבה ובאמונה" (תשס"ח, פרשת "כי תשא"). וראו טיפול דיון בנושא הפרעה טורדנית־כפייתית בהקשר הלכתי במאמרים: **קריינא דאיגרתא** (א, רעח); Huppert JD, Siev J, Kushner ES. "When religion and obsessive compulsive disorder collide: treating scrupulosity in Ultra-Orthodox Jews", *Journal of Clinical Psychology* 2007: 63(10): 925-941; שו"ת ניצני ארץ (ב, א); **הרב ד"ר זאב פרימר וד"ר עמיחי פלדמן** במאמרם **באסיא** (צה-צו, עמודים 86-110). כמו כן ראו מה שכתב **פרופ' משה הלוי ספירו** על משמעותן הרוחנית־הלכתית של פעולות כאלו בספרו *Handbook of Psychotherapy and Jewish Ethics* (עמודים 34-39).

יש לדעת שלתופעה זו יש דוגמאות רבות: נשים שחושבות שהרגישו הרגשה המטמאת אותן, נשים שמקפידות מאוד בבדיקות עד אשר פוצעות את עצמן (ואז גם מייסרות את עצמן במחשבה שהן טמאות עקב הפציעה ויציאת הדם), נשים המחמירות בכתמים עד שאינן יכולות להיטהר, ועוד ועוד. בכל אלו, כשהפוסק מכיר בכך שבכגון זה מדובר, עליו להיזהר מלהחמיר על האישה השואלת, כי בכך תיתכן תמיכה לא מכוונת בהפרעה שממנה היא סובלת. וכן שמענו **מהרב אשר וייס** שיש להקל בזה בכמה עניינים לפי עיקר הדין, ולא להחמיר יתר על המידה עד שהאישה תצא ממצב החולי שבו היא נמצאת, וכגון בבדיקות שבעה נקיים שיכולה להסתפק בהפסק טהרה ובבדיקות ראשון ושביעי (ובשעת הדחק גדולה אף בבדיקה אחת בלבד תוך השבעה).

וכן הסכימו **הרב אליהו אברז'ל, הרב רא"ם הכהן, הרב יהודה הרצל הנקין, הרב צבי (הרשל)**

טז. אישה הסובלת מהֲלֶמֶת (הפרעת דחק פוסט טראומטית, Post-traumatic Stress Disorder) בעקבות פגיעה מינית, ומתקשה מאוד לבצע את בדיקות שבעה נקיים, יש להקל לה לפי הצורך, עד כדי שלא תצטרך אלא בדיקת הפסק טהרה ובדיקה אחת בלבד בשבעה נקיים[31].

שכטר ו**הרב יובל שרלו** להתיר בבדיקת ראשון ושביעי, וכן דעת **הרב ברוך גיגי** (והוסיף שגם אין להצריך מוך דחוק), ואף **הרב אליעזר מלמד** כתב להעמיד הכול על עיקר הדין ללא חומרות במקרה כזה (והוסיף שגם ראוי שתפנה לטיפול רפואי). אף מ**הרב נחום אליעזר רבינוביץ** שמענו שיש מקום להקל בכך, אך לא רצה לתת בזה כלל, אלא שיש לבחון כל מקרה לגופו ולפי הצורך. ומ**הרב מרדכי ווילig** שמענו שאף שמעיקר הדין ניתן להסתפק בראשון ושביעי, עצה טובה היא לבקש בדיקה אחת נוספת באמצע השבעה נקיים, למקרה שתשכח לעשות אחת מהבדיקות האחרות (ואמר שאין בדרישה נוספת זו כדי להחמיר את הסבל של אישה זו ממצבה הנפשי).

31. ראו **ערוך השולחן** (יו"ד, קצו, כג): "ולבד הבדיקה של הפסק טהרה שמיום המחרת מתחלת לספור שבעה נקיים, צריכה לבדוק בכל יום מימי השבעה נקיים שתי בדיקות, אחת בשחרית בקומה ממיטתה והשנית סמוך לבין השמשות. אך בדיעבד, אם לא בדקה בכל השבעה ימים רק בדיקה אחת לבד הבדיקה של הפסק טהרה, בין שבדקה את עצמה בראשון מהנקיים ובין שבדקה ביום השביעי של הנקיים ובין שבדקה באחד מהימים האמצעיים, עלו לה הנקיים וטובלת, מאחר שהפסיקה בטהרה ובדקה... דאם לא הפסיקה בטהרה כגון שלא בדקה כלל ביום הפסק ראייתה לעולם היא בחזקת טמאה אפילו עברו ימים רבים...". דבריו מבוססים על שיטת **הראב"ד** בספר **בעלי הנפש** (שער הספירה והבדיקה).

יש לדעת שלאדם הסובל מהלמת ישנם הקשרים מסוימים שגורמים לה להתפרץ (triggers). הסובלים מהלמת יכולים להגיע עד כדי מחשבות אובדניות, וגם ההשפעה של ההלמת על יכולת התפקוד יכולה להיות משמעותית ביותר. על כן, אישה שיודעת שהבדיקות החוזרות ונשנות גורמות להלמת להתפרץ, נחשבת לעניין זה לכל הפחות כחולה שאין בה סכנה, ולעיתים אף חולה שיש בה סכנה. על כן, יש להקל לה ככל הניתן במסגרת ההלכה, כאמור. וכן הסכים **הרב אשר וייס**, וכן שמענו מ**הרב רא"ם הכהן**, ומ**הרב ברוך גיגי** שמענו להתיר דווקא בבדיקת ראשון ושביעי, ו**הרב יהודה הרצל הנקין** ו**הרב צבי (הרשל) שכטר** אמרו שרק בשעת הדחק גדולה יש להקל בבדיקה אחת בלבד, ואמר הרב שכטר ששעת הדחק גדולה היא כל מקרה שבו אם לא נקל האיש והאישה יהיו אסורים זה לזו יותר מחצי חודש. וראו מה שכתבנו בסוף ההערה הקודמת בשם **הרב מרדכי ווילig**. אף הרב **אליעזר מלמד** הסכים להקל בכגון זה כפי השיטות המקילות ביותר (והוסיף שאם הדבר משפיע אף על קיום מצוות עונה תפנה לטיפול רפואי, ואם הבעיה איננה נפתרת רשאי הבעל לבקש להתגרש).

לאחר קבלת תשובתו של הרב מלמד, שלחנו אליו מכתב נוסף כדי לקבל תשובה מפורטת יותר בעניין זה, ובאופן ממוקד על מנת לברר אם יש מקום להקל לאישה כזו לעשות קינוח ולא בדיקה עמוקה. הרב רצה להבין מדוע הרגשת הבדיקה יכולה להוות מכשול בעוד הרגשת האיבר בזמן יחסי אישות לא תגרום לחוויה טראומטית. ביקשנו חוות דעתם של נפגעות תקיפה מינית ואנשי מקצוע וכתוצאה מכך כתבנו במכתב כך:

"לאחר התייעצות עם נפגעות תקיפה מינית, עובדים סוציאליים, ד"ר לפסיכולוגיה ופסיכיאטריה, כולם דתיים שומרי תורה ומצוות – אני כותב לך את מסקנותיי ממה שנאמר ונכתב לי. החוויה של טראומה מינית הינה לגמרי אנדבידואלית ומלווה בדקויות שונות אצל כל

יז. אישה שמצבה הנפשי מחיל עליה דין של שוטה, צריכה להיבדק על ידי נשים אחרות להתירה לבעלה[32].

יח. אישה הסובלת מהפרעה טורדנית־כפייתית (Obsessive Compulsive Disorder),

נפגע/ת ונפגע/ת (ובלעז: idiosyncratic). אי אפשר לצפות מראש כיצד כל אחד ואחת יגיבו כתוצאה מהפגיעה. כבר אמרנו שישנה חוויה משוחזרת של האירוע – חוויה זו יכולה לעלות כתוצאה ממגע מסוג מסוים, ריח מסוג מסוים, קול מסוג מסוים, וכן על זה הדרך. סיפרו לי על אישה חרדית שבעקבות הפגיעה שלה היה קשה לה מאוד לראות גברים לבושים בשחור־לבן. היא הצליחה ליצור מערכת יחסים עם גבר שהסכים ללבוש חולצה משובצת. וכדומה.

כמובן, גם מה שדיברנו עליו הוא אישי, וברור שיש נשים שלא תהיה להן בעיה עם הבדיקות ותהיה להן בעיה עם יחסי אישות, נשים שתהיה להן בעיה עם יחסי אישות ולא עם הבדיקות, ונשים שתהיה להן בעיה עם שתיהן (או אף אחת מהן). אבל כאמור, יש גם אחוז מסוים של נשים שיחסי אישות שונים בתכלית השינוי מהבדיקות והפסק הטהרה, ולא תמיד ניתן לתת לכך הסבר הגיוני (זה פשוט תלוי במערכת התגובה וההגנה העצמית של הגוף, מה הוא תופס כאיום ומה לא, וכו׳. ואם האישה טוענת שהחוויה הזו מחזירה אותה לשם, ויחסי אישות לא – המטפלים כולם פה אחד אמרו שודאי שיש להאמין לה שכך הוא, אין בזה צל צילו של ספק).

אף על פי כן, בהחלט ניתן להסביר את הרתיעה דווקא מבדיקות באחת מהצורות הבאות: א. הבדיקות המתחייבות על פי ההלכה נתפסות אצל נשים מסוימות כמשהו חיצוני להן, בעוד הצורך באהבה ובחיבה נתפס כמשהו שלהן, פנימי, שהן רוצות בו לכתחילה. ברגע שחיובי ההלכה באים ׳מבחוץ׳, ממילא הן נחוות כעיסוק לא־רצוני בגוף שלהן, מה שמייצר ׳טריגר׳ לטראומה המינית; ב. הבדיקות מלוות בהרגשה של ניכור – אישה שיושבת עם עצמה, בשירותים, ועושה פעולה טכנית־הלכתית; וזה מול יחסי אישות שנעשים יחד עם אדם אחר ומנכיחים את אישיותה ורצונה של האישה; ג. הבדיקות הן אמצעי ליחסי אישות, ויחסי האישות הן התכלית, ולכן הנשים מגייסות כוחות נפש רבים יותר כדי להצליח לקיים יחסי אישות; ד. חלק מהבעיה בפגיעה היא לא רק הפגיעה עצמה, אלא אובדן השליטה על הגוף שמתלווה לכך, ועצם החיוב ההלכתי בבדיקות (שנעשות באותו מקום) יכול להחזיר לאישה את חווית הטראומה; ה. יש חשש מלווה בבדיקות שיצטרכו להראות אותן למישהו חיצוני, וזה נחווה כחדירה לפרטיות של האישה, וכיוון שעברה את הטראומה שעברה, שוב יכול הדבר להוות פתח לחוויה מחודשת של הטראומה. כאמור: כל זה אם הן עושות את הבדיקות. רבות מהן פשוט תמנענה מלהכניס את עצמן לכל זה, והטבילה תידחה ותידחה...״.

כתוצאה ממכתב זה, שלח לנו הרב מלמד תשובה חוזרת, וזה תוכן תשובתו: ״אם מטפל ירא שמיים אומר שיש חסימה רגשית אמיתית מהבדיקות, זה לא שונה מחסימה גופנית. לכן אפשר להקל כמו שמקילים לכלה, בדיקת הפסק טהרה עד מקום שידה מגעת, אפילו עד קינוח חיצוני וכניסה קלה בלבד (כדברי הנודע ביהודה). ובדיקה אחת בשבעת הנקיים בצורה זו, אם זה מה שהיא יכולה״.

וראו דיון נרחב וממצה בכל עניין זה במאמרה של הגברת **אלומה פלורסהיים־דור**,״בדיקות טהרה לנפגעות תקיפה מינית״, קובץ **תחומין** (מ, עמודים 130-137).

32. **שולחן ערוך** (יו״ד, קצו, ח). ו**בשיעורי שבט הלוי** (שם) כתב: ״וכן במחלת הדיכאון יש לשער גודל המחלה, אם ראויה לעשות הבדיקות״. ו**באורות הטהרה** (מבוא, עמוד 57, הערה ק) הוסיף וכתב: ״לכאורה, מלבד הפעולה הטכנית של הבדיקות, נשים אלה צריכות להבחין ב׳הרגשות׳, ויש לעיין אף אם נאמר שהן יכולות לבדוק, אפשר שאינן יכולות להבחין בהרגשות, הן לטומאה והן לטהרה. ונראה לעניות דעתי כי כיון שיש מצבים רבים שאינם ברורים, ובדיקות הן דרבנן, לכן הרב יכול להקל בעת הצורך״.

וכתוצאה מכך מחמירה מאוד בדיני חציצה, ותמיד חוששת לפני הטבילה או לאחריה שמא לא ניקתה עצמה מספיק – יש להורות לה שתעשה הכנה אחת יסודית כדרך בנות ישראל (עם חפיפה וכו'), ויותר מכך לא תחשוש, ואפילו תחשוב שמצאה משהו לאחר מכן אינה צריכה לחזור ולטבול[33].

33. לכאורה יש לחשוש כאן לגזירת חכמים, שהרי להלכה נפסק **בשולחן ערוך** (יו"ד, קצח, א) לחשוש למיעוטו המקפיד, ואישה זו – עקב ההפרעה שממנה היא סובלת – חוששת לכל דבר קטן, ולפעמים אפילו כשאין שם דבר. אומנם, כשאין שם דבר, ודאי שאין משמעות לכך שהיא מקפידה, אך לכאורה יש לומר שכיוון שמקפידה מאוד על נקיונה, תצטרך לחזור ולטבול על כל עניין קטן וכל חשש קטן שיש לה.

אך באמת אין לחשוש כאן ומשני טעמים. הרי **הרשב"א** בספרו **תורת הבית** (בית ז, שער ז) כתב ש"דבר המקפיד" מוגדר על פי מה שמקפידים עליו רוב בני אדם, אך **הרמב"ם** פסק בהלכות מקוואות (ב, טו) שאם היא מקפידה נחשב זה להקפדה גם אם אחרים אינם מקפידים על כך, וכן דעת **הטור** (יו"ד, קצח). **ובבית יוסף** לא הכריע, אך **מהשולחן ערוך** (יו"ד, קצח, ה) משמע שהחמיר כרמב"ם, וכן דעת **הב"ח** (יו"ד, קצח), **הט"ז** (שם, ס"ק ב), **הש"ך** (שם, ס"ק ב) **והערוך השולחן** (שם, סעיף ו). אף על פי כן, **בשו"ת שואל ומשיב** (מהדורה תניינא, ג, קח) דן באישה שהייתה לה חציצה רפואית שהרופאים ציוו לה שתלבש בכל עת, והביא דברי הרשב"א להלכה וחילק בין מקרים שונים: "ואף אם היא מקפדת בטלה דעתה אצל רוב בני אדם... ואף אם היא מקפדת כיון שרוב בני אדם אם היו חולים כזו ויגידו הרופאים שיש סכנה לא היו מקפידים על זה, אם כן הרי באמת דעת הרשב"א דכל שרוב בני אדם אינם מקפידים לא הוה הקפדה. ואף שהרמב"ם... כתב דחיישינן להקפדתה... מכל מקום זה כשתלוי בהכוונה בלבד אמרינן דכל שהוא מקפדת הוה חציצה, אבל כאן שאף שתרצה להסיר אנן לא שבקינן לה שתכניס עצמה לבית הספק, אם כן פשיטא דבכהאי גוונא מקרי רביתא".

דעת השואל ומשיב היא שכל שהדבר תלוי בדעתה, ואם היא מקפדת היא יכולה להסיר את החציצה, הקפדתה מעכבת גם כאשר אחרים אינו מקפידים. אך כשאין הדבר תלוי ברצונה, אין הקפדתה מעכבת במקום שרוב בני אדם אינם מקפידים. גם בנידוננו יש מקום לסברה זו, שכן מי שסובלת מהפרעה טורדנית־כפייתית אינה שולטת בהקפדותיה, ואדרבה – היא מקווה ומצפה ליום שבו החלטות טורדניות אלו כבר לא יהיו מנת חלקה, ואם כן, ניתן לקבל את סברת הרשב"א שאין לחשוש להקפדותיה במקום שאין אחרים מקפידים. וכן הסכימו **הרב צבי (הרשל) שכטר והרב אשר וייס**, שהקפדתה של החולה בהפרעת טורדנות כפייתית איננה נחשבת להקפדה לעניין הגדרת "מיעוט המקפיד".

להיתר זה יש להוסיף היתר נוסף, שבמסכת יבמות (עח, א) כתב **הריטב"א**: "ואף על גב דרבנן גזרו ברובו שאינו מקפיד אטו רובו המקפיד, הכא דמילתא דלא שכיחא אוקמוה אדינא דאורייתא", ומכאן שלא גזרו חכמים גזירתם במה שאינו מצוי, וכעין זה מצאנו **בשו"ת נודע ביהודה** (תניינא, יו"ד, קלה): "ועוד שאפילו אם נחשב מקפיד אכתי אינו רק מיעוט, ומיעוט המקפיד הוא מדרבנן, והיכא דלא אפשר אוקמוה אדאורייתא", וכן **בשו"ת חלקת יואב** (יו"ד, ל) כתב: "דגזירת חכמים לא הייתה רק במקום שאפשר". וכן פסק **בשו"ת שבט הלוי** (ב, צה), וראו גם בספר **טהרת הבית** (חלק ג, עמוד יד). אף כאן, יש לומר שגם אם מחמת הפרעתה הנפשית יש כאן דין של מיעוט המקפיד, הרי **בשיעורי שבט הלוי על הלכות נדה** (עמוד פח) כתב ש"אם הסיבה תמידית דהוי מקום עיגון" יש לסמוך על הנ"ל לטבול אף במיעוט המקפיד, וכאן זה ודאי

יט. יש צורך במודעות ורגישות גבוהה, הן מצד הרב הפוסק והן מצד הבלניות במקווה, לנשים המתמודדות עם הפרעות אכילה (ראו בהערה)[34].

כ. אישה הסובלת מהפרעת חרדה מוכללת (Generalized Anxiety Disorder), וצופה

מקרה שבו לכל הפחות עד שתקבל האישה טיפול אין לה אופן אחר לטבול. על כן, משני הטעמים הנ"ל יש להורות לאישה לעשות הכנה יסודית אחת, ולא להתעכב על כל עניין קטן, ואז תטבול, ולא תחזור לטבול שוב (אלא אם כן מצאה חציצה ברורה).

אף **הרב רא"ם הכהן** הסכים להיתר זה, והוסיף שמה שאמרו חכמים שאם היא מקפידה הטבילה אינה עולה לה, זהו דווקא בהקפדה על המציאות, אך כאשר המצב המציאותי עצמו אינו מפריע לה מצד עצמו, אלא שכאן היא מקפידה אך ורק משום ההלכה, שהיא חושבת (מחמת הפרעתה הנפשית) שההלכה דורשת ממנה להקפיד כל כך – זו איננה ההקפדה שעליה דיברו חז"ל. ובלשון זו כתב לנו **הרב ברוך גיגי**: "יש להרגיעה ולומר לה שברגע שהכינה עצמה וטבלה עלתה לה טבילה. אם חוששת שכל נקודה בעור גופה שיש בהקילוף קל וכיוצא בזה מהווה חציצה, יש להורות לה שאין זה חוצץ, שאינה מקפידה אלא מפני כפייתיות שבה, ולא הקפדה אמיתית". וכעין זה כתב לנו **הרב יובל שרלו**, שיש לומר בצורה ברורה לטובלת שברגע שהבלנית אמרה שהטבילה עלתה כהוגן אין לחשוש יותר. וכן הסכים **הרב מרדכי ווליג**.

וכעין הוראה זו שמענו בשם **הרב נחום אליעזר רבינוביץ**, על פי עדות נאמנה מתלמידיו, וכן שמענו מ**הרב אליהו אברז'ל**, וכן כתב לנו **הרב אליעזר מלמד**, שיש להורות לאישה זו כשיטות המקילות וגם תפנה לקבלת טיפול רפואי.

34. כדי להסביר את משמעותו של סעיף זה עלינו להרחיב במקצת לגבי ההשפעה של ליל הטבילה על נשים המתמודדות עם הפרעות אכילה, כפי ששמענו את הדברים מהנשים עצמן. כמה נקודות של קושי עלו בדבריהן של הנשים ששיתפו אותנו בחוויותיהן: א. נשים הסובלות מאנורקסיה עוברות ייסורים נפשיים לא פשוטים בכל התעסקות עם הגוף ועם מראהו. ניקוי של הגוף והכנתו לטבילה אינה פשוטה להן, ומעלים לפני השטח רגשות שליליים שיש לנשים אלו לגבי גופן, שאותו הן לעיתים מתעבות. העמידה מול המראה ועיון בגוף יכולים להיות מאוד קשים להן. מעמד חשיפת הגוף בפני הבלנית והכרזתה שהטבילה כשרה אף הוא תורם לחיזוק החוויה הקשה; ב. אישה שסובלת מהפרעת אכילה יכולה בקלות לפתח חרדות קשות סביב הטבילה, הימנעות מאכילה, התחלת הכנות ימים מראש, ולפעמים עד פציעה עצמית (כל זה כמין מנגנון התמודדות עם המצוקה הרגשית). אישה אחת כתבה לנו שהיא קיבלה התקף חרדה במי המקווה בפעם הראשונה שטבלה, ומאז לקחה תרופת הרגעה לפני ההגעה למקווה; ג. תחושות של בושה, שנאה עצמית, רצון להעלים את עצמי – נוכחות במקווה אצל נשים רבות שסובלות מהפרעת אכילה.

נביא כאן עדות של אישה אחת, בלשונה: "ההתעסקות והבחינה הזאת של הגוף אף פעם לא נשארת ברמה הטכנית. אני סורקת את הגוף שלי ולא יכולה להתעלם מהשאלה אם עליתי או ירדתי במשקל. ההתעסקות הזאת למישהי שמתמודדת עם גירוש מחשבות כאלה יום יום מזמינה קשיים. האם זה יכול לגרום לאנורקסיה להתפרץ? בחוויה שלי לא חד משמעי בכלל, אבל במצבים שבהם ההתמודדות היא גדולה וההתעסקות בנושא היא רבה (כלומר אם האנורקסיה או ההפרעת אכילה חמורה מבחינה אובססיבית וההתעסקות בגוף ובאוכל ממלאת הרבה מהמחשבות במהלך היום) ייתכן שאחרי החוויה במקווה ו'הכרח' להתעסק בגוף יהיה יותר קשה לאכול, או יהיה חיזוק של המחשבות האובססיביות שעלולות להוביל לידי מעשה. אכן קרתה לי... חוויה במקווה היא חוויה מציפה רגשית באופן כללי. במיוחד שיש את ההתעסקות בגוף. היא מפגישה אותי עם עדויות לקשיים שלי שמצולקות בגוף במין 'בום', ולעיתים גם אדם אחר נחשף לעדויות הללו. המפגש

מראש שאם תמתין חמישה ימים קודם שתעשה הפסק טהרה הדבר יביא לכך שתצטרך לטבול במקום לא מוכר (כגון שליל טבילתה יוצא בשבת, ובאותה שבת אמורה להימצא שלא בביתה), וכתוצאה מהפרעת החרדה לא תלך לטבול או שהפרעתה תגרום לה סבל מעצם המחשבה על עניין זה – אם מצד ראיית הדם מסוגלת לעשות הפסק לפני שיעברו חמישה ימים, תשטוף את הנרתיק ותעשה הפסק (וראו בהערה כמה פרטים בעניין זה)[35].

כא. אישה הסובלת מאגורפוביה (Agoraphobia), ופוחדת לטבול ללא בגדים, יכולה לטבול בחלוק רחב, כדרך שנוהגת גיורת כשטובלת בפני בית הדין[36].

הזה עם 'האמת בפרצוף' שייתכן שביום יום הייתי מצליחה להתעלם ממנו מציפה. וכל הצפה יכולה להוליד או פגיעה, או סתם עוד סבל. אז שוב, לא חד משמעי בכלל, אבל בהחלט יכול לקרות".

כל הנ"ל אמור לעניין אנורקסיה, אך גם הפרעת אכילת יתר יכולה להביא לידי רגשות עזים בכל הקשור במקווה. נשים שמתמודדות עם הפרעה זו, מתמודדות פעמים רבות עם משקל עודף, וחשיפת גופן בפני הבלנית יכולה להיות מביישת ביותר, ולחזק את דימוי הגוף הנוראי והרגשות השליליים שנשים אלו מרגישות.

כתוצאה מכל הנ"ל, חשוב מאוד שרבנים שמודעים למצב נפשי זה אצל נשים ששואלות יהיו רגישים לקושי העצום שמלווה אותן וידריכו אותן להקל בהכנות לטבילה ולעשות אך ורק את המינימום הנדרש על פי עיקר הדין. כמו כן, על הבלניות המודעות לכך שהאישה שלפניהן חווה קושי מהסוג שתואר לוותר על כל חדירה לפרטיותה של האישה שאיננה נצרכת ולעשות כמיטב יכולתן כדי להשרות אווירה נינוחה ונעימה ככל האפשר בעבורה.

35. לעניין מה שניתן להקל במצבים שונים, ראו **טהרת הבית** (חלק ב, עמודים תיא-תיג),**שו"ת שיח נחום** (סימן נט), **ספר פועה** (משפחה וטהרה, עמודים 90-91). אם ניתן להסתפק בהקדמת ליל הטבילה ביום אחד בלבד, ולנהוג כמנהג חלק מעדות המזרח הממתינים רק ארבעה ימים, כך עדיף. אולם אם יש צורך בהקדמת ליל הטבילה עוד יותר מכך (והדבר אפשרי מבחינת ראיית הדם), ניתן לעשות שטיפה ככתוב בסעיף למעלה, וטוב לצרף לכך שלא תשמש עם בעלה שלושה ימים קודם לכן, ואם בעלה אינו בעיר קל וחומר שיש מקום להקל בכך (וראו מה שכתב בעניינים אלו **בטהרת הבית** [חלק ב, עמודים תד-תז]). אם כן, הוא הדין בנידוננו, שהוא צורך גדול וניתן להקל בכגון זה.

36. הסובלים מהפרעה זו חוששים לצאת מחוץ לביתם למקומות הומי אדם, מחשש שמא לא יוכלו להימלט משם אם תתרגש עליהם צרה כזו או אחרת או מחשש שמא יתביישו בפני אחרים או ימצאו את עצמם חסרי אונים. במקרים חמורים פחד זה יכול לשתק את פעילותו של אדם זה לחלוטין, עד כדי פגיעה ממשית בשגרת החיים. הטיפול בהפרעה זו הוא ב־CBT (טיפול קוגנטיבי־התנהגותי) כך שבהדרגה המטופל מרגיש בטוח בעוד ועוד מקומות, אך ההתחלה תמיד קשה עבורו. לענייננו, ישנן נשים הסובלות מהפרעה זו החוששות לטבול במקווה, כיוון שהדבר כרוך בהורדת הבגדים, והן חוששות שמא (לדוגמה) ייפלו שם וימצאו אותן ערומות בתוך המקווה, וכן על זה הדרך חששות מחששות שונים. אם לבישת חלוק רחב מסייעת בידן ללכת למקווה, יש להתירו, וכשם שהתירו בגיורת שטובלת בפני בית הדין (ראו, לדוגמה, **שו"ת יביע אומר** [א, יו"ד, יט]). וכן הסכים להתיר בכגון זה **הרב צבי (הרשל) שכטר**.

יחסי אישות

כב. איש שכבר זמן רב אינו יכול לקיים יחסי אישות עם אשתו עקב מצבה הנפשי, ויש סכנה לשלום בית בעקבות מניעה זו, יש מקום להתיר לו להוציא זרע בדרכים שונות (ראו בהערה), ובכגון זה ראוי לעשות שאלת חכם קודם שמיישמים פתרונות אלו הלכה למעשה[37].

37. סעיף זה עוסק במצב שבו האישה יכולה להשתתף עם בעלה ביחסי אהבה וחיבה אלא שאסור לה להתעבר, ומטעמים שונים גם איננה יכולה להשתמש באמצעי מניעה מקובלים (גלולות, דיאפרגמה או התקן תוך רחמי).

בנידון זה יש להזכיר בתחילה את דברי **התוספות** במסכת יבמות (לד, ב, ד"ה "ולא") בתירוצו השני של ר"י: "עוד אמר ר"י דלא חשוב כמעשה ער ואונן אלא כשמתכוין להשחית זרע ורגיל לעשות כן תמיד, אבל באקראי בעלמא ומתאווה לבוא על אישתו שלא כדרכה שרי, כדאמרינן בנדרים: 'כל מה שאדם רוצה לעשות באישתו יעשה'". כך גם מובא בשמו **בתוספות הרא"ש** (שם), ולתירוץ זה של ר"י הסכימו **הרי"ד והריא"ז**, וגם **הריטב"א** במסכת נדרים (שם) הזכירו, וכך גם משמע **מהראב"ד** בספר **בעלי הנפש** (שער הקדושה) שהתיר הפיכת שולחן אף לכתחילה, ואינו מחלק כלל בין אם ישנה הוצאת זרע ובין אם לא הייתה הוצאת זרע. וכן נראית דעת **ההגהות מיימוניות** בהלכות איסורי ביאה (כא, ט, אות ד), וכן נראה **מהמרדכי** (הלכות נדה, רמז תשלא). **הטור** (אבהע"ז, כה) הזכיר שיטה זו, **הבית יוסף** (שם) הביא שאף דעת **הרא"ש** כן, אך סיים הבית יוסף: "ודבר קשה הוא להתיר לו להיכשל בהוצאת זרע לבטלה אפילו באקראי, ושומר נפשו ירחק מזה... ואילו היה ר"י רואה מה שאמר הזוהר בעונש המוציא זרע לבטלה כי הוא גדול משאר עבירות שבתורה לא היה כותב זה שכתב". והביא דבריו **החלקת מחוקק** (שם, ס"ק ב), וגם **השל"ה** (שער האותיות, קדושת הזיווג) קטרג על המתירים, וכן נוטה דעת **הערוך השולחן** (שם, סעיף יא). וכן דעת **הישועות יעקב** (שם, פירוש הקצר, ס"ק ב; או"ח, רמ, ס"ק ד), וכן פסק **האפי זוטרי** (אבהע"ז, כה, ס"ק ח).

על פי הזוהר השמיט הבית יוסף את דברי ר"י **בשולחן ערוך, אך הרמ"א** הביאם להלכה (שם, סעיף ב): "ויכול לעשות עם אשתו מה שירצה, בועל בכל עת שירצה ומנשק בכל אבר שירצה, ובא עליה בין כדרכה בין שלא כדרכה, או דרך אברים ובלבד שלא יוציא זרע לבטלה. ויש מקילין ואומרים שמותר שלא כדרכה אפילו אם הוציא זרע, אם עושה באקראי ואינו רגיל בכך. ואף על פי שמותר בכל אלה, כל המקדש עצמו במותר לו קדוש יאמרו לו". וכן הביא **הלבוש** (שם, סעיף ב; או"ח, רמ, ד), וכך גם נראה שנוטה דעת **הב"ש** (שם, ס"ק ב–ג), **והלחם רב** (או"ח, רמ, ס"ק ד) **והברכי יוסף** (או"ח, רמ, ס"ק ה). וכן פסק **האליה רבה** (או"ח, רמ, ס"ק יא). אף **הים של שלמה** למסכת יבמות (ג, יח) כתב שתירוצו השני של הר"י הוא העיקר הלכה למעשה, וכן פסקו **בשו"ת פנים מאירות** (ב, קנח) **ובשו"ת צמח צדק** (אבהע"ז, פט), וכן משמע שנוטה דעת **הנצי"ב במרומי שדה** (שם), וכן נראית דעתו של **שו"ת אדרת אליהו** (אבהע"ז, מח), וכן פסקו **בשו"ת מים חיים** (או"ח, צז) **ובשו"ת עזרת כהן** (סימן לז). **וביד אהרן** (אבהע"ז, כה, ס"ק א) האריך להוכיח שלכל הדעות – ואפילו לדעת הרמב"ם – אין איסור באקראי, וראו מה שכתב **בשו"ת אגרות משה** (אבהע"ז א, סג) בטעם ההיתר, **ובשו"ת בני בנים** (ד, יח) כתב שבמקום שאין לבעל ולאישה אפשרות אחרת, אפילו הבית יוסף יודה להתיר לשמש שלא כדרכה, ואפילו כמה פעמים. סברת ההיתר היא שאין במקרה כזה הוצאת זרע "לבטלה", אלא כחלק מיחסי אהבה וחיבה עם אישתו.

כג. אין לאיש או לאישה לקיים יחסי אישות עם בני זוגם בשעה שאין דעתם מיושבת כראוי[38].

עצה שנייה היא ביאה דרך איברים. בהלכות איסורי ביאה (כא, ט) הביא **הרמב"ם** את ההלכה שכל מה שרוצה אדם לעשות באשתו עושה, אלא שיש שם שתי גרסאות. הגרסה המופיעה ברוב הדפוסים הישנים ובחלק מכתבי היד (קויפמן, קימברידג' ואוקספורד) כוללת איסור להוציא זרע לבטלה, אולם ברוב כתבי היד הושמטו המילים "ובלבד שלא יוציא שכבת זרע לבטלה". יש בעניין זה דיונים שונים, אך גם אם מופיעות מילים אלו, כיוון ששם מדבר בדש מבפנים וזורה מבחוץ אפשר לומר שדווקא את זה אסר הרמב"ם, כי מוכח שעושה כן על מנת להימנע מפרייה ורבייה, אך אם בא על אשתו שלא כדרכה או דרך איברים במקום צורך יש היתר בדבר. וכן כתב **הדרישה** (אבהע"ז, כג, ס"ק א). אומנם, בשו"ת אדרת אליהו (שם) ובשו"ת בנים בנים (שם) כתבו שביאה דרך איברים גרועה מביאה שלא כדרכה, אך **בדרישה** (אבהע"ז, כה, ס"ק ו) השווה את שתי הביאות בצורה מפורשת, ואף בשו"ת בני בנים הנ"ל הביא דבריו ודחאם. **רבי ברוך טולידאנו** בספרו **הלכה ברינה** (רינת עזר, סימן כג, ביאור מקור ברוך ס"ק ה) הסכים להתיר, וכן כתב בנו **בשו"ת ברית שלום** (ג, אבהע"ז, ד), וכן נטה להתיר **בשו"ת אשר חנן** (ח, אבהע"ז, קה), וכן דעת **רבי שמואל אביגדור הלוי** בקובץ **המאסף** (שנה שישית, חוברת יא, סימן קט) כשיש בכך איזה שהוא צורך הכרחי. בכלל עצה זו, שמענו מ**הרב נחום אליעזר רבינוביץ** שהתיר לאישה לחכך בידה כדי לעזור לבעל להוציא זרע, במקרה שאינה יכולה לקיים יחסי אישות ויש סכנה לשלום בית, וכן שאלנו מפורשות אם זהו משום שיש להתיר ביאה דרך איברים בכגון זה, והרב אישר את הדברים. וכן כתב לנו **הרב יובל שרלו** להתיר ביאה שלא כדרכה ודרך איברים, ובלבד שמדובר בהיתר שניתן כחלק ממסלול ריפוי עם סוף מובחן וברור, ולא כהיתר קבוע.

אולם יש לדעת שמ**הרב אליהו אברז'ל** שמענו שעם כל הנ"ל, עדיף שהבעל והאישה ישמשו כדרך כל הארץ (וגם אמר שביאה שלא כדרכה אינה נעימה לאישה ולכן אין ללכת בדרך זו, וכן אמר לנו **הרב יהודה הרצל הנקין**), וילבש הבעל קונדום, וכן הורו לנו **הרב צבי (הרשל) שכטר**, **הרב מרדכי ווילינ והרב רא"ם הכהן**, ולא התירו שימוש שלא כדרכה או ביאה כדרך איברים. ומ**הרב יהודה הרצל הנקין** שמענו שקשה להקל בכל הנ"ל, והעדיף שבמקרה כזה יקיים הזוג יחסי אישות אך ורק ב"ימים הבטוחים" שבין הביוץ למחזור (אך נזקקת היכרות טובה עם שיטה זו על מנת לבצעה כראוי, ועל כן אין לנקוט בה אם אין מודעים כראוי לאופן יישומה). **והרב ברוך גיגי** כתב לנו שיש להתיישב יפה בדבר אם אכן אין מוצא אחר, וסיים: "וכשאין מוצא אחר יש להעדיף ביאה כדרכה בקונדום, או בדרך איברים". וראו גם מה שכתב באריכות **הרב שאול דוד בוצ'קו** בספרו **בעקבות המחבר** (חלק ב, סימן לט) לעניין שימוש בקונדום כדי להציל זוגות מבעיות בשלום בית.

ובכל העניינים הללו צריך להיזהר מאוד, כי מה שמתחיל בהיתר יכול להתגלגל בקלות לידי מעשה באיסור, ויש גם חשש שיצר הרע מושך את האדם בחבלי היתר ולבסוף האדם מוצא עצמו לכוד ברשתו. על כן, אף שכתבנו היתרים אלו מתוך הבנת חשיבות הדברים לאנשים ונשים שנאנקים תחת עול כבד וסבל גדול וסכנה אמיתית לשלום בית, מכל מקום חשוב להתייעץ עם מורה הוראה כדי שהשימוש בהם יהיה במשקל ובמידה.

38. במסכת נדרים (כ, ב) מנו חכמים תשעה זוגות שהילדים היוצאים מזיווגם לא יהיו הגונים, ובני שיכורה הם אחד מהתשעה, וב**לבוש** (או"ח, רמ) ביאר שנאסר לשכב יחד בעת שכרות משום ש"אין בהם כוונת אהבה", וב**עטרת צבי** (שם) כתב ש"ביאתו לאו ביאה גמורה היא אלא כביאת זנות, שאין מתכוין אלא לבעול בעלמא". אולם מה**פרי מגדים** (שם, אשל אברהם, ס"ק יא) משמע שדווקא שיכור ש"נתבלבל דעתו" ולא שתוי סתם, וכן כתב **המשנה ברורה** (שם, ס"ק

זנות וחשש זנות

כד. מבחינה הלכתית, חשוב שמחלקות פסיכיאטריות בבתי החולים תהיינה נפרדות, ורבים הסוברים שהדבר נכון אף מבחינה מוסרית וטיפולית[39].

כה. אישה נשואה ששכבה עם איש שאינו בעלה תוך כדי חווית אפיזודה מאנית (manic episode) – דינה כשוטה (כמוכח ממה שעשתה מעשה הפוגע בגופה, נפשה או כבודה – ראו בפרק א ["השוטה והשטות בהלכה"], הערה 11), ועל כן דינה תלוי בכמה גורמים. אם היא אשת כוהן, היא נאסרת לבעלה[40]. אם היא אשת ישראל, אפשר לסמוך על הדעות הסוברות שלא נאסרה על בעלה, ובמיוחד אם סיפרה לו על כך[41].

יח): "ומסתברא דדוקא נתבלבל דעתו מחמת שכרות ולא בששתה רביעית". נראה שאף השוטה דינו כשיכור לעניין זה, אם אין דעתו מיושבת, שוודאי שאין זו ביאה של אהבה (אף אם במצבם הפסיכוטי הם מתכוונים לשם אהבה, שהרי אין כוונה זו בשליטתם הגמורה), ולכן אין לעשות כן (ובמצבים מסוימים ודאי שמעשה כזה אף ייחשב אונס של ממש, ואין להאריך).

39. ראו במאמרו של **ד"ר יעקב דפנה באסיא** (נא-נב, עמודים 39-45) שם גם מובאת תשובתו ההלכתית של **הרב שלמה זלמן אויערבאך**, ובמאמרו של **הרב ד"ר מרדכי הלפרין** באסיא (נו, עמודים 35-42) וכן באריכות במאמרו של **ד"ר מרדכי למברג** באסיא (סא-סב, עמודים 139-157), ובמאמר זה האחרון אף התבארו המחלוקות המרכזיות בין אנשי המקצוע לעניין הרווח וההפסד שבמחלוקת פסיכיאטריות נפרדות.

40. דעת **הרב שלמה זלמן אויערבאך** המובאת **באסיא** (נא-נב, עמוד 45). וראו גם **שיעורי תורה לרופאים** (ג, רי).

41. בנוגע למי שנשואה לישראל, כתב **הרב שלמה זלמן אויערבאך** (ראו בהערה הקודמת) שיש לקיים דיון מיוחד על כך, ו**בשיעורי תורה לרופאים** (שם) אכן דן בדבר, ומסקנתו כפי שכתבנו באריכות בפרק א ("השוטה והשטות בהלכה"), שחומרת השטות (בשוטה לדבר אחד) נידונה לפי חומרת הפגיעה, ואם מי שחולה במאניה פוגעת בגופה, נפשה או כבודה, מעשיה אינם נחשבים מעשים של בר־דעת. אומנם, לכאורה זה אינו מספיק, כיוון שלעניין קטנה נחלקו **הרמב"ם** בהלכות סוטה (ב, ד) **והראב"ד** (שם) אם לא נאסרה על בעלה כשזינתה ברצון, ולדעת **המשנה למלך** בהלכות אישות (יא, ח) **ושו"ת כנסת יחזקאל** (ב, עח), דין שוטה כדין קטנה לעניין זה. אומנם, **בשו"ת מקום שמואל** (סימן כה) כתב שבשוטה יש להחמיר יותר, אך **בבינת אדם** (שער בית הנשים, סימן לה) דחה את דבריו, ואדרבה, **רבי עקיבא איגר** בהגהותיו **לשולחן ערוך** (אבהע"ז, קעח, ג) כתב שבשוטה יש להקל יותר והכל יודו שכשזינתה דינה כמי שנאנסה ומותר לבעלה ישראל.

והנה, מחמת מחלוקת זו לא הכריע **בשיעורי תורה לרופאים** (שם) להקל, אלא בצירוף העובדה שהאישה מספרת לבעלה ובכך מופקעים קידושיה למפרע (ראו שם). אך לכאורה יש להקל כדברי הראב"ד הנ"ל כנגד הרמב"ם, שכן **המגיד משנה** בהלכות איסורי ביאה (ג, ב) הקשה על הרמב"ם וכתב שמוכח מהירושלמי שלא כדבריו, ועוד ראו **בערך השולחן** (אבהע"ז, קעז) שהביא כמה ראשונים שחלקו על הרמב"ם, ונשארה דעת הרמב"ם דעת יחיד. ואף **בשולחן ערוך** (שם) הביא את שתי הדעות בתור "יש אומרים", ודעת הרמב"ם בראשונה, ולפי כללי השולחן ערוך יש לפסוק כ"יש אומרים" השני, ואם כן הלכה כראב"ד. על כן, נראה שלהלכה יש לסמוך על דבריו ולהתיר

כו. אישה שמחמת חומרת מצבה דינה כדין שוטה, ויש חשש שתזנה עם אחרים, ורוצה שיקשרו לה את החצוצרות או שיכרתו את רחמה, ואין אפשרות אחרת, הדבר מותר, ועדיף שגוי יעשה זאת[42].

אישה זו לבעלה. וכן כתב **הרב יצחק שילת** בספרו **אישות, הלכה וכוונות התורה** (עמוד 210): "אשה שהתקדשה בעת שהיתה בריאה בנפשה, ואחר כך חלתה במחלת נפש והגיעה לגדר של שוטה, או של 'עיתים שוטה עיתים חלים', אם בעת שהיתה שוטה זינתה – לא נאסרה על בעלה".

אף דעת **הרב נחום אליעזר רבינוביץ** הייתה שמעיקר הדין נראה כן, אלא שיש לברר היטב אם אכן הייתה שטות גמורה בשעת הביאה אם לאו (ושמא אף זו הייתה כוונתו של הרב אויערבאך שהבאנו בשמו לעיל, שיש לקיים דיון מיוחד על כך, כי יש לברר היטב את הפרטים של כל מקרה).

42. הנה בספר ויקרא (כב, כד-כה) נאמר בעניין הקרבנות: "ומעוך וכתות ונתוק וכרות לא תקריבו לה' ובארצכם לא תעשו. ומיד בן נכר לא תקריבו את לחם אלהיכם מכל אלה כי מָשְׁחָתָם בהם מום בם לא יֵרָצוּ לכם", ומהמילים "ובארצכם לא תעשו" למדו איסור סירוס בכלל ולא רק לעניין קרבנות, וכן למדו סירוס באדם, כמבואר **בתורת כהנים** (אמור, פרשה ז, פרק ז, אות יא), ובהמשך דרשו שם שאף בנקבות יש איסור סירוס. אך לכאורה זה סותר את האמור בסוגיה במסכת שבת (קי, ב-קיא, א), שם תלו את דין הסירוס בדין פרייה ורבייה, וכיוון שנפסק להלכה שאין האישה מחויבת בפרייה ורבייה, לכאורה אין בה איסור סירוס. את הסתירה תירצו המפרשים בדרכים שונות, אך הלכה למעשה פסק **השולחן ערוך** (ה, יא) שהמסרס את הנקבה פטור אבל אסור, ומקורו **מהרמב"ם** בהלכות איסורי ביאה (טז, יא), ואף **שהגר"א** (שם) כתב שכוונת הרמב"ם אינה שפטור לגמרי מדין דאורייתא, אלא שפטור מדין מלקות אך עדיין יש איסור דאורייתא, אך מקורו ברור מהתוספתא יבמות (פרק ח, הלכה ד) ושם ברור שהאיסור מדרבנן, וכן דעת **המבי"ט** בספרו **קרית ספר** (אזהרה קיג), וכאמור כן פשט דברי השולחן ערוך. וראו גם **שו"ת שיח נחום** (סימן ק).

האחרונים נתנו טעמים שונים מדוע נאסר סירוס אישה – אם משום חבלה, אם משום "לשבת יצרה", ואם גזירה משום איסור סירוס בזכר. והנה, אם משום חבלה או משום "לשבת יצרה" יש מקום להקל הרבה בדין זה ולהתיר סירוס במקום צורך, שהרי משום חבלה ודאי יש מקום להקל אם אינו מכוון לחבול, ואם יש צורך, ודאי יש להקל ולהתיר. ומשום מצוות "לשבת יצרה", מצאנו שהקלו הפוסקים בדין זה הרבה במקום צורך. אומנם, **הב"ח** החמיר יותר וכתב שצריך שיהיה צער לידה דווקא, ורק במקום חולי יש להקל, **וערוך השולחן** (אבהע"ז, ה, כד) פסק להלכה כדעה זו.

אכן **בשו"ת שרידי אש** (א, ע) פסק שסירוס הוא איסור בעלמא ואפשר להתירו במקום חולי או צער, וגם **בשו"ת דברי יציב** (אבהע"ז, כט) הקל מאוד בדין זה והדגיש שלרוב השיטות, סירוס אישה הוא מדרבנן לכל היותר, ויש הסוברים שהוא היתר גמור, ועל כן יש להקל בו. אומנם **בשו"ת שבט הלוי** (ו, רד) מחמיר כדעת הגר"א, וגם **בשו"ת אגרות משה** (אבהע"ז א, יג) חשש לשיטת הגר"א, והחמיר בזה בכמה תשובות שלו, במקום צער של האישה (אבהע"ז ג, יב), ובמקום שיש חשש שייוולד לה ולד שאינו כראוי (שם, סימן יג; אבהע"ז ד, לה), ואפילו במקום שהיה סכנה לה להתעבר (אבהע"ז ד, לג), ורק במקום שלא היה שום אופן אחר התיר (שם, סימן לד). ובמקום חולי ממש או סכנה ודאית אף הוא התיר (אבהע"ז ד, לו).

ובנידוננו, באישה שוטה שיש חשש שתזנה עם אחרים, **בשו"ת אגרות משה** (או"ח ב, פח) התיר על ידי גוי כדי שיהיה ודאי איסור דרבנן לכל הדעות (**ובשו"ת בצל החכמה** [ד, סו] כתב אף הוא שעדיף על ידי גוי, אך **בשו"ת משנה הלכות** [י, רי] התיר אף על ידי רופאה ישראלית). כאמור לעיל, אף השרידי אש (שם) הקל בזה, וראו גם **בשו"ת שאלי ציון** (מהדורא תניינא, אבהע"ז, א), **ובאנציקלופדיה הלכתית רפואית** (ה, ערך "סריס", עמוד 841).

ייחוד

כז. אף שיש מקום להקל לגבי הלכות ייחוד בטיפול הפסיכותרפיוטי[43], באופן כללי אין לסמוך על היתרים אלו מחמת חשש מראית עין והוצאת לעז, וכן משום שהמציאות מראה שגדרים אלו לא מועילים פעמים רבות אלא יש להחמיר ככל הניתן ללא פגיעה בפרטיות המטופלים, על ידי שתהיה מזכירה מבחוץ או שיותקנו מצלמות בחדרו של המטפל (בידיעת המטופל, כמובן), וכדומה[44]. וראו גם בפרק ג ("הטיפול הפסיכולוגי והפסיכיאטרי"), סעיף כ.

כח. איש זקן שחולה בשִׁטָּיוֹן (=דמנציה, Dementia) וצריך עזרה בביתו, ולא ניתן

43. ראו במאמרו של **פרופ' משה הלוי ספירו באסיא** (מז-מח, עמודים 32-39) ו**באנציקלופדיה הלכתית רפואית** (ג, ערך "ייחוד", עמודים 823-834) שכתבו שיש מקום להקל מצד החזקה שהמטפל לא יפגע בשם הטוב שלו, וכן מצד חששו מהעונש שיקבל מצד רשויות החוק אם יתגלה שמעל ביושרו המקצועי, וכן מצד היותו טרוד בעבודתו (וראו שם מקורות לכל הנושאים הללו, דבר דבור על אופניו, וכן ראו לעיל סוף הערה 17). מטעמים אלו יש מקום להקל גם כשאין לנו ההיתרים הרגילים בייחוד, כגון פתח פתוח (ממש, או לחלופין דלת סגורה שאיננה נעולה), או בעלה בעיר וכדומה, וקל וחומר כששומרים על כל גדרי ייחוד כראוי.

44. ראו במקורות שבהערה הקודמת, וכתב **פרופ' משה הלוי ספירו** (שם) כמה נימוקים לסתור את הסיבות להקל, ובמיוחד יש להדגיש את שכתב שם שבהקשר של טיפול בין־אישי, שבו פעמים רבות נידונים ונחשפים נושאים אינטימיים ופרטיים המביאים לידי חשיפה רגשית, וכתוצאה מכך קרבה אישית, יש להיזהר כפל כפליים. וראו מה שכתב **הרב אברהם פקטר באסיא** (מט-נ, עמודים 173-174) מטעם זה להחמיר שכל טיפול פסיכותרפיוטי יהיה חד־מגדרי, בין איש לרעהו ובין אישה לרעותה. אומנם נהגו להקל בזה, אך מכל מקום יש בהוראה זו כדי להדגיש את הבעייתיות האורבת בכל מפגש בין מטפל למטופל. ו**באנציקלופדיה הלכתית רפואית** (שם) הביא מחקר מראשית שנות ה־80 שבו הוכח שאין אפוטרופוס לעריות, שבו הודו 1075 פסיכיאטרים ו־257 פסיכיאטריות על מגע מיני עם מטופלים שלהם (וראו שם עוד נתונים נוספים בנידון זה).

על כן, כאמור, יש להחמיר היום מאוד מאוד בהלכות ייחוד, וכל המדינות המערביות כולן רוגשות וגועשות חדשים לבקרים מעניינים של הטרדה מינית וכדומה, ואפילו אצל ראשי מדינות, וזהו נגע גדול שבמדינות אלו מנסים מאוד לבערו מן העולם. ואשרינו שזכינו לתורה הקדושה שעוד לפני שנות דור הדריכה אותנו שלא להתייחד עם הנשים, והיום כל העולם כולו מטיף לאותם אידיאלים בשם הצדק והיושר. ואף שלכאורה מבחינה הלכתית מספיק להחמיר על פי גדרי ייחוד, המציאות מראה כי אם נוקטים כגישה המקילה בייחוד, עדיין יוצאות תקלות גדולות, ובמקומות הומי אדם בדלתות סגורות שאינן נעולות, מוצאים כי נעשו תועבות גדולות. על כן, על כל אדם אשר רוצה להיות נקי מה' ומישראל לתת אל ליבו עניין זה ולהתרחק כמטחווי קשת מייחוד עם אישה, ואם אין ברירה אחרת יעשו כפי גדרי ייחוד, אך כל עוד אפשר יש להתרחק יותר.

מכל הנ"ל יוצא שהכלל הוא שכל מה שאפשר להחמיר בפרטים הנ"ל יש לעשות כן על מנת להרבות צדדים להתיר את הייחוד, אך מאחר שיש כאן מקום צורך גדול (פרטיות הטיפול לצורך הצלחתו), יש מקום להקל בדלת סגורה שאיננה נעולה, ובבעלה בעיר, וכדומה, כשאי אפשר בעניין אחר. וראו מה שכתב **בווי העמודים וחשוקיהם** (נה, פרק יב, שאלה ו).

למצוא אלא אישה שתהיה לו לעזר, וכן אישה זקנה החולה וצריכה עזרה כנ"ל, ולא ניתן למצוא אלא איש שיהיה לה לעזר – יש שכתבו שאין לחשוש משום ייחוד[45], ויש שכתבו שיש לחשוש אם יש היתכנות משמעותית ליחסי אישות[46],

45. במסכת סנהדרין (כא, ב) התבאר כי ייחוד אינו מדאורייתא אלא באשת איש, אך בפנויה הוא גזירת דוד ובית דינו בעקבות מעשה אמנון ותמר, אלא שצריך עיון אם גם בזקן יש להחמיר. דבר זה כבר נידון אצל פוסקי דורנו, ו**בשו"ת אגרות משה** (אבהע"ז ד, סה, אות י) התיר בפנויה טהורה שאסורה רק מדרבנן "להתייחד עם כל זקן חלש שאינו יכול להתקשות לפי הרגשתו בעצמו... דדבר רחוק הוא שיתקשה ואין לו לחוש ביחוד דרבנן לזה". וכן פסק **בשו"ת ציץ אליעזר** (ו, סימן מ – קונטרס הייחוד, פרק כב) שכל שאין לו גבורת אנשים והוא זקן ותש כוחו ואינו יכול לבוא לידי כך אין לחשוש לכך באיסור ייחוד. ונראה ברור שאף שלא נתפרש בדברי הפוסקים הנ"ל שכן הוא אף בזקנה שתש כוחה ואינה תאבה למשכב או שחולה ואין ביכולתה לעשות מעשה, מכל מקום אין בזה הבדל בין איש ובין אישה.

ואף שלעניין איש ואשתו נפסק **בשולחן ערוך** (יו"ד, קצה, טו-טז) שכשהיא חולה יש להחמיר יותר מכשהוא חולה, שהרי כשהוא חולה מן הסתם לא יבוא לידי קישוי איבר אך כשהיא חולה יכול לבוא עליה ואינו צריך לסיועה, מכל מקום כאן נראה שהדין שונה, שהרי לעניין נגיעה בין איש לאשתו נראה שהחמירו יותר שהרי הם כבר נישאו ויש ביניהם קרבה וחיבה, ואף אם היא חולה ייתכן שתתרצה לו. אומנם, כאן הרי הוא חשש ייחוד, ובחשש ייחוד אין לחשוש לקירוב הדעת בעוד היא חולה, ולעניין ייחוד אין בזה שוני בין איש לאישה. וראיה לדבר ממה שכתב **בשו"ת אגרות משה** (אבהע"ז ד, סד) לעניין אח ואחות זקנים אם יכולים לדור יחדיו: "ומסתבר שעם אחותו כשלא שייך חשש לעבור על האיסור ממש, כגון שהוא או היא חולים וזקנים, אין לאסור אף לדור יחד, דמאחר דהתירו איסור יחוד עם אחותו... מה שאסור לדור בקביעות הוא דוקא כשיש ממש חשד, אבל כשהן זקנים ואף באחד מהן זקן וחולה דליכא החשש אין לאסור". ואומנם ברור ששם הוא מקרה קל יותר מנידוננו, ומכל מקום מדבריו למדנו שאף אם רק היא חולה וזקנה, אין ממש חשד וחשש איסור.

על כל זה יש להוסיף עוד צד להקל, שכיוון שהעוזרים טרודים בעבודתם, אין לחשוש לאיסור ייחוד, וכמו שנתבאר בתשובות **הרדב"ז** (ג, תפא) **והישכיל עבדי** (ב, אבהע"ז, יח). וראו קצת ראיה לזה אף בדברי **המהרש"א** למסכת סנהדרין (שם). אולם שמענו מ**הרב אשר וייס** שסברה זו לא נאמרה בייחוד ואין לה מקום כאן, ומכל מקום הוא הוסיף סברה אחרת, שכיוון שהעובדים חוששים שאם לא יתנהגו באופן מקצועי יאבדו את פרנסתם, אפשר שיש מקום להקל בכך; והוסיף ואמר שיש להתקין מצלמות ואז יש להקל. ומ**הרב אליהו אברז'ל** שמענו שיש להתיר כיוון שאין ספק שיש לאחד הקרובים או השכנים מפתח ויכולים להיכנס בכל עת. אף **הרב צבי (הרשל) שכטר** התיר מחמת שאנשים במצב כזה נמצאים במצב של ספק סכנה (שאם ישאירו אותם לבד הם יכולים להכניס עצמם ללא משים למצבים מסוכנים), והרי זה כפיקוח נפש. וכן הורה להקל **הרב מרדכי ווילִיג**, ובעיקר במקרה של אישה המטפלת באיש, כיוון שבמקרים כאלו הוא אינו מסוגל לבוא עליה כלל, ואם ישתדלו קרוביו של החולה לבוא ולבקר בשעות לא צפויות, יש בכך היתר אף יותר פשוט.

ומ**הרב ברוך גיגי** שמענו שראוי להתאמץ ולמצוא מטפל מאותו המין (לא רק מהצד ההלכתי, אלא גם משום כבוד החולה), אך אם אין אפשרות לכך, יש להקל כיוון שמדובר בחולה וזקן. ובדומה לכך כתב לנו **הרב יובל שרלו**.

46. מ**הרב רא"ם הכהן** שמענו שאין להתיר אלא כשחשש הביאה עצמו הוא רחוק (כגון בזקן, או שהמחלה עצמה מרחיקה את אפשרות הביאה), וכן הסכים **הרב נחום אליעזר רבינוביץ**, והוסיף

ומכל מקום במידת האפשר, יש לנסות ולשמור על גדרי ייחוד על ידי פתח פתוח וכדומה[47].

כט. **קרובים המבקרים הורה זקן שמחמת מחלתו הנפשית אינו מודע לנעשה סביבו, ויש לו מי שעוזר לו, ייזהרו בהלכות ייחוד בזמן הביקור (כגון שהקרוב המבקר הוא איש ולהורה יש עוזרת, או להפך)**[48].

ל. **אין לאישה לשבת ב"קו חם" לבעלי נטייה אובדנית, אם היא יושבת שם יחד עם עוד איש אחד בלבד, כיוון שיש בכך משום ייחוד (וכן הדין לאיש עם אישה או שתי נשים)**[49].

שמכל מקום בכגון זה יש לעשות כמיטב היכולת להקל על מנת לאפשר לאנשים אלו לקבל את העזרה הנצרכת להם (כמובן, על פי גדרי ההלכה).

47. ראו פרטי דין זה **בשולחן ערוך** (אבהע"ז, כב, ט) ומפרשיו. עוד יש להוסיף שכל עוד הדלת אינה נעולה ויש סיכוי סביר שאחד הילדים או הנכדים יבוא לבקר, הרי זה כפתח פתוח שמותר ואין בו משום ייחוד. לזה יש להוסיף אף מה שכתב **בשו"ת אגרות משה** (אבהע"ז ד, סה, אות א) שאף בדלת נעולה, אם נוהגים לענות לכל דופק או מצלצל בפעמון אפשר להקל. ואף שיש לתמוה על דבריו מצד הסברה ויש להימנע מלסמוך על סברה זו במידת האפשר (וראו מה שהקשה **בשו"ת מנחת אשר** [א, פו, ו]), מכל מקום, כיוון שאינו אלא איסור דרבנן ומקום חולי וצורך גדול, ניתן להקל על פי סברתו כשאין אפשרות אחרת.

עוד ראו **לרבנים דוד ואברהם סתיו** בספרם **אבוא ביתך** (חלק ב, פרק ג) שכתבו באריכות בנושא זה, וכמה מהסברות המוזכרות שם מוזכרות אף כאן בדברי הפוסקים השונים שהובאו.

48. כן הביא בספר **וישמע משה** (עמוד שע) בשם **הרב יוסף שלום אלישיב**: "שאלתי: מי שנחלה במחלת אלצהיימר רחמנא ליצלן, ויש לו גוי העוזרו, האם מותר לאשתו להיות ביחד עם הבעל ועם הגוי בדירה, כיון שהבעל חולה אולי אינו מציל מאיסור ייחוד? מרן בירר את הבריאות של האשה, והשיב: שאסור לה לשהות עם הגוי בדירה דהוי ייחוד, ואף אם יש זמנים שהבעל הוא בדעת צלולה, מכל מקום אסור משום ספק ייחוד".

עוד ראו שה**רבנים דוד ואברהם סתיו** בספרם **אבוא ביתך** (חלק ב, פרק ד) כתבו בנושא זה, ואף הם כתבו שיש להיזהר באיסור ייחוד, ובתוך דברי הסיכום שלהם כתבו: "במצב כגון זה האחרון, יש להשתדל להימנע מייחוד בעזרת מצלמות אבטחה או בעזרת הפקדת מפתח אצל אדם שיוכל להיכנס לבית ללא התראה. כשפתרונות אלה אינם זמינים, אפשר להקל ולשהות בבית האם, תוך הקפדה על כך שהאיש והעובדת יימצאו כל העת בחדרים נפרדים; וכשהדבר אפשרי – האיש ינעל את החדר שבו הוא שוהה או יחסום אותו". עוד הדגישו בסוף דבריהם כי בכל מקרה יש למצוא פיתרון מתאים לכל מקרה, ולא לוותר על הטיפול באם הזקנה.

49. כך שמענו מ**הרב נחום אליעזר רבינוביץ**, שאף שיש מקום לומר שהם טרודים בעבודתם ואין לחשוש לייחוד (ראו לעיל הערה 43), מכל מקום, כל זה כשממש טרודים בעבודתם, אבל אם בין שיחה לשיחה ישנם פרקי זמן ארוכים יחסית, הרי בזמן הזה אינם טרודים בעבודתם ויש בכך משום ייחוד. אף **הרב יהודה הרצל הנקין** השיב להחמיר בכך, שכן לא ברור שאכן יתקשרו, וגם אם יתקשרו לא תמיד מדובר בפיקוח נפש, וגם פעמים רבות יש אחרים שיכולים להתנדב ולעשות עבודה זו. על כן, אין לשבת במקום זה כשיש חשש ייחוד. וכן כתבו לנו **הרב אליעזר מלמד והרב ברוך גיגי והרב יובל שרלו** שהדבר אסור.

פרק יב

הלכות כיבוד אב ואם

אב ואם החולים בשִׁטָּיוֹן (= דמנציה)

א. מי שאביהם או אמם חולים במחלת השִׁטָּיוֹן (=דמנציה, Dementia), או כל מחלה אחרת שמקשה עליהם את החיים לבדם, מחויבים הם לדאוג להם מדין כיבוד אב ואם[1]. במצב זה צריכים הילדים להעריך אם טוב יותר להכניס את ההורים למוסד, או שטוב יותר שיגורו ההורים עם ילדיהם בביתם, ולפעול על פי שיקול זה[2]. ונראה שאם טובת ההורים היא שיגורו עם הילדים בביתם,

1. במסכת קידושין (לא, ב) אמרו: "כיבוד – מאכיל ומשקה, מלביש ומכסה, מכניס ומוציא", ופירש **רבינו חננאל** (שם): "ופירוש מכניס ומוציא, אם הם זקנים וצריכין יד להשען עליה", וכוונתו שעוזר לאביו ולאמו למצוא מנוח לכף רגליהם ביוצאם מן הבית ובחוזרם אל ביתם, וניתן לומר שבכלל זה יש חיוב לוודא שיש להם מקום לדור. אולם אף אם אין זה מפורש בדברי הברייתא, הרי סברה פשוטה היא שכוונתה של הברייתא בדוגמאות שהיא מביאה לכלול כל דאגה לצורכיהם הבסיסיים של ההורים. ובספר **אבני זיכרון** (עמוד רפא) הביא **הרב יצחק זילברשטיין** ראיה לדבר **משו"ת מים עמוקים** (סימן קא), ועוד הביא בשם **הרב יוסף שלום אלישיב** שאף אם מפסיד הבן דמי שכירות שהיה יכול לגבות מאדם אחר שייכנס לדירתו, אף על פי כן אין זה נחשב הוצאת ממון אלא הפסד רווח, ומחויב הבן לכבד את הוריו אף במחיר זה.
2. כתב **הרמב"ם** בהלכות ממרים (ו, י): "מי שנטרפה דעתו של אביו או של אמו משתדל לנהוג עמהם כפי דעתם עד שירוחם עליהן, ואם אי אפשר לו לעמוד מפני שנשתטו ביותר יניחם וילך לו ויצוה אחרים להנהיגם כראוי להם", וכדבריו פסק **בשולחן ערוך** (יו"ד, רמ, י). הרי שיש לאדם לנהוג עם הוריו כפי מה שראוי ביותר לפי מצבם. אומנם, **הראב"ד** בהלכות ממרים (שם) השיג על פסיקת הרמב"ם וכתב שאינה נכונה, כי מי ישמור על ההורים אם הילדים לא יעשו כן? אך כבר חלקו עליו רבים, והביאו לראיה מרב אסי במסכת קידושין (שם) ותמהו על הראב"ד (ראו מפרשי הרמב"ם [שם]: **מגדל עוז, רדב"ז, כסף משנה, מרכבת המשנה**. **ובמשרת משה** פירש דברי הראב"ד באופן אחר, ולפי דבריו אף הראב"ד מסכים לדברי הרמב"ם בעיקר דבריו). אומנם **הב"ח**

כך יש לעשות, אף אם הדבר קשה לילדים ודורש מהם לשלם מחיר מסוים מבחינה אישית וכלכלית[3]. אולם, אם הטיפול בהורים מביא את הילדים לידי נזק או חולי, או אם הכנסת ההורים לבית עלולה לגרום לפגיעה בשלום בית (כגון שהבעל רוצה להכניס את הוריו, ואשתו אינה רוצה בכך), ניתן להכניסם למוסד רפואי או טיפולי שיטפל בהם כראוי[4].

ב. כל האמור בסעיף הקודם, שיש חובה על הילדים לטפל בהוריהם בביתם (באם זה הפיתרון הטוב ביותר בשבילם), נכון להלכה אף אם הילדים משערים שיהיו פעמים שלא יוכלו לכבד אותם כראוי[5]. אולם, אם הטיפול בהורים כרוך גם בביזיונם, כגון שצריך לקשור את ההורה כדי שלא ישתולל, אסור לילדים

(יו"ד, רמ) **והדרישה** (שם, ב*) **והט"ז** (שם, ס"ק יד) קיימו את דברי הראב"ד, אך **הלבוש** (יו"ד, רמ, י) **והערוך השולחן** (שם, סעיף לב) קיימו את פסיקת השולחן ערוך.

כיום נראה פשוט שעם התקדמות הרפואה וקיומם של מוסדות מיוחדים לטיפול בחולים בעלי צרכים נפשיים מיוחדים, פסיקת השולחן ערוך על פי הרמב"ם נכוחה וברורה, וכן פסק **הרב יצחק זילברשטיין** (שם, עמודים רצה-רצו).

3. מסקנת הסוגיה במסכת קידושין (לב, א) היא שהבן מפרנס את אביו "משל אב", ואינו צריך לפרנסו משלו, אף שיש לו חובה להשקיע מזמנו ומרצו בעבור צורכי אביו. אך הראשונים הסכימו שאם אין האב יכול לפרנס את עצמו, ניתן לכפות את הבן לזון אותו משלו, ולו מדין צדקה (ראו **שאלתות דרב אחאי** [סימן נז], **רי"ף** לסוגיה שם [יג, א-ב בדפי הרי"ף] **והר"ן** על דבריו, **רמב"ם** בהלכות ממרים [ו, ג], **תוספות ותוספות הרא"ש ותוספות רבינו שמואל** שם [ד"ה "אורו"], **ריטב"א** שם [לא, ב, ד"ה "וכי"], **רא"ש** שם [א, נ], **ספר הישר** [חלק החידושים, סימן קמא] **והמאירי** [שם]). וכן פסק **בשולחן ערוך** (יו"ד, רמ, ה), וכן הסכימו כל האחרונים. אם כן, למדנו שהילדים מחויבים להשקיע באופן אישי ברווחת הוריהם, וכן להשקיע מבחינה כלכלית כשאין להורים דרך לדאוג לעצמם.

4. במסכת קידושין (שם) הביאו את דברי רבי אליעזר שבכלל כיבוד אב ואם שייטול האב את הארנק ויזרקהו לים והבן יימנע מלהכלימו ולביישו, והגמרא שם ביארה שלסוברים שכיבוד הוא "משל בן" גם הארנק המוזכר הוא של הבן, ולסוברים שכיבוד הוא "משל אב", גם הארנק המוזכר הוא של האב (וההפסד הוא של בן משום שראוי ליורשו). אך **הרמב"ם** בהלכות ממרים (ו, ז) כתב שאפילו זרקו את ארנקו של הבן חייב הוא לשתוק ולא להכלימם, ולכאורה הדבר סותר את פסיקתו שהבן אינו חייב לזון אלא "משל אב". אולם כבר תירצו רבים ממפרשי הרמב"ם שיש לחלק בין לכתחילה לדיעבד. שוודאי לכתחילה הבן יכול למנוע מאביו לזרוק את ארנקו (של הבן) לים, אך לאחר מעשה אסור לו להכלימו ולביישו (ועל כך מדבר הרמב"ם). מכל מקום, **השולחן ערוך** (יו"ד, רמ, ח) פסק את לשון הרמב"ם, ומתבאר בדברי הרמ"א שם שאין הילדים צריכים לסבול נזק ממעשי הוריהם. על כן, אם נוכחות ההורים גורמת נזק כלכלי, נפשי או משפחתי, אין חובה לילדים להכניסם לביתם וניתן להעבירם למוסד שיטפל בהם כראוי. וכן פסק **הרב יצחק זילברשטיין** (שם, עמוד רפג), והביא ראיה לדבריו. וראו גם בספר **ווי העמודים וחשוקיהם** (סא, מעשה חושב, סימן יב).

5. **שיעורי תורה לרופאים** (ג, ריח).

לעסוק בטיפול זה, והם צריכים לבקש מאחרים לסייע בכך[6]. אומנם, אם יש חשש שההורה יזיק לעצמו, מותר לילדים לעשות כל מה שצריך כדי למנוע זאת עד שיימצא סידור מתאים[7].

קיום ציווי אב ואם שדינם כשוטים

ג. אין הבן או הבת חייבים לקיים את ציווי הוריהם, אם הגיעו למעמד הלכתי של "שוטה"[8], ולא זו בלבד אלא שמותר לבן אף לגעור בהוריו כשמתנהגים בצורה מבוזה, כיוון שיודע שלו היו פיקחים כבראשונה, היו מתביישים להתנהג בצורה זו, ועל כן יש בעצירת התנהגות זו משום כיבוד אב ואם[9].

רחיצת אב ואם

ד. אף שלכתחילה אין לילדים להיכנס עם הוריהם להתרחץ[10], וקל וחומר שאין

6. כתב **בשו"ת ציץ אליעזר** (יב, נט): "לכן לדעתי ברור ופשוט הדבר להלכה לנידוננו שאסור לו לבן לקשור את אמו אל הכסא מחמת שטותה, אלא עליו למוסרה ולסדרה בידי אחרים שינהגו איתה על זו הדרך כפי ההכרח וכפי הציווי הרפואי".

7. **הרב יהושע ישעיה נויבירט** כמובא בשמו **בנשמת אברהם** (מהדורא בתרא, ב, סימן רמ, עמוד רעג).

8. **ב"ח** (יו"ד, רמ) בביאורו לדעת הראב"ד הנ"ל (הערה 2). ולעניין הגדרת שוטה, ראו בפרק א ("השוטה והשטות בהלכה").

9. **שיעורי תורה לרופאים** (ג, ריח).

10. במסכת פסחים (נא, א) אמרו: "עם הכל אדם רוחץ, חוץ מאביו וחמיו. ובעל אמו, ובעל אחותו. ורבי יהודה מתיר באביו מפני כבוד אביו. והוא הדין לבעל אמו", ופירש **רש"י** שרבי יהודה מתיר באביו משום שהבן משמש את אביו במרחץ, וכן פירשו **הר"ן ורבינו יהונתן מלוניל** על הרי"ף (שם, יז, א). בטעם האוסרים כתב רבינו יהונתן שאסרו כדי שלא יבוא הבן לידי הרהור, וכן כתבו **מהר"ם חלאווה** (שם) **והמאירי** (שם), והוסיף המאירי שבאביו יש לחשוש ל"פריקת עול יראה". אולם בסוף דבריו נראה שפוסק כרבי יהודה: "ומכל מקום אם היה אביו צריך לו לשמשו – מותר", אך לעומתו **המרדכי** (שם, סימן תרו) כתב: "כתב רבינו מאיר: לרחוץ עם אביו וחמיו ובעל אמו ובעל אחותו אינו יודע היתר, וכמה פעמים הוריתי לאיסור, ואינו נראה לומר דהתם בגיגית אבל במרחץ שלנו מותר דמניין לנו לחלק מדעת הכרס?". אומנם סברה זו מובאת כבר אצל **המהר"ם חלאווה** (שם): "וכתבו בתוספות דהני מילי במרחץ יבש שמגולין, אבל בנהר או בחמי טבריא שמכוסין במים מותר, וכן עמא דבר".

והנה, **בדרכי משה** (אבהע"ז, כג, אות ג) הביא את דברי המרדכי הנ"ל, אך **בשולחן ערוך** (אבהע"ז, כג, ו) כתב להלכה את הסברה הדחויה במרדכי (שמקורה **בספר אגודה**): "עוד אסרו בגמרא לרחוץ עם אביו ואחיו ובעל אמו ובעל אחותו, ונהגו עכשיו היתר בדבר, הואיל ומכסין

לילדים לרחוץ את הוריהם ממש, מכל מקום מותר לילדים לרחוץ את הוריהם הסובלים ממחלת נפש שבעקבותיה הם סיעודיים ואינם יכולים להתרחץ בכוחות עצמם, אם אין הילדים יכולים למצוא אדם אחר שיעשה זאת, או שאין ביכולתם לשלם עבור סיוע זה[11].

ערוותן בבית המרחץ ליכא למיחש להרהורא", וגם **הלבוש** (שם) הביא סברה זו, וכן הסכים **הכנסת הגדולה** (אבהע"ז, כב, הגהות טור). אולם **בפתחי תשובה** (שם, ס"ק ה) ערער על כך וכתב: "ולפי זה בזמנינו שאין מכסין אין היתר בדבר ולא ידעתי על מה סמכו העולם להקל בזה, ומצאתי... כי הגאון הצדיק מורנו הרב זלמן זצ"ל מווילנא פעם אחת הלך לבית המרחץ... ומצא את חותנו שמה, שב לאחוריו וברח משם כבורח מארי, ואמר דאף שרבינו הרמ"א המציא היתר – לפי זמנו דיבר, וכן האגודה שהביא הרמ"א בזמנו היה מנהג אצל כולם לילך במכנסים במרחץ, אבל עכשיו החוש מעיד על היפוך הדבר והוא איסור גמור מדינא דגמרא בלי שום חולק". גם **הערוך השולחן** (שם, סעיף ח) הסתפק בזה והעלה להלכה שהירא את דבר ה' ירחק מזה.

הלכה למעשה, אף שבתשובות רבות ניסו למצוא צד היתר ולימוד זכות, מכל מקום כתבו כולם שאין לנהוג כן, ראו: **שו"ת מנחת יצחק** (ד, סב), **שו"ת שבט הלוי** (ז, רב), **שו"ת דברות אליהו** (ה, לז), **ילקוט יוסף** (הלכות כיבוד אב ואם, פרק ה, סעיף מא) **וחוט שני** (שבת ג, עניינים שונים, עמוד רפד). וראו גם **שו"ת אגרות משה** (יו"ד ב, קמז).

11. במסכת שמחות (פרק יב) למדנו: "עם הכל אדם נכנס לבית המרחץ, חוץ מאביו, וחמיו, ובעל אמו, ורבו שלימדו חכמה. רבי יהודה אומר: אם היה אביו זקן או חולה – נכנס ומרחיצו, שכך כבודו". אומנם, כבר ראינו שלכאורה אין הלכה כרבי יהודה, אך באמת זה אינו ברור כלל, כי בהערה הקודמת נתבאר **שהמאירי** פסק את דבריו, ושמא לא חלקו **המרדכי** ועוד ראשונים אלא כשאין כאן חולי או צורך מיוחד, אך במקרה חולי הכול מסכימים להתיר. ושמא גם רבי יהודה לא חלק על תנא קמא אלא הוסיף על דבריו שבמקום צורך או חולי יש מקום להתיר. עוד יש להוסיף את מה **שהרמב"ם** (שם) כתב שמותר לתלמיד לשמש את רבו, **ובשו"ת מנחת יצחק** (שם) ביאר שאם הרב צריך את עזרתו יש בכך משום כבוד רבו ולא משום זלזול ברבו, ואף שהרמב"ם לא כתב כן לעניין אב ובנו, מכל מקום מצד הסברה ברור שדברים אלו נכונים אף באב ובנו, שאם אין לאב מי שיטפל בו הרי פשוט שזלזול בכבודו הוא שיישב ימים רבים בלא שיתרחץ, ואדרבה רחיצתו היא כבודו.

ודאי שאם ניתן שההורים ילבשו איזה כיסוי בזמן הרחצה עדיף, כי אז יוצאים גם ידי חובת כמה ראשונים המוזכרים בהערה הקודמת, שהתירו את הרחצה המשותפת אם הערווה מכוסה. ופשוט שכל זה דווקא כשאין ברירה אחרת ואין יכולת להביא מישהו אחר שיסייע בעניין זה.

אכן, **בשיעורי תורה לרופאים** (ג, רח) כתב להתיר במקום פיקוח נפש (כגון בחולה אלצהיימר, שאם לא ירחצוהו מדי פעם הוא יפתח פצעי לחץ וזיהומים שיכולים להביאו לידי סכנה), וכתב שייזהר הבן שלא לגעת במבושי אביו, ושירחץ אותו דרך כבוד וישתדל שלא לגעת בו ממש, ושאם אין בכך פחיתות כבוד, עדיף שהבת תרחץ את אביה (שיש פחות חשש הרהור בכך). ובסוף דבריו הוסיף: "ונראה שגם בהורים זקנים וסיעודיים שלב הבן נשבר בקרבו בראותו את הוריו מגדליו במצב כזה, חשש ההרהור הוא רחוק, ולכן בדליכא אחר, יש להקל בתנאים דלעיל". אם כן, בסוף דבריו נראה שפותח פתח להיתר גם שלא במקום פיקוח נפש, וכן נראה מסיכום דבריו בהמשך שם, וכן פסק **בחוט שני** (שם): "אביו או חמיו שצריך לרוחצם או לעשות בהם איזה טיפול רפואי במקומות הנ"ל, אם אין אחרים שיעשו זאת, מותר לעשות".

העלאת אב ואם שדינם כשוטים לארץ ישראל

ה. מצווה לאדם להעלות את הוריו לארץ ישראל, וקל וחומר אם הם חולים ואין ביכולתם לעשות זאת בעצמם[12].

כבוד ומורא כלפי הורים שהתנהגו שלא כשורה כלפי ילדיהם

ו. יש פוסקים[13] שכתבו שאדם שעבר התעללות נפשית, גופנית או רגשית בידי הוריו, עד כדי סלידה גמורה מהם, אינו חייב בכבודם ומוראם, אך גם אינו

12. **שיעורי תורה לרופאים** (שם) בשם **הפלא יועץ** (ערך ארץ ישראל).

13. במסכת קידושין (לב, א) משמע שגם אב שעובר על דברי תורה, מחויבים לפנות אליו בצורה מכובדת. ועל פי זה פסק **הרמב"ם** בהלכות ממרים (ו, יא): "אפילו היה אביו רשע ובעל עבירות – מכבדו ומתיירא ממנו. ראהו עובר על דברי תורה – לא יאמר לו 'אבא, עברת על דברי תורה', אלא יאמר לו: 'אבא, כתוב בתורה כך וכך', כאילו הוא שואל ממנו ולא כמזהירו". אולם **בהגהות מיימוניות** (שם, אות ז) הביא **מהסמ"ג** שיש להקשות על דינו של הרמב"ם ממה שנאמר במסכת בבא מציעא (סב, א) שהילדים היורשים את אביהם אינם מחוייבים להחזיר פרה שניטלה בריבית שנפלה להם בירושה אלא מפני כבוד אביהם ורק אם חזר בתשובה קודם מיתתו, ומשמע שאם לא חזר בתשובה קודם מיתתו אינם חייבים בכבודו. דברים אלו הביא אף **הטור** (יו"ד, רמ), **ובדרכי משה** (שם, אות ה) הביא **מהמרדכי** למסכת יבמות (רמז יג) שכתב כן אף בשם **רבנו תם**.

והנה, כמה מן האחרונים ניסו לתרץ את שיטת הרמב"ם. **הרדב"ז** בפירושו לרמב"ם (שם) כתב שיש לחלק בין הורים שנפטרו – שאז אין חיוב לכבדם כבמסכת בבא מציעא – ובין הורים שעדיין בחיים, שכיוון שעוד יכולים לעשות תשובה, אסור לילדים להפסיק לכבדם, וכן הסכים **הלחם משנה** (שם). אולם **הכסף משנה** (שם) הציע שיש לחלק בין כיבוד שיש בו חסרון כיס לילדים ובין כיבוד שאין בו חסרון כיס לילדים (ראו לעיל הערה 4), ועל כן הילדים מחויבים להמשיך לכבד את הוריהם בדברים שאין בהם חסרון כיס גם ברשעותם (והלחם משנה הקשה עליו).

להלכה, **השולחן ערוך** (יו"ד, רמ, יח) הביא את דעת הרמב"ם, ואילו **הרמ"א** הביא את דעת הטור, **והב"ח** (שם) כתב שאף לדברי הטור יש לחלק בין מניעת כיבוד לגרימת צער וביזיון, שאף שהכיבוד איננו מחויב, מכל מקום אסור לילדים לצער את הוריהם הרשעים. גם בדברי **הט"ז** (שם, ס"ק יז) – שמשמע שפסק כטור ורמ"א – מצאנו חילוק זה, וכן **הש"ך** (שם, ס"ק כ) הדגיש שיש לחלק בין מניעת כיבוד לבין גרימת צער (וראו פסיקת **השולחן ערוך** [יו"ד, רמא, ד–ה]). גם **הערוך השולחן** (יו"ד, רמ, לט) פסק כדברי הטור וכתב שכן דעת רוב הפוסקים (ומה שכתבנו בסעיף למעלה שההתעללות צריכה להיות "עד כדי סלידה גמורה מהם", זהו כדי לבטא שמדובר בהתעללות ממושכת ולא מעשה חד־פעמי, ראו **פתחי תשובה** [יו"ד, רמ, ס"ק טו] וערוך השולחן [שם]).

על פי כל הנ"ל, נראה ברור שלדעת רוב הפוסקים שפסקו כטור, אין כל חיוב על מי שהוריו התעללו בו לכבדם אם לא עשו תשובה, ואפילו אם נאמר שהשולחן ערוך פסק כרמב"ם, הרי ביאר הבית יוסף את פסיקתו שאין זה אלא "משל אב", ואם כן אין לבן מחויבות לכבד את הוריו מכספו, וסבל נפשי גם הוא נחשב "משל בן" ואין הילדים מחויבים להכניס את עצמם למצב

מותר לבזותם ולצערם. ויש פוסקים שחייבו בכבוד ומורא הורים גם בכגון זה (וראו בהערה ניסוחים וחילוקים שונים בעניין זה)[14].

קשה זה בעבור מצווה זו. וגם אם עשו ההורים תשובה – אף כי ראוי לילדים לנסות ולאחות את הקרעים – כתב **בשיעורי תורה לרופאים** (ד, רסז) שהורים שגרמו נזק צריכים לשאת באחריות של מה שגרמו. וכן שמענו מ**הרב דב ליאור** שבמצב כזה יכול אדם זה להימנע מלכבד את הוריו בשב ואל תעשה, אך לא יבזה אותם בקום ועשה. וכן פסקו **הרב צבי (הרשל) שכטר והרב מרדכי ווילינג**, שכיוון שכיבוד ההורים קשה רגשית לילד ויכול לפגוע במצבו הנפשי – אין חיוב עליו לכבד את הוריו במצב כזה, ויש לסמוך על פסיקת הרמ"א. וכן דעת **הרב יובל שרלו**, והפנה לדברי הגמרא במסכת קידושין (לא, א) לעניין רב אסי שהשתמט מלטפל באמו, וכן לאמור במסכת בבא מציעא (לג, א) לעניין אבדתו ואבדת אביו, שאבדתו קודמת. ועל כן כתב לחלק בין חיוב הכיבוד (שאינו קיים במצב כזה) להיתר לצער ולבזות אותם (שעדיין אסור).

עוד נזכיר את שקיבלנו מאת כמה רבנים שנכחו בשיחה עם **הרב שלמה פישר** ושאלוהו בעניין כיבוד הורים לאב רשע: "שאלה: במקרה של גילוי עריות כשאב פוגע בילדיו, האם בסיפור מעללי האב יש בעיה של כיבוד הורים? תשובת הרב: אין כיבוד הורים פה. כשהאבא רשע אין כיבוד הורים כאן. אדרבה – זה כיבוד הורים לעצור את זה".

14. כך שמענו מ**הרב אליהו אברז'ל**, וכן פסקו עוד פוסקים, אלא שיש לדייק בלשונם, ועל כן נביא את דבריהם כפי שנאמרו. **הרב יהודה הרצל הנקין**, בתשובה לשאלתנו, אמר לנו שאדם שעבר התעללות זו אינו פטור מחובות אלו, ועל כן צריך להשתדל כמיטב יכולתו לכבד ולירא את הוריו. **הרב נחום אליעזר רבינוביץ** סבר אף הוא כי אדם זה חייב בכיבוד ומורא, ומכל מקום כתב שיש להורות להורים לנהוג בשום שכל, שלא להעמיד את ילדיהם בניסיון שלא יוכלו לעמוד בו, וגם לילדים מותר להשתדל להימנע ממצבים שיכולים להיות בעייתיים להם. **הרב ברוך גיגי** כתב לנו: "מעיקר הדין נראה שחייב בכבודם. אם לצורך שיקומו הנפשי נחוץ הדבר שלא יכבד את הוריו – יש לשקול זאת, ולשקול היטב את הפרטים הנידונים. לא נכון לומר לו שהכול מותר. יש לאפשר לו לכעוס, ולמעט בקירבה עמהם וכיוצא בזה כעצת המומחים בדבר".

בפניני הלכה (משפחה, א, יט) כתב: "צריכים להבחין בין הורים שמפריזים בכעס וחינוכם קפדני יתר על המידה, אבל כוונתם הבסיסית היא חיובית, שאותם חייבים לכבד ולדון לכף זכות, לבין הורה שמתאכזר באופן סדיסטי כלפי ילדיו. התנהגות סדיסטית מסוכנת גופנית ונפשית, ולכן מוכרחים לעצור אותה. ואת הילד שסובל מהתעללות סדיסטית צריכים לחזק ולעודד, לומר לו שהמכות שספג אינן באשמתו. קל וחומר כאשר מדובר בגילוי עריות. וכמובן שצריך להציל ילדים אלו מהסכנות הנשקפות להם (צריך להיזהר להבחין בין התנהגות מגונה ומכוערת לבין גילוי עריות, ויש ששוגים בזה ויוצרים בעיות קשות). אמנם גם במציאות נוראה ומסובכת שכזו, צריך לנסות למצוא דרך לדון את ההורה הרשע לכף זכות, להסביר לילד שאף כי מעשיו של ההורה אסורים בתכלית, ובשום אופן אסור לחזור עליהם, מכל מקום כפי הנראה ההורה הרשע חולה במחלה קשה, גופנית או נפשית, ולכן חטא. ככל שהילד יבין יותר שההורה שהתעלל בו הוא חולה, כך יוכל יותר להפריד בין המעשים הנוראים שעשה, לאותם רגעי חסד שבהם התנהג כהורה רגיל. על אותם הרגעים יוכל להתרפק כל ימיו, הם יוכלו להיות היסוד החיובי שמכוחו יוכל לבנות את יחסיו הטובים עם הילדים שיהיו לו בעתיד".

והוסיף במקום אחר (שם, פרק טז) שאין לומר שההורים רשעים אלא כגון: "אב שדבוק ברע ומרבה לחטוא, פוגע ביודעין באנשים אחרים או עושה לעבירות להכעיס".

פרק יג

הלכות אבלות

דין הנוטלים את נפשם

א. אדם שסבל מהפרעה נפשית כזו או אחרת ונטל את נפשו, אין לו דין מאבד עצמו לדעת, ויש לנהוג עמו בדיני קבורה ואבלות כאחד האדם[1].

חיוב שבעה למי שדינו כשוטה

ב. אדם שמחמת חומרת מצבו הנפשי דינו כשוטה[2], וכתוצאה מכך נפטר מן המצוות, ומת אחד מקרוביו שהוא חייב להתאבל עליהם – דינו תלוי בשאלה אם נפטר מן המצוות קודם חלות האבלות או לאחריה. אם חלות האבלות (רגע לאחר הקבורה) קדמה למצבו הנפשי החמור, הוא אינו חייב להשלים את השבעה לאחר שיבריא ויתחייב שוב במצוות. אולם, אם מצבו הנפשי החמור קדם לחלות האבלות, יצטרך לשבת שבעה לאחר שיבריא[3].

1. ראו באריכות סיכום של דין מאבד עצמו לדעת ב**נשמת אברהם** (מהדורא בתרא, א, שכח, עמודים תח-תי) ו**אנציקלופדיה הלכתית רפואית** (ב, ערך "איבוד עצמו לדעת", מעמוד 21 והלאה). עוד ראו **שו"ת תשובות והנהגות** (א, תשב [א]), שהסכים כן במקרה של דיכאון, אך כתב שלעניין טומאת כהנים דאורייתא יש לקרובי הנפטר להיזהר שלא להיטמא. וכן עיינו בפסיקת ההלכה ב**שו"ת בצל החכמה** (א, סז) וב**שו"ת במראה הבזק** (ג, סט). עוד ראו מה שכתב לעניין הצלת אדם זה בשבת **פרופ' משה הלוי ספירו** בספרו *Handbook of Psychotherapy and Jewish Ethics* (עמודים 257-269).
2. ראו בפרק א ("השוטה והשטות בהלכה") להבהרת המקרים שבהם חלה הגדרה זו.
3. הפסיקה בסעיף זה עולה מתוך מה שפסק ב**שו"ת טוב טעם ודעת** (מהדורא ג [חלק שני], סימן רכב).

שמיעת מוזיקה בתקופת האבלות

ג. אבל הסובל מדיכאון קליני (Major Depressive Disorder), וזקוק למוזיקה על מנת להסיר ממנו את תחושת הדיכאון, מותר לו להאזין למוזיקה בשנת אבלותו על אביו ועל אמו, ויש המתירים אפילו תוך שלושים, ואפילו תוך שבעה (ויש שהתירו רק על ידי אוזניות, כמבואר בהערה)[4].

4. לעניין שנת אבלות, ראו **בשו"ת זקן אהרן** (סימן ריג) שכתב להתיר משום מצווה, והביאו בספר **זכור לאברהם** (אבל, אות א). ובספר **פני ברוך** (סימן כ, סעיף לא) כתב שאף משום פרנסה מותר (שאף **שבשו"ת מהר"ם שיק** [סימן שסח] לא התיר במקום הפסד, מכל מקום **בפרי מגדים** [או"ח, תקנא, אשל אברהם, ס"ק י] כתב להתיר), וכן נראית דעת **הגשר החיים** (פרק כא, סעיף ג). וכן נראה **שהשדי חמד** (פאת השדה, מערכת אבילות, אות יג) התיר משום הפסד כשאינו מקום אכילה ושתייה ולא מקום שמחה. והנה, כל זה שייך אף בנידוננו, שאינו מקום שמחה כלל אלא בא רק לעודד אדם הסובל מדיכאון ולהעניק לו כוחות לקום ולהתמודד עם שגרת יומו. **ובהליכות שלמה** (בין המצרים, פרק יד, הערה 8) מובא בשם **הרב שלמה זלמן אויערבאך** שהיה מתיר שמיעת מוזיקה לשם הפגת בדידות או פחדים בימי בין המצרים, והוסיפו שם: "וכן הורה לאלמנה בי"ב חודשי אבלותה על אביה". וכן ראו בספר **ירושלים במועדיה** (בין המצרים, עמוד רצג).

לעניין שלושים, **בשו"ת זרע אמת** (ב, קנז) התיר אחר שבעה כל שאינו מקום אכילה ועושים כן לדבר מצווה, וקצת נראה שמסכים לכך **בשדי חמד** (מערכת אבילות, אות רטו), וכן פסק **בחזון עובדיה** (הלכות אבילות, עמודים שמט-שנא) לעניין מי שפרנסתו בכך, ומדבריו שם מוכח שכל שאינו מכוון ליהנות אין איסור בדבר. אף **הרב יצחק זילברשטיין** כתב לנו להקל בשמיעת מוזיקה הן בשנת האבלות והן בשלושים, בצנעה ובאוזניות. ואף **הרב אליעזר מלמד** כתב לנו להתיר (אף בשבעה) אך ורק באוזניות או בעוצמת קול נמוכה, כדי שלא לפגוע בכבוד הנפטר. **והרב יובל שרלו** כתב להתיר הן בשנת האבלות והן בשלושים כחלק מתהליך טיפולי.

לעניין שבעה, **בשו"ת זרע אמת** הנ"ל העלה סברה להתיר אף בשבעה (וכך פסק הלכה למעשה כיוון שהיה צורך לרבים בכך), וכן פסק **בשו"ת תפארת צבי** (יו"ד, נו), אך **בשדי חמד** (שם, אות רטו) משמע שאינו מסכים להתיר (במי שמנגן לפרנסתו). אולם, במקום אחר (פאת השדה, שם) הביא מכתב **מהרב אברהם צבי הכהן** שכתב להתיר במנגנים לפרנסה, וצירף כמה סברות ביחד, משום פרנסה, ומשום שאינו מכוון לשמחה, וכמו שברחיצה להעברת זוהמא מותר אפילו תוך שבעה, כך יש להתיר בניגון שאינו לצורך שמחה, ראו שם דבריו (ואף **שבכל בו על אבלות** [עמוד 326-327] הקשה על דבריו, אין לכך השפעה על נידוננו). על פי כל הנ"ל, עולה שיש מקום להתיר אף תוך כדי שבעה במי שהוא חולה כל כך עד שתפקודו בעניינים מרכזיים וחשובים בחייו נפגע ללא המוזיקה שתעזור לו בשגרת יומו (שדינו כחולה שאין בו סכנה, לכל הפחות). אולם, **הרב יצחק זילברשטיין** כתב לנו בתשובה לשאלתנו כי להתיר בשבעה הוא דבר התמוה לרבים. אף **הרב יובל שרלו** כתב לנו שאין להתיר בשבעה כדי שלא להסיח את דעתו מן האבלות, וכן פסק **הרב מרדכי וויליג** שלא להתיר בשבעה.

אף על פי כן, בשם **הרב שלמה זלמן אויערבאך** שמענו שהורה לאדם שהיה זקוק לכך שמותר לו לשמוע מוזיקה קלאסית מרגיעה בזמן השבעה, וכן שמענו **מהרב ברוך גיגי** להקל

ביקורי קברים בימים האסורים בכך

ד. אף בימים שנוהגים בהם שלא ללכת לבקר את הקברים, יש להתיר למי שיש לחשוש שייפול לדיכאון אם לא נתיר לו[5].

בדבר זה למי שצריך לכך (וקל וחומר לשלושים ושנה), וכן שמענו מהרב **אליהו אברז'ל**, מהרב **אשר וייס** ומהרב **צבי (הרשל) שכטר**. וכן אמר לנו **הרב רא"ם הכהן**, והסביר כי אדם זה הוא בגדר "איסטניס נפשי", וכמו שהתיר רבן גמליאל לעצמו לרחוץ לאחר שמתה אשתו מטעם זה, כן הוא בענייננו. וקל וחומר לשלושים ולשנה שיש להתיר.

5. **שערי עזרא** (ב, יו"ד, פז).

פרק יד

הלכות לשון הרע ורכילות

לשון הרע לתועלת

א. אדם שכחלק מהטיפול הפסיכותרפיוטי צריך לשתף תחושות קשות שמקננות בלבו, ושיתוף זה כולל גם אמירת לשון הרע ורכילות, מותר לו לשתף תחושות אלו, בין עם המטפל ובין עם דמות אחרת (כגון בן משפחה או חבר קרוב)[1]. אולם חובה על המטופל להקפיד שלא להגזים בסיפור העובדות, וכן לוודא שלא תיגרם עוולה לאלו שעליהם הוא מספר יותר מכפי הדין המגיע להם[2].

ב. מי ששומע לשון הרע ורכילות על מנת לסייע ביד מי שצריך לשתף דברים אלו כחלק מהטיפול הפסיכותרפיוטי שלו, בין אם מדובר באיש המקצוע המטפל

1. **שיעורי תורה לרופאים** (ד, רסו), והיתר זה הוא היתר אמירת לשון הרע לתועלת. וזו לשון **החפץ חיים** (לשון הרע, כלל ד, סעיף יא): "ודע עוד עיקר גדול בעניינים אלו: אם אחד רוצה להכניס את חברו בענייניו, כגון לשוכרו למלאכתו או להשתתף עמו או לעשות שידוך עמו וכל כהאי גוונא, אפילו לא שמע עליו עד עתה שום רעה, אפילו הכי מותר לדרוש ולחקור אצל אנשים על מהותו ועניינו, אף דיכול להיות שיספרו לו גנותו אפילו הכי מותר, כיוון דכוונתו לטובת עצמו לבד כדי שלא יצטרך אחר כך לבוא לידי היזק ולידי מצה ומריבה וחילול השם, חס ושלום". ועוד כתב (שם, כלל י, סעיף יד בהגהה): "ואפשר דהוא הדין אם כוונתו להפיג את דאגתו מלבו, הוי כמכוון לתועלת". וראו גם מאמרו של **הרב יצחק זילברשטיין באסיא** (מב-מג, עמודים 26-32), בתשובה לשאלה השלישית.

כמו כן, קיבלנו מכמה רבנים שנכחו בשיחה עם **הרב שלמה פישר** את תשובותיו בעניינים אלו: "שאלה: האם יש איסור לשון הרע במקרה של פגיעה? תשובת הרב: חלילה וחס, זה לתועלת, וגם יש כאן דין של 'לא תעמוד על דם רעך', ולכן אין שום שאלה של לשון הרע. שאלה: האם מותר לספר גם לצורך תהליך הטיפול? שהנפגע מספר למטפל על הפגיעה כחלק מהטיפול? תשובת הרב: ודאי, גם זה לתועלת".

2. כמבואר **בחפץ חיים** (שם, כלל י, סעיף יד).

ובין אם מדובר בדמות אחרת (כמובא לעיל). אף כי ודאי חובה עליהם להעניק תחושת הזדהות, הבנה והכלה למי שהם מנסים לסייע לו תוך כדי שיחה, מכל מקום לאחר השיחה חובה עליהם גם ללמד זכות בליבם על אותם בני אדם שעליהם סופרו לשון הרע ורכילות[3].

ג. השומע לשון הרע ורכילות (בהקשר הנ"ל), ורואה שיש בכוחו להרגיע את המספר ולהשקיט את המריבה בין המספר לבין מי שעל אודותיו נסוב הלשון הרע והרכילות על ידי שיסכים לדברי המספר, מותר לו לעשות כן[4].

שנאה, נקימה, נטירה ותוכחה

ד. מותר למטופל לקיים שיחה דמיונית עם אנשים ונשים שכלפיהם יש לו רגשות שליליים עזים כחלק מתרפיה מודרכת על ידי המטפל, ואין בכך משום איסור שנאה, נקימה או נטירה[5]. אך קודם לכך יקיים מצוות תוכחה באלו שלדעתו פגעו בו ויתעמת עמם, וגם יבוא לאדם שאותו הוא שונא ויחשוף לו את רגשותיו[6]. אולם, כל זה דווקא אם תהיה תועלת בדבר, אך אם בפעולות אלו תושג דווקא העמקת השנאה והקיטוב והמחלוקת, יש להימנע מעימותים אלו[7].

3. כמבואר **בחפץ חיים** (שם, כלל ו, סעיף א, ובאר מים חיים ס"ק א), **ובשיעורי תורה לרופאים** (שם) הביא דוגמאות כיצד ניתן גם לתת הרגשת הזדהות וכו', וגם לקיים את דיני לשון הרע שלא להאמין לגמרי למה שנאמר ולנסות ללמד זכות. יש להדגיש את חשיבות הנקודה הזו, כי ההרגשה של הסובל שמי שהוא משתף עמו את תחושותיו אכן מקשיב ומזדהה עמו חשובה מאין כמוה, ובכוחה להביא כוח מרפא משמעותי בכנפיה. על כן, אף שהשומע צריך לשמור על טוהר המחשבה כלפי נשוא השיחה (כמבואר בסעיף), מכל מקום אסור לשתף מחשבות אלו עם האדם המשתף את תחושותיו, כי אז מטרת השיתוף לא תושג כלל וכלל.

4. כמבואר **בחפץ חיים** (שם, כלל ה, סעיף ג בהגהה), וכן פסק **בשיעורי תורה לרופאים** (שם).

5. **שיעורי תורה לרופאים** (ד, רסז), והאריך שם בגדרי איסור שנאה, נקימה ונטירה, ולמעשה כתב שאין בכך איסור אם מתקיימים התנאים המוזכרים להלן בסעיף.

6. שם, והוא מבאר שעל איסור נקימה ונטירה אין עוברים אלא אם אדם קובע בליבו שהוא מתכוון לשלם גמול כרעתו של מי שפגע בו. אך עצם הדמיון שאדם מדמיין שהוא מעליב או פוגע באדם אחר באופן אקראי וכחלק מטיפול פסיכולוגי – אין בו איסור. לעניין איסור שנאה, עצם התוכחה מספיקה כדי לבטל איסור זה לפי חלק משיטות הפוסקים, ולפי **הרמב"ם** בהלכות דעות (ו, ו) אין איסור בכך אם השנאה איננה נשארת בלב אלא נאמרת בפה בפירוש, ועל כן כתב שיש ליידע בפירוש את מי שהוא שונא אותו על עניין זה.

7. למרות האמור, יש לסייג את הדרישות הנ"ל המוזכרות **בשיעורי תורה לרופאים** על ידי הערה על נקודה אחת במצוות התוכחה. במסכת ערכין (טז, ב) למדנו: "אמר רבי טרפון: תמה אני אם יש בדור הזה שמקבל תוכחה, אם אמר לו טול קיסם מבין עיניך, אמר לו טול קורה מבין עיניך. אמר רבי אלעזר בן עזריה: תמיהני אם יש בדור הזה שיודע להוכיח". אומנם הרמב"ם לא הביא

לשון הרע ורכילות על אב ואם

ה. אסור למטופל לבזות את הוריו כחלק מטיפול פסיכותרפיוטי, גם כחלק משיחה דמיונית (כמתואר לעיל), ואף שמטרת הטיפול היא לאחות את הקרעים של המטופל עם הוריו[8]. אולם, הורה שמבין שמטרת הטיפול היא לטובת חיזוק הקשר בינו לבין ילדיו, מחילתו על ביזיונו מועילה להתיר את האיסור הנ"ל[9]. ויש שפסקו שאין איסור בביזוי הורים כחלק מטיפול פסיכולוגי אם אין אפשרות אחרת והדבר נצרך לרווחתו הנפשית של המטופל[10].

דברים אלו, ומדבריו יוצא בבירור שדין תוכחה שייך אף בימינו. אף על פי כן, כתב **הסמ"ג** (עשין, יא): "ואם ברור לו למוכיח שלא יקבלו ממנו, והעוברין שוגגין, טוב לו לשתוק... שאפילו באיסורי דאוריתא הנח להן לישראל שיהו שוגגין ואל יהו מזידין, אבל אם העוברין מזידין וברור לו שלא יקבלו, אף על פי שפטור מעונש מיתה... מכל מקום מעשה ד'הוכח תוכיח' לא מפטרי, ואף על פי שמוסיף על עונשן שלא יקבלו, 'הלעיטהו לרשע וימות'... ואני אומר שאין זו כי אם עצה טובה, כי אף במזידין צריך לשתוק... שחובה על אדם שלא לומר דבר שאינו נשמע...".

דברים אלו הובאו גם **בערוך השולחן** (או"ח, קנו, ט), והוסיף שם: "וכל שכן עתה שבעוונותינו הרבים נתרבה האפיקורסות ואין שייך כלל תוכחה, ואין להתווכח עם פוקר ישראל, דפקר טפי". מכל מקום, עם כל זה, לא נראה מהפוסקים שדחו את מצוות התוכחה לחלוטין, ובמקום שעדיין שייך להוכיח לטובת החוטא, יש היתר לעשות כן. עם זאת, למדנו מדברים אלו כמה יש להיזהר בהחלטה לקום ולהוכיח, ואין לעשות מעשה קודם שנעשתה הערכת מצב שהתוכחה לא תביא חס ושלום לתוצאה ההפוכה מזו הרצויה.

8. **שיעורי תורה לרופאים** (ד, רסז), ושם כתב שיש בכך עבירה על מצוות יראת אב ואם אף כשמדובר בדברים שבלב ואף שהדבר בא לטובתם, והביא שם ראיות לכל זה. ראו אף פסיקת **הרב שלמה אבינר** בחוברת **עיטורי כהנים** (85, עמוד 8). וכן שמענו אף מ**הרב אליהו אברז'ל**. **והרב ברוך גיגי** כתב לנו שלא נראה להתיר זאת, והוסיף בלשון זו: "אבל יכול לבטא כעסים או מורת רוח מהתנהלות הוריו כלפיו, וכיוצא בזה. והמטפל החכם, ידע לנתב הדברים באופן הסביר".

9. שם, והדגיש **בשיעורי תורה לרופאים** שיש לחלק בין אב המוחל על ביזיונו לטובת הבן בלבד – שאז אין המחילה מועילה, לבין אב שמוחל על ביזיונו לטובת עצמו, כיוון שרוצה באיחוי הקרעים עם בנו וסבור שזו הדרך להשגת מטרה זו – שאז הדבר מותר.

10. כן שמענו מ**הרב יהודה הרצל הנקין**, שכיוון שכוונת החולה להתרפאות, ומדבר אך ורק על עצמו ועל חוויותיו, ודרך אגב יש בכך ביזוי של ההורים – אין בכך איסור. וכן דעת **הרב צבי (הרשל) שכטר**, שאין הבן מחויב לכבד את הוריו "משל בן", וכיוון שהמטפל אומר שיש חשיבות גדולה בכך שיפרוק את רגשותיו בנוגע להוריו, אין בכך איסור. אף **הרב יובל שרלו** כתב לנו שמדובר באיסור חמור ויש להימנע ממנו בכל דרך אפשרית. אולם אם מדובר במצב קיצון שבו המטופל נמצא במצב חמור מאוד וההורים פגעו פגיעה חמורה בילד, ניתן להתיר במינימום הנדרש (אך אסור שזה ייהפך לפרקטיקה קבועה). בדומה לכך, ראו את דעתו של **הרב יואב שטרנברג** בקישור: http://pitchu-shearim.org/?p=2738, וכתב שם שביזיון ההורים אינו אסור אלא לחינם, אך כיוון שאין הבן מחויב בכבודם אלא "משל אב", מותר לו לבזות את ההורים כדי להשיג דבר המגיע לו על פי דין.

ו. האמור בסעיף הקודם הוא דווקא לעניין ביזיון ההורים, אך לעניין ביטול מצוות כיבוד אב ואם (ללא ביזוים), יש שהתירו למטופל לשתף עם המטפל בצורה כנה ואמיתית דברים שקרו בינו לבין הוריו, וזה בכלל היתר לשון הרע לתועלת[11]. ויש שאסרו אף זאת[12].

אולם, מ**הרב מרדכי ווילינג** שמענו שכיוון שלשון הרע על ההורים נעשה במסגרת מצומצמת של המטפל והמטופל, ממילא אין כאן ביזיון להורים כלל, כי ביזיון קיים אך ורק בנוכחותו של ציבור, וכאן מדובר ב"דאגה בלב איש – ישיחנה", והמטפל הוא איש מקצוע, ועל כן פשוט שמותר לשתפו אף בדברים הקשורים בהורים.

11. כן שמענו מ**הרב נחום אליעזר רבינוביץ** ומ**הרב יהודה הרצל הנקין**, וכך כתב **הרב נפתלי בר־אילן באסיא** (צה-צו, "טיפול פסיכולוגי וכיבוד הורים"), והביא שכן דעת **הרב דוד קאהן** (שם, עמודים 115-116), וראו שם שאף הוא כתב שמצווה על המטפל לנסות ולעזור למטופל באופן כזה שיוכל לקיים מצוות כיבוד הורים כראוי. וכן כתב לנו **הרב ברוך גיגי** להיתר: "ובלבד שהמטפל ירא שמיים, ועושה כן מפני הצורך האמיתי שבריפוי".

והרב יובל שרלו כתב לנו בלשון זו: "אם ההורים נהגו שלא כשורה עם המטופל – בוודאי שהדבר מותר, מסיבות רבות... היסוד של 'אבדתו ואבידת אביו' והמשמעות של חייך קודמים נמצאת כאן. דרך העובדה שכמו בדיני לשון הרע לצורך – המניע כאן אינו פגיעה בהורים, אלא פתיחת הנזק שנגרם כדי לטפל; ועד העובדה שלעתים מזומנות מדובר בטעויות של הורים ולא בעשייה במזיד, ולא בהכרח יש כאן פגיעה בלשון הרע או בכיבוד הורים. לא זו בלבד, אלא שחייבים להטמיע את היסוד ההלכתי שמצוות כיבוד אב ואם אינה היתר להורים לשלוט בחיי הילד, ואסור למצווה זו שתהפוך למגן בפני התעללות בילדים ואיסור טיפול או תלונה בדבר".

12. כך שמענו מ**הרב אליהו אברז'ל**, וטעמו שאין באמת תועלת כשאדם זה עובר על חובת כיבוד הורים, וודאי שיוכל להתרפא גם בלי שיתוף מידע זה.

ובפניני הלכה (משפחה, א, יח) כתב: "שאלה: ישנם פסיכולוגים שנוטים לתלות את כל הבעיות של המטופל בהוריו, שלחצו עליו, כעסו עליו ואולי אף היכו אותו. וכיוון שההורים אשמים בכל הצרות והבעיות שהוא מעולל לעצמו ולחבריו, יכול המטופל להשתחרר מהמועקות שלו. לפעמים הפסיכולוג מייעץ להטיח בהורים את האשמות הללו כדי לפרוק את המטען המעיק על ליבו של המטופל. האם טיפול פסיכולוגי כזה מותר?

תשובה: אם הטיפול יגרום להרעת יחסי הכבוד והמורא שבין הבן להוריו, הרי שטיפול זה אסור, שכן הוא פוגע במצוות 'כיבוד הורים'. וגם אם היינו בטוחים שטיפול זה מועיל מבחינה פסיכולוגית, אסור להשתתף בו. וכשם שאסור לאדם לגנוב כדי להקל על סבלו, כך אסור לו לעבור על מצוות 'כיבוד הורים' כדי להקל על סבלו. יתר על כן, אנחנו מאמינים שכל המצוות ניתנו לטוב לנו... ולכן גם אם טיפול זה יועיל לזמן מסוים, בסופו של דבר צערו יגבר, החלל שנפער בליבו ילך ויגדל. הוא יהפוך את עצמו ליתום במובן הנורא ביותר – 'יתמות נפשית'. ליתום יש לכל הפחות דמות שהוא יכול להתרפק עליה בזיכרונו, ואילו לזה לא תהיה אפילו דמות להתרפק עליה. כל אדם זקוק לשורשים. בעל כורחו הוא קשור להוריו. גם אם ירצה – לא יצליח לשכוח את הוריו ולהתנתק מהם. גם אם יעטוף את עצמו בכעס כלפיהם, בתוך ליבו הוא יֵדע שגרם להם צער נורא, שהוריד את שיבתם ביגון, ואף הוא ימות לבסוף בודד ועצוב.

אמנם טיפול שמלמד להתייחס להורים כראוי, בכבוד ומורא, ועם זאת להכיר בחולשות שלהם מתוך יחס של הערכה וחמלה, מותר ורצוי. שכן אין מצווה שהילדים יחשבו שכל מה שהוריהם

ז. הורים שהתעללו בילדיהם ולא נהגו עמם כשורה, מותר לילדים לדבר על מה שאירע כחלק מטיפול פסיכותרפיוטי, ואף אם הדבר כרוך בביזיון ההורים[13]. אולם ראו בסעיף הקודם, שלכמה פוסקים אף היתר זה אינו אלא אם הטיפול עצמו ישפר את הקשר בין המטופל להוריו, ולא אם יעמיק את השבר ללא תוחלת.

ח. יש מי שכתב שמטפל שמזהה שחלק מבעיותיו של המטופל קשורים בהוריו, אך המטופל אינו מודע לכך כלל, אסור לו (למטפל) להביא בעיות אלו למודעותו של המטופל. אך נראה שאם המטופל יסבול סבל רב כתוצאה מאי־ידיעת מידע זה, חובה על המטפל לשתפו בכך (אם הוא סבור שיש בכך תועלת מבחינה מקצועית)[14].

עושים וחושבים הוא מושלם וקדוש. להיפך, הילדים צריכים ללמוד לבחון את המציאות ביושר כדי לבחור בטוב... לפיכך, גם מי שסבור שהוריו טעו בחינוכו, כי כעסו עליו והיכוהו, או ויתרו לו והרגילוהו להיות עצלן – צריך לדון אותם לכף זכות. להבין את המצוקות שהעיקו עליהם, ולהחליט בליבו שלא לחזור על טעויותיהם, ולהתבונן בהערכה, איך למרות הקשיים הצליחו לעשות דברים יפים וטובים בחייהם. לנסות לראות איך הכל היה לטובה... ואפילו הדברים שהיו נראים בעיניו כרעים, בדיעבד פיתחו אותו, עשו אותו רגיש, מחושל, מעמיק, וסללו את דרכו לטובה. ועוד ירבה להתבונן בצדדים הטובים שבהוריו, שעל ידי כך יוכל להעריכם ולכבדם כראוי. באופן זה יוכל להתחבר לטוב שקיבל מהוריו ולהמשיך לפתח את עצמו באופן השלם״.

13. **שיעורי תורה לרופאים** (שם), וכמה טעמים בדבר: א. דברי **הרמ״א** (יו״ד, רמ, יח) שאין חיוב כיבוד אב ואם בהורים רשעים, ואם כן אם התעללו בילדיהם ועדיין לא חזרו בתשובה, אין חיוב כלפיהם; ב. אומנם **הש״ך** (שם, ס״ק כ) כתב שמכל מקום אסור לצערם, אך כל זה דווקא כשהילדים מתכוונים לצערם, אך כחלק מטיפול פסיכותרפיוטי מטרת הצפת הדברים היא בריאות המטופלים ולא ציעור ההורים; ג. גם אם נאמר שבאופן כללי אסור לצערם, מכל מקום, כאן הם גרמו למצב שהילדים צריכים רפואה בדרך זו, ועל כן עליהם לשאת בצער זה; ד. כל זה אם לא חזרו בתשובה, ואם חזרו בתשובה, מן הסתם הם רוצים בבריאות ילדיהם עקב מעשיהם, ועל כן מוחלים על ביזיונם.

14. כך פסק **הרב יצחק זילברשטיין** במאמרו **באסיא** (מב-מג, עמודים 26-32), וטעמו משום ״מקלה אביו ואמו״. אך **הרב אוריאל בנר** – במאמר שפורסם אף הוא **באסיא** (סג-סד, עמודים 94-100) – כתב שבדבר זה נראה לו שנחלקים הרב אבינר (ראו לעיל הערה 8) והרב זילברשטיין, ושמחלוקת היא בין **הרמב״ם** לבין **ספר החרדים**, אך בסיכום דבריו כתב שעדיין מחלוקת קיימת ועומדת ואין הוא מכריע הלכה כדברי מי. ונראה לומר שאיסור זה שהזכיר הרב זילברשטיין נראה כאסמכתא בעלמא ולא שיש כאן ממש איסור תורה של ״מקלה אביו ואמו״, שהרי המטפל אינו עובר על כך בהזכירו עובדות אלו, וגם אין ״לפני עיוור״ ולא מסייע לדבר עבירה, שהרי אינו יודע כיצד יגיב המטופל, ואין כאן ״חפצא של איסור״ שמושיט לו, וכתבו הרבה אחרונים שבכגון זה אין איסור ואפשר לתלות שלא תתרחש שום עבירה. על כן, אף שראוי לחשוש לדבריו במקרה קל, מכל מקום אין איסור זה עומד במקומו כשמדובר באדם שיסבול סבל רב אם לא יטופל, ודינו אז כחולה שאין בו סכנה או אולי אפילו כמי שיש לו סכנת איבר (ראו בפרק ב [״גדרי חיוב

לשון הרע בטיפול קבוצתי

ט. קשה מאוד להתיר אמירת לשון הרע בטיפול קבוצתי, שכן קשה לומר שהאמירה היא לתועלת כלפי כל אחד ואחת מן המשתתפים, ועל כן אין להשתתף בטיפול זה אלא אם אין אפשרות אחרת, ויש למעט בחשיפת פרטים ככל הניתן (ללא פגיעה בטיפול עצמו), ויש לכל משתתף ללמד זכות על אותם שעליהם מסופר הלשון הרע במסגרת הטיפול (וראו בהערה לעניין אמירת לשון הרע בטיפול קבוצתי על הורים)[15].

ופטור במצוות לסובלים ממחלות נפש"], סעיפים ט-יב, לבירור הגדרות אלו), ויש להתיר בכגון זה. וראו בהערה הבאה, שאף הרב זילברשטיין מסייג דין זה.

15. **בשו"ת שאילת שלמה** (ג, תפח) כתב לעניין לשון הרע בטיפול קבוצתי: "בוודאי שזה לשון הרע. אמנם מותר לך לשוחח על זה עם יועץ לענייני נישואים או עם חברה שלך, כי לשון הרע מותר לתועלת בתנאים מסויימים, אך כאן מדובר באדם אחד בלבד, מה שאין כן קבוצה שלמה שאין צורך שכל הנשים תדענה כל מיני דברים על בעלך. גם כאשר יש היתר לדבר לשון הרע, יש לצמצם למינימום את מספר השומעים. נכון שכאשר יש קבוצה, נוצרת דינמיקה, אישה אחת מדברת והשנייה נמשכת, בראותה כי היא לא היחידה להתמודד עם אותם קשיים. זאת ועוד, לא רק שיש נשים שהשיחה המשותפת מעודדת אותן להוסיף משלהן, אלא יש גם נשים שנעזרות מתוך שמיעתן את הניתוח אף מבלי לבטא בעצמן דבר. בכל זאת לא מצאנו לזה היתר. יש לטפל בזה באופן יחידני ולמצוא דרכים לדובב ולחשוף. נכון שלפעמים חשיפה בפני קבוצה חוסכת בעיות רבות בעתיד בין בני זוג, ואם אישה לא תמצא דרך אחרת להיחשף ולספר את חייה, נוכל לטעון שזה נקרא לשון הרע לתועלת. אבל לא כן הוא, כי אחד התנאים של לשון הרע לתועלת הוא שאין פיתרון אחר וכאן הלא יש פתרון של שיחה אישית עם מישהי בעלת ניסיון בנידון".

ובספר **ווי העמודים וחשוקיהם** (חלק נה, סימן יג, שאלה ט) כתב: "לשון הרע בטיפול קבוצתי הוא גדול ומכופל כמניין המשתתפים בקבוצה, וצריך עיון רב מתי זה מביא תועלת ואפשר להתיר זאת". מכל הנ"ל יוצא שיש מקום להתיר טיפול קבוצתי כשלשון הרע לתועלת, אלא שיש להעדיף טכניקות טיפוליות אחרות במידת האפשר. ואם אין ברירה אלא להשתמש בטיפול קבוצתי, יש למעט בלשון הרע ככל הניתן, ואין להאמין ללשון הרע שאומרים אחרים אלא ללמד זכות על אותם שלשון הרע נאמר עליהם תוך כדי הטיפול (וראו סעיף ב לעיל). וכן שמענו **מהרב נחום אליעזר רבינוביץ**. וכן סבר **הרב מרדכי ווילִיג**, שיש מקום להתיר לשון הרע בטיפול קבוצתי כיוון שמדובר בלשון הרע לתועלת, אך יש לאסור אמירת לשון הרע על ההורים בטיפול קבוצתי כיוון שבכך יש גם ביזיון להם, ודבר זה אסור.

פרק טו

הלכות שונות

כפיית טיפול רפואי

א. חובה להציל את חייו של אדם, גם אם על ידי ההצלה ייגזק נזק מוחי וייפטר מן המצוות[1], אולם אין לכפות טיפול רפואי מציל חיים על אדם שאינו רוצה בכך כשבוודאי (או קרוב לוודאי) יבוא לידי טירוף הדעת. ואם יש ספק בדבר, ניתן לכפות עליו טיפול רפואי מציל חיים[2].

ב. אדם שחייו חיי שעה[3], מותר לו לסרב לקבל טיפול רפואי שיאריך את חייו אם טיפול זה יגרום לו סבל נפשי ורוחני[4].

1. **הרב לוי יצחק הלפרין** במאמרו בקובץ **עטרת שלמה** (ד, עמוד מח והלאה), וראו שם מקורותיו וסברותיו, והביא את דבריו **באנציקלופדיה הלכתית רפואית** (ו, ערך "פיקוח נפש", עמוד 437).
2. **שו"ת אגרות משה** (חו"מ ב, עד, אות ה). נראה שאין דין זה נוגד את קודמו, שכן בדין הקודם מדובר במעשה שאינו נוגד את רצון החולה. פסיקה זו הובאה אף **באנציקלופדיה הלכתית רפואית** (ב, ערך "הסכמה מדעת", עמוד 682).
3. נחלקו הפוסקים בהגדרת "חיי שעה". בהגהות **חכמת שלמה לשולחן ערוך** (יו"ד, קנה, א) כתב: "והנה עניין שיעור חיי שעה לא נתפרש, ואין לומר דאם סופו למות תוך שנה או שתיים נמי יהיה נחשב חיי שעה, דאם כן איך משכחת לה חיי עולם? הרי סוף כל אדם למות, ומה לי שנה או שתיים או מאה – סוף סוף לעולם לא יחיה, ואם כן יהיה נחשב הכל חיי שעה! ודוחק לומר דמה לי מחולי זה או מחולי אחר. ונראה כיוון דטריפה אינו חי י"ב חודש ומוכח מזה דכל שאינו יכול לחיות י"ב חודש לא נחשב חייו חיים, לכך אם עומד למות י"ב חודש מחולי זה אז נחשב מת בוודאי והיו חייו רק חיי שעה, אבל אם עומד למות מחולי זה אחר שנה, זה לא נחשב חיי שעה כיוון דיכול לחיות י"ב חודש, ואין חילוק בין מחולי זה או מחולי אחר ונחשב בכלל חיי עולם, וזה נכון לפי עניות דעתי". דברי החכמת שלמה הובאו **בדרכי תשובה** (שם, ס"ק ו), וכן מובא בפשטות **בשו"ת בנין אב** (שם). לעומת זה, **בשו"ת רבי ידידיה טאיה וייל** נקט בשיטה

ג. **מותר לכפות אדם לקבל טיפול פסיכיאטרי מציל חיים, ובלבד שיהיה טיפול מקובל ושתועלתו עולה על הסיכון שבו**[5].

אחרת, שיש להרחיב את הגדרת חיי שעה לכל חיים שהרופאים מתייאשים מלרפאותם. מהרגע שהרופאים התייאשו – חייו של החולה הם חיי שעה.

בשו"ת משנה הלכות (יג, קכט) כתב שלכאורה הגבול של חיי שעה הוא שבעה ימים (ולמד זאת מארבעת המצורעים כמבואר שם), אך הביא גם את דברי רש"י במסכת עבודה זרה (כז, ב) שחיי שעה הם: "יום או יומיים", ולפי זה כתב במסקנתו: "ומיהו אם נאמר כן כמו שכתב רש"י הנ"ל, אם כן על כל פנים בשלושה ימים הוה זמן מרובה ואין זה בכלל חיי שעה כלל, אם כן יצא לן דכל שלא ברור שימות בעוד שלושה ימים אז לא מיקרי חיי שעה אלא חי סתם, ונפקא מינה גדולה הוא לעניין פיקוח נפש". לפי דברי המשנה הלכות יש לדון להחמיר שיותר מיומיים אין זה בגדר חיי שעה, ורק סמוך למיתה נכלל בגדר זה. אולם מסקנה זו מדברי רש"י אינה פשוטה, וראו **בשו"ת מהרנ"ש** (סימן קטז) שאין זה ברור מה ניתן לדייק מדברי רש"י לעניין מספר הימים, ושמא דברי רש"י אינם אלא דוגמה, ומכמה טעמים נראה כדבריו, ואין כאן המקום להאריך.

ועיקר ביאורו של רש"י הוא שמי שניתן להעריך לגביו במידה גבוהה של ודאות מתי ימות, הרי שחייו הם חיי שעה מאותו רגע והלאה. בימיו של רש"י, הידע הרפואי לא אפשר לשער דבר זה אלא בטווח של יום או יומיים, אולם הדבר תלוי בזמן ובמקום ובאמצעים העומדים לרשות הרופא, ולא תלוי במספר ימים או חודשים מסוים. כך נראית גם שיטתו של **הרב משה פינשטיין בשו"ת אגרות משה** (יו"ד ג, לו), ונראה מדבריו שם שבאופן עקרוני חיי שעה יכולים להיות אפילו למעלה משנה, וכמו שהסברנו את הגדר על פי דברי רש"י לעיל, כיוון שוודאות גבוהה לגבי סוף חייו של אדם מספיקה כדי לקבוע גדר זה. אולם, כיוון שהערכות הרופאים בטווחים שלמעלה משנה אינן יכולות להיעשות בוודאות גבוהה, ממילא יש להגביל את הגדרת חיי שעה לכל טווח עד שנים עשר חודש ותו לא.

4. ראו פסיקת **הרב יצחק זילברשטיין** בעניין זה בספר **וי העמודים וחשוקיהם** (נט, מעשה חושב, סימן יד).

5. יש מקורות רבים על סוגיה זו, וראו סיכום הדברים **באנציקלופדיה הלכתית רפואית** (ב, עמודים 633-717), ושם כתב (וציטט תוך דבריו את **המור וקציעה** [או"ח, שכח]): "לאור הקביעה שאין האדם בעלים על גופו באופן מלא, ולאור חיובו של החולה להתרפא וחיובו של הרופא לרפא, ממילא אין תוקף הלכתי להסכמתו או לסירובו לטיפול רפואי שמיועד לשמר את חייו. היינו, גם לשיטת הסבורים שיש לאדם בעלות חלקית על גופו, מוגבלת היא זכות זו, וחובת השמירה על גופו עדיפה על פני בעלותו. לפיכך, 'בחולי או מכה שבגלוי שיש לרופא ידיעה וודאית והכרה ברורה בהם ועוסק ברפואה בדוקה וגמורה, ודאי כופים את החולה המסרב לקבל טיפול במקום סכנה ואין משגיחים בו, עושים כל הצריך לפיקוח נפש, ואפילו נגד רצונו של החולה, וכל אדם מוזהר על כך משום 'לא תעמד על דם רעך' ואין הדבר תלוי בדעתו של החולה'. היינו, שצריך לכפות טיפול מציל חיים על חולה במחלה המביאה בהכרח למוות, אך ניתנת לריפוי מלא בשיטה רפואית מקובלת ומומלצת, כאשר הסיכוי להחלמה ולהישרדות עולה על הסיכון למוות או לתחלואה משמעותית".

ראו גם את דעתו של **הרב יובל שרלו** לגבי הגבולות האתיים וההלכתיים לגבי אשפוז בכפייה של נפגעי נפש בקישור: https://did.li/hlwlC.

אמירת שקר לצורך קבלת טיפול רפואי

ד. אסור למסור דיווחים שקריים לביטוח הלאומי על מנת להשיג סיוע כלכלי בעקבות קשיים בבריאות הנפש, אף אם יש חשש שדיווח אמת לא ישיג את העזרה הנדרשת[6].

קבוצה טיפולית שנפגשת בכנסייה

ה. אדם שהיה במצב של התמכרות, ואחרי טיפול הגיע למצב מאוזן ויכול לחזור לביתו ולהמשיך בשגרת חייו, מומלץ לו ללכת לטיפול קבוצתי במקום הקרוב לביתו יחד עם אנשים ונשים אחרים הסובלים מאותה התמכרות. בחוצה לארץ לעיתים קבוצות אלו בוחרות את מקום מפגשן בכנסייה, ואף שלכאורה יש לחשוש משום כניסה לבית עבודה זרה, אם אין אפשרות אחרת יש מקום להתיר. וראוי להתייעץ עם מורה הוראה[7].

6. דיווח שקרי המביא בעקבותיו סיוע כלכלי מהמדינה שלא כדין הוא גזל כספי ציבור ואסור מעיקר הדין. אולם, אף אם מצבו הפורמלי של החולה לכאורה אינו מזכה אותו בסיוע זה, ברוב ככל המקרים הרופא המטפל יכול לכתוב מכתב לביטוח לאומי ולעזור בהבהרת המקרה המסוים המצריך התחשבות מיוחדת על מנת שהסיוע יתקבל בצורה חוקית וראויה. וראו **בשו"ת ציץ אליעזר** (טו, יב) שגם בכתב אסור לשקר, וכן ראו **שו"ת אגרות משה** (חו"מ ב, ל) לעניין שקר במבחנים, ולעניין נידוננו ראו התייחסותם של **הרב יואל קטן וד"ר חנה קטן באסיא** (עג-עד, עמודים 118-127) שכתבו שהדבר ודאי אסור: "ובמקרים רבים יש בכך נוסף לאיסור גזל גם חילול השם".

7. יש לדון בשני עניינים בעניין כנסייה. ראשית, לא הכול מסכימים שבימינו מדובר בבית עבודה זרה, ראו **ריטב"א** למסכת עבודה זרה (מג, ב), **בית יוסף** (יו"ד, קמא) שהביא דברי **המרדכי** בשם **ראבי"ה** (סימן אלף נא), **רמ"א** (יו"ד, קמא, א), **שו"ת מהר"ם שיק** (יו"ד, קנב), **שו"ת הר צבי** (או"ח א, פה). כללו של דבר, נראה מרבים מהאחרונים שעבודה זרה היא דווקא עבודת פסילים ולא אמונה מוטעית (כמו שיש לנוצרים), אף **שמרס"ג** בספרו **אמונות ודעות** (מאמר ב, פרק ה) לא נראה כן.

ואף שרבים הבינו שגם דעת **הרמב"ם** אינה כן, מכל מקום יש לדייק היטב בדבריו בכמה מקומות (פירוש המשנה למסכת עבודה זרה [א, ג], הלכות עבודה זרה [ט, ד], הלכות מאכלות אסורות [יא, ז], תחילת אגרת תחיית המתים, מורה הנבוכים [א, נ]), ואין כאן המקום להאריך. וברור שדעת הרמב"ם היא שיש איסור גמור לשתף דבר אחר עם האל, וכפי שביאר בעיקר השני מי"ג עיקרים בהקדמה לפרק חלק, וכן מתבאר בספר המצוות (עשה ב), וכן בפרק ג מהלכות תשובה (הלכה ז), אך לכאורה כל זה דווקא לישראל ולא לגוי, ואיסור שיתוף לרמב"ם בגוי מניין?

לעומת זה, לכאורה יש ראיה מכרעת שהרמב"ם סבר שיש איסור בשיתוף אף לגויים, שהרי במסכת סנהדרין (נו, ב) אמרו שכל עבודה זרה שבית דין מזהירים עליה לישראל, ממיתין עליה לבן נח, ופסק הרמב"ם דין זה בהלכות מלכים (ט, ב), וגם אחרונים רבים הביאו ראיה זו שיש איסור

בשיתוף. אומנם, אפשר לומר כי אף שנתחייבו באיסור עבודה זרה, מכל מקום לא נתחייבו בפרטי האמונה כפי שנתחייבו בני ישראל, והשיתוף אינו נחשב "עבודת אלילים אחרים", אלא "עבודת ה' בשיתוף", ושמא לא נאסרו בה. וראו **מלבי"ם** לספר שמות (כ, ה). ויש עוד ראיה לכאורה שעצם השילוש הינו עבודה זרה מאיגרת הרמב"ם לרבי עובדיה הגר, ששאל אם הישמעאלים הם עובדי עבודה זרה, וכתב לו הרמב"ם: "אלו הישמעאלים אינן עובדי עבודה זרה כלל, וכבר נכרתה מפיהן ומליבן, ומייחדין לאל ייחוד כראוי, ייחוד שאין בו דופי", אך אין כאן המקום להאריך.

שמא ישאל השואל, שאם לא מטעם זה מדוע דנם הרמב"ם כעובדי עבודה זרה – הלוא בעברם היו עובדים לצורת שתי וערב, ואולי מפני זה סבר כך הרמב"ם. וראו מאמרם של **הרב ד"ר דרור פיקסלר וגיל נדל** בתחומין (כרך כב, עמודים 68-78) שגם כתבו כן בדעת הרמב"ם, שקבע שהנוצרים עובדי עבודה זרה משום פולחנם ולא מפני אמונת השילוש.

לדברים אלו יש להוסיף את דברי **המאירי** המפורסמים בתחילת מסכת עבודה זרה: "עיקר הדברים נראה לי שדברים אלו כולם לא נאמרו אלא על עובדי האלילים וצורותיהם וצלמיהם, אבל בזמנים הללו מותר לגמרי. ומה שאמרו בגמרא 'נוצרי לעולם אסור', אני מפרשו מלשון 'נוצרים באים מארץ מרחק' האמור בירמיה שקרא אותם העם נוצרים על שם נבוכדנצר, וידוע שצלם השמש היה בבבל ושכל עם נבוכדנצר היו עובדים לו... והדברים נראין וברורים". וכך החזיק בכל פירושו במקומות רבים, וגם **בתורה תמימה** לפרשת משפטים (פרק כא, אות רעז) כתב כדברים האלה מדעתו.

גם **בתוספות** למסכת סנהדרין (סג, ב, ד"ה "אסור") כתבו בשם **רבנו תם** שבני נח לא הוזהרו על השיתוף. אומנם שם נחלקו האחרונים מחלוקת גדולה, זה בונה וזה סותר, ועיקר המחלוקת היא אם כוונת רבנו תם שלא הוזהרו על שיתוף השם בשבועה בלבד או שמא לא הוזהרו כלל, ואף בעבודה זרה. ראו **רמ"א** (או"ח, קנו), **שו"ת שער אפרים** (או"ח, כד), **שו"ת ושב הכהן** (סימן לח), **שו"ת נודע ביהודה** (מהדורא תנינא, יו"ד, קמח), **שו"ת מעיל צדקה** (סימן כב), **שו"ת מנחת אלעזר** (א, נג), **חידושי החתם סופר** למסכת גיטין (י, ב), **רבנו ירוחם** (תולדות אדם וחוה, נתיב יז, חלק ה), **מור וקציעה** (או"ח, רכד), **שו"ת שואל ומשיב** (מהדורא תנינא, סימן נא), **סדר למשנה** על הלכות יסודי התורה (א, ז) באריכות, **שו"ת בנין ציון** (סימן סג), בעל **ההפלאה** (בפירושו לתורה במקומות רבים), **המלבי"ם** (שמות כ, ה), **משך חכמה** (דברים כט, כד), **תורה תמימה** (שמות כג, הערה צא), **מהר"ם מלובלין והמהרש"א** לסוגיה בסנהדרין שם, **הערוך לנר** בכמה מקומות.

ולכאורה כל זה אינו משנה כלל, שהרי **בשו"ת בנין ציון** (סימן סג) כתב: "וגם מה שבני נח אינם מצווים על השיתוף לא מהני, שהרי ישראל נצטוו ואכתי לגבי ישראל מקרי עובדי עבודה זרה". אם כן, הראשונים נחלקו מה דינם של עובדי עבודה זרה בשיתוף כשיידונו בפני בית דין של מטה או בית דין של מעלה, אך לעניין יחס ישראל אליהם הרי הם כעובדי עבודה זרה גמורים. אולם, על פי האמור לעיל ניתן לומר שמה שנתחייבו הגויים שלא לעבוד עבודה זרה הוא דווקא בלא תעשה ולא בעשה, וראו **סדר למשנה** (שם) שהאריך להסביר עניין זה, וראו גם **שו"ת תשובות והנהגות** (ג, שיז).

ו**בשו"ת תרומת הגורן** (ב, יט) הסכים שדין הנוצרים תלוי בשאלה אם הם עובדים לשתי וערב ולא תלוי בשיתוף. וגם דעת **הרב נחום אליעזר רבינוביץ בשו"ת מלומדי מלחמה** (סימן מג) שהנוצרים אינם עובדי עבודה זרה על פי סברת **המהר"ץ חיות** בספר **תפארת לישראל**. וכן דעת **הרב יצחק אייזיק הלוי הרצוג** כפי שפורסם **בתחומין** (כרך ב, עמודים 167-179) מתוך עיזבונו: "ולפי זה יצאו מכלל עובדי עבודה זרה, וכל מה שנאמר על המושלימים סובב גם עליהם, ככל האמור לעיל. ובכל אופן על דרך שאמרו רז"ל, עכו"ם שבחוץ לארץ אינם עובדי עבודה זרה ממש אלא מנהג אבותיהם בידיהם, כך על כל פנים הנוצרים שבזמננו, אפילו קאטולים אינם עובדי

עבודה זרה במובן המקורי אלא ליבם לשמיים, אף על פי שהם בעצמם אינם תופסים בשכלם את השוואת הסתירה בין האחדות והשילוש". וראו גם מאמרו של **הרב חיים דוד הלוי בתחומין** (כרך ט, עמודים 71-81).

אולם, גם לסוברים שיש לכנסייה בימינו דין בית עבודה זרה, יש לדון אם מותר להיכנס לשם למטרות אחרות. **מהרמב"ם** בפירוש המשנה למסכת עבודה זרה (א, ד) ובהלכות עבודה זרה (ט, י) משמע שאסר, וכבר הסביר **הכסף משנה** (שם) שדעת הרמב"ם לאסור משום הנאה (וכן ראיתי שביאר **הרב אשר וייס** את שיטת הרמב"ם בשיעור לפרשת וירא), ואין כאן דין חשד (לגבי היהודי הנכנס) אלא איסור הנאה מעבודה זרה וממה שנספח אליה. אך מדעת **רש"י** במסכת עבודה זרה (יא, ב, ד"ה "בזמן"), **המאירי** (שם) **והרא"ש** (שם, א, ט) משמע שלא אסרו זאת אלא משום חשד (ולכן, לדוגמה, אם דר בעיר שיש בה עבודה זרה מותר ללכת אליה, שהרי לא נראה כהולך לעבודה זרה אלא כהולך לביתו, ואין בזה איסור וחשד).

והנה **הרשב"א** בחידושיו למסכת עבודה זרה (שם) כתב שיש להחמיר שלא להיכנס לבית עבודה זרה כלל, ואפילו בפיקוח נפש, והביא ראיה לדבר, והוסיף שכן דעת **רבנו יונה**. גם **הריטב"א** (שם) כתב כן. אומנם, **הר"ן והמאירי** (שם) התירו משום פיקוח נפש, **והרא"ש** בתשובה (כלל יט, סימן יז) התיר לברוח ולהיכנס לבית עבודה זרה משום פיקוח נפש משום שלא בא ליהנות מעבודה זרה עצמה אלא מהבית. ומכל מקום, נראה שהכול יתירו כשאין חשד בדבר כלל. אף על פי כן, **בשו"ת יביע אומר** (יו"ד, ב, יא) אסר לרב ללכת יחד עם בני דתות אחרות להלוויה של קונסול שמת ולהיכנס לבתי תִפלתם, וכתב שהוא משום איסור החשד שבמשנה, ולכאורה במקרה זה, שיש פרסום, אין חשד, שהרי הכול יודעים מדוע הלך לשם. וקצת צריך עיון שלא התייחס לעניין זה. והניף ידו שנית **בשו"ת יחווה דעת** (ד, מה) לאסור להיכנס סתם לבית תפילה של נוצרים, ואומנם שם מדובר על טיול, ויש יותר מקום להחמיר כפי שנתבאר לעיל. והביא שם **שבשו"ת פרי השדה** (ב, ד) אסר במקרה הדומה למעשה שהיה עם הקונסול. גם הביא **שבשו"ת ישכיל עבדי** (ח, כ, מו) אסר להיכנס לכנסייה לשם הצבעה בבחירות. ואומנם שם הביא טעמים מסברה, וכל דבריו ודאי צודקים אך אין בהם משום איסור ממש אלא דברי סברה יפים ונעימים. **והרב אשר וייס** בשיעורו הנ"ל התיר מעיקר הדין במקרים כאלו להיכנס לכנסיות ומסגדים כיוון שאין חשד כלל, ומכל מקום כתב שלמעשה אין להקל כלל שלא במקום איבה, כיוון שכבר נהגו להחמיר ולהתרחק מכל שמץ עבודה זרה.

והרב חיים דוד הלוי בשו"ת עשה לך רב (א, נט; ד, נג) כתב שבמקום שהוא כעין מוזיאון יש להתיר, וכן כתב **הרב לוי יצחק הלפרין בפניני הוראה** (יו"ד, עמוד 199). ולכאורה יש להתיר להיכנס אף לכנסייה פעילה כשמגיעים רבים כקבוצה ורוצים להיכנס לתוכה, שהרי במסכת עבודה זרה (מג, ב) אמרו שרב ושמואל היו מתפללים בבית הכנסת דשף ויתיב בנהרדעא אף שהיה שם צלם, ומשום שברבים אין חשד והכול יודעים שלא נכנסו לעבודה זרה, וכן נפסק **ברמ"א** (יו"ד, קמא, ד). ושמא אין להתיר אלא כשבאים להתפלל וידוע שהוא בית הכנסת, ועל כן אין חשד, אך בכניסה לבית עבודה זרה אין להקל כל כך. ובכלל יש לדון אם המציאות היום היא כמציאות שדיברו בה הראשונים וגדולי הפוסקים עד העת החדשה, לפני כמאה שנה, שהרי היום כנסיות רבות משמשות כמקום לביקורי תיירים, והמון עם שכלל לא בא להתפלל נכנס למקומות אלו השכם והערב מדי יום ביומו. והמצב הגיע לכדי הגדשת הסאה עד שבמחקרים שנעשו עולה שמתוך באי הכנסיות מספר מאמיני הנצרות הבאים לבתי תפלתם יורד, אך מספר המבקרים הולך וגדל, והתיירים לבושים באופן שברור שאינם מהמתפללים, וגם באים בזמנים שאינם זמני תפילה, כך שהחילוק ביניהם לבאים להתפלל ברור לכל רואה.

סיוע למי שדינו כשוטה בקיום מצוות

ו. **ראוי לקבוע מזוזה בביתו של חולה במחלת נפש, ואף אם דינו כשוטה**[8]**.**

ז. **מי שחולה במחלת נפש שדינו כשוטה, ניתן לבצע עבורו פדיון הבן**[9]**. וכן מותר לבצע פדיון הבן עבור הבריא ולתת את הכסף לכוהן שוטה**[10]**.**

ח. **נתינת צדקה מממונו של מי שחולה במחלת נפש שדינו כשוטה מזכה אותו במצווה וזכות הצדקה מגינה עליו**[11]**.**

והנה, כדי להתלמד התירו לעיין בעבודה זרה ממש, כמו שנפסק בכמה מקומות בגמרא (שבת עה, א, ראש השנה כד, ב, סנהדרין סח, א, עבודה זרה יח, א), שאף שאין ללמוד לעשות עבודה זרה, מכל מקום מותר להבין ולהורות בה. ומהגמרא בסנהדרין מוכח שאף לעשותה ממש על מנת ללמד מותר, וכך נפסק **ברמב"ם** בהלכות עבודה זרה (ג, ב), וכן דעת **השולחן ערוך** להלכה (יו"ד, קמא, ד), וכן **בשו"ת שבט הלוי** (ז, קלד) **ובשו"ת אגרות משה** (יו"ד ב, קיא).

ועתה, נבוא לנידוננו, שכיוון שמי שהתדרדר להתמכרות נמצא פעמים רבות בגדר חולה שיש בו סכנה, וחשוב מאוד שלא יתדרדר חזרה חס ושלום, יש חשיבות גדולה ומוכחת שיהיה בקבוצות אלו. והנה, ידוע שקבוצות אלו נפגשות בכנסיות מדי פעם, ולפעמים יש גם שלט מחוץ לכנסייה, כך שחשש החשד אינו שייך כל כך. לכך יש לצרף שזה צורך רפואי, ומה עוד שייתכן שהנצרות כבר איננה בכלל עבודה זרה – מכל הטעמים הללו, וכיוון שכאמור הקבוצה יכולה להציל חיים פשוטו כמשמעו, יש מקום להקל בדבר זה.

ומכל מקום, בגוף הסעיף לא כתבנו אלא ש"יש מקום להתיר", כיוון שכל מקרה לגופו, ולפעמים יכול להיות חשד גדול בדבר, ולפעמים גם הצורך בקבוצה טיפולית אינו גדול. לכן ראוי להתייעץ עם מורה הוראה המכיר את המקרה המסוים ואת המציאות המסוימת. ויש שהחמירו בדבר, ראו בקישור: https://did.li/7SSfT אך שאלנו את **הרב צבי (הרשל) שכטר** ואמר שכיוון שמן הסתם אין הקבוצה נפגשת באולם התפילה עצמו, ונכנסים מכניסה אחרת, וידוע שלעיתים מתקיימים מפגשים כאלו בכנסיות – אין בכך איסור. וכן אמר לנו **הרב מרדכי ווילig** שפשוט להתיר, כיוון שלמאבק בהתמכרות יש דין פיקוח נפש.

8. **המהרי"ל** בתשובתו (סימן קצו) כתב לעניין מי שילד בן שוטה, שוודאי קיים בכך מצוות פרייה ורבייה, ותוך כדי דבריו קבע: "האי נמי נשמה יש לו, ובר מצוה הוא, ופיקחים מוזהרים עליו", ולכאורה תמוה שכתב שהוא בר־מצווה, אלא שכוונתו שוודאי אינו חייב במצוות, אך גם לא כבהמות נדמה, ואחרים מוזהרים לתת לו אורח חיים יהודי, וכן כתב **בשו"ת שואל ומשיב** (תליתאה, א, ל). על כן, אף שאין חיוב לאדם זה במזוזה, מכל מקום יש מעלה שיקיים כמה שיותר מצוות שיוכל. וכן שמענו בשם **הרב נחום אליעזר רבינוביץ**, על פי עדות נאמנה מתלמידיו, שבאופן כללי סבר שעצם עשיית המצווה יכולה לשמר אצל אדם חולה את תחושת הבריאות, ועל כן יש חשיבות שיקיים מצוות ושיסייעו בידו לעשותן.

9. **שו"ת שואל ומשיב** (תליתאה, א, ל), וראו גם **שיעורי תורה לרופאים** (ג, רח).

10. **קצות החושן** (חו"מ, רמג, ס"ק ד) בהסתמך על דברי **התוספות** במסכת סנהדרין (סח, ב, ד"ה "קטן"), וכן פסק על פיו **בשיעורי תורה לרופאים** (שם).

11. מסכת כתובות (מח, א), ונפסק **ברמב"ם** בהלכות נחלות (יא, יא): "ומי שנשתטה או שנתחרש בית דין פוסקין עליו צדקה אם היה ראוי", וכן נפסק **בשולחן ערוך** (או"ח, רצ, טו). **ובכסף משנה** (שם) כתב שטעם הדין שנוח לאדם לעשות מצות צדקה בממונו, וביאר **החתם סופר** את דבריו

ביקור חולים

ט. **חולה נפש שמחלתו מביאה לידי סיכון נפשו ובריאותו (כגון חולה פסיכוטי במקרים רבים), או אפילו אינה מביאה לידי סיכון נפשו ובריאותו אך מביאה לידי שיבוש נרחב באורחות חייו, קיימת כלפיו חובת ביקור חולים**[12].

נדרים ושבועות

י. **אדם הסובל מהפרעה טורדנית־כפייתית (Obsessive Compulsive Disorder), וכתוצאה מכך נוהג בנדרים ושבועות, אין בכל הנדרים והשבועות הללו ממש, ואין צריך לחשוש להם כלל**[13].

יא. **יש מי שפסק שאדם הסובל מאלכוהוליזם (Alcoholism) יכול לקבל על עצמו נזירות על מנת לחזק את החלטתו להפסיק לשתות, אלא שמוטב שיקבל על עצמו שבועה ולא נזירות**[14].

בתשובה (א, ב): "דשארי מצוות יש צדיקים שמגיע עליהם כמעשה הרשעים בעולם הזה, מה שאין כן צדקה תציל ממות ממיתה עצמה... מכל מקום מי שנשתטה ואין לו חטא מכריע, על כל פנים יגן עליו צדקה מממונו להחייהו אף על פי שאינו מצווה ועושה, מכל מקום ממונו מגין עליו, והוה ליה כאילו קנו לו סם חיים לרפואתו...". ו**בשיעורי תורה לרופאים** (שם) הביא ראיה לכך **משו"ת מהרי"ט** (א, קכז), ראו שם.

12. אף **שבאסיא** (סז-סח, עמודים 89-90) הסתפק **הרב אוריאל בנר** בדין זה לפי חלק מהשיטות שהציג שם, מכל מקום אף הוא הביא מדברי **הרב גדליה אהרן רבינוביץ** בקובץ **הלכה ורפואה** (ב, עמוד רעה) שיש דין חולה בחולה במחלת הנפש, וכן נראה על פי מה שנתבאר בפרק ו בעניין הגדרת החולי שבעבורו צריך החולה לברך "הגומל", שבחולה כזה אף מקיימים מצוות ביקור חולים. וראו במאמרי בקובץ **תחומין** (חלק כו, "מצות ביקור חולים") בעניין מהות המצווה ואופני קיומה, והרואה יראה שאלו שייכים אף בחולי נפש. ו**מהרב אליעזר מלמד** שמענו שאם יש בכך תועלת – מצווה לבקר אף את חולה הנפש.

13. **קריינא דאיגרתא** (מהדורה חדשה, א, עמודים רעא-רעב), ושם הביא כן בשם **הרב יצחק זאב הלוי סולוביצ'יק**. וראו דיון ארוך בנושא הפרעה טורדנית־כפייתית בהקשר הלכתי במאמרים: קריינא דאיגרתא (שם, רעח); Huppert JD, Siev J, Kushner ES. "When religion and obsessive-compulsive disorder collide: treating scrupulosity in Ultra–Orthodox Jews", *Journal of Clinical Psychology* 2007:63(10):925–941; **שו"ת ניצני ארץ** (ב, א); **הרב ד"ר זאב פרימר וד"ר עמיחי פלדמן** במאמרם **באסיא** (צה-צו, עמודים 86-110). וכן ראו מה שכתב **פרופ' משה הלוי ספירו** על משמעותן הרוחנית־הלכתית של פעולות כאלו בספרו *Handbook of Psychotherapy and Jewish Ethics* (עמודים 34-39).

14. כן פסק **בחשוקי חמד** למסכת נדרים (י, א) לאחר שתירץ את הדעה שהמקבל עליו נזירות הוא חוטא: "לפי זה בענייננו הבעל לא חטא כיון שהוא היה אלכוהוליסט כרוני, וקבלת הנזירות שלו הייתה לתועלת, ומצוה רבה עשה, כי אחרת היה נכשל בשתיית יין, וחוזר לשיכרותו". אלא שמכל

דיספוריה מגדרית

יב. איש או אישה הסובלים מדיספוריה מגדרית (Gender Dysphoria), וכתוצאה מכך סובלים מדיכאון קליני ויש להם מחשבות אובדניות (כפי שקורה פעמים רבות) עד כדי ניסיונות אובדניים, יש מי שהתיר להם לעשות פעולות לשינוי גופם או מראיהם (על ידי ניתוחים שונים[15], לבישת בגדים השייכים למין

מקום הביא שם את דעת הסוברים שנזירות איננה ראויה אלא לצורך דביקות בה', ועל כן חזר וכתב: "ולמעשה עדיף שיישבע שלא ישתה יין לשנה, וזה עדיף מאשר להיות נזיר עולם. ואף על פי שצדיקים לא נשבעים... בכהאי גוונא שהוא אלכוהוליסט מצווה לו לעשות כך, ככל הנשבעין לקיים את המצווה".

15. יש לדון אם מותר לעשות שינויים אלו, ונביא את עיקרי הדברים בתמצות. חז"ל בתורת כוהנים למדו מהאמור בספר ויקרא (כב, כד-כה) שאיסור סירוס נאמר גם באדם ולא רק בבהמה, ומשם משמע שהאיסור הוא גם בנקבות מדאורייתא ולא רק בזכרים. אולם, בסוגיה במסכת שבת (קי, ב-קיא, א) תלו את הסירוס בפרייה ורבייה, ואם כן, לדעת חכמים כשם שאין האישה מחויבת בפרייה ורבייה, כך אין בה איסור סירוס. אין כאן המקום להאריך ביישוב הסתירה בין המקורות, אך מדברי **הרמב"ם** בהלכות איסורי ביאה (טז, יא) משמע שהלכה למעשה האיסור בסירוס נקבות הוא מדרבנן, וכן נראית פסיקת השולחן ערוך (ה, יא) שהמסרס את הנקבה פטור אבל אסור, וכן סבר **המבי"ט** בספרו **קרית ספר** (אזהרה קיג) שדעת הרמב"ם היא שהאיסור מדרבנן.

לעניין טעם האיסור, ראו **פרישה** (אבהע"ז, ה, ס"ק ל), **לבוש** (אבהע"ז, ה, יב) **וט"ז** (שם, ס"ק ו). **הב"ח** כתב שאין מקום להתיר סירוס באישה אלא דווקא אם יש לה צער לידה, ורק במקום חולי יש להקל, וסתם צורך אינו מספיק, וכן פסק **ערוך השולחן** (אבהע"ז, ה, כד), וכן משמע **משו"ת חתם סופר** (שם). כמה פוסקים החמירו מאוד, ראו **שו"ת שבט הלוי** (ו, רד) **ושו"ת אגרות משה** (אבהע"ז א, יג; אבהע"ז ג, יב-יג; אבהע"ז ד, לג-לה), ומכל מקום אף הוא התיר במקום חולי ממש או סכנה ודאית (אבהע"ז ד, לו). אולם אחרונים אחרים הקלו יותר, ראו **שו"ת שרידי אש** (א, ע) **ושו"ת דברי יציב** (אבהע"ז, כט). **ובשו"ת בצל החכמה** (ד, סה) ביאר שאף צער הנפש הוא בכלל צער ולא רק צער הגוף, ועוד כתב בסימן שאחריו (ד, סו) שאם גוי עושה את ההפלה יש עוד סניף להקל, וגם **בשו"ת ציץ אליעזר** (יד, צו) כתב כן, וכן **בשו"ת אגרות משה** (או"ח ב, פח) כתב שעל ידי גוי אינו אלא איסור דרבנן, וכן דעת **הרב נחום אליעזר רבינוביץ**.

לכל זה יש לצרף שלכאורה אין איסור אלא על המסרס ולא על המסתרס, ובספר **דור תהפוכות** (עמודים מה-נ) ערך בסוגיה זו מערכה שבה הביא את כל הדברים בצורה מסודרת, ראו שם את כל הפוסקים שהביא, ואנו נוסיף עוד רבים שכתבו להתיר: **הרב בירג** בכתב העת **נועם** (א, עמודים רנז-רסב) הביא מחלוקת הפוסקים בעניין זה, **ובשו"ת תבואות שמ"ש** (ג, אבהע"ז, קנא) צירף עניין זה לעוד ספקות להתיר, **ובשו"ת באר משה** (ד, קכה) הביא **מהצפנת פענח והבית משה** (אבהע"ז, ה, ס"ק ט), שאף הם סברו שאין איסור על המסתרס. אף **בשו"ת דברי שלום** (ה, אבהע"ז, קפד) נראה שמסכים למקילים בזה. וכן כתב כדבר פשוט בירחון **הבאר** (שנה שביעית, כרך שני, סימן סא) **הרב חיים זאב וולף ויינרב**, וכן סובר **בשו"ת עמק התשובה** (ג, צב), וכן פסק **בשו"ת שאילת שאול** (ב, אבהע"ז, א), וכן משמע שנוטה דעת **שו"ת שאלי ציון** (תניינא א-ב, אבהע"ז, א). מעתה, כיוון שלרוב הפוסקים נראה שאין איסור על המסתרס, לכאורה ניתן יהיה לסרס את האישה גם מצד זה, אלא שכיוון שיש איסור על המסרס, את הסירוס יעשה דווקא גוי.

אולם גם זה אינו פשוט כלל, ראו סוגיית הגמרא במסכת בבא מציעא (צ, א–ב) אם יש איסור אמירה לגוי בכל האיסורים או רק בשבת, וכן אם הגויים מצווים על הסירוס (כדעת רבי חידקא), ועל כן היהודי מכשיל אותם בעבירה, והגמרא אינה מגיעה למסקנה ברורה בדין זה, ועל כן נחלקו הראשונים בפסיקת ההלכה. **הטור** (אבהע"ז, ה) לא הזכיר שום איסור על הגוי לסרס מצד עצמו, וכן נוטה דעת **הבית יוסף**, וכן נראה **מהשולחן ערוך** (שם, סעיף יד), אך **הרמ"א** (שם) הביא את המחלוקת בעניין זה, ורוב מפרשי השולחן ערוך פסקו להקל בזה.

מכל הנ"ל יוצא כי הלכה למעשה יש לומר שאמירה לגוי אסורה בשאר איסורים, אך אין הגוי מצווה על הסירוס. אולם, יש להדגיש כי כל זה דווקא לעניין איסורי דאורייתא, אך כבר נפסק לעניין שבת **בשולחן ערוך** (או"ח, שז, ה) שבאיסורי דרבנן יש מקום להקל לומר לגוי לעשותם לצורך חולי או מצווה. כל זה לעניין שבת, אך לעניין שאר איסורים מצאנו אחרונים שסברו להקל אף שלא במקום חולי או מצווה, ראו **שו"ת חתם סופר** (ו, כד), **פרי מגדים** (או"ח, שז, משבצות זהב, ס"ק ד), **פרי חדש** (או"ח, תסח, א), **נחפה בכסף** (יו"ד, ד) והביא את דבריו **החיד"א** בספר **מחזיק ברכה** (או"ח, רמד) **וביעיר אוזן** (עין זוכר, מערכת א, סימן עה). וראו **בשו"ת מגידות** (ב, ריז), וכך גם נטה לפסוק **בשו"ת דבר משה** (א, יו"ד, ז), וכן הביאו בשם **המהרש"ם** בדעת תורה (או"ח, ש"ז). מכל הנ"ל יוצא שיש להתיר אמירה לגוי באיסור דרבנן בשאר איסורים גם ללא חולי או צורך מצווה.

מעתה, לאחר שבירנו שאיסור סירוס בנקבה הוא מדרבנן, ואין איסור על המסתרס, יש לומר שמותר יהיה לבקש מגוי לסרס את הנקבה, כדין שבות דשבות. אומנם, **בשו"ת שבט הלוי** (ו, רד) חשש לסוברים שסירוס נקבה הוא דאורייתא, אך כבר ראינו לעיל שרבים החולקים, **ובשו"ת שאילת שלמה (ד', רס"ב)** צירף את שיטת **הב"ח** שלשם רפואה מותר לסרס נקבה, ואת שיטת **הט"ז** (אבהע"ז, ה, ס"ק ו) שלא אסרו בנקבה אלא משום צער בעלי חיים, ועל פי זה העלה שיש מקום להתיר למי שמתמחה כווטרינר להתלמד בדבר זה. וראו דברי **הרב מאיר מאזוז** בספרו **מקור נאמן** (א, תשע"ו), ובמילואים שם.

כל זה באישה, אך באיש לכאורה פשוט שמדובר באיסור דאורייתא ואין מקום להתיר. כך כתב **הרב ברוך ישר** בספרו **חקרים** (עמודים עא–עג), שיש לאסור משום סירוס בין לאיש ובין לאישה, ובספר **חכמת גרשון** (עמוד תנו) כתב ש"בוודאי יש כאן איסור סירוס" (וראו עוד מה שכתב בהמשך שם [עמוד תעא]). וכן **הרב מאיר אמסעל** הזכיר איסור זה במאמרו בכתב עת **המאור** (תשל"ג, קונטרס ב, עמודים 13-21), וכן **בשו"ת ושב ורפא** (ב, עט) כתב שהמשנים את מינם "עושים בזה איסור חמור מאוד של סירוס", וכן מובא **באנציקלופדיה הלכתית רפואית** (ערך "ניתוחים", עמוד 685). כמו כן, אף על ידי גוי קשה יהיה להתיר, שהרי היתר אמירה לגוי אינו אלא באיסור דרבנן.

אך במסכת ראש השנה (כד, א) שנינו: "דמות צורות לבנה היו לו לרבן גמליאל בטבלא ובכותל בעלייתו, שבהן מראה את ההדיוטות, ואומר: הכזה ראית או כזה?", והגמרא מקשה על דברי המשנה, כי לכאורה אסור היה לו לרבן גמליאל לעשות צורות אלו, ומתרצת שהגויים עשו אותם עבורו. והנה, עשיית הצורות היא איסור דאורייתא, ואיך היה מותר לגוי לעשותם? **והתוספות** (שם, ד"ה "שאני") תירצו: "הכא לא גזור משום מצוה", וכן הוא בשאר הראשונים שם. **הרש"ש** הסיק מדברים אלו שאולי ניתן לומר כלל בזה: "ואפשר דבאיסור לאו מותר לכולי עלמא על ידי נכרי משום מצוה", וכדברי הרש"ש הנ"ל מצאנו גם **בהעמק שאלה** (פרשת וירא, שאילתא י, ס"ק ו), ראו שם.

לכל זה ניתן לצרף עוד סניפים להקל, ראו **בשו"ת בית יהודה** הנמצא בתוך הספר **בני יהודה** (ב, מז) שמביא **רבי יהודה עייאש** שאלה שנשאל **היד מלאכי** לעניין סירוס בהמה שתמות אם לא יסרסוה, ומקל בדבר, וכן הסכימו שם **רבי חיים בן עטר והרב יצחק נאווי**, אלא שהבית יהודה עצמו פקפק בפסק זה. אומנם נראה שסברת המתירים הייתה להקל משום צער בעלי חיים, וכמו

הביולוגי השני[16] או בנטילת הורמונים[17]) אם הרופאים אומרים בוודאות שיש

שמצאנו כמה ראיות לזה (**רא"ש** למסכת בבא מציעא [ב, כט] בשם **המהר"ם מרוטנבורג**, **שו"ת הרמ"א** [סימן עט], **שו"ת משפטי עוזיאל** [ג, מז], **שולחן ערוך** [או"ח, שה, כ], **חיי אדם** [כלל סג, סעיף ט; כלל נו, סעיף י], **נשמת אדם** [שם, ס"ק ג], **שער הציון** [או"ח, שכח, ס"ק סד] ועוד). כך או כך, מכל הנ"ל יוצא שלכל הפחות על ידי גוי יש מקום רב להתיר משום צער בעלי חיים אפילו באמירה לגוי באיסור דאורייתא. וראו **בשו"ת נצח יוסף** (א, כג) שהקל במקום מצווה, **ובשו"ת דבריך יאיר** (ו, סא), נשאל אם מותר לסרס כלב על מנת למנוע ממנו שיחלה במחלות קשות בעתיד, ומסקנתו שם על פי כל הנ"ל היא להתיר משום צער בעלי חיים.

מעתה, כמו שהתירו משום צער בעלי חיים, כן יש להתיר משום צער האדם, וכמו שכתב **בשו"ת משפטי עוזיאל** (ג, מז): "ודבר ברור דצער בעלי חיים לא עדיף מצער בני אדם שיש לו מקצת חולי", וכן משמע גם מהנשמת אדם לעיל. אומנם אין להקל בכל צער, אלא דווקא בצער שיש לו השפעה גופנית על האדם, ואם האדם נופל לכדי חולי משום צערו – הרי זה בכלל צער שניתן להקל עבורו. לכל זה יש לצרף **שבשו"ת פנים מאירות** (א, ס) הסתפק אם מותר לומר לנכרי לעשות איסור במלאכה דאורייתא, והתיר מכמה טעמים, ובסוף דבריו הוסיף: "ובפרט שראוי לסמוך על דעת הראב"ד דסבר דאין שבות בשאר לאוין". יש לציין **שהפרי חדש** (או"ח, תסח) אף כתב שאין הראב"ד יחיד בדעתו. אומנם **המהר"ם שיק** (יו"ד, קנג) כתב שראוי להחמיר בדבר זה ושלא לסמוך על הראב"ד, אך בספר **זכרי כהונה** (חלק א, מערכת ח, אות לה) **לרבי רחמים חי חויתה הכהן** הסכים אף הוא שיש מקום לצרף דעה זו לספק ספקא. והנה, בספר **דור תהפוכות** (עמוד נא) כתב בקצרה על נושא זה, וקיצר המחבר במקום שהיה לו להרחיב, ולא ירד לכל הנ"ל, שבמקום שיש צער גדול, יש מקום להתיר אמירה לגוי באיסור סירוס.

16. אדם שכבר עשה שינויים בגופו, ורוצה להתלבש בהתאם לשינויים אלו, כתב **בשו"ת שב ורפא** (ב, עט): "אין להרשות לו להיכנס בבית הכנסת אם הוא מלובש כאשה, לא בעזרת נשים דנשאר איש וגם לא בחלק האנשים שנראה כאשה. החולה הנ"ל צריך להתלבש כאיש (ובצורתו העכשווית צריך גם כן להתעטף כדי שלא יראו הדדים שלו) ורק אחר כך אפשר להרשות לו להיכנס לחלק הגברים". אולם בספר **דור תהפוכות** (עמוד קכז) פסק להפך: "אשה שהפכה עצמה לאיש, יש מי שאומר שצריך אותו האיש להתלבש כאשה, משום שמבחינה הלכתית דינו כאשה, ואם ילבש בגדי איש הרי הוא עובר על איסור 'לא יהיה כלי גבר על אשה'. אולם, לעניין הלכה, הדבר ברור שאיש זה צריך להתלבש כאיש ואין לו להתלבש כאשה, משום שבכך יהא אותו האיש (הלבוש כאשה) רגיל בין הנשים, ועלול הדבר להביא לידי עבירה. והוא הדין בזה לעניין איש שהפך עצמו לאשה, שאשה זו צריכה ללבוש בגדי אשה ולא בגדי איש".

בהערותיו שם הסביר בקצרה את פסיקתו, וזו תמצית דבריו: "ולפי זה נראה לעניות דעתי שלא נאמר איסור 'לא ילבש' אלא באדם ששייכת בו בכללות אפשרות שיכול לבוא לידי תועבה, אבל אשה שהפכה עצמה לאיש, והאיש הלזה לובש בגדי איש, על אף שכתבנו שנשאר דינו כאשה, מכל מקום אין איסור, ואף לא מדרבנן, שילבש בגדי איש משום שבמצבו הנוכחי לא שייך כלל שיבוא לידי תועבה עם אנשים בכל צד ואופן... אשר על כן לעניות דעתי נראה דבנידון דידן באשה שהפכה עצמה לאיש שפנים חדשות באו לכאן, והשינוי הוא מוחלט לכל פרטיו, בוודאי שיש לנו לתפוס הטעם ד'תועבה' ויכול איש זה ללבוש בגדי איש, אך לא ילבש בגדי אשה הואיל וקיים החשש שלא ישב האיש הלבוש בגדי אשה בין הנשים ויבואו לידי עבירה, וכן להיפך". כעין זה פסק בספר **גם אני אודך** (תשובות הרב סיאני, סימן יא), וכן נראה **משו"ת אשר חנן** (ו-ז, אבהע"ז, עט).

17. בספר דברים (כב, ה) קבעה התורה שאסור לאישה ללבוש כלי גבר, ולגבר אסור ללבוש שמלת אישה, ונחלקו התנאים במסכת נזיר (נט, א) בדין זה, ואין כאן המקום להאריך בביאור מחלוקתם.

סכנה אם לא יעשו כן, וככל הניתן מוטב לעשות פעולות אלו בידי גוי. אולם יש לדון לגופם של דברים אם שינויים אלו אכן מסייעים למנוע אובדנות, ועל

להלכה, משמע מ**הטור** (יו"ד, קפב) כדעת רבי אליעזר בן יעקב, שיש לאסור לאיש ללבוש כל בגד שהוא מיוחד לנשים, ואף אם לא התערב בין נשים, וכן פסק ב**שולחן ערוך** להחמיר (יו"ד, קפב, ה) שחייבים אף בבגד אחד מיוחד ואף אם לא נדמים כבני המין השני. והנה, כל זה בבגדים שאדם לובש, ולכאורה היה אפשר לומר שדווקא בבגדים, אך בשינויים בגופו של אדם אין איסור זה שייך. אולם במסכת שבת (צד, ב), לעניין המלקט שערות לבנות מתוך שחורות, מפורש לא כן, וכן פסקו **הרמב"ם** בהלכות עבודה זרה (יב, י), **והשולחן ערוך** (יו"ד, קפב, ו). על פי זה, לכאורה, איש הנוטל הורמונים על מנת שייראה כאישה, או להפך, עובר על איסור זה.

אולם, לכאורה יש מקום לחלק בין הנידונים ולומר שהצובע שערו עושה מעשה צביעה, ואילו מי שנוטל הורמונים אינו עושה מעשה שינוי ישיר אלא הדבר מתרחש לאחר זמן בגרמא, ושמא בזה יש להתיר. אכן, יש להביא ראיה לדבר ממסכת נזיר (שם) לעניין לחיכת שיער בבגד (ראו שם בראשונים), אולם אחרונים רבים דחו אפשרות זו, וראשית העלה סברה זו **בשו"ת אבני זיכרון** (ג, לט) בתשובה משנת תרצ"ד לעניין צביעת שערות, וכתב שמעשה המתחדש מאליו כתוצאה ממעשה האדם אינו גרמא כלל. כן הסכים לאסור גם **בשו"ת אגרות משה** (יו"ד א, פב) משום שאיסור "לא ילבש" הוא על התוצאה ולא על המעשה, ועל כן אם האדם מקושט כתוצאה ממעשיו הוא עובר על האיסור. אף **בשו"ת חלקת יעקב** (יו"ד, פז) כתב כן, והוסיף שרק במקום הפסד התירו גרמא. וראו אף **שו"ת דעת סופר** (יו"ד, סד), **הרב יונתן שטייף** בקובץ **המאור** (תשט"ו, שנה שישית, חוברת ג), **ושו"ת בצל החכמה** (ה, קכז).

אך יש מקום לדון בדבר מצד חומרת האיסור, שכן **בשו"ת שואל ומשיב** (מהדורה קמא, א, רי) דן לגבי אדם שחצי זקנו נהפך לבן ויש לו צער וביזיון מכך, וכתב שלרוב הפוסקים מדובר באיסור דרבנן ועל כן יש מקום להקל. אך לעומתו כתב **מהר"י אשכנזי** בתשובתו (יו"ד, יט) שרוב הפוסקים סבורים שאיסור זה מדאורייתא, וכן כתבו **בשו"ת דברי חיים** (יו"ד ב, סב), בספר **ערך ש"י** (יו"ד, קפב) **ובשו"ת מהר"ם שיק** (יו"ד, קעג), והדבר תלוי בדרך לימוד דברי הראשונים כמבואר למעיין בדבריהם, ואין להאריך.

השולחן ערוך (שם) כתב בלשון "אסור" לעניין ליקוט שערות לבנות מתוך שחורות, ודנו האחרונים בדעתו. **הבאר הגולה** (יו"ד, קפב) העיר שעל פי דבריו בבית יוסף פסק לאסור מדאורייתא, ואילו מדברי **הגר"א** בביאורו (שם, ס"ק יד) נראה שכוונת השולחן ערוך לפסוק שמדובר באיסור דרבנן בלבד ולא באיסור דאורייתא. **בשו"ת מהר"ם שיק** (יו"ד, קעג) כתב שדעת השולחן ערוך לאסור מדאורייתא, וכן כתב **בשו"ת בית היוצר** (יו"ד, מה). אולם בספר **אגורה באהלך** (כח, ב) כתב כדבר פשוט שמדובר באיסור דרבנן, וכן כתב **הדרכי תשובה** (יו"ד, קפב, ס"ק טז), אך ראו **בשו"ת ציץ אליעזר** (יג, עז) תמה מאוד על דבריהם (אף שגם הוא הסתפק בכוונת השולחן ערוך). גם **בשו"ת אבני זיכרון** (ג, לט) כתב שלכך נוטה הדעת, שאין כאן אלא איסור דרבנן, וכן פסקו בספר **ערך ש"י** (שם) **ובשו"ת מנחת אלעזר** (ד, כג) **ובשו"ת שרידי אש** (ב, מא), וכן משמע שנוטה דעת **הרב יצחק אריאלי** בספרו **עיניים למשפט** למסכת מכות (דף כ).

מכל הנ"ל למדנו שלדעת רבים מהאחרונים, השולחן ערוך פסק שאין לאסור ליקוט שערות לבנות מתוך שחורות אלא מדרבנן, ומכאן יש ללמוד לכל דבר שאינו לבוש שעל הגוף אלא בגוף עצמו, שייתכן לומר שאיסורו אך ורק מדרבנן, ויש יותר מקום להקל בו. כמו כן, על פי דברי החלקת יעקב, לא החמרנו בגרמא אלא משום שמדובר כאן באיסור דאורייתא, אולם לפי מה שנתבאר שלפי חלק מהפוסקים אין כאן איסור דאורייתא, אם כן לכאורה שוב יש מקום לשקול

אם בגרמא ניתן להקל. ומכל מקום אפילו אם נבוא להחמיר, כסניף להקל ודאי שיש מקום לסמוך על שיטת הראב"ד והשולחן ערוך ועל דין גרמא. כל האמור מניח שאכן יש כאן איסור, אך יש מקום לפקפק בזה מצד הסוגיה בשבת (נ, ב) שם אמרו שאסור לגרור גלדי צואה וגלדי מכה במסכת שבת אלא אם בא להינצל מביזיון וצער, ולא אסרו אלא במי שמכוון להתייפות וכן מצד הסוגיה במסכת בבא מציעא (ס, ב), שממנה משמע שצביעת הגוף והשערות לצורך אינה אסורה מן התורה. וכן ראו מה שכתב **בספר חסידים** (סימן שעט) שנראה שאין שם איסור (וגם שם נראה שהטעם הוא משום שלהימנע מביזיון וצער אינו אסור). בכל זה קיצרנו במקום שהיה להאריך, אך המעיין בתשובות שכבר הוזכרו ימצא התייחסויות שונות למקורות אלו, ועוד חזון למועד.

מכל מקום, הלכה למעשה לעניין צביעת הזקן, פסק **בשו"ת שואל ומשיב** (שם) שהרוצים לסמוך על הסוברים שאין זה אלא איסור דרבנן – הרשות בידם, **והמהר"ם שיק** (שם) תמה על דבריו, ו**בשו"ת מהר"י אשכנזי** החמיר בדבר, וכן הסכימו להחמיר **בשו"ת דברי חיים** (שם) **ובשו"ת שבט הלוי** (ג, קיא, אות ג), ואפילו על ידי גוי הסתפק **בשו"ת בית היוצר** (שם) אם ניתן להקל הלכה למעשה, ובספר **ערך ש"י** (שם) כתב להחמיר אף בזה. וכן החמירו **בשו"ת מנחת אלעזר** (שם), ו**בשו"ת חלקת יעקב** (שם), וראו **בשדי חמד** (מערכת ל, כלל קטז) שהרחיב את היריעה בדין זה.

אולם **בשו"ת אבני זיכרון** (שם) כתב שיש מקום להקל בדבר אף למעשה, וכן הסכימו להתיר גם **בשו"ת לבושי מרדכי** (יו"ד, מהדורא קמא, ק) ובספר **המאור לרב פרייל** (חלק א, סימן כו), וכן מצאנו בספר **מאורי אור** (קיצור שולחן ערוך, יו"ד, קפב), וכן מסקנת **שו"ת שרידי אש** (שם), וגם **בשו"ת ציץ אליעזר** (כב, י"ד) התיר לשם פרנסה. וראו גם מה שכתב **בשו"ת וישמע משה** (עניינים שונים, יו"ד, קצג).

והנה, כל המשוחח עם אנשים ונשים הרוצים לשנות את מינם מגלה כמה צער וייסורים הם עברו ועוברים בחייהם, וכמה קשים חייהם, עד ששיעורי ההתאבדות בקרב ציבור זה הוא פי עשרה ויותר מהציבור הכללי. ואף שוודאי אין לומר שכל מקרה הוא מקרה של פיקוח נפש משום שיעורי ההתאבדות הקשורים בו, מכל מקום, השיעור הגבוה מעיד על הסבל הגדול הקיים אצל רובם ככולם. ואין שום ספק שנטילת ההורמונים לא באה אלא לסלק צער גדול זה, ואין כאן ייפוי של תועבה כלל, ואין הם לוקחים הורמונים אלו על מנת שיוכלו להתדמות למין השני במטרה להגיע לכדי מעשי תועבה, אלא הם מרגישים בתוך תוכם כאילו הם אינם נורמליים, והדרך היחידה לסלק צער זה מבחינתם היא לנסות לאזן בין מציאותם הפנימית למציאות החיצונית של גופם.

על כן, נראה שאין להחשיב מעשה זה כמעשה של ייפוי שאסרה תורה, ומכל מקום גם אם יש ספק בדבר, יש מקום לצרף את הסניפים שהזכרנו, כי שמא אין כאן אלא איסור דרבנן, ואם כן – שמא נוכל לסמוך שבגרמא אפשר להקל באיסור דרבנן במקום צער.

והנה, את כל הנ"ל כתבנו להגדיל תורה ולהאדירה, ולא כדי לפסוק מכך הלכה למעשה, ואין בין הפוסקים ולו אחד שיאמר שבנסיבות רגילות יש היתר לבצע ניתוחים אלו, וגם במקום צער גדול וסבל ממושך. אף על פי כן, כיוון ששאלנו פי מורים אם אכן יש להורות כך, **והרב יהודה הרצל הנקין** ענה בחיוב, ודווקא כשלאדם זה יש עבר של ניסיונות אובדניים. על כן גם הוספנו להסביר את הסוגיה מכל צדדיה ולהראות שיש מקום להוסיף כמה סניפים להקל במקום פיקוח נפש. ואף **הרב ברוך גיגי** אמר לנו כי אין לך דבר העומד בפני פיקוח נפש, וסכנת פיקוח נפש שכיחה מאוד במקרים אלו, ולכן אם ברור שיש בכך תועלת למנוע אובדנות, יש מקום להתיר (וגם יש פוסקים נוספים ששוחחנו איתם שסברו שיש מקום להקל במקום פיקוח נפש ברור, אך כיוון שהסוגיה המציאותית אינה ברורה דיה [כמו שיבואר בהערה הבאה] נמנעו מלהשיב תשובה ברורה לשאלה זו).

כן ראוי לשאול מורה הוראה בעניין יישום פסיקה זו[18]. ויש פוסקים שאסרו את הדבר בכל עניין[19].

דין הפלות במקום סכנה

יג. אישה מעוברת שהרופאים אומרים שתיפול לידי חולי נפשי שיש בו סכנה אם תלד, נחלקו הפוסקים אם יכולה להפיל את עוברה, ולכן להלכה ולמעשה יש לכל אחת להיוועץ ברופאים מומחים ולשאול מורה הוראה בעניין חמור זה, מפני שיש צורך בהכרת כל מקרה לגופו, כמבואר בהערה[20].

18. הן רבנים והן אנשי מקצוע רבים נבוכים בשאלה אם השינויים הגופניים הללו אכן מסייעים ביד הסובלים ומנמיכים את אחוזי ההתאבדות. מחקרים רבים דיווחו (מפיהם של אלו שעברו שינויים אלו) על סיפוק מהעלייה באיכות החיים לאחר השינוי ועל ההקלה מהעול הרגשי הכבד שנשאו על עצמם לפני השינוי. אולם, יש לדעת כי ביקורות רבות נכתבו על מחקרים אלו, שנפלו בהם כמה וכמה כשלים (ואין כאן המקום להאריך). לעומת זה, ב־2011 התפרסם מחקר שעקב אחר קבוצה של סובלים מדיספוריה מגדרית לאורך שלושים שנה ובחן את התוצאות ארוכות הטווח (בקישור: https://journals.plos.org/plosone/article?id=10.1371/journal.pone.0016885), ומסקנתו שלמרות הניתוחים, אחוזי ההתאבדות היו גבוהים פי עשרים בקבוצה זו מאשר בקרב האוכלוסייה הכללית.

ויש מקום לדון אם נתון זה יכול להעיד שהניתוח עצמו לא עוזר, או שמא להפך, שהניתוח דווקא מועיל למנוחת הנפש, אלא שמכל מקום גורמים אחרים יכולים לערער את היציבות הנפשית עם הזמן, וכן שמענו מרבנים בעלי ניסיון בתחום, כי אין ספק שהניתוחים עצמם מועילים לרווחת הנפש של העושים אותם (שאם לא כן אין שום מקום להתירם), אלא שחיי החברה לאחר הניתוח אינם פשוטים כלל ועיקר, וחוסר היכולת של החברה לקבל אנשים ונשים אלו גורם להם לרגשות בדידות וניכור, ואלו בתורם מביאים לאובדנות.

כך או כך, ספק זה נותר בעינו, וכן הסתפק בפנינו **הרב נחום אליעזר רבינוביץ**, וכיוון שסוגיה זו איננה פשוטה כל עיקר, לא כתבנו להתיר אלא דווקא בתמיכתם הבלתי־מסויגת של רופאים המומחים לדבר והתייעצות עם מורה הוראה. ובדומה לכך שמענו מ**הרב יובל שרלו**, שכיוון שאין מידע מקצועי חד־משמעי בדבר התועלת שבשינויים אלו, אין לרבנים מקום לפסוק בעניין זה לכאן או לכאן.

19. כך שמענו מ**הרב אליהו אברז'ל**, וטעמו הוא שלא ייתכן להשתמש בדין פיקוח נפש כנגד רצונה של התורה, וכיוון ששינויים אלו הם נגד רצון התורה, ברור שלא שם טמון הפתרון, ולכן גם אם יש פיקוח נפש, חובה עלינו למצוא פתרונות אחרים על מנת לטפל בצרכים ובסבל של הסובלים מדיספוריה מגדרית. וראו מה שכתב **בשו"ת דברות אליהו** (ט, קטו). וכעין זה שמענו מ**הרב אליעזר מלמד**, שיש לכוון את הטיפול לרפואת אדם זה לאפיק אחר.

20. **בשו"ת שאילת יעבץ** (א, מג) כתב שיש מקום להקל בהפלת ולד שיגרום "כאב גדול" לאמו. **ובשו"ת לבושי מרדכי** (קמא, חו"מ, ל"ט) דן בנידוננו ממש והתיר הפלה בכגון זה, וכן פסק **הרב שלמה גורן בתורת הרפואה** (עמודים 192–194), וכן דעת **שו"ת ברית שלום** (ב, חו"מ, יז). ועוד ראו מה שכתב **בשו"ת תשובות והנהגות** (א, תתפ). אולם **בנשמת אברהם** (מהדורא בתרא, ד,

דיני הוצאת זרע לבטלה

יד. **נער שמתמודד עם איסור הוצאת זרע לבטלה, והמטפל סבור שהדרך לגמול אותו ממעשה זה הוא על ידי הדרכתו להוציא זרע דווקא בזמנים מסוימים ובתדירות מסוימת, מותר לנער לפעול על פי הוראות אלו, ואף שעתה הוא מזיד וקודם לכן היה אנוס, ואף אם על ידי כך יוצא שהנער מוציא זרע בזמנים שלא היה בהכרח מוציא כשהיה עושה כן מעצמו (ויש חולקים)**[21].

עמוד קנד) כתב: "ואמר לי מנהל מחלקה פסיכיאטרי (לא דתי) שאין הוא כלל ממליץ על הפלה באשה כזאת, כי אפשר לטפל בה בכדורים ולמנוע ברובם הגדול את ההתקף של דיכאון וטירוף דעת אחרי הלידה. וכן אמר לי רופא פסיכיאטר בכיר אחר. לפי זה לכאורה אין היתר לבצע הפלה באשה כזאת. והסכימו איתי הגאון **הרב שלמה זלמן אויערבאך** זצ"ל, ומורי ורבי הגאון **הרב יהושע ישעיה נויבירט** שליט"א", וראו **בשו"ת שבט הלוי** (ז, רח), **ובאנציקלופדיה הלכתית רפואית** (ב, ערך "הפלה", עמוד 767). היוצא מכל הנ"ל הוא שיש לבדוק בכל מקרה לגופו אם אכן ניתן לתת טיפול תרופתי שימנע את הסכנה וגם לא יפגע בעובר, ולהביא את הנתונים לפני הפוסק והוא יפסוק לפי המקרה. כמו כן, ראו **באנציקלופדיה הלכתית רפואית** (ב, ערך "הפלה", עמודים 744-745) שגם הבחירה בהפלה יכולה להוליד בעיות נפשיות, ואף את זאת יש להביא בחשבון בכל החלטה, ועוד כתב (שם, עמודים 813-814) שיש להיזהר מאוד בשימוש בנימוקים פסיכיאטריים, שפעמים רבות אינם באמת מצדיקים את ההפלה. וראו עוד **שו"ת ציץ אליעזר** (יד, קא).

וראו גם במאמרו של הרב **איסר יהודה אונטרמן בנועם** (ו, עמודים א-יא) ובמאמרו של **הרב יונה משה צוויג בנועם** (ז, עמודים לו-נו) **ובשו"ת משפטי עוזיאל** (ד, חו"מ, מו-מז), ובספר **שואלין ודורשין** (ג, נח), ובספרו של **פרופ' משה הלוי ספירו**: *Handbook of Psychotherapy and Jewish Ethics* (עמודים 53-69).

21. כן פסק **בשו"ת בני בנים** (ד, כ), וכן הסכים **הרב רא"ם הכהן**, וטעמו שאיסור זה, אף כי אינו דבר של מה בכך, מכל מקום אינו אלא איסור דרבנן, ובכגון זה יש להתיר לאדם להתקדם לכיוון פתרון לבעייתו הכללית, כי על פי טיפול זה יש לאדם תקווה ואופק להחלמתו. ועוד הוסיף כי יש בניסיון זה לשנות את התנהגותו מדרכי התשובה, והביא **משיחות הר"ן** (שיחה עא) שאף לעוון זה מועילה תשובה, והרי תשובה היא שינוי ההתנהגות לעתיד, ועל כן, כאן שהטיפול המוצע אכן מוביל את האדם לשינוי זה, ניתן לנקוט בו. וכן שמענו מ**הרב נחום אליעזר רבינוביץ**. וכן פסק **הרב אליעזר מלמד**, ובתנאי שהמטפל המציע טיפול זה אמין וישנה סבירות גבוהה שטיפול זה יפחית את הבעיה. וכן סבר **הרב צבי (הרשל) שכטר**, שכיוון שהמטרה היא למעט באיסורים הדבר מותר, והפנה לדברי **רבי עקיבא איגר** (יו"ד, קפא) לעניין אישה המקיפה את ראש האיש כדי להצילו מעבירה חמורה יותר, ראו שם. והוסיף שזה כעין הכלל "חלל עליו שבת אחת כדי שישמור שבתות הרבה". וכעין דברים אלו שמענו אף מ**הרב מרדכי ווילי** (בתנאי שהמטפל אומר שהוא אכן סבור שזה יועיל, והדגיש שמעבר לכך יש חשיבות בהסברה לנכשל בעוון זה שאין הוא רשע מרושע, חס ושלום, ושלא ישקע בדיכאון כתוצאה מנפילה רוחנית זו), וכן כתב לנו **הרב ברוך גיגי** שמסתבר להקל.

ומ**הרב יעקב אריאל** שמענו שזה דומה לאמור במסכת סנהדרין (ז, א) שאהרן הכוהן סבר שיש להתיר איסור מסוים על מנת שלא יבואו לאיסור חמור יותר שאין עליו תשובה, ומהגמרא

טו. אדם שסבל בעברו מהתקפים פסיכוטיים, כגון חולה שַׁסַעַת (=סכיזופרניה, Schizophrenia), וכרגע מתמודד עם הוצאת זרע לבטלה, והמטפל סבור שהימנעותו מהוצאת זרע לבטלה יכולה לגרום להישנות ההתקפים – יש מי שפסק להתיר לו להוציא זרע[22], אך במקרים מעין אלו הדין משתנה על פי

שם משמע שאהרן צדק. אלא **שהמאירי** בביאורו שם כתב שכנגד מעשהו זה של אהרן נאמר "בוצע ברך נאץ ה'", וככלל אין זה נכון להתיר איסור אחד על מנת להימנע מאיסור אחר. ועל כן השיב הרב אריאל כי בעניינים אלו אין לכלול כלל, אלא יש לעשות שאלת חכם ולהתייעץ עם איש המקצוע לראות מה הדרך הנכונה ביותר, הן על פי ההלכה והן על פי רפואת הנפש, על מנת לקדם נער זה לשמירת מצוות מלאה.

לעומת פוסקים אלו, **מהרב דב ליאור** שמענו שאין להתיר דבר זה, והזכיר את האמור בירושלמי עבודה זרה (פרק ב, הלכה ב) שאין מתרפאים בעריות, ואמר שלא טוב לתת הכשר בקום ועשה למעשה המנוגד להלכה. אף **הרב יובל שרלו** העיר שקשה לו להאמין שאכן יש בכיוון זה תוחלת, הן מבחינה פסיכולוגית והן מבחינה דתית (ראו דברי רבי יוחנן במסכת סוכה [נב, ב]), ומכל מקום, מעיקר הדין הפנה לדיונו בשו"ת הרשב"א (ה, רלח) בקישור: https://www.ypt.co.il/beit-hamidrash/view.asp?id=4826, ואמר שיש מקום להתיר זאת (כשברור שאכן יש בכך תועלת) בשני תנאים: א. הדבר נעשה מיראת שמיים ולא ממקום של חולשה פנימית; ב. מסלול ההתקדמות הוא ברור, כלומר: מדובר בפתרון זמני בלבד שיש לו סוף מובחן.

22. **הרב נפתלי בר־אילן** במאמרו **באסיא** (מט-נ, עמודים 35-42; נא-נב, עמוד 129).

והנה, יש להוסיף מעט על מה שכתב שם, שבעיקר העניין אין כאן אלא איסור דרבנן, למרות הלשון החריפה שנקטו חלק מהפוסקים על איסור זה, ונבאר בקצרה. **הקרית ספר** בהלכות איסורי ביאה (פרק כא) הסתפק בדבר בשיטת הרמב"ם, ולא העלה דבר ברור, אך מדברי **הב"ח** (או"ח, ג) משמע שאיסור הוצאת זרע לבטלה אסור מדאורייתא מצד "ונשמרת מכל דבר רע", וכן סבר **בשו"ת אגרות משה** (אבהע"ז, ג, יד) שאיסור הוצאת זרע לבטלה הוא מהתורה מטעם דומה. גם **בשו"ת חוות יאיר** (סימן לא) נקט בלשון חריפה, **ובשו"ת שרידי אש** (א, קסב) הסיק שאף הוא סבור שאיסור זה הוא מדאורייתא (אך אין זה מוכרע מלשונו שם). לעומת גישה זו, מדברי **הפרי מגדים** (או"ח, ג, אשל אברהם, ס"ק יד) משמע שאיסור דאורייתא זה נלמד מער ואונן, וכך גם משמע **משו"ת גבורות יצחק** (בעניין מוך, אות יז), וכן כתב בספר **בן יוחאי** (מענה יט) – אף כי לא מצאנו לא בגמרא ולא בראשונים מי שסבר שסיפור זה הוא מקור מדאורייתא לאיסור זה, שהרי אין בו כל הוראה מפורשת לאיסור. עוד מצאנו שיטה מחודשת באחרונים, והיא שיטת **הערוך לנר** בפירושו למסכת נדה (שם), וחזר וכתב כן **בשו"ת בנין ציון** (סימן קלז), שיש איסור "בל תשחית" והלכה למשה מסיני, ומכל מקום אף דבריו מחודשים ואינם מבוססים על דברי הגמרא. אף **בשו"ת תשובות והנהגות** (ב, תשלא; ג, שנט) כתב שיש איסור דאורייתא, אך לא ביאר טעמו של דבר, וכך גם **בשו"ת דברי יציב** (אבהע"ז, לא). **בשו"ת נחלי אפרסמון** (סימן מ) כתב לאסור משום "לא תנאף" (כשיטת הסמ"ק), **והרב חיים פאלאגי** בספרו **תוכחת חיים** (שמות, עמוד לז) כתב שהאיסור הוא משום ביטול פרייה ורבייה.

העולה מכל הנ"ל הוא שפוסקים רבים סברו שהאיסור הוא מדאורייתא, אך מאידך אף רבים החולקים עליהם. **בשו"ת פני יהושע** (ב, מד) כתב בעניין אדם שסבורים שיש לו רפואה בכך שיוציא זרע לבטלה, שיש להתיר את הדבר, והוא דוחה את הלימוד מ"לא תנאף", וסבור על פי שיטת הרמב"ם שאף מכת מרדות מדרבנן אין. אומנם בסוף דבריו לא קבע את דעתו להיתר.

המקרה, ועל כן יש לוודא כי אכן יש צורך בכך וכי זו אכן הדרך המיטבית לסייע ביד אותו אדם להתרפא[23].

טז. מותר לאדם נשוי לקחת תרופות פסיכיאטריות הגורמות לזקפה, ואילו רווק צריך להתאמץ למצוא תרופות אחרות שאינן מביאות לידי כך. אך אם אין תחליף אחר לתרופה המוצעת, לדעת כמה פוסקים אפשר להתיר לו לקחתה, ומוטב שהרופא המטפל לא יזכיר למטופל תוצאת לוואי זו (כמבואר בהערה)[24].

אף **בשו"ת משיבת נפש** (סימן יח) דחה את דברי הסוברים שאסור משום פרייה ורבייה. וכן סבר **היעב"ץ** בספרו **מטפחת ספרים** (עמוד 20) **והרב שלמה קלוגר** בספרו **מי נדה** (סימן קצה). כן **בעולת יצחק** (ב, אבהע"ז, רמג) דייק מספר **פרדס רימונים** (יו"ד, קפה) שאף דעתו שאיסור הוצאת זרע לבטלה הוא מדרבנן. אף **הרב אברהם דוד מבוטשאטש** כתב שאין זה אלא איסור דרבנן כמבואר בספרו **עזר מקודש** (אבהע"ז, כג, ב), ואין כאן המקום להאריך. כדברים הללו משמע אף מדברי **הבן יהוידע** למסכת נדה, ואף **הרב יצחק אייזיק הלוי הרצוג** (פסקים וכתבים, ז, סב, אות א ואות טז) כתב שייתכן לומר שאין זה אלא איסור דרבנן, ומכל מקום למעשה צירף זאת שם לעניינים אחרים ולא סמך על כך בלבד. וכן עולה **משו"ת באר משה** (ה, קסג, אות יב) שאיסור זה אינו אלא מדרבנן, **ובשו"ת בני בנים** (ד, יט) פסק שאיסור זה הוא מדרבנן לכל הפחות באקראי.

מכל הנ"ל עולה שיש על מי לסמוך שאין זה אלא איסור דרבנן, ועל כן במקום חשש פיקוח נפש ודאי שאפשר להקל בדבר.

23. **הרב מרדכי הלפרין** בהערותיו **באסיא** (מט-נ, עמוד 43), ובעיקר ראו את דברי **הרב אברהם פקטר** בתגובתו **באסיא** (נג-נד, עמודים 204-207), שיש לוודא שאכן יש צורך אמיתי בהיתר זה, ויש אף לוודא שההיתר לא יעמוד לרועץ שיגרום לרגשות אשמה אצל המטופל על כך שאינו מקיים את מצוות ה' כהלכתן. על כן, אין ספק שהן הרב והן המטפל צריכים לשקול הוראה זו בפלס על מנת להבטיח שאין זו עצה רעה למטופל העלולה להזיק לו בטווח הארוך.

24. במסכת נדה (יג, א) שמואל הורה לרב יהודה לאחוז באמתו ולהשתין, והגמרא מקשה על הוראה זו שהרי חום היד מביא לידי קישוי, ורבי אליעזר החמיר מאוד בדבר. אחד התירוצים שמביאה הגמרא הוא שרב יהודה היה נשוי ולכן לא היה חשש, **והרא"ש** שם (ב, א) פסק כך להלכה, **ובמעדני יום טוב** (שם, ס"ק ז) הסביר שכיוון שיש לנשוי פת בסלו אין לחשוש. וכן כתב **המאירי** (שם) שאין בנשוי חשש חימום.

וזו לשון **הרמב"ם** בהלכות איסורי ביאה (כא, כג): "ואסור לאדם שאינו נשוי לשלוח ידו במבושיו שלא יבוא לידי הרהור, ואפילו מתחת טיבורו לא יכניס ידו שמא יבוא לידי הרהור, ואם השתין מים לא יאחוז באמה וישתין, ואם היה נשוי מותר. ובין נשוי ובין שאינו נשוי לא יושיט ידו לאמה כלל אלא בשעה שהוא צריך לנקביו". אולם **הטור** (או"ח, ג) לא כתב שום היתר בנשוי, ולכאורה דבריו קשים, שהרי אביו הרא"ש פסק כן הלכה למעשה, ומדוע סבר הטור שאין היתר בנשוי? וכן תמה עליו **הבית יוסף** (שם) ודן בדבריו ובסוף כתב שמקורו של הטור הוא בספר היראה **לרבנו יונה**, ואין דבריו מן הדין אלא מידת חסידות, וכן כתב **הפרישה** (שם, ס"ק יד). וכך פסק **השולחן ערוך** (שם, סעיף יד): "יזהר שלא יאחוז באמה וישתין, אם לא מעטרה ולמטה, מפני שמוציא שכבת זרע לבטלה, אלא אם כן הוא נשוי. ומידת חסידות ליזהר אפילו הנשוי". וכן פסק **הלבוש** (שם, סעיף טו; אבהע"ז, כג, ד), וכן הסכימו למעשה **בעטרת צבי** (שם) **ובנחלת צבי** (שם, ס"ק כ).

דיני מילה

יז. מי שלא מלו אותו בגיל שמונה ימים, ועתה רוצה שימולו אותו, אלא שעברו הרפואי מצביע על כך שחוויה זו עלולה להביאו לידי חולי נפשי או הפרעה

אומנם לא כל האחרונים הסכימו בדבר. **הט"ז** (שם, ס"ק יג) כתב שלשון הטור מורה שאין דבריו מידת חסידות, וכך כתב גם **המגן אברהם** (שם, ס"ק יד), ו**בברכי יוסף** (שם, ס"ק יא) אף הביא שכן מפורש **באגודה** למסכת נדה (שם, סימן ה), וכתב שאף בספר **שמלה חדשה** החמיר הלכה למעשה, ושכן אף דעתו. וכן דעת **השולחן ערוך הרב** (שם, סעיף כג) להחמיר אם אין אשתו בעיר, **ורבי עקיבא איגר** אף הביא מעין ראיה לשיטה זו. וכן פסקו **החיי אדם** (כלל ג, סעיף ג) **והמשנה ברורה** (שם, ס"ק כז). אולם **הב"ש** (אבהע"ז, כג, ס"ק ד) כתב שאפילו אין אשתו עמו מותר, ו**בערוך השולחן** (אבהע"ז, כג, ד) הביא את שתי הדעות, אך במקום אחר (או"ח, ג, י) לא כתב אלא את שיטת השולחן ערוך ופסק כמותה. וכן **בבכור שור** למסכת נדה (שם) פסק כדעת המקילים, וכן כתב **הישועות יעקב** (או"ח, ג, ס"ק ז) והביא ראיה מהתוספות. וכבר **הריטב"א** במסכת נדה (שם) כתב שהלכה ככל התירוצים. מכל מקום, למדנו שמשום שיש לו פת בסלו, או משום שכשאשתו עמו אין יצרו תוקפו כל כך, יש מקום להקל יותר בנשוי שלא לחשוש לחימום.

יתרה מזו, **הסמ"ג** (לאוין, קכו) כתב: "ובין נשוי ובין שאינו נשוי לא יושיט ידו לאמה כלל אלא בשעה שהוא נצרך לנקביו, אמנם אומר מורי כי הרי"ץ היה מסופק אם נשוי מותר דווקא להשתין אבל להתחכך אסור, או שמא מותר להתחכך". דברים אלו הובאו אף **בהגהות מיימוניות** בהלכות איסורי ביאה (פרק כא, אות נ), והזכירם הבית יוסף (או"ח, ג). אומנם כבר העיר **הדרכי משה** (שם, אות ד) שמדברי הרמב"ם, שכתב שאין לאדם לשלוח יד למבושיו אלא לצורך נקביו, ברור שהוא חולק בדבר. כך גם פסק **השולחן ערוך** (שם, סעיף טז): "לא הותר לנשוי לאחוז באמה אלא להשתין, אבל להתחכך, לא", וכן פסק **הלבוש** (שם, סעיף טז), וכן הביא ראיה **הנחלת צבי** (שם, ס"ק טז) מהתוספות, וכן כתב **שולחן ערוך הרב** (שם, סעיף כג). **והחיי אדם** (שם) כתב שעל ידי מטלית עבה יש להתיר, וכן הסכים **הערוך השולחן** (שם, סעיף י).

והנה, **בשו"ת אגרות משה** (אבהע"ז ד, סו) דן אם מותר לאדם לחבק ולנשק את אשתו כשהיא טהורה אף שיודע שיבוא לידי קישוי איבר: "הנה בדבר חיבוק ונישוק לאישתו כשהיא טהורה... זה דבר שמפורש להיתר ולפעמים הוא גם מצוה ביוצא לדרך סמוך לוסתה... אבל כבר כתבתי... דהוא ביודע שלא יוציא זרע, ויכול לסמוך על זה משום דבאישתו שרגיל בה לא חיישינן שיבא מזה לידי הרהור להוציא זרע, אבל מסתבר שאם אינו חושש להרהור דהוצאת זרע אלא שיש לחוש לקישוי האבר אין לאסור... ולכן מאחר שענייני קריבה דחיבוק ונישוק הוא גם כן מחיובי עונה ומצוה דלשמח את אישתו אין לו לחוש לשמא על ידי החיבוק ונישוק יבוא לידי קישוי אבר מאחר שרובא דעלמא אין באין מקישוי להוצאת זרע... אבל כשחושש שיבוא מזה לידי הרהור מפני שמצוי אצלו שיהא מהרהר באשתו מפני שטבעו כך, אף שרגיל בה יש לאסור, דעל ידי הרהור מצוי טובא שיצא זרע...".

אף **בשו"ת עולת יצחק** (ב, רמב) נשאל שאלה מעין זו וכתב: "הנה רבים מהיראים את ה' נבוכים בשאלה זו, כי הדין לא נתפרש בפוסקים בעליל... מכל מקום מסתבר שאיסור הקישוי אינו איסור עצמי, אלא מפני שזה גורם להוציא אחר כך זרע לבטלה, וכאן שאישתו עמו והיא

נפשית עד כדי חשש סכנה – דינו ככל תינוק שיש בו סכנה, ודוחים את המילה עד אשר יהיו בטוחים שהסכנה עברה[25].

יח. מילתו של תינוק בן שמונה ימים שידוע שיש לו מגבלה שכלית־התפתחותית מסוימת דוחה שבת[26].

בזמן טהרתה, יש לו פת בסלו ויכול לשמש בזמן הראוי בלילה. וגם אפילו יתאווה ביותר, יכול לפייסה ולבעול מיד... ואפילו לא תתרצה לו... הלא לא נאסר שחוק וקלות ראש, וכן הסתכלות במקומות המכוסים ולישן עמה במיטה וכיוצא, אלא בזמן נידתה שמא ירגיל לעבירה, דבזמן טהרתה שרי אפילו שלא בזמן תשמיש, ולא ייבצר לפעמים שיהרהר ויתקשה...". עוד הביא שם מקורות להוכיח שאיסור הקישוי שייך דווקא במקרה שבו מתקשה לדבר עבירה, כגון שמהרהר באישה אחרת וכדומה, אבל באשתו אין חשש.

מעתה, בנידוננו, אם מדובר באדם נשוי, הרי שכשם שהתירו רבים מן הראשונים והאחרונים לצורך השתנה, כך ודאי יש להתיר לצורך רפואה. אולם, ברווק יש לדון ולכאורה לאסור על פי האמור לעיל, אך יש מקום לדון כיוון שבאגרות משה ובעולת יצחק כתבו שעצם הקישוי אינו האיסור, ומשום כך במקום מצווה יש מקום להקל, ואם כן גם במקום צורך רפואי יש מקום להקל.

לפסיקה זו הסכים **הרב רא"ם הכהן**, וכן הסכים **הרב אליהו אברז'ל**, והפנה לספר **תורות אמת** (אבהע"ז, כג) שכתב לעניין איסור הוצאת זרע לבטלה: "פשיטא שאין בו שום לאו... ודיברו חכמים בלשון מבהיל... דקל הוא מעבירות שבתורה... ואפשר דמדרבנן בעלמא הוא דהיכן נזכר זה בתורה?...". וכן פסקו בתשובה לשאלתנו **הרב נחום אליעזר רבינוביץ, הרב צבי (הרשל) שכטר והרב מרדכי ווילג**. וכן הסכים לפסיקה זו **הרב יהודה הרצל הנקין**, והוסיף (כפי שכתבנו בגוף הסעיף) שמוטב שהרופא המטפל לא יזכיר למטופל על תוצאת לוואי זו, שכך גם אם יקרה הדבר וגם אם יוציא זרע לבטלה, יהיה בגדר שוגג (לעניין נטילת התרופות) ולא בגדר מזיד. וכן הסכים **הרב יובל שרלו** להתיר במקום שיש סיכון, משלושה טעמים: א. עצם קישוי האיבר כשאינו תוצאה של הרהור אינו אסור; ב. זהו דבר שאינו מתכוון, ואינו פסיק רישא (=אין זה ברור שהתרופות יביא לידי קישוי איבר); ג. אין כאן דין של אביזרייהו שמחייב גדר "ייהרג ואל יעבור", ועל כן אף אם היה כאן איסור, הוא היה נדחה מפני הצורך הנפשי הגדול אם הוא קיים.

אומנם מ**הרב יעקב אריאל** שמענו להתיר בחולה פסיכוטי, אך בחולה נוירוטי אמר שיש להסתפק בדבר ומוטב לחפש תחליף. **והרב ברוך גיגי** כתב לנו שאין להקל אלא אם אין תחליף אחר, ואף במקרה כזה כתב שאין להקל אלא בבעיה חמורה, והוסיף בלשון זו: "מכל מקום יש לשקול הדבר בזהירות מירבית, ולשקול שכר כנגד הפסד". **והרב דב ליאור** פסק שכיוון שאמרו במסכת יבמות (נג, ב) שאין קישוי אלא לדעת, על כן הלוקח תרופות אלו יכוון את דעתו לדברים אחרים, ואז גם אם יהיה קישוי, הרי זה דבר שאינו מתכוון, ולצורך רפואתו הדבר מותר.

25. ראו דיון נרחב בשאלה זו מבחינה מקצועית בספרו של **פרופ' משה הלוי ספירו**, *Handbook of Psychotherapy and Jewish Ethics*, pp. 77–89.

26. כיוון שחובת המילה מוטלת על האב, אין סברה לפוטרו כשבנו הוא בגדר שוטה (**והמהרי"ל** בתשובה [סימן קצו] כתב שאף השוטה הוא בר־מצוות, ועל כן ראוי למולו כשם שראוי להתעסק עמו בשאר מצוות).

חינוך מיוחד

יט. ילד הסובל מהפרעה או מחלה נפשית, אך אין דינו כשוטה, ניתן לשלוח אותו לבית ספר לחינוך מיוחד, אף אם מבחינה תורנית רמת בית הספר ירודה יחסית לבתי ספר שההורים היו רוצים לשולחו, ובלבד שגם בבית הספר החדש מלמדים אותו לפחות ברמה בסיסית אמונה בה' ובמצוותיו, יראת שמיים, מידות טובות ודרך ארץ. ובמקום צורך גדול, ניתן להקל שההורים ישלימו חינוך זה בבית או על ידי מורה פרטי[27]. ומכל מקום, רבים פסקו שאין זה כלל, אלא הכול לפי העניין ולפי המקרה, ואין להקל אלא בילד שהחינוך המיוחד נצרך לו מאוד והוא מסוגל לשמור על דתיותו אף בבית ספר פחות דתי[28].

27. **בשו"ת אגרות משה** (יו"ד ד, לא) כתב בעניין עיקר חובת החינוך בימינו: "וגם עתה במדינתנו הוא החיוב על כל רב ומורה ומלמד לראות גם לנטוע בליבות התלמידים אמונה בהשם יתברך ותורתו הקדושה, ולחנכם במידות טובות ודרך ארץ, כי אין לסמוך על מה שיתחנכו בבית ובסביבה כלל, אף כשהם באים מהורים ישרים, שרבה העזובה לגבי בנים לעניין לימודם והנהגתם. ועל המורים והמלמדים עיקר החיוב הוא גם להורותם וללמדם שיהיו יהודים כשרים ונאמנים להשם יתברך ולתורתו הקדושה, שזה נצטווינו מהשם יתברך, וזהו האחריות שלנו".

אולם אף שכתב שאין לסמוך כלל על החינוך "בבית ובסביבה", יש להכיר בכך שילדים שיש להם הפרעה או מחלה נפשית עסוקים פעמים רבות בהתמודדות עם מצבם זה, וכתוצאה מכך אין הם פנויים לעבודת ה' כלל, ואין הם יכולים להתקדם מבחינה רוחנית עד שיגיעו לאיזון מצד מצבם הנפשי. על כן, במקום צורך גדול, ודאי שיש להקל לשלוח אותם דווקא לבית ספר מסוג מסוים המעניק אפשרות ייחודית לילד ליצור כלים להתמודדות עם מצבו המורכב, שאם לא כן, אף מה שילמדו בבית ספר רגיל לא ייקלט אצלם בצורה נאותה.

לפסיקה זו הסכים **הרב רא"ם הכהן**, והסביר כי בריאות הנפש היא התשתית לעבודת ה', ואין אדם יכול לקיים את חובתו כלפי בוראו באופן הראוי ללא שהוא בריא מבחינה נפשית. אף **הרב ברוך גיגי** כתב לנו שנראה להקל בכגון זה (ולהשלים את החינוך בבית), כדי לשקם את נפשו של הילד ולהכשיר אותו להיות מסוגל לקלוט את יסודות עבודת ה'. וכן סברו **הרב צבי (הרשל) שכטר והרב מרדכי וויליג**, שראשית צריך לוודא שהילד הוא "בן אדם", ורק אז ניתן לבנות קומה של עבודת ה' על גבי בסיס זה. ועל כן התיר לשלוח ילדים למסגרות מתאימות גם אם אין שם חינוך דתי (ויש להשלים חינוך זה בבית). כמובן, במידת האפשר יש לנסות ולוודא כי ישנה לכל הפחות רמה בסיסית של חינוך דתי בבית הספר לחינוך מיוחד (כגון הרמה המצויה בבית ספר ממלכתי, שמלמדים בו לימודי קודש). ומ**הרב דב ליאור** שמענו שבבית ספר ממלכתי אין רמה מספקת, וצריך שבית הספר יהיה לכל הפחות ממלכתי־דתי.

28. כך שמענו מ**הרב יהודה הרצל הנקין, הרב אליהו אברג'ל** ו**הרב נחום אליעזר רבינוביץ** בתשובתם לשאלתנו זו. וכששאלנו את **הרב יעקב אריאל** שאלה זו, השיב שישנה חשיבות רבה שהילד יוכל ללמוד ולפרוח בלימודו, ועל כן שליחתו לבית ספר פחות תורני – אך עדיין דתי – שיש בו אפשרות למידה איכותית יותר לאלו הזקוקים לחינוך מיוחד ודאי נכונה ומותרת. אולם, שליחה לבית ספר שאינו דתי מסובכת יותר, ואם אין ברירה אחרת, ומדובר במצב זמני (עד שנה), ויש בבית חיזוקים רוחניים – ניתן להקל בכך (וגם את זה סייג ואמר שזה תלוי בגיל, כי בגיל מבוגר

דיני שקר וגנבת דעת

כ. **אדם הסובל מהפרעה או מחלה נפשית, ויש לחשוש שחשיפת מידע מסוים בפניו עלולה להביא להחרפת מצבו, מותר להסתיר ממנו מידע זה ואף לשקר לגביו**[29].

יותר הכנסתו של הילד הדתי לחברה מעורבת של בנים ובנות בבית ספר שאינו דתי היא בעייתית ביותר ויש לשקול החלטה כזו בזהירות מרובה).

מהרב **יובל שרלו** שמענו כי בהחלטה זו יש לשקלל שלושה מרכיבים: א. מידת הצורך של הנער והנערה בחינוך המיוחד; ב. הרמה התורנית הקיימת בחינוך המיוחד, והאם הנער או הנערה יכולים לקבל משהו מהחינוך התורני ללא השקעה בהשלמת הפערים הנצרכים להשלמה מתוקף מצבם הנפשי; ג. אפשרויות השלמת החינוך התורני שיחסר עקב שליחת הילד לחינוך המיוחד. עוד הדגיש הרב שרלו את העובדה שהקשר עם העולם התורני הוא חלק בלתי־נפרד מההטבה עם הנער והנערה, הן מן הבחינה הסוציולוגית, לאמור: הזכות להיות חלק מהציבור ולזכות בחינוך הנפרד מהחברה הדתית הכללית, והן מהבחינה הדתית, דהיינו: האמונה בהשגחת ריבונו של עולם על עולמנו ובחשיבות הקשר עמו בתלמוד תורה ובתפילה, כל אחד לפי יכולתו.

על כן, כתב לנו הרב שרלו: "באופן כללי ניתן לומר כך: יש סדר גם לתורה וגם למציאות. התורה פתחה בכלים, והיא מלמדת שאין טעם להקרין תכנים בלי כלים. לכן, בראשית, צריך כלים מסוימים, ואם לבחור אין כלים לקבל משהו משמעותי מהחינוך התורני היותר טוב – ראוי לשולחו לחינוך המיוחד, כדי שיהיו לו כלים יסודיים. לאחר שהוא מתפתח בתחום הכלים האלה – צריך לבחון כל הזמן את האפשרות להשיב אותו לחינוך התוכני הטוב".

29. בראשונים מצאנו ארבע שיטות לעניין איסור שקר: 1. **הרשב"ץ** בפירושו לאזהרותיו של **רבי שלמה אבן גבירול** (סימן נט) כתב ששקר אסור מדאורייתא, ושיטת **רש"י** אף היא כדבריו כפי שעולה מדבריו במסכת כתובות (טז, ב–יז, א) ובבבא מציעא (כג, ב); 2. שיטת **הרמב"ם** בהלכות דעות (ה, יג), בהלכות גזלה ואבדה (יד, יג) ובספר המצוות (לא תעשה רמט), שדין שקר שלא במסגרת עדות בבית דין אינו אסור אלא מדרבנן, ואף נתון לשיקול דעתם של חכמים, שאם דעתם שיש לשקר, אפשר ומותר; 3. שיטת **ספר היראים** (סימן רלה) שאיסור דאורייתא הוא, אך רק בשקר הגורם לנזק יש איסור, ולא שקר סתם (אולם יש להעיר ש**בשו"ת ציץ אליעזר** [טו, יב] כתב שאף ליראים יש איסור דרבנן בשקר שאינו מזיק); 4. שיטת **ספר חסידים** (סימן תכו) ששקר שייך רק על ההווה והעתיד, אך לא על העבר.

מעתה, בענייננו נראה שלכל השיטות, מלבד שיטת רש"י והרשב"ץ, יש היתר בדבר, כיוון שיש צורך רפואי בדבר, ובוודאי שיש מקום להתיר לשיטת הרמב"ם, ואין כאן נזק, אלא אדרבה, יש תועלת למצבו הבריאותי של החולה וגם היראים יסכים להתיר. ואם מדובר בעניין הקשור לעבר, יש להתיר גם לשיטת ספר חסידים (אולם נראה שגם אם מדובר על ההווה או העתיד יש להתיר, כי נראה שגם ספר חסידים סבור שאין כאן אלא איסור דרבנן, ומשום רפואה יש להקל). וכן הסכימו **הרב יהודה הרצל הנקין, הרב אליהו אברז'ל, הרב דב ליאור והרב מרדכי ווילינג**, שכיוון שיש כאן עניין רפואי, ודאי שאין לאסור, וכמו שמשנים מפני השלום.

אולם **הרב רא"ם הכהן** העיר שאף שמעיקר הדין ודאי כן הוא, יש להתנהל בתבונה בכל האמור בעניין כזה, כי קשה היום להסתיר מידע מאף אדם, ועל כן יש להתייעץ עם אנשי מקצוע ולוודא כי אכן הסתרה זו היא עצה טובה. וכן שמענו מהרב **יעקב אריאל**, מהרב **צבי (הרשל) שכטר** ומהרב **ברוך גיגי**. ועוד שמענו מהרב **יובל שרלו** כי החובה לומר אמת היא גדולה וחשובה

כא. אדם הסובל ממחלה או הפרעה נפשית, או שסבל ממנה בעבר, ומעוניין למצוא עבודה – אינו יכול לשקר לגבי מחלתו או להסתירה, אלא אם מדובר בעניין שכבר אינו משפיע על תפקודו ולא עתיד לחזור לו או משפיע עליו בצורה שאיננה משמעותית כלל ולא עתיד להתפתח למשהו חמור יותר[30]. אומנם, אף שמחויב לספר למעסיקיו העתידיים כל דבר שיש לו השפעה משמעותית, וסביר להניח שהם מביאים זאת בחשבון בהחלטה אם להעסיק אותו, מכל מקום ראוי שהמעסיקים יעשו כמיטב יכולתם לעזור לאנשים אלו על ידי מציאת מקום ראוי להם, אצלם או על ידי הפנייתם לאחרים[31].

גילוח בתער

כב. עובדת המסייעת במוסד שמטפל בחולים שדינם כשוטה, ומשפחותיהם דורשות שיגלחו את ראשיהם בתער מכיוון שגילוח זה מחזיק מעמד זמן רב יותר מאשר גילוח במכונה – לא תגלח את החולים אלא במכונת תספורת[32].

מכמה טעמים (דרישת התורה, ההכרה כי אין למנוע מהאדם להתמודד עם האתגרים הניצבים מולו, האפשרות שהאמת תחלץ ממנו כוחות טמירים להתמודדות עמה, וכן משבר האמון שיכול להתרחש אם יגלה שהאמת הוסתרה ממנו). לכן, לשיטתו, אך ורק במצבים ודאיים או קרובים לוודאיים שתהיה החרפה משמעותית של מצבו הנפשי של האדם עד כדי איבוד יכולת בחירה יש להתיר את השקר, אך במצבים פחותים מכך, אין לנהוג כך.

30. דין זה נכתב על פי האמור בהערה הקודמת. עוד ראו מה שכתב **בחשוקי חמד** למסכת גיטין (סב, א) בעניין גנבת דעת במקום שאם יימנע מכך יבוא לידי דיכאון.

31. בספר שמות (כג, ה) למדנו שחובה לאדם לעזור לחברו אם רואה שחמורו רובץ תחת משאו, **והרמב"ם** כתב בסוף הלכות רוצח ושמירת נפש (יג, יד): "אם מצאו נבהל במשאו מצוה לפרוק ולטעון עמו, ולא יניחנו נוטה למות שמא ישתהה בשביל ממונו ויבוא לידי סכנה, והתורה הקפידה על נפשות ישראל בין רשעים בין צדיקים מאחר שהם נלוים אל ה' ומאמינים בעיקר הדת...", **ובשו"ת יחוה דעת** (ה, סה) הביא את דברי הרמב"ם הללו וכתב עליהם: "ומתבאר מדברי הרמב"ם שטעם מצות פריקה אינה בשביל צער בעלי חיים דווקא, מפני שהבהמה מצטערת כשהיא רבוצה והמשא עליה, אלא טעם המצוה כדי שיעזור לחבירו ישראל בעת צרתו, ולא יניחנו כשהוא נבהל ואובד עצות וילך לו לדרכו". וכל המסייע ביד אלו המתמודדים עם בריאות הנפש – מקיים גם מצוות "ואהבת לרעך כמוך", ועל כן ודאי שזכות מיוחדת היא לכל מי שמסייע בידם.

32. **שו"ת באהלה של תורה** (ה, סו). וראו שם שמעיקר הדין יש מקום להתיר (דווקא באישה המגלחת), אלא שמכל מקום כיוון שהדבר אינו באמת נצרך, אין לשעות לבקשה זו.

גיור מי שדינו כשוטה

כג. מותר לגייר מי שמחמת חוליו הנפשי דינו כשוטה[33] אם בא להתגייר יחד עם משפחתו (כגון שכל המשפחה מתגיירת, ואחד הילדים סובל מחולי נפשי כזה או אחר)[34], אך אם בא להתגייר בעצמו אי אפשר לגיירו לדעת רוב הפוסקים[35]. ומי

33. ראו בפרק א ("השוטה והשטות בהלכה") לבירור גדר זה.

34. כדינו של קטן שהכול מסכימים שניתן להטבילו לגירות על דעת הוריו, וכמו שיתבאר בפירוט בהערה הבאה.

35. כתב **בעל הלכות גדולות** (הלכות מילה): "חרש שוטה וקטן שבאו להתגייר אין מקבלין אותן, מפני שאינן כשרין להתנות עליהן, וכל מי שאין כשר להתנות אין מקבלין אותו, אבל קטן, אף על פי שאין בו דעת, מלין אותו על פי אבותיו". אומנם **בטור** (יו"ד, רסח) הביא דברי הבה"ג והקשה על סוף דבריו: "ואיני יודע למה פסק דלא כרב הונא דאמר קטן מטבילין אותו על דעת בית דין...", **והבית יוסף** (שם) תירץ דבריו וסבר שגם הבה"ג כך סובר, ואכן כך פסק **בשולחן ערוך** (יו"ד, רסח, ז). ומכל מקום, לא הטור ולא הבית יוסף חלקו על מה שכתב הבה"ג שאין לקבל חירש ושוטה לגירות.

אולם, במקום אחר (יו"ד, רסז) הביא **הטור** את דברי **רב יהודאי גאון**: "עבד קטן או שוטה מטבילין אותו על דעת בית דין", ואף זה נפסק **בשולחן ערוך** (יו"ד, רסז, ו), ולכאורה הדברים סותרים למה שכתב הבה"ג. אלא **שהבית יוסף** (יו"ד, רסח) שת לבו לעניין זה וכתב: "ודע דבסימן רס"ז כתב רבינו בשם רב יהודאי דעבד קטן או שוטה מטבילין אותו על דעת בית דין, ואין זה סותר למה שכתב כאן בשם בעל הלכות שחרש שוטה וקטן שבאו להתגייר אין מקבלים אותם, דעבד שאני דכיון שרשות רבו עליו הרי הוא כגר קטן שמטבילין אותו על פי אבותיו". והנה, על פי זה כתב **הרב בצלאל נאור** במאמרו בחוברת **אור המזרח** (לב, עמודים 120–124, וכן בעמוד 171) לבאר את דברי **המנחת חינוך** (מצווה תקלב) שכתב בעניין אשת יפת תואר: "ונראה דבחרשת ושוטה עושה המעשים הללו ומטבילה ומותר בה דהיא גיורת", וביאר הרב נאור שכיוון שאשת יפת תואר נמסרת על פי גזירת הכתוב לרשות ישראל, על כן טבילתה לגירות נחשבת כנעשית על פי דעתו, והרי זה כטבילת קטן על דעת אביו.

כן כתב גם **במגילת ספר** על הסמ"ג (מצווה קטז) מצד הסברה: "ולפי זה נראה לי פשוט לעניין הלכה דגר חרש או שוטה לא מהני להטבילו כלל על דעת בית דין, ובדווקא נקטו ואמרו 'גר קטן' לחוד ולא שיתפו לחרש ושוטה עמו ואמרו 'חרש שוטה וקטן' וכמו שהם משותפים בכל מקום בלשון התנאים והאמוראים... דדווקא בקטן פיקח דלמחר כשיגדיל ויהיה בר דעת גמור וידע ויבין המצוות קלות וחמורות הכתובות בתורה שקרא בבית רבו וידע עונשן וירגיש בעצמו דמעתה שנתגדל והוא בר עונשין וייענש אם יעבור עליהם... זה מורה שלבו שלם וחפץ ביהדות עד מאוד... מה שאין כן בחרש ושוטה דאף שהוא קורא בתורה בבית רבו, אפילו הכי לא ידע בין ימינו לשמאלו ואינו יודע ומבין מהות המצוות מה המה, וגם אינו מכיר ומבין את עונשן...".

וכן כתב **המהריק"ש בערך לחם** (יו"ד, רסח, ז), וכן דעת **הרב חיים גדליה צמבליסט בפסקי דין רבניים** (חלק י, עמודים 193–197), וכן כתב כדבר פשוט **באנציקלופדיה הלכתית רפואית** (חלק ז, ערך "שוטה", עמודים 578–579). וראו גם **במשפטי הדעת** (פרק יג), ובקובץ **בית יצחק** (עמודים רמח-רנ) את דעת **הרב ירוחם ארלנגר**, שנוטים אף הם לדרך זו. ועוד מצאנו בקובץ

שאין דינו כשוטה עדיין, אך עם הזמן מצבו צפוי להתדרדר, כגון חולה שִׁטָּיוֹן (=דמנציה, Dementia), אפשר לגיירו, וייתכן שיש בכך אף תועלת לרפואתו[36].

טיפול בבעלי מוגבלות שכלית־התפתחותית ובבעלי בעיות נפשיות

כד. מותר למטפל באיש ואישה נשואים בעלי מוגבלות שכלית־התפתחותית, שזקוקים להסבר כיצד לקיים יחסי אישות, להשתמש בציורים – ואף בסרטים – על מנת להסביר להם כיצד יש לנהוג אם הסבר מילולי או שימוש באמצעים אחרים פחות גרפיים אינו מועיל[37].

תפארת שניאור זלמן מאמר של **הרב יחיה טובול** (עמודים 147–166) שבו הביא שכן פסקו **הרב יוסף שלום אלישיב** ו**הרב שלום מזרחי** (ועוד הביא שם **משו"ת דברות אליהו**, ויגענו ולא מצאנו).

מכל מקום, **בפסקי דין רבניים** (שם, עמודים 198–209) הובאה דעת **הרב שלמה דיכובסקי** שכיוון שאין אפשרות לשוטה להתחייב במצוות, על כן אין קבלת מצוות מעכבת כלל, וגם אין לומר שאין כאן זכות למתגייר, שהרי לא מחשבים רק את הזכות הרוחנית אלא גם את הזכות הגשמית, ובפרט במדינת ישראל יש השלכות מעשיות להצטרפות לעם היהודי. וכן כתב באריכות **בשו"ת שמע שלמה** (ז, יו"ד, סימנים ט ויא) שאפשר לגייר שוטה על דעת בית הדין, ושעצם ההצטרפות לעם ישראל זכות היא לו אף אם לא יקיים שום מצווה. וראו בספר **משנת הגר** (עמוד קיז) שהביא את שתי הדעות.

מכל מקום, נראה שכל זה דווקא אם השוטה בא להתגייר בפני עצמו. אך אם בא להתגייר על דעת משפחתו, נראה שאין מניעה בדבר, וכמו שכתב **במגילת ספר** (שם) עצמו: "וכל זה היינו כשלא נתגיירו אבותיהם עמהם, אבל אם נתגיירו אבותיהם עמהם מקבלין אותם, ולכן כתב הגאון גבי עבד קטן או שוטה מטבילין אותו על דעת בית דין, דכיון שרשות רבו עליו הרי הוא במקום אביו...". וכן כתב בשו"ת שמע שלמה (שם).

36. בקובץ **תפארת שניאור זלמן** (שם) כתב **הרב יחיה טובול** שיש למנוע מחולה אלצהיימר בשלבים מתקדמים מלהתגייר, כיוון שהוא עשוי לשכוח שהוא יהודי לכשתתקדם מחלתו, ואז יתנהג כפי שהתנהג בגויותו. וסיים וכתב שם שמכל מקום בדיעבד גיורו גיור. **אולם נראה שמעיקר הדין אין כל מניעה לכך, וכנגד סברתו עומדת סברה אחרת, שייתכן שגיורו של אדם זה ייתן טעם מחודש לחייו, ושמא ההשפעה הפסיכולוגית תעזור לעכב את התקדמות המחלה.**

37. **בשו"ת דברות אליהו** (ז, מז), כתב: "נשאלתי פעמים רבות מרופאים המטפלים בזוגות לחיי משפחה תקינים ויש כאלו שאינם יכולים לתפקד בחיי אישות אלא על ידי גירוי, כגון הסתכלות בתמונות לא צנועות וכדומה ומהם אפילו בני תורה ממש, ואי לא חיי משפחה יתפרקו והבית ייחרב ואין מנוס מגירושין ואם כן אם יש מקום להתיר לצורך קיום חיי אישות עם אישתו בכהאי גוונא מעשה הנ"ל". ולאחר שמביא סברות לאיסור ולהיתר, מכריע להיתר, כמו שהתירו הוצאת זרע לשם בדיקת זרע על מנת לאפשר פרייה ורבייה, והרי כאן אין הוצאת זרע לבטלה כלל, ואם כן הדבר קל יותר, וגם כל הגירוי הוא לשם שמיים, כדי שיבוא על אשתו, ועל כן מסכם: "המורם מהאמור דאם לא ניתן לעשות שלום בית והבעל יתפקד בחיי אישות אלא על ידי זה שיסתכל בתמונות לא צנועות וכדומה, דהואיל ולשם מצוה מכוון דאי לאו הכי אתו לגירושין שרי ליה להסתכל בהנ"ל, ודווקא סמוך ממש לקיום חיי אישות".

כה. חובה על הקהילה להשתדל ככל יכולתה לשלב את אלו שיש להם בעיות נפשיות בתוך שגרת הקהילה[38].

והנה, כל הטעמים שהביא בתשובה הנ"ל שייכים אף כאן, וכאן אף יותר קל מנידונו שם, כי כאן מלמדים אותם את עצם יחסי האישות, כיצד הם נעשים, והמטרה היא לימודית בלבד ולא באה לגירוי יצר הרע כלל. על כן, כמובן שלכתחילה יש לעשות כמיטב היכולת להשתמש באמצעים צנועים ככל האפשר, אך בלית ברירה ניתן אף להשתמש באמצעים פחות צנועים על מנת לאפשר את קיום יחסי האישות.

38. ראו, לדוגמה, מה שכתב **בווי העמודים וחשוקיהם** (כג, מעשה חושב, שאלה יב) בעניין אדם שמפריע ללומדי התורה מחמת בעיות נפשיות שיש לו: "הייתי פעם בביתו של מרן רשכבה"ג בעל הקהילות יעקב זצ"ל וראיתי אדם עם בעיות נפשיות שמטריד אותו מאוד. אמרתי לו: אולי אוציא אותו מהחדר? השיב לי: מהיכן אתה יודע למה אני חי, אולי אני חי בגללו? שאלתי את מרן בעל הקהילות יעקב שכולם חרדו לתורתו: הרי רבינו חיבר יותר מעשרים ספרים, ורבינו חי בזכות הספרים האלו, ובשביל הספרים שעוד יוציא! השיב לי: אני חושב שאני חי בגלל חולי הנפש! ולכן אין לעשות דברים דרסטיים כדי להרחיקו, אלא יש להתייעץ עם אנשים שמבינים בבעיות אלו, כיצד לעזור לבחור הנ"ל, ולהתנהג עמו כמו שהייתם מתנהגים אילו זה היה קרוב משפחתכם, ובעזרת השם כבר תמצאו את הדרך הישרה גם לעזור לבחור, וגם לא לפגוע בו, וגם להמשיך ללמוד בלא שזה יפריע לכם, ובזכות זה תתברכו בכל הברכות". ופשוט שכל זה נכלל בכלל מצוות "ואהבת לרעך כמוך".

וכן שמענו **מהרב צבי (הרשל) שכטר**, ולעניין תפילה אמר שיש להתייעץ עם רב הקהילה, והוא ידריך את הקהילה להתנהג במתינות ובסבלנות עם אלו הסובלים מבעיות נפשיות ומפריעים לעיתים לשגרת התפילה, ואף על פי כן כמובן שיש גבול לדבר, ואם ההטרדה היא גדולה אין ברירה אלא לבקש מאלו המטפלים באנשים אלו שלא יבואו לבית הכנסת.

נספחים

נספח א

הגדרת שוטה

באנציקלופדיה הלכתית רפואית (ז, עמוד 537) הובע בצורה תמציתית האתגר העומד בפני כל מי שבא לעסוק בהגדרות של מחלות נפש:

> מחלות רוח הן סטיות בחיי הנפש, המתבטאות הן בהתנהגות חריגה מהנורמה החברתית המקובלת, והן בחוויה ובחשיבה של הפרט. ההגדרה הרפואית המדוייקת של מחלות נפש רבות היא קשה, ולעיתים בלתי אפשרית. ואמנם נעשו נסיונות רבים לאפיין ולהגדיר את מחלות הנפש והפרעות האישיות למיניהן, אך עד היום אין הגדרות ברורות וחד־משמעיות של הפרעות נפשיות שונות.

בבואנו לנסות ולהשוות בין ההבנה ההלכתית של מושג השטות, ולמזג אותה עם התובנות הפסיכיאטריות של ימינו, אנו נתקלים בקושי כפול ומכופל. **פרופ' ישראל שטראוס** במאמרו (**כנס הדיינים – תשע"ד**, "השוטה והפסיכוזה בהלכה בראי הקליניקה המודרנית", עמודים 268–287) העיר על קושי זה שבהשוואת סימני השטות ההלכתיים עם האבחונים המודרניים המקצועיים, וסיכם את הדברים כך:

> המושג שוטה הוא מושג אשר קשה לתפוס אותו בשלמותו. השימוש הנפוץ ביותר של המילה מתאר בקירוב רב את התופעה הקלינית של הפסיכוזה. אף על פי שהתיאור הפנוטיפי של השוטה שונה במקורות תנ"כיים, תלמודיים, ובטקסטים קלאסיים יהודיים, נוצרת הגדרה של שוטה, הגדרה הקשורה לסימפטומים ומבוססת על התנהגות שאפשר לצפות בה ללא התייחסות כלשהי לסיבת

ההתנהגות. בניגוד לאבחנה שמקורה בפתופיזיולוגיה או קוגניציה לא תקינה, המושג שוטה משקף סיווג של תופעה כאשר האחריות על הערכת כשירותו של האדם ועל הסיווג האופטימלי חלה על בית הדין, מתוך התחשבות בדעתם של בעלי המקצוע בתחום בריאות הנפש. דעתם של מומחי בריאות הנפש היא חשובה במיוחד בהתחשב בכך שההבנה שלנו את מחלות הנפש, ולכן את תהליכי המחלה ואת הטיפול, משתנה ככל שהרמה של התחכום המדעי משתפרת; ובאותה עת מתנפצים סטריאוטיפים שליליים רבים רווחים. אפשר לאבחן מספר קטגוריות של שוטה, ונראה כי לכל אחת מהן יש רלוונטיות קלינית היום לאור תורת המחלות המודרנית, ולאור המיון והבירור של הפרעות פסיכוטיות. בית הדין ובעלי הסמכות ההלכתית אשר מתפקידם להבין את מצבו המדוייק של האדם ולקבוע כי הוא אכן שוטה, על כל ההשלכות ההלכתיות הרלוונטיות של קביעה זו, חייבים לקבל מידע על ההתפתחויות הנוכחיות בתחום הפסיכיאטריה, כדי שקביעה זו תתבסס על הקריטריונים אשר ההלכה מספקת אותם.

למרות הקשיים הנ"ל, בנספח זה ובבאים אחריו ננסה ככל יכולתנו לבאר את סוגיית השטות בהלכה, לדון באבחונים שהציעו חכמינו לאורך הדורות ולבחון כיצד אבחונים אלו משתלבים בקטגוריות המודרניות של בריאות הנפש.

א. עיקרי הסוגיה

במסכת חגיגה (ג, ב–ד, א) מובאת תוספתא ממסכת תרומות (א, ג) ודיון עליה:

תנו רבנן: איזהו שוטה? היוצא יחידי בלילה, והלן בבית הקברות, והמקרע את כסותו. איתמר, רב הונא אמר: עד שיהו כולן בבת אחת. רבי יוחנן אמר: אפילו באחת מהן. היכי דמי? אי דעביד להו דרך שטות – אפילו בחדא נמי. אי דלא עביד להו דרך שטות – אפילו כולהו נמי לא! לעולם דקא עביד להו דרך שטות, והלן בבית הקברות – אימור כדי שתשרה עליו רוח טומאה הוא דקא עביד, והיוצא יחידי בלילה – אימור גנדריפס אחדיה, והמקרע את כסותו – אימור בעל מחשבות הוא. כיון דעבדינהו לכולהו – הוה להו כמי שנגח שור חמור וגמל, ונעשה מועד לכל. אמר רב פפא: אי שמיע ליה לרב הונא הא דתניא: אי זהו שוטה – זה המאבד כל מה שנותנים לו, הוה הדר ביה. איבעיא להו: כי הוה הדר ביה – ממקרע כסותו הוא דהוה הדר ביה, דדמיא להא, או דלמא מכולהו הוה הדר? תיקו.

את הסוגיה אפשר לחלק לארבעה חלקים:

א. הגמרא מונה שלושה סימנים לשוטה (**רש"י**: "האמור בכל מקום, שפטור מן המצוות ומן העונש, ואין קניינו קניין, ואין ממכרו ממכר"): היוצא יחידי בלילה, הלן בבית הקברות (**רש"י**: בלילה) והמקרע את כסותו. הגמרא מביאה מחלוקת אמוראים אם שוטה מוגדר דווקא אם הוא עושה את כל השלושה או אפילו אחד מהם. לדעת רב הונא צריך לעשות את כולם (**הטורי אבן** הדגיש שהכוונה היא בזה אחר זה ולא בבת אחת), ולדעת רבי יוחנן מספיק אם יעשה אחד.

ב. הגמרא מנסה להבין את עניינה של המחלוקת – הלוא גם רב הונא יסכים שהעושה אפילו אחד מהנ"ל דרך שטות יוגדר כשוטה, וגם רבי יוחנן יודה שהעושה אפילו את כולם שלא בדרך שטות אינו מוגדר כשוטה!

ג. הגמרא מתרצת שמדובר במי שאכן נוהג בכל אלו בדרך שטות, ועל כן שיטת רבי יוחנן המגדיר שוטה אפילו באחד מהדברים מובנת. לשיטת רב הונא צריך לומר שמכל מקום כל אחד מהנ"ל ניתן להסבר בפני עצמו (היוצא – **רש"י**: שהוא חולה ויוצא יחידי בלילה בשביל האוויר הקר, או שמחמת עצביו מתהלך בחוץ; הלן – **רש"י**: כדי שתשרה עליו רוח טומאה ושדים שיסייעוהו להיות מכשף; המקרע – מסבירה הגמרא שבעל מחשבות הוא), ועל כן, לדעת רב הונא, רק בהצטרף כולם נעשה "מועד" לשטות (**רש"י**: ואינו צריך להיות מועד לכל סוג וסוג). וב**טורי אבן** הסביר שלדעת רב הונא הולכים אחר רוב בני אדם, וכיוון שהרוב אינם שוטים, על כן דנים אף את הנוהג באחד מהנ"ל לכף זכות ואיננו מחשיבים אותו לשוטה (ולכן לא חוששים לשטותו לחומרא).

ד. רב פפא מביא מקור נוסף שממנו מוכח שאפילו המאבד כל מה שנותנים לו לבד נקרא שוטה, וקובע שאם רב הונא היה מכיר מקור זה היה חוזר בו, אך הגמרא נשארת בשאלה אם כוונת רב פפא היתה שהיה חוזר בו רק לגבי מקרע כסותו, או שהיה מסכים שכל סימן של שטות יכול להיות נדון בפני עצמו (**תוספות** [ד"ה "או"]: צד הספק להשליך מדברי הברייתא לכל המקרים ולא רק למקרע כסותו הוא שהגילוי לעניין מקרע כסותו יכול להתפרש לא רק כפרשנות הלכתית של המקרה המסוים, אלא גם כבעל השלכות מערכתיות לתצורה של הברייתא, שאם המקרע נידון לבדו, ואף על פי כן הובא בתוך הרשימה, יש ללמוד מזה שכל הרשימה נמנית כל מקרה בפני עצמו).

יוצא מכל הנ"ל (וכן נראה מה**שפת אמת** וה**טורי אבן**) שבתחילה מחלוקת רבי יוחנן

ורב הונא הוצגה ככזו הדנה בשאלה אם חזקה יכולה להיקבע אף על פי סימן אחד של שטות או שיש צורך להחזיק את האדם בשטות של שלושה סוגים שונים. אולם הספק של רב פפא הוא אם רב הונא למעשה מסכים שחזקת סימן אחד גם מועילה או שמא לא תועיל אלא במקרים מסוימים ולא באחרים. כמו כן, **השפת אמת** מדגיש שאף רב הונא מודה שאדם יוכל להיות מוחזק לשטות כלשהי כשמוחזק בשטות זו, ולא חלק אלא משום שהיה אפשר לתלות את מעשיו בעניין אחר, אבל באופן עקרוני הוא מסכים לרבי יוחנן.

ב. פסיקת ההלכה

נחלקו הפוסקים לעניין פסיקת ההלכה בנידוננו בכמה עניינים.

1. הלכה כרבי יוחנן או כרב הונא?

הרמב"ם בהלכות עדות (ט, ט) פסק: "השוטה פסול לעדות מן התורה לפי שאינו בן מצוות, ולא שוטה שהוא מהלך ערום ומשבר כלים וזורק אבנים בלבד, אלא כל מי שנטרפה דעתו ונמצאת דעתו משובשת תמיד בדבר מן הדברים אף על פי שהוא מדבר ושואל כעניין בשאר דברים – הרי זה פסול ובכלל שוטים יחשב". מדבריו נראה שהוא פוסק כרבי יוחנן[1], ושמא הלך, כדרכו, אחרי הפסק של **רבנו חננאל** בפירושו שם.

כך גם פסק **הרא"ש** במסכת חולין (א, ד), וכן דעת **האור זרוע** (א, הלכות שחיטה, שסז; א, תשעח), ואף **האגודה** למסכת חגיגה (שם) פסק כרבי יוחנן. כך גם פסקו **בספר העיטור** (שער ב, הלכות שחיטה) **והראבי"ה** (ג, תתה), וכן דעת **רבנו ירוחם** (מישרים, נתיב יט, חלק א; תולדות אדם וחוה, נתיב טו, חלק א) **והיראים** (סימן תכה), וכן יוצא מ**תשובות חכמי פרובינציה** (סימנים נז–נח).

אומנם **המאירי** למסכת חגיגה (שם) כתב: "כל שהוא מוחזק בשוטה ואנו רואים בו שעושה איזה דבר דרך שטות – סימן מובהק שבו: המקרע את כסותו דרך שטות, והמאבד מה שנותנין לו. אבל הלן בבית הקברות, והיוצא יחידי בלילה – אינם סימנין מובהקין". נראה שהמאירי פסק כדעת רב הונא, אלא שרב הונא מודה במקרע כסותו לרבי יוחנן[2].

1. וכך הבין בדעתו **הכסף משנה**, אך בספר **גט מקושר** (יד, א) כתב שאין זה פירוש דברי הרמב"ם, ובהמשך יתבאר.
2. **והטורי אבן** הקשה שלכאורה אם נאמר שרב הונא חזר בו ממקרע בלבד, עדיין אין זה אומר

אף בשו״ת מהר״ם מרוטנבורג (ד, תנה) הביא **שרבינו שמחה משפירא** פסק כרב הונא לגמרי, שצריך שייראו כל הסימנים כולם, ואף על פי כן נראה שהמהר״ם עצמו סבור שהסימן העיקרי לשטות הוא מי שמאבד מה שנותנים לו. כך גם פסק **הריבמ״ץ** בפירושו למסכת תרומות (א, א): ״וצורך שיהו כולן״, וכן דעת **התשב״ץ** (ב, קלח): ״דעבד לכולהו״.

הטור (יו״ד, א; חו״מ, לה) פסק כדעת אביו הרא״ש שהלכה כרבי יוחנן: ״ובאחד מאלו שעושה דרך שטות נקרא שוטה״, והביא אף את דברי הרמב״ם, **והבית יוסף** (חו״מ, שם) כתב ששוטה פסול לעדות, שהרי אי אפשר לסמוך על עדותו של אדם שאינו בר־דעת. כמו כן, הסכים שהלכה כרבי יוחנן, והוסיף שצריך שיהיה מוחזק כשוטה, ״שאין הכוונה שבפעם אחת שיעשה אחד מאלו דרך שטות מיקרי שוטה״, וכן כתב **בפרישה** (יו״ד, שם ס״ק כו; חו״מ, שם, ס״ק ט) **ובסמ״ע** (חו״מ, שם, ס״ק כ) **ובים של שלמה** למסכת חולין (א, ד) **ובש״ך** (יו״ד, שם, ס״ק כג) **ובפרי חדש** (יו״ד, שם, ס״ק כג) **ובכרתי** (יו״ד, שם, ס״ק כח) **ובגט מקושר** (יד, א)[3].

בשולחן ערוך (חו״מ, לה, ח) פסק את לשון הרמב״ם, ובמקום אחר (יו״ד, א, ה) פסק במפורש כרבי יוחנן, וכן כתב **הלבוש** (יו״ד וחו״מ שם), וגם **הים של שלמה** למסכת חולין (א, ד) פסק כרבי יוחנן, וכדעת הרמב״ם. את כל הנ״ל הביא להלכה **הערוך השולחן** (שם, סעיף ז), שהלכה כרבי יוחנן, ושדווקא כשהוחזק השוטה בשטותו (ולא תולים את המעשה בסיבה רחוקה כמו שכתב **התבואות שור** [חו״מ, לה, ס״ק מז] שמוכח מהגמרא).

2. האם צריך שיוחזק בשטותו שלוש פעמים או מספיקה פעם אחת?

אומנם בעניין מה שפסקו כל הפוסקים הנ״ל שיש צורך שיוחזק שלוש פעמים לאותו דבר יש לדון, כי לכאורה בפשיטות יש לומר שרב הונא ורבי יוחנן נחלקו בדיוק בכך,

ששאר סימני הברייתא הם בקבוצה נפרדת, שהרי יש צורך בחזקה, ונשארו רק שני סימנים, ואם כן עדיין יש צורך במקרע כסותו להשלים את החזקה של השניים האחרים – אלא אם נאמר שניתן להתחייב עליהם כשעושים כל אחד שלוש פעמים. **ובשו״ת מנחת משה** (יו״ד, י) **ובשו״ת דברי חיים** (אבהע״ז א, נג) **ובחזון יחזקאל** (שו״ת, אבהע״ז, ח) תירצו באופנים אחרים.

3. לעניין לשון הטור (יו״ד שם) שלכאורה כופל את תנאו דנו המפרשים **הפרישה** (שם), **הב״ח** (שם), **הט״ז** (יו״ד שם, ס״ק יב), **הש״ך** (שם, ס״ק כד) **והזבח תודה** (שם, ס״ק לז). ולעניות דעתי תירוץ הט״ז דחוק לפי מהלך הסוגיה בגמרא, **ובפרי מגדים** (משבצות זהב שם) גם הקשה עליו, וגם **בספר אור הישר** מובאת דעת **הזכרון יוסף** (סימן יא שם) בתירוץ לשונו. אך מכל מקום אין משמעות הלכה למעשה בכל הנ״ל, ולכן לא הארכתי בזה.

שדעת רב הונא היא שיש צורך בחזקת שטות (ועל כן דרש את כל שלושת המקרים) ואילו רבי יוחנן סבר שמספיק אחד מהם, כיוון שאין צורך בחזקת שטות, ופעם אחת מספיקה כדי להחיל גדר שוטה.

אך מה**תוספות** (שם, ד"ה "דרך") לא נראה כן, שכן הם מסבירים שהמחלוקת אינה אם צריך חזקה או לא בשטות (כמו שלכאורה משמע מפשט הגמרא), אלא שרבי יוחנן סובר שבעושה מעשיו דרך שטות אפילו בדבר אחד יש חזקה מספיקה להחזיקו שוטה לכל דבר (ומביאים שם גם את הירושלמי). אף **בחזון יחזקאל** לתוספתא תרומות (שם) כתב כדברים הללו כשהבהיר מדוע נקט רש"י שהלן בבית הקברות הוא דווקא בלילה: "ונראה שכוונתו שהוא עושה כן תמיד בלילה, ובייחוד לרבי יוחנן דאמר שם שאפילו באחת מהנה דקחשיב הכא הוא שוטה, ודאי בעינן שיהיה משובש בזה תמיד, כלשון הרמב"ם בהלכות עדות..."[4].

כך הבין אף **המהרש"א** (חידושי הלכות למסכת חגיגה, שם) בדעת התוספות, וכן כתב אף **השפת אמת** למסכת חגיגה (שם). כך פסק גם **התורת גיטין** (ביאורים, סוף סימן קכא), וכן כתב **רבי משה מאימראן** בחידושיו למסכת חגיגה (שם), וכן מובא **בשו"ת בית שמואל אחרון** (אבהע"ז, ט) **ובספר אור הישר** בעניין הגט מקליווא בשם כמה רבנים (סימן ה בשם מסדר הגט **הרב ישראל ליפשיץ**, סימן ט בשם **הרב נפתלי צבי הירש קצנלנבוגן**, סימנים יא-יג ו-לא בשם **הזכרון יוסף**, סימן כו בשם **הרב יצחק הלוי הורביץ**, סימן כז בשם **השאגת אריה** באריכות ובעיון, סימן כט בשם **הרב שאול מאמסטרדם**, וסימן לב בשם **הרב יהושע העשיל**). וכן דעת **החתם סופר** בתשובותיו (ד, ב) וכן נוטה דעת **שו"ת בארות המים** (אבהע"ז, ב) אף שהסתפק שם בדעת הטור. וכן דעת **שו"ת אדמו"ר הזקן** (סימן כה), **ובשו"ת צמח צדק** (אבהע"ז, קנג וקנה), וכן כתבו **ביד דוד** (פסקי הלכות, חלק א, ס"ק קסז), **בשו"ת אפריון דוד** (סימן מו), **בשו"ת שדה יהושע** (סימן מט) **ובשו"ת דברי מלכיאל** (ז, לו).

אולם יש מהאחרונים שהבינו כפי שהובא לעיל בפשט הסוגיה, שהמחלוקת בין רב הונא לרבי יוחנן אינה כדברי התוספות מחלוקת בסוג החזקה שצריכה להיקבע, אלא בשאלה אם בכלל יש צורך בחזקה. **בראש יוסף** (חו"מ, לה, ס"ק ו) כתב: "ולי נראה דאפילו בפעם אחת שעושה אחת מהם דרך שטות סגי ונקרא שוטה", והביא ראיה מדברי רב הונא, ואת דברי הרמב"ם שממנו דייקו שיש צורך בחזקה (שכתב: "דעתו משובשת תמיד") הסביר שכל זה בדברים שאינם מנויים בגמרא, אך במה

4. ולעניות דעתי נראה מדבריו, שלרבי יוחנן צריך חזקה בדבר מסוים, אך לדעת רב הונא אין צורך שיוחזק בכל שלושת הדברים כל אחד בפני עצמו, אלא היותו עושה את שלושתם זו חזקה מספיקה.

שמנוי בגמרא אין צורך בחזקה (ככל הנראה כי אלו סימנים מובהקים, מה שאין כן שאר סימנים).

אף **התבואות שור** (שם, ס"ק מו) הסכים לדברי הראש יוסף: "כיון שנתברר בחד זימנא דהגוף לקוי בשינוי דעת, הוי ליה שוטה" (אומנם הוא כתב שכן משמע מהתוספות, ולעיל התבאר שמשמע מהתוספות להפך, ועוד נחזור לדון בשיטתו), והסביר שאין צורך בחזקה כיון שמתייחסים לסימני שוטה כשם שמתייחסים לסימני סריס: ברגע שהם קיימים רואים בכך מציאות מוכחת שאינה צריכה חזקה.

את דברי הרמב"ם מפרש התבואות שור באופן אחר מהראש יוסף, ולדעתו כוונת הרמב"ם במילים "דעתו משובשת תמיד" אינה שצריך שתהיה חזקה שהוא שוטה, אלא שאנו מחשיבים אותו לשוטה רק כל עוד שהוא מתמיד בשטותו, אך ברגע שהוא מפסיק להתנהג כשוטה אין דינו כך. כדעת התבואות שור פסקו **בשו"ת נפש חיה** (אבהע"ז, כז), **בשו"ת עין יצחק** (ב, אבהע"ז, ט) **ובשו"ת בית אפרים** (אבהע"ז, פט)[5].

בפרי מגדים (יו"ד שם, שפתי דעת, ס"ק כג) כתב שנכון להחמיר כשיטה זו להחשיבו שוטה (וכן נראה **מהיד דוד** [שם] במקרי שטות מובהקים), אך למרות זאת, כפי שראינו, רוב הפוסקים סוברים שיש צורך שיוחזק בשטותו, וכן פסקו **הזבחי צדק** (יו"ד, א, ס"ק נא), **הכף החיים** (יו"ד, א, ס"ק קכו) **והדעת תורה** (יו"ד, א, ס"ק מא)[6].

5. והאריך שם בביאור דעת התבואות שור, וכתב שכל דבריו הם דווקא בדרך שטות שאי אפשר לתלות בדבר אחר, אך כשיש במה לתלות, נראה שאף הוא יצריך חזקת שטות, ראו שם.

6. כל הנ"ל נאמר לעניין שוטה לדבר אחד, אך לעניין שוטה גמור (והחילוק ביניהם יתברר להלן) יש לומר שמעשיו מעידים עליו בבירור אף בפעם אחת, ואין צורך בחזקה. אומנם בספר **אוצר המשפט** (סימן לה, עמוד שס) הביא אחרונים רבים שלכאורה סוברים לא כן, אך המעיין יראה שאין הדברים מוכרחים כלל, מלבד דברי **החתם סופר** (ד, ב) **והתורת גיטין** (שם) שסוברים כן. אולם התורת גיטין ביאר את הסוגיה באופן אחר ממה שנתבאר לעיל, וגם הוא עצמו כתב תוך כדי דבריו שבמקרים של שטות מובהקת אין צורך בחזקה כמבואר למעיין בדבריו. על כן, נראה כמו שכתבנו. וכן כתב **בשו"ת דברי חיים** (אבהע"ז א, נג): "אבל אי הוי ידעינן בוודאי שעשאו דרך שטות ולא הוי לן במה לתלות לא צריך כלל לאתחזק, דכיון דידעינן דהוי פעם אחת שוטה לא הדרא דינו להיות כפיקח...".

לפי זה, מה שכתב הרמב"ם שמדובר במי שדעתו משובשת "תמיד", יש לפרש שכוונתו דווקא על שוטה לדבר אחד, והכול מוסב על סוף דבריו. לחלופין – וכן נראה הפירוש העיקרי – כוונת הרמב"ם לא הייתה לתת מספר מסוים של פעמים, ולכן כתב "תמיד", לומר שכל עוד לא ניכרת פיקחות השוטה, הוא עדיין ממשיך להיחשב שוטה, ואילו ברגע שניכרת בו פיקחות פקע ממנו שם זה.

3. האם אין שטות אלא במקרים המוזכרים בגמרא או שאלו אינן אלא דוגמאות?

לעניין דברי **הרמב"ם** שהובאו לעיל, נראה ברור מדבריו שאינו מצמצם את הגדרת שטות לדברים מסוימים, ואין לומר ששוטה אינו אלא מה שמוזכר מפורש בגמרא, אלא הרמב"ם מגדיר בצורה כללית שדעת משובשת היא סימן לשטות, וכך גם הבינו **הבית יוסף** (יו"ד שם, וכן כתב **בכסף משנה** על הרמב"ם שם) **והפרישה** (חו"מ שם, ס"ק ט) בדעתו. גם **משו"ת מהר"י וייל** (סימן נב) משמע כדברי הרמב"ם.

(ובספר **אור הישר** [סימן כז] מביא את דיונו של **השאגת אריה** בנוגע לשיטת **רש"י**, אם דעתו כדעת הרמב"ם לחלוטין או שמא רק במה שמנוי בגמרא, וגם דעת **מהרי"א הלוי** בתשובה [א, קלה] וכן **בשו"ת מקדשי השם** [א, מז] כדעת השאגת אריה לחלק בין שני סוגי שטות. ואין כאן המקום להאריך).

אולם **המהרי"ק** בתשובה (החדשים, סימן כ) הביא **שרבנו אביגדור** חלק על כך וכתב: "אין לנו אלא מה שאמרו חכמים... והרי לך דאפילו לעניין גט דחמיר סמכינן להתירה בדלא מוחזק לן שהיה שוטה מאותם הדברים האמורים שם בפרק קמא דחגיגה, ואף על גב שמתחילה נטרפה דעתו מכל וכל", **ובמרדכי** למסכת גיטין (פרק ז, סימן תכא) כתב: "על דבר הגט הניתן בווירצבור"ק... על זאת בעוניי השיבותי אם לא הוחזק שוטה בדברים האמורין בפרק קמא דחגיגה הרי הוא כפיקח...", וכן דעת **רבנו שמחה משפייר"א**, וכן מצאנו **בעליות דרבינו יונה** למסכת בבא בתרא (קנה, ב). **ובשו"ת בית אפרים** (אבהע"ז, פט) דקדק שגם דעת **התוספות** כרבנו שמחה.

(ושמא ניתן לדייק כדברי רבנו שמחה אף מלשון **הרמ"ה** למסכת בבא בתרא [קנה, ב), מלשון **הרשב"א** בתשובותיו [א, תשסה; ד, רא], מלשון **הריב"ש** בתשובותיו [סימנים כ ותסח] ומלשון **רבנו ירוחם** [תולדות אדם וחוה, נתיב טו, חלק א], וכן הביא **בשו"ת שרידי אש** [א, צז] בשמם. אך אין הדברים מוכרחים [ועיינו **בשו"ת שארית יוסף** (סימן נג) **ובשדי חמד** (מערכת אישות, סימן ב) שדנו בנכונות טענה זו, וכן בספר **אור ישרים** שדחה את דעת הסוברים שראשונים אלו פסקו כרבנו שמחה]).

הבית יוסף (אבהע"ז, קכא) הביא מחלוקת זו ולא הכריע בה, אך מלשונו בשולחן ערוך (חו"מ, ל"ה, ח) נראה שפסק כדעת הרמב"ם, שהגדרת שטות איננה מוגבלת אך ורק למה שמוזכר בגמרא (וכן הבין **הב"ש** [אבהע"ז שם, ס"ק ט] בדעתו), וכך גם נראה מלשון **הדרכי משה** (אבהע"ז שם, אות ו), שהביא את דברי הבית יוסף: "שאם מדבר ואינו יודע מה מדבר כדרך החולים הרי זה כשוטה גמור", אף שמקרה זה לא הוזכר בגמרא.

אומנם בשו"ת **זכרון יוסף** (אבהע"ז, י) כתב שייתכן לומר שדעת הרמ"א כדעת רבנו שמחה, ושהלכה אינה כרמב"ם, אך ייתכן שלא אמר כן אלא לצרף לשאר סניפים

להקל בנידונו, ולא פסק כך להלכה (וכן משמע ממה שהביא שם שהוא עצמו כתב להפך בעניין הגט מקליווא, כמו שהתבאר לעיל). אף **בשו"ת בית שמואל אחרון** (שם) הביא ראיה לדברי רבנו שמחה וכתב לסמוך עליו, אך עדיין לא ברור אם כוונתו לפסוק כמותו או לסמוך עליו בצירוף סברות אחרות בלבד.

אף **בספר אור הישר** הביא שיש מי שנוטה לומר שאין ראיה להגדיר שוטה מעבר לארבעת המקרים המוזכרים בגמרא (סימן כב שם בשם **הרב יואל מברלין**) ושאין לדחות את שיטת רבנו שמחה לחלוטין (סימן כט בשם **הרב שאול מאמסטרדם**, וסימן ל בשם **הנודע ביהודה**). ואכן **משו"ת מהרי"ט** (ב, אבהע"ז, טז) משמע שפוסק כשיטת רבנו שמחה ורבנו אביגדור. גם **בשו"ת מחזה אברהם** (ג, אבהע"ז, כז) כתב שמקובל לחשוש לשיטת רבנו שמחה, וכן כתב **בשו"ת דברי חיים** (אבהע"ז, ב, עד) ש"סוגיא דעלמא" כרבנו שמחה וסיעתו.

בתשובות חכמי פרובינציה (סימן נז) הביאו שיש מי שפסק כרמב"ם להחמיר לעניין כתיבת גט, אך לפסוק כשיטת רבנו שמחה לעניין פטור ממצוות (אומנם בתשובה אחרת שם [סימן נח] נראה שפסקו לחלוטין כרמב"ם). **החכמת שלמה** (אבהע"ז שם) כתב להכריע שאין אדם נכנס לגדר שוטה אלא על פי המקרים המוזכרים בגמרא, אך אם כבר הוחזק כשוטה – אין הוא יוצא מגדר זה כל עוד עושה כל מעשה שטות, וכשיטת הרמב"ם. וסיים שם שהסכים עמו **הישועות יעקב** (אולם יש להעיר שבספרו [אבהע"ז, קכא, פירוש הארוך, ס"ק ג] מביא הישועות יעקב ראיה לדברי הרמב"ם, ונראה מדבריו שם שפוסק כמותו).

עוד חילק **הנודע ביהודה** (שם) בדעת הרמב"ם באופנים שונים, וכתב שמא דווקא בשטות גדולה כתב כן או דווקא לעניין עדות או דווקא במעשה המוכיח. והביא את דבריו **בשו"ת מים חיים** (ב, מ) וכן את דברי הזכרון יוסף לעיל, וכתב שאולי יש לפסוק כרבנו שמחה (אך לא הכריע כך). **ובפתחי תשובה** (אבהע"ז, קכא, ס"ק ב) הביא **משו"ת המהר"ם מבריסק** (סימן ל) לצרף שיטה זו במקום עיגון, וגם **בשו"ת צמח צדק** (אבהע"ז, קנג) צירף את שיטת רבנו שמחה. ובספר **אור ישרים** (סימן ט) הביא בשם **ר' חיים ברלין** שיש להסתפק אם הלכה כרמב"ם או כרבנו שמחה.

אך בספר **גט מקושר** (שם) פסק כרמב"ם, וכן כתבו **בזבח תודה** (שם), **בבית הלל** (יו"ד שם, ס"ק ח), **בדעת קדושים** (א, כט), **בעצי ארזים** (אבהע"ז, מד, ס"ק ה), **בשו"ת יהודה יעלה** (סימן צג) **ובשו"ת נופת צופים** (חו"מ, רלח). **ובשו"ת עטרת חכמים** (אבהע"ז, יז) כתב שבשיגעון גמור גם רבנו שמחה יודה. וכן פסקו כמה רבנים **בספר אור הישר** בעניין הגט מקליווא (סימן ט **מהרב קצנלנבוגן** וסימנים יא-יג **מהזכרון יוסף**, וכן בסימן כז שם האריך **השאגת אריה** להוכיח זאת מסוגיית

הגמרא). וכן נראה **משו״ת מהרי״א הלוי** (א, קצט), וכן הביא **בשו״ת מטה לוי** (א, יט) בשם רבני פרנקפורט.

בשו״ת עין יצחק (ב, אבהע״ז, ט) אף הביא ראיה ממסכת גיטין (סד, ב) לדברי הרמב״ם שחז״ל הכירו אף בסוגי שטות מלבד אלו האמורים במסכת חגיגה. וראו **בשו״ת שארית יוסף** (סימן נג) ״ראיה שאין עליה תשובה״ לשיטת הרמב״ם, לדעת המחבר. ובספר **אור ישרים** (סימן א) האריך מאוד לדחות שיטת הסוברים לסמוך על רבנו שמחה (וגם הביא שם [סימנים ז–ח] שכן דעת **היד דוד והרידב״ז**). וראו באריכות בדברי **השדי חמד** (מערכת אישות, סימן ב), ונראה שנוטה לדעת הרמב״ם.

ואף **הערוך השולחן** (חו״מ שם, ז) הכריע כדעת הרמב״ם:

> והרמב״ם סבירא ליה דמה שחשבה הגמרא לאו דווקא הוא... והגמרא שחשבה לאלו הוי רבותא גדולה דאף על פי שיש לתת קצת טעם על העושים כן ויש לתלות שאינם עושים מחסרון דעת... אפילו הכי מקרי שוטה... ויש מהגדולים דסבירא להו דשוטה לא הוי רק מהדברים שנתבארו בגמרא כמו שכתבנו, ונדחו דבריהם מכל הפוסקים, וגם הטור הסכים להרמב״ם. ויראה לי דאף אלו הגדולים סבירא להו כהרמב״ם אלא דסבירא להו כיון דבשארי דברים אינו שוטה קשה לנו לעמוד על הדבר שעושה אם עושה דרך שטות אם לאו.

ג. ניתוח הסוגיה

על פי כל הנ״ל מתברר שלרוב הפוסקים יש לקרוא את סוגייתנו על פי שלוש הנחות: 1. הלכה כרבי יוחנן לגבי רב הונא; 2. אף לרבי יוחנן אין להגדיר שטות אלא על פי התנהגות שהשוטה הוחזק בה; 3. לכל הפחות, לרבי יוחנן המקרים המוזכרים בגמרא אינם רשימה ממצה של מקרי השטות אלא דוגמאות בלבד, וודאי שניתן להוסיף אף מקרים נוספים. על פי הנחות אלו יש לחזור ולעיין בגמרא כדי לנסות ולהבין מדוע הביאה הגמרא דווקא מקרים אלו.

תחילה, יש לציין כי לפי סוגייתנו יוצא שלדעת רבי יוחנן כל אחד מסימני השטות מגדירים את הנוהג כך כשוטה, ואילו לפי רב פפא הגמרא מסתפקת אם רק במאבד מה שנותנים לו היה רב הונא מסכים לדעת רבי יוחנן או בכולם היה חוזר בו מעמדתו. אולם בירושלמי (תרומות א, א, וכן גיטין ז, א) למדנו: ״אמר רב הונא: והוא שיהא כולהן בו... רבי יוחנן אמר: אפילו באחת מהן. אמר רבי אבון: מסתברא, מה דאמר רבי יוחנן אפילו אחת מהן, ובלבד במאבד מה שנותנין לו. אפילו שוטה

שבשוטים אין מאבד כל מה שנותנים לו". מדברי הירושלמי נראה שדעת רבי יוחנן היא שאין להגדיר שוטה על פי דבר אחד אלא במאבד מה שנותנים לו (ובחידושי **רבי משה מאימראן** למסכת חגיגה [שם] הציע פירוש אחר בירושלמי זה, אך לבסוף דחאו).

עוד יש להעיר שהמעיין בתוספתא תרומות (שם) רואה שכל ארבעת הסימנים נמצאים שם בברייתא אחת, ולכאורה יש לתמוה מדוע הגמרא הביאה רק שלושה סימנים והשמיטה את הרביעי? ומדוע לא הביאה את התוספתא ככתבה? אלא יש לומר שאכן אין שום מחלוקת בנוגע למאבד מה שנותנים לו, וכמו שברור לירושלמי שהמאבד כל מה שנותנים לו הוא שוטה גמור, כך היה ברור לרב הונא ורבי יוחנן, ולא נחלקו אלא על שאר הרשימה.

אומנם, לפי זה קשה מאוד על רב פפא שאמר שאם רב הונא היה שומע את דברי התוספתא הוא היה חוזר בו – הייתכן שלא הכיר רב הונא את הרשימה המלאה, שהתוספתא לא הייתה לפניו? ונראה שכך באמת סבר רב פפא או שמא הייתה להם גרסה אחרת בתוספתא ואולי מלבד התוספתא הייתה להם ברייתא שבה הוזכר רק המאבד כל מה שנותנים לו, וצריך עיון.

לעומת הבבלי, הירושלמי מביא את התוספתא כולה ככתבה, וכותב שמחלוקת רב הונא ורבי יוחנן אכן הייתה על כולה, ולפי זה קשה על רב הונא שלא מסכים אפילו במאבד מה שנותנים לו אף שהדבר פשוט לגמרא שאפילו שוטה שבשוטים אינו מאבד כל מה שנותנים לו. מכל מקום, לפי זה שניהם אכן הכירו את התוספתא ככתבה, ונחלקו על כולה, ורק הלכה למעשה קבע רבי בון בירושלמי שאין לפסוק כרבי יוחנן בכל המקרים אלא דווקא במאבד מה שנותנים לו (אומנם לפי גרסת הגר"א יוצא שיש לפסוק כרבי יוחנן בכל הסימנים מלבד מאבד מה שנותנים לו, וגם זה סותר את דברי הבבלי. ובפירוש **קב ונקי** על הירושלמי [שם] הביא עוד כמה פירושים, ואין כאן המקום להאריך).

והנה, לכאורה היה אפשר לומר שמחלוקת רבי יוחנן ורב הונא היא למעשה מחלוקת הרמב"ם ורבנו שמחה, שלדעת רבי יוחנן והרמב"ם כל אחד מהעניינים המנויים בברייתא עומד בפני עצמו, ואינם אלא דוגמאות, ועל כן גם ניתן להוסיף עליהם. ולעומת זה, דעת רב הונא ורבנו שמחה היא שהברייתא רצתה לומר שדווקא אדם שמראה את כל הסימנים המנויים בה נחשב לשוטה, וממילא דווקא סימנים אלו ולא אחרים (וכך הציע **בשו"ת יהודה יעלה** [סימן צג], וכתב שלפי רבנו שמחה יש שוטה אף בשאר דברים אלא שצריך שיהיו בו ארבעה דברים או יותר [ראו שם]. וכן **בשו"ת שם אריה** [אבהע"ז, א] הציע בקצרה זיהוי זה בין שיטת רבנו שמחה לירושלמי).

אולם באמת לא נראה כן, שהרי הגמרא מסתפקת אם מדובר במי שעושה את מעשיו דרך שטות אם לאו, ואם כן מוכח שיש לחלק בין שתי שאלות: 1. מהו המעשה שנעשה? 2. מהו האופן שבו נעשה המעשה? מעשה מסוים יכול להיראות כמעשה שטות, אך לפעמים תלוי הדבר בהקשר. לדוגמה, אם חייל יוצא יחידי בלילה, ייתכן שיש לו תפקיד מבצעי הדורש ממנו התנהגות זו, ואין במעשהו שום שטות. לעומת זאת, אם ילד קטן יסתובב מאוחר בלילה ללא השגחה ייתכן שנראה בכך סימן לשטות. כללו של דבר: המעשה אינו תמיד מעיד בפני עצמו, וההקשר חשוב.

מעתה, ננתח את שתי השאלות הללו לפי שיטתו של רבי יוחנן. ברור מדברי רבי יוחנן כי אם המעשה נעשה דרך שטות האדם נחשב לשוטה, ולעומת זה, אם לא עשה את המעשה דרך שטות אינו נחשב לשוטה. עצם המעשה שנעשה אינו חשוב לכאורה. כלומר: רק השאלה השנייה חשובה לרבי יוחנן. עשיית מעשה דרך שטות שוב ושוב מעידה על שיטיון, בעוד עשיית מעשה שלא בדרך שטות אינה מעידה על דבר.

נראה שגם רב הונא מסכים לכך באופן עקרוני, שהרי הגמרא קבעה את החילוק בין דרך שטות לשלא בדרך שטות אף לשיטתו, ונראה שלמסקנת הגמרא אף הוא מסכים שמעשה שנעשה שלא בדרך שטות אינו משנה את מעמדו ההלכתי של הפועל. נראה גם שרב הונא מסכים שבאופן עקרוני מעשה שנעשה דרך שטות משנה את מעמדו ההלכתי של עושה המעשה ומגדיר אותו כשוטה, ואף מעשה אחד בפני עצמו. מכל הנ"ל נראה שלא נחלקו רבי יוחנן ורב הונא בשאלה זו, כי הרי "דרך שטות" לכאורה שייכת בכל מעשה, ואף במעשים שאינם מנויים בברייתא! ואף אם נאמר ש"דרך שטות" מוסבת דווקא על האמור בברייתא, ממילא הן רבי יוחנן והן רב הונא דנים דווקא במה שהוזכר בברייתא ושוב לא נחלקו במחלוקת רבנו שמחה והרמב"ם.

דבר זה גם מתבאר מכמה סוגיות שמהן מתברר ששטות מתבטאת בדרכים שאינן מוזכרות במסכת חגיגה. **בשו"ת יהודה יעלה** (חלק ב, סימן צג) הביא מקורות אלו בפרוטרוט: א. המשנה והגמרא במסכת גיטין (סז, ב) שעוסקת בקורדייקוס, שהוא מי שביעתתו רוח רעה; ב. הגמרא במסכת בבא קמא (פו, ב) המחלקת בין חירש וקטן, שיש בהם בושה, ובין שוטה, שאין לו בושה, וזה כולל יותר מהאמור במסכת חגיגה; ג. דיוק המשנה והגמרא במסכת נדה (יג, ב) לעניין מי שנטרפה דעתה, מוכיח שיש גם אופנים אחרים של שטות (ואין להאריך); ד. על גבי אלו הוא מוסיף את מעשה דוד בגת, וכותב: "שלא עשה אחד מאלו ארבעה סימני שוטה, רק שינה את דיבורו ויתו על דלתות השער ויורד רירו על זקנו". עוד הקשה **בשו"ת דברי מלכיאל** (ז, לו) מדברי הגמרא במסכת יבמות (קיג, ב) שמי שאינה יודעת לשמור את גיטה היא

שוטה מן התורה. עוד דנו כמה אחרונים בדין נשתתק ממסכת גיטין (סז, ב ואילך), ובשו"ת **בית אפרים** (אבהע"ז, פט) האריך לדון בראיה זו. עוד הביאו **בשו"ת בית אפרים** (שם) **ובשו"ת עין יצחק** (ב, אבהע"ז, ט) ראיה ממסכת גיטין (סד, ב).

כמו כן, אחרונים רבים (שיוזכרו בהמשך) העירו שלכאורה פשוט ששוטה גמור, שניכר לעין כול שאין לו דעת צלולה, הוא השוטה שעליו דיברו חכמים. שוטה זה אינו זקוק לסימנים כיוון שמצבו ניכר לכול, ולא ביקשה הגמרא סימנים אלא במקרים שבהם יש מקום ספק אם לפנינו עומד שוטה אם לאו. על כן, לא ייתכן לומר שרב הונא חולק על מעמדו של השוטה הגמור, וברור שאם עושה דרך שטות הוא בגדר שוטה (אומנם **בתפארת יעקב** [אבהע"ז, רכא, סעיף ז] סבר להפך, שהשטות המוזכרת בגמרא היא השטות הגמורה, ומה שלא מוזכר בגמרא אינו מחשיב את האדם שוטה אם לא נהג כן שלוש פעמים אף לדעת רבי יוחנן. אך דבריו בהסבר דברי רב הונא נראים קשים, ומכל מקום דעתו היא דעת יחיד).

אלא שמכל מקום רב הונא סייג את דבריו. רב הונא סבר שיש מקרים שבהם אף אם נעשה מעשה דרך שטות, את המעשה אפשר לפרש בשתי דרכים שונות. לכאורה קשה: הרי אם נעשה מעשה שטות, אנו מפרשים את המעשה כנעשה מחמת שטות, וכיצד ניתן לומר שמדובר במעשה שנעשה "דרך שטות", ואף על פי כן יש ספק אם זהו מעשה שטות?

דברי רש"י שהוזכרו לעיל יכולים לשמש פתח להבנת עניין זה. בעניין מי שלן בבית הקברות הוסיף רש"י מילה אחת: "בלילה", וכבר לעיל הובאה דעת החזון יחזקאל שרש"י הסביר שמדובר שהוחזק שעושה כן דווקא בלילה. אולם נראה להסביר קצת אחרת, כי לפי פירושו של רש"י יוצא שלפחות שתי הדוגמאות הראשונות מדברות על אדם שאינו שוטה בכל הליכותיו, שכן גם היוצא יחידי וגם הלן בבית הקברות עושים את מעשיהם דווקא בלילה.

והנה, לכאורה גם המקרע את כסותו אינו שוטה בכל הליכותיו, שהרי אין הוא מקרע אלא את כסותו. אם נפרש כך, נוכל לומר כי בכל שלושת המקרים המופיעים בברייתא שבגמרא מדובר בשוטה שאינו שוטה אלא לדבר אחד מסוים. כיוון שרש"י קרא כך את הברייתא, מובן מדוע הדגיש שהלן בבית הקברות עושה כן דווקא בלילה, שבכך דומה מקרה זה לשאר המקרים המוזכרים בברייתא, ובכולם שולט עיקרון אחד, שזו שטות לדבר אחד.

אם כנים דברינו, נוכל גם להבין את החילוק שאפשר לחלק בין מקרים אלו למקרה הרביעי. אף כי התוספתא עצמה חיברה בין המקרים, הגמרא הציעה לחלק ביניהם, כיוון שהמאבד מה שנותנים לו אינו שוטה לדבר אחד אלא הרי זו שטות

מתמשכת שאין לה מיקוד מסוים. כמו כן, ייתכן לומר שאדם כזה מבטא שטות בצורה מובהקת ביותר, ועל כן במקרה שלו אין ספק כלל.

לפי כל הנ"ל, יוצא שנחלקו רבי יוחנן ורב הונא אם שוטה לדבר אחד נקרא שוטה או לא: לדעת רבי יוחנן, שוטה לדבר אחד נקרא שוטה שהרי עושה מעשיו דרך שטות. ואילו לדעת רב הונא, שוטה לדבר אחד אינו נקרא שוטה כיוון שמעשה אחד ניתן לפרשנות, ויש במקרה זה ספק סביר, ורק שטות שמקיפה את אישיותו (כגון מי שיש בו את כל הסימנים) תגדיר אותו כשוטה (וכן הסביר בספר **גט מקושר** [סימן יד]). אולם עתה, שהגדרנו את מחלוקתם דווקא בשוטה לדבר אחד, לכאורה דווקא דעת רב הונא נראית הגיונית יותר, שכן מדוע נחליט על פי סימן אחד ויחיד להשית גדר של שוטה על מי שעושה מעשה תמוה? (ואכן מטעם זה דחה **בשו"ת מכתב סופר** [אבהע"ז, א] את הפירוש הפשוט בהבנת "דרך שטות", ויתבאר לקמן).

בשו"ת נזר הקודש (סימן כא) הקשה כך ותירץ: "ועל כורחנו צריך לומר דסבר רבי יוחנן דאיש כזה שעושה דבר זה שהוא בעצם מעשה של שטות – דגם המטרה שהציב לו גם כן בכלל שוטה ייחשב, כי אין דרך בני אדם לעשות דברים כאלה, ויצא מכלל רוב בני אדם" (אך לפי זה לכאורה הוא רק שוטה על צד הספק, וכך הסיק **בשו"ת בית יצחק** [אבהע"ז, ב, ד]). לעומתו, **בשו"ת מהר"ש מוהליבר** (סימן י) כתב: "דסובר שמאחר דעביד מעשה שיגעון בדרך שטות אין לתלות כלל בשום דבר, אבל היכא דאפשר לתלות בוודאי תלינן" (וקצת בדומה לכך הסביר **בשו"ת דברי מלכיאל** [ז, לו] את מחלוקת רב הונא ורבי יוחנן, אם תולים בשטות או בחולי, ואין להאריך).

אומנם **בחזון יחזקאל** (שו"ת, אבהע"ז, ח) מצאנו הסבר נפלא לסוגיית הגמרא השופך אור בהיר על סוגיה זו כולה, וזו לשונו:

> לכן נראה שמהאי טעמא לא הסכים רש"י עם הפירוש הראשון... שגנדריפס הוא חולי האוחז מתוך דאגה... כיון שיוצא יחידי בלילה תמיד ודעתו משובשת בזה "תמיד"... עלינו לתלות חזיון תמידי בסיבה מתמדת אחת, היינו שנשתטה או שחלה במחלת המרה השחורה אשר החולים בה הם בכלל שוטים ושכל יציאותיו הן מחמתה, אבל אם אנו תולים ואומרים "אימור גנדריפס אחדיה" שנתחמם גופו ויצא למקום האוויר, הרי אנו תולים כל אחת מיציאותיו בסיבה אחרת שהתחממות הגוף בלילה אחד אינה משמשת בתור סיבה להתחממות הגוף בלילה הבא, ומסתברא מילתא שתלינן כל יציאותיו בחד גורם, ולהכי פליג רבי יוחנן על רב הונא...

החזון יחזקאל ממשיך ומסביר שבכל המקרים המוזכרים בגמרא התלייה היא תלייה רגעית ולא תלייה כללית, ובכך חסרונה. כלומר: הסיבה שרבי יוחנן מעדיף לתלות בחולי – הגם שמדובר בשוטה לדבר אחד בלבד – היא שהתלייה בחולי מסבירה את כל הפעמים שהנוהג בשטותו נהג כך על ידי סיבה אחת כללית, מה שאין כן הסיבות החיצוניות שמציע רב הונא, שצריך לתלות בהן כל פעם מחדש בכל מעשה שטות וזה פחות סביר, כמובן.

אומנם, עדיין יש לחזור ולעיין בגמרא: הלוא היא חוזרת ומביאה את המקרה הרביעי מהתוספתא, ומשמע שרוצה ללמוד ממנו לשאר המקרים, אך לכאורה קשה: האם העובדה שמקרה זה הובא בברייתא נפרדת אינו מעיד בדיוק להפך, שדווקא מקרה זה נידון לבדו ולא השאר?

נראה שסברת הגמרא היא שכיוון שארבעת המקרים מופיעים יחד בתוספתא, ממילא אנו יודעים שיש ללמוד מאחד לחברו, ואדרבה – דווקא השוני בין המקרים אומר דרשני, שכן מדוע הביאו את כל המקרים הללו יחד אם הם שונים במהותם, כמו שנתבאר? אלא שבאו ללמדנו שלמרות השוני בין המקרים – אין שוני, וכשם שבמאבד מה שנותנים לו הוא שוטה בסימן זה לבדו, כך גם בשאר הסימנים. כל זה לשיטת רבי יוחנן. ובשיטת רב הונא הסתפקה הגמרא אם חזר בו מחמת ראיה זו והודה לרבי יוחנן לגמרי או שמא חילק בין שתי קבוצות בברייתא: 1. מעשי תימהון שאין להם הסבר פשוט; 2. מעשים שיש בהם הפסד ממון ללא סיבה.

לפי רב הונא, מעשי תימהון אינם בהכרח מעידים על שטות, כי ייתכן להסביר אותם בכמה אופנים. אולם, מעשים שיש בהם הפסד ממון אכן מעידים על שטות באופן ברור ומוכח, וזאת אנו למדים ממאבד מה שנותנים לו, ועל כן גם המקרע את כסותו לבדו נחשב שוטה. למסקנת הבבלי יוצא שלשיטת רב הונא יש להסתפק אם הוא מודה לרבי יוחנן שבכל מקרה של שוטה לדבר אחד ייחשב כשוטה, או שמא רק במקרים של הפסד ממון וכדומה, שבהם השטות היא מוכחת ביותר. אולם לדעת רבי יוחנן, כל שוטה לדבר אחד – לשוטה ייחשב.

על פי כל הנ"ל נוכל להבין את לשון התוספתא במסכת תרומות (א, ג): "איזה הוא שוטה? היוצא יחידי בלילה, והלן בבית הקברות, והמקרע את כסותו והמאבד מה שנותנין לו. פעמים שוטה פעמים חלום – זה הכלל: כל זמן ששוטה הרי הוא כשוטה לכל דבר, וחלום הרי הוא כפיקח לכל דבר". ולכאורה קשה: אם נכונים דברי רבי יוחנן בפירוש התוספתא, מה ההבדל בין תחילת התוספתא לסופה? הרי תחילת התוספתא מדברת על מי ששטותו ממוקדת בעניין מסוים, והאם אין זה דומה למי ש"פעמים שוטה פעמים חלום"?

אלא שעל פי דברינו נוכל לומר שיש להבדיל בין מי ששטותו מתמידה אך ממוקדת דווקא בדבר אחד ובין מי ששטותו באה והולכת. תחילת התוספתא מדברת על שוטה לדבר אחד, אדם ששטותו מתמידה אך דווקא לעניין מסוים. ואילו בסוף התוספתא מדובר במי שאינו שוטה כל הזמן, ועל כן בזמן שפיותו הרי הוא כשפוי, וכמו שחילק **בשו״ת גבול יהודה** (אבהע״ז, לח): ״דמציאות של ׳עיתים חלים ועיתים שוטה׳ תצויר רק באופן שבאותו הפרט שנגלתה בו שטותו, בו גופיה הוא מתנהג לפעמים כהוגן... אבל אם בפרט כזה הוא תמיד במדרגה אחת, אין הדיבור ההגון, שאנו שומעים ממנו, מוציאו מחזקת שוטה״. וכן כתב **ביד דוד** (פסקי הלכות, חלק א, ס״ק קסז).

עתה גם דברי הרמב״ם שהובאו לעיל עולים כמין חומר: ״השוטה פסול לעדות מן התורה לפי שאינו בן מצוות, ולא שוטה שהוא מהלך ערום ומשבר כלים וזורק אבנים בלבד, אלא כל מי שנטרפה דעתו ונמצאת דעתו משובשת תמיד בדבר מן הדברים אף על פי שהוא מדבר ושואל כעניין בשאר דברים – הרי זה פסול ובכלל שוטים יחשב״. הרמב״ם מבאר שלא רק אדם ששטותו מתמידה בכל רגע מוגדר כשוטה, אלא גם אדם ששטותו מתמידה אך דווקא לדבר אחד (״ונמצאת דעתו משובשת תמיד בדבר מן הדברים״).

לפי זה גם יובן מדוע הטעם שהציע הרמב״ם לפסולו של השוטה הוא העובדה שהוא פטור ממצוות, שהרי שוטה לדבר אחד ״מדבר ושואל כעניין בשאר הדברים״, ואם כן לכאורה לא הייתה צריכה להיות בעיה לגבות ממנו עדות, שהרי לגבי העדות שמא אינו כשוטה כלל. על כן כתב הרמב״ם שלמרות שהוא בר־דעת, מכל מקום הוא פטור מן המצוות משום ששטותו מתמידה, והפטור מהמצוות פסול לעדות.

כהבנה זו בסוגייתנו כתב **בשו״ת חתם סופר** (ד, ב), והדברים גם מתאימים עם מה שכתב **בשו״ת עונג יום טוב** (סימן קנג) בהבנת סברת הרמב״ם לפטור שוטה בדבר אחד מכל המצוות, ״דאין הטעם משום ספק, אלא הטעם דמי שדעתו משתבשת לפעמים בדבר אחד מהדברים לא מיקרי בר דיעה בדיני התורה לגמור על ידי גיטין וקידושין, וכדומה״. החתם סופר אף מבאר את דברי הירושלמי על פי ההסבר הנ״ל, כי למעשה נחלקו הבבלי והירושלמי במשמעות דין סימני השוטה האמורים בתוספתא. לפי הבבלי, הדיון בין רב הונא לרבי יוחנן עוסק בשאלת חזקת השטות, כאשר רבי יוחנן סבור שחזקת שטות יכולה להיקבע אף על פי סימן אחד, ואילו רב הונא (בתחילת הגמרא) סבור שרק חזקת שטות של שלושה סימנים שונים היא חזקה.

אולם, בירושלמי מובאים כל ארבעת הסימנים יחד, ורב הונא מחייב את כולם להגדרת שטות, ואם כן ברור שאין דין חזקה (ובספר **לחם ושמלה** [יו״ד, קפט, שמלה,

סוף ס"ק מז] הביא ביאור לדברים על פי שיטת **הרא"ה**, ובספר **זכר לחגיגה** [דף מח] כתב שגם לירושלמי אין צריך אלא שלושה מתוך ארבעה, ואין כאן המקום להאריך).
על כן, נראה לבאר שלשיטת הירושלמי אכן הבינו רב הונא ורבי יוחנן שסימנים אלו נמנו בדווקא, ודעת רב הונא שצריך את כל ארבעתם, ואילו רבי יוחנן סבור שבסימן הרביעי (מאבד מה שנותנים לו) ניתן להגדיר שטות על פיו בלבד.

והנה, לפי זה נראה ברור שרבנו שמחה פסק את פסקו על פי הירושלמי, ובזה נחלקו הרמב"ם ורבנו שמחה: לפי הרמב"ם יש לפסוק כבבלי, ולפי רבנו שמחה יש לפסוק כירושלמי. ואכן כך משמע מהאופן שבו הובאו דברי רבנו שמחה **בשו"ת מהר"ם מרוטנבורג** (ד, תנה): "ורבינו שמחה ז"ל משפירא כתב דלא מחזקינן בחזקת שוטה לגרש עד שיראו בה סימני שטות המפורשים פרק א' דחגיגה ובירושלמי דמסכת תרומות, משמע: עד שיראו בה כולם, ופליג קצת אגמרא דידן"[7].

לסיכום, אלו הן הנקודות היוצאות מסוגיית הגמרא כפי שהוסברה:

א. מי שעושה מעשים דרך שטות – הכול מודים שהוא שוטה.
ב. מי שניכר לכול שהוא שוטה – הכול מודים שהוא שוטה.
ג. רב הונא ורבי יוחנן נחלקו באדם שעושה מעשים דרך שטות, אלא ששטותו מוגבלת לנקודה מסוימת, ובאותה נקודה הוא מתנהג בשטותו באופן קבוע. כיוון שפסקו הפוסקים שהלכה כרבי יוחנן, ממילא ברורים דברי הרמב"ם שמי ששוטה אפילו בדבר אחד – הרי הוא בכלל שוטה ופטור מכל המצוות וכו'.
ד. מי שעושה מעשים שניתן לזהותם כמעשי שטות, אך ניתן גם לתלות אותם בדבר

7. אומנם קשה מדוע רבנו שמחה פסק כירושלמי כנגד הבבלי, ושמא יש לומר שכיוון שנחלקו בדעת רבי יוחנן, והירושלמי מיוחס לרבי יוחנן, על כן יש לומר שרבי יוחנן הכיר את דעתו וכתבה באופן מדוקדק יותר בירושלמי מאשר בבבלי, שבו הובאה דעתו בתור שמועה בלבד. וכן כתבו כמה אחרונים (בעניין זה אפשר לעיין בלחם משנה בהלכות עבודת יום הכיפורים (ג, ה) ובפירוש בן ידיד (שם) ובש"ך (יו"ד, קמה, ס"ק א) ובשו"ת מכתב לחזקיהו (או"ח, י). ובספר מעשה בית דין (א, חו"מ, ח) כתב שלדעת רבנו שמחה יש לפרש אף בבבלי על פי הפירוש בירושלמי, ואין כאן המקום להאריך).

החתם סופר (שם), לעומת זאת, תירץ שרבנו שמחה לא אמר את דבריו אלא לעניין שוטה המתגרשת, שכיוון שמדין תורה יש לה גירושין (כל עוד היא יכולה לשמור את גיטה) ורק מדרבנן אסרו על גירושיה אפשר להקל בהגדרת שטותה על פי הירושלמי (כיוון שמן התורה ממילא אפשר לגרשה), אך לא אמר כן בהגדרת שוטה בכלל. בדומה לכך כתב גם בשו"ת מהרי"א הלוי (שם). ובספר **אור ישרים** (סימן ב) ביאר את דעת רבנו שמחה בכמה אופנים המקרבים אותו לשיטת הרמב"ם, ושם (סימן כה) מובאת דעת **הרב משה נתן כהנא שפירא** שביאר שמחלוקת הרמב"ם ורבנו שמחה לא הייתה אלא בחולי מרה שחורה, ואין כאן המקום להאריך בכל זה.

אחר (ולא ברור כי הוא שוטה גמור) – הדבר תלוי: אם רוצים לתלות בסיבה רגעית המותאמת למצב הנתון, יש להעדיף את הפרשנות הרואה במעשה זה מעשה שטות. לעומת זאת, אם התלייה היא כללית – כזו הנשזרת בתוך שגרה מסוימת או היגיון מסוים ואינה באה רק לתרץ את המעשה הרגעי – אין לראות במעשים הנעשים מעשי שטות עד שיוכח מעבר לכל ספק שאכן זהו המצב.

ה. מי שאינו נוהג בשטותו בקביעות, הרי הוא בכלל פעמים שוטה פעמים חלים, ודנים את מעשיו לפי מצבו בעת עשייתם (ובעניין זה יש להזכיר את דברי **שו״ת בית יצחק** [אבהע״ז, ב, ב]: ״דלדעתי לא מיקרי עיתים חלים ועיתים שוטה מה שגזרו חז״ל רק אם העיתים שוות או על כל פנים ימי שטותה קרובים לימי חלימותה, מה שאין כן כשרוב ימיה בבריאות ואך לפרקים תשתטה...״).

ניתוח זה של הסוגיה יסודו בדברי **המהר״י וייל** (סימן נב) בתשובה: ״דודאי הא דפליגי רבי יוחנן ורב הונא פרק קמא דחגיגה איזהו נקרא שוטה, היינו אף על פי שלא ראינו בו שטות אלא מקרע כסותו כו׳, דאטו אי אינו מקרע כסותו ואינו לן בבית הקברות ואינו יוצא יחידי בלילה ובשאר כל דרכיו הוא עושה שטות, דלא נקרא שוטה? אתמהה! אלא ודאי הא דפליגי היינו דווקא שלא ראינו בו שום שטות אלא זה ואפילו הכי הוי שוטה אף על פי שמשיב כהוגן״[8].

בשולי הדברים יש להדגיש נקודה נוספת. מחלוקת האחרונים הנ״ל לגבי הצורך בחזקת שטות לא נאמרה אלא לעניין החלת גדר של שטות על החולה, אך אינה עוסקת בהמשך קריאת שם זה עליו לאורך זמן, וכמו שכתב בספר **אור ישרים** (שם):

8. כדבריו עולה גם בדבריהם של אחרונים רבים: תשובת **השאגת אריה** (סימן כז בספר אור הישר), ספר **גט מקושר** (סימן יד), **שו״ת עטרת חכמים** (סימן יז), **שו״ת מכתב סופר** (אבהע״ז, א), **שו״ת עונג יום טוב** (סימן קנג), **שו״ת רבי משה מרוטנבורק** (אבהע״ז, טו), **שו״ת יהודה יעלה** (א, צג), **שו״ת מחזה אברהם** (ג, אבהע״ז, כז), **שו״ת דברי חיים** (אבהע״ז א, נג; אבהע״ז ב, עד), **דעת תורה** (יו״ד, א, ס״ק מ), **שו״ת נפש חיה** (אבהע״ז, כז), **שו״ת בית אב** (ג, דעת אברהם, יו״ד, ב), **שו״ת שואל ומשיב** (קמא, ג, קח), **שו״ת מקדשי השם** (א, מז), **שו״ת גבול יהודה** (אבהע״ז, לח), **שו״ת נזר הקודש** (סימן כא), ספר **יד דוד** (פסקי הלכות, חלק א, ס״ק קסז), **שערי עוזיאל** (א, שער ג, הערה א), תשובת **הרב משה נחום ירושלימסקי** (מובאת בכתב עת הפוסק [שנה ד, עמוד שסג]), **שו״ת שארית יוסף** (סימן נג), **שו״ת קול יהודה** (סימן נא), בספר **עיני דוד** (הלכות גיטין, סימן קכא, סעיף ו), בספר **אור ישרים** (סימן א), במאמרו של **הרב בנימין הכהן בק** (״חולי הרוח בדיני גיטין ואישות״, נועם טז, עמודים קסא-קעט) ובפירוש **קב ונקי** לירושלמי (שם). ראו גם סקירה של הסוגיה כולה בדברי **הרב יהודה דוד בלייך** בספרו *Contemporary Halakhic Problems II* (“Mental Incompetence and Its Implications in Jewish Law”, pp. 283-299).

> אך מה שיש להסתפק לכאורה בנידון דידן, כיון דאין עושים מעשה שטותם ושגעונם תמיד, דפעמים הם לנים ויושבים בביתם, ובשבת קודש לפעמים יושבים על שולחן אביהם ואוכלים ומזמרים זמירות... שמא הוי דינם גם כן כעיתים חלים ועיתים שוטה... אמנם העיקר הנראה לעניות דעתי בזה, דוודאי סימני שוטה הנאמרים בחגיגה שם יוצא יחידי בלילה וכדומה, ודאי דאין צריך שייצא יחידי בכל לילה וללין בכל לילה בבית הקברות, ובלילה שאינו יוצא נאמר דנתרפא או שיהיה דינו כעיתים חלים ועיתים שוטה דזה ודאי דלא מסתבר כלל, וכל שהוחזק בו סימני שוטה ודעתו מטורפת ודאי דהוי שוטה גמור אף בשעה שאינו עושה מעשה שטות עד שיתרפא מחוליו ונדע שמחמת פיקחות חזר בו משטותו...

דברים אלו כבר נכתבו בקצרה **בתבואות שור** (א, ס"ק מו), וגם **בבית יצחק** (אבהע"ז, ב, ו) כתב שהשוטה יכול לחזור לפיקחותו אפילו בפעם אחת (ולא צריך חזקה של שלוש פעמים), אלא ש"על כל פנים בעי שיהיה הוכחה שנתרפא". ובספר **אוצר המשפט** (סימן לה, עמוד שס) כתב שלדעת אחרונים רבים צריך שיתחזק בפיקחותו שלוש פעמים, אך המעיין יראה שאין הדברים מדויקים. לדוגמה, **בשו"ת חלקת יואב** (א, אבהע"ז, כ) כתב: "אך זה נראה לי דהרשב"א לא קאמר רק בהוחזק כן שלוש פעמים פעם שוטה ופעם חלים, מה שאין כן בפעם ראשון, **כל זמן שאין אנו רואין בו פיקחות יתירה** עדיין מחזיקין אותו כשוטה".

אף **בשו"ת צמח צדק** (אבהע"ז, קנג) – שהובא שם כמי שסבור שצריך שיוחזק שלוש פעמים – כתב:

> וכל שכן וקל וחומר הכא דהבדיקה היא שלא נראו בו שום סימני שטות כלל, ומתברר דאינו שוטה אפילו בדבר אחד על ידי שרואים שמדבר בכל העניינים כבני אדם הפיקחים, דעל ידי זה נתברר ודאי שהוא נבון וחכם בשאר דברים; ועל ידי שבמשך זה לא ראו ממנו שום מעשים ולא דיבור שטות מתברר שאינו שוטה בשום דבר.

מכל הנ"ל מתבאר שאף הם סוברים שאין כאן מספר פעמים מסוים, וברגע שניכר שחזר לפיקחותו פקע ממנו דין שוטה. וכן כתב בספר **משפטי הדעת** (עמודים סד-סה), שאף שיש דיון באחרונים אם צריך שיוחזק שלוש פעמים שלא חזר לשטותו על ידי הימנעות בלבד או שצריך שיעשה מעשים המורים על פיקחותו – מכל מקום "אם נרפא מן המחלה, כלומר שנעלם הגורם למעשי השטות, הרי אין כל ספק שאותו אדם ידון

כחלים. כגון, הסובל מפחד שוא, ובעקבותיו הוחזק לעשות מעשי שטות... אם ייבחן ויתברר שסר פחדו ממנו, ברור שידון כחלים. ונראה לי שכל הפוסקים מודים בכך...".

ד. שיטת הרמב"ם

בפרק זה נעסוק בכמה נקודות העולות מקריאת דברי הרמב"ם שהובאו לעיל.

1. מדוע השמיט הרמב"ם את הסימנים שהובאו בגמרא במסכת חגיגה?
דברי הרמב"ם בסוגייתנו קשים מכמה פנים. קודם שנעסוק בקושיות על מה שכתב, נעסוק במה שלא כתב: לכאורה קשה מדוע הרמב"ם לא הזכיר כלל את סימני השוטה במסכת חגיגה, ותחתם הציג סימנים אחרים שאינם מוזכרים שם? אומנם **בשו"ת שואל ומשיב** (תניינא, ה, פז) כתב:

> אף גם דלא נודע למה לא הביא הרמב"ם דברי הש"ס חגיגה ובירושלמי... ואין דרכו של רבינו להשמיט... ולפי עניות דעתי אומר אני באימה וביראה שלדעתי... הרמב"ם הלך לשיטתו דלא האמין בשדים ובכל אלה, אמנם יראתו קודמת לחכמתו ולא רצה לומר שאינו מאמין בזה... והנה גם כאן הוא לא חשב דברים אלו שיהיו במציאות ועל כן השמיט זאת ולא רצה להביא, ותפש בפשיטות שוטה מה שהוא לפי היקש השכלי, ועל כן כתב ששוטה הוא מי שנטרף דעתו באחד מהדברים ודעתו משובשת, שזה מצד היקש השכלי.

בדומה לכך כתב בספר **פסקי אליהו** (חלק א, סוף קונטרס אוהבי יש), ש"מהלך ערום" האמור ברמב"ם הוא "מקרע כסותו" שבגמרא (שעל ידי כך הוא ערום), ו"משבר כלים" הוא "מאבד מה שנותנים לו". ולעניין "יוצא יחידי" ו"לן בבית הקברות" כתב: "יש לומר דסבירא ליה דדווקא בימיהם חששו לרוח רעה... וכיון דכעת לדעתו לא שכיח רוח רעה לא נחשב על ידי זה לשוטה". בדומה לכך כתב אף **רבי אליעזר שמחה** בתשובותיו (סימן יא), ובאופן קצת שונה בהגהה לספר **יד דוד** (פסקי הלכות, חלק א, ס"ק קסז).

אולם בספר **יד פשוטה** להלכות עדות (שם) הציע **הרב נחום אליעזר רבינוביץ** הסבר אחר להשמטת הרמב"ם:

> ברור שהסימנים שמנאום חכמים אינם בדווקא, שאם נמצא השוטה במקום שאין שם בית הקברות ללון שם – האם בגלל כך אינו עוד שוטה?! הסימנים הללו

הם דוגמאות של התנהגות בלתי אחראית ומנוגדת לשכל הפשוט – בימיהם היוצא יחידי בלילה לא היה מודע לסיכונים מליסטים וכיוצא בזה והרי זה מוכיח על כך שדעתו חסרה, והמקרע את כסותו הרי הוא גם משחית וגם אינו מודע לחיסרון שהוא גורם לעצמו, וכן המאבד מה שנותנים לו. על כן בחר רבינו להציע מן המקורות דוגמאות אחרות של התנהגות פרועה ופראית המורה על שטות.

2. מדוע כתב הרמב"ם שהטעם לפטור את השוטה הוא שאינו בן מצוות?

גם אחר שנקבל את הדברים הנ"ל, דברי הרמב"ם לעניין שוטה לדבר אחד לכאורה קשים. ראשית, הקשה **הכסף משנה** על טעמו של הרמב"ם: "צריך עיון היכא איתא שהטעם שהוא פסול לפי שאינו בן מצוות", אך לא תירץ. אומנם **בתומים** (חו"מ, לה, ס"ק ו) הוכיח מכתיבת גט שבשוטה אין הדין משום דעת, ואילו **הפנים במשפט** (חו"מ, לה, ט) דחה את דבריו. **בשו"ת חתם סופר** (ה, ב) כתב שעדיין יש להסתפק אם הוא בן דעת או לא (כי אין בכך ודאות) וממילא לא ייפסל לעדות אלא משום שאינו בן מצוות (אולם בספר **אור ישרים** [סימן א] דחה את דבריו).

אך **הרמב"ם** עצמו כתב טעם אחר לפסולו של שוטה בהקשרים אחרים, וכגון בפירושו למשנה במסכת מנחות (ט, ח) ובמסכת טהרות (ג, ו), שם כתב שאינו בר־דעת, וכן כתב במסכת חולין (א, א) שהשוטה אינו בעל דעה שלמה (והלבוש [חו"מ, לה] הביא לשון הרמב"ם, אך שינה דבר אחד חשוב בתחילת דבריו, וזו לשונו: "שוטה פסול להעיד, וטעמא דמסתבר הוא דכיון דלאו בר דעת הוא היאך נסמוך על עדותו". הרי שהיה פשוט לו שטעם הדין משום שאינו בר־דעת, ולא מטעם שאינו בן מצוות. ובאמת הפנים במשפט [שם] כתב שטעם "בן דעת" זהה לטעם "בן מצוות").

אומנם בספר **אור ישרים** (סימנים יג-כד) כתב בשם **הצפנת פענח** (הרב יוסף ראזין) שאף לדעת הרמב"ם יש לחלק בין הסימנים המובאים במסכת חגיגה לאלו שאינם מוזכרים שם, וכפי שמסוכם יפה בסימן כא שם:

> קיצור לדינא, העולה מדברי הרב הגאון שליט"א בנוגע לנידון דידן, דהסימנים דחגיגה הם דווקא והלכה למשה מסיני, ולא מהני בהו עיתים חלים ועיתים שוטה ופיקח בשאר דברים, עד שיתרפא לגמרי, אך זה רק בדבר דהפסול מצד גזירת הכתוב, או בדברים דצריך עדות על גוף הדבר; אבל בקניין ושחיטה הפסול משום חסרון דעת – בזה שפיר מהני פיקח בשאר דברים וכן עיתים חלים ועיתים שוטה... ושאר מיני שוטה הבא רק מחמת חולי בהם החיסרון רק משום

דעת והם בכלל שיעמום, תרדא, תונבא, המובא בש"ס בכמה מקומות. ובהני כל שבא לכלל דעת כשר אפילו לא נתרפא לגמרי או עיתים חלים ועיתים שוטה, וכן פיקח בשאר דברים ואפילו לא בא עוד לכלל דעת פסול רק לדבר הצריך קניין או שליחות או שמירה מסיבה מחמת דין, אבל דבר הפסול רק מצד גזירת הכתוב כשר... דהוה רק חולה ולא שוטה.

אף **בשו"ת שרידי אש** (א, צז) הציע דברים דומים (ונראה שלא הכיר את שיטת הצפנת פענח) ושילב גם את שיטת מהרי"ט, ובסוף דבריו כתב: "ואף אם נאמר דלא בעינן הנך דחגיגה ממש, מאחר שלא הביא הרמב"ם הני ארבעה דברים שבחגיגה, בודאי מוכח מלשונו במה שכתב 'מהלך ערום ומשבר כלים וזורק אבנים', דבעינן לכל הפחות דברים הדומים ממש להנך דחגיגה לפי דמיון השכל". כלומר, בדברים שהם גזרת הכתוב, אולי ניתן להרחיבם לשיטת הרמב"ם לכל מה שדומה להם ממש (אך ברור שדעת הצפנת פענח אינה כן, כמבואר במכתביו בספר אור ישרים).

אולם אף שכתב שסימני שוטה הם הלכה למשה מסיני, פירוש זה קשה להולמו, וכבר הקשה עליו בספר אור ישרים מכמה פנים. כמו כן, **בשו"ת דברי חיים** (אבהע"ז, ב, עד) כתב כדבר פשוט שאין סימני שוטה הלכה למשה מסיני: "אך לכאורה טעמא בעי להנך רבוותא... דסבירא להו דבעינן דוקא אחד משלושה דברים הנזכרים בש"ס, וכי הלכה למשה מסיני שדוקא במעשה אחד מהשלושה הוא שוטה ולא זולתם? הלא אם רואין באיזה דבר שטות שיהיה שהוא עושה דרך שטות הרי הוא שוטה לפנינו!". אף **ביד דוד** (פסקי הלכות, א, ס"ק קסז) כתב: "וגם הדעת אינו מסכים בשום אופן לומר שאינו נעשה שוטה אלא דווקא בהנך תלת, דאטו כך נמסר למשה מסיני? וברור הדבר דגם בהנך תלת אם ניכר העניין שעשה זה לאיזה כוונה גם כן לא נעשה שוטה".

על כן נראה שיש למצוא ביאור אחר לשיטת הרמב"ם (אף שבספר אור ישרים העיד שיש בדברים אלו טעם לשבח להבנת שיטת רבנו שמחה). **באמרי בינה** (ב, מח) הציע תירוץ מחודש על מנת ליישב את הדברים וכתב:

מזה דידענו דאינם בני מצוות גזרה התורה דדעתם אינו דעת גמור, והא דחרש שאינו שומע ואינו מדבר ושוטה דפטורין מכל המצוות הוא כמו דמבואר ירושלמי הא דקתני שם במתניתין שוטה פטור מראייה, אמר רבי אלעזר אתה הראת לדעת, ומדקאמר משה רבינו עליו השלום זאת לכל ישראל על כל מצוות התורה, ילפינן דמי שאינו בר דעת פטור מכל מצוות התורה.

רצונו לומר, לא המציאות יוצרת את ההלכה אלא ההלכה מגדירה את המציאות. אין לומר שמי שאינו בר־דעת אינו חייב במצוות, אלא יש לומר שמתוך שהתורה גזרה שהשוטה אינו חייב במצוות ידענו שהיא רואה אותו כמי שאין לו דעת (וממילא שני הטעמים קשרים זה בזה. ובדומה לכך תירץ בתירוצו השני בשערי עוזיאל [א, שער ג, הערה א]).

גם **באבן האזל** (שם) כתב הסבר למדני לדברי הרמב"ם, ותירץ שהרמב"ם סבר שהעובדה שהשוטה אינו מיושב בדעתו אינה מספיקה "אלא היכי שבא לחדש דבר כמו לקדש או לגרש או לקנות או להקנות, דלזה צריך דעת להחליט אם טוב לו ההקנאה או הקידושין או הגירושין, אבל סיפור מעשה לבד – כיון שאינו רשע ומתנהג בדרך התורה – למה לא נאמין לו?". ועל כן חידש הרמב"ם שכיון שדעתו משובשת אינו בן מצוות, וכיוון שאינו בן מצוות – אין עליו עול מצוות, וממילא אי אפשר לחייב אותו שלא לשקר, וממילא הוא פסול לעדות.

אך לפי דברי כולם עדיין צריך עיון מניין למד הרמב"ם טעם זה שאינו בן מצוות לעניין שוטה, **ובשו"ת חתם סופר** (שם, וכן נראה **משו"ת בית יצחק** [אבהע"ז, ב, ו]) כתב שלמד זאת מכך שמי שאינו בן מצוות אינו יכול להעיד כיוון שזו עדות שאי אפשר להזימה (ועל כן אינה מתקבלת), אך כבר הקשה על דבריו בנו **בשו"ת מכתב סופר** (אבהע"ז, א), וכן בספר **אור ישרים** (סימן א).

אומנם הכול יתבאר על פי הבהרת מקורו של הרמב"ם. רבים סברו שהרמב"ם החליט מסברת עצמו להניח את הגדרת שוטה בהלכות עדות או לחלופין סברו שהחלטה זו מוכיחה את השוני בין הלכות עדות לשאר מצוות התורה. אולם יש מקור ברור לדברי הרמב"ם, והוא בתוספתא שבועות (ג, ח), שבה נאמר: "'ושמעה' – להוציא את החרש, 'או ראה' – להוציא את הסומא, 'או ידע' – להוציא את השוטה, 'אם לא יגיד ונשא עונו' – להוציא את האילם. אילו דברי הראשונים. רבי עקיבא אומר: 'ודרשת וחקרת ושאלת היטיב' – וכי יש דורשין לחרשים ויש חוקרין לשוטים?".

כמה אחרונים סברו שתוספתא זו היא המקור לדברי הרמב"ם, כגון **אמרי בינה** (שם), **פנים במשפט** (שם), **יד דוד** (פסקי הלכות, חלק א, ס"ק קסד), ושם סבר שלרמב"ם הייתה גרסה אחרת בתוספתא (וראו אף את דברי **התורה שלמה** [ויקרא, ה, ב, לז*]. ומתוספתא זו קצת קשה על תירוצו הראשון של השערי עוזיאל [שם]).

על דברים אלו כתב בספר **יד פשוטה** להלכות עדות (ט, ט) שהרמב"ם העדיף את דרשת רבי עקיבא על דרשת הראשונים מפני שהיא "יוצאת מן הכתובים כפשוטם"[9]. והוסיף:

9. וראו גם את דברי הר"י קורקוס בהלכות מתנות עניים (י, ו) שכתב שזו דרכו של הרמב"ם, שבוחר

רבינו הביא את הגדרות השוטה דווקא כאן אף שנאמרו כבר הלכות מרובות בהן הוזכר השוטה. יש שרצו להסיק מכך, שהגדרות השוטה כאן הינן מיוחדות לגדרי עדות, ואינן זהות להגדרות השוטה בכל מקום. ואף שאיני כדאי, מכל מקום דבריהם תמוהים, שרבינו לא פירש בשום מקום אחר במשנה תורה את המושג "שוטה" שפטור מכל המצוות, וכאן בתחילת דבריו בתחילת ההלכה קבע חד־משמעית שהגדרה זו שכתב כאן היא היא הגדרת שוטה שפטור מכל המצוות שהרי כתב: "לפי שאינו בן מצוות".

ברם תוכנית ספר משנה תורה בכלליותה היא המחייבת להמתין עד כאן כדי להגדיר במדויק מה זה "שוטה". בפירוש למניין המצוות בהקדמה למשנה תורה ציינתי על כך שרבינו חילק את ספרו באופן שכל הלכה תמצא את מקומה בהקשר של מצווה שהיא מעניינה, עד כמה שזה אפשרי, ומשום כך עלו בעיות שונות במיקומן של הלכות מסוימות. ראינו שלפי רבי עקיבא, שרבינו מציע את דעתו, הגדרת המושג "שוטה" עולה מן המצווה הנמנית שנייה בכותרת להלכות אלה: "לדרוש ולחקור העדים". מעתה המקום המתאים להציע הגדרה זו והקשורות בה הוא בהלכות עדות, במקום שנידונים סוגי פסלנות בעדים. בכל מקום אחר היתה הגדרה זו נראית כנטע זר.

כלומר, הרמב"ם מנה דווקא בהלכות עדות את דינו של השוטה כיוון שדווקא בהן יש לימוד המיוחד להבנת מעמדו של השוטה. ועוד יש לומר שבכל המקומות שמנינו לעיל, הרמב"ם כלל את דינו של השוטה עם החירש והקטן, ולכן נקט בטעם השווה לכולם – שאינו בן דעת. אך בהלכות עדות בחר הרמב"ם לדון בשוטה בפני עצמו (כאמור, משום דרשת חכמים בעניינו) ועל כן הביא את עיקר הטעם, שמשום שאינו בן מצוות אינו משתתף בתהליכים המחייבים בר־חיוב, כגון גביית עדות, ושאר מצוות (ובספר **מעשה בית דין** [א, חו"מ, ח] כתב שהשוטה הגמור פסול משום שאינו בן מצוות, והשוטה לדבר אחד פסול מטעם שאינו בן דעת).

3. כיצד מסתדרים דברי הרמב"ם עם דברי הגמרא לעניין שלמה המלך?

קושיה נוספת שהעלו המפרשים קשורה בסיפור במסכת גיטין (סח, ב), שבו נראה פשוט לגמרא לעניין שלמה המלך (שהיה לבוש כעני המחזר על הפתחים ולא הכירוהו

בדרשה הקרובה ביותר לפשוטו של מקרא.

הסובבים והוא טען שהוא המלך) ש"שוטה בחדא מילתא לא סריך" (ומפני זה האמינו לדבריו), ופירש רש"י שם: "אינו נדבק לומר דבר אחד של שטות כל הימים, שזה אומר הייתי מלך ואינו אומר דבר שטות אחרת", ומשמע להפך מדברי הרמב"ם, שאין שוטה לדבר אחד (ולכאורה זו קושיה אף לרבי יוחנן כפי ביאורנו לעיל בגמרא).

הנודע ביהודה בתשובתו המובאת בספר אור הישר (סימן ל) הקשה קושיה זו ותירץ:

> ועוד אני אומר שגם להרמב"ם ז"ל... אפילו נודה שנקטינהו לדוגמא, מכל מקום כל הנך... מעשיהם נינהו דעושה מעשה של שטות בידיים... אבל בדברים בעלמא, שמדבר דבר של שטות בעניין אחד ודעתו משובשת בדבר הזה תמיד לדבר דברי שטות ובכל שאר דברים אנו רואים שמדבר ושואל ומשיב כעניין בדברי טעם ככל שאר בני אדם, אינו נחשב שוטה כלל...

כלומר, לדעת הרמב"ם יש לומר ששטות אינה מתבטאת בדיבור בלבד, אלא דווקא במעשים של ממש, ועל כן אין מקום להחיל גדר שוטה על אדם בעקבות דבריו. וכן נראה שסובר **בשו"ת עין יצחק** (ב, אבהע"ז, ט).

אכן, אין לכחד שבמסכת חגיגה לא מצאנו דוגמאות של דיבורים כלל, וגם פרופ' ישראל שטראוס במאמרו (שם) מעיר על כך בדיונו על הסכיזופרניה: "מעניין לציין את היעדרן הבולט של הזיות שמיעה מן התיאור התלמודי של השוטה בניגוד לסכיזופרניה הקלאסית שבה הזיות שמיעה הן בולטות מאוד ולעיתים קרובות מעידות על המחלה" (**ובשו"ת עזרת כהן** [סימן סז] כתב שאכן זו הראיה העיקרית לשיטה זו, אך **בשו"ת אור שמח** [סימן יג] תירץ על פי הקשר התוספתא במסכת תרומות).

אולם קצת קשה לומר כן בשיטת הרמב"ם, שהרי בהלכות עדות (שם) כתב: "אף על פי שהוא מדבר ושואל כעניין בשאר דברים", ולכאורה משמעות דבריו היא שגם אם יש לו דיבור של שטות בדבר אחד בלבד הרי הוא בכלל השוטים. גם מדברי הרמ"א לא משמע כן, כי כבר הבאנו לעיל את דבריו **בדרכי משה** (אבהע"ז, רכא, אות ו): "שאם מדבר ואינו יודע מה מדבר כדרך החולים הרי זה כשוטה גמור", וכן הביא **הפרי חדש** (אבהע"ז, קכא).

אף באחרונים מצאנו שהקשו על דבריו, וכגון **בשו"ת בית אפרים** (אבהע"ז, פט):

> והנה ראיתי עוד... בתשובת הגאון בעל נודע ביהודה שכתבו לחלק בין עושה מעשה שטות ובין אם מדבר דברים של שטות... מהא דאמר... "שוטה בחדא

מילתא לא סריך"... ולעניות דעתי אין משם ראיה דודאי לא על צד בירור אמרינן, שהרי אנן רואין בחוש שיש מי שתופס במחשבתו דבר שטות אחד ומחזיק בו ימים רבים, וכמו... שנקבע במחשבתו שיש לו שונאים שחפצים בקלקלתו ומחזיק בו כמה שנים, וכיוצא בזה רבים; רק על דרך הרגילות אמרו כן, כיון שראו שבשאר דבריו הוא פיקח, רק בדבר הזה הוא שוטה, אמרו מאי האי דקמן, דאם זה אומר כן מחמת בלבול מחשבתו היה לו לתפוס דברים אחרים גם כן, ולכך ראו לבדוק אחר הדבר... ואין הכי נמי אם אחר החקירה היה מתברר להם ששלמה יושב על כסא מלכותו היו מחזיקין זה לשוטה שמחמת שטות דיבר...

וכן בשו"ת **צמח צדק** (אבהע"ז, קנג) כתב:

אבל מה שצידדו... בשם הנודע ביהודה דדווקא על ידי מעשה מיחשב שוטה ולא על ידי דיבור שמדבר דברי שטות, כבר השיב על זה בתשובת בית אפרים... מכל מקום נראה ראיה ממה שכתבו התוספות... ששכיב מרע אינו בדעתו ומספקא אי חשבינן ליה כשוטה... אף דהעניין שאינו בדעתו הוא ודאי לא על ידי מעשה רק על ידי דיבור שמדבר שלא בדיעה.

והביא שם כמה ראיות ואת דברי הדרכי משה הנ"ל, וכן כתב בתשובה נוספת (שם, קנד).

ובשו"ת **דברי מלכיאל** (א, עח; ג, קלז) כתב:

והמהרי"מ שם הביא בשם הנודע ביהודה באור הישר דאף להרמב"ם לא מיקרי שוטה רק על ידי איזה מעשה שטות ולא בדברי שטות, וכבר כתבנו בחיבורי שם לתמוה עליו. וגם דלא מסתבר כלל, דהא עיקר סברת הרמב"ם... דכיון שאנו רואים שדעתו משובשת הרי הוא שוטה, ואין נפקא מינה באיזה הדבר ניכר שטותו, ואם כן הוא הדין בדברים. וידוע מאמר החכם שהלשון קולמוס הלב, ובזה ניכר שכל האדם ודעתו, ואדרבא כשאינו מדבר כהוגן הרי חזינן שהוא שוטה תדיר ואין בו דעת.

וכן כתב בתשובה נוספת (ז, לו), וכן הוא **בשו"ת חלקת יואב** (א, כ).

ובשו"ת אור שמח (שם) כתב: "הנה לדעתי הדבר פשוט דעיקר הבדיקה מן השוטה הוא בגדרו, וגדר הדעת הוא ניכר בדיבורו של אדם, שהוא מגלה שכלו של

אדם. ואם ידבר אדם דברים שאין להם שייכות, כדרך המשוגעים, הוא משוגע גמור". וכן עולה משו"ת **קול יהודה** (סימן נא).

על כן ביאר **ביד פשוטה** (שם):

> הרואה יראה שאין הנידונים דומים כלל. עני המחזר על הפתחים ואומר, "הייתי מלך" – ודאי אמירה של שטות היא זו, אבל אם שואלים אותו מתי, והיכן, ומי היו יועציו, ומה פעל בימי מלכותו, ועניני מלכות, וכיוצא בזה שאלות כאלה, והוא עונה לעניין ואינו אומר שטות אחרת, כי אז נראה שיש דברים בגו, ואינו סתם שוטה. אבל אם אומר שטויות בכל הקשור לנושא המלכות, שהוא בעצם "דבר" אחד בלבה, "אף על פי שהוא מדבר ושואל כעניין בשאר דברים" – אין זאת אלא שדעתו נטרפה.

ודבריו דומים למובא לעיל מהבית אפרים, ובשו"ת **אבני נזר** (אבהע"ז, קצא) כתב בדומה לזה (ובשו"ת **אמרי שפר** [סימן עה] תירץ באופן אחר, אך פירושו בדברי הרמב"ם דחוק קצת).

וכך מסכם **פרופ' שטראוס** (שם) לגבי היעדרן של הזיות שמיעה:

> אפשר להניח כי קיימים אחד משני הסברים. אחד הוא כי אופי המחלה השתנה, והמחלה שאנו מכנים אותה סכיזופרניה היא מחלה חדשה יחסית אשר נתגלתה רק במאות האחרונות. לחילופין, והסבר זה מסתבר יותר, אפשר לומר כי הקריטריונים של השוטה היו ניתנים לצפייה ולתיאור חיצוני. כל הנחה אובייקטיבית לגבי חוויותיו הפנימיות של השוטה נשארה בעיקרה ספקולטיבית...

לדבריו יש להוסיף שלפי דברינו לעיל, הגמרא כלל לא עוסקת בשוטה גמור (ויתבאר להלן שהסובל מסכיזופרניה הוא בכלל השוטים הגמורים), אלא בשוטה לדבר אחד, וכיוון שהגמרא באה לרבות אף מי שאינו שוטה גמור ולתת בו סימנים, אין היא מחילה גדר זה אלא על מי שיש בו סימנים מובהקים, ואלו מתבטאים במעשים. אולם אין זה סותר את האפשרות העקרונית להחיל שם שטות גם על מי שסימניו באים לידי ביטוי בצורות אחרות.

אם כן, למדנו ששוטה ב"דבר אחד" הכוונה היא שהוא שוטה לכל עניינו של אותו "דבר", ששטותו היא אכן משמעותית.

4. האם יש לחלק בין הלכות עדות לשאר מצוות?

על כל אלו, אף מצד הסברה יש לכאורה לתמוה על דברי הרמב״ם, כי לפי דבריו יוצא שכל אדם שדעתו משובשת בדבר אחד באופן תמידי פטור מכל המצוות, ולכאורה קשה להבין זאת, כי אדם כזה – כפי אשר גלוי לעינינו אף היום – בהחלט מסוגל לקיים מצוות בדעת נכונה ומיושבת, ומדוע לא יהיה חייב במצוות שיש ביכולתו לקיים? הרי שטותו איננה אלא לעיתים מזומנות ובדבר מסוים, ובכל שאר הזמן הוא מתפקד כחלק נורמטיבי מקהילתו! וזו לשון **הגט מקושר** (סימן יד): ״הדבר תמוה איך ייפטר מהמצוות בדברים שאינו שוטה, דכיון שהוא פיקח ודעתו מיושבת עליו בכל שאר דברים זולת שבדבר אחד נכנס בו רוח שטות, איך יעלה על הדעת שיהיה פטור מהמצוות?״.

כך גם הקשה **הנודע ביהודה** בתשובתו המובאת בספר **אור הישר** (סימן ל):

> ועוד אומר אני שלדעתי ליכא פלוגתא כלל בין הרמב״ם ז״ל ובין רבינו שמחה ורבינו אביגדור כהן ז״ל, וגם הרמב״ם מודה דלא מיחשב שוטה אלא באחד מארבעה דברים שהוזכרו בגמרא בהדיא; דהא ודאי הך מילתא טעמא בעי שרבינו הגדול הרמב״ם ז״ל לא חידש לנו דין זה דשוטה דלאו דווקא זורק אבנים וכו׳ רק בהלכות עדות, ולמה לא הביא חילוק זה בהלכות שחיטה... וכן לא הביא דין זה בפרק מהלכות גירושין... או בפרק ב׳ מהלכות תרומות... או בפרק ב׳ מהלכות חגיגה... או בפרק כ״ט מהלכות מכירה... והרי כל אלו קדמו להלכות עדות? ואם נאמר שהמתין עד סוף כל המקומות שדיבר מהם משוטה ובהלכה אחרונה נתן כלל על כולם, אם כן קשה לי לשונו של הרמב״ם ז״ל... ואם כוונת הרמב״ם ז״ל ליתן כלל זה לכל ענייני שוטה... הנה בדיני מכירה ובדיני תרומה ובדיני חגיגה לא שייך לשון ״פסול״, וסתם הוה ליה להרמב״ם ז״ל לומר... ״הרי זה שוטה״...

אומנם מדברי **הרדב״ז** להלכות עדות (שם) נראה שאין הוא סבור לחלק בעניין זה כלל, וזה לשונו: ״כתב רבינו הטעם לפי שאינו בן מצוות, כלומר: שהוא פטור מן המצוות, ואף על פי שמקיים מקצת מצוות לפעמים הוי כמי שאינו מצווה ועושה״. לפי הרדב״ז למדנו שמי שפטור אף מחלק מן המצוות פטור מכולן. אך יש מהאחרונים שלא הסכימו לביאור זה. **בשו״ת מהרי״ט** (אבהע״ז, טז) סבר שיש לחלק בין הלכות עדות לשאר דברים:

> ומה שכתב הרמב"ם בפרק ט' מהלכות עדות... נראה דלא אמר כן אלא לעניין עדות שצריך להעיד על מה שעבר כבר ויש לחוש שמא נדמה לו באותה שעה שהדבר כן ואינו, ונתחלף לו דבר בזולתו, מאחר שלפעמים אין מכירין דברים שסותרים זה לזה ואיך יעיד עכשיו על מה שראה בתחילה? אבל כשאנו באים לקיים דבר עמו במקח וממכר או בגיטין וקידושין ומסברו ליה וסבר ואנו מכירין שהבין הדברים... לאו שוטה הוא, והרי הוא כפיקח לכל מה שהוא עושה בדעת שפויה לפנינו... והוא הדין לעניין גיטין וקידושין וחליצה...

לפי דברי המהרי"ט הגדרת שטות לעניין עדות היא הגדרה מחמירה (ולשיטתו יש לומר שלכן הרמב"ם מסביר אותה דווקא שם, כיוון שבשאר המקומות אין לנו אלא הגדרת שוטה רגילה, ואילו כאן ההגדרה מרחיבה יותר ויש צורך לבאר אותה).

אומנם מדברי המהרי"ט אפשר להבין שלא חילק כן לעניין שוטה, אלא דווקא לעניין פתי (שעדיין לא דנו במעמדו) המוזכר לאחר מכן בדברי הרמב"ם, וכן העירו **בשו"ת בית יצחק** (אבהע"ז, ב, ד) בשם **התורת גיטין**, **שו"ת זכרון יוסף** (סימן י), **הרב שמואל מוהליבר** בתשובה (סימן י), ספר **אור ישרים** (סימן א) בשם **הכנסת הגדולה** בכמה מקומות (אבהע"ז, סימנים מד, קכא וקסט), **בשו"ת ברית אברהם** (אבהע"ז, עו), **בשו"ת מחזה אברהם** (ג, אבהע"ז, כז), **בשו"ת אבני נזר** (אבהע"ז קצא) **ובשדי חמד** (מערכת אישות, סימן ב). **ובשו"ת מנחת יצחק** (ב, נה) האריך לדון בדברי מהרי"ט ובדברי הפוסקים שדנו בדבריו.

אף על פי כן, **הנודע ביהודה** (שם) מציע שני תירוצים בכיוון דברי המהרי"ט והוא מתייחס במפורש אף לשוטה:

> ולכן העולה על רוחי בזה הוא דווקא לעניין עדות נתן הרמב"ם כלל זה, לפי שהרמב"ם ז"ל חידש לנו טעם לפסול שוטה לעדות: לפי שאינו בן מצוות, ובאמת תמה עליו הכסף משנה היכן הוזכר טעם זה? ואני אומר: לתמוה על הרמב"ם היכא איתא אין זה תמוה כל כך, וראתה עינו של הרמב"ם ז"ל יותר ממה שראתה עינינו, אולי מצא כן באיזה תוספתא או ירושלמי; אבל עיקר התמיה מה צריך לטעם זה, ומה חסר לנו בהטעם שאינו בן דעת?... אבל הכוונה נכונה, דכאן בעדות בעינן שיהיה בן ברית בכל המצוות... לפי זה אף שוטה בדבר אחד, אף שאינו מאותן ארבעה דברים המפורשים במסכת חגיגה... אינו נחשב שוטה... שאינו שוטה לכל הדברים... היינו שאינו שוטה לכל הדברים, אבל על כל פנים לאותו דבר שנטרפה דעתו בו ומשובשת תמיד בדבר זה, הא

ודאי שלכל מה שנוגע באותו דבר הוא שוטה, ואם כן כל המצוות השייכים לאותו דבר לא שייך בהו.

ואף ששאר מצוות שייך בהו, דלכולהו שאר דברים חכם הוא, מכל מקום שוב אינו בכל המצוות, וילפינן... לפסלו לעדות... ולא נתן הטעם לפי שאין בו דעת משום דאי מטעם בן דעת לא היה מיחשב שוטה כי אם בהוחזק באחד מאותן המפורשים בחגיגה... ומעתה אין הרמב"ם חולק על רבינו שמחה ועל רבינו אביגדור הכהן... ואפילו אם נתפוס פירוש זה בדברי הרמב"ם ז"ל לדוחק משום דלפי פירוש זה אם כן בשאר דיני שוטה לא פירוש לנו הרמב"ם ז"ל גבול לשוטה כלל במה יוחזק לשוטה, והרי על כל פנים היה צריך להכריע אם עד דעביד לכולהו ארבעה או בחד מינייהו... אלא ודאי שסמך עצמו בכל המקומות על מה שכתב בהלכות עדות דבכל מעשה שטות שעושה ודעתו משובשת תמיד מיחשב שוטה. מכל מקום, אני אומר שהרמב"ם חידש לנו שאף דבשאר דברים הוא מדבר ושואל כעניין, אפילו הכי פסול בשביל דבר אחד שמוחזק בו שוטה תמיד...

ואלמלא דברי הרמב"ם ז"ל בזה אני אומר לפי דינא דגמרא אף באותן ארבעה כולהו המתבארים בגמרא ועביד להו לכולהו, אם אנו רואין בניסיון שבכל שאר דברים הוא חכם ושואל כעניין ומשיב, הרי הוא חכם לכל שאר דברים חוץ מאלו... ובגמרא דחגיגה דנחלקו... מיירי במי שמעשיו סתומין... וכל זה מן הסתם, אבל אם ראינו בחוש שבדבריו זה הוא שוטה או אפילו בארבעתן ובשאר דברים ראינו בניסיון שהוא חכם, בודאי הוא חכם למה שהובחן שהוא חכם ומבין – רק לעדות פסלו הרמב"ם, שהרי על כל פנים אינו בכל המצוות... ואף שבדברים שהוחזק חכם ישנו באותן מצוות השייכים בדבר ההוא...

הנודע ביהודה הציע תחילה את תירוצו של המהרי"ט, אך כתב שלפי זה אין הרמב"ם חולק על רבנו שמחה כלל, ושניהם מסכימים כי אין שוטה אלא במקרים המבוארים בגמרא. אלא שכל זה לעניין פסול שוטה משום שאינו בן דעת, והרמב"ם מחדש שבעדות יש גזרת כתוב מיוחדת המחייבת שיהיה המעיד בן מצוות, וכיוון שאינו בן מצוות מחמת שטותו – ואפילו תהא שטות זו בדבר מן הדברים – פסול לעדות. אולם כל זה דווקא לעניין עדות, ותו לא.

גם **בשו"ת אדמו"ר הזקן** (סימן כה) סבר שיש לחלק בין עדות לשאר דברים, וכתב שלפי זה ברור מדוע השולחן ערוך הביא בהלכות עדות את לשון הרמב"ם ואילו

בהלכות שחיטה הביא דווקא את לשון הגמרא לעניין סימני שוטה המסוימים, שכן בשאר דברים אין שוטה לדבר אחד בלבד (אומנם בספר **אור ישרים** [סימן א] הדגיש שדברי אדמו"ר הזקן לא נאמרו אלא לעניין שוטה לדבר אחד). כך פסק גם **בשו"ת צמח צדק** (אבהע"ז, קנג וקנט), וכן נראה מתשובות **רבי אליעזר שמחה** (סימנים י-יא), מספר **אמרי בינה** (ב, מח), **משו"ת בית יצחק** (אבהע"ז, ב, ו) וכן פסק **בשו"ת שרידי אש** (א, צז).

אך הנודע ביהודה מודה שלכאורה יש דוחק בתירוץ זה, כיוון שלפי זה יוצא שהרמב"ם כלל אינו מגדיר את גדרו של שוטה בכל התורה כולה, ורק בהלכות עדות הגדיר. על כן הוא הציע באופן קצת אחר לומר שלא נאמרו דברי הרמב"ם אלא בסתם, שמי שנמצא שוטה לדבר אחד יש לחשוש שהוא שוטה לכל עניין, אך ברגע שהתחזק לנו שהוא חכם בשאר דברים, אין דינו כשוטה אלא כפיקח (וכן הציע **הגט מקושר** [שם]). אומנם, בעניין הלכות עדות, כיוון שהוא שוטה אפילו לדבר אחד אינו בן מצוות לאותו דבר, ועל כן גם אינו בר־עדות, ואינו יכול להעיד (אך עדיין יהיה חייב במצוות שלגביהן הוא כפיקח). מדברי הנודע ביהודה משמע שאף לשיטה זו אין הרמב"ם חולק על רבנו שמחה, אך נראה שאין זה מוכרח לפי הסבר זה, וייתכן שהרמב"ם סבור שהאמור בגמרא אינו אלא דוגמה, וכמו שנתבאר לעיל.

לפי זה, כאמור, אף שוטה לדבר אחד לשוטה ייחשב, אך דווקא לעניין עדות, שכן לעניין שאר דברים דין שוטה לדבר אחד דומה לדין מי שהוא עיתים חלים עיתים שוטה, שבאותו דבר שסובל משטותו כמובן שנחשב הוא לשוטה, אך בדברים אחרים לחכם ייחשב (ובשו"ת מהרי"א הלוי [א, קצט] העמיד את מחלוקת הרמב"ם ורבנו שמחה על חילוק זה בין הלכות עדות לשאר דינים). לפי זה, התוספתא שביארה את דיני השוטה לא התכוונה אלא להגדיר לנו מהו שוטה, ולא לומר ששוטה לדבר אחד נחשב שוטה אף כשאינו בשעת שטותו (והאמוראים למדו מתוך דברי הברייתא שהוא הדין אף בשוטה לדבר אחד, ומכל מקום דווקא בשעת שטותו).

לפי פירוש זה, שמא ניתן לומר שהגמרא שחילקה בין דרך שטות לשאינו בדרך שטות, למעשה חילקה בין שעת שטותו של אדם לשעת פיקחותו, כי ברור שלכל הדעות בשעת פיקחותו אינו נחשב לשוטה, ובשעת שטותו נחשב לשוטה, ועל זה שאלו במה נחלקו רבי יוחנן ורב הונא (והגמרא ענתה כפי שמבואר לעיל).

אך לא הכול הסכימו לדברי הנודע ביהודה. אחרונים רבים חלקו וסברו שדברי הרמב"ם שייכים לא רק בהלכות עדות, וביניהם **שו"ת יהודה יעלה** (סימן צג), **שמלה חדשה** (סימן א, סעיף כט), **תבואות שור** (סימן א, ס"ק נ), **דעת תורה** (יו"ד, א, ס"ק מ), **שו"ת בית אפרים** (אבהע"ז, פט), **שו"ת ברית אברהם** (אבהע"ז, עו), **שו"ת קול**

יהודה (סימן נא), **יד דוד** (פסקי הלכות, חלק א, סוף ס"ק קסז), **שו"ת דברי מלכיאל** (ז, לו), **שו"ת שואל ומשיב** (תניינא, ד, פז), **שו"ת גבול יהודה** (אבהע"ז, לח), ספר **אור ישרים** (סימן א) וכך נראית גם דעת **הרב שמואל מוהליבר** (שם).

השדי חמד (מערכת אישות, סימן ב) האריך לדון במחלוקת זו בין הפוסקים ואף הוא לא העלה דבר ברור וכתב: "מכל זה מתבאר דאין לדחות דברי רבינו מוהרי"ט, ומכל מקום גם לתפוש כדעת המוהרי"ט אינו פשוט, ואולי הוי כספק פלוגתא, ולחומרא אזלינן".

אכן, **בשו"ת אגרות משה** (אבהע"ז א, קכ) הסכים לחולקים על הנודע ביהודה שהרמב"ם אינו מחלק בין עדות לשאר דברים, אלא כוונת הרמב"ם לומר שאין חיוב במצוות לחצאין, ועל כן החלת שם שוטה היא מוחלטת מבחינה זו, ופוטרת את השוטה מחיוב מצוות אף בדברים שהוא פיקח בהם. אולם, כל זה דווקא לעניין חיובים (ולכן הרמב"ם משתמש כאן בטעם שאינו חייב במצוות), אך לעניין קניינים והקנאות וכדומה הפסול הוא רק משום שאינו בן דעת, ובזה יש לומר שתלוי אם הוא פיקח לאותו דבר או לא.

ומכל מקום, גם אם נלך בדרכו של הנודע ביהודה והמהרי"ט, נראה שכל זה דווקא בשוטה לדבר אחד, שאינו שוטה גמור, אבל בשוטה גמור אף הם יודו שהוא שוטה לכל עניין, וכך כתב **הרב בנימין הכהן בק** (שם).

5. האומנם פסק הרמב"ם כדעת רבי יוחנן?

בשולי דיוננו בשיטת הרמב"ם נזכיר שהגט **מקושר** (סימן יד) כתב שדברי הרמב"ם בהלכה זו עוסקים במי שעשה מעשיו דרך שטות, ועל כן לא ברור כיצד הסיקו המפרשים כי דעת הרמב"ם לפסוק כרבי יוחנן – הרי הגמרא עצמה כותבת בצורה מפורשת שאם המעשים נעשו דרך שטות אף רב הונא מודה שאפילו מעשה אחד מספיק, וחלק במעשים המוזכרים בברייתא משום שניתן לתלותם בעניין אחר. ממילא, כיוון שהרמב"ם לא הזכיר את המעשים המוזכרים בגמרא, אין אנו יכולים לדעת מה פסק בעניינם, ומה שכתב בהלכה זו מוסכם על כל הדעות. וכן הסכים **בשו"ת צמח צדק** (אבהע"ז, קנג).

אולם לכאורה יש לדחות את דבריהם מכמה פנים: ראשית, כבר הבאנו לעיל שיש מי שאומר שהרמב"ם אכן מתייחס למקרים המוזכרים בגמרא, ולכל הפחות למקרע כסותו ומאבד מה שנותנים לו, ועל כן הרמב"ם אכן פסק כרבי יוחנן. שנית, הגמרא מסיקה שאפילו בדרך שטות, דעת רב הונא שיש לתלות עד שישנה הצטברות של סימנים, וכיוון שהרמב"ם הזכיר סימנים אחרים, ברור שאינו פוסק כרבנו שמחה

ורבי אביגדור, שדווקא הסימנים המוזכרים בברייתא מחילים דין שוטה. וממילא, יוצא שהבנת דעת רב הונא לפי הרמב"ם היא שבעשיית מעשים דרך שטות יש מקום לתלות – אלא אם כן יש הצטברות של סימנים, ואת דינה של ההצטברות היה צריך הרמב"ם לקבוע בהלכותיו אם אכן היה פוסק כרב הונא. שלישית, גם אם נאמר שאין ראיה שהרמב"ם פסק כרבי יוחנן, הרי מתוך מה שסתם את דבריו ולא רמז שדעתו כרב הונא, ממילא משמע שדעתו כרבי יוחנן, שהיא הדעה הפשוטה יותר בגמרא שאינה מצריכה חילוקים מחילוקים שונים.

ה. שיטת התוספות

הגמרא במסכת חגיגה (שם) אומרת שמי שעשה מעשיו דרך שטות מוגדר כשוטה אפילו במעשה אחד, ומקשה על רב הונא שסבר שצריך שיהיו בשוטה כל הסימנים כולם על מנת להחזיקו כשוטה. התוספות במסכת חגיגה (ג, ב, ד"ה "דרך") כותבים על קושיה זו: "וכי תימא דלא היה מועד לשטות רק לאותו דבר, ובעינן תלתא כדי להחזיקו כשוטה לכל מילי... כיון שהוא שוטה באחת ודאי יש להחזיקו בחזקת שוטה לכל דבר". למסקנת הגמרא, רב הונא דרש את שלושת הסימנים כיוון שבעניינים המוזכרים בגמרא היה יכול להסביר את מעשיו כשנוהג רק באחד מהם, אך מתוך קושיית התוספות ניתן להסיק מה דעתם באופן כזה שנוהג רק בשטות אחת ואין הסבר חלופי למעשיו: אדם כזה יידון כשוטה לכל דבריו, ובעקבות מעשה השטות שעשה הוחזק שזהו טבעו.

מתוך דברי התוספות מסיק **בשו"ת אגרות משה** (אבהע"ז א, קכ) שהתוספות חולקים על הרמב"ם:

> הנה מתחילה יש לחקור בשוטה רק בדבר אחד או באיזה דברים ובכל העניינים הוא חריף כפיקח גמור, אם יש לו דין שוטה לכל דבר אף לדברים שהוא פיקח בהם... והנה מתוספות חגיגה... משמע בפירוש שיש לו דיני פיקח... וטעמם... כיון שחזינן שדעתו משובשת בדבר אחד הוא בחזקת משובש לגמרי דמסתמא אין לומר שרק לדבר אחד דעתו משובשת. ואם כן, אין שייך זה אלא בסתמא שלא ידעינן בבירור איך הוא לדברים אחרים, אבל כשידעינן בבירור שהוא פיקח לדברים אחרים שאין שייך לומר שהוא בחזקת שוטה גם להם משמע שסברי

שהוא כפיקח להם; דהא לא כתבו התוספות דכיון שהוא שוטה באחת הוא בדיני שוטה לכל דבר, אלא שיש להחזיקו בחזקת שוטה, שבידוע בבירור שהוא פיקח לשאר הדברים אין שייך זה.

אומנם יש מקום לפקפק במוחלטותה של קביעה זו. ראשית, יש להזכיר כי לדעת **הנודע ביהודה** ו**הגט מקושר** המוזכרים לעיל, גם הרמב"ם סבור שהכול נובע מחזקה, וכשמתברר שהאדם הוא פיקח בשאר דבריו, לא יהיה שוטה אלא לאותו דבר שבו ניכרת שטותו, ותו לא. שנית, **התבואות שור** (סימן א, ס"ק נא) פירש את התוספות בכיוון הפוך וסבר שלשיטת התוספות (ואף בשיטת הרמב"ם יש לומר כן) אין באמת גדר של "שוטה לדבר אחד" (ראו שם), ולכך הסכים בספר **אור ישרים** (סימן א, אף שכמה אחרונים הקשו, ראו **בשו"ת צמח צדק** [אבהע"ז, קנג], **בשו"ת חלקת יואב** [א, כ], **בשו"ת אגרות משה** [אבהע"ז א, קכ], על היפוך שיטת התוספות בדברי התבואות שור, עיינו שם).

שלישית, יש מקום לומר כי גם הרמב"ם מודה כי אין להשית גדר זה של שוטה לדבר אחד אלא במקרים מובהקים ביותר. לעיל (תוך דיון בשיטת הרמב"ם) הבאנו את הדיון בדברי חכמים ש"שוטה בחדא מילתא לא סריך", ונראה להסביר שאף חכמים כבר ידעו שיש צורך במובהקות מסוימת על מנת לכלול את התנהגותו של האדם בכלל שטות. כמו כן, ראינו את חילוקו של הרב רבינוביץ ביד פשוטה בין המקרה של שלמה המלך, שבו דיבורו לא העיד עליו, ובין אדם אחר שמדבר בצורה שטותית, שדיבורו אכן מעיד עליו, וגם שם הדגיש הרב רבינוביץ שאין שוטה לדבר אחד אלא כשמדובר בשטות משמעותית ומובהקת.

כך גם כתב **הרב יצחק אושינסקי** (**כנס הדיינים** – תשע"ד, "דיני שוטה המגרש", עמודים 287–320):

המעיין ברמב"ם יראה שלכאורה אין בהכרח מחלוקת בין שיטת התוספות לשיטת הרמב"ם בכל מקרה, שהרי העולה מדברי הרמב"ם שאמנם יש דין שוטה לדבר אחד, אך אין זה ביחס לכל אדם פיקח שעושה מעשה שטות באופן קבוע, אלא צריך שיהיה זה בתוך המסגרת של "כל מי שנטרפה דעתו" ובגדר "ונמצאת דעתו משובשת תמיד", דהיינו שמוכח שקיימת אצלו שטות מהותית, והיא ניכרת באופן כללי, אך הביטוי הבולט שלה הוא באותו מעשה חריג שהוא נוהג בו בקביעות.

ו. הגדרת שוטה

לעיל עסקנו בסוגיה, בשיטות האמוראים, במחלוקת הראשונים, בשיטות השונות וניתוחם וכן ביוצא מהם הלכה למעשה. אולם, אף כי למדנו את הלכותיו של השוטה, עדיין לא עסקנו בהגדרתו המציאותית של מי שעליו מדברות הלכות אלו.

1. כיצד יש לבחון את השטות?

באנציקלופדיה הלכתית רפואית (ז, עמודים 566-567) נכתב:

> ההלכה מתייחסת למצבים פסיכיאטריים ברמה תיפקודית הלכתית־משפטית, ולא ברמה רפואית־טיפולית. כאשר דנה ההלכה בהגדרת שוטה היא מתכוונת לתסמינים שיש להם משמעות משפטית־הלכתית, וזה יכול לקרות בגין הפרעות רפואיות רבות. לפיכך, התיאורים של הפרעות נפשיות שמציבים לפנינו פוסקי ההלכה אינם בהכרח זהים עם התיאורים וההגדרות שנותנים הפסיכיאטרים. כאמור, חכמינו לא עסקו בפסיכיאטריה לשמה, אלא בהשלכות ההלכתיות של התנהגויות ומצבים נפשיים, ודבר זה נכון לגבי כל הנתונים המדעיים שיש להם השלכות להלכה.

אכן, היהדות ידעה להפריד בין הגדרה מהותית של שטות לבין הגדרה הלכתית־מעשית שלה. בספר **הילד החריג והחינוך המיוחד** (עמוד 99), הביא **רחמים כהן־מלמד** רשימה של הגדרות מספרות האגדה (בעיקר): "השוטה אין בו ערמומיות ואינו יודע לפתות, אינו מבין דבר מתוך דבר, וקושר דברים שלא כהלכה, ולפיכך אינו מתוחכם במשא ומתן ובמסחר. אין היגיון בסולם העדפותיו... קשה עליו התכנון לטווח רחוק... השוטה כתינוק הוא תם..." (ושם בהערות מוזכרים כל המקורות להגדרות הללו). אולם, כפי שראינו, עולם ההלכה מתמקד במאפיינים ההתנהגותיים של השטות, ולא מנסה לחדור אל תוך נבכי נפשו של האדם על מנת לקבוע אם אכן דעתו פגומה.

מעניין לציין את דברי **המכתב סופר** (שם) שסבר שבעניין זה נחלקו רבי יוחנן ורב הונא:

> והיה נראה לעניות דעתי לומר דבהא פליגי, דרב הונא סבירא ליה דאין דין השוטה אלא מי שנפגע במוחו מקור השכל הכללי, אבל מי שמשתטה בדבר אחד מסיבה חיצונה כגון התגברות מרה שחורה וכיוצא בה מחולי הגוף, אף על

פי שממילא עושה מעשים אשר לא יעשום... מכל מקום לא הוי אלא כשיכור... מה לי שיכור מן היין או שיכור מחמת סיבה אחרת מחמת דאגות או שהמשיך על עצמו עצבות השחורה על ידי לינה בבית הקברות וטירף צורת שכלו קצת בכדי שתמצא הטומאה מקום לאחוז בו רחמנא ליצלן; כיון שמקור שכלו לא נשחת בשורשו מקום המוח אין זה בכלל שוטה האמור מהלכה שאינו בכלל מצוות ואין קניינו קניין.

ורבי יוחנן פליג וסבירא ליה יהיה מאיזה סיבה שיהיה, כיון שעל כל פנים הגיע חוליו לבלבל דעתו ושכלו עד שלא נשאר בו לבחור בטוב ולהכריח טבעו לבלתי עשות מעשים אשר לא יעשו מבר דעת, הרי זה שוטה לכל דבריו, על כן סבירא ליה לרבי יוחנן כיון שעושה אפילו אחד ממעשים הללו השנויים בברייתא דרך שטות הרי זה שוטה; דלו יהיה שהוא מחמת אחת הסיבות החיצוניות מחולי הגוף, על כל פנים חולי זו גרמה לפגוע במוחו ולבלבל דעתו, תדע שהרי לא נשאר כח בשכלו להכריח טבעו לדעתו. והיינו דקאמר רבי אבין: נראין דברי רבי יוחנן במאבד מה שנותנין לו, דזה ודאי הוכחה גמורה שנפגע מוחו... רצונו לומר: האדם כל עוד שדעתו שלימה לא תכריחהו החולי לעשות המעשה הזה באשר הוא התנגדות גדול כנגד השכל.

המכתב סופר מסביר שרב הונא דרש שיהיו בשוטה כל הסימנים כולם משום שלדעתו ההלכה אכן דורשת לעמוד על נבכי נפשו של האדם ולברר אם מקור שכלו אכן הושחת באופן משמעותי. על כן, אי אפשר להסתפק אך ורק במעשה שטות אחד, אף אם נעשה דרך שטות. אך יש להדגיש כי גם לדעת רב הונא ניתן להחיל על האדם גדר של שוטה אם עשה מעשה שטות מובהק, וכגון "מאבד מה שנותנים לו, שאפילו שוטה שבשוטים וכו'". לעומתו, רבי יוחנן סבור שאין לנו צורך לדעת ששכלו נשחת באופן משמעותי, אלא רק שמעשיו הם כאלו המתאימים למעשיו של השוטה, ואין זה משנה מה מקור החולי, כי מכל מקום ברור שהשכל אינו מסוגל לעצור חולי זה, וידיעה זו מספיקה לנו לצורך החלת שם שוטה.

אם כן, אף שברור שהשטות מקורה בשכל (וכמו שכתב **הרמב"ם בפרקי משה** [מאמר כג]: "השטות הוא ערבוב שכל תמידי בלי קדחת"), מכל מקום אין אנו צריכים להכיר בכך בצורה מובהקת על מנת להחיל גדר זה. נקודה זו – שאין לנו צורך לדעת את מקור החולי, אלא שמספיק לנו להכיר בכך שמעשיו של האדם שלפנינו הינם מעשים של שטות – מודגשת היטב בתחילת הספר משפטי הדעת (ראש פרק ג):

"שוטה" אינו מושג הזהה ל"חולה נפש". שוטה הוא כל מי שנשתבשה דעתו, ונפגעו אצלו תהליכי המחשבה או ההתנהגות. שיבוש זה יכול לקרות מסיבות שונות: מחמת מחלת נפש, מחמת "רוח רעה", מפגיעה מוחית, ממחלות זקנה, או מכל סיבה שהיא – ואין כל הבדל הלכתי בדבר. ההלכה העוסקת בשוטה אינה מתייחסת, לרוב, לסיבה שגרמה לשטות אלא לתוצאותיה.

(אומנם **באנציקלופדיה הלכתית רפואית** [ז, עמוד 533, הערה 1] נכתב: "יש להדגיש, כי השוטה איננו זהה למפגר, אשר מכונה בלשון המקרא וחז"ל בשם פתי", אך נראה שכוונתו לחלק בין המושגים לצורכי חלוקה פנימיים בין המושגים, כי באמת המושג "פתי" כמייצג את המפגר איננו מופיע בתלמוד הבבלי כלל, וברור שהמושג "שוטה" אכן כולל את כל סוגי בלבול הדעת).

2. סימני השוטה הגמור

כפי שכבר התבאר לעיל בניתוח הסוגיה במסכת חגיגה והבנתה, דין השוטה הגמור מוסכם הן על הרמב"ם והן על שאר הראשונים, ובו ברור שגם מעשים שאינם מוזכרים בסוגיה יכולים להחיל דין שוטה על האדם. כך כתב במפורש **בשו"ת עטרת חכמים** (אבהע"ז, יז): "נראה לי שמהר"י וייל לא אמר דבריו רק בעושה מעשים רבים של שטות, ובכהאי גוונא ודאי גם רבינו שמחה מודה, דהא בוודאי יש כמה וכמה משוגעים גדולים ומעשיהם נוראים לכל רואיהם ואין בהם אף אחד מאותן ארבעה דברים".

אך כיצד נדע לזהות את השוטה הגמור – זה שאין בו מחלוקת הפוסקים כלל והכול מודים שהוא שוטה לכל דבריו? **בשו"ת מכתב סופר** (אבהע"ז, א) כתב בעניין זה דברים מחודשים:

על כן נראה לעניות דעתי ברור דהאי דעביד ולא עביד דרך שטות דקאמר הש"ס, אין הכוונה כמו שעולה בתחילת הרעיון דכל דעביד מהני השלושה השינויים מבלי הגיד ולא נודע לנו טעם על מה ועל מה עשה ככה היינו דרך שטות... אלא דרך שטות היינו שניכר ונראה בהאי גברא משרטוטי וקריצות עיניו ושינוי מראהו כדרך השוטים, רצוני לומר: או כדמות בעלי גנדריפס וקיביקוס ומעשיו שיוצא יחידי בלילה דהיינו שרגיל בכך וכן מקרע כסותו מוכיחים עליו, וכן הלן בבית הקברות בדרך שטות דהיינו שהכרת פניו ענתה בו, מכל מקום סבירא ליה לרב הונא היכא דאיכא למיתלי דלא נפגע בעצם מוחו אלא שהוא מחמת

> חולי תלינן, ואין בו דין שוטה, והיינו ביוצא יחידי בלילה ובמקרע כסותו שזה דרכן של חולי גנדריפס ובעלי המחשבה וגם מראיהן רע ירוקות ועיניהם כהות כמשתגעים, והלן בבית הקברות להקטיר לשדים ידוע שכל הצולל במחשבות הללו עוז פניו ישונה וההיפך חכמת אדם תאיר פניו.

לחלופין, **התבואות שור** (סימן א, ס"ק נא) כתב:

> החילוק בין שוטה לפתי דהשוטה הוא שנטרף דעתו מחמת רוח רע ונכנס בו רוח שטות ודומה לנטרף דעתו מחמת חולי... והפתי הוא דעתא קלישתא מתולדתו ואינו משתנה לעולם, וכן נראית לי דעת הב"ח... דאין אדם נולד בטירוף דעת... אמנם הסמ"ע... חילק ביניהם בעניין אחר... וזה שלא כדברי התוספות... דמשמע התם דאי אפשר שיהיה שוטה באחת וחכם בשאר דבריו. ומה שכתב הרמב"ם "אף על פי שבשאר דברים הוא שואל כעניין", היינו אף על גב דמשיב ושואל כהוגן אמרינן דרך מקרה הוא, דכן דרך השוטים להשיב לפעמים כהוגן, ומכל מקום דעתו מטורפת בהם.

לפי זה, התבואות שור סבור שאין כלל דין הנקרא "שוטה לדבר אחד".

אולם רוב הפוסקים חלקו עליהם והסכימו כי מהותו של השוטה הגמור היא שלמעשיו אין כל סיבה (כפי שכתב המכתב סופר בתחילת דבריו). **הרמב"ם** במורה הנבוכים (ג, כה) כתב: "מעשה שווא הוא מעשה שאין מתכוונים בו לתכלית כל עיקר, כמו שכמה אנשים מתעסקים בידם בשעה שהם חושבים, וכמעשיהם של מי שדעתם מוסחת ושל הנבוכים". **ובתבואות שור** (שם, ס"ק מז) הגדיר כך את השוטה: "שנודע בבירור שאין סיבה לעשייה זו כי אם מחמת שטותו, ואפילו איכא למיתלי במילתא דלא שכיחא לא תלינן". וכך **בשו"ת יהודה יעלה** (סימן צג).

אף **ביד דוד** (פסקי הלכות, חלק א, ס"ק קסז) כתב: "ולי נראה דהיכא דעושה דבר אחד בבירור מחמת שטות והשתבשות דעתו נגד דעת כל העולם ואין לנו בשום דבר לתלות בוודאי הוה שוטה אליבא דכולי עלמא ואין בזה שום מחלוקת כלל", וכן כתב **הרב משה נחום ירושלימסקי** (מובא בכתב העת **הפוסק** [שנה ד, עמוד שסג]): "ועל כורחך הפירוש שעשה דרך שטות, שלא ראינו שום סיבה למה עשה זאת ולעינינו נראה שהוא דרך שטות כיון שאין במה לתלות", וכן כתב **בחזון יחזקאל** לתוספתא תרומות (א ב): "וקעביד כן דרך שטות, כלומר מבלי שום צורך", וכן כתב

בשערי עוזיאל (א, שער ג, סעיף ב): "כל שעושה מעשה שטות... בלתי הנאה לעצמו" (והרחיב בהערה א שם), וכן כתבו **בשו"ת קול יהודה** (סימן נא) ובספר **פסקי אליהו** (חלק א, סוף קונטרס אוהבי יש).

אכן, ככלל יש לומר שמי שעושה מעשי שטות, אך עושה אותם מתוך ראייה מסוימת של המציאות, אינו נחשב כעושה מעשיו ללא צורך כלל (על חולים פסיכוטיים נכתוב בנפרד בהמשך), ולדוגמה כתב **בשו"ת חלקת יואב** (א, כ):

> כי ודאי אף שאדם יעשה ברצונו דבר שאנו רואין שהיא פתיות וטיפשות, כל זמן שנוכל למצוא צד איזה כוונה, אף שזה הכוונה הוא גם כן טיפשות ופתיות, מכל מקום לא נעשה שוטה בזה; דהרי אין לך שטות יותר ממי שאומר "כתבו גט" ותיכף הלך והפיל עצמו מן הגג... דהגט כשר... לפי שיש עיקשי לב אם רואין שהם בצרה ממאסין חייהם ומאבדים עצמן אף שזה שטות שאין למעלה הימנו, עם כל זה אינו נעשה שוטה בזה כל שנמצא בו איזה רצון...

וכך כתב גם **בשו"ת אגרות משה** (אבהע"ז א, קכ):

> והנה לבד היתר זה יש גם לדון דאין להחשיבו שוטה כלל בזה שמחזיק עצמו למשיח כמו שלא נחשב מי שעובד עבודה זרה עץ ואבן לשוטה, אף שודאי הוא שטות גדול להאמין בעץ ואבן, אלא אמרינן דהוא פיקח ורשע ומחייבין ליה מיתה. וכמו כן זה שמחזיק עצמו למשיח, אף שהוא שטות גדול אין להחשיבו לשוטה, אלא דגאוותו היתירה הטעתו שראוי להיות משיח. וממילא אפשר לדון עוד יותר שגם כל מעשיו השטותים שנמשך מצד טעותו שהוא משיח שלפי דעתו הרעה הוא תיקון העולם אינם מחשיבים אותו לשוטה, דכל דבר שאדם עושה מצד חשבון איזה שיטה ודרך שמחזיק בדעתו, אף שהיא סכלות גדולה לא נחשב שוטה בזה, כדמוכח מעובדי עבודה זרה שהרבה מעשה שטותים עשו וכל דרכי האמורי שנאמרו בשבת דף ס"ז הם מעשה שטות, ויש להם דיני פיקח.

וכן כתב **באנציקלופדיה הלכתית רפואית** (ז, עמוד 553): "הגדרה זו של השוטה היא דווקא אם עושה מעשים אלו דרך שטות, אבל אם עושה אותם מתוך סיבה הגיונית, או שיש הסבר למעשיו, אפילו עשה כל הסימנים הללו, אין דינו כשוטה". עוד כתב **בשו"ת נזר הקודש** (סימן כא): "אטו לית אנן ידעינן מי הוא שוטה? הלא שוטה ניכר לכל וגם ילדים קטנים יודעים ומכירים מי הוא שוטה, וביותר יש לברר על ידי רופאים

מומחים". וכך מסכם **הרב משה מרדכי פרבשטיין** במאמרו (**רפואה אתיקה והלכה**, א, "פסיכיאטריה והלכה – תשובות", עמודים 213-223): "כאשר מחלת הנפש היא בדרגת חומרה כזו שלחולה אין קשר עם המציאות, ודעתו משובשת לגמרי, ברור שאין כל תוקף למעשיו ואינו אחראי להם".

וזו לשון **הרב יצחק זילברשטיין** (שיעורי תורה לרופאים, ג, רו):

> שוטה הוא כל מי שנשתבשה דעתו, ונפגעו אצלו תהליכי המחשבה או ההתנהגות. וברור שלא כל שיבוש בחשיבה או בהתנהגות, יקבע שם "שוטה", רק שיבוש בדרגת חומרה מסוימת, יגרום להחיל על האדם שם זה לפי דין תורה. ולכן כאשר שיבוש הדעת, חל בהיקף רחב של החשיבה וההתנהגות, הוא הנקרא בפוסקים "שוטה גמור" או שוטה סתם.

3. מתי ניתן להסתפק ולומר כי מעשה מוזר אינו מעשה שטות?

והנה, יש כאן מקום עיון, כי ראינו שחלק מהאחרונים יאמרו שמי שנוהג כשוטה אין תולים לו כלל, ואילו אחרים רמזו שיש מצבים שבהם היינו תולים את מעשי השטות בסיבה אחרת (ולדוגמה **בשו"ת עזרת כהן** [סימן סז] כתב שוודאי שאף לרבי יוחנן יש מקום לתלות במקרים מסוימים). וכבר הערנו לעיל שלכאורה דברי רב הונא מתקבלים על הדעת, כי מדוע נחשוב ששוטה לדבר אחד הוא שוטה אך ורק על פי סימן יחידי, ואפילו יהא משתבש בו תמיד? אמנם לעיל הבאנו מדברי **החזון יחזקאל** (שו"ת, אבהע"ז, ח) בהסבר הסוגיה ונביא את דבריו כאן בשנית:

> לכן נראה שמהאי טעמא לא הסכים רש"י עם הפירוש הראשון... שגנדריפס הוא חולי האוחז מתוך דאגה... כיון שיוצא יחידי בלילה תמיד ודעתו משובשת בזה "תמיד"... עלינו לתלות חזיון תמידי בסיבה מתמדת אחת, היינו שנשתטה או שחלה במחלת המרה השחורה אשר החולים בה הם בכלל שוטים ושכל יציאותיו הן מחמתה, אבל אם אנו תולים ואומרים "אימור גנדריפס אחדיה" שנתחמם גופו ויצא למקום האוויר, הרי אנו תולים כל אחת מיציאותיו בסיבה אחרת שהתחממות הגוף בלילה אחד אינה משמשת בתור סיבה להתחממות הגוף בלילה הבא, ומסתברא מילתא שתלינן כל יציאותיו בחד גורם, ולהכי פליג רבי יוחנן על רב הונא...

החזון יחזקאל ממשיך ומסביר בכל המקרים המוזכרים בגמרא שאף בהם התלייה היא תלייה רגעית ולא תלייה כללית, ובכך חסרונה. כלומר: הסיבה שרבי יוחנן מעדיף

לתלות בחולי – הגם שמדובר בשוטה לדבר אחד בלבד – היא שהתלייה בחולי מסבירה את כל הפעמים שהנוהג בשטותו נהג כך על ידי סיבה אחת כללית, מה שאין כן הסיבות החיצוניות שמציע רב הונא, שצריך לתלות בהן כל פעם מחדש בכל מעשה שטות וזה פחות סביר, כמובן.

מכאן למדנו שהן רבי יוחנן והן רב הונא מסכימים – וגם כל הפוסקים שפסקו כרבי יוחנן יסכימו – שאפשר לתלות בסיבה חיצונית למי שנוהג במעשה שטות, ובלבד שתלייה זו היא בסיבה כללית ולא בסיבה רגעית (וראו דברים משיקים לסברה זו **בשו"ת דברי מלכיאל** [ז, לו] **ובשו"ת אגרות משה** [אבהע"ז א, קכ] בהסבר מחלוקת רב הונא ורבי יוחנן). אולם, אם הסיבה ניתנת אך ורק על מנת לתרץ את המעשה הרגעי ללא נתינת הקשר כללי – וכנגד סיבה זו עומד מעשהו השטותי התמידי של האדם – ההלכה (כרבי יוחנן) מחילה גדר שטות על אותו אדם.

4. היחס בין סיווגי השטות ההלכתיים לסיווגי השטות המודרניים

מהי משמעותה של הגדרה זו, בבואנו לסווג את מחלות הנפש הידועות לנו היום על פי המתודה ההלכתית? **פרופ' ישראל שטראוס** במאמרו (**כנס הדיינים** – תשע"ה, "השוטה והפסיכוזה בהלכה בראי הקליניקה המודרנית", עמודים 267–286), הגדיר זאת כך:

> קשה להגדיר את המושג שוטה, ונעשה שימוש במושג זה ביחס למציאויות שונות ורבות. השימוש הנפוץ ביותר של מילה זו מתייחס לתופעה הקלינית של הפסיכוזה, ואמנם היא מתארת אותה בקירוב: המצב בו חסרה לאדם היכולת להבחין בין מציאות לבין דמיון. בגלל ליקוי רציני בבחינת המציאות ובהבנת מציאות זו, האדם הפסיכוטי יעריך בצורה לא נכונה תפיסות ומחשבות, ובעשותו כך, יסיק מסקנות לא נכונות לגבי המציאות החיצונית, למרות הוכחות כי המציאות היא שונה. לעיתים קרובות, מתלווה למצב זה מגבלה חמורה בתפקוד חברתי ואישי, אשר מתאפיין בחוסר יכולת לתפקד כמצופה. בעוד המונח "שוטה" נשאר קשור לפסיכוזה, תיאור מדויק יותר של תופעותיו וכן יישומו לרפואה קלינית עכשווית אינם ברורים.

מדבריו משמע שהשוטה הגמור הוא החולה הפסיכוטי, שכן החולה הפסיכוטי איבד את היכולת להבחין בין מציאות לדמיון, והדבר מביא לידי התנהגות חיצונית המתנגדת להיגיון הפשוט. נראה שהגדרה זו מקבילה לדברי הרמב"ם שכתב: "לא שוטה שהוא מהלך ערום ומשבר כלים וזורק אבנים בלבד", שכן אדם זה איבד כל קשר למציאות הפשוטה ומתנהג בצורה שאינה מתיישבת עמה ועם הנוהג שבעולם כלל.

כאן יש לציין שלמרות שהדגשנו לעיל ש"דרך שטות" היא שעושה מעשים ללא שום סיבה או צורך, הדבר אינו נכון אצל חולה פסיכוטי. פעמים רבות חולה פסיכוטי נוהג על פי היגיון מסוים ומכלכל את מעשיו וצעדיו על פי תמונת המציאות שהוא רואה. אולם כיוון שאנו יודעים בצורה ודאית או קרובה לוודאית שתמונת המציאות שלו שגויה לחלוטין, הרי שכל מעשיו מתחילה ועד סוף נחשבים "ללא סיבה", שהרי אם היה מבין את המציאות על בוריה היה גם הוא מגיע למסקנה שאין שום תועלת – ואדרבה: פעמים רבות יש נזק – במעשיו. אפשר לומר זאת גם אחרת: כיוון שיש הוכחות לכך שהמציאות שונה ממה שהחולה הפסיכוטי מצייר במחשבתו, ממילא הציור של המציאות בצורה אחרת ממה שנגלה לעינינו הוא מעשה "ללא סיבה", וממילא חולה זה הוא בכלל השוטים.

כל זה לעניין השוטה הגמור, אך כפי שנתבאר, הגמרא מציעה לנו גם סימני שטות לאותם חולים שאינם פסיכוטיים אלא נוירוטיים. ראיית המציאות הנכוחה שלהם לא נפגעה באופן עקרוני וכולל, אלא הם שוטים אך ורק לדבר אחד מסוים. אומנם באותו דבר מסוים הם חולים תמיד, כלומר, מסיבות שונות הם נוהגים באופן יוצא מגדר הרגיל ללא שום סיבה. מי שהוחזק בהתנהגות זו, גם הוא בכלל השוטים ייחשב לשיטת הרמב"ם, שנפסקה להלכה (ונעיר כי **בשו"ת אמרי שפר** [סימן עה] אף מזכיר את הביטוי: "מאנאמאניא" [monomania] וכותב שהוא שגור בפי הרופאים. ואומנם במאה ה־19 אכן השתמשו במושג זה, אך כיום הוא הוחלף במושגים אחרים. ומכל מקום אנו רואים כי המושג "שוטה לדבר אחד" היה קיים כקטגוריה רשמית אף אצל אומות העולם).

ו**באנציקלופדיה הלכתית רפואית** (ז, עמודים 554–555) כתב:

> כמו כן לא נאמרו סימני השוטה אלא במי שאין השטות מתבטאת בכל דרכיו והליכותיו, אלא שהוא שוטה לדבר אחד, או כאשר אין אנו מכירים את האדם הנידון, ואין באפשרותנו לבודקו; אבל מי שמתנהג בעליל כשוטה גמור, והוא מתנהג כמשוגע לעינינו, דינו כשוטה לכל דבר, גם אם אין בו אחד מהסימנים המנויים בחז"ל.

5. שוטה לדבר אחד

מכל מקום, למרות המוחלטות של הקביעה הנ"ל, אין ספק כי למעשה יש להחמיר בגבולותיו של סיווג זה. ונזכיר את שכתבנו לעיל בדיון בשיטת התוספות: לכל הדעות אין להשית גדר של שוטה לדבר אחד אלא במקרים מובהקים ביותר. לעיל הזכרנו את

הדיון בדברי חכמים ש"שוטה בחדא מילתא לא סריך", והסברנו שאף חכמים ידעו שיש צורך במובהקות מסוימת על מנת לכלול את התנהגותו של האדם בכלל שטות. כמו כן, ראינו את חילוקו של הרב רבינוביץ ביד פשוטה בין המקרים השונים, והדגיש שם שאין שוטה לדבר אחד אלא בשטות משמעותית ומובהקת.

וכך כתב **בשו"ת מהרי"ק** (החדשים, סימן כ):

> ועוד נראה לעניות דעתי דלא דמי כלל מי שעושה מעשה המורה טירוף הדעת כי התם, דהוה אכיל תמרי ושדי קשייתא ביה רבא, וכגון ההיא דמי שאחזו דנשתתק מחמת החולי המטרף את דעתו... דוודאי התם איכא למיחש דדילמא הין שלו לאו הין ולאו שלו לא הוי לאו, דכיון דנטרפה דעתו אינו יודע מה מוציא מפיו ואין מדקדק כלל בדבריו... אבל מי שהוא מיושב בדעתו ומה שהוא אומר הוא אומר ביישוב הדעת, אלא שאינו מבין ענייני העולם כשאר בני אדם, מכל מקום כל היכא שלא הוחזק להיות מאותן שהזכירו רז"ל בפרק קמא דחגיגה נראה לעניות דעתי דמעשיו קיימים בכל מילין, שהרי על כרחין צריך איזה גבול ושיעור לומר באיזה עניין ייחשב מבין ובאיזה עניין לא, שהרי יש מבין מעט ויש מבין הרבה, יש ממהר להבין כבר שית וכבר שבע, ויש מאחר, ואין הדעות שוות.

כך גם מופיע **בשו"ת הרא"ש** (כלל מג, סימן ג) בעניין אישה שטענה "שבעלה מטורף וטפשות מתוספת עליו מידי יום יום ושואלת שיגרשנה טרם יטרף ותהיה עגונה לעולם...", ואילו כנגדה טוענים שהוא "אינו מטורף, אך אינו בקי בטיב העולם". הרא"ש דוחה את טענת האישה וטוען שהבעל אינו מטורף ואין לחשוש לכך, וכמו שכתב **בשו"ת מהרי"ט** (א, קיג): "דהכא לא הוי מחמת חולי אלא שאומרת שהוא מטורף וטפשות רבה עליו ורגזן, וראובן משיב שאינו מטורף רק שאינו בקי בטיב העולם, ודבר זה אפילו כפי דברי האשה לא חשיב מום אלא תרבות רעה וחסרון דעת".

אף **בשו"ת בית אפרים** (אבהע"ז, פ"ט) מצאנו כיוצא בזה, וזו לשונו:

> ואמנם כבר כתבתי לעיל דמצינו בש"ס פעמים רבות שקורא שוטה מחמת שדיבר דבר אחד של שטות, ומכל מקום לא הוי דינו כשוטה ורק על דרך המליצה נקרא

> כן, והוא שם מושאל לפי שעתו. ואפילו בעושה מעשה של שטות עד דקרו ליה שוטה, מכל מקום בשביל זה אינו דינו כשוטה ממש, כדאשכחן בחולין דף צ"ה... דבשביל מעשה שלא כהוגן קרי ליה שוטה ואפילו הכי פשיטא ליה דודאי לא מיחשב שוטה לומר שאין מעשיו כלום, אלא לגבי הא מילתא קרי ליה שוטה. ודוחק לומר לפי שעשה שלא כדין למכור טרפה לנכרי למכרה במקולין קרי שוטה... והכי אשכחן בדוכתי טובא... ובוודאי שעניין זה לפי ראות עיני הדיין...

וכן כתב בתשובת **הנודע ביהודה** (בספר אור הישר, סימן ל), וכן כתב **בשו"ת צמח צדק** (אבהע"ז, קנג) שאף הרמב"ם מודה שרק בשטות גדולה כמו המקרים שבמסכת חגיגה יש דין של שוטה לדבר אחד, וכן כתב **בשו"ת שרידי אש** (א, צז).

ובשו"ת נפש חיה (א, כז) כתב:

> הכלל היוצא לנו מדברים האלה דאף לשיטת הרמב"ם אין ראיה דבמעשה שטות אחרת חוץ מאלו השנויים בברייתא הוי שוטה, רק כשידוע לנו בבירור דהוי שוטה בדבר זה, כגון שבהגיעו לדבר זה מטורף דעתו לגמרי ואינו יודע בין לאו להן. הא לאו הכי, אף שעושה מעשה שטות, שמא טיפשות יש בו בדבר הזה, ואף שתמיד הוא בטיפשות, זה יוכל להיות מהעיקשים הטיפשים אשר בלתי אפשר להסיר איוולתו ממנו, ועם כל זה אינו שוטה...

וכן כתב **בשו"ת בית יצחק** (אבהע"ז ב, סימנים ה, ו).

מעניין לציין את המובא בתשובות **רבי אליעזר שמחה** (סימנים י-יא), שאף הוא סבר שיש לדקדק היטב בהגדרה זו, ועל כן כתב:

> עוד נראה לי שכל סימני שוטה דמני הגמרא הוא להרע לעצמו... אבל אי נוכל לתלות שעושה זאת להתגאות ולרמאות, לא מחזקינן לו כלל בשוטה, ואמרינן דמתגאה הוא או דליביה אנסיה והוא קדוש בעיניו ואינו שוטה כלל... אכן יש חילוק בזה, דאם הוא שוטה מתחילתו היותו איש, ומעולם לא הוחזק לבר דעת, סגי בוודאי בפעולה שעושה מימי נעוריו שלא כדרך העולם... שהולך ערום ומשבר כלים וזורק אבנים... ולזה הברייתא דמפרש סימני שוטה הוא בפיקח שנשתטה... אבל זה דווקא אם זה לרעתו, אבל לא בעושה זאת דרך כעס או דרך נקמה אין זה שוטה...

מקרים אלו מחדדים את הקושי שבאבחנת "שוטה לדבר אחד". ישנם אנשים רבים שמתנהגים באופן היוצא מגדר הרגיל באופן רגעי, אם מחמת כעס או חוסר הבנה בטיב העולם. הם חסרים רגישות חברתית או הבנה כיצד להתנהל בחברה תקינה, אך הם אינם שוטים כלל וכלל. יש להיזהר מלהגדיר כל התפרצות רגשית כשטות, ועל כן הן הרא"ש והן המהרי"ט אינם מגדירים במקרה זה את הבעל כחולה כלל. אם מצרפים להבנה זו בשיטת הרמב"ם את העובדה שייתכן שהתוספות חולקים על דבריו וסוברים ששוטה לדבר אחד הוא פיקח לשאר דבריו, ואף את שיטת רבנו שמחה ורבנו אביגדור שאין שוטה לדבר אחד אלא באותם המנויים בגמרא – על אחת כמה וכמה שיש להיזהר מלהשית הגדרה הלכתית זו על מאן דהוא שלא במקרה מובהק. כל הנ"ל מסביר מדוע למרות פסיקת ההלכה כרמב"ם לפי רוב רובם של האחרונים, אחרונים רבים פירשו את דבריו בצורה המצמצמת מאוד את יישומם המעשי.

על פי זה הסביר **הרב שלמה אבינר** במאמרו "צלילות הדעת בימי הזקנה" (**אסיא**, לט, עמודים 9-17) את דעת רב הונא בסוגיה במסכת חגיגה:

> אנו למדים כאן כלל גדול שהזכירוהו רבותינו האחרונים. אנו משתדלים לתת להתנהגותו של אדם כל פירוש אפשרי שיחלץ אותו ממעמד לקוי נפשי, אפילו אם פירוש זה "דחוק" במקצת. אנו ניגשים אל אדם זה מתוך יחס פרמיסיבי, כדי לא להוציאו מכלל האנשים הרגילים. אמנם נודה שהתנהגויות אלה כגון לינה בבית הקברות כדי להקטיר לשדים, אף שהן משונות במקצת, על כל פנים גם אנשים "נורמליים" משתתפים בכל מיני פולחנים שונים. אדם אכול דאגות עד כדי כך שהוא זקוק לצאת יחידי בלילה – עדיין בגבול הסביר. אפילו אדם המרגיש הזדהות נפשית עם זאב ואוהב לשוטט בחוץ כמוהו, אבל חוץ מזה הוא מתנהג כרגיל – אין בכך אסון. לכן מזהיר אותנו רב הונא: אין להביא הוכחה מסימן אחד, שהרי הוא ניתן לפרשנות פרמיסיבית... אמנם אין הלכה כרב הונא... אבל כתבו רבותינו שגם רבי יוחנן יסכים לקבל כל פירוש התנהגותי שיאפשר לסווג את האדם במסגרת האנשים הרגילים.

ביטוי עקרוני להבדל שבין הפסיכיאטריה להלכה בעניין זה ניתן למצוא אצל הרב אבינר במאמר נוסף (**אסיא**, עג-עד, "פסיכיאטריה והלכה – הבדל עקרוני בין הגישה המצמצמת של חז"ל לבין הגישה המרחיבה של המטפלים הפסיכיאטרים", עמודים 73-76), וזו לשונו:

יש הבדל עקרוני בין מטרת האבחנה של הקלינאי לבין מטרת האבחנה של חז״ל. **מטרת המטפל הפסיכיאטר** היא להגיע לאבחנה מוקדם ככל האפשר על מנת לטפל בחולה, למנוע הידרדרות במצבו, לייצבו ולנסות לרפאותו. **מטרתם של חז״ל**, היתה כאמור אחרת. חז״ל רצו לקבוע את הקו המפריד בין כשיר לבין שוטה ברמה המחמירה יותר, כדי למנוע מקרים רבים של הרחקת הפרט מן החברה. ההחלטה שאדם מוגדר כשוטה ובכך אינו מהווה יותר חלק מן החברה, ולכן הוא פטור מחיובים משפטיים והלכתיים, מחייבת זהירות רבה מאוד ושיקול דעת רגיש כדי שתוכל להיות מוצדקת. כמו כן במצבים רבים היא עלולה לעורר רגשות עזים של התנכרות חברתית ועלולה להחיש את התמוטטותו של החולה.

6. בירור חומרתה של שטות לדבר אחד

הטורי אבן למסכת חגיגה (שם) הקשה על הסוגיה במסכת חגיגה (ג, ב) מהסוגיה במסכת פסחים (קיב, ב), שם אסרו לצאת יחידי בלילה דווקא בלילות מסוימים, ואילו במסכת חגיגה משמע שהאיסור הוא על כל הלילות! אך דבריו תמוהים לכאורה, כי מה עניין איסור להגדרת שטות? ואכן הקשה עליו כך **השפת אמת** למסכת חגיגה (שם): ״בספר טורי אבן מקשה... ואיני יודע מאי קשיא ליה: מי תלה הני מילי דשטותא באיסורא? דאפילו אין מותרין לילך, מכל מקום מי פתי יוצא יחידי בלילה בלי שום צורך״. ונראה לתרץ שהטורי אבן רוצה לומר שהאיסור לצאת הוא משום סכנה, וגם היציאה היא מסימני השטות משום שהאדם מסכן את עצמו.

מדברי **הטורי אבן** מוכח שהשטות ביציאה יחידי בלילה היא שהיוצא אינו נשמר לנפשו מחמת השדים המצויים מחוץ לעיר (ושטות זו היא דווקא מחוץ לעיר ולא בתוכה), וזה מראה על שטות גדולה (שבשביל רווח קטן אדם לא היה מסכן את עצמו באופן כזה). לעומת זאת, הלן בבית הקברות אינו מראה סימני שטות מובהקים (אף שגם מעשיו נעשים בלילה), שהרי ייתכן שעושה כן כדי שתשרה עליו רוח הטומאה, וזה רווח גדול ״שיסייעו להיות מכשף, דמילתא יתירה היא למלאות תאוות יצרו תלינן בהו ולא בשטות״ – ואף על פי כן סבור רבי יוחנן שיש בכך כדי להגדירו כשוטה (או שיש לומר שלן בבית הקברות זה אף עם אדם אחר, ולכן אין מדובר בסכנה גופנית).

יש בדברי הטורי אבן פתח להבנת כל מעשי השטות כסכנה מסוימת, ובספר **אור ישרים** (סימן כה) הביא פירוש כזה מ**הרב משה נתן כהנא שפירא** (תלמידו ומחותנו של האבני נזר), וזו לשונו שם:

צריכין בזה להקדים על פי חקירה עניין הפרש שבין הנפש המדברת לשאר נפש בעל חי, מקור ושורש הדעת, דהנה מצינו ששיערו חכמינו זכרונם לברכה שעניין הקניין... תלוי בדעת ורצון ובחירה שהיא שמירת החפץ... דההבדל בין נפש המדברת לנפש החי הוא דבנפש החי אין בה רק רצון טבעי וחסר ממנו הבחירה, אבל נפש המדברת מצד שהוא שכליי יש לה רצון בחירי לבחור ולרצות בעניין ולמאוס ולמנוע מעניין שאין טוב לה על פי השכל... ועל כן יובן שפיר דהקניינים שהם שייכים רק לנפש המדברת תלויים בהבחנת הרצון והשמירה שהוא הבחירה שאז נעלה מכח הבהמה להיות לו קניין. והנה בספר שבילי אמונה... כתב, וזו לשונו: "ובמוח עומדים ארבעה כוחות בארבעה חדרים: בחדר הראשון הוא כח ההרגש וכו', בחדר השני הוא כח הדמיון, בחדר השלישי הוא כח השכל ונקרא שופט כי הוא ישפוט על הדמיון כמו שישפוט ההרגש על המורגש וכו', ובחדר הרביעי הוא כח הזיכרון וכו'", יעויין שם.

ועל זה אמרו בברייתא "איזהו שוטה", שיהא דינו כשוטה בקלקול שכל השופט... הסימן הוא שאין לו שכל לשמור עצמו, כלומר: גופו או נפשו או ממונו. ועל כן היוצא יחידי בלילה שבני אדם בדעת יראים פן ייזוקו בגופם... והלן בבית הקברות שבני אדם מפחדים לנפשם שלא ידבק בהם רוח הטומאה, והמקרע כסותו שמאבד ממונו ובכלל זה שאינו חס על כבודו, וסבירא ליה לרב הונא דכולם בבת אחת בעינן; כלומר: דבחדא אני אומר כגון ביוצא יחידי בלילה פן לצורך ריוח ממון יצא וממונו חביב עליו יותר מגופו, והוא הדין בלן בבית הקברות... שיסייעוהו להיות מכשף... והמקרע כסותו דמאבד ממונו דילמא מפקיר ממונו משום בריאות גופו דבעל מחשבות הוא.

וכיון דעבדינהו לכולהו, הרי דלא החשיב שמירת גופו ולא שמירת נפשו ולא כבודו וממונו – בזה שמע מינה שנאבד ממנו כח השכלי המדבר שהיא הבחירה לטוב והשמירה מנזק. ורבי יוחנן סבירא ליה דאפילו בחדא מינייהו, כל שאין לפנינו הסיבה לראות מפני מה עשה כזאת להפקיר גופו או נפשו או כבודו וממונו, שוב יצא מגדר אדם בן דעת לכל דבר, ואף ששואל כעניין ומשיב, דחזינן דכח המרגיש והמדמה והזוכר אתנייהו גביה עדיין, מכל מקום חסר ממנו עיקר האדם. אבל להיפוך – כל שיש לו השומר שהוא ראיה שהוא בוחר בטוב שכלו, אף שנלקה בחולי מרה שחורה הבא מקלקול כח מדמה או על ידי חולי

> הלב או בנכפה או קורדייקוס, נהי דמעשיו שעושה בשעת החולי בטלים משום דמעורב דעתו, מכל מקום כשסר המחלה אמרינן שחזר לאיתנו... דהאדם שהוא שכל השופט ישנו בכאן, אלא שאין לו ידיים וכלים לגמור הפעולה...

> ובוודאי דאיזהו שוטה דווקא כיוצא באלו, כלומר: כל שהשטות שלו הוא שנחסר לו שכל הבחיריי שהוא הוא גם השומר, מה שאין כן בהרבה מיני חולים מכח המדמה והמרגיש שאדרבא מפחדים יותר על היזק גופם או ממונם וכיוצא בזה או בכבודם מקפידים מאוד שרוב מבעלי הדאגה ומרה שחורה זאת היא הסיבה שאף שכל זמן שאין שפויים בדעתם אינם ראויין נקראים, מכל מקום דינם כקורדייקוס... לעניין כשסר החולי חוזר לחזקתו...

מתוך דברים אלו אנו למדים כי יש לדקדק ולוודא שבשוטה לדבר אחד, השטות היא דווקא כזו הדומה לשטות המוזכרת בגמרא, וכן כתב **בשו"ת בית אפרים** (אבהע"ז, פט) לשיטת הרמב"ם, שהדוגמאות המוזכרות בגמרא באו ללמדנו להחיל דין שוטה לדבר אחד על "כל ענייני שטות הדומים להם". במילים אחרות: החומרה וסוג השטות נלמדים אף הם מהסוגיה.

מטעם זה גם מצאנו בכמה אחרונים שדקדקו במקרים שונים אם אכן מחלת הגוף היא או מחלת הנפש, כי אם האדם נראה מבולבל משום שנחלשה דעתו עקב היחלשות גופו אין זה מעיד בהכרח על שטות שאחזה בו, ועל כן יש להיזהר מאוד שלא לקבוע שם שוטה על אדם כזה. וכך, לדוגמה, כתב **החכמת שלמה** על השולחן ערוך (אבהע"ז, קכא):

> ונראה לי עוד הערה חדשה דאף שיש בו סימני שוטה היינו דוקא אם דרכו להיות כן שנטה בעצמו מבלי גורם דבר אחר, אבל אם מעצמו לא השתטה כל ימיו רק כשרואה דבר אחד נבהל ונעשה שוטה – בזה אינו נעשה שוטה, ובזמן שהוא חלים הרי הוא כחלים לכל דבריו... כיון דהוי לעניין אם יהיה נחשב בכלל שוטה לדברים אחרים אפילו בעת חלומתו בזה כל דאין השטות בא מגופו רק מכח דבר אחר אין לו דין שוטה...

לדברים אלו נוכל להוסיף את האמור **בשו"ת בית יצחק** (אבהע"ז, ב, ד), והם מעין דבריו של המכתב סופר שהבאנו בראשית חלק זה, וזו לשונו:

> אמנם בנידון דידן דאינו עושה דברים של שטות אך שמפחד ומתוך כך אמר דברים של שטות, יש לומר... לחלק בין עושה מעשה שטות ובין אם מדבר דברים של שטות ובשאר דברים שואל ומשיב דברי טעם ככל אדם, דאינו מיחשב שוטה, הגם דראיות הנודע ביהודה דחה בבית אפרים, מכל מקום הסברא נכונה; דהנה בכל האדם נמי עלולין במחשבות מחשבות זרות, רק דבעל שכל חזק אינו מוציא המחשבות לפועל על ידי דיבור, ומכל מקום לא הוי שוטה, דדווקא מי שעושה מעשים רעים דשכלו חלש מאוד ואינו מבחין, על כן אין בו דעת... מה שאין כן באינו אומר רק דיבורים שמעלה על דעתו שמתיירא ואין בו כח לעצור פיו ולשונו, מכל מקום יש בו דעת לעשות מעשה ולהקנות אותה לעצמה על ידי מעשה... עוד מובא בבית אפרים בשם נודע ביהודה דמחמת פחד על מגן לא נחשב שוטה, ובנידון דידן אולי ראה באיזה ספר שיש לשמור עצמו מן החיצונים...

כלומר, אף שלעיל אף אנו ראינו שרבים חולקים על הנודע ביהודה לעניין דיבור, ובאמת מעיקר הדין נראה שגם בדיבורים ניתן להחיל שם שוטה (וכמו שכתב **בשו"ת עזרת כהן** [סימן סז], וכתב שגם הנודע ביהודה מודה בזה), למעשה נראה שנדיר מאוד להחיל שם זה אך ורק על ידי דיבור, וזאת משום שאין בכל זה כדי להראות שהאדם לוקה בשטות משמעותית, כלומר, כזו הפוגמת בגופו, נפשו, ממונו או כבודו. כך גם נראה שיש להבין את האמור **בשו"ת שרידי אש** (א, צז), ראו שם.

מטעם זה גם פקפק **בשו"ת בית אפרים** (אבהע"ז, פט) ביכולת להחיל דין שוטה על אדם שיש לו כל מיני פחדים, וזו לשונו:

> אך שעדיין יש לצדד ולומר אם אנו רואין שהוא פיקח בכל הדברים אם כן רגליים לדבר דהא מילתא מחמת חולי הוא... דנידון דידן שיש לו פחד ויש כאן ספק שקול אם מחמת שטות או מחמת חולי אז כיון שרואין שהוא פיקח בשאר עניינים תלינן עניין זה בחולי כיון שעדיין אין לנו הכרע שהוא שוטה מחמת מעשיו... דכיון שעדיין הוא פיקח בשאר עניינים אין הפחד מוציאו מחזקתו, ואף אם הוא על ידי פחד רוח רעה... וגם לתלותו ברוח שטות אי אפשר כיון שהוא שלם וישר בשכלו ככל אדם והחרדה מצד ראיית מזלו בא לו. אך נראה דכל זה יש לתלות אם לא התמיד העניין ימים רבים שיש לתלות בעניינים אלו ואף אם יעבור חודש... אבל היכא שהתמיד העניין שנים רבות והוא מחזיק בחדא מילתא וסריך ביה... וקשה הדבר לתלות זה בסיבות חיצוניות, רק שנתלה בחולי

המרה שחורה הנ"ל ומידי ספיקא לא נפקא דהא אין ידוע חולי זה שמא בא עד הראש ובלבל את מוחו ולא בדעת ידבר ומה ששואל ומשיב כהוגן אין מזה ראיה להרמב"ם. ואף על פי שכתבתי שיש לחלק דהתם כבר נתחזק שהוא שוטה מה שאין כן כאן דעל גוף מעשה זו אנו מסופקין, מכל מקום מאן מפיס דשמא אם היה חכם ובקי היה מבחין שאין זה מצד תגבורת המרה רק מצד בלבול המוח ושוב אין מועיל מה שהוא פיקח בשאר עניינים. וגם צריך בדיקה הרבה לפני הבית דין אם הוא מכוון כל דבריו כפיקח גמור והכל לפי ראות עיני הדיין בזה...

וכתב שם הלכה למעשה:

סיומא דפסקא: אם האיש אשר נדון השאלה סובבת עליו הוא פיקח בכל דבריו ולא נפקד ממנו מאומה רק כי נפל פחד עליו ומחמת זה דבר אין לו עם אדם, אז נראה לעניות דעתי שאם יבדקוהו בבית דין כמה פעמים בימים אחדים וייבחנו דבריו שהמה כאיש מבין יודע ולא נפל דבר מדבריו להיות נוטים לצד שטות ומבין הכל היטב בענייני הגט ולא באו דבריו במקרה כי אם בכוונה בדעה נכונה, אז אף על פי שעדיין לא סר מלהיות מפחד ואימתו עליו הרי זה יכול לגרש. ואין לסמוך על מה שיודע לחשוב שהרי עינינו הרואות שלפעמים אף קטן שהגיע לעונת הפעוטות השתא חושבנא בעלמא ידע ומכל מקום לאו בן דעה הוא לגרש, לכן צריך בדיקה היטב משום חומר אשת איש. ואין לדיין אלא מה שעיניו רואות, ואם ייראה לבית דין שדבריו בהשכל כשאר פיקחים בעת כתיבת הגט ונתינתו יש לנו עמודי עולם לסמוך עליהם, המה הגדולים אנשי השם הכתובים על ספר הישר. כן נראה לעניות דעתי, אם יסכימו רבותי, ואי דרו דורא דלינא, ואם לאו דברי בטלים ובטל דינא.

לסיום פרק זה, נביא את דברי **הרב משה פינשטיין** שכתב **בשו"ת אגרות משה** (אבן העזר א, קכ) שלא להחיל גדר שוטה בכל אדם שיש לו כל מיני מחשבות ודמיונות, וזו לשונו: "אך אף אם... לא ניכר בו שום שטות, ונשאר רק מה שמחזיק עצמו בלבו למשיח... ודאי מסתבר שאינו עושהו לשוטה, רק דהיא שיטה סכלית שבא לו מצד גאוותו היתירה... ואם כן על כל פנים הוא עתה חלים ויכול לגרש...". **ובשו"ת דברי חיים** (אבהע"ז א, נג) כתב: "דבנידון דידן שאינו שוטה כלל, רק לפעמים מדבר בדברי גסות ושטות כשמעוררין אותו לזה... כיון דאינו משובש בשום דבר שבעולם דגם בדבר גוזמא שאומר שימלוך הוא רק כשמעוררין אותו ומדברין על לבו... לא לשוטה יחשב".

נספח ב

תיאור מקרים של חולי הנפש בספרות הרבנית

ספרות ההלכה מלאה בהתייחסויות למצבים של חולי הנפש. אף על פי כן, רק במקרים ספורים טרחו הפוסקים לכתוב תיאור מפורט של התסמינים, וגם אז על פי רוב אין לנו היסטוריה מלאה עד כדי שנוכל להסתכן באבחון חד־משמעי, כזה או אחר, של המקרה המוזכר. ומכל מקום, קיבצנו את כל התיאורים המצויים בידינו ונתנו כותרות כלליות על מנת לעזור בהתמצאות במקרים.

הפרעה פסיכוטית מסוג כזה או אחר

א. **שו"ת זכרון יוסף** (אבהע"ז, י'):

אודות אשה אחת שנתקלקלה אחר הנישואין עד שהרגילה קטטה עם בעלה מפני שהיתה חושדתו כי יפנה דרך כרמים ליתן עיניו בנשים זולתה לזנות עמהן, ופעמים רבות עשה שלום ביניהם עד כי לבסוף גברה אש המתלקחת בדברי ריבות ואיבות ביניהם, עד שהוציאה בעלה מביתו איזה חודשים... ובשבתה בבית אביה חשבה גם כן רעה עליהם ותחפא עליהם דברים אשר לא כן, שרוצים ליתן לה סם המות, וקצה במאכלם מדאגה בדבר פן ישחיתו עץ בלחמה, ושארי דברים בזויים כהנה. ושוב חזרה למקום שבעלה שם וטיפלו שם עמה לערך שנה ומחצה ורעה ראו בה שנתקלקלה יותר ונעתקת משטות לשטות, עד שחושבה תמיד כי עומדים עליה נשים להורגה, והולכת תמיד לקראת נחשים כאלה. ואדם יראה

לעינים שדעתה משובשת בכמה דברים ולא כל העיתים שוות אצלה, אך בדברים הבלתי נוגעים לעצמה יודעת לישא וליתן כשארי בני אדם בהשכל, וגם עושה כמה מלאכות במועצות ובדעת נכונה, וגם הולכת לבית הכנסת שחרית וערבית להתפלל, ואינה מריבה ולא תדבר סרה ודופי לשום אדם זולת העוסקים עמה בדברי ריבות ואיבות שלה עם בעלה.

ב. **שו"ת עטרת חכמים** (אבהע"ז, יז):

על זו האשה שזו דרכה כסל שהולכת בבגדים מטונפים בצואה (ייתכן גם שמדובר בשיטיון [=דמנציה] או פגיעה קוגנטיבית אחרת).

ג. **שו"ת שואל ומשיב** (קמא, ג, קח):

ועל דבר שאלתו באברך אחד אשר זה כמה שנים נטרפה דעת אשתו... ומקודם היה לה חולי הנכפה... אך זה יותר משלוש שנים שנחסר דעתה מכל וכל ואישתקל מילולה ואינה מבחנת בין טוב לרע, וכמה פעמים לקחה לשתות רותחין שמעלה רתיחה, וגם אוכלת אשר תמצא ידה בין אסור ובין היתר, וכמה פעמים בלילה ברחה בכפרים, והרופאים הגדולים מייאשים ברפואתה, ובעלה בוכה ומבכה ומבקש עזר לו ולבניו הקטנים אשר מתנודדים באין עזר (ייתכן גם שמדובר במחלה נוירולוגית כזו או אחרת).

ד. **שו"ת מקום שמואל** (סימן כה):

אשה אחת יצאה מדעתה... עד שהייתה ללעג ולקלס, והלכה בפירוע ראש, ושכבה על אשפתות בלי לבוש ממש. והנה אירע לה מקרה בלתי טהור, בשכבה באשפה בחורבה אחת, שהלך שם עכו"ם אחד לעשות צרכיו ממש נכנס, ואחר כך הלכו נערים ישראלים וראו את הערל מצחק עמה ושכב עמה, והתחילו הנערים לצעוק על הערל... והנה אחרי שני חודשים כי נתרפאת, מכה את פניה ומורטת שערות ראשה...

ה. **תשובות חכמי פרובינציה** (סימן נז):

בבחור אחד נדרוש נדרש לגרש את אשתו, ומימים קדומים נשמע שמע הבחור ההוא שחלה ממחלת השיגעון השחורי, ועתה... בא לפני קצת חכמים וחקרוהו על דבר מחלת שטותו, והגיד להם כי זה שתי שנים ויותר מהומות דמיונות יבהלוהו תמיד, מאנשים ידמה יהיו בבטנו תמיד ויפחידוהו, ומאתם יימשכו תמיד שלושה שינויים בפעולות, התמידם מיום החלו אלו הדמיונות לבהלו ולהפחידו, והם הרחיקו היין, והבשר, והשכיבה על המיטות, ונותן טעם להרחקת היין והבשר כי לפי מחשבתו יגדילו חוליו, ולהרחקת השכיבה על המיטות כי בהיותו שוכב על המיטות ידמה כי האנשים אשר ידמה היותם תמיד בבטנו

יפחידוהו, ולכן ישן על גבי קרקע ועל גבי ספסלים, ולא נמצאת דעתו משובשת זולתי באלו הדמיונות אשר יאמין שיבהלוהו, ובאלו השנויים בפעולות אשר ימשכו מאתם אשר ידמה המועילים למזיקים, אמנם שואל כעניין ומשיב בשאר הדברים.

ו. **שו"ת בארות המים** (אבהע"ז, ב):

אשר הוא צועק מרה כי אינו יכול לשבת עמה מחמת שטותה, והביא סהדי... חד מינייהו העיד... שמדי עוברו בשוק... ראה את האשה הנזכרת, ראשה פרוע, ובידה חלוק אחד... ומחמת שטותה הייתה רוצה להטבילה בטיט אשר בשוק. לא זו אף זו, שהייתה רוצה ללכת בראשה פרוע תוך הג'ארשי של גויים להלוך לבית בעלה, ושכנותיה היו מעכבים אותה באומרם כי חרפה הוא לה ללכת כן, והיו אוחזין אותה ולא יכלו... גברה עליהן ותקם ותלך כן בראשה פרוע עד בית בעלה שהוא מקום רחוק. ויהי בעת לכתה... הייתה אומרת בלשון הזה... ועוד אחר העיד שפעם אחד בלילה מרוב קטטה וצער לקחו אותה מבית בעלה והוליכוה לבית דודה שהוא מקום רחוק, ומחמת שטותה חזרה אחור היא לבדה ובאה לבית בעלה בנשף בערב באישון לילה ואפילה, ולא חששה מאנשים ריקים ופוחזים שוחרי לילה שבתוך הג'ארשי...

ז. **שו"ת אגרות משה** (אבהע"ז א, קכ):

אחד שעוד בבחרותו נשתטה ושטותו הוא שאמר על עצמו שהוא משיח. וזה גרם לו לעשות עוד מעשה שטות שיש לו בולמוס לקרוא בתורה ולהיות ש"ץ ואף שאין מניחין אותו הוא נלחם בכל כוחו, ואירע שלקח ספר תורה וברח עמו. והיה נוסע מעיר לעיר באומרו שהוא צריך לתקן העולם והיה חוטף חפצים ומטמינם עד שיתנו הבעלים כסף לצורך גמילות חסדים. והיה עולה באילנות במקום שנמצאים בני אדם כדי לדרוש. ולפעמים הלך ערום באמרו שהוא כאדם קודם החטא ועוד ענייני שטות בדברים כאלו שנמשך מצד שאומר על עצמו שהוא משיח וצריך לתקן העולם לפי דעתו, ובשארי דברים היה פיקח גמור בהבנת הדבר וזוכר ויודע הכל ומדבר ושואל כעניין. וקודם הקידושין היה זמן רב ערך ג' שנים ויותר בחזקת חלים שלא עשה שום מעשה שטות והיה מלמד לילדים כראוי, אך עצבות היה ניכר עליו ולא היה אוהב בחלמותו לשוחח הרבה בחברת אנשים. ואיזה ימים אחר הנישואין נתקלקל עוד הפעם והתחיל לעשות מעשה שטות הנזכרים למעלה, והיה זה יותר משמונה שנים, וזה קרוב לשנתים שבא לבית אביו שדר בכפר ועובד אדמתו ועושה כל המלאכות כפיקח ולא עשה שום מעשה שטות ולא ניכר בו שום סימן שטותי לא בדיבור ולא במעשה.

ח. **שו"ת בית אב** (תליתאי, דעת אברהם, סימן ב):

השוחט ובודק... שנשתטה בשלהי קיץ העבר ויצא מדעתו ועשה היזקות והלך ערום ואחר כך היה בבית אוסף המשוגעים שני חודשים וחזר לאיתנו ולבריאותו...

ט. **מחנה חיים** (אבהע"ז, לד):

איש אחד שהוא משוגע זה לערך שמונה שנה, וגם אני מכיר אותו לאיש משוגע בעוד שהייתי בטארנא, ונקרא בשם "עבער" (משוגענער), דהיינו שמקרע כסותו והולך ערום ויוצא יחידי בלילה, והכל דרך שטות, וזה יותר מחצי שנה שלקחו אותו לבית החולים ושגרו איש לעמוד עליו במקל ובשוטים לרדות אותו בכל עת, שידבר דברים ישרים ולהשיב על מה ששואלים. ואחר כך לאחר שלושה חודשים נסעו לאיזה בית דין וגם זה האיש העומד אצלו במקל נסע גם כן עמו כדי שישיב בדברים ישרים, ושאל המורה המסדר הגט מי הוא האיש והשיב אותו במרמה שהוא אחד מקרוביו וגירש את אשתו שמה ושב לביתו. והניח אותו בלא שומר והוא נהג בשיגעון כאשר בתחילה, וגם קודם נסיעתו לגרש היה אצלו תלמיד חכם וראה שהוא שוטה ממש...

י. **שדי חמד** (מערכת אישות, סימן ב, אות יא):

איש אחד אשר זה ט"ו שנים שנשא אשה ולא מתדר להו כמדיירי אינשי וכמעט תמיד היו בדברי ריבות וכו' וגם לא ילדה לו זולת בת אחת שתי שנים קודם לכן, וזה משך שנה וחצי אשר לקתה מידת הדין ונטרפה דעתה והתחילה לשוטט ברחובות תפוסה ברעיונות ודמיונות כוזבות לדרוש ממי ומי אחרי אחיה כי נראה לה שמת ר"ל, וכל אחיה הנותרים בוכים ומייללים אחריה, ככה התהלכה תמיד כמעט בכל יום ויום בחוצות ומקומות המוזרים לה במרה שחורה דומיה, כנ"ל. וזולת זאת לא נגעה בשום דבר לרעה, לא בשלה ולא בשל אחרים, ואך במבוכות רעיונות וטירוף דעתה ר"ל, ונתחזקה פה בפי כל למשוגעת. וזה שמונה חודשים אשר היא אסופה בבית המשוגעים דפה גם כן באופן כזה יושבת בחדרה כלואה שם בהשקט ודומיה, ואך נבוכה בטירוף דעת וגם אינה מקפדת על נקיון גופה ומלבושיה כדרך המבולבלים.

יא. **שו"ת מחזה אברהם** (ג, אבהע"ז, כז):

הבחור נסע בלילה ונפלו עליו שודדים ומחמת פחד יצא מדעת, וזה המעשה היה בערך שני חודשים קודם זמן המוגבל על החתונה... רק בא פתאום ביום ט"ז תמוז לעת ערב... ותיכף אחר החופה כשישבו לטעום כלום כנהוג ראה המחותן ממנו תנועות משונות, וגם לא אכל מאומה, ודימיתי אפשר התענה קודם

החופה והוא חלש מחמת זה, אבל אנשים אחרים ראו וגם בניי ראו כי דעתו מטורפת והוליכוהו לחדר מיוחד שינוח מעט, וראו ששוכב על הקרקע וראשו על הספסל, וכשראו אביו ובניו הדבר מר להם מר מאוד... והחתן לא היה בעת הסעודה... ואחר כך נתנו אותו אביו לבית המשוגעים בבאלניצע בהגוברני, ומאז הוא שם ואין לו שום תרופה.

יב. **מהר"ש מוהליבר** (סימן י'):

איש אחד קצת יודע ספר ואדם כשר, פיקח בכל ענייני העולם ויודע בטיב משא ומתן כשאר הפיקחים, רק שעלה אצלו דמיון כוזב להטעות את עצמו כי הוא משיח.

יג. **שו"ת נפש חיה** (אבהע"ז, כז):

אשה אחת... אשר בעלה היה שוקד מתחילה על דלתי התורה ובין מופלגי בית המדרש נחשב, וזה ערך ארבע וחמש שנים הלך בשיגעון... והיה נראה בו סימני שוטה המבוארים בגמרא, לן בחורבות וכו' ומאבד וכו' והלך שפי בלילה. נוסף לזה חילל שבת ולא בירך על שום דבר ולא התפלל, וזה כחמישה רבעי שנה הוקל חוליו מעליו והתנהג במצוות להתפלל ולברך ברכות הנהנין ולכבד את השבת, ולא נראה עוד ממנו שום שמץ דבר מכל מעשה שטות הנ"ל. רק עוד חוליו ניכר כי אינו מעורב בין הבריות כמקדם, וכששואלין אותו משיב כהוגן ולפעמים אינו משיב תיכף, יען כי מחשבות לבו נאחזים בסבך הגבהות והגאווה התקועה בלבו, ועשתונותיו תמיד סובבים שהוא מופלג כאחד הגאונים, והגאות הזאת נשארה לו כי יתברך בלבבו לאמור שיש לו ידיעה בכל הש"ס והפוסקים ולחדש חידושי תורה כאחד הגדולים. אולם, כשהוא משיב, משיב על כל דבר בדעה צלולה...

יד. **שו"ת דברי מלכיאל** (ג, קלז):

על דבר האיש שאחזתו מרה שחורה והיה שלוש שנים בבית החולים ועתה זה יותר משלושה חדשים הוא בבית אחותו, וכפי הנשמע מאז בא לבית אחותו אין בו מסימני שוטה המוזכרים בחגיגה... רק אחרי דברים הרבה מדבר הרבה ואינו יודע מה מדבר ומתקצף ומקלל משפחתו ולפעמים מנגן כאנ"ח בלשון רוסיא ומרקד. ולאותן שמקללם יש לו סיבה לשנוא אותם, ואף בשעה שמדבר בשיגעון אינו אוכל בלי נטילת ידיים ולא יטעום בלי ברכה. וסידרו לו גט... ובלילה לא ישן כל הלילה בשינוי דעת אחר הגט, וליום מחרתו דיבר בלא דעת ואחר איזה ימים בא לחנות אחת והתקצף ועשה שם היזקות...

טו. **שו"ת מהרי"א הלוי** (א, קלה):

באשה שנתבלבלה דעתה זה ערך תשע שנים והרופאים לא מצאו לה תרופה והיא

בחולי מרה שחורה מתבודדת ודוממת, וכשמתחילין לדבר עמה תחילת דבריה כהוגן ואחר כך מערבת דברי שטות ושיגעון ועדים מעידים שדיברו עמה כמה פעמים והשיבה להם בלא דעת כשוטים. גם אין ברצונה לטבול לנידתה כי אם בהשתדלות ופעולות שונות פעם אחת בשנה, והיא מואסת בבעלה ומתרחקת מאוד מהבריות ואינה מניחה גם את אמה להיות אצלה...

טז. **שדי חמד** (מערכת אישות, סימן ב, אות יא):

האשה... מוחלטת בשיגעון ואין מזור לה. גם שמעו ממשרתת האישפיטאל הנ"ל אשר לקוחת צואה וטוחה בזה את גופה, ונעדר מאתה שינה זמן רב. גם זמנים הרבה אפשר לה להיות בלא אכילה ואינה מבקשת אוכל עדי יתנו לה, ובכה תבכה בלילה תמיד ודמעתה על לחיה באומרה שמלאך המוות נגד עיניה. והרופאים הזהירו שלא להיות סכין במחיצתה כי עלולה לאבד עצמה מחמת המרה שחורה. וכשמדברים עמה לא נשמע ממנה שום שיגעון ומדברת כשאר נשים וזהו גוף הסיבה ששפטו הרופאים עליה שאין תרופה למחלתה. גם דאקטער מובהק נתן ליד בעלה הנ"ל מכתב תעודה שאין לה שום רפואות תעלה... שוב בא לפנינו פלוני... שכן... והעיד... ששוברת כלים בביתה וקורעת מלבושיה מעליה, וזה נודע בפירסום אך בעיניו לא ראה. שוב העיד פלוני... וראה את האשה (המשוגעת) הנ"ל שהייתה מקרעת כסותה כמה פעמים, ושברה המורה שעות שהיה בבית בעלה הנ"ל. ופעם אחת הייתה רוצה לשחוט את עצמה בסכין ובעל כורחה נטלו הסכין מאתה. וזאת מרגלא בפיה כי מלאך המוות עומד על ראשה ובכה תבכה בכל עת. שוב בא לפנינו פלוני... והעיד... ששמע מאשתו ומהשכנות איך האשה הנ"ל שוברת כלי הבית וקורעת בגדיה, ופעם אחת רצתה לאבד עצמה לדעת, ומצואתה שפתה קדירה לתנור. שוב העיד... שבעיניו ראה שהאשה הנזכרת מגלה את עצמה מכל מלבושיה בפניו. וגם... היה בידה סכין ורצתה לשחוט את בעלה הנ"ל, ובקושי גדול על ידי שוטרי הפאליציע הוציאו את הסכין מידה...

יז. **הרב משה נחום ירושלימסקי** (כתב עת הפוסק, שנה ד, עמוד שסג):

וקרעה כסותה ואף הלכה ערומה ונתחזקה בשטותה ובעסקו ברפואות וקמיעות נתרפאה... וחזרה לשטותה... ורוב ימיה יושבת דוממת כמו שכתבנו בלא אכילה ושתייה ויש עיתים שתדבר דברים זרים באין המשך, ואם תקניטה אמה או בעלה בדבר קל תכה אותם ותשפוך קיתון על פניהם.

יח. **שו"ת יהודה יעלה** (סימן צג):

על דבר איש אחד אשר אחר חתונת נישואין שלו מיד הכירה בו אשתו שהוא עצל מאוד, אחר זה נשתקע בדעתו שהוא אינו צריך לפרנס את אשתו אדרבה

היא צריכה לפרנס אותו, והשביע אותה מרורים בהכאות וקללות למיעוט דעתו והכרתו, וכאשר כילה את כל אשר היה לה הניחתו, ומן אז הוא שוכב בחוצות לקרח בלילה ולחורב ביום, לא יפשוט בגדיו ומנעליו עדי קרועים יפלו ממנו, שוחק ועוצב ברגעים אחדים, והנהו דופק על הפתחים, וכשמוכיחים אותו על פניו משיב בדרך המשוגעים פעם בכה ופעם בכה, אך בכל זאת שדעתו מבולבלת לא הגיע שגעונו לאותן שבמסכת חגיגה...

יט. **שו"ת בית יצחק** (אבהע"ז ב, ד):
בדבר האברך ר' משה מקראקא שנשא אשה זה שש שנים ובמשך חצי שנה אחר החתונה לא מיתדר ליה עם אשתו, וכפי הנראה היה חשש שיגעון ועצבות או פתיות... ועתה בא לגרש אשתו, והנה בדקנו זה האיש כמה פעמים ודיברנו עמו והוא משיב על כל השאלות בדעת ולא נראה בו שום דבר שטות, אך שנחלש דעתו ושכלו... אך דבר אחד נמצא בו והוא כי יש לו פחד מחיצונים ואומר בכל פעם "ברוך שם כבוד מלכותו לעולם ועד", ושאלנו אותו למה אומר כן והשיב כי החיצונים מסיתים אותו לומר דברים רעים ומבלבלין אותו במחשבות רעות ומסיתים אותו לאמור שבעה מצורעים, ובפעם אחת אמר שמסיתים אותו והוא אסור לומר "עפר ואפר" והוא אינו רוצה לציית אותם, על כן אומר בכל פעם בשכמל"ו. ופעם אחת אמר שנראה לו שחיצונים המה שחורים, וכפי שסיפרו לי עידן ועידנים היה ירא ללכת לבית המכובד מפני חיצונים, אך עתה נשתנה למעליותא בזה, אך שמעתי שירא מהצל שנקרא שאטין, וזולת זה לא נראה בו שום שטות.

כ. **שו"ת מלבושי יום טוב** (א, אבהע"ז, ד):
איש אחד נשא אשה מעיר אחרת ואחר החופה כשנתייחדו והתחיל לדבר עמה דיברה עמו דברים הנוטים לטירוף ושיגעון ולא נתרצית לו... עד אחד העיד עליה... שראה אותה קודם החתונה משוגעת בטירוף דעת שהכתה את אביה ושברה חלונות וכלים, ועד השני העיד ששמע כמה פעמים קול צעקתה ובכייתה בטירוף ושיגעון וראה את עיניה משונות כעיני המשוגעים (ייתכן שמדובר בהפרעה דו־קוטבית או בהפרעת אישיות של חוסר יציבות רגשית).

דיכאון

כא. **שו"ת בית אפרים** (אבהע"ז, פט):
אחד שהיה מעולם חכם גדול שלם במעלות ואחר זה מחמת חולי נטרפה דעתו

קצת והולך בטל ואינו עושה שום משא ומתן, וכשמדברין עמו הוא משיב כהוגן וגם יכול לחשוב חשבונות ממש כמו מאז ומקדם רק שלפעמים ניכר מתוך דבריו שנקבע בלבו שאין לו תקנה, ובלבו שיש לו שונאים ורוצים בקלקלתו, ויש לו עצבות גדול ומרה שחורה... (ייתכן שמדובר בדיכאון פסיכוטי).

כב. **שו"ת שם אריה** (אבהע"ז, ב):
והשיגעון שלה הוא שיושבת תמיד בביתה, ואינה הולכת ברחוב כלל, ויושבת ודוממת במרה שחורה רחמנא ליצלן, ואינה יודעת לשמור את עצמה מנידתה ואינה משגיחה בשום דבר מענייני הבית כלל, וכשאין איש מקניטה יושבת בהשקט, אך כשאביה או אמה מקניטין אותה לפעמים היא תכה אותם. ומבדלת במטבעות מאיזה מין הוא כל מטבע, וכשיש לה איזה מטבע היא שומרת אותו (ייתכן שמדובר בהפרעה פסיכוטית).

כג. **שו"ת חתם סופר** (ד, ב):
איש אחד שמחמת רוב דאגותיו והפסדים רבים תכופים שאירע לו בממונו נקרה במקרה מרה שחורה מלאנקילי שהוא גורם עצבות, ומחמת זה אינו מתחיל לדבר כלל עם בני אדם, אמנם אם מתחילין עמו משיב כהוגן ומתפלל ועולה לתורה כדרך שאר בני אדם. ואמנם מתוך עיצבון רוחו גרם כעסו שכמה פעמים מרד באבותיו, ועל ידי זה ברחה אשתו ממנו באומרה שאינה יכולה לסבול זה, ועל ידי ריצוי ופיוסים נתפייס בריצוי לפטור אשתו בגט פיטורים, ובשעת מעשה של אותו ריצוי היה טוען בעצמו שואל ומשיב דברים הראויים לו והגונים וטובים.

הפרעה דו־קוטבית

כד. **שו"ת קול יהודה** (סימן נא):
בעובדא שבא לפניו באחד שנשא אשה ודר עמה כאורח כל ארעא, ולאחר תשעה חודשים שהיו דרים יחד נולד היזק רב להם בעסק... ומרוב עוגמת נפש נפל האיש הנ"ל בעיצבון ומרה שחורה גברה עליו, וכמה פעמים התריס נגד אישתו בשיגעון, ואמר שיתקע חרב וסכין בבטנה ויהרגנה, ומרוב כעסו עליה הוכרחה לברוח מהבית מרוב הפחד, וגם אמר לה דברים מכוערים בשטותים, וברח ליער לבדו, והכל עשה בטירוף הדעת ובכעס כמה שעות ואחר כך נשקט מהמיית הכעס, ונתיישב קצת בדעתו, ופייס לאשתו על שציער אותה וחטא נגדה וביקש ממנה מחילה על שהתריס נגדה. כן היה כמה וכמה פעמים משך איזה חודשים. ואחר כך לקחה אותה אמה לביתה ולא דרו הזוג יחד זה חמש

שנים, ובהמשך הזמן הנ"ל היה קצת זמן שהיה בטירוף הדעת ומרד באבותיו, רק זהו זמן רב שנראה שנשקט מעט דעתו ומשיב על כמה שאלות כהוגן. והסימני טירוף לא נראה בו עכשיו, רק בתוך הרבה שאלות משיב על הכל כהוגן, רק לפעמים בתוך הרבה דברים משיב לפעמים על איזהו דבר תשובה שאינה ממין הטענה ואינה הגונה, והוא יושב גלמוד בעיצבון רוח ונראה שגבר עליו דמיון כוזב ומרה שחורה, שהוא יושב ודומם וחושב ומדמה עוד בעסק החוב שיש לו אצל האדון, ונקבע מאז במחשבתו כי יש לו אצל האדון יער ושדה (תיתכן גם הפרעת אישיות של חוסר יציבות רגשית).

כה. **שו"ת דברי חיים** (ב, אבהע"ז, עד):

באחד שנשתגע ובעת שגעונו זחה לבו עליו לומר שהוא אחד בדור בגודלו, וכיוצא בשארי ענינים כיוצא בזה, אך היו בו סימני שוטה המבואר בחגיגה, ולאחר כך נתרפא מהשיגעון ורק עדיין ניכר בפניו חולייתו וגם עדיין גאוותו אתו לאמור שהוא גדול הדור אך סימני שוטה המבוארים בחגיגה אין לו כעת, וגם הוא פיקח בכל עניינים, הן במשא ומתן, והן בשארי דברים שבעולם.

כו. **שו"ת בית יצחק** (אבהע"ז ב, ב):

באשה שנשאת לבעל ערך שמונה שנים וחצי, ונשטתית... שלושה חודשים אחר החתונה, ומשך חלותה שלושה עד ארבעה חודשים, ובעת שטותה דיברה הרבה, לא נתנה שינה לעיניה כחמישה לילות, ולפרקים קרעה הכתונת שלה, ולפעמים הלכה וראשה פרועה בבית, ועמדה ערומה, והיה זאת מחמת צער שבעלה ברח ממנה... וכששאלו אותה למה תקרע כתונת אמרה שרע לה מאוד...

מקרים לא ברורים מספיק

כז. **שו"ת שואל ומשיב** (קמא, א, קיח):

בדבר אשה אחת שיודעת לשמור עצמה ולשמור גיטה, רק שיש לה קצת שיגעון שממאסת בבעלה וצא צא אמרה לו.

כח. **שו"ת מים חיים** (ב, מ):

האשה אשר נשאת לבעל זה כמה שנים ולא מיתדר להו מעת הכירה אותו יען כי מעודו הוא מדלי השכל נוטה לסכלות, וכאשר נסעה עם הבעל למקום אביו לא שהתה שם כלל והיתה חוזרת לפה ואחר הפרדה מאתו לגמרי גברה עליו הסכלות עד שנטרפה עליו דעתו ונעשה משוגע ממש. ואחר ההתעסקות עמו בסגולות ורפואות סר מעליו השיגעון לגמרי, אך עדיין הוא כאיש נאלם ובעל

מחשבות, ודבר אין לו עם אדם רק על צד המיעוט, ויש לו עקשות וטיפשות הלב, וכשמדברין אתו אזי משיב כראוי הן ולאו, ואין עושה שום מעשה שטות ושיגעון.

כט. **שו"ת בית יצחק** (אבהע"ז ב, ו):

באחד... הכירו בו ששכלו דל וחלוש ואשתו ממאנת בו מחמת פתיות... והנה הרב המסדר והאנשים שהיו עמו התעסקו עמו הרבה בחקירות ודרישות ולא מצאו בו שום טירוף דעת, אך בעת שציווהו ליתן נייר להסופר במתנה אמר שיקח לו נייר אחר כי אינו רוצה ליתן שלו במתנה, וזולת זה מצאוהו שפוי בדעתו, וידע והבין להשיב כל העניינים על בוריו... והנה נגבה עליו עדות מהאנשים המכירים אותו בטוב בכל הזמנים, ועל פי עדותם נודע להבית דין שמעולם לא נמצא בו שום מעשה של שטות רק לפעמים היה מדבר דברי שטות, ואף גם זה בהיותם מאריכים עמו בדברים נחלש שכלו כי דעתו דלה וקלושה, גם עד אחד אמר כשכעס הכה אחותו או לאחד מבני ביתו, ועד שני אמר כי זאת היתה אם יצטרף אליו מעט שתיית יין שרף, אך בכל זאת הבין לציית את אמו שאמרה לו בדרך הקפדה שלא יעשה כן.

ל. **שו"ת דברי מלכיאל** (ז, לו):

באחד שתיכף אחר החתונה נראו בו אותות שטות, היינו שהחל לדבר זרות ולעשות מעשים נגד דעת שלמה, ועיקר שגעונו היה בענייני גאוה בלבישה והילוך ודומיהם ומזה נמשך כשני שבועות. ואז קרה עוד שקרע הכתונת שעליו בלילה ואחר כך אחר שעשה זאת בשביל שהיו לו יסורים בלילה מהשפאנער פליג שהעמידו לו וכעס שהכל ישינים והוא שוכב ביסורים, ועוד קרע אז בגד שעליו, וגם בו ביום שבר החלונות בבית – כל זה מן היום והלאה שהעמידו עליו השפאנער פליג כנ"ל החל להיטיב מצב בריאותו עד אשר ראיתיו ביום א' בבוקר ודיברתי עמו ודיבר כהוגן כפיקח גמור, וכן התנהג בנימוס כראוי, וציויתי לבודקו בקריעת בגדים אם יתרצה כעת בזה ולא אבה בשום עניין והתפלא על זה שרוצים לקרוע בגדים. וכן ציויתי לנסותו בשבירת כלי זכוכית, וגם כן לא רצה, ואמר: "הלא עוברים על בל תשחית", וכן בדברים שדיבר מקודם בענייני גאווה בלבישה שהזכרנו גם כן ציויתי לנסותו והשיב כהוגן, ואמר: "אל תזכרו ראשונות". וכן אחר כך ביום שני וביום שלישי היה בריא לגמרי כפיקח גמור בכל דבריו ומעשיו.

לא. **שו"ת רבי משה מרוטנבורק** (אבהע"ז, טו):

באשה שהייתה דעתה משובשת בלתי צלולה כל הימים, וגם קודם שנישאת

לבעלה הייתה גרועה יותר מעכשיו, רק שדיבור עם בני אדם לפעמים, ולא מעורבת עם הבריות, וכששואלין אותה משיבה כראוי.

לב. **שו"ת דברי חיים** (אבהע"ז א, נג):

איש אחד שנתן גט פטורין לאשתו כדת משה וישראל ואחר זה באו מערערין על זה הגט לאמור כי המגרש היה בקיץ זה העבר מטורף בדעתו, וגם עתה לא שב לאיתנו כי לפעמים אומר שבקרוב מלוך ימלוך וישא מלכה ויהיו לו אוצרות רב, אך זה אומר רק כשמעוררין אותו לכך, ובשארי העניינים הוא כדרך כל אדם וגם מעודו לא עשה שום מעשה שיגעון.

לג. **שו"ת מהרי"א הלוי** (א, קצט):

שלפעמים היא יוצאת בין אנשים אחרים ישראלים או נוכרים, ואוכלת אצלם גם דברים אסורים, ואפילו יתן לה בעלה כל מעדני עולם בביתו לא ישכנו רגליה, רק הולכת ברחובות ואוכלת ואינה משגחת על עסק הבית, ובכל הדברים היא פיקחת ויודעת לשמור את גיטה ולשמור את עצמה.

לד. **תשובות רבי אליעזר שמחה** (סימן י'):

אחד ששמו רפאל ואמר תמיד על עצמו דהוא רפאל המלאך... ועוד כתבתי בזה דהמעשה היה שבתחילה שהחזיקוהו לשוטה היה מחמת שהיה מקרע כסות אחרים מהאנשים שהיו שם...

לה. **שו"ת נזר הקודש** (סימן כא):

אשה עניה סוערה אשר בעלה חולה בטירוף הדעת מסיבת איבוד רכושו, והוא חי בדמיונות כוזבים שהוא איש אמיד למאוד בעל הון לרבבות וכהנה, ובכל זאת הוא גם שואל ומשיב כעניין וזוכר בדיוק מכל מה שעבר עליו בימי חלדו ומכיר אנשים שלא ראה אותם כל ימי חוליו וקורא להם בשמותם, ולא ניכר עליו שאינו שפוי בדעתו.

לו. **שו"ת שרידי אש** (א, צז):

אינו עושה שום מעשה של שטות וכל שכן שאין בו הני סימנים של שוטה שנזכרים בחגיגה... אדרבה, כפי הנראה הוא מדייק בנקיות מלבושיו, אלא שקשה לדבר עמו מפני שיש בו כמין שוויון נפש (אפאטהיע) להרבה ענייני העולם שהם מחוץ לעולמו הקטן, דהיינו זכרונותיו על העבר וחייו בהווה בבית המשוגעים. ואם מדברים אליו כדרך שמדברים אל שאר בני אדם אז הרבה פעמים אינו משיב על השאלה, אלא מספר מענייניו הוא, מזכרונותיו מהעבר, בלי הכרה ברורה שהדברים האלו עברו כבר וכפי הנראה הוא חי עוד בדמיונו לפעמים באותה השעה שבה מחלתו גברה עליו, או הוא מספר ממעשיו ומחייו וחבריו

בבית המשוגעים בלי להשגיח אם הדברים מעניינים את המבקר או לא. בדקתי אחר תוכן סיפוריו והם כולם אמיתיים, ואחר ביקורי הראשון הבנתי שיש לדבר איתו בתוקף, דהיינו באופן שירגיש את כח הרצון של המדבר ואז הוא משיב כעניין, ואם במשך הדיבור התחלתי לדבר עמו בנחת בלי הדגשת רצוני אז הוא הרבה פעמים התחיל לספר מענייניו הוא. ובדקתיו היטב וראיתי בו שהוא מבין דברים הסותרים זה את זה ואומר על הן הן ועל לאו לאו, אלא שעוד סימני מחלתו ניכרים בו במה שאינו מתעניין בענייני העולם כשאר בני אדם, וראיתי בו שהוא מבין ענייני הגט ולמד בנעוריו גפ"ת ועוד זכר דברים מועטים (ייתכן שמדובר בשִׁטָּיוֹן [=דמנציה]).

לז. **שו"ת מהרי"מ מבריסק** (סימן ל):

איש אחד שנפל מן הגג ונחלה מחמת זה לערך שנה ולא עמד מחמת חולי, ואחר כך הבריא מחוליו רק שלא רצה לעמוד ממיטתו ולאכול ולשתות רק על מיטתו... ואחר כך עמד והלך ועשה מלאכה כדרך כל אדם, ואחר כך חזר למיטתו ושכב, ואחר כך עמד רק שלא רצה לעשות שום מלאכה וגם לא היה שפוי בשלימות, גם לפעמים לא היה מדבר כלל, וגם לא ביקש שיתנו לו לאכול אפילו כמה ימים, רק אם היו נותנים לו היה אוכל, והיה נוהג כן זמן רב (מדובר בפסיכוזה, בדיכאון, ואולי אפילו במשהו לא נפשי).

לח. **שו"ת שם אריה** (אבהע"ז, א):

וגוף שטותה הוא רק שיושבת ודוממת ואינה מדברת עם אדם כלל.

נספח ג

גדרן של מחלות רוח למיניהן במקורות ושמותיהן בזמננו

בפרק זה נעסוק במחלות שונות המוזכרות בתלמוד, וננסה לאבחן אם דינן כשטות או לא ומה הסיבה לאבחון זה בידי חכמים.

1. היוצא יחידי בלילה

רחמים כהן־מלמד ("הילד החריג והחינוך המיוחד", עמוד 102) הגדיר התנהגות זו כ"התנהגות אנורמאלית אסוציאלית הקשורה בדרך כלל בדמיונות וחזיונות שווא... והוא סוג של לקות נפשית". **פרופ' ישראל שטראוס** במאמרו (**כנס הדיינים** – תשע"ה, "השוטה והפסיכוזה בהלכה בראי הקליניקה המודרנית", עמודים 268-287) כתב כי מדובר כנראה ב"דיכאון מלנכולי בעל אופי פסיכוטי". אף **הרב אברהם דב לוין** הסכים, וכתב במאמרו "מחלות השוטה והשטות בהלכה" (**הלכה ורפואה**, ה, עמודים 258-264) שזוהי תופעה שמצויה אצל החולים במרה שחורה.

יש להעיר כי **בטורי אבן** למסכת חגיגה (ג, ב) כתב: "והיוצא יחידי בלילה דשמעתין דחשיב לה בסימני שוטה, היינו שלא במקום ישוב", ומכאן שאין חשש אם יוצא יחידי לעיר. אולם בספר **זכר לחגיגה** (דף מח) הסיק שכיוון שעושה דרך שטות, גם בעיר נחשב שוטה אם יוצא בלילה. מחלוקת זו הובאה **בדרכי תשובה** (א, ס"ק קמו).

אולם נראה שכוונת הטורי אבן הייתה שמהגמרא משמע שעצם היציאה בלילה היא מעשה ללא סיבה, אך במקום יישוב היציאה בלילה לא תיחשב מעשה תמוה,

ועל כן אין בה עניין של שטות. ו**בשדי חמד** (מערכת אישות, סימן ב) הביא בשם רב אחד שסבר כטורי אבן "שזהו דווקא ביוצא יחידי רחוק מהעיר", ולכן כתב כי "רחוק הדבר בעיני לפסוק הדבר למעשה דבשביל שיצאה איזה פעם יחידית בלילה ברחוב תוך העיר ממש להחשיבה בזה לשוטה גמורה", והשדי חמד הסכים לסברה זו.

עוד כתב השדי חמד שם:

> ולצאת יחידי בלילה ברחוב העיר – דרך כל בני דעה ובפרט בזמנים האלה, ואפשר שמרוב פשיטותו לא הוצרכו הפוסקים לכתוב כן בפירוש דמובן מאליו דכל שאינו דרך שטות לא הוי מסימני שוטה. ואם נאמר דאולי בזמן הש"ס או אחרי כן קודם לזמן הזה היה איזה חשש סכנה לצאת יחידי בלילה ברחוב העיר, על כל פנים בזמן הזה ודאי אין שום חשש נזק ולא חשיב שוטה.

גם ב**אנציקלופדיה הלכתית רפואית** (ז, עמוד 554) כתב שהכול תלוי במקום ובזמן: "כמו כן לא נאמרו סימנים אלו אלא כשהם מצבי התנהגות חריגים באופן מובהק מהנורמה המקובלת באותה חברה ובאותו זמן, אבל אם בזמן אחר אין זה נחשב כמעשה חריג, וכגון כיון מי שהולך יחידי בלילה איננו עושה מעשה חריג, אין זה מגדיר שוטה".

2. הלן בבית הקברות

רחמים כהן־מלמד (שם) הגדיר: "התנהגות מוזרה ובלתי שפויה. יש להניח שבית הקברות מהווה מקום נח לקטליזציה ריגושית, הישענות על אמונות טפלות ומשאות שווא. אף כאן, **פרופ' ישראל שטראוס** במאמרו (שם) כתב כי מדובר כנראה ב"דיכאון מלנכולי בעל אופי פסיכוטי". אף **הרב אברהם דב לוין** הסכים, וכתב במאמרו (שם) שזו תופעה שמצויה אצל החולים במרה שחורה.

3. המקרע את כסותו

רחמים כהן־מלמד (שם) הגדיר: "אי־שליטה על דחפים, יצר הרס בלתי רסין. הפרעות מוטוריות במצבי לחץ נפשי, תוקפנות (acting out) והיפראקטיביות, פגיעה בגוף וברכוש...". **פרופסור ישראל שטראוס** במאמרו (שם) כתב כי אדם זה סובל ממחלת הירח. **הרב אברהם דב לוין** במאמרו (שם) סבר שתופעה זו היא תוצאה של "התגברות

המרה הלבנה המתבטאת בגירוי ההתרגשות, ההתרגזות וההרתחה, ומתוך כך מקרע את כסותו".

4. המאבד מה שנותנים לו

רחמים כהן-מלמד (שם) כתב: שיבושים במערכת הזכירה, החשיבה והריכוז. קשיים בלמידה והפקתה בעת הצורך. לא אמין ולפיכך עלולות להיות לו בעיות בתקשורת חברתית. ייתכן שהסיבות לכך הן פגיעה או לקות מוחית ותפקוד לא מאורגן של מערכות החשיבה". **פרופ' ישראל שטראוס** במאמרו (שם) כתב כי מדובר באדם שאינו מתבגר שכלית. **והרב אברהם דב לוין** במאמרו (שם) כתב שתופעה זו דומה למקרע כסותו מבחינת סיבתה.

אולם הבנת גדר שטות זה תלויה במחלוקת המפרשים, שכן ניתן להבין קטגוריה זו בצורות שונות. **הפרישה** (יו"ד, א, ס"ק כו) כתב ששוטה אינו זה שמאבד שלא מדעת אלא זה "שמשליך מידיו". אולם **התבואות שור** (סימן א, ס"ק מו) כתב שזה דומה למשבר כלים (ואם כן זהו שוטה גמור, ולא שוטה לדבר אחד), ועל כן פירש "דאף על פי שעושה קצת בדעת כגון שמניחו במקום שיפול לאיבוד ואין דרך סתם בני אדם להניח כך ועביד דרך שטות". **אף הפרי מגדים** (שם, משבצות זהב, ס"ק יב) פירש "שאין מניח במקום משתמר", והביא שם ראיה לדבריו.

אכן, כיוון שלא מדובר בשוטה גמור (כמו שהתבאר לעיל), לכאורה דבריהם נכונים. אומנם קשה לומר שמי שמניח חפץ במקום שאינו משתמר הוא שוטה, ואכן **בדעת תורה** (יו"ד, א, ס"ק מה) הקשה:

> וכמה פעמים נזדמן שאדם מבוהל ובעל מחשבות מניח חפץ במקום שאינו משתמר על דעת לחזור וליטלו ושוכחו שם. ובכהאי גוונא גם המשבצות זהב מודה דאפילו בכמה פעמים לא הוחזק לשוטה... רק היכא דחזינן דמניחו אדעתא שלא ליטלו משם וכדומה, בזה סבירא ליה דהוי כמאבד בידיים, וזה פשוט.

ואולי משום שנוהג כן תמיד (ולא רק כמה פעמים) יש בכך שטות, ומכל מקום מצד זה יותר נראה פירוש הפרישה, שמשליך מידיו את החפץ (ושמא לפי דבריו זהו שוטה גמור, ולכן דין זה מופיע בברייתא נפרדת, וגם בירושלמי מייחדים את הדיבור על תופעה זו במיוחד כמבואר שם).

מכל מקום, לפי הפירוש הראשון גדר זה הוא עניין של שטות, שדעתו איננה

נכונה, ואילו לפי הפירוש השני מדובר במי שהוא מבולבל ואינו מצליח לכלכל את מעשיו כראוי (וכמו שיתבאר בנוגע לקורדייקוס).

5. גנדריפס

בבבלי חגיגה (שם) גרסו: "גנדריפס", ובירושלמי תרומות (פרק א, הלכה א) הגרסה: "קניטרוכוס", או "קוניטרופוס" (נוסחת **הר"ש סיריליאו והפני משה**), או "קיניטרוקוס" (נוסחת דפוסי אמסטרדם וונציה, וכך מופיע בפירוש **מהר"א פולדא**). **רש"י** במסכת חגיגה (שם) הביא שני פירושים: "אני שמעתי: חולי האוחז מתוך דאגה, ולי נראה: שנתחמם גופו ויוצא למקום האויר". לפי הפירוש השני, אין מדובר בחולי הנפש אלא בחולי הגוף, ונראה שרש"י מעדיף פירוש זה. אולם לפי הפירוש הראשון ששמע רש"י, נראה שמדובר בחולי הנוצר מתוך סיבה פסיכולוגית, "דאגה". ייתכן שמדובר בחולים הסובלים מכפייתיות מסוימת. לחלופין, ייתכן שהדאגה מובילה לדיכאון, והדיכאון מביא לצורך של האדם לצאת יחידי בלילה.

אם נקבל את הפירוש הראשון של רש"י, יוצא שמי שסובל מאותה "דאגה" אינו נחשב שוטה. אולם לפי פירושו השני של רש"י הגמרא תולה את מעשיו של היוצא יחידי בלילה בחולי הגוף ולא בחולי הנפש, ושמא זו הסיבה שדחה רש"י את הפירוש הראשון, שכן רצה לכלול את מי שאחזו חולי מחמת דאגה באלו שאולי ייקרא עליהם שם שוטה (וכן כתב **בקב ונקי** על הירושלמי [שם]).

כל זה לשיטת רש"י, אך **בערוך** (ערך "גנדריפס") כתב: "חולי של שטות, וכשעובר החולי הוי פיקח, להכי לא חשיב ליה שוטה כי עביד האי גרידא". לפי זה, גנדריפס הוא מסוג "עיתים חלים עיתים שוטה" ואינו "שוטה לדבר אחד", ולכן אין הוא בגדר שוטה שפטור מכל המצוות.

מפרשי הערוך העלו שתי אפשרויות לפתרון המילה היוונית המוזכרת בגמרא. **מוספיא** כתב כי גנדריפס "לן בבית הקברות, אוכל בשר מתים ונושך כמו כלב". אולם **קוהוט** כתב כי יש לגרוס "קינטרופוס", וכי "מילה מורכבת היא, וטעמה בלשון יוני: כלב ואדם. ובהוראה שניה כמו לוקנתרופוס, פירוש: אדם של מרה שחורה ויצא בלילה ונובח ככלב או כזאב". **ובאנציקלופדיה רפואית הלכתית** (ז, עמוד 548) הובאו פירושים אלו בתמצית.

יוצא כי לפי הפירוש הראשון אף מי שנוהג בכל מיני מעשים שטותיים אינו נחשב לשוטה, וזה תמוה (ומה עוד שמזכיר שם שאדם זה לן בבית הקברות, וזה ודאי קשה, שהרי לן בבית הקברות מוזכר מפורשות בברייתא המונה את סימני השוטה).

על כן, נראה שיותר סביר לקבל את הסברה שמדובר בחולה מרה שחורה שיוצא בלילה וזועק מתוך כאבו וצערו, והוא נשמע ככלב או זאב המייללים בלילות. לפי זה, יוצא כי יש חולי מרה שחורה שאינם נכללים בגדר שוטה.

6. קורדייקוס

במסכת גיטין (סז, ב) מובאת המשנה "מי שאחזו קורדייקוס", והגמרא (שם) מנסה להבין את טיבה של מחלה זו: "מאי קורדייקוס? אמר שמואל: דנכתיה חמרא חדתא דמעצרתא. וליתני: מי שנשכו יין חדש! הא קמשמע לן, דהא רוחא קורדייקוס שמה. למאי נפקא מינה? לקמיעא. מאי אסותיה? בישרא סומקא אגומרי, וחמרא מרקא". אולם בירושלמי תרומות (א, א) מובא הסבר שונה: "קורדייקוס – אין בו אחת מכל אלו. מהו קורדייקוס? אמר רבי יוסי: המים. אתא עובדא קומי רבי יוסי בחד טרסיי דהוון יהבון ליה סימוק גו אכום והוא לעי, אכום גו סימוק והוא לעי; אמר: דו הוא קורדייקוס שאמרו חכמים".

בבבלי משמע שקורדייקוס הוא שם של שֵׁדָה הנכנסת באדם לאחר ששותה יין מגיתו (=יין שלא תסס). רפואתו של אדם כזה היא אכילת בשר שנצלה על גחלים ויין שמזוג בהרבה מים. לעומת דברי הבבלי הברורים, פרשנות הירושלמי קשה יותר. תחילה קובע הירושלמי שאין בקורדייקוס את אחד מסימני השוטה המוזכרים בברייתא. שנית קובע הירושלמי כי קורדייקוס הוא "המים", ונחלקו המפרשים בהבנת מילה זו: **המהר"א פולדא** הבין שהירושלמי חולק על הבבלי לעניין שמה של השדה האוחזת באדם, ולפי הירושלמי שמה "המים". לעומתו, **הפני משה** הבין כי כוונת הירושלמי היא להסביר שהקורדייקוס הוא "מהומם ומבולבל", וכן נראית דעת **הר"ש סיריליאו** (אלא שהוא מבין שיש לקרוא "הַמַּיִם", ופירושו: "לפי שמתדמין לו צורות במים קרי ליה הכי, וכל גוון שיראה מתפעל ומשתומם ממנו"). וכן פירש בגיליוני **הקהילות יעקב** על הירושלמי, ונראה שזהו הפירוש הנכון. ו**באנציקלופדיה רפואית הלכתית** (ז, עמוד 548) כתב: "הוא מצב בלבולי זמני וחולף, שניתנו לו מספר הסברים".

אולם לגבי המעשה שבא לפני רבי יוסי רבו הפירושים. **מהר"א פולדא** מפרש ששמו לחולה זה דבר אדום מתוך שחור, וכן להפך, זה גרם לו היחלשות עקב הקורדייקוס שאחז בו. **הפני משה** הסביר שהכוונה שנתנו לו בשר אדום עם יין מזוג (="אכום", שמראה היין נעשה שחור), ולפעמים היו מקדימים אחד ולפעמים את השני, וזאת על מנת לרפאותו (כמוזכר בבבלי), ואף על פי כן היה החולה מרגיש

חלישות (וכן נראה מדברי רבי דוד דרשן בפירושו הקצר לירושלמי). לפי שני הפירושים הללו, המילה "לעי" בירושלמי היא כמילה "לאי", מלשון לאות ורפיון, וכמובן שיש בזה דוחק אחר, שכן אין בכתבי היד ובדפוסים רמז לכך.

לעומתם, כתב **הר"ש סירליאו**: "נותנין לו תבשיל אדום תוך מרק שחור והיה נבעת ומדבר זרות מהמראות", וזה מתאים למה שפירש במילה "המים" כמובא למעלה, כלומר: הבדיקה באה לבדוק אם מדובר בקורדייקוס, ולכן סיים שם רבי יוסי שזהו קורדייקוס שאמרו חכמים. פירוש שלישי (אך דומה במהותו לזה של הר"ש) מובא **בגר"א**, שפירש שלא סתם אמר הירושלמי שמדובר היה בטרסי, שהוא גרדי בלשון המפרשים, כלומר: אורג. והבדיקה הייתה שנתנו לו חוט אדום עם השחורים ולהפך, "והוא לעי – פירוש: שהוא עושה מלאכתו ואינו חושש למה שעירבו לו". כלומר: בדיקה זו מעידה על הבלבול שיש לאורג שאחזו קורדייקוס (ולביאור זה הסכים **הרב חיים קנייבסקי** בביאורו לירושלמי).

היוצא מכל הנ"ל הוא שנראה שנחלקו הבבלי והירושלמי אם קורדייקוס הוא מי שנאחז על ידי שדה, או שמא אין הוא אלא אדם המום ומבולבל שכושר הבחנתו היטשטש, ומכל מקום אין הבבלי סותר את הירושלמי, ואפשר לומר כי לכל הדעות מדובר באדם שחווה ליקוי בכושר ההבחנה שלו ולכן הוא מתנהג בצורה הקרובה לשטות. נראה ברור שכך גם הבין **הרמב"ם**, שכתב בפירושו למשנה על הקורדייקוס: "חולי המתהווה ממילוי תאי המוח, והדעת מתבלבלת מחמתו, והוא מין ממיני העילפון". אומנם אפשר להבין שכוונתו לחולה אפילפסיה, אך יותר נראה שהוא מדמה את הקורדייקוס למי שמתעלף כיוון ששניהם אינם שולטים לחלוטין בהבנת סביבתם, ואם כן הקורדייקוס הוא אדם מבולבל והמום (בצורה קיצונית, ולא רק בצורה רגעית כדרכו של עולם).

הפוסקים הסתפקו אם הקורדייקוס הוא שוטה גמור או רק דומה לשוטה. **בשו"ת צמח צדק** (אבהע"ז, קנט) הביא שתי שיטות בראשונים (שלדעת הרמב"ם וספר התרומה הוא שוטה, ולדעת רבנו שמחה וסיעתו אינו שוטה). **הרב אברהם דב לוין** במאמרו (שם) סבר כי חולי זה "אינו חולי שיגעון מוחלט, רק 'ביעתותא דרוח', ועוד, מי שאחזו קורדייקוס יש לו תרופה לעקור את הרוח שדבקה בו", והסביר שם שחולי זה אינו מלווה בפגיעה מוחית, אלא מדובר ברוח רעה בלבד. **הרב משה נתן כהנא שפירא** (מובא בספר **אור הישרים** [סימן כה]) סבר שיש להשוות את הקורדייקוס לדיכאון ("מלאנקיל"י"). לעומתם, **הרב שלמה אבינר** במאמרו "צלילות הדעת בימי הזקנה" (**אסיא**, לט, עמודים 9–17) כתב כי "קשה לברר למה הכוונה. אולי סינדרום של לחץ־יתר בתוך הגולגולת".

פרופ' יהודה לוי במאמרו (**אסיא, לח**, עמודים 45-44), מסכם את תיאור המחלה על פי הנתונים הנ"ל משני התלמודים, ומגיע למסקנה אחרת: "סימפטומים: בלבול שכלי זמני... איטיולוגיה: תוצאה של אכילה/שתייה של כמות גדולה של גלוקוזה (נשכו יין מגתו). טיפול: העברה לתזונה אשר בעיקרה חלבונים (בשר אדום) עם מעט פחמימנים (עם יין מדולל מאוד)". לאחר מכן הוא מביא את דעתו של פרויס הנוטה לזהות את הקורדייקוס עם delirium tremens עקב העובדה שתסמונת זו באה משתייה של משקאות אלכוהוליים, וגם בגמרא מוזכר היין כגורם מרכזי, אך דעתו נדחית כיוון שהיין המדובר בגמרא הוא יין לפני תסיסתו. על כן, כתב הסבר אחר:

קיים מצב של מחסור סוכר בדם בעקבות אכילה (postprandial hypoglycemia). כנראה יש אנשים אשר אצלם אכילת מזון עשיר בסוכר גורמת, אחרי זמן מה, לירידה חמורה של ריכוז הגלוקוזה בדם. במשך תקופה היו רופאים שהטילו ספק בממשות הבעיה, אבל היום אמיתותה די מקובלת. כנראה כניסת הרבה גלוקוזה לדם גורמת לשחרור כמות גדולה של אינסולין הגורם ספיגת הסוכר בכבה, פעילות הממשיכה זמן מה גם אחרי שהאיזון הושג. כתוצאה מכך, ריכוז הגלוקוזה בדם יורד יותר מדי.

מצב זה של מחסור בגלוקוזה, מצדו, יש לו שתי השלכות מורגשות במיוחד: (א) מחסור סוכר במוח. (ב) שחרור הורמונים נגדיים. במקביל לאלה הסימפטומים של מצב זה גם הם נחלקים לשתי קבוצות: (א) אלה הנגרמים על ידי ליקוי בתפקוד המוח. (ב) אלה הנובעים מהפרשת יתר של הורמוני בלוטות על ידי הכליות (במיוחד אפינפרין). בקבוצה הראשונה נכללים סחרחורת, כאבי ראש, טמטום תהליכי המחשבה, ובלבול שכלי; בעוד הקבוצה השנייה כוללת זיעה, רעידה, רגשי פחד וכו'. שתי הקבוצות הללו נראות לעיתים במצב מחסור בסוכר בעקבות אכילה. הרי כאן מצב הדומה לקורדייקוס גם מבחינת האטיולוגיה וגם מבחינת הסימפטומים הכוללים בלבול שכלי. מעניין שהטיפול המומלץ למצב זה הוא תזונה עשירה בחלבונים בצירוף מעט פחמימנים – זהה לטיפול המומלץ בגמרא לקורדייקוס.

7. כוליקוס

באנציקלופדיה הלכתית רפואית (ז, ערך "שוטה", עמוד 548) נכתב שמילה זו ככל

הנראה מציינת דיכאון זמני, וגם **הרב שלמה אבינר** במאמרו (**אסיא**, לט, "צלילות הדעת בימי הזקנה", עמודים 9–19) כתב שמצב זה "אולי ניתן לזהות עם מלנכוליה, מצב דפרסיבי קשה". אף **באנציקלופדיה הלכתית רפואית** (ז, עמוד 548) כתב: "הכוונה כנראה לדיכאון זמני".

אולם יש מקום לפקפק בזיהוי זה. **בערוך** (ערך "כוליקוס") נכתב: "פירוש בלשון יווני: בעל חמה וגוברת עליו מרה אדומה מביאה לידי שטות, עד שמקרע האדם בגדיו ורודף אחר בני אדם להכותם ולהרגם", וכן מובא **בחזון יחזקאל** (שו"ת, אבהע"ז, ח), **ובשו"ת דברי מלכיאל** (ז, לו) כתב: "נראה מזה שזהו המין שטות שנעשה ככלב, וצריך לומר שאינו שטות תמידי רק שיש לו איזה כעס וגם כי אין זה שייכות לחסרון דעת, ורק שהכעס הוא חזק מאוד". כללו של דבר, קשה להחליט בבירור אם מושג זה אכן מסמל מחלת נפש או שמא אינו אלא שם לכעסן גדול.

8. מי שנטרפה דעתו

ביטוי זה מופיע במקורות התנאיים בעיקר בירושלמי (מעשרות ג, א; שבת ב, ז; גיטין ז, א), וכן במקום אחד במשנה (נדה, פרק ב, משנה א), ומשמעותו אינה ברורה. **הרמב"ם** בפירושו למשנה במסכת נדה (שם) כתב: "רוצה לומר: החולה שנתבלבלה דעתה מעוצם החולי כדרך שקורה בחולאים הכבדים". מדברים אלו משמע שטירוף הדעת הוא חולי הנפש שנובע כתוצאה מחולי הגוף (**וביד פשוטה** להלכות עדות [שם] הובאו כמה ציטוטים מדברי הרמב"ם בפרקי משה, ראו שם). אף **באנציקלופדיה הלכתית רפואית** (ז, עמוד 548) כתב: "הוא מצב זמני של בלבול ושיבוש שכלי בלי תופעה של מחלת שיגעון ממש. בדרך כלל הדבר נובע מחמת חולי גופני חריף".

המסקנה הנ"ל מוכחת מהסוגיה במסכת נדה (יג, ב) שם הזכירה המשנה את "השוטה... ושנטרפה דעתה", ומעירה הגמרא: "ושנטרפה דעתה – היינו שוטה! שנטרפה דעתה מחמת חולי". מסביר **הרב יצחק זילברשטיין** (שיעורי תורה לרופאים, ג, רה):

> כלומר: השוטה היא "חולת נפש", ואילו זו ש"נטרפה דעתה", אינה לוקה בנפשה, אלא שדעתה מטורפת, כלומר דעתה מבולבלת מחמת חולי delerium, כמו שמצוי שעקב דלקת בריאות, או תפקוד לקוי של בלוטת התריס, או חמצון לקוי של המוח, או מחמת מחלת לב עם דופק איטי, מתבלבלת הדעת.

דברי הרב זילברשטיין נראים מתאימים עם הנאמר **בשו"ת צמח צדק** (אבהע"ז, קנט), שם הביא את הסוגיה במסכת נדה, וכתב:

> יש לומר דשוטה היינו כמו השוטה שסימניו מפורשים ריש פרק קמא דחגיגה, ושנטרפה דעתה מחמת חולי – אף על פי שאין בה שום סימן מהנך סימנים – מכל מקום המכוון שאין בה דעתא צילתא... ותדע, דנטרפה דעתו אינו דווקא משוגע גמור, שהרי אמרו במשנה סוף קנים: "זקני עם הארץ, כל זמן שמזקינין דעתן מטרפת עליהן", והנאמר דהיינו משוגעים ממש? והרמב"ם... השמיט הא דשנטרפה דעתו מחמת חולי, ואפשר... לדידיה יש לומר כל שנתבלבלה דעתו חשוב שוטה גמור... אך אף לדעת הרמב"ם זהו על כל פנים כשנטרפה דעתו לגמרי, אף שאין בו אחד מהסימנים".

הרב זילברשטיין (שם) הציע לפרש את טירוף הדעת בשני דרכים:

> אפשר לפרש "דעתו נטרפה" בשני אופנים: (א) דעה חצויה: מלשון "בשר בשדה טריפה", כלומר דעתו שסועה, כמו "טרף טרף יוסף". שכלו חצוי ופצוע (בלשון הרפואה סכיזופרניה), התנהגותו ילדותית ואינה מתאימה מבחינה רגשית למה שהשכל מבין, וכאילו חיה רעה טרפה אותו וחצתה אותו לשניים. (ב) דעה מבולבלת: מלשון "ביצים טרופות", כלומר מבולבלות. וכמו "טרף בקלפי" – דהיינו שבלבל את הגורלות בקלפי, כלומר שכלו מבולבל.

9. רעיון

בירושלמי שבת (פרק יד, הלכה ג) למדנו: "רבי חונה ותני לה בשם רבי אלעזר בן יעקב: 'והסיר ה' ממך כל חולי' – זו רעיון, דאמר רבי אליעזר: 'ונתן עול ברזל על צוארך' – זה רעיון". בחידושי **ר' מאיר שמחה** (שו"ת, סימן ה) כתב על כך: "וניכר שבשכל בריא היה מחפש להמית עצמו מאיזה פחד שנכנס בדמיונו... והוא חולי הרעיון, ובכל הדברים הוא בעל שכל בריא, אשר נתרבה בעיתות אלה בעוונותינו הרבים... כי נמאס עליהם החיים, מאיזה ציור שווא או פחד שווא אשר נקבע במוחו". כך גם הגדיר **באנציקלופדיה הלכתית רפואית** (ז, עמוד 549): "מי שמחפש להמית עצמו מאיזה פחד שנכנס בדמיונו, אבל הוא בעל שכל בריא".

ובספר דברי תורה (חלק א, אות סג) **לרבי חיים אלעזר שפירא** כתב: "וכמו ששכיח בימינו מחלת הנערווע"ז שהוא מחלת העצבים ושולטת העיקר בהרעיון במחשבות, דאגות ובהלות ורעיונות, כלומר: שגעונות, וכל ימיו כעס ומכאובות. ואם יעצור בנפשו שלא לכעוס יצער בנפשו מבפנים עד מאוד, והוא מחלה קשה עד מאוד גם כשאינה מסוכנת על פי רוב, אכן אי אפשר לרפאותה לגמרי כי דבר התלוי ברעיון כנודע אצל הרופאים". וכך גם נראה **משו"ת נזר הקודש** (סימן כא).

משמע מתיאורים אלו שמדובר באדם שיש לו הזיות או פוביות קיצוניות עד שאפשר לומר על אדם זה שהוא אכן נידון כשוטה.

10. מרה שחורה

מחלת נפש זו באה לידי ביטוי רב בספרות ההלכה, ולכאורה היא מציינת אדם שמצוי בדיכאון. ייתכן שיש למצוא מקבילה תנאית למושג זה בתוספתא כתובות (ז, ט), שם למדנו: "זו חולה היא, שוטה היא, נכפית היא, משועממת היא...", וכתב **בשו"ת מלבושי יום טוב** (א, אבהע"ז, ד) שמתוספתא זו למדנו שיש חילוק בין שוטה לבין משועממת: "דמשועממת נקרא כל שעושה מעשים של שיגעון שהמה זרים ונפלאים בעיני הבריות... ומשום שיש לה בלבול הדעת במוח נקראת משועממת, אבל שוטה נקרא כל שיש לה הסימנים דחשיב בגמרא דחגיגה". אולם פירוש זה קשה, כי מתוכו מוכח שדעת המלבושי יום טוב היא לפסוק כרמב"ם, שיש מיני שטות נוספים על אלו המוזכרים במסכת חגיגה, אך לפי פירושו, ה"שוטה" שהוזכר במשנה ובגמרא בכל מקום אינו מתייחס אלא למספר מצומצם של מקרים, במקום שיוזכר "משועמם", הכולל בתוכו מעשי שטות רבים יותר, וזה תמוה.

על כן נראה פירושו השני של המלבושי יום טוב (שם), וזו לשונו: "ויותר עלה בדעתי לומר דגם חולי מרה שחורה שאינו עושה שום שיגעון וטירוף רק שליבו תמה עליו ויושב בדול מן הבריות, והוא רק בעיצבון, נמי מיקרי משועמם... וכן תרגם אונקלוס על קרא ד'תמהון לבב': 'ובשעממות ליבא', אלמא דגם חולי מרה שחורה הוה בכלל משועמם..." (ואף את ה"תרדא" המוזכר במסכת בבא מציעא [כ, ב] פירש רש"י כ"משועמם").

לפי זה, החילוק בין שוטה למשועמם הוא ששוטה הוא מי ששטותו באה לידי ביטוי באופן פעיל, על ידי מעשי שטות, ואילו משועמם הוא מי ששטותו מתבטאת בעיקר באופן סביל, על ידי הימנעות מהתנהגות רגילה ושגרתית כטבעם של בני

אדם. אולם במנחת ביכורים על התוספתא (שם) פירש: "שיש לה בלבול בראש", ובמנחת יצחק על התוספתא (שם) פירש: "משוגעת", וקשה לעמוד על כוונתם, ושמא גם דבריהם מכוונים כלפי מרה שחורה, ועדיין צריך עיון.

אולם גם אם נאמר שאין ראיה גמורה ש"משועמם" הוא בעל מרה שחורה, ניתן למצוא מקבילה למושג זה במשנה במסכת שבת (ב, ה) העוסקת ב"רוח רעה". **הרמב"ם** שם כתב:

> רוח רעה קורין לכל מיני "אלמאלנכ׳וליאת", ויש מהן מין שהחולה בורח ויוצא מגדרו כשרואה אור או כשהוא נמצא בין בני אדם, וימצא נחת רוח ותשקוט נפשו בחושך ובבדידות ובמקומות השוממין, וזה מצוי הרבה בבעלי המרה... וזה החולה הוא חולה שיש בו סכנה, ובתנאי שאי אפשר להעבירו למקום אחר ולא להסתיר את האור ממנו.

עוד כתב בפירושו למסכת אבות (ב, יד): "והוא ממחלות המרה השחורה גורם לאדם לתעב ראיית מינו ולשנאותו, ונינוחת רוחו בבדידות, ובשכינת המדברות והיערים ומקומות השוממין". ולעיל הזכרנו ש**הרב אברהם דב לוין** במאמרו (שם) סבור שהיוצא יחידי הלילה והלן בבית הקברות הן תופעות של מי שחולה במרה שחורה.

האם החולה במרה שחורה הוא שוטה? בדבר זה נחלקו רבים, והסיבה למחלוקת זו נעוצה בעיקר בכך שישנו מנעד רחב שבו מחלה זו באה לידי ביטוי, יש שהביטוי קיצוני ויש שהביטוי יחסית מתון. **בשו"ת עטרת חכמים** (אבהע"ז, יז) כתב על כך:

> ומה שרצה כבוד מעלתו להמציא שאם השטות מצד חולה מרה השחורה שאנו קורין מלאנקאלי אינו בכלל שוטה, לא מחוור, דתחת שם מלאנקאלי הוא גם משוגעים גמורים כידוע לאשר יש לו ידיעה קצת בהספרים מחוברים בזה... וממילא אם הגיע האדם בעל מלאנקאלי להתמיד שטות בדבר שמורה על טירוף הדעת בוודאי הוא מכלל השוטים לשיטת הרמב"ם, וכל עוד שלא יצא אל פועל כזה רק שמתבודד מחברת אנשים וחושק לישב יחידי ובחושך אינו בשם שוטה.

אף **בשו"ת בית אפרים** (אבהע"ז, פט) מצאנו חילוק בין סוגים שונים של מרה שחורה, **ובאנציקלופדיה הלכתית רפואית** (ז, עמוד 563) תמך בהבחנה זו: "ויש מי שהבדיל בין צורות שונות של דיכאון – יש שדינו כשוטה גמור, ויש שאין זה אלא פחד.

ומבחינה רפואית הצדק עמו בהבחנה זו בין דיכאון נוירוטי או תגובתי, לבין דיכאון פסיכוטי או אנדוגני".

כאמור, מטעם זה מצאנו באחרונים שיטות שונות. בתשובת **הרב יהושע העשיל** (סימן לב בספר **אור הישר**) כתב:

> ואי משום שהיה אומר שמוכרח להרחיק נדוד מחמת פחד ומרה שחורה... משום זה אין לו דין שוטה; אדרבה, אי עשה איזה שטות ויכולין לתלות שעשה זה מחמת פחד ומרה שחורה לאו שוטה הוא... שזה הוא חולי מחמת טבע ... ואין זה לא שיגעון ולא מחמת שטות, ומה שקורין הרופאים מלאנקוליאה קורין העולם מרה שחורה, ואין בזה המין שום שוטה, רק הם עצבים מובדלים מבני אדם מחמת עצבות וכדומה לזה, אבל יש להם דעת בכל מילי.

אף **בשו"ת מהרי"מ מבריסק** (סימן ל) כתב: "בנידון שלפנינו שאינו עושה מעשה שטות בידיים, רק יש לו חולי עצבות והוא מובדל בעת שבא עליו העצבות משאר בני אדם, אף לפעמים מדבר קצת איזה דברים שלא כהוגן מחמת זה החולי, לא מיחשב זה לשוטה". וכן משמע שסובר **בשו"ת בית יצחק** (אבהע"ז, ב, ב).

לעומתם, **המהרי"א הלוי** בתשובה (א, קלה) קבע כי חולי מרה שחורה הם שוטים (לכל הפחות לעניין שהם שוטים בו). וזו לשון **התפארת יעקב** למסכת גיטין (מד, ב):

> ומעתה לא טוב עושין הרבנים המסדרין גיטין לבעלי מרה שחורה הניכר שגעונם לעין כל, ומחמת זה חפצים ממנו שיגרש, ובהא פשיטא דלא מהני שום בדיקה, ואפילו ישיב על כל דבר הן הן לאו לאו לא מהני... ונראה לעין כל שגעונו כאשר ראיתי אני בעצמי מכמה וכמה אנשים כאלו אשר היו מדברים הרבה דברים בדעת גמורה אך כל עניינם בכלל היה מטורף ובשיגעון ינהגו, ולדעתי אין תרופה לזה...

גם **בשו"ת חלקת יואב** (א, כ) כתב שחולי מרה שחורה הם בכלל השוטים, וכן נראה **משו"ת מלבושי יום טוב** (שם).

אף **בשדי חמד** (מערכת אישות, סימן ב) כתב: "ובנידון דידן שכמה וכמה מיני שגעונות היא עושה... אין שום ספק דאף אם נימא דמחמת חולי המרה שחורה נמשך כל זה, מכל מקום הרי היא חשובה כשוטה גמורה דעלמא". וכן בספר **אור הישרים** (סימן כו) כתב: "ולעניין דינא בהני בעלי מרה שחורה דהוא גם כן עניין רוח רעה...

נראה לעניות דעתי דחשיבי שוטים גמורים לכל דבריהם כיון דעושים מעשה שטות בפועל בדבר שיוצא מהיקש גדר אנושי...".

בחזון יחזקאל (שו"ת, אבהע"ז, ח) דן בגדרם של חולי מרה שחורה, ותלה את הדבר בשתי הלשונות ברש"י לעניין גנדריפס, שללשון הראשונה חולי מרה שחורה אינם בכלל השוטים, אך מטעם זה חלק רש"י על שיטה זו וכתב שגנדריפס הוא מי שצריך אוויר קר, ואילו חולי מרה שחורה הם אכן בכלל השוטים. למעשה סבר שאכן הם בכלל השוטים, וזהו "היוצא יחידי בלילה", אלא שכתב בשם **ר' חיים מבריסק** שיציאה בלילה איננה אלא סימפטום המסמל את המחלה, אך ודאי שהמחלה עצמה יכולה להתבטא בשלל דרכים (וכמו שרואים בחולי מרה שחורה; וגם **בשו"ת אור שמח** [סימן יג] כתב דברים דומים).

למרות הנ"ל, החזון יחזקאל סבר שיש לחלק בין חולי מרה שחורה שעושים מעשי שטות בפועל לאלו שאינם עושים מעשים בפועל:

> אך אולי בנידון דידן שאינו עושה מעשה שטות בפועל רק שנפשו עגומה עליו ורוחו עצובה, אינו כמו היוצא יחידי בלילה והלן בבית הקברות שעושה מעשים תעתועים בפועל, ואולי באופן כזה גם הרמב"ם סובר שדינו כפיקח, שכל זמן שאינו עושה מעשה שטות בפועל אין לנו הוכחה שדעתו מטורפת, אך בגלל רפיון גוו וחולשת עצביו כשאין לו כח גברא נפלה רוחו עליו ואין דעתו מבולבלת. ובנידון דידן בהתברר בחקירה ודרישה מן הרופא שלא עשה מעשה שטות בפועל אין לדונו כשוטה.

וכך סיכם יפה את הדברים **הערוך השולחן** (אבהע"ז, קכא, יג):

> בעלי המרה השחורה שאין עושין כלום דברים של שיגעון, רק יושבין בעצבות, ורחוקים מחבורת אנשים, ואין מבקשין לאכול, וכשנותנים להם לאכול אוכלין ואין מתחילין לדבר, וכששואלין אותן עונין מעט דברים, ואין מדברים דברים של שיגעון – יש להתיישב אם דינם כשוטה אם לאו, ולפי הסברא אין בזה סימני שטות אלא מחלת העצבות בלבד, ותלוי בראיית עיני הבית דין להבין דרכו ועלילותיו.

אף **באנציקלופדיה רפואית הלכתית** (ז, עמודים 548–549) השווה בין מרה שחורה לרוח רעה, רוח קצרית ורוח תזזית, וסיכם את הדברים בדומה לדברי הערוך השולחן:

"רוב הצורות רוח רעה מהוות סכנה, ויש שאינן מסוכנות". וראו דברי **הרב יצחק אושינסקי** במאמרו (**כנס הדיינים** – תשע"ה, "דיני שוטה המגרש", עמודים 287–320).

11. נספח לנספח: גדרן של מחלות נפש למיניהן בימינו

בשולי הדברים, נזכיר כמה התייחסויות למחלות נפש שבהן עוסקים פסיכיאטרים בימינו וסיווגן ההלכתי הראוי.

א. דיכאון

הדיכאון מקביל ל"מרה שחורה" המוזכרת בספרות ההלכה.

ב. דמנציה

ד"ר אליעזר פרל במאמרו "תסמונות נפשיות עקב הפרעה מוחית בגיל הזקנה" (**אסיא**, לט, עמודים 5–7), מגדיר את המחלה על פי ה־DSM:

> המאפיין היסודי של הדמנציה הינו איבוד הכישורים השכליים שהינו חמור עד כדי פגיעה ביכולת האדם לתפקד בחיי החברה שלו או בעבודתו. ההפרעה פוגעת בזיכרון, בשיפוט ובחשיבה המופשטת. ההפרעה נוטה להחמיר עם הזמן ובשלבים המתקדמים שלה אין החולה מזהה נכונה את בני ביתו, אינו מבין את המדובר אליו, תוכן דיבורו חסר היגיון, והוא זקוק להשגחה ולטיפול מתמידים.

ג. דליריום

ד"ר אליעזר פרל (שם) מגדיר את המחלה על פי ה־DSM:

> תכונתו היסודית של הדליריום היא עירפול מצב ההכרה, דהיינו: הפחתה במידת הבהירות בה האדם מודע לסביבתו. המצב מתבטא בקשיי ריכוז, שיבושים בתפיסת הסביבה על ידי החושים ומתוך כך – תחושות שווא והזיות ואי יכולת לשמור על רצף חשיבה הגיוני. המעגל של עירנות מול שינה כמעט תמיד פגוע, וזה יכול להתבטא בשקיעה לחוסר הכרה חלקי או – בעירנות יתר עם אי־יכולת לישון. תנועות הגוף במצב דליריום לעיתים נמרצות מדי ולעיתים איטיות מדי. עירפול ההכרה מצוי גם בצעירים, אך שכיח הרבה יותר בגיל הזקנה... במידה שמצליחים לאתר במהירות הגורם לדליריום ולטפל בו, אפשר להגיע להחלמה

שלמה של החולה. לעיתים יש קושי להבחין בין מצב דליריום למצב דמנציה, מה גם ששתי התסמונות מתקיימות לא פעם באותו חולה עצמו.

ד. תסמונת השכחה

ד"ר אליעזר פרל (שם) מגדיר:

ה־Amnestic Syndrome או תסמונת השכחה – כשמה כן היא: תסמונת שהמאפיין היסודי שלה היא פגיעה בזכרון לטווח הקצר ובזכרון לטווח הארוך בפציינט שהכרתו צלולה. אין מאבחנים תסמונת שכחה אם יש לחולה סימני דמנציה גלובאליים. בתסמונת האמנסטית החולה שוכח את מה שלמד בעבר (עקב הפגיעה בזיכרון לטווח הארוך) וגם אינו מסוגל ללמוד חומר חדש (עקב הפגיעה בזיכרון לטווח קצר).

ה. הפרעה דלוזיונלית (Delusional Disorder)

פרופ' ישראל שטראוס במאמרו (שם) כתב כי לסובלים מהפרעה זו:

אין את הפרעת החשיבה, ההתנהגות הבלתי שפויה וההזיות הבולטות של הסכיזופרניה. בעיקרון, נראה כי אנשים אלה פגועים רק בתחום אחד של "היותם מנותקים מן המציאות". אפשר לחשוב כי מצב זה מקביל למונח שוטה לדבר אחד, אך הוא נשאר צלול לגבי תחומים אחרים כפי שאפשר לראות באמצעות תשאול מתאים.

אם אכן נגדיר הפרעה זו כ"שוטה לדבר אחד", יצא לנו כי להלכה אדם זה פטור מכל המצוות, כמו שנתבאר לעיל.

ו. סכיזופרניה פרנואידית

פרופ' ישראל שטראוס במאמרו (שם) כתב:

סכיזופרניה היא ההפרעה הפסיכוטית השכיחה ביותר ואף נטען כי היא החמורה ביותר, כאשר הסימפטומים המאפיינים אותה כוללים תעתועים, הזיות, דיבור בלתי מאורגן או בלתי מובן, התנהגות בלתי מאורגנת או קטטונית וכן סימפטומים

> הנקראים "שליליים" (כגון דיכאון נפשי, העדר כוח רצון, והעדר מוטיבציה)... ייתכן כי המונח "שוטה גמור" מתאים לפציינט הסכיזופרני הטיפוסי.

אכן, **בשו"ת מעשה בית דין** (א, חו"מ, ח) כתב שהוא בכלל השוטים, והביא **משו"ת חכמי פרובינציא** (סימנים נז-נח) שהוא בכלל השוטים. גם **הרב יצחק אושינסקי** (**כנס הדיינים** – תשע"ה, "דיני שוטה המגרש", עמודים 287-320) כתב כן, ובתנאי שמדובר במצב מתמשך.

ז. הפרעה אפקטיבית (הפרעת מצב רוח)

פרופ' שטראוס (שם) כתב על הפרעות אלו – הן חד־קוטביות והן דו־קוטביות: "עשויות להתגלות כפסיכוזה במקרים חמורים ולכן אפשר לקבוע באופן זמני כי מדובר בשוטה". עוד הוא מציין כי הן דיכאון והן מאניה (שבה לעיתים האדם מרגיש את עצמו במצב של שמחה והתרוממות הרוח ולעיתים אחרות מרגיש עצבות יתרה ושפלות הלב) "מתגלים במחזוריות כאשר התקופה שבין ההתקפים החריפים מאופיינת בחזרה מושלמת או כמעט מושלמת לרמת התפקוד המקורית... שוטה זה מתואר כ'עיתים חלים עיתים שוטה', או שוטה שנשתפה". אכן, נראה שיש לכלול את הסובלים מהפרעה זו בסיווג הלכתי זה, והם לא יחויבו במצוות בעת שיטיונם, אך לא ייחשבו ל"שוטה לדבר אחד" הפטור מהמצוות לחלוטין אף באותם דברים שהוא שפוי בהם. כן כתב גם **הרב יצחק אושינסקי** (**כנס הדיינים** – תשע"ה, "דיני שוטה המגרש", עמודים 287-320).

ח. הפרעות חרדה (Anxiety)

הפרעות אלו באות לידי ביטוי בתחושות עזות של חרדה שאינן נתמכות במאורעות שמתרחשים במציאות, נמשכות לאורך זמן ומפריעות לניהול חיים תקינים. ישנן הפרעות שקשורות במצבים מסוימים (כגון פוביות למיניהן), וישנן הפרעות חרדה כלליות יותר.

נראה כי באופן כללי הסובל מהפרעת חרדה אינו נכלל בכלל השוטים, ואף בעת שהוא סובל מההפרעה עצמה, כי כאמור לעיל הגדרת "שוטה לדבר אחד" אינה אלא במי ששטותו הינה משמעותית ביותר. אלא אם כן החרדה באה לידי ביטוי על ידי מעשים קיצוניים ביותר, אין מקום לכלול את הסובל ממנה בכלל השוטים הפטורים מן המצוות.

ט. פסיכופתיה

כתב **הרמב"ם** בהלכות עדות (ט, י): "הפתאים ביותר שאין מכירין דברים שסותרין זה את זה ולא יבינו ענייני הדבר כדרך שמבינין שאר עם הארץ, וכן המבוהלים והנחפזים בדעתם והמשתגעים ביותר – הרי אלו בכלל השוטים, ודבר זה לפי שיראה הדיין, שאי אפשר לכוין הדעת בכתב". כך פסק אף **השולחן ערוך** (חו"מ, לה, י), וכתב **הסמ"ע** (שם, ס"ק כב): "נראה שכל הני פירושם הוא שאינם מתונים בענייניהם, אלא כל מעשיהן עושין במהירות ולא מבינים לסוף העניין ולתכלית המעשה, משום הכי זה גם כן בשם שיגעון ושטות ייחשב".

את דברי הסמ"ע ביאר **הרב יצחק זילברשטיין** (שיעורי תורה לרופאים, ג, רה):

> במונחים של הפסיכיאטריה מדובר על אדם עם קווים פסיכופטיים שאינו מסוגל לחשב את מעשיו ולרדת לסוף עניינם, ומשום כך מסתכסך עם אנשים, ואינו רואה בשעת מעשה את הנולד ואת התוצאות. ולכן הוא עובר עבירות, מרים יד, אימפולסיבי, נחפז, ועושה מעשיו תחת דחף ובהילות. כי הפחדן בדרך כלל פועל בפזיזות, וללא מחשבה מסודרת.

י. פרנויה (תחושת רדיפה)

הרב יצחק זילברשטיין (שם) פסק שהמרגיש תחושת רדיפה, וזו מתבטאת אצלו בדיבור של שטות אך לא במעשי שטות, אינו בכלל השוטים.

נספח ד

חולי נפש כחולים שיש בהם סכנה

בנספחים א-ג עסקנו בהגדרת השטות והשוטה, בהצגת מקרי שטות מתוך הספרות ההלכתית על מנת להראות כי חכמינו נחשפו למגוון שלם של מחלות נפש, ואף עסקנו בסיווגים השונים המצויים בספרות זו ובהשוואתם עם קטגוריות רפואיות מודרניות. אולם, כל הנ"ל עונה אך ורק על השאלה: "האם מי שסובל ממחלת נפש כזו וכזו מוגדר כשוטה?", ושאלה זו מסייעת בידינו כדי לענות אם מאן דהוא חייב או פטור מן המצוות המוטלות על כל אדם מישראל. אולם, שאלה זו אינה מסייעת בידינו בהכרח כדי להסדיר בבירור את מעמדו ההלכתי: האם חולה נפש הוא חולה שיש בו סכנה, חולה שאין בו סכנה ואולי פחות מכך. האם משנה אם הוא סובל מהפרעתו הנפשית ברגע זה או שהפרעה זו רק עתידה להופיע, ועוד. ביטוי לצורך לחדד הגדרות אלו כתב **הרב איסר יהודה אונטרמן** בספרו **שבט מיהודה** (כרך ה, בעריכת הרב ד"ר יצחק אלפסי, שער ב, פרק א, עמוד רפז-רפח):

> ובסיום דברי אני רוצה להעיר דבר נחוץ מאוד בהלכה זו, והוא כי הנדון זה צריכים להבחין בין חולה של "מרה שחורה" (היפוכונדריא) ובין טירוף סתם, כי בעניין הראשון יש לפעמים חשש גדול שהחולה יכול להאביד עצמו וזהו באמת סכנת נפשות שמותר לחלל שבת לרפאותו, אבל בטירוף סתם שהמחשבות מבולבלות בדברי שטות כמעט שאין חשש זה כלל. ואני סובר שאין להשתמש במונח "חולי-רוח", כי בסוג זה ישנם אנשים שמבינים הוויות העולם ויודעים לשמור על עצמם אלא שנכנס איזה רעיון זר במוחם ומעבירו על דעתו ואין בו ממיני שוטה הנזכרים בריש מסכת חגיגה. למשל, קרה כמה פעמים שבית דין

נוסע לבית חולים לחולי רוח לסדר גט, אחרי שבודקים את החולה והוא שפוי בדעתו בשיחה עם אנשים ומבין את עניין הגירושין כראוי, אלא שנכנסה מחשבה בלבו כי בני ביתו רוצים להרעילו וכדומה. וכל שכן שישנן נשים שיכולות לקבל גיטן בשעת מחלת רוח, אחרי שהן נבדקות ומבינות היטב את עניין הגירושין והן בכלל "משלחה ואינה חוזרת". יש בין החולים גם שכותבים מאמרים הנדפסים אחר כך, אבל המחלה דורשת טיפול מזורז, ולכן אין להשתמש במונח "חולי רוח" להתיר חילול שבת וכדומה.

פרופ' משה הלוי ספירו הציג בספרו, *Handbook of Psychotherapy and Jewish Ethics* (עמודים 13-18) כמה מן השאלות שעולות מתוך ניסיון להשוות בין הידע הפסיכיאטרי לבין ההלכה, ובתוכן גם שאלת מעמדו של החולה. בהמשך שם (עמודים 21-27) אף הביא דוגמאות לשאלות הלכתיות שפתרונן כרוך בהגדרה ברורה של מעמדה של מחלת הנפש שממנה סובל החולה (ברכת הגומל, ניתוחים פלסטיים, טירוף דעת ביולדת, אמירת וידוי קודם הפטירה, נטילת תרופות פסיכיאטריות בשבת, ועוד).

שאלות אלו נושאות חשיבות מיוחדת לאלו המטפלים בחולי נפש, כגון הצוות הרפואי וקרובי משפחתו. גם אם חולים אלו פטורים מן המצוות, זה לא אומר בהכרח שניתן למטפלים בהם לעבור על איסורים או לבטל מצוות עשה בעבורם. כלומר, שאלת השטות אינה משפיעה בהכרח על גבולות מעשיהם המותרים והאסורים של המטפלים. על כן, בירורה של נקודה זו נצרך במיוחד בשבילם, וגם עבור החולים עצמם היא משמעותית. יש לדון בדין זה מכוחן של שתי סוגיות עיקריות, והראשונה שבהן היא שאלת חילול שבת משום חשש טירוף הדעת, שנידונה באופן רחב בפוסקים.

א. חילול שבת על טירוף הדעת – סוגיית יולדת

במסכת שבת (קכח, ב) אמרו שמחללים את השבת על היולדת, ובגמרא ביארו שאם היתה צריכה לנר שמדליקים לה את הנר, ושם שאלו שלכאורה דבר זה פשוט, ותירצו: "לא צריכא בסומא. מהו דתימא: כיון דלא חזיא – אסור, קא משמע לן: איתובי מיתבא דעתה, סברא: אי איכא מידי – חזיא חבירתה ועבדה לי". וכן פסק להלכה **בשולחן ערוך** (או"ח, של, א): "יולדת היא כחולה שיש בו סכנה ומחללין עליה השבת לכל מה שצריכה; קוראין לה חכמה ממקום למקום, ומילדין (אותה), ומדליקין לה נר אפילו היא סומא...".

והנה, לכאורה אפשר לומר שמיישבים דעתה של יולדת דווקא בדבר שיש

לו תועלת מעשית, וכגון בנר שהיא רוצה שיראו מה שקורה בלידה ועל כן דעתה מתיישבת כשיודעת שהמיילדות רואות. וכך נראה קצת מדברי **המגן אברהם** (או"ח, של, ס"ק ב): "וקשה: יאמרו בפניה שהדליקו הנר ותתישב דעתה? ואפשר דמכל מקום היא רואה מראה נר, אי נמי: תוכל לנסות להראות להם אצבע או שתיים אם ידעו. ומכל מקום צריך עיון: למה לי טעמא דמיתבא דעתא, הלא צריכים להדלקת הנר לראות מה שצריכה?". נראה שהמגן אברהם הבין שמדליקים לה את הנר ובאמת צריכים לנר.

(ויש להעיר שלכאורה אפשר לדייק מדברי **הרמב"ן** בתורת האדם [שער המיחוש, עניין הסכנה] כדברי המגן אברהם, שבהביאו הלכה זו כתב: "שמע מינה דמשום יתובי דעתא דחולה בעלמא מחללינן שבתא במלתא דמסתכנא בה". ומדוע הוסיף הרמב"ן שלוש מילים אלו בסוף דבריו? ושמא יש לומר כמגן אברהם, שאף משום יישוב דעת החולה אין לחלל שבת אלא בדבר שיש בו משום סכנה לחולה. ומה שהקשה המגן אברהם ונשאר בצריך עיון יש לומר שוודאי יש צורך באור כדי לטפל בחולה, ומכל מקום אין בו צורך כל כך, כיוון שאפשר לעשות את הפעולות אף שלא באור, ורק החולה חושש שמא לא יראו בחושך ויבוא לידי סכנה, ועל כן, מפני חששו של החולה – ואף אם אין הדבר שכיח שיקרה דבר שיביאו לידי סכנה – יש להתיר להדליק את הנר. שמא יש לדייק כן אף בדברי **הרשב"ץ** בתשובה [א, נד]: "אפילו הדלקה והבערה שהיא מלאכה גמורה וחייבים עליה סקילה וכרת עושין אותה בשביל חולה שיש בו סכנה, אף על פי שאין עיקר רפואתו בהדלקת הנר אלא שצריכין אותו לצרכי רפואתו", ומכאן שעדיין הוא צורך רפואה, ואולי כוונתו כנ"ל. אך מלשונו בהמשך יש להסתפק בכך. מכל מקום ראיה ברורה מדברי הראשונים נראה שאי אפשר להביא).

אומנם, רוב האחרונים דחו את המשתמע מדברי המגן אברהם, שכן כתב **הלבוש** (שם): "ומדליקין לה את הנר אפילו היא סומא, ואפילו אין הנשים המתעסקות עמה צריכות לנר שהיו יכולות להתעסק עמה כל צרכה בלא נר", והביאו את דבריו **מחצית השקל** ו**הפרי מגדים** (שם, אשל אברהם, ס"ק ב), וכן פסק **המשנה ברורה** (שם, ס"ק ג). וכן הוא בכל ספרי שו"ת האחרונים, שכן כתב **בשו"ת אדמת קודש** (א, או"ח, ו) ואף כתב שכן הוא פשט הגמרא, וכן פסקו **בשו"ת בית יהודה** (או"ח, נט) **ובשו"ת חלקת יעקב** (או"ח, יח, וכן סימן קח בסופו, וכן באבהע"ז סימן סז). וכן נראית דעת **שו"ת מנחת יצחק** (ד, ח), וכן פסק **בשו"ת יביע אומר** (ט, או"ח, קח, אות קעט) לעניין ליווי יולדת בשבת, וכן דעת **שו"ת להורות נתן** (ה, כז).

אומנם, עדיין יש מקום עיון בדין זה, שאולי יש לומר שאף מה שהתירו משום יישוב הדעת אינו אלא בדבר שיש לו תועלת ברורה, ואף אם אין צורך באותה תועלת,

כגון יולדת סומא הרוצה שידליקו לה את הנר, והמיילדות אומרות שאינן צריכות את הנר, מכל מקום, כיוון שהתועלת בהדלקת הנר היא ברורה, ופעמים רבות יש להדלקת הנר תועלת, על כן מתירים לחלל את השבת בעבור זה. אולם, אם היולדת מבקשת דבר שאין בו תועלת הנראית לעיניים, אלא שגורם לה להרגיש נוחות יש לדון אם נאמר שהרגשת תמיכה היא בכלל ההיתר.

בשו"ת תשובות והנהגות (א, תתסב) החמיר אפילו אם הבעל עומד בחדר הלידה, וזו לשונו שם:

> אשה הדורשת שבעלה יהא עמה בחדר בשעת לידה ממש, וטוענת שבזה מייתבא דעתה. והשאלה בזה שהרי הבעל אסור להסתכל במקומות המכוסים שבה, וטענת האשה שאם בעלה בחדר ומעודדה בדברים נחה דעתה ועומדת על כך שישאר בחדר הלידה שאם לא כן היא במצב פיקוח נפש. נראה שאין זו דרישה טבעית שתדרוש האשה שבעלה יהא עמה בחדר הלידה, ולא שמענו כן מעולם אלא בזמן האחרון, וכנראה למדה או שמעה מחברותיה שעושין כן. על כן יש להסביר לה את הדין שאסור, דסחור סחור אמרינן לנזירא לא תקרב, ודאי תייתב דעתה בלי זה... ועובדות ידענא שאמרו כן לאשה ונחה דעתה. ואם היא בכל זאת צועקת דאף שאסור מן הדין, היא לא יכולה לעמוד בכך ואצלה זה בגדר פקוח נפש, ומרגישים שהבקשה אינה נובעת מתוך זלזול בדיני התורה, יעמוד בחדר אבל לא יסתכל במקומות המכוסים חס ושלום. שוב מצאתי דברי ידידי הגאון המפורסם וכו' רבי משה הלברשטאם שליט"א... ועוד רבנים שאוסרים לבעל להיות בחדר בכל אופן, ובפרט כשפועל לפי הוראות הרופאים ומוסר לאישתו הנחיות מה לעשות, יש בכך איסור גמור, דבכהאי גוונא חמיר טפי שהחוש מעיד שמהנמנע שלא יבוא לידי איסור בהסתכלות, ומביאים מגאוני הזמן שהסכימו כן.

הנה, אף שבתשובה אחרת (א, תתנז) התיר בשופי לקרובי המשפחה לחתום בשבת על אישור ניתוח מסוכן, שאם לא כן, הרופא המנתח יהיה עצבני, ועוד כתב (ב, קעז) לעניין ליווי היולדת לבית החולים שאפילו אם צווחת שאינה צריכה את הליווי, יש לבעל ללוותה כיוון שאולי יהיה סיבוך רפואי ויצטרכו להתייעץ עמו וכדומה – מכל מקום בענייננו כאמור נראה שמחמיר מאוד ורק מתיר לאחר חקירה ודרישה אם היולדת באמת צריכה לבעל, וכל זה אף בעמידה בלבד בתוך החדר. מכל הנ"ל נראה לומר שהחילוק הוא שאין אנו סומכים סתם על רגשות היולדת, ורק כשיש סיבה ברורה – ואף אם יש בכך רק יישוב דעתה של היולדת ואין תועלת ממשית – כיוון

שבעצם הבקשה יש ממש ואנו מבינים מהי התועלת התירו, אך בעניין שהוא בדעתה וברגשותיה בלבד יש לדקדק יותר.

אכן, **בשו"ת ציץ אליעזר** (ח, טו, קונטרס משיבת נפש, פרק ט) חילק כך במפורש:

> וצריך לומר דשאני הדבר בהיכא דחששת טירוף דעתו הוא מפני שלא ממלאים רצונו בדבר שחושב שאם ימלאו רצונו ויתנו לו זה, יביא לו הדבר את רפואתו... כי בשם חששת הטירוף יכולה להביאנה לידי סכנה ממשית. ורק בהיכא שחששת הטירוף הוא מפני שאין ממלאים רצונו בדבר שאינו נוגע לעצמותו, כבהיכא שמונעים ממנו נחת רוח לגרש את אשתו או להקנות דבר פלוני לפלוני, וכן בלהביא לו קרוביו שיראם, בכל כגון דא שיערו חז"ל שאי מילוי רצונו אינו יכול להביאו לידי סכנה של ממש, ויכול רק לגרום להרעה במצב רוחו וצלילות דעתו במצבו, ומשום כך לא התירו בשם כי אם לעבור על איסורי שבות. ובהיכא שרואים שאי מילוי רצונו גם בשם תביאו לידי פיקוח נפש כותב באמת גם בשם הערוך השולחן... דאם הרופא אומר שיש סכנה אם לא יקיימו דבריו הרי הוא ככל חולה שיש בו סכנה...

נראה שגם **בשמירת שבת כהלכתה** (לב, כו) חילק באופן זה, וזו לשונו:

> ישנם חולים מסוכנים שסיכוייהם להתגבר ולהבריא תלויים במצבם הנפשי. במקרים כאלה יש להקל לחלל את השבת גם באיסורי תורה בכל דבר אשר אם לא יעשוהו, יש חשש שמא תיטרף דעתו של החולה, למשל שיהיה בדיכאון בשל חשש שאין מטפלים בו כראוי, ואפילו בדבר שהחולה עצמו אינו מבקשו.

והוסיף שם בהערה פד: "ומכל מקום עושים לחולה שיש בו סכנה דווקא למען הרגשתו הטובה של גופו, אבל אין עושים בשביל הרגשתו הנפשית, דאם כן יהיה מותר לחלל את השבת למענו אף בפתיחת רדיו, להביא קרובים במכונית וכדומה, אתמהה". וכן כתב **בנשמת אברהם** (א, סימן שו, עמוד שג), וכן סבר **הרב שלמה זלמן אויערבאך** כמבואר באריכות בספר **שולחן שלמה** (רפואה, א, עמודים קפד-קפה), וכן כתב **בחוט שני** (שבת ה, פרק תשעים ואחד).

יש להעיר שגם הסוגיה במסכת יומא (פד, ב), העוסקת בחילול שבת באיסור דאורייתא עבור תינוק שנבעת, נופלת בתוך גדר זה שהוצע בדין יולדת, שכן גם

שם התינוק נבעת מהסכנה שהוא סבור שנשקפת לו, ועל כן הותר לחלל את השבת על מנת ליישב את דעתו. עוד ראינו שה**ילקוט יוסף** (שבת חלק ד, הוספות, הערות לסימן של, אות ז) הביא תשובה בכתב יד של אביו הגאון **הרב עובדיה יוסף** בעניין מסירת הודעה למשפחתו של פצוע כדי שיבואו לשהות לצידו, והזכיר (**הרב יצחק יוסף**) חילוק זה שם, וזו לשונו:

> ולפי זה צריך לומר דלא דמי לההיא דשבת דמשום יתובי דעתה של היולדת התירו להדליק הנר בשבת, ואף על פי שהיא סומא, ששם באמת יש יסוד לפחדה ובהילותה של היולדת, שתחשוש פן יש איזו סכנה ממשית ורק בגלל החושך אין המטפלות בה רואות, ועל ידי פחדה תבא לידי סכנה... אבל לענין לשלוח להביא קרוביו בשבת, נראה שלא חששו חכמים כל כך שיבא לטירוף דעת או סכנה, כל שנמצא בידים נאמנות של ישראל, וכולי עלמא ידעי שאין דבר העומד בפני פיקוח נפש וחזקה עליהם שיעשו כמיטב יכלתם בזריזות, ואין כל חשש סכנה בהעדר קרוביו במחיצתו, ולכן לא התירו אלא שבות, ורק כשהחולה דורש זאת בפיו... ולפי זה נראה דבנידון דידן אין להתיר להעביר הודעה לקרוביו של פצוע, הואיל והוא נתון בידים נאמנות של רופאי ישראל, ולבו בטוח במסירותם הרבה שיעשו הכל לרפואתו והחלמתו.

אולם עדיין אין הדבר פשוט כלל, שהרי **השולחן ערוך** בהלכות יום הכיפורים (או"ח, תריח, א) פסק:

> חולה שצריך לאכול, אם יש שם רופא בקי אפילו הוא עובד כוכבים שאומר: אם לא יאכילו אותו אפשר שיכבד עליו החולי ויסתכן, מאכילין אותו על פיו, ואין צריך לומר שמא ימות. אפילו אם החולה אומר: אינו צריך, שומעים לרופא; ואם החולה אומר: צריך אני, אפילו מאה רופאים אומרים: אינו צריך, שומעים לחולה.

וזה על פי הנאמר במסכת יומא (פג, א) וכמבואר בראשונים שם, והטעם ששומעים לחולה אפילו כנגד הרופאים הוא משום "לב יודע מרת נפשו". וכאן לכאורה אי אפשר לומר כפי שאמרנו לעיל בטעם "שמא תטרף דעתו", שהוא משום שהדבר צריך לו באופן ברור ומוכח, שהרי לשון הפסוק עוסקת בידיעה הפנימית של החולה על עצמו.

וזהו "לב יודע מרת נפשו", שאף שכל המומחים שבעולם אומרים לו שאינו צריך, הוא יודע מה הוא צריך, ובמקום שיש סכנת נפשות מאמינים לחולה אף כנגד

כל המומחים משום הידיעה הפנימית שיש לו שהוא מכיר את צורכי עצמו טוב יותר מכל הרופאים שבעולם, ולכל הפחות מחמת הספק מחשיבים את דעתו יותר. אם כן, שזהו הטעם, הרי יש לנו יתד נאמן לסמוך עליו שאם החולה המסוכן מבקש משהו ואומר שיש לו בו צורך – יש לשמוע לו. ועדיין יש מקום לבעל דין לחלוק ולומר שכל זה במבקש לאכול, אך לא נשמע לחולה בכל עניין, ולא בכל דבר נאמר שלב יודע מרת נפשו אלא דווקא בצרכים הגופניים (וכן כתב כדבר פשוט **הרב יאיר פרנק באסיא** [צז-צח, "איתובי דעתא", עמודים 31-51], והביא מדברי הציץ אליעזר והראי"ה קוק).

ב. חילול שבת על טירוף הדעת – סוגיית שכיב מרע

על פי החילוק המוזכר בסוף הפרק הקודם, יש לחלק בין חולה המבקש דבר מסוים הקשור ברפואתו לפי דעתו לבקשה סתמית של החולה. כשמדובר בבקשה של החולה לקבל דבר שלפי דעתו עשוי לעזור ברפואתו – אף אם לפי דעת המומחים אין זה אמת – מכל מקום יש לחשוש לטירוף דעתו של החולה ועל כן יש לעשות את מבוקשו, אף אם הדבר כרוך באיסורי תורה. אולם, כשמדובר בבקשה סתמית, שגם החולה אינו חושב שיש לה השפעה רפואית לכאורה אין להתיר איסורי תורה, וכך הבינו הפוסקים הנ"ל. אלא שמסקנה זו אינה פשוטה כל עיקר, וכמו שיתבאר. נקדים כי למרות שבאופן כללי יש צורך בקניין על מנת להקנות נכסים, חכמים תיקנו ששכיב מרע יכול להקנות את נכסיו אף בדיבור, שדברי שכיב מרע ככתובים וכמסורים הם, ותיקנו זאת מפני שרצו להקל עליו משום שאינו יכול תמיד לבצע קניין.

אולם נחלקו התנאים באלו מקרים נאמרה תקנה זו. רבי יהושע סבר שתקנה זו שייכת בין בשבת ובין בחול, אך רבי אליעזר נחלק בדבר. ונחלקו רבי מאיר ורבי יהודה בהבנת שיטתו: לדעת רבי מאיר, רבי אליעזר מסכים שהתקנה קיימת בחול כיוון שאז גם יכול להקנות באופן רגיל (וכדוגמת הכלל: "כל הראוי לבילה אין בילה מעכבת בו"), ואילו בשבת, שאסרו בה מקח וממכר מדרבנן, אי אפשר להקנות אף באמירה. אולם רבי יהודה סבור שדווקא בשבת דברי השכיב מרע קיימים, שהרי אין אפשרות להקנות בדרכים הרגילות, ואילו בחול שיש דרכי הקנאה אחרות לא תיקנו חכמים הקנאה באמירה בלבד לשכיב מרע.

עתה נבוא לנידוננו. במסכת בבא בתרא (קנו, ב) הובא דינו של רבי לוי: "אמר רבי לוי: קונין קניין משכיב מרע אפילו בשבת, ולא לחוש לדברי רבי אליעזר, אלא שמא תטרוף דעתו עליו". הבנת דברי רבי לוי הללו נתונה במחלוקת בין הראשונים:

א. ניתן להסביר כי רבי לוי פוסק שתקנת חכמים לשכיב מרע שמקנה באמירה היא בין בחול ובין בשבת, ועל כך מוסיף ואומר שלמרות היתרם של חכמים, ולמרות שהלכה כמותם, מכל מקום התירו לשכיב מרע להקנות בקניין כדי שלא תיטרף דעתו, שיחשוב שמא דיבורו אינו מועיל להקנות ויחשוש שמא הקנאתו לא הועילה, והדבר יביא להרעת מצבו. לפי זה הקניין עצמו אינו נצרך כלל, שהרי כאמור דבריו ככתובים וכמסורים הם, אלא שהתירו לעשותו משום טירוף דעת החולי. כך גם נראה מפירושי **רבנו גרשום**, **רבי יצחק קרקושא**, **המאירי** ו**פסקי רי"ד** בסוגיה. כן כתב גם **הרמב"ם** בהלכות זכייה ומתנה (ח, ג): "לפיכך אם אמר קנו ממני, אפילו בשבת קונין ממנו שזה הקנין אינו צריך", וכן כתב **הסמ"ג** (עשין, פב). ו**בנימוקי יוסף** על הרי"ף (שם) הזכיר נימוק זה.

ב. **הרא"ש** בסוגיה (ט, לו) אוחז בשיטת ביניים. מצד אחד, דעתו היא שבמתנה במקצת אין טירוף דעת (כי מזה שאינו מצווה את כל נכסיו מוכח שאינו נמצא בדאגה ובחשש שמא ימות), ועל כן אין היתר להקנות באמירה (וממילא גם לא יותר הדבר בשבת). מצד שני, בכותב כל נכסיו עושים אפילו קניין גמור, מחשש לטירוף הדעת. אומנם, לכאורה אין צורך בקניין גמור, כי בכגון זה התירו חכמים אפילו אמירה בלבד, אך הרא"ש מדגיש שאין זו דעתו: "ולא כדברי המפרש דבמקום שמועיל הקניין אסור לקנות בשבת אפילו משכיב מרע, שלא התירו אלא היכא שהקנין אינו לא מעלה ולא מוריד; ולא נהירא, שהרי ניחא יותר שקונין... דלרבי אליעזר פשיטא שקונין כיון שאין מועיל בלא קניין, אלא אפילו לחכמים דאין צריך קניין סלקא דעתך אמינא נימא ליה אינך צריך קנין, קמשמע לן אפילו הכי כיון שהוא תובע קניין איכא למיחש לטירוף דעת... ובשכיב מרע התירו". משמע מדבריו שהקניין אינו נעשה אך ורק להפיס את דעתו של החולה, אלא שיש בו תועלת קניינית־הלכתית של ממש, והתירו משום טירוף דעתו של החולה (גם אם כוונתו ממש כרמב"ם, מכל מקום למדנו מדבריו שאכן יש להתיר את גזרת מקח וממכר משום טירוף הדעת). כן נראה מדברי **הראב"ן** לסוגייתנו, ומדברי **האגודה** במסכת עירובין (פרק ו), ומדברי **רבנו ירוחם** (מישרים, נתיב כד).

ג. בדעת **הרשב"ם** (שם) יש להסתפק, כי מצד אחד נראה שדעתו כרא"ש שמותר לעשות גם קניין ממש, ומצד שני כתב שלא כרא"ש, והתיר אפילו בכותב מקצת נכסיו, וכן כתבו **התוספות** (שם, ד"ה "קונין"): "כי אף על פי שהקניין אינו מעלה ומוריד, מכל מקום מצטער על הדבר", והוסיפו שאין חילוק בין כותב כל נכסיו לבין כותב מקצת נכסיו לעניין זה, כי "מכל מקום שייך ביה טירוף

דעת כדפירש רבינו שמואל, ואפילו בשבת נמי מותר להקנות", ועוד הביאו ראיה ממסכת גיטין (עז, ב).

אכן, **בבית יוסף** (חו"מ, רנד) **ובפרישה** (שם, ס"ק א) הדגישו ששיטת הרשב"ם אינה שיטת הרמב"ם, וכן הרא"ש חלק על דברי הרשב"ם במפורש, ואם כן פשוט ששיטתו היא שיטה שלישית, המסכימה באופן עקרוני לשיטת הרא"ש, אלא שמכל מקום סובר הרשב"ם שכתיבת מקצת הנכסים אינה מעידה על כך שאין לחשוש לטירוף הדעת, ועל כן הוא מיקל גם במקרה זה. כן הסכים גם **רבי יהודה אלמדארי** בחידושיו לסוגיה שם, וכן נראה מדברי **הרשב"א, הר"ן והריטב"א** למסכת גיטין (עז, ב), וכן כתבו **התוספות רא"ש** למסכת עירובין (עא, א).

ד. **הריטב"א** בסוגיה (שם) מקשה על פירוש הרמב"ם, שלפי דבריו לא ברור מדוע רבי לוי אומר שדבריו אינם משום חשש לדעת רבי אליעזר, כי משמע שרבי אליעזר היה מצריך קניין ממש ולא היה מסתפק באמירה, אך כבר ראינו שרבי אליעזר גם התיר (לפי דעת רבי יהודה, וכן פשט דבריו במשנה) אמירה בשבת! על כן מביא הריטב"א פירוש אחר (לפי נוסחה קצת שונה בגמרא). לפי פירוש זה, יש לחלק בין כותב כל נכסיו (שאז מספיקה אמירת השכיב מרע להקנות) ובין מי שמקנה מתנה במקצת, שזו אינה חוזרת לשכיב מרע אם יבריא פתאום, ועל כן דינה כקניין רגיל, ובה יש צורך לעשות הקנאה רגילה (בחול). לפי זה, רבי לוי עסק דווקא במתנה במקצת, ואמר: למרות שדעת רבי אליעזר היא שדבר שצריך קניין גמור בחול לא יצטרך קניין גמור בשבת, אין הלכה כדבריו, ועל כן נצטרך לעשות קניין בשבת על מתנה במקצת – ולמרות שיש בכך איסור דרבנן של מקח וממכר מקילים משום טירוף דעתו של החולה. גם **הנימוקי יוסף** על הרי"ף (שם) הזכיר ביאור זה.

ה. **הראב"ד** בהשגותיו לרי"ף (שם) פירש באופן שונה קצת מהפירוש הראשון הנ"ל, כי לשיטת רבי אליעזר – בין לרבי מאיר ובין לרבי יהודה – יש אופן שבו אין שכיב מרע יכול לעשות קניין באמירה וחייב לעשות קניין גמור דווקא. ועל כן כל קניין שהשכיב מרע עושה נראה כמקח וממכר, ועל זה אומר רבי לוי שמכל מקום עושים קניין בשבת לשכיב מרע כדי שלא תיטרף דעתו ואין חוששים שנראה כמקח וממכר. נראה שכך דעת **הרז"ה** על הרי"ף (עג, ב בדפי הרי"ף; הראב"ד שם ציטט את דבריו וחלק עליו בביאור פרטי הסוגיה). **הנימוקי יוסף** על הרי"ף (שם) הזכיר אף ביאור זה (**ורבנו אשר מלוניל** בביאור לסוגייתנו [שם] דן בפרטי שיטה זו, ראו שם).

ו. **השיטה מקובצת** בסוגיה (שם) מביא בשם **הרא״ם** שפירוש דברי רבי לוי הוא הפוך מכל מה שפירשו המפרשים. רבי לוי סבר ש״קונין״ מהשכיב מרע בשבת, אלא שכוונתו לקניין באמירה כדרך שתיקנו לשכיב מרע, ולמרות שזה דומה למקח וממכר (כי כך השכיב מרע קונה) הקלו משום טירוף דעת החולה (ואת המילים ״ואפילו בשבת״ ביאר כמוסבים על דברי רבי אליעזר, שלמרות שהוא הצריך לעשות קניין גמור בשבת, אין חוששים לדבריו אלא מקנים באמירה בלבד, וזה מותר משום טירוף הדעת, כאמור). כן פירש גם **הר״י מיגש** וכן הביא גם **היד רמה** בביאורו לסוגייתנו (וביאר שם בשני אופנים שונים), וכן נראית שיטת **רבי ישמעאל בן חכמון** בפירושו לסוגיה.

על פי הסקירה הזו, ננסה להוציא את היסוד ההלכתי שניתן ללמוד מהסוגיה על פי כל אחת מהשיטות:

א. לשיטת הרמב״ם, רבנו גרשום, רבי יצחק מקרקושא והרי״ד, לא ניתן ללמוד לכאורה היתר לעבור על ההלכה באופן מובהק לצורך טירוף הדעת. לפי דבריהם, האמירה של רבי לוי היא שאין לחשוש מעשיית קניין בשבת עבור שכיב מרע, כיוון שאין משמעות למעשה זה (והחידוש הוא שלמרות שהיינו חושבים שבמעשה הקנייני יש ממש, אין הדבר כן). לא התירו אלא לעשות מעשה שאין בו משמעות הלכתית כדי למנוע טירוף הדעת (וכן הבין **בשו״ת חתם סופר** [א, קמה], אך שם הקשה על הרמב״ם מהגמרא במסכת גיטין, ונראה שדעתו כדעת הרא״ש. **ובשו״ת מחזה אברהם** [א, מו] תירץ את קושיית החתם סופר).

ב. לשיטת הרא״ש והראב״ן והאגודה, התירו איסור דרבנן של עשיית קניינים בשבת משום טירוף הדעת.

ג. אף לשיטת הרשב״ם והתוספות התירו איסור דרבנן של עשיית קניינים בשבת משום טירוף הדעת.

ד. לשיטת הריטב״א מדובר במתנה במקצת, ובה אכן צריך לעשות קניין גמור, וממילא למדנו שהתירו איסור דרבנן של מקח וממכר כדי שלא תיטרף דעתו של השכיב מרע.

ה. לשיטת הראב״ד והרז״ה יש להסתפק קצת, כי הם כתבו שמתירים את הקניין למרות שנראה הדבר כמקח וממכר, וניתן לפרש את שיטתם בשלוש דרכים:

א. סוברים כרמב"ם, וכוונתם שלא חוששים לנ"ל, ועל כן אין חשש הלכתי כלל; ב. כוונתם שיש כאן קניין גמור, ואין חוששים לחומרת חכמים לאסור כל מתנה משום מקח וממכר, והרי זה כריטב"א (וכרא"ש, כפי שיתבאר בהמשך); ג. זוהי שיטה עצמאית, וכוונתם שאין להתיר איסור קניין בשבת אלא במקום שהאיסור הוא איסור דרבנן של מראית עין ("דמי למקח וממכר"), ואין ללמוד מכאן בהכרח לכל איסור דרבנן. מדברי **הערוך השולחן** (חו"מ, רנד, סוף סעיף ב) למדנו שלדעתו אפשרות שלישית זו היא הנכונה.

ו. לשיטת הרא"ם, הר"י מיגש והיד רמה, התירו אך ורק קניין של אמירה של שכיב מרע, ונראה שלשיטה זו זהו דין מיוחד בשכיב מרע, ואין בהכרח ללמוד ממנו לשאר דרבנן ושאר מקרים. גם אם נלמד לשאר טירוף הדעת, לא נוכל ללמוד לשאר איסורי דרבנן.

כמי נפסוק להלכה? מעיון בדברי הראשונים נראה שהמקרה היחיד – הלכה למעשה – שמוזכר בהם, הוא מעשה שנעשה לפי שיטת הרא"ש המקילה, ומקור הדברים בפסיקה שפסק **רבנו שמריה**, והובאה להלכה **באור זרוע** (פסקי בבא בתרא, סימן רה): "וכבר נשאל רבינו שמריה זצ"ל על שכיב מרע אחד שהיה מבקש ביום השבת שיהיו שולחים אחר קרובו אחה, והתיר להם להשכיר רץ בשבת ולשלוח אחריו כדי שלא תיטרף דעתו עליו כדאמרינן הכא דקונין משכיב מרע...". דברים אלו צוטטו אצל תלמידו **המהר"ם מרוטנבורג** בתשובה (ג, כ): "אבל חולה דתקיף ליה עלמא ואומר שישלחו אחר קרוביו, הא ודאי שרי, וזה התיר רבינו שמריה זצ"ל אפילו בשבת, שמא תיטרף דעתו עליו וכו'".

כיוון שהרא"ש היה תלמידו של המהר"ם מרוטנבורג, הרי דבר פשוט הוא שאת פסיקתו זו קיבל מרבו, ורבו מרבו, עד רבנו שמריה, וכולם פסקו כן להלכה להקל. פסיקה זו מובאת להלכה גם **בהגהות אשרי** למסכת בבא בתרא (ט, לו; ושם גם בשם מהרי"ח ורבנו שמחה, אך שמא טעות הדפוס היא והכוונה לרבנו שמריה), **בריקאנטי** (סימן קג) וכן מובא בספר **הרוקח** (הלכות שבת, סימן ל):

> מעשה זה בא לפני רבינו שמריה שאשה היתה חולה ובקשה לשלוח שליח אחר אוהביה בשבת, והתיר לה רבינו שמריה, וראיותיו מההיא דבבא בתרא... מה קניין בשבת שבות... והתירו חכמים גבי חולה מפני טירוף הדעת, הכי נמי אמירה לכותי שבות הוא התירו נמי מפני הטירוף. ואם נפשך להשיבני: איסור

> חמור יש כאן כמו אל יאמר לכותי בשבת הנראה וכו׳, הכי נמי גבי חולה יש בו חשבונות שבכל מקום שקונין צריכין לחשב, ואמרינן במסכת כתובות: ״אסור לחשב חשבונות״, אף על פי כן התירו חכמים, הכי נמי לא חיישינן לשום מילתא.

והנה, להלכה הביא **הטור** (חו״מ, רנד) מחלוקת בין הרא״ש לרמב״ם, וב**שולחן ערוך** (שם) פסק: ״אף על פי שמתנת שכיב מרע אינה צריכה קניין, אם ביקש שיקנו ממנו קונים, אפילו בשבת, שזה הקניין אינו צריך. ויש אומרים שאפילו אם יש נפקותא בקניין, כגון שכותב כל נכסיו ומפרש שלא יחזור בו אם יעמוד, קונים בשבת״. והרמ״א הוסיף: ״ויש אומרים דאפילו מתנה במקצת דצריכה קניין, אף על פי שנראה שאינו נותן מדאגת מיתה, הואיל ואינו (נותן) כלום, אפילו הכי קונים ממנו בשבת. ויש חולקים בזה״.

השולחן ערוך הביא את מחלוקת הרמב״ם והרא״ש ומלשונו משמע שפסק כרמב״ם (על פי כללי השולחן ערוך, בסתם ויש אומרים הלכה כסתם), ואילו **הרמ״א** הביא את מחלוקת הרשב״ם והרא״ש, ומשמע שפוסק לכל הפחות כרא״ש, ואולי גם כרשב״ם להקל עוד יותר. **הלבוש** (שם) הביא את שלוש הדעות ולא הכריע, וגם במפרשי השולחן ערוך, הש״ך, הסמ״ע והנתיבות, לא מצאנו הכרעה, אך **הערוך השולחן** (שם, סעיף ב) כתב שלמעשה אין מחלוקת קוטבית בין הראשונים כלל:

> וייראה לי דגם הרמב״ם סבירא ליה כן דבכל עניין קונים ממנו, דכיון שחששו חכמים שלא תיטרף דעתו הוה כפיקוח נפש, והרי התירו חז״ל לקבל ממנו קניין לעניין גט... והרמב״ם העתיק לשון הגמרא... וזהו שאמר שאין צריך קניין, ורצונו לומר: לא מפני שצריך קניין, ורבותא קאמר: לא מיבעיא במקום שצריך קניין דוודאי קונים ממנו שלא תיטרף דעתו כשידע שאין דבריו קיימים, אלא אפילו במקום שאין צריך קניין ודיבוריו מתקיימים גם בלא קניין ואין כאן טריפת דעת במה שלא יתקיימו דבריו דהא יתקיימו – מכל מקום חוששין, דכיון שמבקש קניין אין לנו לעבור על דעתו, מפני שיש חשש שלא תסמוך דעתו בלא קניין. אמנם יש מהראשונים דסבירא להו כן דבמקום שצריך קניין אין קונין ממנו בשבת.

גם בשו״ת **משפטי עוזיאל** (א, השמטות, ג) כתב שדעת הרמב״ם גם היא להקל.

בסוף דבריו העיר הערוך השולחן על הראשונים שסוברים שאין לעשות קניין ממשי בשבת, אך לדעתו הרמב״ם וסיעתו אינם נמנים עמהם, ודעתם כהרא״ש

והרשב"ם לעניין זה. בין כך ובין כך, נראה שלמרות האמור לעיל, **השולחן ערוך** פסק למעשה כדעת המקילים, שהרי בהלכות שבת (או"ח, שו, ט) הביא את פסקו של רבנו שמריה המוזכר לעיל: "אסור לומר לאינו יהודי שילך חוץ לתחום בשבת אחר קרובי המת שיבואו להספידו, אבל חולה דתקיף ליה עלמא ואמר שישלחו בעד קרוביו, ודאי שרי". כן פסק אף **החיי אדם** (כלל סב, סעיף יז).

(ובשו"ת **מנחת יצחק** [ד, ח] הקשה על האמור **בשו"ת הרי בשמים** [תניינא,קפט] שהשולחן ערוך פסק כרא"ש, והרי סתם ויש אומרים הלכה כסתם, ואם כן פסק השולחן ערוך כרמב"ם, אך כפי שכבר התבאר מדברי השולחן ערוך בהלכות שבת לא נראה כך, וראו גם בספר **ילקוט יוסף** [שם] שדן בזה בקצרה).

ג. חילול שבת על טירוף הדעת — באיסורי דאורייתא או באיסורי דרבנן?

הנה, לכאורה היה אפשר לומר שכל האמור לעיל בעניין שכיב מרע הוא דווקא בקניין ובשכירות שאינם מלאכות דאורייתא, ולכן התירו, ומניין לנו להתיר אף באיסורים של תורה ממש? אכן, המעיין באחרונים יראה שדין זה נתון במחלוקת גדולה.

בשו"ת הרדב"ז (ד, סו) נשאל לגבי חולה שיש בו סכנה שאמר שצריך תרופה מסוימת והרופא אמר שאינו צריך, והרדב"ז פסק שם להקל, ואחד הטעמים שזכיר הוא טירוף דעתו של החולה: "עוד יש ראיה דיולדת סומא מדליקין לה את הנר ליתובי דעתה, כל שכן אם אומרת צריך אני, ולא יעשו שתיטרף דעתו עליו, וזה ברור". אולם כיוון שהרדב"ז לא הביא סיבה זו אלא כסניף, ובעיקר תשובתו סומך על סברות אחרות, לא ניתן ללמוד משם לכל עניין.

אולם מאחרונים רבים אחרים משמע שיש להתיר אפילו מלאכות דאורייתא, שכן **הלבוש** (או"ח, שו, ג) כתב לגבי השכרת רץ בשבת: "ודאי מותר שלא תטרף דעתו, והוי בכלל פיקוח נפש". כך מובא גם **בתוספת שבת** (או"ח, שו, ס"ק כה): "כדי שלא תיטרף דעתו עליו, והוי בכלל פיקוח נפש". אף **הפרי מגדים** (או"ח, שו, אשל אברהם, ס"ק יח) כתב: "כל פיקוח נפש שרי אף בדין תורה, כל שכן במידי דרבנן", וכן כתב **הלבושי שרד** (שם): "והוי בכלל פיקוח נפש שדוחה שבת" (ויש לציין שכבר בפירוש **רבי ישמעאל בן חכמון** [שם] נזכר שהסיבה להיתר הקניין היא שאין דבר העומד בפני פיקוח נפש). כן משמע גם **משו"ת מהרש"ם** (ד, נד).

אולם **באליה רבה** (או"ח, ש"ו, ס"ק י) הסתפק בשאלה אחרת, וממנה משמע שסובר שדווקא בדרבנן התירו, וכך כתב:

לפי זה יהיה ראוי להתיר אפילו לישראל כשאי אפשר בעכו"ם, וכל שכן לקרובים עצמם. ועוד דהא מדמה המרדכי לקונה קנין בשבת דרבנן, ותחומין נמי דרבנן. ולשון איסור והיתר הארוך כלל נ"ט: "התירו לשכור לו שליח" וכו'. ובאגודה פרק השואל כתב סתם דשולחין אחר קרוביו, ולא הזכיר מעכו"ם, גם הזכיר חולה סתם ולא כתב דתקיף ליה עלמא. וכן בהגהות מיימוניות ובפסקי רקנט"י סימן ק"ג.

כלומר, מצד אחד השולחן ערוך מזכיר דווקא גוי, אך ההשוואה לקניין בשבת לכאורה מעידה כי בכל איסור דרבנן יש מקום להקל, והרי תחומין הם דרבנן גם ביהודי. כמו כן, דין זה המובא בכמה ראשונים כלל אינו מבדיל בין גוי ליהודי, והמשמעות היא שגם ליהודי מותר לרוץ עבור קרוביו של החולה. ועדיין סיים **באליה זוטא** (או"ח, שו, ס"ק ד): "ומכל מקום צריך עיון, גם לא היה להם לסתום אלא לפרש". אולם **בשו"ת שואל ומשיב** (מהדורה תליתאה, ב, קפ) דן בדין זה הלכה למעשה וכתב: "בשנת תרי"ג נשאלתי מאחד מפה לבוב שבא לו ידיעה שאשתו תקיף לה עלמא בטריסקאוויטץ סמוך לדראהביטש, ונשאלתי אם מותר לנסוע שמה, והשבתי דנראה לפי עניות דעתי דמותר".

השואל ומשיב הביא את דין השולחן ערוך הנ"ל וכתב:

ואף דשם אינו רק אמירה לעכו"ם שבות וכאן הישראל יסע בשבת, מכל מקום הא רכיבה בשבת גם כן אינו רק שבות... ובפרט שהוא בכפר או בעיר שאין לה מכיר שמה דבוודאי תהנה אם יבוא בעלה, ואם כן ספק פיקוח נפש דוחה שבת. ואף דהתוספות ריש פרק הזורק כתבו דאין מתירין שאר השבות, רק הקניה בשבת, מכל מקום נראה לפי עניות דעתי דכל שהוא לצורך החולה מתירין כל שבות... ואם תרצה לדעת כמה גדול כח שכיב מרע שחשו שלא תיטרף דעתו עליו, בוא וראה מה שכתב הרא"ש... שהתירו לשחוט לחולה שיש בו סכנה אף שיש נבילה מוכן שמא יקוץ החולה ויסתכן... ואם כן חזינן שהתירו בשביל צער החולה, מכל שכן להתיר שבות בשביל צער החולה; ואף ששם יש לחוש שיסתכן גם כאן יש לחוש כן, כן נראה לפי עניות דעתי.

מדברי השואל ומשיב עולה שיש להקל בכגון זה בכל עניין דרבנן, וכמו שמשמע מדברי הרוקח לעיל. כך גם מצאנו בספר **עיתים לבינה** על ספר העיתים (סימן ריז, ס"ק קכ), שם נשאל "באחד שבא לו ידיעה מאביו בשבת שנחלה בחולי מסוכן ומבקש שיבוא תיכף לשם, אם מותר לו להבן לילך אליו חוץ לתחום", ודן בקצרה בשיטות

השונות, ומסקנתו להקל לכל הפחות בכל שבות: "וממילא נתבאר דלכולי עלמא כל שהתירו שמותר לשלוח אחר קרוביו בשבת בשביל שלא תטרוף דעת החולה, הוא הדין דמותר להקרוב לילך חוץ לתחום מהאי טעמא כנ"ל, ואין לחוש שמא ימות עד שיבוא דמוקמינן על חזקת חיים". מכל מקום, מדברי אחרונים אלו עדיין משמע שאין להקל אלא בדרבנן (וכן משמע **בשו"ת חתם סופר** [א, קמה]), והאליה רבה הנ"ל הסתפק שמא לא התירו אלא בגוי ולא ביהודי.

אומנם, לכאורה אין סברה לחלק בין ישראל לגוי בעניין זה (וכפי שכתב השואל ומשיב), אך **בשו"ת הרי בשמים** (תניינא, קפט) כתב סברה לחילוק זה. ההרי בשמים נשאל בכגון נידוננו, וזו לשון השאלה:

> באיש אחד מלבוב שהיה שמה ובא אליו טלגרם מלבוב בערב שבת אחר הצהרים מבן גילו חולה מסוכן דתקיף ליה עלמא שמבקש שיבוא אליו, ובא בשאלה אם יוכל לנסוע עם הבאהן אליו בשבת, וציווה המורה לשאול שנית על ידי טלגרם אם נחוץ להחולה ביאתו שמה, ובאה מענה שהחולה יש לו געגועים ואומר שאי אפשר לו להיות בלעדו, ועל פי זה הורה המורה להיתרא, ודורש חוות דעתי אם טב הורה.

ההרי בשמים ניתח את הסוגיה, והביא גם את הדעות שלא הוזכרו בשולחן ערוך ומוזכרות בשיטה מקובצת, וקבע שאין מי שהתיר קניין בשבת אלא הרשב"ם והתוספות, והרא"ש במתנה גמורה, ולפי דעת הרא"ש מסיק שלא התירו לעבור על איסור דרבנן זה אלא במקום שיש חשש ברור של טירוף הדעת, "ואם כן הוא הדין כשביקש שיבא אליו אחד מאוהביו או מקרוביו, אינו ברור שיהיה בזה טירוף דעת אם לא יעשה רצונו, ולא שרינין משום זה איסור דרבנן".

אומנם לפי פירוש זה קשה על דעת השולחן ערוך שפסק כרא"ש מצד אחד, ומצד שני התיר לשכור רץ בשבת לקרוא לאוהבי החולה, והרי יש כאן ספק אם יש כאן חשש טירוף דעת או לא! על כן, ביאר ההרי בשמים שלא התירו בספק טירוף הדעת אלא שבות של אמירה לגוי שאין בה מעשה אלא אמירה. היוצא מדבריו, שלא התירו שבות עבור טירוף דעתו של שכיב מרע אלא בוודאי, אך בחשש בלבד התירו אך ורק שבות של אמירה לגוי (וכן כתב להלכה **בשו"ת מגדל השן** [סימן בן]).

לאחר פסיקתו, הקשה ההרי בשמים על הסוברים שמדובר בפיקוח נפש: "ולפי עניות דעתי הוא תמוה, דמה עניין פיקוח נפש להחשש דשמא תיטרף דעתו?". והביא את דברי השואל ומשיב והקשה אף עליו שהתיר בכל שבות:

ולפי עניות דעתי דבר זר הוא לומר כן, דאפילו להרשב"ם... הא ליכא רק חדא איסורא, מה שאין כן ברוכב על גבי בהמה בשבת הא איכא משום שביתת בהמתו אם היא שלו, ומשום מחמר... וגם משום משתמש בבעלי חיים, ושמא יחתוך זמורה... וגם איסור תחומין. ואטו נימא דאם הותר איסור אחד בשביל שלא תיטרף דעתו, יהיו ניתרין כמה איסורין?!

ועוד הקשה על הראיה מהרא"ש (שהרי שם מדובר בחולה שיש בו סכנה, מה שאין כן כאן), וכן תמה שנראה שהאישה שם לא ביקשה כלל שהבעל יבוא, ורק הבעל רוצה לבוא אליה (אומנם **בשו"ת ישכיל עבדי** [ז, או"ח, כב] דחה את קושיותיו של ההרי בשמים ותמך בדברי השואל ומשיב).

בסוף דבריו הסכים ההרי בשמים שיש מקום להתיר להגיע ברכבת לחולה שקרא לאוהביו, כיוון שנסיעה זו אינה אלא איסור תחומין, והביא ש**במנורה הטהורה** (או"ח, שו, ס"ק יג) התיר לישראל לנסוע להודיע לקרובים אם אין גוי שיכול ליסוע עבורו, וסיים: "אולם עניין זה מסור להמורה להורות כפי צורך השעה שלא להקל בדבר למען לא יזלזלו ההמון בקדושת שבת חס ושלום, והמורה הזה מוחזקני בו שהוא בקי בחדרי תורה ואת האלקים הוא ירא בלי ספק, ראה שהעניין נחוץ להתיר והוראת שעה היתה ואין לערער עליו בזה". אף **בשו"ת מחזה אברהם** (א, מו) הסכים למסקנת ההרי בשמים והמנורה הטהורה, וכתב שבשבות אחת התירו לישראל לחלל את השבת ולא בכמה שבותים אלא אם כן הם משם אחד (כגון שעובר את התחום כמה פעמים באותה נסיעה). אף **בפתח הדביר** (או"ח, שו, ט, אות יז) התיר בכל איסור דרבנן.

ועדיין, יש פוסקים שסברו שאף פסיקה זו מקלה יותר מדי, ולדוגמה **בשו"ת אמרי דוד** (סימן עא) דן אף הוא בעניין "תלמיד חכם אחד, אמו שוכבת על ערש דוי, קראה לו על ידי טלפון כי יבוא אליה כי חפצה לראותו, ושאל לחכם והתיר לו לנסוע בהבאן מקאלאמייא ללבוב בשבת קודש", והרב שם דן שם בסוגיות בקצרה, תירץ את שיטת הרמב"ם והסביר שהשולחן ערוך לא התיר אלא דווקא באמירה לנוכרי באיסור דרבנן, דהיינו: שבות דשבות, אך לא בשאר דברים. על כן הסיק להלכה:

ומעתה מאן ספין מאן חשיב מאן רקיע להורות להתיר לנסוע על המסילה עשרים פרסאות בשבת וכמה איסורין יש כאן... כי זה הנוסע לקח אתו מעט כסף והרי עבר על שבות טלטול מוקצה, וגם ציווה לעכו"ם לקנות בילעט ויש כאן מקח וממכר, הקונדוקטר בא אליו כמה פעמים ונתן לו הבילעט לנקבו. וידוע... דגם

ביושב בקרון יש תחומין, ובזה יודה כל איש לנסוע על הבאהן או בקרון עם סוסים אפילו רק כברת ארץ בשבת על כל פנים עובר על שבות דרבנן... דהיכא דנוסע עשרים פרסאות עובר על כל פסיעה... ומקונין בשבת לא נוכל למילף להיתר על שבותין רבים, ובפרט קניין עושה איסור שבות כמו רגע, והנוסע עושה ויעשה שעות רבות שבותין אין מספר ובוודאי אסור.

ונקוט האי כללא בידך: כל היכא דהחולה צריך לאיש הזה לעמוד לשרתו לסעדו לתמכו לקרוא לו רופא ולהביא לו סמים לרפאותו – זה הוא בכלל פיקוח נפש ושרי לאיש לחלל שבת באופן הנ"ל ולנסוע, אבל כדי לראותו ולשמחו חלילה להורות היתר, וכל מה שמצינו מאחרונים שהתירו חשבו שיש פיקוח נפש שאי אפשר בלעדו, שאין להחולה איש שישמשנו ולפקח עליו, כל זה כתבתי להלכה.

עוד כתב שם בשולי תשובתו שיש לחלק בין דין יולדת לדינו של שכיב מרע, כי היולדת כבר אינה מיושבת בדעתה, אך בשכיב מרע רק חששו שמא תיטרף דעתו ולא התירו אלא באיסורים קלים, כאמור.

כמו כן, **בשו"ת שושנים לדוד** (ג, ד) נטה להחמיר, וזו לשון השאלה שנשאל: "בדבר שנשאלתי באחד שבא לו טעלעגראם מלבוב בערב שבת קודש בשעה 11 שאמו הייתה חולנית כמה שנים והייתה מסוכנת מזמן רב בטרם בוא הטלגרם... שאל בלבוב אם הוא מוכרח ונחוץ שיבוא תיכף ובא לו תשובה על ידי טלגרם שנחוץ ביאתו כי אמו היא בקצה האחרון לא עלינו, ונסע בשבת...". אותו איש טען שיש לו תשובה מחכם אחד להיתר, אך השושנים לדוד כתב שאין בכך שום היתר וחילק בין טירוף הדעת לבין נידוננו:

וייתכן לומר דהא דחיישינן לטירוף דעתו, היינו שיתגבר עליו חוליו כמו שהוטבע בטבע בני אדם כשהוא משתוקק שיוגמר רצונו ומאוויו וחפצו באיזה דבר שנגמר בדעתו להיעשות, ורוצה שיתקיים הדבר, ואם הוא חושש שלא יתקיים אז נפשו עליו תאבל ויוכל להתגבר חוליו מפני טירוף דעתו. לא כן בדבר שאינו חדש והוא רגיל בכך, אך כעת אין הדבר לפניו ורוצה שיהיה התראות הדבר או האדם לפניו, אין בזה חשש טירוף הדעת, שהלוא הוא רגיל מקודם בזה שלא היה האדם הזה עמו ורק כעת מתגעגע לראותו והוי לו לנחת רוח אם היה רואהו, אבל על כל פנים תגבורת החולי וחשש טירוף לא יגרום אם אין האדם הזה בא לפניו, כיוון שרגיל עד עתה שלא יהיה לו התראות פנים, מה שאין כן בדבר שהוא

> חפץ ורוח תשוקה תתנוסס בקרבו שיושלם רצונו אחר פטירתו, אמדו חז"ל דעת וטבע האדם החולה לא עלינו שיוכל ליסבב מזה טירוף הדעת והוי כספק סכנה...

השושנים לדוד הביא ראיה משיטת הרא"ש, ובסופו של דבר קבע שאין לחדש מצבים של טירוף הדעת מדעתנו ואין לנו אלא מה שקבעו חכמים:

> דאם נמציא חדשות מדעתינו לומר בכל דבר שיש בו חשש פיקוח נפש הלא נפל דינא דחולה שאין בו סכנה... שיאמר כל אחד שחושש פן יקראנו אסון... ובפרט לחדש ספק פיקוח נפש מדעתינו שמא יסתכן אם לא נעשה לו דבר זה ועל ידי זה נדחה איסור שבת או שאר איסור – אין לנו רק מה שחידשו חכמים ואמדו דעת החולה... על כל פנים לא נוכל אנחנו לחדש ספק פיקוח נפש אם לא קדמו אותנו חכמינו ז"ל הראשונים ולתת לכל אחד תורתו בידו ומקלו יגיד לו...

אכן, להלכה סבר השושנים לדוד שאין לישראל לעבור על שום איסור מלבד אמירה לגוי, ואפילו הנסיעה ברכבת אסורה עבורו.

ד. חילול שבת על טירוף הדעת – עמדת פוסקי זמננו

נראה שהמחלוקת של הפוסקים שהובאו בפרק הקודם קשורה בשאלה אם טירוף דעת עבור בקשה סתמית של שכיב מרע כמוה כבקשה עבור רפואתו. שאם היא כבקשה עבור רפואתו, יש למלאה אפילו במחיר עבירה על איסורי תורה; אך אם דינה שונה, אין להתיר אלא איסורי דרבנן, וגם אז יש לדון באלו איסורים הקלו, ולאו דווקא בכולם. מעתה, יש לבחון כיצד פסקו פוסקי זמננו בדין זה, אלא שכמובן אין הפסיקה אחידה, ונחלקו כדרכה של תורה.

בשו"ת אגרות משה (או"ח ה, יח) הקשה על הסוברים להקל באיסורי דאורייתא, וכתב: "לא מצינו היתר בשכיב מרע מחשש טירוף דעתו רק באיסור דרבנן, ותמוה מה שכתב בלבושי שרד משום פיקוח נפש. והטעם, דאף שטירוף דעת הוא מחלה שיש בה סכנה, הוא רק בבריא שיכול להרוג עצמו מחסרון דעת, אבל בשכיב מרע שאין בו חשש זה ליכא פיקוח נפש בזה, וצריך עיון לדינא". **בשו"ת מנחת יצחק** (ג, ע) דן "בנדון שחולה שכיב מרע מבקש שהרב יבוא אליו ביום טוב", ואף הוא הסתפק מחמת דעת המחמירים, וכתב: "על כן להלכה למעשה יש להתיישב הרבה בזה".

גם **בשו"ת חלקת יעקב** (או"ח, קח) נטה לדעת המחמירים, וזו לשונו:

> בדבר השאלה באחד שבא לו טעלעגראם בשבת "אביו נחלה בחולי שיש בו סכנה, ותיכף לבוא", אם מותר לו לנסוע בשבת, הנסיעה צריכה להיות במסילת הברזל ויותר מי"ב מיל... ובנידון דידן השאלה היא לנסוע במסילת הברזל יותר מי"ב מיל, ולדעת הרי"ף והרמב"ם... זה איסור דאורייתא... ועוד בנידון דידן צריך לעשות כמה איסורים, איסור תחומים... ואיסור מוקצה ליקח מעות לקנות כרטיס הנסיעה, וגם איסור מקח וממכר בשעת קניית הכרטיס... אפשר גם כן לא שרי רק חד איסור דרבנן ולא תרי או יותר...

וכתב שלהלכה אפשר לסמוך על השואל ומשיב הנ"ל. וכן משמע ממה שכתב בתשובה אחרת (אבהע"ז, סז), שאינו מקל אלא בדרבנן.

אף בספר **ילקוט יוסף** (שם), לאחר שהביא מאחרונים רבים שדנו בדין חולה הנוטה למות ומבקש מקרוביו שיבואו, שבקשה זו הרי היא בכלל פיקוח נפש, חזר ואמר שאין זה ממש פיקוח נפש וזו לשון שהשתמשו בה האחרונים אך לא התירו אלא שבות, ואפילו שבות לא התירו אלא מה שנעשה בידי גוי או שבות של "ממצוא חפצך ודבר דבר".

אולם בספר **נשמת אברהם** (א, סימן שו, עמודים שג-שד) כתב:

> ואמר לי הגאון **הרב שלמה זלמן אויערבאך** זצ"ל שטירוף דעת הוא מצב שעלול להיות מסוכן כל רגע או עבור החולה עצמו או עבור הזולת ולכן צריכים לחלל עליו את השבת ואפילו באיסורי דאורייתא, אם על ידי כן יכולים לטפל בו או כדי למנוע ממנו את טירוף הדעת, והוא הדין לגבי אדם בריא שעלול להטרף דעתו.

אף **בשו"ת שיח נחום** (סימן כג) כתב שמותר להזעיק את קרובי הגוסס, ולאלו מותר לחלל שבת אפילו באיסורי דאורייתא, כיוון שיש בהגעתם כדי ליישב את דעתו של החולה ולהאריך את חייו אפילו ברגעים ספורים. וכתב שבשולחן ערוך התירו על ידי גוי משום שכך היה המעשה שם או לחלופין משום שוודאי שמשפחת החולה לא הייתה יכולה להגיע בשבת ורק עצם שליחת הרץ נעשתה ליישוב דעתו של החולה, ועל כן לא עשאוה אלא על ידי גוי. אולם פשוט שביאת המשפחה יכולה להשפיע לטובה, ועל כן ביאתם מותרת בכל עניין: "לפיכך, אם החולה לא ביקש זאת יש לשים

לב שאזעקת הקרובים היא באופן שסביר להניח שיש להם שהות להגיע כשהחולה עדיין בחיים, ויהיה בהגעתם כדי ליישב דעתו ולהאריך חייו; אבל אם החולה מבקש זאת יש בעצם מילוי בקשתו משום שלא תיטרף דעתו עליו" (ומה שכתב שאולי כך היה המעשה שם, כן כתב אף **בשו"ת יד חנוך** [סימן ה], וראו המעשה שהביא שם).

אך יש להעיר שלא ברור כלל לומר שיש מחלוקת בין כל האחרונים הללו, והכול תלוי לפי העניין. וראיה לכך מדברי **הערוך השולחן** שכתב (חו"מ, רנד, ב) שטירוף דעת הוא עניין של פיקוח נפש, ובמקום אחר (או"ח, שו, כ) כתב:

> אמנם החולה כשאומר שישלחו אחרי קרוביו והוא חולה מסוכן, מחוייבים לשלוח אינו יהודי אחריהם, אפילו לשכור אינו יהודי בשבת שילך, דחיישינן להחולה שלא תיטרף דעתו עליו אם לא יקיימו דבריו, וכמה דברים תקנו בקניינים מפני תקנת החולה... ומכל מקום שהישראל בעצמו יעשה איסור שבות לא הותרה שהרי אין זה רפואה אלא חששא בעלמא, ולכן בעניין ד"ממצוא חפצך ודבר דבר" חיישינן לזה ולא בדבר איסור גמור. ונראה לי אם הרופא אומר שיש סכנה אם לא יקיימו דבריו הרי הוא ככל חולה שיש בו סכנה.

לכאורה דברי הערוך השולחן סותרים אלו לאלו, אך נראה שאין סתירה כלל, אלא הכול לפי העניין: יש מקרים שבהם החולה מסוכן וטירוף הדעת יכול להוות סכנה של ממש, ויש מקרים שבהם אין חשש כזה, והפוסקים שחלקו דיברו על פי הכלל שהיה נראה בעיניהם נכון, על פי רוב, **אבל למעשה נראה שהכול מסכימים שיש צורך בהבנת המציאות כדי לפסוק בכך**. בספר **משנת אברהם** על הסמ"ג (א, הוספות והשמטות, עמודים תרכה-תרכו) אף הביא לזה ראיה מוכרחת, שהרי אם חשש טירוף הדעת הוא חשש סכנה, איך נבין את שיטות הראשונים בסוגיית שכיב מרע האוסרות אפילו על קניין דרבנן בשבת? ועל כן כתב המשנת אברהם:

> ובעל כורחך צריך לומר דשם החשש של טירוף הדעת הוא חשש רחוק מאוד, לכך לא חששו כל כך. ממילא יוצא שבנידון דידן אם מותר להקרובים לחלל את השבת לבוא להתראות עם החולה, אפילו כשהחולה דורש זה צריך לשאול ברופאים אם מניעת ביאתם תוכל להשפיע לרוע על מצבו של החולה. אלא באיסור דרבנן גרידא אין מן הצורך לשאול ברופאים אלא סמכינן אהא דכתוב בשולחן ערוך הנ"ל סימן ש"ו. ובעל הפרי מגדים בוודאי כתב בשיש סכנה ממש

> דאז מותר לעשות הכל בעד החולה. וכן נראה דהחשש שמא תיטרף דעתו של חולה, אין הפירוש תמיד שהוא דבר סכנת הנפש ממש...

נראה שעמדה זו, המבינה ש"טירוף הדעת" אינו מושג אחיד ואין משמעותו שווה בכל מקום, מסייעת בידינו להבין את הקושיה שהביאו רבים מן האחרונים בדברי **הרמב"ם**, שמצד אחד בהלכות זכייה ומתנה (שם) נראה שאינו מתיר קניין בשבת עבור שכיב מרע אלא משום שאין במעשיו כלום, אך מצד שני בהלכות עבודה זרה (יא, יא) פסק: "מי שנשכו עקרב או נחש מותר ללחוש על מקום הנשיכה, ואפילו בשבת כדי ליישב דעתו ולחזק לבו, אף על פי שאין הדבר מועיל כלום הואיל ומסוכן הוא התירו לו כדי שלא תיטרף דעתו עליו". דברים אלו של הרמב"ם סותרים לכאורה את דבריו בספר המצוות (לא תעשה לה), שכתב: "והמצוה הל"ה היא שהזהירנו מהיות חובר, והוא שיאמר מאמרים יחשוב שהם יועילו מכך ויזיקו לכך". ומעתה כיצד התירו איסור דאורייתא זה, ובמיוחד לפי המתבאר לעניין קניין שכיב מרע, שלדעת הרמב"ם לא התירו אלא משום שאין הקניין נצרך כלל (ואפילו אם נאמר שהרמב"ם מסכים לרא"ש, אין לנו ראיה אלא לעניין איסורי דרבנן ולא לעניין דאורייתא)?

מפרשי הרמב"ם (בהלכות עבודה זרה) הציעו כמה תירוצים לסתירה בדבריו: א. **הבן ידיד** על הרמב"ם (שם) הביא את תירוצו של **המעיל שמואל**, שלחישה על המכה לא נאסרה אלא מדאורייתא, אך מדרבנן התירוה, והקשה הבן ידיד: "ואי אפשר לומר כן, דאם כן למה כתבו במניין המצוות כיון דרבנן התירו? ועוד, דאם כן קשה היאך היה כח ביד חכמים להתיר איסור תורה?"; ב. **המעשה רקח** על הרמב"ם (שם) תירץ שהרמב"ם אסר בספר המצוות רק דיבור שמתלווה אליו מעשה של חבירת הנחשים או העקרבים, אך דיבור בפני עצמו לא נאסר. אך קשה לומר כן בלשון הרמב"ם בספר המצוות; ג. **המרכבת המשנה** על הרמב"ם (שם) תירץ שמדאורייתא אסור רק אם "אומר מאמר על נשיכת עקרב שחושב הוא במחשבתו שאותם דברים יועיל", אולם אם הלוחש יודע שהכל הבל ואינו לוחש אלא כדי שלא תיטרף דעת החולה – מותר. אולם קצת קשה, שהדברים אינם מבוארים ברמב"ם.

ועל פי מה שכבר נתבאר יש להציע את תירוצו של **הבן ידיד** עצמו (שם): "ולעניות דעתי נראה דההיא דמניין המצוות היינו במקום דליכא סכנה, ואינו חובר הלחש אלא שינוח הכאב לפי מחשבתו אז אסור. והכא דהתיר היינו במקום סכנה וכדי שלא תיטרף דעתו". דברים אלו אף מתאימים עם דברי **המאירי** במסכת סנהדרין (קא, א):

ובמקום שיש ביניהם חברים לוחשין עליהם בשבת, ואף על פי שזה באסור חובר חבר, הואיל ואין בו מלקות שהרי אין כאן אלא דברים בעלמא התירו לו בכך, שלא תיטרף דעתו עליו. הא חבר שעושה מעשה, כגון אלו שמנהגם בעת שאומרין אותן הלחישות לאחוז בידם מפתח או סלע או מנידין אצבע או ראש, הרי זה לוקה, ואין מתירין לו כלל.

אף **בשו"ת ציץ אליעזר** (כא, יב) **וביד פשוטה** (הלכות עבודה זרה שם) הביאו את דברי המאירי הללו.

כלומר, שלא כדברי המעשה רקח שאין איסור כלל בדיבור, יש לומר כפשט דברי הרמב"ם שיש איסור בכל אלו, אלא שמכל מקום התירו משום טירוף דעת שיש בו סכנה (וכפי שמפורש בדברי הרמב"ם, שמדובר בחולה מסוכן) בלאו שאין בו מעשה ובדיבור שאין בו תועלת, כדי שלא תיטרף דעת החולה ויורע מצבו. הרמב"ם מסביר שלמרות שאין במעשה זה שום תועלת ממשית, מכל מקום התירו אותו משום התועלת הפסיכולוגית שבו.

אולם בעניין שכיב מרע, יש לומר שדעת הרמב"ם שמדובר בחולה שאינו מסוכן, ולא כל שכיב מרע הוא בגדר מסוכן, ועל כן מתירים איסורים מסוימים על פי מצבו, אך לא לחלוטין כחולה שיש בו סכנה. וכן מדויק בלשונו שם בהלכות זכייה ומתנה: "אבל החולה שתשש כח כל הגוף, וכשל כחו מחמת החולי עד שאינו יכול להלך על רגלו בשוק והרי הוא נופל על המיטה, הוא הנקרא שכיב מרע", ולא כתב בקצרה ששכיב מרע הוא חולה מסוכן, אלא כתב תיאור מורכב, כיוון שבשכיב מרע הכול לפי העניין.

אכן, את דברי הרמב"ם בהלכות עבודה זרה הזכיר **הרב ראובן מרגליות** בספרו **נפש חיה** על השולחן ערוך (או"ח, רע"ח) כתמיכה למקילים בדין זה: "ועיין ברמב"ם... והנה בהלכה י' שם מבואר שהלוחש על הנחש הוי איסור דאורייתא ואף על פי כן הותר לאתוביה דעתיה, ונראה מזה סעד להיתרא במקום שיש להחולה געגועים לראות בנו או קרובו".

דברים אלו עולים גם מתשובותיהם של האחרונים. **בשו"ת יד חנוך** (סימן ה) כתב: "ולדינא נראה לפי עניות דעתי דהכל לפי ראות עיני הדיין, אם יש בהחולה טירוף הדעת במידה מרובה, וגם יש לו געגועין גדולים לראותם, ובפרט אם החולה אומר שמרגיש שבא לידי טירוף הדעת אם לא ימלאו בקשתו, והכל לפי המקום והזמן". וכעין זה כתב **בכף החיים** (או"ח, שו, ס"ק עט).

ב**שו"ת ישכיל עבדי** (ז, או"ח, כב) כתב:

> הנה לך מפורש יוצא, כי אין ההיתר מוחלט, בכל מין מקרה להתיר לישראל לחלל שבת בשביל זה, שביקש החולה להביא לו קרוביו, כי מה שהתירו הוא רק עניין שבות לשכור גוי... שיביא קרוביו... למוצאי שבת, כי עיקר ההיתר... להפיס דעתו של החולה... ומכיון שהוא בטוח שיבואו קרוביו, כבר נחה דעתו, אפילו באם יבואו במוצאי שבת, ואין חשש לטירוף דעתו של החולה שהוא יתלה דאולי היה איזה עיכוב בדרך כאשר קורה כן לפעמים רבות. אלא שאם הרופא אומר, שאם לא יבואו קרוביו תיכף, נשקפת סכנה להחולה, אז הדר דיניה, כחולה שיש בו סכנה דמותר לחלל עליו השבת באין פקפוק... דבחולה שלפי ראות עיני המורה, או הרופא, יש חשש סכנה בדבר אם לא יבואו קרוביו אצלו תיכף ומיד כפי שביקש, וכן כיוצא בזה, בהבאת הרופא או הרפואות אם יש חשש של עכבה בדבר, מותר לישראל ליסע בשבת להחישם, ואין שום נדנוד איסור בזה.

כמו כן, למרות שה**מנחת יצחק** הסתפק בדבר כמובא לעיל, בתשובה אחרת (ה, ח), "בנדון אם מותר להביא עמו תפילין לבית החולים שביציאתו שורפין כל מה שהביא עמו", חזר ודן בדין זה וכתב:

> אמנם נתעוררתי מתלמיד חכם גדול אחד, דאם מניעת התפילין יוכל לגרום צער להחולה, שנפשו עגומה עליו, לאיש ירא וחרד, על האי אפשרות לקיים מצוות תפילין, וחושש שלא להיות בכלל קרקפתא דלא מנח תפילין חס ושלום, וחלישת הדעת הזו, תוכל לפעול גם כן חלישות בהבריאות של החולה, אז יש להקל להביא עמו התפילין.

המנחת יצחק דן בסוגיית שכיב מרע הנ"ל, ובתחילה הקשה על המקילים בסוגיית שכיב מרע ונטה להחמיר, אך בהמשך הביא את סוגיית יולדת וכתב: "הרי חזינן דאף משום מייתבא דעתא שייך משום פיקוח נפש, ובוודאי הכל לפי העניין".

מתוך דברים אלו דן המנחת יצחק בדברי הלבוש וסיעתו, הסוברים שיש משום פיקוח נפש בטירוף הדעת, וקבע להלכה:

> אמנם פשיטא דלמעשה, עניין זה תלוי במציאות, ואין להקל רק אם נתברר בודאי

דנוגע לפיקוח נפש... והנה אף דביולדת חזינן, דמשום מייתבא דעתה, **שרינן** אף מלאכה דאורייתא של הדלקת הנר, אף שהיולדת בעצמה אינה מבקשת כלום, מכל מקום אין כל הנידונים שוים, והתם פסיקא להחכמים דהוי פיקוח נפש, והכא לא התירו רק על פי בקשת החולה כנ"ל.

(ועל פי זה התיר המנחת יצחק לעניין התפילין, וכן כתב **בשו"ת חלקת יעקב** [או"ח, יח]).

המנחת יצחק הביא ראיה מדברי האדמו"ר האחרון לבית חב"ד, וכוונתו לאמור בספר **אגרות קודש** (חלק ט, עמוד קכג) בעניין מי שמחובר לקטטר ונקביו פתוחים תמיד, ולכאורה אינו יכול להתפלל או ללמוד תורה: "המניעה מתפילה ותלמוד תורה וכו' ודאי תפעול חלישות הדעת ובמילא גם חלישות הבריאות של החולה, וכמה עניינים התירו מטעם זה, עיין חושן משפט סימן רנ"ד" (וכן כתב **בשו"ת חלקת יעקב** [או"ח, לא]: "ובנידון דידן דהוא בסוג חולה ממש ומגמתו לשפוך שיחו לפני אדון העולמים על נפשו ועל בריאותו, ודאי יש חשש דטירוף דעת והנאת דעתו, על כן נראה לפי עניות דעתי פשיטא דמותר להתפלל". ובדומה לכך מצאנו **בשו"ת דברי יציב** [או"ח, נד] שהתיר לכל הפחות באיסור דרבנן, וממה שהקשה על המחמירים משמע שיש מקום לדעתו להקל אף יותר מכך).

אף החלקת יעקב הנ"ל (סימן קח) כתב בסוף דבריו שהכול לפי העניין:

ודכירנא כד הוינא בלבוב ונשאלה שאלה כזו באחד שקיבל מברק בערב שבת "שאביו נחלה ותיכף לבוא" ושאלו את הרב הגאב"ד רבי אריה ברודא והתיר לנסוע, אבל איני זוכה, אם בואו למקום היה צריך להיות בשבת, או גם התחלת הנסיעה, ואף שבמכתב לא נכתב בפירוש שאביו צוה לבוא, רק סתם תיכף לבוא. ועוד דכירנא כמה עובדות, וכדומני שמורי הוראות מתירין בזה. אכן במחזה אברהם הנ"ל, אוסר אם אינו מבורר במברק שהחולה צוה בפירוש לבוא, ומי שדעתו רחבה יכריע, וכמובן לא כל אנפי שוין, ויש לדיין לדייק בזה, ומה שעיניו רואות.

וכן כתב בקצרה **בשו"ת שבט הלוי** (ח, סה) בעניין הזעקת קרובים למיתתו של החולה בשבת, לאחר שהביא את שיטות הפוסקים:

ויש לומר דלא פליגי הגדולים, דאם יש חשש של ממש של טירוף דעת החולה

יש לצדד בזה, וגם באמת לא ברור לי אם הפרי מגדים באמת כיון בזה... בכל אופן אין דעתי להתיר סתמא איסור תורה בשביל חולה שלא ישב לבה, אם לא שיש רגלים לדבר שיכול לצמוח מזה ספק פיקוח נפש, ואין זמן להאריך.

וכן משמע **משו"ת ציץ אליעזר** (ח, טו, קונטרס משיבת נפש, פרק ט).

כך נראה גם מדברי **הרב עובדיה יוסף** שהובאו **בילקוט יוסף** (שבת חלק ד, הוספות, הערות לסימן של, אות ז) בעניין מסירת הודעה למשפחתו של פצוע כדי שיבואו: "וכן בנידון דידן שעצם הופעת קרובי הפצוע תורמת להעלאת רוחו ולישוב דעתו, דבר שעשוי להוות גורם מציל ומסייע כידוע במקרים רבים. ונוסף לזה הרי הם מסוגלים להושיט גם עזרה ממשית על ידי טיפול מסור ותמידי לחולה, וכן אף להזעיק לעיתים תוך הכרת הנפגע רופאים מתאימים מיוחדים". כך גם כתב **בחוט שני** (שבת ד, פרק תשעים ואחד): "כלל הדברים: יש מצבים של טירוף הדעת, שיכולים להיות הגורמים לפיקוח נפשו, ויש מצבים שאינם גורמים לפיקוח נפש וכנ"ל".

גם בספר **נשמת אברהם** (א, סימן שו, עמוד שג), אף שקבע בבירור שיש לחלק בין בקשות החולה שנוגעות לרפואתו לאלו שאינן נוגעות לכך, מכל מקום הביא בסוף דבריו את דברי **הרב שלמה זלמן אויערבאך**:

ואמר לי הגאון הרב שלמה זלמן אויערבאך זצ"ל דלפעמים מותר אפילו לחלל שבת באיסורי תורה אם צריכים לכך, למשל כדי להביא את הבן לפני האבא אם יש באמת ספק שיטרף דעתו ויסתכן, עד כאן דבריו. ולכן, בכל מקרה ומקרה חייבים לשקול במאזני צדק מה מותר ומה אסור לעשות עבור חולה כזה.

עוד מצאנו בספר **ירושלים במועדיה** (שבת, עמודים שנד-שנה) את דברי **הרב אביגדור נבנצל** בשם **הרב שלמה זלמן אויערבאך**:

אם החולה עצמו מבקש שיבואו קרוביו – בשולחן ערוך מבואר שחולה דתקיף ליה עלמא ואמר שישלחו בעד קרוביו מותר לומר לאינו יהודי לילך חוץ לתחום לקרוא לקרוביו. ולכאורה משמע מזה שאסור לעשות מלאכה דאורייתא על ידי ישראל לצורך זה, ואם כן אסור לקרוא לקרוביו על ידי מלאכה דאורייתא הנעשית על ידי ישראל. על כן מחוייב החולה עצמו – אם הוא מסוגל – להרגיע את עצמו ושלא להזדקק לזה. ומכל מקום, אם יש חשש שהחולה יסתכן מתוך טירוף הדעת מפני שלא מביאים את קרוביו, ודבר זה עלול לקרב את מיתתו חס

ושלום, הורה אדמו"ר זללה"ה שמותר להודיע לקרוביו, וכן מותר לקרוביו לבוא אפילו על ידי מלאכות דאורייתא הנעשות על ידי ישראל (וראו בהערה 30 שם).

אך יש להעיר שהרב אויערבאך הסתפק בגדר המדויק של הדברים, כמבואר בספר **שולחן שלמה** (רפואה, א, קפה-קפו):

> שנינו שאף שהחכמה אומרת שהאור או כל מאי דבעי לה הוא טוב ואינה צריכה יותר, מכל מקום מתירים כדי להפיס דעתה של היולדת, ולפי זה לכאורה אם החולה המסוכן דורש לראות את בנו או את בתו וכדומה גם כן יתירו להם לחלל שבת ולבוא אליו כדי להפיס דעתו, אך ייתכן שאין זה נוגע לעצם המחלה ולעצם הטיפול, ואטו אם החולה אוהב לשמוע ראדיו וכדומה ודורש את זה בשבת, וכי מותר לפתוח טייפ או לנגן לפניו, דמסתבר שדינו כאדם בריא שאומר שחושק עכשיו לשמוע ראדיו ואם לא ישמיעו לפניו הוא ימות מרוב צער, וצריך עיון הרבה בכל אלה כי סוף סוף החולה גם כן מצווה על שבת, אולם אפשר דמכל מקום הוא מסתכן אם לא יביאו לו ושניא ממי שמבקש בחוליו לעבור על איסורי עריות שימות ואל יעבור, מה שאין כן בשבת, ועיין בזה באחרונים שהאריכו בכגון דא וכמובן שיש לחלק בין דרישה שהיא בצדק והגיון כגון לראות בן ובת, ובין דרישה לא צודקת כגון לשמוע ראדיו, וצריך לעיין בדבר.

עוד נראה לומר שאף שככל הנראה כל הפוסקים מסכימים באופן עקרוני שיש מצבים שבהם טירוף הדעת של החולה בעניינים שאינם קשורים במצבו הבריאותי מצדיקים חילול שבת מן התורה, מכל מקום נחלקו אלו מצבים הם מצבים רגילים ושגרתיים שיש להורות בהם היתר באופן גורף יותר, ואלו מקרים צריכים בחינה מדוקדקת, כל מקרה לגופו. בתחילת עיוננו ראינו שביולדת ובקטן אין לוקחים סיכונים שטירוף דעתם ישפיע לרעה על מצבם הבריאותי, וחכמים קבעו כלל קבוע שיש לחשוש להם. האם ניתן להרחיב כלל זה גם למקרים אחרים? נראה שבשאלה זו – בין מן הבחינה העקרונית ובין מן הבחינה המציאותית – נחלקו הדעות שהובאו לעיל (וראו בדברי **הרב יאיר פרנק** בחוברת **אסיא** [צז-צח, "איתובי דעתא", עמודים 31-51]).

מכל הנ"ל יוצא שבחשש טירוף הדעת שקשור בבקשתו הסתמית של החולה, שאינה קשורה ישירות ברפואתו, יש לדון על פי שלוש נקודות: 1. מהו מצבו הרפואי של החולה? 2. האומנם יש לחשוש שאם בקשת החולה לא תתממש תיטרף דעתו? 3. אם תיטרף דעתו, האם יש לשער שהדבר יחמיר את מצבו? (שאלה זו נובעת משקלול

שתי השאלות הראשונות). בשולי שלוש נקודות אלו מצויה שאלה רביעית, והיא: האם המידע הרפואי שבידינו מצדיק הכללת כלל בנוגע לבקשות מסוימות, שבהן יש להורות היתר כללי? היוצא מכל זה: ניתן לחלל שבת אפילו באיסורי דאורייתא אם מדובר בפיקוח נפש או ספק פיקוח נפש, אבל אם לא הגענו למידה זו, יש לדון על פי השיטות השונות לעניין עבירה על איסורי דרבנן.

ה. האם יש הבדל בין חולה שיש בו הכרה לבין חולה שאין בו הכרה?

בשו"ת ישכיל עבדי (ז, או"ח, כב) נשאל בנידון חולה שאינו בהכרה, אם מותר לקרוביו לבוא ולבקרו על פי בקשת בית החולים, והשיב שאין בכך שום היתר, וכמו שמסכם שם:

> אתאן לנידון דידן, דהחולה בעצמו לא ביקש, רק בית החולים מעצמו דרש זאת, והחולה הוא בלא הכרה, ודאי דאין מקום להתיר בשום אופן, אפילו על ידי גוי להביא קרוביו במוצאי שבת, דעד כאן לא התירו בכיוצא בזה, רק במבקש החולה, משום החשש שלא תיטרף דעתו, לא כן בנידון דידן שהחולה הוא לא ביקש, וגם בלי הכרה שאף שיבואו אצלו קרוביו, לא ירגיש שום הנאה מזה, מכיון שהוא בלי הכרה ודאי דאין מקום להתיר.

בשו"ת שבט הלוי (ח, סה) הוסיף נקודה נוספת באותה תשובה בעניין מצב שבו החולה אינו בהכרה: "וגם ידוע שאם רואים בבית החולים שאין מי ששואל בשלום החולה ומתעניין עליו, לפעמים יש חשש זלזול במצב החולה". אומנם בספר **רפואה מציאות והלכה** (עמודים 65-68) הביא **הרב ד"ר מרדכי הלפרין** את תשובת **הרב זלמן נחמיה גולדברג**: "מותר לבן לנסוע לבית החולים בשבת, רק אם הוא יודע שאם הוא לא יבוא ויסעד את אביו, מצבו של אביו יתדרדר למצב של ספק פיקוח נפש". והקשה הרב הלפרין על מסקנה זו:

> לכאורה צריך להיות פשוט שכאשר חולה לאחר ניתוח לב באמצע השבת מתחיל להרגיש רע... במצב כזה, התייעצות עם קרוב משפחה יש בה לפחות ספק תרומה לשיפור המצב. על כל פנים, לכאורה לדעת הרב גולדברג עצם השהייה ליד חולה מאושפז שיש בו סכנה אין בה כדי לשפר את מצבו או למנוע התדרדרות.

מכל מקום, יוצא שלכאורה נחלק הרב וואזנר עם הרב הדאיה והרב גולדברג אם יש תועלת בישיבת הקרוב אצל מיטתו של החולה. יש לציין שלדעת **הרב מרדכי הלפרין** (שם), גם אם יש מקום לומר שיישוב דעתו של החולה אינו מתיר חילול שבת או לכל הפחות מגביל אותו, אם מדובר בחולה בלי הכרה, ישנה בוודאי תועלת רפואית גדולה בביאת הקרוב, וזו לשונו:

> ככר כתב הרב ואזנר בתשובתו כי רופאים שאינם שומרי תורה רגילים לפעמים להתייאש מהר מתקוות חיי החולה. לדעתו, שהיית בן משפחה ליד מיטת חולה מחוסר הכרה יכולה לפעמים למנוע התייאשות מוקדמת כזו. ואכן, הנסיון היום יומי שלי, הן כבן משפחה של חולה והן כרופא, הוא חד משמעי: כאשר בן משפחה שוהה ליד מיטת החולה הדבר מהווה תמריץ הכרתי ותת הכרתי לסגל הרפואי להקדיש לחולה מאמצים רבים יותר מאשר היו מקדישים ללא שהיית בן המשפחה. יתר על כן, הניסיון היום־יומי מוכיח כי תופעה זו קיימת לא רק לגבי חולים מחוסרי הכרה אלא גם לגבי חולים בהכרה מלאה. יתר על כן, לא רק שאינני משוכנע שתופעה זו קיימת רק לגבי "רופאים פשוטים שאינם שומרי תורה", אלא נראה לי בודאות מלאה שהשפעה כזו קיימת גם על רופאים רבים שהם שומרי תורה, ואפילו בני תורה. אחת הסיבות לכך היא העומס הגדול המוטל על הצוות הרפואי, הן רופאי הבית והן צוות האחיות. עומס כזה מקשה מאוד על הצוות הרפואי להתמסר למאושפז. אולם דוגמא אישית של בן משפחה מסור שאינו מש מעל מיטת החולה עשויה לפעמים להוות תמריץ למאמץ נוסף של הרופא וצוות הסיעוד. מאמץ נוסף כזה בחולה שיש בו סכנה עשוי בהחלט להיות לפעמים הגורם המטה את מצב החולה ממוות לחיים.

הרב הלפרין מסכם שעצם השהייה ליד מיטתו של חולה שיש בו סכנה מוגדרת כפיקוח נפש, ושכן הסכימו **הרב יהושע נויבירט** ו**הרב אביגדור נבנצל**. עוד מצאנו בספר **ירושלים במועדיה** (שבת, עמוד שנד) את דברי הרב נבנצל בשם **הרב שלמה זלמן אויערבאך**:

> חולה שיש בו סכנה חס ושלום, האם רשאים בני המשפחה ליסוע להיות עמו בבית החולים? ומה הדין אם החולה מבקש שיביאו אליו את קרוביו, האם מותר לחלל שבת כדי להודיע להם, והאם רשאים הקרובים לעשות מלאכה כדי לבוא? תשובה: דעת אדמו"ר זללה"ה שאין רשאים בני המשפחה לנסוע בשבת להיות עמו, ואפשר

שבאופן שאין שום אחד מבני המשפחה איתו יסע אחד מבני המשפחה להיות עמו, משום שהרופאים מתייחסים במסירות יתר כשאחד מהמשפחה עומד עליהם לזרזם, והמציאות מוכיחה שיש בנוכחות בני המשפחה תועלת לטיפול הרפואי הניתן על ידי צוות בית החולים, וכן ראיתי אצל אמי עליה השלום ששמרה במסירות על אאמו"ר זללה"ה ועל אחותו עליה השלום (בזמנים שונים), וכמה פעמים העירה לרופאים והזכירה פעולות מסויימות שצריכות להיעשות. ולעניין להתלוות לחולה שיש בו סכנה בשעת נסיעתו לבית החולים, הובא בזה דברי החזון איש שכתב שהוא מזרז שיסעו עם יולדת לבית החולים.

ו. הימצאות קרובים ליד מיטת החולה – ההיבט הרפואי

לכל מה שכתבנו יש להוסיף שגם המידע המצוי בידינו כיום משנה את הבנת המציאות, וייתכן שהפוסקים שהחמירו בעבר היו נוטים להקל לו היו מכירים את המחקרים שנעשו בנושא. מחקרים אלו מובאים במאמרן של **פרופ' חיה גרינברגר וד"ר פנינה מור** (אסיא, צא-צב, "השפעת נוכחות אדם קרוב ליד חולה שיש בו סכנה על סיכויי החלמתו – נתונים רפואיים ומשמעותם להלכות שבת", עמודים 81-103):

> מדיניות בתי החולים לגבי ביקורי בני משפחה הולכת ומתגמשת; המגמה היא לאפשר ביקורים ארוכים יותר ובתדירות גבוהה יותר, גם בטיפולים הנמרצים ואף במסגרת פעולות החייאה. זאת בין היתר, מתוך ההכרה שנוכחות של בני משפחה על יד מיטת החולה תורמת במקרים רבים, לשימור ואף לשיפור מצבו הנפשי והפיזי של החולה, בערוצים שונים, כפי שניווכח. אם בעבר חששו שנוכחות בני משפחה מהווה בעיקר מקור לדחק בקרב חולים, המחקרים שהצטברו נכון להיום מצביעים על כך שבמקרים רבים המגמה הפוכה, ובתנאי שהמבקרים רצויים על ידי החולה, ישנם חוקרים המשתמשים בפרמטרים פיסיולוגיים על מנת למדוד שינויים בדחק בעקבות נוכחות בני משפחה. מספר חוקרים מדדו את הלחץ התוך גולגולתי ומצאו שהוא ירד בעקבות הביקורים. אחרים מצאו שדופק הלב ולחץ הדם ירדו בעקבות ביקור קרוב המשפחה, מגמה המעידה באופן כללי על הרגעת החולה. למרות שהיו חוקרים שלא מצאו הבדל במדדים פיסיולוגיים, לא נמצאו כאלה שמצאו הבדלים המעידים על השפעה לא רצויה.

Fumagali ואחרים השוו בין שתי קבוצות חולים (n=111/115) ששהו בטיפול

נמרץ לב לאורך זמן, דומים מבחינה סוציו־דמוגרפית ובנתונים רפואיים בסיסיים, במטרה לבחון את השפעת מדיניות ביקור קרובי המשפחה על מצבם הרפואי של החולים. לקבוצה אחת הוגבלו מספר ומשך הביקורים, ואילו הקבוצה השנייה נהנתה מביקורים בלתי מוגבלים. נמצא שהסיכוי לפתח סיבוכים קרדיווסקולריים, קרי, בצקת ריאות, הלם, הפרעות קצב וקרע לבבי היה פי שנים גדול יותר (לגבי בצקת ריאות והלם באופן מובהק בקרב חולים עבורם הוגבלו הביקורים). בנוסף יש לציין את שיעורי התמותה – 1.8% בקבוצה עם ביקורים בלתי מוגבלים לעומת 5.2% בקבוצה המוגבלת. בעיבוד משני שנעשה על 156 מטופלים שעברו אוטם בשריר הלב נמצא שרמת ה־Killip (מדד של תפקוד החדר הלבבי) השתפר בעבור 58.8% מהחולים שנהנו מביקור לא מוגבל ואילו מצבם של 3.4% בלבד הידרדר. לעומת זאת, רק 26.7% מהחולים שלא נהנו מביקור השתפרו ומצבם של 6.7% הידרדר. החוקרים ייחסו את ההבדלים בין הקבוצות להורדת רמת הדחק והחרדה שנבעה מהביקורים הבלתי מוגבלים.

כותבות המאמר מסבירות את הרקע הפיזיולוגי לממצאים אלו:

על מנת להבין את הקשר בין דחק נפשי (שהינו תוצאה של פחד, חרדה, דיכאון או ערעור הזהות העצמית או האנושית) למצבי חולי, נבחן את המנגנון הפיסיולוגי והפתו־פיזיולוגי בגוף האדם. בדומה לדחק הנובע ממחלות פיזיות, דחק נפשי עלול לחולל שינויים פתולוגיים במערכות הגוף. דחק מכל סוג מגרה הפרשה של הורמון ה"סטרס" (אדרנלין) אשר מכינים את הגוף למלחמה נגד האיום, שהוא לכאורה, דבר חיובי. התוצאה הראשונית היא עלייה בלחץ הדם וקצב הלב (על מנת להזרים דם ובו חמצן והזנה לתאים), וכמו כן, תגבור מערכת החיסון הנלחמת בדלקות וזיהומים. עם זאת, הצפה של דחק עלולה להזיק. היא מעייפת את שריר הלב ופוגעת במערכת החיסון. ביטוי לפגיעה זו היא בין היתר ירידה בכמות כדורי הדם הלבנים והאצת ההליך הדלקתי. הנזקים יכולים להתבטא בטווח קצר (למשל, בפיתוח זיהומים חריפים) בטווח הארוך (למשל, בפיתוח מחלות כרוניות), ובטווח בינוני (למשל, בעיכוב ריפוי פצע ניתוחי). Cohen, Miller and Robin (2001) מצאו עדות איתנה לכך שדחק נפשי, גם אקוטי, פוגע בתגובה החיסונית המשנית (secondary immune response to booster immunization) של מתחסנים נגד מחלות ויראליות, כמו הפטיטיס, שיתוק ילדים. השפעת הדחק הנפשי נחקרת במישורים נוספים. נמצא שדחק נפשי עלול להאריך את זמן

השהייה בטיפול נמרץ. כמו־כן נמצא שפחד וחרדה טרום־ניתוחיים עלולים לפגוע בהליך הריפוי ולהאריך את זמן ההחלמה.

יש לציין שבנסיבות מסוימות מנגנון ה"סטרס" יכול להוות בעצמו איום במקום אמצעי להילחם באיום, כבר בשלב הראשוני. אצל חולים שלקו בליבם (עברו אוטם חריף) למשל, מאחר והלב עצמו הוא האיבר הנפגע, האצת הלב (כלומר, עליה בדופק ולחץ הדם) מסוכנת. זאת מאחר והלב זקוק דווקא למנוחה. אכן Moser ואחרים הצביעו על כך שרמת החרדה (סוג, כאמור, של דחק נפשי) בשעות ובימים הראשונים אחרי אוטם חריף, ניבאה סיבוכים מסכני חיים מיידיים כמו למשל, הפרעות קצב קטלניות וקרישיות יתר. עוצמת החרדה היוותה מנבא מובהק לסיבוכים האלה גם אחרי שבוצע פיקוח סטטיסטי על גורמי סיכון אחרים הקשורים לפיתוח אותם הסיבוכים, כמו למשל היקף האוטם, מחלות נלוות ואוטמים קודמים. Huffman, Celano, Januzzi מצאו קשר בין מצבי חרדה ודיכאון חריפים למצבים אקוטיים של קרישיות יתר. כמו כן התגלתה עדות משכנעת לקשר בין רגישות יתר לדחק נפשי, והסיכון ללקות בשבץ מוחי במחקרם של Everson ואחרים. אלה בדקו את הבדלי ערכי לחצי הדם בין הרמה הבסיסית (at baseline) של כל אחד, ובין לחץ הדם הנמדד לקראת אירוע מלחיץ, בקרב 2030 גברים. הם מצאו שלאותם גברים להם הבדלים משמעותיים בין שני הערכים, היה סיכוי פי 1.72 גדול יותר ללקות בשבץ מוחי בהשוואה לגברים ללא הבדלים משמעותיים בלחץ הדם. מתוצאות המחקר עולה שדחק נפשי מהווה גורם סיכון עצמאי לאירוע מסכן חיים מיידי. כמו כן עולה מהספרות שיחידים בעלי אפיוני אישיות המכונה distressed personality, חשופים יותר לתגובתיות יתר לדחק נפשי (high stress reactivity).

הנתונים הללו מביאים לידי הבנה מחודשת לגבי הקשר שבין הדחק הנפשי לבין מצב הבריאות הגופנית של החולה, וכמו שכותבות בעלות המאמר:

יש להדגיש שמקורות הדחק נובעים מעצם המחלה המסוכנת המאיימת על החיים, אך גם מנסיבות האשפוז. אלה כוללות את הסביבה הזרה והמפחידה במיוחד ביחידות לטיפולים נמרצים בהם קיים עודף גירויים, מכשור בלתי מוכר ופעילות נמרצת ובלתי פוסקת. חולים שחוו שהייה בטיפול נמרץ, והתייחסו למקורות הדחק הנפשי, תיארו את עצמם "נטולי קול" גם בגלל הסביבה הזרה

וגם (במקרים הרלוונטיים) פשוטו כמשמעו בגלל הטובוס (endotracheal tube) שהוחדר דרך מיתרי הקול ומנע מהם את אפשרות הדיבור פשוטו כמשמעו.

Rotondi ואחרים ראיינו 150 חולים, סמוך לשהייתם בטיפול נמרץ, בו חוברו למכונת הנשמה לפחות במשך יממה. החוקרים מצאו, שמתוך 41 החולים שזכרו שהתגעגעו לבני המשפחה, 31 דיווחו על כך שזה הפריע להם באופן משמעותי. כמו כן, מתוך 38 החולים שזכרו תחושת בדידות, 28 מתוכם דיווחו על התחושה כהפרעה מאוד משמעותית. במחקר נוסף של Noveas ואחרים משנת 1999 רואיינו 50 חולים במשך אשפוזם ביחידה לטיפול נמרץ במטרה לבחון את מקורות הדחק המשמעותיים עבורם. הנתונים נאספו באמצעות ה־Intensive Care Unit Environment Stressor Scale, כלי הכולל 40 פריטים המתייחסים לדחק פיזי ונפשי. החולים נתבקשו לדרג כל פריט בהתאם לעוצמתו על פי סקלה של 1 עד 5. בוצע שקלול של ציוני כל הנבדקים ונמצא שמדיניות הגבלת הזמן לביקור קרובי משפחה דורג במספר 12 מתוך 40 בהתאם לעוצמת הדחק (ממוצע משוקלל של כל הציונים לפריט היה 2.66 על סקלת עוצמה של 5-1. כאב דורג במקום ראשון (ממוצע 3.6) וחוסר שינה במקום שני (ממוצע 3.34). מכאן עולה שניתוק מבני המשפחה נתפש כדחק, אך הדחק הפיזי היה משמעותי יותר עבור רוב החולים.

במחקרם של Cornock ואחרים בו ראיינו 71 חולים ששהו ביחידה לטיפול נמרץ והיו מונשמים, ו־71 אחיות מהיחידה, נתבקשו שתי הקבוצות לדווח על שלושה מאפיינים של האשפוז (מ־50 מאפיינים שנמנו בכלי המבוסס ברובו על ה־Environment Stressor Scale שהיוו בשביל החולה מקור הדחק המשמעותי ביותר). שמונה מתוך החולים כללו געגועים לבן הזוג בין אותם שלושה מאפיינים, שבעה חולים ציינו הגבלה בזמן של הביקורים כאחד מתוך השלושה (כמעט אותו מספר של אחיות דירגו את שני המאפיינים באותו דירוג). עם זאת, רוב החולים (והאחיות) ציינו פרמטרים פיסיולוגים כמו למשל, כאב, צימאון וחוסר שינה בראש סולם המאפיינים המפריעים. הממצאים האלה הם הגיוניים מאחר ובדרך כלל, המצוקות הפיסיולוגיות נתפשות כיותר מעיקות. עם זאת, העובדה שבכל זאת היו חולים (ואחיות) שהצביעו על הצורך לנוכחות קרובים כעולה על צרכים פיזיים בסיסיים מצביעה לכאורה על חיוניות הצורך, לפחות אצל חלק מהחולים...

משמעות נוכחות בני משפחה בעיני החולים נבדק במספר מחקרים איכותניים שהתבססו על ריאיון. תרומתן של הוכחות המבוססות על ממצאים של מחקר איכותני משמעותיות למרות שהן בגדר הוכחה "רכה". Askwall ו־Bergom מצאו שמחלה או מצב קריטי מהווים איום קיומי, אך גם איום על תפישת ערכו כבן אדם וניתוק מהחברה... דברי החולים התייחסו גם לסיוע הפרקטי שנותנים קרובי משפחה, אך הצביעו באופן החלטי יותר על התמיכה הנפשית כגורם "מחייה". גם Remonte בדקה את משמעות ביקור קרובים בעבור חולים בטיפול נמרץ, כאשר היא זיהתה שלוש תימות: נוכחות/ביקור משפחה משפר את רווחת החולה, מהווה גורם תומך, ומשמש "מתווך" בין החולה ומשפחתו והצוות הרפואי... חשוב גם להדגיש ששלושת המחקרים האחרונים שתוארו בוצעו כל אחד במסגרת תרבותית שונה (שוודיה, ארצות הברית, סין, בהתאמה). הדבר תומך בכך שנוכחות בני משפחה היא צורך אנושי אוניברסאלי בעיתות חולי המאיים על החיים...

מספר עבודות מתייחסות לתרומת נוכחות בני המשפחה על יד מיטת החולה מנקודת היבטן של האחיות. Berti ואחרים בדקו עמדות וגישות של אחיות העובדות ביחידות לטיפול נמרץ ב־17 בתי חולים. הן מצאו שעל פי תפישת האחיות שצפו באינטראקציות בין חולים ובני משפחה, האחרונים היוו תריס בפני תחושות הפחד, החרדה, והדיס־אוריינטציה אותה חווים חולים ביחידה. Morse הגדירה את בני המשפחה כ"עוגן" שבאמצעותו החולה נשאר מחובר לעצמו ולסביבתו. כמו כן, במחקרה של Williams דיווחו האחיות על מסקנות שהסיקו באמצעות תצפיות שעשו על חולים ובני משפחה. למשל, אחות אחת דיווחה על ניסיונה לגמול חולה ממכונת ההנשמה, בנוכחות קרוב משפחה. היא שמה לב שהחולה נרגע יותר מהר בנוכחותו. אחות שנייה דיווחה על הצלחתה להאט את קצב ה־CPAP (מכשור תומך נשימה) בנוכחות בן משפחה, מאחר ונשימת החולה הפכה ליעילה יותר.

כותבות המאמר הנ"ל מסכמות את הממצאים העולים מתוך כל המחקרים שאותם ציטטו:

יש קשר ברור בין דחק נפשי ודינאמיקת החולי, המבוסס הן על עקרונות הפיסיולוגיה והן על בסיס החקר האפידמיולוגי שבוצע. יש עדות לכך שנוכחות

קרובי משפחה על יד מיטת החולה מורידה דחק נפשי הנובע מעצם החולי וגם מנסיבות האשפוז. עדות זו מתבססת על ממצאים אמפיריים כמותיים וגם על דברים שנאמרו על ידי החולה, בני המשפחה והאחיות.... נוכחות קרובים על יד מיטת חולה מסוכן לצורך עידוד נפשי תורמת לרומם את רוחו. לשם כך הותרו איסורי דרבנן. רוב הפוסקים אינם משערים שהתרומה מגעת לרמה של פיקוח נפש... אלא אם כן מדובר בחולים מיוחדים או כשיש הוכחות אובייקטיביות (חוות דעת רפואית, או בן משפחה) שלנוכחות בן המשפחה יש "צד לנפשות". ייתכן ובחלק מהמקרים השאלה לגבי התרת איסורי תורה כדי לשהות במחיצת החולה לצורך עידוד נפשי הינה תיאורטית, מאחר והשהייה תהיה נחוצה בכל מקרה להמרצת הצוות ולמתן מידע... לגביהם ניתן להתיר איסורי תורה... מצוקות נפשיות יכולות להוות מצב של פיקוח נפש במקרים מסוימים. יש בספרות עדות לכך שנוכחות קרוב משפחה יכולה להשפיע על מהלך הריפוי. מספר מחקרים הצביעו על כך שלחלק מהחולים הצורך נתפש כחיוני עבורם יותר מצרכים פיזיים בסיסיים. הן בני משפחה והן אחיות, על בסיס תצפיות והערכות מצב של החולים בנסיבות שונות, הצביעו על תוצאות חיוביות (למשל, גמילה קלה יותר מתמיכה נשימתית) בהליך הריפוי, בעקבות נוכחות קרובי משפחה. אם הקהילייה המקצועית ו/או הציבור הרחב יתפשו שהיית חולה במצב מסוכן ללא קרובי משפחה על ידו כמצב המוסיף סיכון לחולה, נראה כי תהיה לכך משמעות הלכתית.

ז. חולי נפש המהווים סכנה לעצמם או לסביבתם

בחולי גופני, ההגדרה של החולי ככזה שיש בו סכנה תלויה בהשפעה שלו על החולה. כלומר, אם החולי הוא מאיים על עצם החיים של החולה, זהו חולי שיש בו סכנה, ואם לא, הוא חולי שאין בו סכנה. רוב ככל חולאי הנפש אינם מאיימים באופן ישיר על חייו של החולה, אך אפשר להגדיר את החולי ככזה שיש בו סכנה מצד אחר: החולי יכול לגרום להתנהגות שתביא את החולה להזיק לעצמו או להזיק לאחרים בסביבתו באופן לא מבוקר ולא ניתן לצפייה, כך שלמעשה הוא מהווה סכנה לעצמו ולציבור. מתוך הגדרה זו, אנו שבים למעשה לסכנה הגופנית הקיימת, אלא שהיא קיימת שלא כתוצאה ישירה מהחולי, אלא כתוצאה עקיפה ממנו. פוסקים רבים מציינים הגדרה זו לחולי נפשי.

מקור הדברים במסכת תענית (כב, ב), שם למדנו: "תנו רבנן: עיר שהקיפוה

נכרים או נהר, ואחד ספינה המיטרפת בים, ואחד יחיד שנרדף מפני נכרים או מפני לסטין, ומפני רוח רעה – על כולן יחיד רשאי לסגף את עצמו בתענית", ופירש **רש"י** שם: "מפני רוח רעה – שנכנס בו רוח שידה, ורץ והולך, ושמא יטבע בנהר או יפול וימות". הרי שרש"י סבר שיש סכנה בשטות של רוח רעה, כיוון שזו יכולה לגרום לשוטה לפגוע בעצמו. מכאן הסיקו ראשונים ואחרונים שניתן להתיר לשוטה לעבור על איסורים, מחשש שמא יפגע בעצמו או באחרים.

בראשונים מצאנו היתר זה בראש ובראשונה **בהגהות מיימוניות** בהלכות מאכלות אסורות (יד, אות ב), שם כתב בשם רבי יעקב מקורשי"ן: "שאלו לרבי על נכפה אחד והיה רוצה עכו"ם אחד לרפאותו ולהאכילו מאכל אחד לרפואה שנראין הדברים שיש בו שרץ העוף לפי העניין, והשיב כי נכפה חולי גדול וכמכה של חלל דמי, ופעמים שמסתכן ונופל באור או במים, ומותר אם הרפואה ידועה, ואם אין הרפואה ידועה אין להתיר...". דברים אלו מופיעים גם **בשו"ת מהר"ם מרוטנבורג** (ד, קס) ו**באיסור והיתר הארוך** (שער נט, סעיף לה), והובאו להלכה **בים של שלמה** למסכת חולין (ג, קכו) **ובט"ז** (יו"ד, פד, ס"ק כד), וכן פסק **בשו"ת חתם סופר** (ב, עו) להקל כנגד מה שמשתמע מתשובת הרא"ש (שער מב): "ומכל מקום נראה לי בפיקוח נפש הולכים להקל, ויש לסמוך אמהרש"ל בשם הר"י הנ"ל להאכילו דבר איסור אם הרפואה בדוקה" (ו**בשו"ת ציץ אליעזר** [ד, יג] העיר שרבים חלקו על החתם סופר והתירו אף תרופה שעלולה לרפאות אך יכול להיות שגם תקצר את חיי החולה).

כך מצאנו גם בכמה מתשובות האחרונים, וראשית נביא מה שכתב **בשו"ת פרי הארץ** (ג, יו"ד, ב) בעניין "איש יהודי יצא מדעתו באופן שיוצא יחידי בלילה שהוא אחד מן הסימנים, והוצרכו לאוסרו בכבלי ברזל כמשפט השוטים", ולאחר משא ומתן קצר כתב: "אני למד דגם שוטה כנדון שלפנינו חולי של סכנה מיקרי... וזה פשוט אשר עין בעין רואה מתוך השטות כמה מקרים רעים ופגעים רעים יזדמנו לו אם לא שאוסרין אותו בכבלי ברזל, ודבר זה אין צריך לפנים".

אף אחיו **בשו"ת אדמת קודש** (א, יו"ד, ו) נשאל שאלה זו, ואף הוא השיב באופן דומה:

> הנה... לדעתי דעת הדיוט פשיטא לי דודאי חולי זה הוא חולי שיש בו סכנת נפשות ואף שאינו מסוכן... שימות מחולי זה, מכל מקום מסוכן הוא שהוא בידו ימית עצמו, ולכן נזהרין בני אדם שאינם מניחין אצלו שום כלי משחית, אפילו מחט קטנה, וגם מניחין בידיו ורגליו כבלי ברזל כדי שלא יחנוק עצמו בידיו ולא יפיל עצמו מאיגרא רמא לבירא עמיקתא. וזה ימים לא כביר שקרה מקרה

זה לאשה יולדת ולא השגיחו עליה קרובותיה לשומרה כמצטרך, וקמה ממיטתה והלכה יחיפה לחצר אחרת בסוף אותו מבוי, והשליכה עצמה בתוך הבור והיה הבור ריק, וחיפשו אחריה ומצאו אותה באותו הבור והוציאוה וחייתה. אך אירע כמקרה זו לאשה אחרת ומתה בבור, ודין גרמא טירוף ובלבול הדעת, רחמנא ליצלן מהאי... וכמעט לבי אומר לי שהאריכות בזה היא כמשנה שאינה צריכה ותו לא מידי.

בשיורי ברכה (יו"ד, קנה) הביא את דברי האדמת קודש ופרי הארץ, וגם **בשו"ת בנין דוד** (סימן סח) הסכים לדברי פרי הארץ שהשוטה הוא כחולה שיש בו סכנה. וראו גם מה שכתב **בשו"ת בנין צבי** (א, נג), **בשו"ת לבושי מרדכי** (חו"מ, מהדורא קמא, לט) **ובשו"ת ציץ אליעזר** (ט, קונטרס רפואה במשפחה, פרק ב).

בשו"ת חבלים בנעימים (ד, או"ח, יג) אנו מוצאים ביטוי נוסף לפסיקה זו, בנוגע למי שהרופאים אמרו שיחזור לשטותו אם לא יאכל ביום הכיפורים:

אבל נראה להתיר הכא, מפני ששוטה הוא חולי של סכנה. והנה יש שוטים שונים אך בכללם הם מתחלקים לשני סוגים: (א) עצבנים בעלי מרה שחורה. (ב) משוגעים מתגעשים זורקים אבנים ומשברים כלים... ואם כן הכא לעניין יום הכיפורים אם יש חשש שישתטה, ודאי דמותר לאכול, דלכל הראשונים רוח רעה עיצבון היא חולי של סכנה מצד עצמו. ולרש"י כל שיגעון מותר כדי שלא יסתכן על ידי טביעה או נפילה, והוא הדין שמצוי שיסכן גם אחרים בשטותו.

באשל אברהם (חולין, פירות גינוסר, סימן כג) הביא כמה ראיות שדוחים שבת עבור רפואת השוטה, וכתב: "ואולי במרה שחורה יש חשש סכנה לחייו כי באם יבוא למצב מרוגז מאוד יטרוף נפשו בכפו, וכן בנשכו כלב שוטה אולי יש בזה סכנה לחייו ממש". כן כתב גם **בשו"ת מנחת יצחק** (א, קטו): "ונחזור לנדון סכנת טירוף הדעת... אמנם היכא דיש סכנת נפשות מטירוף הדעת, שיזיק לעצמה, ואם כן אם תיטרף דעתה בשעת העיבור, מה שיזיק לעצמה גם העיבור בכלל, וממילא הוי סכנת נפשות גם להעיבור".

גם **בשו"ת אגרות משה** (אבהע"ז א, סה) הסכים שיש בשטות סכנה לגוף השוטה: "הנה ודאי צדק כבוד תורתו הרב ששטות הוא עניין סכנה, לא רק לעצמה אלא גם להילדים הקטנים, שאף מי ששטותו אינו לעשות רע, אפשר להתהפך שתרצה לעשות רעה לעצמה ולהילדים חס ושלום ואי אפשר להעמיד שומרים על זה".

אף **בשו"ת שבט הלוי** (ד, או"ח, לד) נשאל על אודות "אדם (גדול) שעלול

לאבד צלילות דעתו ולחיות כשוטה שייפטר מן המצות, וניתן להצילו אם יחללו עליו שבת – האם חייבים להצילו?", והשיב להקל מכמה טעמים, והראשון שבהם הוא:

הנה פשוט לדידי דלהציל אדם שלא יתהפך מפיקח שולט על עצמו לשוטה גמור שאינו שולט על עצמו הוא פיקוח נפש גמור, וכמבואר תענית... ופשיטא דנכנס רוח רעה לאו דוקא אלא כל אבידת הדעת כן הוא דזיל בתר טעמא דשמא יטבע או יפול, וזה שייך בכל שוטה, ומהאי טעמא כתבו הפוסקים דנכפה בגדר פיקוח נפש ממש.

בשו"ת תשובות והנהגות (א, חו"מ, תתפג) כתב: "ועוד שבשוטה גמור יש גם בעצם שטותו חשש פיקוח נפש שעלול לחבל בעצמו", וכן בספר **שונה הלכות** (א, הלכות יום הכיפורים, עמוד שסב) פסק **הרב חיים קנייבסקי**: "חולה הסובל מדיכאון קשה, ועלול להגיע לידי התאבדות או שסובל מדיכאון חמור הבא לידי ביטוי בהסתגרות פנימית שאינו מדבר כלום, ועלול להגיע למחלת נפש, דינו כחולה שיש בו סכנה, מאחר ובכל מחלת נפש קשה עלול החולה לחבול ולאבד את חייו, ויאכל וישתה פחות מכשיעור". **ובשו"ת ברית שלום** (ב, חו"מ, יז) כתב לעניין היתר הפלות: "לעניות דעתי כל סכנה פסיכית עלולה להביא את האדם לידי סכנה פיסית, כי אינו יכול לשמור את עצמו".

אם כן, ברור שמי שיש לו מחלת נפש שיש לחשוש שבעקבותיה יהווה סכנה לעצמו או לאחרים, הרי הוא כחולה שיש בו סכנה לכל דבריו (וראו גם בספרו של **פרופ' משה הלוי ספירו**, *Handbook of Psychotherapy and Jewish Ethics* [עמודים 59-55] שסיכם את הדברים היטב).

ד"ר נורה סמית' במאמרה "Psychiatric Issues Facing the Practicing Physician", (בתוך: *Medicine and Jewish Law II*, pp. 59–65) מתארת את הדברים במונחים פסיכיאטריים. לדבריה, ישנם ארבעה מצבים שניתן להגדירם כמצבי חירום פסיכיאטריים:

א. התגלותם של תסמינים פסיכוטיים בחולה, כגון: הזיות ואשליות או לחלופין התנהגות נסערת, אימפולסיבית או תוקפנית שמגיחה באופן פתאומי.

ב. התנהגות רצחנית או אובדנית, או חשיבה על התנהגות כזו.

ג. התנהגות אלימה, תוקפנית, הרסנית או אגרסיבית.

ד. היווצרותו של משבר משפחתי – כלומר: משברים ביחסים הפנימיים בתוך

המשפחה, ויחסי בעל-אשה או הורים-ילדים בכלל זה. אף סוגיות שקשורות במשמעת או ענישה, בהתעללות מילולית וגופנית, נופלות בתוך גדר זה.

רשימת המצבים הנ"ל היא שמביאה את מצבו של החולה לידיעתו של הרופא המטפל כזקוק לטיפול חירום, וממילא מבחינת ההלכה יוגדר חולה זה כחולה שיש בו סכנה. אכן, **הרב משה טנדלר** במאמרו "The Halachic Import of the Psychological State", (בתוך: *Medicine and Jewish Law II*, pp. 67-75) הביא דוגמאות מתשובות הרב משה פינשטיין (אבהע"ז א, סה; אבהע"ז ה, סח-סט) המלמדות על הגדרת מצבים אלו כמצבי סכנה על פי ההלכה.

נספח ה

מעמד חולי הנפש כחולי שיש בו סכנה

בנספח ד עסקנו בחולי נפש והגדרתם כחולים שיש בהם סכנה מכוח העובדה שהתערערותם הנפשית יכולה להשפיע על מצב גופם לרעה. אולם, ישנו דיון נפרד בנוגע לחולִי הנפש בפני עצמו, שאף אם אינו מביא להתערערות הגוף, ניתן להגדירו כמסוכן, וכמו שנברר בנספח זה.

א. מקור להגדרת מעמד חולי הנפש – הסוגיה במסכת יומא

לשם הגדרת מעמדו של חולי נפש, יש לפנות תחילה לסוגיה במסכת יומא (פה, א–ב), שם דנה הגמרא באריכות במקור שיש לחלל את השבת על מנת להציל נפש מישראל, ובה מוצעות כמה אפשרויות:

> וכבר היה רבי ישמעאל ורבי עקיבא ורבי אלעזר בן עזריה מהלכין בדרך, ולוי הסדר ורבי ישמעאל בנו של רבי אלעזר בן עזריה מהלכין אחריהן. נשאלה שאלה זו בפניהם: מניין לפיקוח נפש שדוחה את השבת? נענה רבי ישמעאל ואמר: "אם במחתרת ימצא הגנב", ומה זה שספק על ממון בא ספק על נפשות בא, ושפיכות דמים מטמא את הארץ וגורם לשכינה שתסתלק מישראל – ניתן להצילו בנפשו, קל וחומר לפיקוח נפש שדוחה את השבת! נענה רבי עקיבא ואמר: "וכי יזד איש על רעהו וגו' מעם מזבחי תקחנו למות". "מעם מזבחי" – ולא "מעל מזבחי"; ואמר רבה בר בר חנה אמר רבי יוחנן: לא שנו אלא להמית, אבל להחיות – אפילו מעל מזבחי. ומה זה, שספק יש ממש בדבריו ספק אין ממש

בדבריו, ועבודה דוחה שבת – קל וחומר לפיקוח נפש שדוחה את השבת. נענה רבי אלעזר ואמר: ומה מילה, שהיא אחד ממאתים וארבעים ושמונה איברים שבאדם – דוחה את השבת, קל וחומר לכל גופו – שדוחה את השבת.

רבי יוסי ברבי יהודה אומר: "את שבתתי תשמרו", יכול לכל? תלמוד לומר: "אך" – חילק. רבי יונתן בן יוסף אומר: "כי קדש היא לכם" – היא מסורה בידכם, ולא אתם מסורים בידה. רבי שמעון בן מנסיא אומר: "ושמרו בני ישראל את השבת", אמרה תורה: חלל עליו שבת אחת, כדי שישמור שבתות הרבה. אמר רב יהודה אמר שמואל: אי הואי התם הוה אמינא: דידי עדיפא מדידהו, "וחי בהם" – ולא שימות בהם. אמר רבא: לכולהו אית להו פירכא, בר מדשמואל דלית ליה פרכא. דרבי ישמעאל – דילמא כדרבא, דאמר רבא: מאי טעמא דמחתרת – חזקה אין אדם מעמיד עצמו על ממונו, והאי מידע ידע דקאי לאפיה, ואמר: אי קאי לאפאי – קטילנא ליה, והתורה אמרה: בא להורגך – השכם להורגו. ואשכחן ודאי, ספק מנלן? דרבי עקיבא נמי, דילמא כדאביי. דאמר אביי: מסרינן ליה זוגא דרבנן, לידע אם ממש בדבריו. ואשכחן ודאי, ספק מנא לן? וכולהו אשכחן ודאי, ספק מנא לן? ודשמואל ודאי לית ליה פירכא.

חלק מהדרשות הללו אינו יכול לסייע בענייננו. דרשת רבי ישמעאל נלמדת ישירות ממקרה של סכנה גופנית, ועל כן אינה יכולה להיות מקור למקרה של סכנה נפשית. דברי רבי עקיבא אף הם מתייחסים במפורש לנטילת חייו של אדם, ועל כן אינם יכולים להוות מקור לנידוננו, כי שמא דינו של מצבו הנפשי קל יותר מדינם של חייו הגשמיים. דברי רבי יוסי ברבי יהודה (במכילתא דרבי ישמעאל [פרשת כי תשא, מסכתא דשבתא, פרשה א] מובאים בשם רבי יוסי הגלילי) ורבי יונתן בן יוסף (במכילתא דרבי ישמעאל [שם] מובאים בשם רבי שמעון בן מנסיא) דווקא יכולים לשמש גם בנידוננו, אך הם מצומצמים להלכות שבת בלבד, ומה עוד שכבר אמר רבא שניתן להקשות עליהם. אולם יש מקום לבחון את דברי רבי שמעון בן מנסיא, שמואל ורבי אלעזר בן עזריה. ונתחיל בדברי רבי שמעון בן מנסיא, שהם לכאורה הקרובים ביותר לענייננו.

ב. האם מותר לחלל שבת עבור הצלת חיי שוטה?

דברי רבי שמעון בן מנסיא (במכילתא דרבי ישמעאל [שם] ובפסיקתא זוטרתא [שמות, לא, טז] מובאים בשם רבי נתן) – "חלל עליו שבת אחת כדי שישמור שבתות

הרבה" – מופיעים בכמה מקומות בספרות חז"ל. במסכת שבת (קנא, ב) מופיעים הדברים כך:

> תניא, רבן שמעון בן גמליאל אומר: תינוק בן יומו חי – מחללין עליו את השבת, דוד מלך ישראל מת – אין מחללין עליו את השבת. תינוק בן יומו חי מחללין עליו את השבת, אמרה תורה: חלל עליו שבת אחד, כדי שישמור שבתות הרבה. דוד מלך ישראל מת אין מחללין עליו – כיון שמת אדם, בטל מן המצוות, והיינו דאמר רבי יוחנן: "במתים חפשי", כיון שמת אדם – נעשה חופשי מן המצוות.

סברת רבי שמעון בן מנסיא מובאת גם במדרש תנחומא (פרשת וישב, סימן ח), ובירושלמי יומא (ח, ה) באים הדברים בלשון קצת שונה: "אמרה תורה: חלל עליו שבת והוא יושב ומשמר שבתות הרבה".

האם נפסקה סברה זו להלכה? על פני הדברים אפשר לומר שמסוף הסוגיה במסכת יומא הנ"ל, נראה שדברי שמואל שלמד היתר זה מ"וחי בהם" הם שנפסקו להלכה, וכל השאר נדחו, וזו היא גם הדרשה שהביאו **הרי"ף** במסכת יומא (ה, א בדפי הרי"ף), **הרא"ש** שם (ח, טז) **והרמב"ם** בהלכות שבת (ב, ג), ושם לא הזכיר את שאר הדרשות כלל, וזו לשונו:

> ואסור להתמהמה בחילול שבת לחולה שיש בו סכנה, שנאמר: "אשר יעשה אותם האדם וחי בהם" – ולא שימות בהם, הא למדת שאין משפטי התורה נקמה בעולם אלא רחמים וחסד ושלום בעולם, ואלו המינים שאומרים שזה חילול שבת ואסור, עליהן הכתוב אומר: "וגם אני נתתי להם חוקים לא טובים ומשפטים לא יחיו בהם".

כך ניתן להסיק מדברי **הרב יצחק אייזיק הלוי הרצוג** (פסקים וכתבים, ה, קנו), שכתב לעניין שימוש בכלל "חלל עליו" לעניין נטילת עיניים מן המת לצורך רפואתו של עיוור, וכתב: "והנה אני בעוניי מפוקפק אצלי יסוד זה... ולמסקנה למדנו מדשמואל מ'וחי בהם' ולא שימות בהם, וזו אינה מיתה ממש, ואינו דומה לחלל עליו שבת אחת כדי שישמור שבתות הרבה כי במותו נמנע ממנו הכל, אבל כאן יכול הוא לשמור אלא שאינו מחוייב". כך גם משמע **משו"ת חתם סופר** (א, פה) שהסיק מדברי התוספות במסכת יומא (פה, א, ד"ה "ולפקח") שאין לנו אלא דרשת "וחי בהם", אלא שאף הוא הסתפק בדבר שם ולא העלה דבר מוחלט. ועוד שמדבריו בתשובה אחרת (א, פג)

משמע שסבור שיש מקום להשתמש בסברה זו אף הלכה למעשה, וכן כתב בקצרה בתשובה נוספת (ב, רמה).

אולם, בלאו הכי לכאורה קשה לומר שדרשה זו נדחתה לגמרי מן ההלכה, שהרי כמה וכמה ראשונים ואחרונים מזכירים אותה, וביניהם: **בעל הלכות גדולות** (הלכות שבת, סימן ז), **בעל הלכות פסוקות** (הלכות חיה), **שאילתות דרב אחאי** (שאילתא א), **הרי"ף** במסכת שבת (סה, ב בדפי הרי"ף), **ראבי"ה** (א, שסו), **הב"ח** (שו"ת הב"ח החדשות, סימן ב) **ושו"ת גינת ורדים** (או"ח, ג, א), **ובחוות בנימין** (א, יד) כתב ששאלה זו נתונה במחלוקת התוספות והרשב"א, ונפסק כתוספות.

אולם, אם נאמר שדרשה זו נפסקה להלכה, לכאורה יש מקום לומר על פיה שאין לחלל שבת עבור הצלת חיי השוטה, שהרי הצלת חייו לא תביא אותו לשמור שבתות הרבה, ומניין לנו היתר בדבר? אכן, מצאנו אחרונים שדנו בשאלה מעין זו בצורה מפורשת. בספר **בית מאיר** (או"ח, של) הביא מכתב מרבי עקיבא איגר שהתיר למול את בניהם של הקראים, ותוך כדי השגתו על דברי רבי עקיבא איגר כותב הבית מאיר:

> כיון דכל עיקר היתר חילול הוא כדי שישמר שבתות הרבה, ותינוק שנשבה... הוא בחזקת שלא ישמור שבת כיון שנשבה בקטנותו וסובר שגוי הוא. ואף ששמואל למד ההיתר מן הפסוק "וחי בהם", מכל מקום מסתמא לא פליג לדינא על התנא שלמדו מן "ושמרו", ומודה שעל מי שהוא בחזקת ודאי שלא ישמור שאין לחלל עליו. וכן מומרת מעוברת...

אולם הבית מאיר מביא שם את תשובת **רבי עקיבא איגר** לדבריו, וזו לשונו:

> ולבי מהסס בזה הרבה, דהרי הרבה טעמים נאמרו בגמרא, ולחד תנא ילפינן מקל וחומר... אם כן הוא הדין דעל כל גופו מחללים שבת. וגם היא גופא קשיא, כיון דדרשינן "וחי בהם – ולא שימות בהם", מנא לן לומר דהוא דווקא היכי דישמור שבתות הרבה? ואי דאמרינן דהתורה הקפידה דווקא על חיות אדם שישמור מצוות, אם כן גם בעיקר ציווי להחיות נימא דנפש כזה מותר להורגו דאין מצווין להחיות רק מי שיקיים מצוות! אלא ודאי דאמרינן דהתורה חסה על נפש מזרע ישראל, הכי נמי נימא דהותר חילול שבת כדי להחיות נפש מזרע ישראל, והדבר בעיני קשה למאוד להחליט כדעת כבודו נ"י.

רבי עקיבא איגר סבור שיש להציל כל נפש מישראל ואין הדבר תלוי בשאלה אם נפש

זו מקיימת מצוות אם לאו. אולם הבית מאיר סבור שדרשת "חלל עליו" אכן נפסקה להלכה, אך מדבריו מוכח שאין כאן דחייה של דרשת שמואל "וחי בהם", אלא שתי הדרשות נפסקו להלכה. ונראה מדבריו שדרשת "חלל עליו" מצמצמת את דרשת "וחי בהם", כלומר, אין היתר מדין "וחי בהם" אלא כאשר מתקיימת דרשת "חלל עליו".

(ושמא סבור שגם להפך נכון, שדרשת "וחי בהם" מצמצמת את דרשת "חלל עליו", ולפי זה יפסוק להחמיר בחילול שבת לצורך עובר, ואף שכתב שם מפורשות שיש מקום להקל בכך, מכל מקום המעיין שם יראה שלכאורה מעיקר דין "וחי בהם" הוא מסכים שיש להחמיר בדבר, אם לא שיש שיקולים אחרים, וצריך עיון. **ובשו"ת שבט הלוי** [ג, או"ח, לז] הבין ש"חלל עליו" הוא תנאי ל"וחי בהם", אך לא להפך).

אולם שיטת הבית מאיר קשה, והקושי מתבאר **בשו"ת מהרש"ג** (א, או"ח, נג), שהעיר שוודאי מחללים שבת אף כאשר מי שמצילים אותו אינו יכול לשמור שבתות הרבה לאחר ההצלה, שכן במסכת יומא (פה, א) אמרו שמחללים שבת להציל אף מי שאין לו אלא חיי שעה, וזו לשונו:

> והרי התם לא שייך הטעם כדי שישמור שבתות הרבה כיון דבלאו הכי לא ידיע לשמירת שבתות אחרות, ועל כורחך דהטעם ההוא הוא לאו דווקא, והוא רק כשאר דברי אגדה שאמרו חכמינו זכרונם לברכה, ובאמת בכל עניין מותר לחלל שבת עבור פיקוח נפש של אדם מישראל. ולכן נראה לפי עניות דעתי עיקר למעשה בעניין נידון דידן דמותר לחלל שבת עבור הולד אף בדברים שאינם שייכים למצות מילה רק לעניין פיקוח נפש של הילד.

מתוך דברי המהרש"ג מתבאר שמדברי הגמרא לעניין חילול שבת עבור חיי שעה מוכח שלהלכה קשה לומר שרק טעם "חלל עליו" נפסק להלכה, או שטעם זה מצמצם את דרשת "וחי בהם" (וראו גם **תוספות יום הכיפורים** למסכת יומא [שם], **וביאור הלכה** [או"ח, שכט, ד"ה "אלא"]). על כן, נראה שגם את חייו של השוטה אפשר להציל, ואכן, גם בין פוסקי ההלכה כמעט שלא מצאנו מי שהסתפק אם מותר להציל את חייו של השוטה. אומנם **בשו"ת הלכות קטנות** (ב, לח) נשאל אם מחללים שבת על חירש או שוטה, ותחילה ענה על פי דברי אגדה, ולאחר מכן הסתפק, וזו לשונו:

> וכפי דעת המקובלים... בכל גוונא מחללין, אפילו על חרש ושוטה, אבל לא מפני שאנו מדמין ומטעימין הדברים בדרושים נעשה מעשה לעניין דינא, אלא על כורחנו יש להתפלל שלא יחלה אחד מהם בשבת כי יתרשל כל אדם, ואינו

> כשאר פיקוח נפש דהשואל מגונה, דהתם גברא בר חיובא הוא, אבל הכא מי הכניסו... ומטעם זה יש לומר דאין מחללין עליהם... והדבר צריך לעיון...

גם בשו"ת **קול גדול** (סימן עו) דן בדין זה, ושם העלה בבירור להקל, וזו לשונו:

> מיבעיא לן אם חרש או שוטה חלה ונטה למות, אם מחללין עליו את השבת, דלא אמרו דיחלל למי שהוא מסוכן אלא מפני שישמור שבתות הרבה, וכיון דחרש או שוטה מדאורייתא אינם חייבים במצוות, אינם יכולים לחלל עליו את השבת, או דילמא לא שנא כיון דנפש ישראל הוא, כל המקיים נפש אחת מישראל כאילו קיים עולם מלא?...
>
> תשובה: נראה לעניות דעתי דחייבים לחלל עליו את השבת, חדא כיון דאפשר דהחרש ייעשה פיקח, וכן השוטה דיחזור לדעתו... זאת ועוד דנראה דמחללים עליו את השבת, משום דיולד בנים ובנות וכל המקיים נפשו נמצא דמקיים כמה נפשות מישראל שיוליד, ואפילו אם זה החרש יהיה סריס או זקן דאינו יכול להוליד לא פלוג רבנן. ועוד... נראה ודאי דמחללין עליו את השבת, כמו החולה שנטה למות ואמרו הרופאים שאינו יכול לחיות על הרוב כי אם שעה, כגון שנפצע מוחו או במקום שעושה אותו טריפה דמחללין, הוא הדין לנידון דידן דמחללין עליהם את השבת.

אולם יש לציין שבשו"ת **ציץ אליעזר** (ט, כח) הקשה על טעמו השני שניתן להצילו משום ילדיו שייוולדו לו כי לא נראה שניתן לחלל שבת עבור זה, ובמהדיר בשו"ת קול גדול הקשה שחידוש גדול הוא לומר שאפילו אם אינו יכול להוליד אפשר להתיר משום לא פלוג, וכי מפני זה נתיר לחלל שבת? ומכל מקום, טעמיו האחרים שרירים וקיימים. וגם לעניין ספק ההלכות קטנות, **בדעת תורה** (או"ח, ג, שכח, ב) הביא את דבריו בתוספת מקורות נוספים (להיתר) וסיכם: "ומכל הנ"ל למדנו דכל ספק הלכות קטנות הוא רק אם אין שום תקווה שיתרפא...". אכן, **בביאור הלכה** (או"ח, שכט, ד"ה "אלא") כתב דברים ברורים:

> אבל לדינא לא תלוי כלל במצוות, דאין הטעם דדחינן מצוה אחת בשביל הרבה מצוות, אלא דחינן כל המצוות בשביל חיים של ישראל, וכדיליף לה שמואל מ"וחי בהם" כדכתב הרמב"ם פרק ב' מהלכות שבת... וכמו כן לכל הני תנאי

> דילפי לה ממזבח וממילה וממחתרת מוכרח דאחיים של אדם קפיד רחמנא (בר מההיא דחלל שבת אחת וכו')... ולפי זה ברור דאפילו קטן מרוצץ נמי מחללין אף על פי דלא ישמור שבתות, גם לא יתוודה ולא יבוא לכלל גדול, אף על פי כן מחללין, וכמו כן הוא הדין חרש ושוטה אף על גב דאינן בני מצוות, מכל מקום מחללין עליהם, דהא דלא מקיימי מצוה הוא משום אונסייהו. ולא נפיק מכלל זה אלא ישראל מומר להכעיס דעובר במזיד, אבל חרש ושוטה התורה פטרינהו מחמת אונסייהו, ומלבד זה גבי חרש ושוטה פשיטא דמחללין עליהם שבת דהא אפילו נהרגין עליהם, דגם הם בכלל "איש"... ולא ידעתי מה היה לו לבעל הלכות קטנות שנסתפק בזה... ודבריו תמוהים מאוד.

אף בספר **ילקוט יוסף** (או"ח, שכט, ה) כתב: "מותר לחלל את השבת גם עבור פיקוח נפש של חרש או שוטה", וראו גם **בשיעורי תורה לרופאים** (ג, ריא). ומתוך כל זה למדנו שדברי רבי שמעון בן מנסיא נפסקו להלכה לפי פוסקים רבים.

ג. משמעות שיטתו של רבי שמעון בן מנסיא

סברתו של רבי שמעון בן מנסיא קובעת שניתן לחלל שבת אחת עבור החולה כדי שישמור שבתות הרבה, ובפשטות כוונתו היא: הרווח הרוחני ארוך הטווח נשקל כנגד ההפסד הרוחני קצר הטווח, ומכריע את הכף לטובת הצלת חיי החולה. לכאורה, ניתן להקיש מזה ולהתיר חילול שבת (ושאר איסורים) גם עבור מי שחולה במחלה נפשית שמונעת ממנו לעבוד את ה' כראוי – מותר יהיה לו (ולמטפליו) לעבור עבורו על איסורים באופן זמני על מנת לדאוג לכך שיוכל לקיים מצוות לאורך ימים ושנים. וכן כתב **בשו"ת נצר מטעי** (סימן ח) כדבר פשוט:

> "וכן מוכח דבר זה לפי הדרש... בשמו של רבי שמעון בן מנסיא... אם כן במקרה שהוא בריא בגופו אבל חולה ברוחו, והיום הוא לא יכול לקיים מצוות כי שוטה פטור מכל המצוות, מצוה לחלל עליו שבת כדי שישמור שבתות הרבה, וזה פשוט וברור לפי דרשא זו, וכך הבין בזה גם הגאון בעל חתם סופר..." (ויש להעיר שבספר **שבט מיהודה** [כרך ד, בעריכת הרב ד"ר יצחק אלפסי, שער ב, פרק ה, עמוד רפה] השיג על הצמדת דברים אלו לחתם סופר: "ואני תמה איפה מצא כבוד תורתו כי בתשובה זו שדן מתורת פיקוח נפש, מה שלא נזכר כלל?").

הבנה זו (שרבי שמעון בן מנסיא סבור שחילול השבת נעשה משום הצלת הנפש ולא משום הצלת הגוף) מופיעה בצורה מפורשת בדברי כמה ראשונים ואחרונים. **רש"י**

במסכת סנהדרין (עד, א, ד"ה "סברא") כתב: "דכי אמר רחמנא לעבור על המצוות משום 'וחי בהם', משום דיקרה בעיניו נשמה של ישראל", וביתר ביאור כתב **רבינו יהונתן מלוניל** על הרי"ף למסכת סנהדרין (יז, ב בדפי הרי"ף): "דכי אמר רחמנא לעבור על כל מצוות משום 'וחי בהם', משום דיקרה בעיניו נשמה של ישראל, כי היכי דליעביד מצוות רבות כדאמרינן: "חלל עליו שבת אחת כדי שישמור שבתות הרבה".

גם **בספר המכתם** למסכת פסחים (כה, ב) קישר בין דרשת "וחי בהם" לדרשת "חלל עליו", וכתב: "משום דכתיב 'וחי בהם', שרצון השם שיחיה האדם בקיום המצוות, **לא שימות, שחביבה עליו נפש אחת מישראל יותר מן המצווה, ורוצה** שיציל אדם את נפשו בהעברה על מצווה, שאם יחיה יקיים אחרי כן מצוות הרבה, כמו שאמרו: 'חלל עליו שבת אחת כדי שישמור שבתות הרבה'". ואף **בספר הבתים** (עשה יא) כתב: "והדברים שהותרו לעבור עליהם לחיי גופו הוא למען יאריך ימים וישתדל בעניינים שהן חיי נפשו, כאומרם: 'חלל עליו שבת אחת כדי שישמור שבתות הרבה'" (וראו גם **בשו"ת מהר"ם שיק** [או"ח, קמ]).

בספר **משנת אברהם** על הסמ"ג (לא תעשה, מצוה רא) הסביר את דברי רבי שמעון בן מנסיא כך:

> הגוף שבאדם הוא חלק ההדיוט, והנפש אשר בו הוא חלק הגבוה, ואם הגוף שהוא חלק ההדיוט הוא בסכנה להיות נפגם, מחללין עליו את השבת, ואמרינן ביומא: חלל עליו שבת אחת כדי שישמור שבתות הרבה; חזינן דהא דמותר לחלל את השבת להציל את הגוף, חלק ההדיוט, מלהיות נפגם, הוא בשביל הצלת הנפש, שיוכל לקיים בנפשו הרבה מצוות של שמירת שבת. כשהחלק הנפשי של האדם עומד בסכנה להיות נפגם, וכגון שרודף אחר עבודה זרה לעובדה או לחלל את השבתות, בוודאי שמותר לחלל את השבת וגם להורגו בכדי להציל את נפשו של זה, חלק הגבוה, מלהיות נפגם.

וכן כתב **בחוות בנימין** (א, יד): "אליבא דרבי שמעון בן מנסיא, כל עיקר הדין של פיקוח נפש בהצלת נפשות ממוות, שדוחה שבת וכל שאר איסורי תורה, הוא מצד ההצלה הרוחנית – כדי שישמור שבתות הרבה".

אולם, נציין שהרב איסר יהודה אונטרמן בספרו **שבט מיהודה** (א, שער ראשון, עמוד מט) הביא את דברי ההגהות מיימוניות וכתב:

> אמנם יש מקום לומר אף על פי שהשיגעון בעצמו אינו סכנה, בכל זאת מהווה

> סכנה מצד אחר, שהרי יוכל לפעמים לסכן עצמו ואפילו לאבד עצמו לדעת... ואפשר אולי לומר כן גם בנוגע לשיגעון ולחשוב על ידי זה את השיגעון לעניין של סכנה לחלל שבת. אולם באמת אין הנידון דומה כלל, משום דלא שכיח שמשוגע יאבד עצמו לדעת ואין בזה סכנה. והן החתם סופר שדן בזה לא הזכיר כלל חששא דסכנת נפשות.

עוד כתב במקום אחר (שם, כרך ה, בעריכת הרב ד"ר יצחק אלפסי, שער ב, פרק ה, עמוד רפו):

> אולם ברפואות של רופאים, ובייחוד למחלות הרוח, אין שום דבר בגדר ברור וודאי כלל, והכל מפוקפק מאוד, וכן שמענו תמיד מפי רופאים פסיכיאטרים... כי כל הטיפולים בנידון זה המה מסופקים מאוד, אלא שלפעמים מועילים ולכן עוסקים בכל מיני נסיונות האפשריים. יוצא אפוא כי כדי לחלל שבת ברפואות אנו צריכים לטעמא דשמואל...

וראו גם בספר **בירור הלכה** (תניינא, או"ח ב, עמודים שלב-שלג) דברים דומים לאלו.

למרות דברים תקיפים אלו, כתב **הרב יהודה דוד בלייך** בחוברת **אור המזרח** (כז, עמוד 164): "הגרא"י אונטרמן... טוען שכל כך מוטבע בכוחות נפש האדם הרצון לחיות, וגם הנטייה לאיבוד מדעת היא כמילתא דלא שכיחא, שכבר אי אפשר לדון את מחלת הרוח כסכנת נפשות. אמנם דברים אלו של הגרא"י אונטרמן הם בניגוד לעדותם של הרופאים, וכנראה שדעתו בזה דעת יחיד היא".

ד. היחס בין דרשת "וחי בהם" לדרשת "חלל עליו"

כיוון שנתבאר (לעיל פרק ג) שלא ייתכן לומר שדרשת "וחי בהם" נדחית או מצומצמת על ידי דרשת "חלל עליו", נשארו שלוש אפשרויות להבנת היחס שבין דרשות אלו: אפשרות אחת היא לומר שדרשת "חלל עליו" נדחית לחלוטין, וכן באמת החליט המהרש"ג כמבואר בדבריו לעיל. אלא שכאמור לעיל, קשה לומר כן עקב המקורות הרבים שבהם מופיעה דרשה זו, בגמרא, בראשונים ובאחרונים (וכן לקמן יתבארו מקורות רבים שבהם מופיעה דרשה זו). אפשרות שנייה היא לומר שדרשת "וחי בהם" למעשה מגדירה את דרשת "חלל עליו", ואפשרות כזו מופיעה בספר **בנין אב** (רפואה בהלכה, קונטרס "וחי בהם", פרק ב), ושם הביא את השיטות השונות בנוגע ליחס שבין

דרשת "וחי בהם" לשאר הדרשות, ולמעשה נוטה לומר בדומה לדברי המהרש"ג, שגם דרשת "חלל עליו" קיימת, אלא שהיא קשורה להצלת חיים בפועל:

> ומה שצריך לומר בהא למה באמת לא אמרו שאר מפרשים את דין "חלל עליו" לגבי מי שכופים אותו לחלל שבת, מלבד מה שאיכא למימר שאין טעם זה נשאר למסקנא, אפשר דלא שייך האי טעמא אלא בסכנת מיתה משום דעיקר הטעם הוא שאנו מצווים להצילו ממיתה, והא דלא חיישינן לחילול שבת הוא משום דעל ידי זה אנו מרוויחים הרבה שמירת שבת ומצוות... דגם לטעמא דחלל עליו עדיין עיקר הטעם הוא זה שמחיים נפשות...

עיקר הקושי שבאפשרות זו הוא שהוא סוטה מהכוונה הפשוטה של דרשת רבי שמעון בן מנסיא, ולא זו בלבד, אלא שכפי שהתבאר לעיל (פרק ג), מדברי הראשונים עולה שלא זו בלבד שאין לפרש את "חלל עליו" על פי "וחי בהם", אלא להפך, יש להבין שגם "וחי בהם" בא לדאוג לפעילות הרוחנית המתמשכת של האדם.

אפשרות שלישית היא לומר שהן דרשת "חלל עליו" והן דרשת "וחי בהם" נפסקו להלכה, אלא שאלו אינן מצמצמות זו את זו אלא מרחיבות זו את זה. כלומר, כל מקרה שמתאים לדרשת "וחי בהם", או לחלופין מתאים לדרשת "חלל עליו", ניתן להתיר חילול שבת בעבורו. אלא שכאן יש מקום עיון, כי לפי מסקנת הסוגיה במסכת יומא, מן הדרשה "וחי בהם" אפשר ללמוד חילול שבת אף בספק פיקוח נפש, ואילו מדרשת "חלל עליו" לא ניתן ללמוד חילול שבת אלא לוודאי פיקוח נפש ולא לספק (וראו **בבכור שור** למסכת יומא [פה, ב]). האם כך יש להבין את מסקנת ההלכה?

בחוות בנימין (א, יד) כתב שעניין זה נתון במחלוקת **הט"ז** (או"ח, שו, ס"ק ד) **והמגן אברהם** (או"ח, שו, ס"ק כט). לדעת הט"ז, דרשת "חלל עליו" מורה על כך שיש להתייחס לנידוננו כפיקוח נפש לכל דבר, ועל כן גם בספק יש להתיר. ואילו לדעת המגן אברהם, דרשת "חלל עליו" מורה שדוחים את האיסור מפני הצורך, אך זהו דווקא בצורך ודאי, ואין דוחים איסור משום ספק צורך. החוות בנימין מסיים שם שמחלוקת זו לא הוכרעה, וצריך עיון למעשה (ושם דן לעניין עליית יהודים מרוסיה בשבת כשיש חשש שייטמעו שם, וראו גם מאמרו של **הרב פינחס גולדשמידט** בחוברת **המעין** [חוברת לד, ד, "עלייה מרוסיה בשבת", עמודים 1-4] שפקפק בדבריו משום מצבה הרוחני הירוד של יהדות רוסיה, ומטעם זה סבר שיש להחמיר, אך **בשו"ת**

תשובות והנהגות [ה, או"ח, צה] משמע שיש להקל אם יש סיכוי שיחזרו בתשובה, כמבואר שם, ואין כאן המקום להאריך).

אולם **הנצי"ב** בספרו **העמק שאלה** (שאילתא א, ס"ק ח; שאילתא קסז, ס"ק יז) כתב שאכן יש לקבל את שתי הדרשות להקל, אלא שלפי דרשת רבי שמעון בן מנסיא אין להקל אלא בספק, ולכן כתב: "ושם הוכחתי דבספק סכנת העובר אין מחללין את השבת, וכקושיית רבא ביומא על זה הדרש: 'וכולהו נמי אשכחן ודאי, ספק מנלן?', והיינו דדייק בה"ג אי ידעינן דמיתעקר ולדה". וכן משמע שסובר בספר **שבט מיהודה** (כרך א, שער ראשון, עמוד מט; כרך ד, בעריכת הרב ד"ר יצחק אלפסי, שער ב, פרק א, עמוד רפו).

אך לעומת זה, **בשולחן ערוך הרב** (או"ח, שו, כט) כתב: "מי שנודע לו בשבת שהוציאו נוכרים את בתו מביתו להוציאה מכלל ישראל, מצוה לשום לדרך פעמיו להשתדל להצלתה... ואפילו אם יצטרך לעשות מלאכה גמורה להצלתה, ואפילו אם הוא ספק אם יצילנה...". מדבריו מוכח שאפילו בספק מחללים, והרי כאן אין אלא שמד רוחני ולא פיקוח נפש גופני (ועל כן אין משום "וחי בהם"). אכן, בקונטרס אחרון (שם, ס"ק א) מבאר השולחן ערוך הרב את הדברים:

> ומכל מקום הכא בהצלת עבירה (צריך עיון) אם מחללין מספק, דהא אמרינן בגמרא פרק בתרא דיומא דדוקא מ"וחי בהם" מוכח דמחללין מספיקא, אבל משום שאמרה תורה "חלל עליו" כו' לא ידעינן בספיקא, עיין שם. ומיהו בר"ן פרק יום הכיפורים מבואר בהדיא דמחללין אפילו בעובר מהאי טעמא, ואפשר דלבתר דגלי לן קרא דמחללין מספק גבי פיקוח נפש, אם כן הוא הדין בשביל שישמור שבתות הרבה, שהוא חשוב גם כן כפיקוח נפש... וצריך עיון.

אומנם, אף שנראה כי שולחן ערוך הרב מסתפק בדבר, מכל מקום בהלכותיו פסק כן, ועל כן הבינו אחרונים רבים שכך הוא סבר. ואחרונים רבים משמע שפוסקים כשתי הדרשות להקל: **שו"ת אמרי יושר** (ב, קל), **שו"ת חתן סופר** (סימן לד), **שו"ת חבלים בנעימים** (ה, או"ח, יג), **שו"ת תשובות והנהגות** (א, חו"מ, תתפג; ה, או"ח, צה), וכן כתב **בשו"ת מעשה חושב** (ז, יב), וכן נראית המסקנה **בילקוט יוסף** (או"ח, שכט, ה, הערה ה). כן משמע גם **בחכמת שלמה** (או"ח, שכח, מו) לעניין סומא, ומשם יש ללמוד לעניין שוטה (וכמו שכתב בחבלים בנעימים [שם] לעניין החכמת שלמה: "אבל בשוטה דפטור מן המצוות לכולי עלמא, ההיתר פשוט").

כן כתב בספר **אשל אברהם** (חולין, פירות גינוסר, סימן כג): "סוף דבר, גדר פיקוח נפש שדוחה רכיב אתרי רכשי, ובמקום שלא יספיק האחד – ישלימו השני". וכן כתב **בשו"ת שבט הלוי** (ג, או"ח, לז): "ונראה דשתי היסודות אמת הן... והיינו דדרשינן שתי הדרשות להקל, דכל טעם בפני עצמו כדאי לחלל עליו שבת... וזה אתי שפיר לשיטת רבינו עקיבא איגר", ושוב כתב כן בתשובה נוספת (ד, או"ח, לד). וראו גם **שיעורי תורה לרופאים** (ג, ריד) ומה שכתב שם (הערה 5) בשיטת המשנה ברורה.

ונראה להביא ראיה לשיטה זו מדברי **המאירי** במסכת יומא (פה, א):

> עבודה ומילה בזמנה דוחות את השבת, וכן פיקוח נפש דוחה את השבת. דרך הערה אמרו: "ושמרו בני ישראל את השבת", חלל עליו שבת זו כדי שישמור שבתות הרבה, וכן אמרו: "קדש היא לכם", היא מסורה בידכם ואין אתם מסורים בידה. וכלל הדברים: "אשר יעשה אותם האדם וחי בהם" – ולא שימות בהם.

מתוך שהביא את כל התירוצים כולם אפשר לומר שאף הוא סבר שכולם נאמרו להלכה. ואומנם יש מקום לדחות ראיה זו, אך אין כאן המקום להאריך.

יפה סיכם את הדברים **במנחת אשר** (שמות, סימן ס), וזו לשונו:

> אך באמת נראה דאף למסקנת ההלכה גם דרשה זו ד"כדי שישמור שבתות הרבה" תקפה, דאילולי שהיה זה הלכתא פסיקתא לא היה הרי"ף מביא דרשא זו... הרי דגם סברא זו נפסקה להלכה. וגם הרמב"ם הביא דרשה זו... אלא דמסברא זו לא ידענו אלא ודאי פיקוח נפש ולא ספיקו ומשום הכי צריכין לדרשה ד"וחי בהם"... אך לפי זה יתחדש דאסור לחלל שבת בשביל הצלת עובר אלא ביכול להציל בוודאי ולא בספק הצלה, אך נראה פשוט להלכה דאין הדבר כן אלא מותר לחלל את השבת בכל ענייני הצלת העובר.
>
> אלא נראה בזה כמו שכתב בשולחן ערוך הרב דלאחר שלמדנו מ"וחי בהם" דספק פיקוח נפש דוחה שבת, בא זה ולימד על זה, וממילא ידעינן דאף במה שהותר לחלל שבת כדי שישמור שבתות הרבה לא רק בוודאי נאמר אלא אף בספק, וממילא הדין כן לגבי הצלת העובר וכן לגבי הצלת אדם משמד... ועיין מה שכתב המאירי ביומא שם דמחללין שבת בשביל חיי שעה משום שבשעה

מועטת יכול לשוב בתשובה, וודאי שכל דבריו לא נאמרו אלא לרווחא דמילתא דגם על חיי שעה דחרש ושוטה מחללין את השבת.

לפי מה שנתבאר, לפי פוסקים רבים יש לומר ש"חלל עליו" ו"וחי בהם" מפרנסים זה את זה, ויש לקבל את שניהם להקל בכל עניין, עולה לנו שיש להקל אף במצבי ספק, וכדין ספק פיקוח נפש להקל. אולם, אף שהדבר נכון בסברה, ניתן להראות שהפוסקים אף פסקו כן הלכה למעשה.

בהגהות מרדכי למסכת שבת (רמז תסד) כתב בשם **רבנו תם**: "ואף על פי שרוב חולים לחיים, הקילו בפיקוחם מספק, וכן בטירוף דעת". אומנם דברים אלו הם חלק משיטתו להקל בסכנת איבר, ושיטה זו הלוא לא נפסקה להלכה. ומכל מקום, כתבנו לעיל שהסברה תומכת במסקנה זו, וכן מצאנו באחרונים שהסכימו לכך, ולדוגמה **בשו"ת שבט הלוי** (ד, לד) הביא מתשובת הרשב"א וכתב:

וסיים הרשב"א: ומכל מקום אפילו מסופק מותר דספק נפשות להקל, ומדכתב הרשב"א בלשון השאלה "ונשתטה" ומייתי בתשובה הראיה מרוח רעה, מכלל דפשיטא ליה לרבינו הרשב"א דהיינו דין רוח רעה והיינו דין נשתטה, ואם כן להרשב"א פשיטא דמי שנחלה ויש חשש שישתטה שמותר לחלל עליו שבת מצד דין פיקוח נפש עצמו.

וכן מצאנו בספר **בירור הלכה** (תניינא, או"ח ב, עמוד שלד) שהביא **משו"ת ישיב משה** (עמוד מה) בשם **הרב יוסף שלום אלישיב** בזו הלשון: "חולי רוח בדרך כלל הוי סכנה, אלא אם כן ידוע לנו ההיפך".

(בשולי פרק זה, יש לציין לדברי **שו"ת מחנה חיים** [ג, יו"ד, נה] שכתב שדרשת רבי מנסיא לא נאמרה אלא בביטול עשה ולא בעבירה על לא תעשה, עיינו שם דבריו, ומכל מקום לא מצאנו לו חבר, ואדרבה, בחידושי רבי משה קזיס [שבת, פרק יד, עמוד 204] מצאנו שכתב להפך, וזו לשונו:

ונראה לי דהני תרי קראי צריכי, דאי מקרא ד"וחי בהם" הוה אמינא דווקא במצוות עשה קאמר שאין האדם מחוייב לקיימם במקום סכנת נפשות, דכתיב: "אשר יעשה אותם האדם", אבל במצוות לא תעשה אימא לא, להכי איצטריך "ושמרו בני ישראל את השבת" וגו', שהוא לא תעשה שיש בו סקילה; ואי כתב

"ושמרו בני ישראל" בלחוד הוה אמינא שאין מפקחין על חיי שעה, שהרי אינו יכול לשמור שבתות הרבה – להכי איצריך "וחי בהם").

ה. חלל עליו שבת אחת כדי שישמור שבתות הרבה – פסיקת השולחן ערוך

סברת רבי שמעון בן מנסיא קשורה בדין שהביא **השולחן ערוך** עצמו, וכדי לבאר זאת נקדים את מחלוקת **הרשב"א והתוספות**, כפי שהיא מובאת **בבית יוסף** (או"ח, שו), וזו לשונו שם:

> נשאל הרשב"א על אחד ששלחו לו בשבת שהוציאו בתו בחזקה מביתו על ידי ישראל משומד להוציאה מכלל ישראל, אם ישים לדרך פעמיו בשבת פן יפחידוה ותשתמד, אם מותר לילך אפילו חוץ לשלוש פרסאות למאן דאמר דתחום שלשה פרסאות דאורייתא, ואפילו להביא חותם מצד המלכות – מי דחינן מספק זו את השבת כדדחינן בספק נפשות? והשיב: הדבר צריך תלמוד, ומכל מקום כך דעתי נוטה שאין דוחין שבת על הצלה מהעבירות לפי שאמרו: "אין אומרין לאדם עמוד וחטוא בשביל שיזכה חבירך", ואפילו איסור זוטא לא שרינן ליה כדי להציל חבירו מאיסורא רבה, דעד כאן לא אמרינן בפרק "בכל מערבין": "ניחא ליה לחבר דליעביד איסורא זוטא כי היכי דלא ליעביד עם הארץ איסורא רבה" אלא כשאותו איסור בא לעם הארץ על ידי חבר, אבל בעניין אחר לא כדמוכח פרק קמא דשבת בבעיא דהדביק פת בתנור, ועוד צריך תלמוד עד שיעמוד הדבר על בוריו, עד כאן לשונו.

והתוספות כתבו בפרק קמא דשבת בתחילה כדברי הרשב"א, ואחר כך הקשו מדתנן "מי שחציו עבד וחציו בן חורין כופין את רבו ועושה אותו בן חורין", וקיימא לן: "כל המשחרר את עבדו עובר בעשה"! ותירצו דשאני פריה ורביה דמצוה רבה היא, ועוד יש לומר דדווקא היכא שפשע שהדביק פת בתנור סמוך לחשיכה, אבל היכא דלא פשע מידי שרי למיעבד איסורא זוטא כי היכי דלא ליעביד חבריה איסורא רבה, והוכיחו כן... והשתא: אם לתירוצא דמצוה רבה הדבר ברור שאין לך מצוה רבה מלהצילה שלא יפחידוה עד שתשתמד, ואם לתירוצא דמחלק בין פשע ללא פשע הכא נמי לא פשעה; והילכך, לחלל עליה את השבת לפקח עליה – שרי, ומצוה נמי איכא, ואי לא בעי למיעבד – כייפינן

ליה, כדאשכחן במי שחציו עבד שכופין את רבו כדי שלא יתבטל ממצות פריה ורביה כי רבה היא. ואפילו לחלל שבת בדברים האסורים מן התורה נראה דשפיר דמי, דלגבי שלא תשתמד ותעבור כל ימיה חילול שבת אמרינן איסורא זוטא הוי.

מדברי הבית יוסף יוצא שלדעת הרשב"א אין לאדם לחלל שבת על מנת להציל את בתו משמד רוחני, ואילו לשיטת התוספות יש לאדם לחלל שבת למטרה זו, ואפילו במלאכות דאורייתא. ובשולחן ערוך (או"ח, שו, יד) פסק כתוספות: "מי ששלחו לו שהוציאו בתו מביתו בשבת להוציאה מכלל ישראל, מצוה לשום לדרך פעמיו להשתדל בהצלתה. ויוצא אפילו חוץ לשלוש פרסאות, ואי לא בעי כייפינן ליה". אולם, אף שהרמ"א לא השיג על דברי השולחן ערוך, מכל מקום הוא לכאורה סותר את עצמו, שכן במקום אחר (או"ח, שכח, י) פסק לכאורה את דברי הרשב"א: "מי שרוצים לאונסו שיעבור עבירה גדולה, אין מחללין עליו השבת כדי להצילו".

לסתירה זו מצאנו כמה תירוצים באחרונים:

א. **העולת שבת** (או"ח, שו, ס"ק יט) כתב שהרמ"א חולק על השולחן ערוך, ואין סתירה בין הסעיפים אלא מחלוקת בין הפוסקים. אלא שלפי זה קשה, שהיה צריך להביא את דעתו החולקת כבר בסימן שו, ועוד שבסימן שו הרמ"א כתב לעיין בסימן שכח, וכן להפך, ולכאורה זה מראה ששני הפסקים מתאימים זה לזה (וכן כתב הב"ח [או"ח, שו]: "ומאחר שמראה מקום בשולחן ערוך מסימן ש"ו לסימן שכ"ח ומסימן שכ"ח לסימן ש"ו משמע דתרוייהו הלכתא").

ב. עוד הציע **העולת שבת** (שם) לחלק בין דאורייתא לדרבנן, שלא התירו אלא לחלל שבת באיסורי דרבנן אך לא באיסור דאורייתא. אומנם גם זה קשה, כי הבית יוסף כתב מפורשות שגם באיסורי דאורייתא יש להקל. אולם **באליה רבה** (או"ח, שו, ס"ק לג) תמך בדברי העולת שבת בכל עניין מלבד עבודה זרה, גילוי עריות ושפיכות דמים, ולדעתו שם יש לחלל שבת אף באיסור דאורייתא (כמו שמתבאר לפנינו בשיטת הלבוש). כעין זה כתב **המור וקציעה** (או"ח, שו), שדווקא באיסור תחומין יש מקום להקל, כי יש מי שסובר שאינו מדאורייתא, מה שאין כן בשאר האיסורים (ובשביל איסור רגעי אינו מתיר אלא אמירה לגוי. וראו גם **בפרי מגדים** [או"ח, שו, אשל אברהם, ס"ק כט]). אולם, כאמור, כל זה שלא כדעת הבית יוסף.

ג. **הלבוש** (או"ח, שו, יד) פסק כשולחן ערוך (אף בספק), אלא שהוסיף: "במה דברים אמורים? בהמרת דת וכיוצא בה מן העבירות דהוי דינא בהו יהרג ואל

יעבור, והרי יצטרך זה הנאנס למסור עצמו למיתה והוי המצילו מצילו ממוות לחיים, אבל בשאר עבירות שאין הדין בהן יהרג ואל יעבור, אין מחללין עליו את השבת". מדברי הלבוש יוצא שאין כאן דין "פיקוח נפש רוחני" כלל, אלא הכל חוזר לשאלה הנידונה בפרק הקודם – שאם יש סכנת הגוף (ייהרג ואל יעבור) מחללים את השבת, ואם לאו – אין מחללים. אולם דבר זה אינו רמוז כלל, לא בתוספות, לא ברשב"א ולא בבית יוסף, ועל כן קשה לומר כן.

גם **המלבושי יום טוב** (או"ח, שו, ס"ק ד; שכח, ס"ק יג) הקשה על דברי הלבוש, ולשיטתו דווקא המרת דת נאמרה ולא שאר דברים (ראו שם טעמו), וגם כתב שיש לשנות את הגרסה במקור הדין, עיינו שם. אולם **האליה רבה** (שם) תמך בשיטת הלבוש וכתב שגם למניעת מעשה רגעי של עבודה זרה, גילוי עריות ושפיכות דמים יש לחלל את השבת. אלא שזה דווקא בייהרג ואל יעבור, ואילו בנידון הרשב"א לא איימו להרוג את הבת, ועל כן רק טעם של המרת דת עולמית מספיק להצדיק את חילול השבת (ושיטת האליה רבה היא כעין הכלאה בין שיטת הלבוש לשיטת העולת שבת).

ד. **הב"ח** (או"ח, שו) תירץ שיש להבדיל בין מצב שבו גויים יפעילו לחץ על הבת להמיר את דתה ואז ההמרה תהיה מרצון – שאז יש להצילה ולחלל שבת עבורה – ובין מצב שבו אדם נאנס לעבור עבירה, שכיוון שהדבר נעשה באונס הרי אין זו עבירה כלל, ועל כן אין לחלל שבת כדי להצילו. אולם המגן אברהם (או"ח, שו, ס"ק כט) הקשה על דברי הב"ח, שלכאורה דווקא באונס יש להקל יותר להציל את חברו (כי חברו לא פשע), ומה עוד שנראה מסימן שכט שגם המקרה שבתשובת הרשב"א הוא של אונס. עוד הקשה **המור וקציעה** (או"ח, שו) שבהעברה על דת יש לומר שהוא אנוס ופטור, "ואפילו יעשה אחר כך ברצון אפשר בתשובה (כל שכן אחר, שההצלה אינה ודאית, והאיסור ודאי, שאין ספק מוציא מידי ודאי ובלאו הכי אין לנו כיוצא בה, לעבור אדם איסור חמור, כדי להציל מהעברה על דת)". גם **במנחת אשר** (שבת, סימן ח) הקשה על הב"ח, ראו שם.

ה. **הט"ז** (או"ח, שו, ס"ק ה) תירץ באופן אחר: "דשאני הכא שרוצים להמירה ותישאר מומרת לעולם אחר כך... מה שאין כן לקמן שיעשה פעם אחת באונס, כיון דאונס רחמנא פטריה ואחר כך אין חשש לא יחלל שבת בשביל הצלה זו, כן נראה לי נכון". לפי דבריו יש לחלק בין מעשה עבירה רגעי (שבו אפשר לומר שהאנוס ממילא פטור) להצלה מחיים של עבירה, שעליהם יש לחלל את השבת. ולפי זה אכן יש מושג של "פיקוח נפש רוחני", אלא שאין זה שייך במעשה עבירה רגעי. כך גם נראית כוונת **המלבושי יום טוב** (שם). כעין זה

מצאנו אף **בגר"א** (או"ח, שו), שהסביר שדווקא עבור המרת דת התירו לחלל את השבת – שהיא מצווה גדולה – ולא עבור שאר דברים, וכן כתבו **המגן אברהם** (או"ח, שו, ס"ק כט) כפי שביארו **בפרי מגדים** (או"ח, שו, משבצות זהב, ס"ק ה; אשל אברהם, ס"ק כט), **השולחן ערוך הרב** (או"ח, שו, כט), **חיי אדם** (הלכות שבת, סח, יב), **קיצור שולחן ערוך** (צב, י), **הערוך השולחן** (או"ח, שו, כה) **והמשנה ברורה** (או"ח, שו, ס"ק נח).

היוצא מכל הנ"ל הוא שרוב האחרונים סברו שהחילוק בדברי השולחן ערוך הוא בין הצלה כללית להצלה בדבר אחד. שאם מדובר בעבירה יחידה, אין היתר לחלל את השבת על מנת להציל אדם מעבירה זו; ואם מדובר בחיי עבירה מותר לחלל את השבת, והטעם לכך מובא במגן אברהם (שם), שטוב לחלל שבת אחת על אותו אדם על מנת שישמור שבתות הרבה.

(אומנם קשה שהבית יוסף עצמו לא הזכיר טעם זה כלל, ולעיל הבאנו מ**הבנין אב** שצריך לומר בשיטתו שהטעם העיקרי הוא הצלה ממוות לחיים, ומתחשבים בטעם "חלל עליו" רק כתוספת. בדומה לכך כתב **בילקוט יוסף** [או"ח, שכט, ד, הערה ה] שעיקר הטעם הוא משום "וחי בהם", אלא שלפעמים הפוסקים מוסיפים גם את הטעם "חלל עליו" לסניף בעלמא. אך **בחוות בנימין** [א, יד] כתב שכל הטעם "חטא כדי שיזכה חברך" שאליו מתייחס הבית יוסף, הוא עצמו מטעם "חלל עליו", ואם כן פשוט שכל הדיון מבוסס על טעם זה).

מדברי המגן אברהם למדנו שדרשה זו אכן שרירה וקיימת בהלכה, למרות שלכאורה בסוגיה במסכת יומא נראה שדרשה זו לא התקבלה להלכה. וגם הרמב"ם שהובא לעיל אינו מזכיר דרשה זו בעיקר דין דחיית שבת מפני פיקוח נפש, מכל מקום מזכירה בהלכות ממרים (ב, ד).

ו. חלל עליו שבת אחת כדי שישמור שבתות הרבה – סוגיות נוספות

דין זה עולה בדברי הראשונים אף במקומות נוספים.

1. חילול שבת ויום הכיפורים להצלת עובר

במסכת נדה (מג, ב-מד, א) למדנו שההורג אפילו תינוק בן יומו – חייב, ובגמרא (מד, ב) דרשו: "דכתיב: 'ואיש כי יכה כל נפש' – מכל מקום". מכאן למדו כמה ראשונים שדווקא תינוק נקרא נפש וההורגו חייב, אך לא עובר, ועל זה כתב **הרמב"ן** (שם):

> ואיכא דקשיא ליה מההיא דגרסינן התם בערכין: "האשה שהיא יושבת על המשבר ומתה בשבת מביאין סכין וקורעין אותה ומוציאין הולד ממנה", ואמאי מחללין שבת כיון שאינו קרוי נפש?... ולאו קושיא היא: התם אמרה תורה חלל עליו שבת אחת כדי שיקיים שבתות הרבה, וההיא דאמרינן במסכת שבת: "תינוק בן יום אחד חי מחללין עליו את השבת" – לאו לאפוקי עובר, אלא גוזמא היא כדי לומר: דוד מלך ישראל מת – אין מחללין עליו את השבת.

אף שבספר תורת האדם (עניין הסכמה) הביא הרמב"ן מי שסבר אחרת, מכל מקום כבר קדם לרמב"ן **בעל הלכות גדולות** (סימן יג), שכתב: "והיכא דאיכא חולה דאי לא אכיל מסתכן, שפיר דמי לאוכולי דיומא דכיפורי... ולא מיבעיא חולה, אלא אפילו אשה עוברה וידעינן דאי לא אכלה מתעקר ולדה, אף על גב דאמרינן ספק בן קיימא הוא ספק נפל הוא, שפיר דמי למיתן לה", וכדברים הללו כתב גם **הרשב"א** במסכת נדה (שם) בשם "יש מפרשים", **והר"ן** בחידושיו למסכת נדה (שם) ובחידושיו על הרי"ף במסכת יומא (ג, ב, בדפי הרי"ף), וכן כתב **בחידושי הר"א** (שם). יוצא שלרוב הראשונים יש להקל אף בעובר, וכמבואר לעיל, הטעם הוא משום "חלל עליו שבת אחת".

אף האחרונים פסקו להקל, וכמו שכתב **בביאור הלכה** (או"ח, של, ד"ה "או"): "לפי מה שפסק הריטב"א בחידושי נדה דף מ"ד כדעת הבה"ג דאפילו על עובר מחללינן, ממילא מחללינן גם על ספק בן חי"ת", וכן **בשו"ת שבט הלוי** (ג, או"ח, לז) פסק: "ולעניין הלכה כתב הריטב"א... דקיימא לן דמחללים על העוברים", וכן נוטה דעתו בתשובות נוספות (ג, יו"ד, קמא; ה או"ח, מז).

2. חילול שבת להצלת מומר

ראינו לעיל את מחלוקת הבית מאיר ורבי עקיבא איגר לעניין חילול שבת עבור מי שלא יקיים מצוות, ועתה נבוא לראות מה פסקו הפוסקים בדין זה.

הפרי מגדים (או"ח, שכח, משבצות זהב, ס"ק ו) כתב: "פשיטא לי, מומר לחלל שבת פרהסיא, ועכו"ם, או מומר להכעיס לדבר אחד, אין מחללין עליו שבת", ולכאורה דבריו מתבארים על פי שיטת רבי שמעון בן מנסיא, שכיוון שאין מחללים שבת אלא כדי שישמור שבתות הרבה, הרי טעם זה אינו שייך במומר לחלל שבת. אולם, **בשו"ת בית אב** (ב, קונטרס כרם אב, סימן א, ענף ו) תמה על הפרי מגדים מדבריו בספרו נועם מגדים, כי שם כתב הפרי מגדים שמומר לחלל שבת אינו ככופר בכל התורה כולה אלא מדרבנן ולא מן התורה, וכתב:

> אם כן פשיטא דלפי זה בחולי שיש בו סכנה מחללין עליו את השבת... ואפילו אם נימא כשיטת הפוסקים דמומר לחלל שבתות דהוי כמומר לכל התורה הוא מן התורה... מכל מקום פסק הפרי מגדים הנ"ל יש לדון בו, דבשלמא לרבי שמעון בן מנסיא... שפיר יש לומר דבמומר לחלל שבתות דלא ישמור השבתות כלל אין מחללין עליו את השבת, אבל לשמואל דגמר מ"וחי בהם – ולא שימות בהם", אם כן שמירת שבתות העתידין אינו עניין לחילול שבת. והאידנא בשעה שהאדם חולה ומסוכן דהתורה ציוותה המצוות שיחיה בהם ולא שיהיה בהם שום צד מיתה, אם כן אפילו במומר לחלל שבת מחללין עליו שבת להצילו...

סברה נוספת מביא **המהרש"ם** בספרו **דעת תורה** (או"ח, ג, שכח, ב): "וראיתי בספר אחד בשם חכם אחד דגם במומר שחלה חולי שיש בו סכנה יש לומר הואיל ואי עשה תשובה, דזהו שכיח", ואולי כוונתו לאמור **בשו"ת מהר"ם שיק** (או"ח, קמ): "אמנם כיון דקיימא לן דגם ספק פיקוח נפש דוחה שבת... משום דכתיב 'וחי בהם', אם כן הכא נמי אפילו נימא דאוקי אחזקה או רובא דלא חזר בתשובה, מכל מקום מיעוט יש החוזרין ומהרהרין בתשובה כשמגיעין לסכנה, ואם כן כיון דאין הולכין בפיקוח נפשות אחר הרוב, רשאין לפקח עבורו". גם **בשו"ת בית אב"י** (ב, חו"מ, קנג) כתב כעין זה, ולאחר שהביא דברי הפרי מגדים כתב שהדבר תלוי לכאורה במחלוקת במסכת יומא הוסיף וכתב: "ועדיין צריך עיון לפי עניות דעתי בזה דהרי אפילו מי שהוא מחלל שבת מדוע לא נימא שעל ידי זה שהוא בסכנה הוא מהרהר בתשובה... ועל כל פנים מידי ספק לא יצא, והרי גם על ספק פיקוח נפש מחללין את השבת, לכן צריך עיון בזה".

עוד כתב **בשו"ת שבט הלוי** (ח, או"ח, סז) שאפילו לדעת הבית מאיר שהחמיר:

> למדנו קולא, דאם היה תקוה כל דהו לקחת הילד שנולד מגוי הבא על בת ישראל מומרית היה לן היתר לחלל שבת על התינוק... וכל זה שייך גם בזמן הזה... במחללי שבת בארץ ישראל וכיוצא בזה דיש מיעוט השכיח דהבנים יחזרו לדת ישראל, וגם ידינו תקיפה לעשות בעלי תשובה, אין לנו טעם מספיק לאסור חילול שבת עליהם.

והוסיף שם שגם הם נפש מישראל, וזה מספיק (וכמו שמובא לעיל בשם הביאור הלכה).

כעין זה כתב גם **בשו"ת תשובות והנהגות** (ה, או"ח, צה):

ולפי זה נראה דאפילו אם נימא שעולי יהדות רוסיא אינם בכלל תינוקות שנשבו אלא דינם כמומרים – שאין בהם דין "וחי בהם", מכל מקום מאחר שהתפשט אצלם תנועת התשובה, שברוסיה לא ראו מהו דת ולא טעמו חיי תורה מעולם, וכשהגיעו לכאן ורואים חיי דת מתחילים לראות שחיי החופשיים כבהמה שאינם חיים, וכבר התקרבו רבים מהם, אם כן איכא בהו טעמא "אמרה תורה חלל עליו שבת אחת כדי שישמור שבתות הרבה", ומצוה לחלל שבת להצילם כדי שאולי יחזרו בתשובה וישמרו שבתות הרבה.

3. חילול שבת על מי שעומד להתגייר

בשולחן ערוך (יו"ה, רסח, ד) נפסק להלכה שגר אינו טובל בשבת, ובשו"ת **חלקת יואב** (א, תניינא, ח) דן מדוע אסור להטביל גר בשבת, והלא גם לגביו שייך הכלל שיש לחלל עליו שבת אחת (על ידי הטבילה) כדי שיהפוך להיות בר־חיוב ויוכל לשמור שבתות הרבה, ותלה את הדברים במחלוקת הראשונים לעניין הצלת עובר. ולפי דבריו, לכאורה יוצא להלכה שיש להטביל גרים בשבת (כי להלכה פסקו הפוסקים כשיטת בה"ג להתיר הצלת עובר), אך לעומת זה, החלקת יואב כתב שם שהלכה כרמב"ם שהביא דווקא את דרשת "וחי בהם", ולכאורה אינו מודה לדרשת "חלל עליו". אולם לפי זה נמצאו הפסקים (לעניין עובר ולעניין טבילת גרים) סותרים אלו את אלו, וצריך עיון. אולם בפשטות נראה לתרץ שבטבילת גרים אין עניין של פיקוח נפש, ולא אמרו דרשת "חלל עליו" אלא בפיקוח נפש.

אולם בספר **בנין אב** (תשובות ומחקרים, ד, נט) דן בשאלה הקשורה יותר לנידוננו, ושם נשאל על אישה שהתגיירה ובנה עדיין לא הספיק להתגייר. בינתיים הבן חלה והיה צריך ללכת לבית החולים בשבת, והאם רצתה לדעת אם תוכל לנסוע עם בנה, כיוון שהוא עדיין לא יהודי, ושמא אסור לה לחלל את השבת לצורך נסיעה עמו? הבנין אב מביא את דברי **התשב"ץ** (א, כא) שלמד מדין הפלגה בספינה קודם השבת דין במילת גרים: "ומכאן אני אוסר למול את הגר בחמישי בשבת, כדי שלא יבוא יום שלישי למילה בשבת ויצטרכו לחלל עליו שבת".

האם מדובר בגר שטבל קודם מילתו? **בשו"ת מחזה אברהם** (או"ח, נד) כתב שאכן מדובר בגר שטבל, והרי הוא יהודי גמור, ולכן מחללים עליו את השבת, אולם, "איני רואה להתיר לחלל שבת קודש בשביל גר שמל ולא טבל", וכתב שם שהדבר תלוי בשאלה אם מקבלים להלכה את טעמו של שמואל ("וחי בהם", ואז אין מצילים בשבת) או של רבי שמעון בן מנסיא ("חלל עליו", ואז מצילים כיוון שבכך יחיה חיי תורה ומצוות).

אולם הבנין אב כתב שמכאן הסיק **הגאון מטשעבין** להתיר לחלל שבת על גר שמל ולא טבל, וזאת משום שאין נוהגים לטבול תוך שלושה ימים למילה (וגם לא לפני המילה) ועל כן בוודאי דברי התשב״ץ אמורים על גר שמל ולא טבל. אומנם להלכה אף המחזה אברהם הסכים שהדבר תלוי בשאלה אם פוסקים כשמואל או כרבי שמעון בן מנסיא, כמוזכר לעיל. כמו כן, **בשו״ת אמרי יושר** (ב, קל) חיזק את דברי הגאון מטשעבין ופסק כמותו (ובנושא זה יש אריכות דברים, ואין כאן המקום להאריך).

4. חילול שבת עבור בת קטנה

כתב **המגן אברהם** (או״ח, שו, ס״ק כט) בעניין הצלת קטנה משמד רוחני: ״ומיהו אם הבת קטנה צריך עיון אם יעשה הגדול חטא בשביל הקטן דהא אין מצווין להפרישו... או דילמא מידי דהוי אפיקוח נפש שמחללין על הקטן דאומרים חלל עליו שבת אחת כדי שישמור שבתות הרבה, הכא נמי כן, וצריך עיון״. אולם **האליה רבה** (שם, ס״ק לג) פשט את ספקו של המגן אברהם: ״ולעניות דעתי פשוט דמותר, דהא גם בגדלותה יישאר באיסורין. גם נראית לי ראיה מעירובין... בכהן שעלתה לו יבלת, חבירו חותכה לו בשיניו, והתם ודאי אין לו עונש באין עושה עבודה כיון שיש לו יבלת, אפילו הכי עושין כדי לזכות לו, הכי נמי בקטן, ודאי אף שאין מצוה זכות הוא לו, ובפרט כשתגדיל״.

כדברי האליה רבה פסק **בשולחן ערוך הרב** (או״ח, שו, כט): ״ולפיכך אף אם הבת היא קטנה שאינה מחוייבת עדיין במצוות, יחלל עליה להצילה שלא תחלל שבתות הרבה כשתגדיל, שמטעם זה מחללין שבת לפיקוח נפש הקטנים״. אמנם **החיי אדם** (הלכות שבת, סח, יג) הסתפק יותר בדבר: ״וכל זה, בגדול. אבל אם שמע שרוצים לאנוס בנו הקטן, צריך עיון אם מותר לגדול לחלל עליו שבת כמו בפיקוח נפש או שמא כיון שעכשיו כשהוא קטן אין מצווין עליו להפרישו אסור לחלל. ונראה לי דבאיסור דרבנן, מותר. ובדאורייתא, עיין נשמת אדם״.

בנשמת אדם (שם, ס״ק א) כתב שראיית האליה רבה אינה מועילה אלא לעניין איסורי דרבנן, ועל כן הביא את שיטת רבי אליעזר מהסוגיה במסכת יומא, והסיק על פי מסקנת הגמרא שם (שרק דרשת שמואל מועילה בספק) שיש מקום להקל בוודאי על פי דרשת רבי אליעזר ולא בספק:

והנה נראה לי דאם הוא ודאי שעל ידי שיחלל שבת יצילנו שלא יטמע בין העכו״ם מותר לחלל אף על קטן, וראיה מיומא... דיליף רבי אליעזר דפיקוח

> נפש דוחה שבת קל וחומר ממילה לכל גופו... על כל פנים מוכח דבודאי הצלה מחללין... ונשמע מזה שמחלל עליו שבת עכשיו כדי שלא יבוא לידי כרת, והכא נמי מחללין אם יצילנו בודאי כדי שלא יבוא לידי איסור כרת.

אולם מהמשנה ברורה (או״ח, שו, ס״ק נז) משמע שפסק לגמרי כאליה רבה, ומשמע שגם באיסורי דאורייתא הקל, ואינו מחלק בין ודאי לספק. אכן, לפי מה שהתבאר לעיל שאחרונים רבים סוברים ששתי הדרשות (״וחי בהם״ ו״חלל עליו״) מפרנסות זו את זו, גם כאן יש להקל ואפילו בספק. אף בספר **אשל אברהם** (חולין, פירות גינוסר, סימן כג) נטה לדעת האליה רבה, וכן **בשו״ת שבט הלוי** (ג, או״ח, לו) הסיק להלכה: ״יש לומר דמחללים על הקטן, קל וחומר מחילול על העובר אפילו קודם ארבעים יום, דאיכא רק טעמא דשמירת המצוות, ואין להאריך עוד״.

ז. דרשת שמואל

לעיל דנו ביחס בין דרשת שמואל לדרשתו של רבי שמעון בן מנסיא, ומתוך דיוננו עלה שניתן למצוא מקור לחילול שבת עבור חולי רוח מתוך דרשת רבי שמעון בן מנסיא. אולם, יש שרצו לומר שאף מתוך דרשתו של שמואל ניתן למצוא מקור לחילול שבת עבור חולי רוח, וכך הציע **בשו״ת נצר מטעי** (סימן ח):

> אם הלימוד הוא ״וחי בהם – ולא שימות בהם״, נכלל בזה גם רפואת חולי רוח, שהרי מקרא מלא דיבר הכתוב: ״לאהבה את ה׳ אלוקיך לשמוע בקולו ולדבקה בו כי הוא חייך ואורך ימיך״. וכל זמן שהוא שוטה הוא פטור מכל המצוות שבתורה, כמבואר, ולא רק כשהוא באופן תמידי בלי דעת, אלא גם חולי רוח שלפעמים אוחזתם רוח רעה... ממילא שייך כאן עניין של פיקוח נפש, ״וחי בהם״, לרפאות אותו שיוכל לחיות, שאם אינו יכול לקיים מצוות איננו בגדר חי... העיקר קובע כאן האם הוא מקיים מצוות או לא, וכיון שיש לפנינו אדם שהיום אינו בגדר שיוכל לקיים מצוות, ועל ידי טיפול מסויים אפשר לרפאותו ולהביאו לידי חיוב מצוה, מחזירים עכשיו את חיותו של אדם שנשלל כעת, וזה בגדר ״וחי בהם – ולא שימות בהם״.

כך משמע גם מדברי **רבי עקיבה יוסף שלזינגר** בספרו **בית יוסף חדש** (צד עמוד א), וגם בספר **יסודי ישורון** (ה, מערכת פיקוח נפש) משמע כן, וכך כתב שם: ״בזה שנרפא אותו נביא אותו לחיים אמיתיים חיי עלמא, צריך זה להיחשב בכלל ׳וחי בהם׳״. אולם

יש להעיר שבספר **שבט מיהודה** (כרך ה, בעריכת הרב ד"ר יצחק אלפסי, שער ב, פרק ה, עמוד רפו) כתב נגד הנצר מטעי:

> ומה שכבוד תורתו מביא כי התורה היא חיינו ואורך ימינו – זה בוודאי אמת וצדק, אבל בנוגע לדחות שבת או שאר איסורים אין הדין כן... אכן יש במקרה אחד שמחללין שבת גם למנוע סכנה רוחנית בלבד... אבל שם העניין נוגע להמרת הדת... אבל לחלל שבת בחולי רוח כדי שיוכל לקיים מצוות לא נשמע בשום מקום שיש בזה דין פיקוח נפשות וזה כנגד כללי ההלכה.

ח. דרשת רבי אליעזר

כאמור לעיל, רבי אליעזר למד שאפשר לחלל שבת על מנת להציל את הנפש ממצוות מילה, שאם על איבר אחד התירה התורה לחלל את השבת, על כל גופו על אחת כמה וכמה. **רש"י** (שם, ד"ה "ומה") מפרש כך: "ומה מילה – שהיא תיקון אחד מאיבריו של אדם – דוחה את השבת, לפי שחייבין עליה כרת לאחר זמן, כך שנויה בתוספתא דשבת". רש"י מעיד כי מקורו בתוספתא שבת (טו, טז): "רבי אליעזר אומר: מילה דוחין עליה השבת, מפני מה? מפני שחייבין עליה כרת לאחר זמן".

לכאורה, כוונת רש"י לומר שמילה דוחה את השבת כיוון שיש בה פיקוח נפש, שהרי מי שאינו נימול בזמן מחוייב כרת. אולם, **בתוספת יום הכיפורים** למסכת יומא (פה, א) הקשה על קל וחומר זה של רבי אליעזר לפי פירוש רש"י:

> ומכל מקום יש לי גמגום על קל וחומר זה דרבי אליעזר מכח דהמילה הוא באבר אחד ופיקוח נפש הוא בכל הגוף, ולא ידעתי למה קרא את המילה אבר אחד? והלא אם לא ימול ויתחייב כרת לאחר זמן – הוא מת בכרת, והמיתה היא בכל הגוף, ופיקוח נפש הוי, דיש לו מכה גדולה באבר אחד ואם לא יעשו לו רפואה באותו שבת ימות, ואם כן למה המילה קרי לה אבר אחד והחולה קרי ליה כל הגוף? ודוק.

בשו"ת נצר מטעי (סימן ח) הקשה על כך, שהרי לכל הדעות הוולד לא מתחייב בכרת ביום השמיני להיוולדו, שהרי עדיין אינו בן מצוות, ולא זו בלבד אלא שבהגיעו לגיל מצוות המילה שלו לא בזמנה והיא לא דוחה את השבת! וראו גם מה שהקשה **הרש"ש** בהערותיו למסכת יומא (פה, ב).

אולם **רבנו חננאל** (שם) פירש באופן אחר:

פירוש: מצאנו שהמל התינוק מצילו מן המיתה, מאליעזר בנו של משה רבינו, שנאמר: "ויהי בדרך במלון ויפגשהו ה' ויבקש המיתו", ויבקש המיתו לתינוק מפני שנתעצלה אמו ולא מלה אותו, וכיון שהרגישה מלה אותו וקראתו חתן דמים, והצילו מן המיתה, שנאמר: "וירף ממנו", פירוש: וירף חולי המות מאתו, מן התינוק. אז אמרה: חתן דמים אתה לי, בדמי המילה, ואמרינן תו למולו ואפילו בשבת כדי לפדותו מן המיתה, וכתיב: "וערל זכר אשר לא ימול את בשר ערלתו ונכרתה", מלמד שהקטן נתפש בעוון האב והגדול בעוון עצמו ושניהם בחיוב מיתה. זה טעם של רבי אלעזר בן עזריה.

לפי דברי רבנו חננאל עולה שישנה סכנת נפשות ממשית לתינוק אם אינו מל בזמנו, ועל כן דוחים את השבת מפני מצוות מילה. אולם, על כך מקשה הנצר מטעי (שם): "אבל יקשה על זה מה מידת קל וחומר יש כאן?... הלא אין כאן 'אחד מרמ"ח איברים', שהרי כל חייו של התינוק הם בסכנה ועל ידי המצווה מצילים חייו, אם כן מה שייך להגיד אחד מרמ"ח איבריו של אדם?". ועוד העיר שם שקושיית התוספת יום הכיפורים הנ"ל קשה גם כן לשיטת רבינו חננאל.

על כן כתב הנצר מטעי:

לכן יש לומר – ובזה יתיישב פירוש רש"י על נכון – שאין רבי אליעזר מדבר על תיקון גופני של האדם אלא בתיקונו הרוחני... שאם כל גופו של אדם טעון תיקון רוחני, שאם חייו בסכנה אז כל גופו לא יוכל לקיים את המצוות, בוודאי שמצוה לחלל את השבת כדי שגופו יוכל לקיים מצוות. אם כן, לפי דרשת רבי אליעזר... ברור שחולי רוח המעוכבים לקיים את המצוות שהם בגדר שוטה הפטור מכל המצוות שבתורה, יש להם דין פיקוח נפש, שיוכלו לקיים מצוות להבא.

בספר **משנת אברהם** על הסמ"ג (לא תעשה, מצוה רא) הגיע למסקנה דומה אף לפי פירוש רבנו חננאל:

ודברי רבינו חננאל הנ"ל אפשר לפרש בשני אופנים: דחזינן דכח מצוה גדול כל כך שמציל מן המיתה, מצות פיקוח נפש שיש לה שייכות לכל גופו של אדם – לא כל שכן? או יתפרש: אם כוחה של מצוה אחת, מילה, גדול כל

כך, המציל את האדם ועל ידי כך מכשירו ומאפשרו לקיים הרבה מצוות בכל גופו – על אחת כמה וכמה. ולפי זה גם הקל וחומר זה מבוסס על היסוד שהצלת הנפש היא העיקר, כלומר: מצילין את הגוף בכדי שיקיים הרבה מצוות.

לבסוף נעיר שגם מחידושי **הריטב"א** במסכת שבת (קלב, א) נראה שהבין ששיטת רבי אליעזר מדברת על חילול שבת למטרת קיום מצוות, וזו לשונו: "הקשו בתוספות: ומאי קל וחומר? וכי מילה משום פיקוח נפש היא? ויש לומר דהכי קאמר: ומה מילה שבשעה שעוסק באותה מצוה אינו עוסק אלא באחד מאיבריו של אדם, קל וחומר לפיקוח נפש שעוסק בכל איבריו שישמור שבתות הרבה".

ט. פסיקת ראשונים ואחרונים לעניין חולי רוח

מדברי הפוסקים, רובם ככולם, בכל הדורות, מתבאר שדנו את דינם של חולי הרוח בדומה לדינם של חולי הגוף, שיש מהם שדינם כחולים שיש בהם סכנה, יש שדינם כחולים שאין בהם סכנה ויש שאין דינם כחולים כלל, והכול לפי העניין (את המקורות בעניין חולה שאין בו סכנה בחולי הנפש נביא בנספח הבא).

בעניין "רוח רעה" המוזכרת במסכת שבת (ב, ה), כתב **הרמב"ם** בפירושו למשנה (שם):

> רוח רעה קורין לכל מיני "אלמאלנכ'וליאת", ויש מהן מין שהחולה בורח ויוצא מגדרו כשרואה אור או כשהוא נמצא בין בני אדם, וימצא נחת רוח ותשקוט נפשו בחושך ובבדידות ובמקומות השוממין, וזה מצוי הרבה בבעלי המרה... וזה החולה הוא חולה שיש בו סכנה, ובתנאי שאי אפשר להעבירו למקום אחר ולא להסתיר את האור ממנו.

אין זה מענייננו כרגע לבאר את מהות חולי הרוח שאליו מתייחס הרמב"ם, אך למדנו מדבריו שיש להתייחס לחולי זה כחולי שיש בו סכנה. אף **בשו"ת הרשב"א** (המיוחסות לרמב"ן, רפא) נשאל לגבי אדם שנשבע "שלא ישחוק בשום שחוק", אם ניתן להתיר את נדרו לאחר שנשתטה והתגלה שהשחוק מועיל לו למצוא מנוח, ושם מובאת המשנה בשבת הנ"ל, וזו לשון התשובה:

> ומקצת מרבותינו נוחי נפש פירשו דכל הנך דתני במתניתא... סכנה יש בהם

> ומותר לכתחילה, ולא תני בה "פטור", אלא משום "בשביל החולה", שאם אין בו סכנה אינו מותר לכתחילה. ואם כן, מפני רוח רעה מותר לכתחילה דכחולה שיש בו סכנה הוא... והכא נמי דאיכא רוח רעה תקפה אפשר דאתי בה לידי סכנה, ומשום יתובי דעתא שרינן ליה.

עוד מצאנו **שהמהרי"ל** במנהגיו (הלכות שבעה עשר בתמוז ותשעה באב, אות יא) פסק: "על שהיה חסר דעת ונתרפא מיום אל יום, שאלו ממהר"י סג"ל איך ינהוג בשבוע של תשעה באב ובתשעה באב, והיה מורה לאכול בשר ולשתות יין כל השבוע, וגם לא להתענות בתשעה באב", וכן פסק **המגן אברהם** (או"ח, תקנד, ס"ק ח) בשמו, **והפרי מגדים** (אשל אברהם, שם) הוסיף: "וכל שיש סכנה אף ביום הכיפורים אין מתענה". וראו גם מה שהביא **בדעת תורה** (או"ח, תריח, א) בשם **שו"ת מים חיים** (או"ח, טז) ועוד אחרונים.

תשובה ארוכה שהפכה לעמוד תווך בשאלה זו היא תשובת **החתם סופר** (א, פ"ג), ורבים נחלקו בהבנת מסקנתו, זה מפרש בכה וזה מסביר בכה, ועל כן נאריך קצת בהרצאת שיטתו. זו לשון השאלה שנשאל:

> אחד מתושבי קהילתנו, ספרדי אשר זה שנתיים הלך לעולמו, הניח בן אחריו שהוא לעת הזאת בן שבע שנים, והנער בכל מעשיו כמתעתע, מדבר ואך קול דברים ובעצמו אינו יודע מהו מדבר, שומע בעת מדברים אליו ואינו יודע תכלית שום כוונה מיוחדת על בוריה ממה שדיברו אליו, אינו לא חרש ולא אילם אף לא פיקח, כל מעשיו רמיזותיו קריצותיו תנועותיו מוכיחין מעידין ומגידין אשר הוא שוטה ודעתו קלישתא מאוד. ואחרי אשר אבי הנער הלזה הניח עיזבון גדול וסך עצום ואין יורש אחר זולת השוטה הזה, הנה קרובי הנער אספו הרופאים המומחים מנוסים ומוחזקים שבעיר הזאת לדעת מה יהיה משפט הנער וכדת מה לעשות למצוא מזור ותרופה לתחלואי גופו ונפשו. והרופאים כולם פה אחד כי יש בו מעט דעת ודעתו קלישתא ואין רפואה אחרת למכתו אם לא בעיר וויען או בעיר וואצין סמוך לפעסט אשר שמה הוקם בית חינוך מורים מחנכים מלמדים לאלה דעת ומזימה, ואם יבוא שמה בוודאי בלי שום ספק יעלה מעלה אחר מעלה בדעת, ואף כי לא יהיה חריף כשארי בני אדם על כל פנים יגיע למעלה להיות בעל אנושי לישא וליתן לכלכל דבריו במשפט לטרוף טרף לו. וזהו מקום השאלה – כי אחרי אשר ינתן שמה אף כי אי אפשר לשלוח לו ולהכין לו די מחייתו בכשרות, אף לא יניחו להוביל לו שמה דבר ממקום אחר והוא צריך להיות בחברה ואגודות כל

> הנמצאים שמה ואף במאכלן ומשקן, אם רשאים למוסרו שמה כיון שבודאי יאכל נבילה וכל טרפה, או לא?

החתם סופר נשאל אם ניתן לשלוח ילד בן שבע שאין לו מי שיטפל בו למוסד לחולי נפש, מתוך תקווה שבאותו מוסד יוכלו להגיע לכלל פיקחות במידה מרובה או מועטת. והשאלה היא אם אפשר לשולחו לשם למרות שיאכל מאכלים שאינם כשרים. החתם סופר מעלה בתחילת דבריו נימוק להקל: "דמובן מדבריו שאם יגדל כך בשטותו לא אתי לכלל מצוות לעולם כי שוטה כזה פטור מכל המצוות, ועל ידי זה שאנו מכניסים אותו לבית החינוך הנ"ל נביאהו לכלל דעת ויתחייב וישמור מצוות ה' ותורותיו, היה נראה לכאורה בפשטות להתיר". מצד שני, סובר החתם סופר שאסור לספות איסור בידיים אפילו לשוטה שאינו בר דעת, אך חוזר וכותב שכיון שכאן המטרה היא "להוציאו משטיותו ולהכניסו לדת יהדות", על כן "מוטב שיחלל תורה זמן מה כדי שישמור מצוות הרבה", ומדמה זאת למי שהולך במדבר ואינו יודע מתי שבת (ראו שם).

לאחר שפרס את משנתו להיתר, חזר ודן לאיסור: "אבל הכא למה נאכילהו איסורא כדי שיבוא לידי חיוב? הא רחמנא פטריה!", והביא את דברי המגן אברהם שהובאו לעיל, שהסתפק לעניין חילול שבת עבור בת קטנה שאינה מחוייבת במצוות, ולאחר דין ודברים הגיע למסקנה שאכן לכאורה סברה זו ישרה היא. אולם, אף שקיבל סברה זו באופן עקרוני, קבע החתם סופר כי אין זה אלא כאשר צריכים לעבור איזה איסור על מנת להציל את השוטה – שאז יש לומר שעדיף שיישאר בשטותו שממילא הוא פטור מן המצוות ואינו עובר עבירות, מאשר שאנו נעבור עבורו עבירות כדי להביאו לכדי פיקחות. אולם, בנידוננו, אין אנו עוברים איסור בעצם אשפוזו, ואף אם נאמר שיש איסור, שאנו מאכילים אותו איסורים בידיים, מכל מקום "לצורך מצוה שרי... ומכל שכן הכא להביאו לחיי עד לקיים כל התורה, על כן נראה לי בפשטות להתיר", והביא לכך ראיות.

בסוף דבריו הביא החתם סופר מקרה נוסף, וזו לשונו:

> ברם דא צריכא כשהוא מחוייב במצוות ולא הגיע לכלל שוטה שדיברו בו חכמים בכל מקום ואיננו אלא משום צורכי עולם הזה ועסקיו וכדומה, לכאורה אין ספק שאין להתיר שום איסור בשביל זה, ומוטב שיהיה שוטה כל ימיו ואל יהיה רשע שעה אחת לפני המקום ברוך הוא, ומכל שכן שלא נעשה אנחנו איסורא זוטא בשבילו, ואם זה מקרי ספי ליה בידים אסור לנו למיספי בידים... אך לפי עניות דעתי אין כאן ספי בידים...

בסוף דבריו סיכם החתם סופר את דעתו הלכה למעשה:

> מכל מקום בהא סלקינן דלרוב הפוסקים משמע בפשיטות דבמה שמעמידו אצל נכרים אינו כמאכילו בידיים... והכא נמי בנדון שלפנינו אין אומר דבר אלא שמשכירו לרפאותו ולזונו ובמה שירצה... אם כן הכי שרי, ובתנאי שכשיגיע לבן י״ג שנים ויום אחד יוציאוהו משם על כל פנים, זה נראה לעניות דעתי מעיקר הדין, ומכל מקום העידו קדמונינו ז״ל שעל ידי מאכלות אסורות בנערות מטמטם הלב ומוליד לו טבע רע, עדיין אני אומר מוטב שיהיה שוטה כל ימיו וכו׳.

מתוך כל הנ״ל מובן מדוע התקשו האחרונים להסכים מהי דעתו של החתם סופר בעניין זה, שהרי שלוש סתירות קיימות לכאורה בתוך דבריו:

א. מצד אחד הוא כתב שיש להתיר להתרפאות משום שמוטב שיעבור עבירות תקופה מסוימת ויוכל להתרפאות לחיי עולם, אך מצד שני הוא כתב שכיוון שהילד פטור מהמצוות אין למי שהוא בר־חיוב לעבור על איסור כדי שיתרפא.

ב. תיאור המקרה אינו ברור: מצד אחד מלשון השאלה ברור שמדובר בבן שבע שדעתו קלושה והוא מתואר כשוטה גמור, שאין מבינים את דבריו, אינו מבין אחרים וכו׳, ומצד שני בסוף דברי החתם סופר משמע שיכול לקיים מצוות ומטעם זה אין להתיר לו להיות באותו מוסד לאחר הגיעו לגיל מצוות.

ג. אף הפסיקה הלכה למעשה פוסחת על שתי הסעיפים, שמצד אחד קבע החתם סופר שמעיקר הדין יש להתיר, ומצד שני קבע שמפני שהמאכלות האסורות גורמות לטמטום הלב ולטבע רע, יש למנוע מלשולחו למוסד זה.

ונראה להסביר את דבריו כך: החתם סופר סבר שדרשת ״חלל עליו״ היא דרשה נכונה מצד עצמה, שאף נפסקה להלכה. אולם, נראה שדעתו שדין זה נובע מיסוד הערבות הקיימת בין כל ישראל, ועל כן, כשם שאדם יכול לחלל שבת אחת על מנת לשמור שבתות הרבה, הוא יכול גם לחלל שבת על מנת שחברו ישמור שבתות הרבה. אולם, במקרה של שוטה הסתפק החתם סופר ונטה לאסור, שכיוון שהשוטה עצמו אינו בר־חיוב, אין דרשת ״חלל עליו״ שייכת כלפיו, ואם הוא אינו יכול לפעול עבור עצמו, אף חברו אינו יכול לפעול בעבורו.

אך הסבר זה לכאורה קשה, כי אם דרשת ״חלל עליו״ אינה קיימת במקום שאין חיוב, מדוע מחללים שבת על קטנים, עוברים וכדומה? ואין לומר שהחתם סופר סובר

שאין מחללים עליהם, שהרי בתחילת תשובתו כתב שוודאי שייכת סברה זו בילד בן שבע, ואף שאינו חייב במצוות. על כן יש לומר שכל מי שאנו מצווים לחנכו, לגדלו ולהדריכו, שייכת בו דרשת "חלל עליו", אף אם אין הוא חייב ברגע זה במצוות. החתם סופר חילק בין שוטה לפיקח, כיוון ששוטה אינו בהכרח מצב עובר ואין אנו אחראים לוודא שיגיע לכדי נשיאת עול מצוות, לכן לא שייכת בו דרשה זו.

אומנם, כיוון שבמקרה זה אין האחראי על הילד עובר איסור כלל (ואפילו אם עובר איסור, זהו איסור קל המותר לצורך מצווה), לכן מותר לשלוח את הילד לאותו מוסד. אולם, כיוון שמוסד זה – על פי התיאור המופיע בגוף השאלה – אמור לרפא את הילד מדי שנה בשנה, הניח החתם סופר כי עד שיגיע לגיל מצוות, כבר לא יהיה שוטה כפי שהוא בגיל שבע, ועד אז יוכל לקיים מצוות, ויהיה בר־חיוב, גם אם עדיין לא יהיה פיקח ברמה שיוכל להבין בהוויות העולם. לכן כתב החתם סופר שבהגיעו לגיל מצוות יש להוציאו מאותו מוסד. אומנם, כל זה מעיקר הדין, אך משום שיקולים אחרים כתב להחמיר.

מדברי החתם סופר עולה כדלהלן: א. דרשת "חלל עליו" נפסקת להלכה, ויסודה בדין ערבות. על כן, רק מי שכבר חייב במצוות (או שאנו אחראים עליו להביאו לידי כך) נמצא בכלל הדרשה; ב. שוטה מותר לעבור על איסורים כדי להביאו לידי פיקחות, וגם אם הוא מעל גיל מצוות (ולא אסר אלא במי שאינו בגדר שוטה ומחוייב במצוות).

אולם, לא הכול הסכימו לפסיקת החתם סופר. **בשו"ת בית יצחק** (אבהע"ז א, לט) דן במקרה דומה, אלא ששם הנידון היה על אשת השואל, שהייתה שוטה:

> אם רשאי למסור אותה לשם מפני איסור ייחוד, ואם תיאסר עליו אשתו? והנה בבית החולים הפרטי יש חדרים מיוחדים לנשים ולשם אין רשות לאנשים לבוא ונשים ישרתו שם, אך להרופא רשות לבוא לפרקים, יתעכב שם שעות אחדות, ובבית החולים הכללי הרופא לא יבוא יחידי אך שם משרתים אנשים.

בסוף תשובתו דן הבית יצחק גם בעניין המאכלות אסורות, והציע לנסות ולהביא לשם אוכל כשר:

> כיון שלדעת קצת פוסקים הוה כמאכיל בידיים, על כן יש להתנות עם הרופא מבית החולים הפרטי שיניח לישראל המביא שם מאכלות כשרות להאכיל להאשה, וכן יעשו. וכבר ראיתי בימי חורפי בלבוב ששלחו לאשה מאכלות כשרות, ואם פעם אחת לא שלחו אזי ודאי לא הוי כמאכיל בידיים. ואם אפשר

הדבר בכך – מה טוב, ואם הדבר אי אפשר – יש לומר הואיל והוא סכנת נפשות אין לך דבר שעומד בפני הסכנה.

והנה, על נקודה אחרונה זו – שמעיקר הדין מדובר בסכנת נפשות, הרחיב הבית יצחק בגוף תשובתו, ותוך כדי דבריו התייחס לתשובת החתם סופר:

והנני חוזר לגוף הדין: הנה זה פשוט דאין לומר... "איך נמסור בת ישראל לנוכרים לכתחילה על סמך ספק או ספק ספיקא", דכיון דהאישה חולנית וכל אדם שאין בו דעת נבלה טובה הימנו, גם בוודאי יש בדבר סכנת נפשות דבוודאי חולי הנפש תולה בחולי הגוף; וכיון שהרופא אמר שאין לה רפואה רק בבית החולים אין לך דיעבד גדול מזה... ולדעתי בוודאי מחללין שבת לרפאותה כמו שמחללין שבת על קטן שאינו בר מצוות ואף שאין בו סכנת הגוף רק סכנת הדעת, שהרי אמרו חלל שבת אחת כדי שישמור שבתות הרבה, ואם הוא שוטה שאינו שומר שבת. ולא שייך "מוטב שיהיה שוטה כל ימיו ואל יהי רשע שעה אחת לפני המקום", דשם הכוונה שיחזיקו אותו לאינו חכם בהבלי עולם, אבל כשאין בו דעת לשמור מצוות אינו אדם. ומכל מקום לא מצאתי מבואר. ומה שכתב בחתם סופר... "לזה אני אומר מוטב שיהיה שוטה" – אמר בדרך הפלגה, ושם יהיה בר מצווה אך לא יהיה חכם בהוויות העולם.

לדעת הבית יצחק, אין ספק שניתן לחלל שבת עבור חולי רוח ואף שיאכלו מאכלים לא כשרים וכו', ובדבריו מצאנו כמה חידושים (ואף הוא כתב שלא מצא כדבריו בפוסקים): א. כל מי שאין בו דעת ואינו יכול לקיים מצוות – "נבלה טובה הימנו" ו"אינו אדם", ועל כן יש בהשבת דעתו מעין פיקוח נפש; ב. חולי הנפש יכול להשפיע על חולי הגוף. הבית יצחק מזהה כאן את הקשר בין היסוד הנפשי באדם ליסוד הגופני, והשטות הקיצונית יכולה להתבטא בחולי גופני קיצוני, ולכן חולי נפשי הוא בגדר סכנת נפשות.

את דברי החתם סופר המחמיר הוא מפרש דווקא על מי שאינו שוטה גמור, אך בספר **שבט מיהודה** (א, מילואים, עמוד רצז) כתב:

ומצאתי אחר כך בספר בית יצחק... ומסיים כי מכל מקום לא מצא דבר זה מבואר, והנה לא מביא כל מקור לדבריו וגם לא מחלק בין שבת לשאר איסורים. אחר הוא מביא את דברי החתם סופר... ואומר על זה כי שם לא הייתה הסכנה של איבוד

דעת אלא שלא יהיה חכם בהוויות העולם, ומכל מקום יהיה בר מצוות – אבל קשה להכניס דבר זה בתוך התשובה של החתם סופר.

אולם כפי שראינו לעיל, אכן נראה שדברי הבית יצחק מכוונים, ואכן החתם סופר אינו מתכוון לאסור על השוטה לעבור עבירות על מנת שיתפקח, כי כוונתו דווקא למי שדעתו קלושה מעט אך הוא בר־חיוב. ומצאנו שגם **בשו"ת שבט סופר** (אבהע"ז, כא), נכדו של החתם סופר, פירש כך את דברי זקנו, וזו לשונו שם:

אלא מטעם אחר נראה לי שיש להתיר בנידון שלו, כי כאשר נראה מדברי קדוש זקני באותו תשובה דיבר תחילה משוטה שהוא פטור מכל המצוות ובזה כתב בפשיטות דמותר לספות בידים ממש אם יכול להתרפא ולהשתפה; אבל... חקר בשוטה שהוא מחוייב במצוות ולא הגיע לכלל שוטה שדיברו חכמינו ז"ל רק שאינו יכול לישא וליתן כשאר בני אדם ואינו אלא משום צורכי עולם הזה – בזה חקר אחר כך אם הוי כשנותנים אותו בבית החינוך השוטים כידים ממש או רק מעמידו, והעלה גם בזה להקל מצד עיקר הדין דהוי רק מעמידו, ורק מסיים דמוטב שיהיה שוטה כל ימיו... ונראה בעליל מדבריו שלא כתב "מוטב שיהיה שוטה" רק בשוטה שהוא מחוייב במצוות, רק בשביל צורכי עולם הזה רוצים ליתן שם שישתפה כשאר בני אדם – בזה שפיר יש להחמיר משום "מוטב שיהיה שוטה", דהא על כל פנים מחוייב במצוות הוא, רק שאינו יכול לעסוק בצורכי עולם הזה כשאר בני אדם... אבל בשוטה או חרש גמור שיכול להשתפה לגמרי בוודאי אין להחמיר משום "מוטב" אם יכולין להביאו לידי חיוב מצוות להביאו לחיי עולם לקיים התורה והמצוות... כל זה נראה לי ברור בדברי קדוש זקני...

ועוד אני אומר, דלא כתב שיש להחמיר אלא דווקא במי שהוא באמת מחוייב במצוות כמו בשוטה זה שדן עליו שם שיבוא לכלל מצוות בוודאי לכשיגדיל, אי גם בנערותו יש להחמיר שלא להעמידו אצל נבילות... דאף דמצד הדין מותר לספי בידים איסורי דרבנן מכל מקום אין להרגילו בו, אבל בשוטה וחרש שאם לא יתרפא יהיה לעולם פטור ממצוות לא שייך טמטום הלב כלל. ואם כן, בנדון שלנו ממה נפשך מותר להכניסו שם, דאם יתפקח עד שיהיה מחוייב במצוות בוודאי מותר להכניסו שם ולא שייך "מוטב שיהיה שוטה"... ואם אין דינו כפיקח אף על פי שילמוד שם לדבר בקושי, אם כן כיון שיהיה נשאר שוטה בוודאי לא שייך "מוטב" כיון דלא אתיא לכלל מצוות כלל, ורק בשוטה קטן

> שיהיה ממילא מחוייב במצוות לכשיגדיל דאינו שוטה כל כך החמיר בחתם סופר... כן נראה לי ברור.

מדברי השבט סופר עולה כנזכר לעיל בבית יצחק, שגם החתם סופר לא החמיר אלא במי שאינו שוטה כל כך ומחויב במצוות או כשיגדל יהיה מחויב במצוות אף שהוא שוטה בקטנותו. אך במי שלא יחלים מעצמו והוא שוטה ודאי לא החמיר החתם סופר, והתיר לאותו שוטה לעבור איסורים כדי לחזור לפיקחותו. כך גם הסיק להלכה **בשו"ת תשובות והנהגות** (א, חו"מ, תתפג), וראו גם **בשו"ת מהר"ש** (א, ד).

נוסף לכל הנ"ל, יש להוסיף את שכתב **הרב יהודה דוד בלייך** בספרו *Contemporary Halakhic Problems II* ("Mental Incompetence and Its Implications in Jewish Law", pp. 283–299), שיש מקום להוסיף שיקול נוסף להקל, וזו לשונו (בתרגום מאנגלית):

> מעניין לציין שהפוסקים אינם מזכירים חיוב לטפל ולרפאות את חולה הנפש. הלוא מתקבל על הדעת שההצדקה להרחיב חיובים מסוימים המוטלים על הזולת לעזרה טיפולית (כולל החיוב המוזכר בדברים [כה, כו]: "והשבותו לו", שהבין הרמב"ם כחובה להשיב לאדם אף את גופו, קל וחומר ממִמונו) שייכת בהשבת בריאותו הנפשית של האדם לא פחות מאשר את בריאותו הגופנית. לפי זה, בהחלט ניתן לטעון שבהעדר איסור על השוטה לאכול מאכלות אסורים, החיוב הקיים להעניק לשוטה טיפול רפואי גובר על השיקול של ההשפעות האפשריות של טמטום הלב שייגרם כתוצאה מאכילתם.

עוד יש להעיר שכל זה לשיטת החתם סופר, אך יש שחלקו על מסקנתו, וכפי שמובא בספר **אשל אברהם** (חולין, פירות גינוסר, סימן כג):

> תבנא לדינא, נראה לכאורה ברור שמותר לחלל שבת וכדומה כדי לרפאות את השוטה משטותו, וכל שכן שאין לחוש למוסרו לבית חולים כזה שיהיה מוכרח לאכול מאכלות אסורות אם אין בית חולים כשר. ואם יש מקום חשש הוא רק בשוטה כזה שאין רפואה למכתו ומוסרים אותו לבית חולי הרוח לרווחתם של הבריאים אז יש מקום להסתפק אם הוא בגדר ספייה בידיים, אבל במקום שהוא לרווחתו ולישועתו גם לאחרים מותר לחלל שבת וכדומה. ומה מאוד נפלאתי

> כאשר במצאת בתשובת חתם סופר... ודן לאיסורא... והוא דן מצד טעמים כל כך קלושים מצד שמאכלות אסורות מטמטמים לבו של אדם, ומסיים שמוטב שיהיה שוטה כל ימיו ולא יהיה רשע שעה אחת לפני המקום, ולא אבין לרשע זאת, כי מצוה רבה היא להשיב נפשו לתחייה...

> ובר מן דין נראה כי חולי הרוח ישפיע גם על הגוף ויקצרו חייו כי רק החכמה תחייה את בעליה, ורוח איש יכלכל מחלתו ורוח נכאה מי ישאנה, מלבד מה דרק אדם שיש לו דעת לשמור את עצמו יש לו מזלא, ובלי דעת רחמנא ליצלן נכונים לאדם פגעים רעים מכל צד ככסלא לאוגיא.

עוד מצאנו שבשו"ת **אדמת קודש** (א, יו"ה, ו) נשאל לגבי חולה נפש שצריך להאכילו מאכלים שאינם כשרים, וכתב: "קם דינא דנידון דידן לסברת הרמב"ן והריטב"א והגהות מיימוניות, גדולי ישראל המה, ודאי דשרי להאכילו לשוטה זה רפואה זו של נבילה, ומוטב שנעבור על לאו זה ד'לא תאכלו כל נבילה' ולהאכילו בידיים, כדי שיתרפא וישמור אחר כך את חוקי האלוקים ואת תורותיו וכל חוקיו". וכן פסק **בשו"ת בניין דוד** (סימן סח).

כן פסק גם **רבי עקיבה יוסף שלזינגר** בספרו **בית יוסף חדש** (דף צד עמוד א):

> והספק נופל אם פיקוח נפש דדרשו "וחי בהם" וגו' אם דווקא על גוף או דילמא גם על נפש... והסברא מכרעת דהוי כפיקוח נפש לכל דבריו דזיל בתר טעמו כדי שישמור שבתות הרבה, ועל דרך זה כתבנו בעזרת ה' בתשובותינו חלק או"ח, להציל אדם מרוח הרעה שיגעון רחמנא ליצלן דין פיקוח נפש יש לו, דמה לי מת ומה לי כאילו מת ועבר ובטל באופן שלא יכול לקיים מצוות דאיכא בזה פיקוח נפש כדי שישמור שבתות הרבה. ואם כי מכמה תשובות של גדולי ארץ לא משמע כן, מכל מקום דעתנו נוטה בפיקוח נפש להקל, ולדונו כפיקוח נפש.

גם **בשו"ת חבלים בנעימים** (ה, או"ח, יג) כתב לעניין חולה נפש שהתרפא והרופאים אומרים שיחזור לשטותו אם לא יאכל ביום הכיפורים: "ונראה לי להתיר גם מפני טעם אחר, דשוטה אינו בר מצוות", והביא את דרשת רבי שמעון בן מנסיא. ואף **בשו"ת אגרות משה** (אבהע"ז א, סה) פסק כדבר פשוט שניתן להתיר לאישה שלא להתענות ביום הכיפורים אם יש חשש שהצום יגרום לה לחזור לשטותה: "ובדבר אם הרופאים

אומרים שאם תתענה תחזור לשטותה אם רשאה לאכול ביום הכיפורים, פשוט שמותרת משום דשטות הוא סכנה, ואף שהמחלה עצמה לא תמיתנה אבל כיון שמצד המחלה אפשר שתמית עצמה ואת אחרים הוא גם כן פיקוח נפש".

בשו"ת נצר מטעי (סימן ח) כתב כי "גם מחלות רוח נכללות בדין פיקוח נפש" (ולעיל ציטטנו מדבריו במקומם), ודברים דומים כותב בספר **יסודי ישורון** (ד, מערכת פיקוח נפש), ש"שייך כאן עניין של פיקוח נפש לרפאותו שיוכל לחיות ולקיים מצוות", והביא את דרשת רבי שמעון בן מנסיא, וגם הביא ראיה מההלכה שתלמיד שגלה מגלין את רבו עמו כיוון שחיים ללא תורה ומצוות אינם חיים, "אם כן בזה שנרפא אותו נביא אותו לחיים אמיתיים חיי עלמא, צריך זה להיחשב בכלל 'וחי בהם'", ועוד הביא כמה מן המקורות שכבר הוזכרו (אולם בספר **אשל אברהם** [חולין, פירות גינוסר, סימן כג] העיר על הראיה מתלמיד שגלה: "אך בכל זה אין יסוד נאמן להתיר משום זה חילול שבת").

בנשמת אברהם (א, סימן שמג, עמוד תרב) הביא בשם **הרב יוסף שלום אלישיב** בלשון זו:

> וכשדיברתי עם הגרי"ש אלישיב שליט"א אמר לי שקטן פטור ממצוות אך שוטה אינו פטור אלא כאילו אינו קיים וגרוע מקטן, וכפי שחייבים לחלל עליו את השבת כך צריכים לטפל בו כדי שיתרפא ויהיה שפוי בדעתו ויתחייב במצוות אף על פי שאין בו סכנה ממחלתו. ואפילו אם הטיפול הוא על ידי שנאכיל לו בידיים מאכל או שתייה שאסור מן התורה ואפילו אם יתרפא ויתחייב במצוות רק לכמה ימים לפני שחוזר למצבו הקודם, חייבים לעשות זאת.

עוד שמענו היתר בשם כמה מגדולי הדורות הקודמים, וכגון מה שמובא בספר **במחיצת רבנו** (עמוד רכד) בשם **הרב יעקב קמינצקי**:

> בעניין חולי נפש הזקוקים לאישפוז בבית חולים ואי אפשר לספק להם שם מאכל כשר, אמר רבינו שמכיון שבדוק ומנוסה שמצבים כאלה סופם שבאים לידי פיקוח נפש ממש, או נפש החולה או נפשות אחרות, לכן יש לדון על מחלה זו כאילו היא נוגעת לפיקוח נפש אפילו אם לעת עתה עדיין אין זה פיקוח נפש, וממילא יש מקום להקל בזה ובדומה לו.

ובספר **שולחן שלמה** (הלכות שבת, שכח, סעיף ב, הערה ו) הובא בשם **הרב שלמה**

זלמן אויערבאך: "אמר מרן זללה"ה דדין מחלת נפש הצריכה טיפול היא ככל מחלות הגוף, ולכן בהתפרצות או בהתקפה הרי זה פיקוח נפש לכל דבר" (אומנם בנשמת אברהם [א, סימן שו, עמוד שד] כתב בשם הרב שלמה זלמן אויערבאך: "ואסור לחלל את השבת עבורו אם רק כדי שהוא עכשיו יהיה חייב במצוות", אך הדברים קצת סתומים שם, וצריך עיון).

וכך כתב **בשו"ת מעשה חושב** (ז, יב):

> ולאור כל האמור נראה לכאורה דהוא הדין שמותר לחלל שבת כדי להציל אדם שלא ייהפך לשוטה, דאף על גב דמקרא ד"וחי בהם" ליכא למילף רק לצורך הצלה ממוות לחיים ולא להצלה משוטה לבר דעת, אבל מסברא דאמרה תורה חלל עליו שבת אחת כדי שישמור שבתות הרבה איכא למילף נמי לעניין הצלה ממצב של שוטה, שמוטב שיחללו עליו שבת אחד כדי שיוכל לשמור שבתות הרבה כבר דעת ובר חיובא, וכשם דילפינן מסברה זו שמותר לחלל שבת לצורך הצלה משמד וכנ"ל. ופשיטא דלא גרע הצלת אדם שלא ייהפך לשוטה מהצלת עובר פחות מבן ארבעים יום שאין בו חיות כלל, שהתיר הר"ן לחלל עליו את השבת מהאי טעמא.

עוד שמענו שר' **חיים מבריסק** סבר שיש לראות בחולי הנפש סכנת כל הגוף, וכפי שמובא בספר **בעקבי הצאן** (סימן י, עמוד נה): "וממורי ורבי הגאון רבי יוסף דוב הלוי סאלאוויטשיק ז"ל שמעתי, בשם זקנו הגאון ר' חיים ז"ל, דאפילו כשאין שם חשש שכזה, להציל משיגעון גרידא דינו כסכנת נפשות. ואף דקיימא לן בשולחן ערוך דעל סכנת אבר אין מחללין את השבת במלאכות דאורייתא, שאני חשש שיגעון, שדינו כסכנת כל הגוף". **ובשיעורי תורה לרופאים** (ד, רכד) כתב שייתכן ששיטת ר' חיים היא משום "חלל עליו", אך הציע גם לומר "דהשיגעון לא פוגע רק בראש, אלא הוא פוגע בכל האדם כולו, והוא הופך לבעל חי, והרי זה כאילו האדם שבו מת", ומלשון הציטוט לעיל נראה יותר כפירוש זה.

אף בקובץ **בעלי אסופות** (תשע"ג) כתב **הרב גיורא ברנר**: "חולה אלצהיימר שעל ידי רפואות וטיפולים הכרוכים בחילול שבת נוכל לעכב את מחלתו כך שיישאר בר חיוב מצוות זמן רב יותר, נראה להחשיב טיפולים אלה כפיקוח נפש ולהתיר לעשותם בשבת". את פסקו זה שלח לרבנים **הרב אביגדור נבנצל** והרב **נחום אליעזר רבינוביץ** והם הסכימו לדבריו (וגם **הרב יואל קטן** כתב שם מכתב המסכים לדבריו אלו).

כך סיכם את הדברים **באנציקלופדיה הלכתית רפואית** (ז, עמודים 570–571):

מניעת מחלת נפש, והצלה מפני התפתחות מחלה כזו, נחשבת כמצב של פיקוח נפש. לפיכך, מותר לחלל שבת, ולעבור על איסורים, כדי להציל אדם ממחלת נפש. אכן, קיימת חקירה בסיסית בשאלה אם ההיתר לעבור על איסורים מדין פיקוח נפש הוא מפני החשש שחולה במחלה נפשית עלול להגיע למצב של פיקוח נפש גופני, כגון על ידי פגיעה בעצמו עד להתאבדות, או שיכול לטבוע בנהר או ליפול ולמות, או על ידי פגיעה באחרים עד להריגה; או שמותר לעבור על איסורים כדי למנוע מחלת נפש, כדי לאפשר לאדם להיות פיקח ולקיים מצוות בעתיד.

ההבדל ביניהם נוגע למחלות נפש שבהן אין חשש לאלימות, אך האדם במצב זה אינו בר־כושר שיפוט. בין הפוסקים מצינו מי שהדגישו שהגדרת שוטה מבחינת פיקוח נפש הוא דווקא מחמת הסכנה הגופנית שבמצב זה, ומשום חביבות גופו של האדם מישראל. טעמם: גדר ההיתר בפיקוח נפש הוא משום "וחי בהם, ולא שימות בהם", ומשמע דווקא מצבים המביאים למיתה; ויש הסוברים, שגם כדי שישמור שבתות ומצוות בעתיד, מותר לעבור על איסורי תורה ולחלל שבת. טעמם: להלכה נשאר גם הטעם של "וחי בהם, ולא שימות בהם", וגם הטעם של "חלל עליו שבת אחת כדי שישמור שבתות הרבה"".

י. סיכום הלכה למעשה

מכל הנ"ל יוצא הלכה למעשה שיש חולי נפש שיש להגדירם כחולים שיש בהם סכנה, כגון שהחולי שלהם גורם להם נזק גופני או יכול לגרום להם להזיק לעצמם או לסביבתם (כמו שהתבאר בנספח הקודם), או שהחולי שלהם פוטר אותם מקיום מצוות. ועל פי רוב, סיווג זה מקביל למצב שבו השיגעון הוא כוללני ומשפיע על כושר השיפוט של החולה, כגון חולים פסיכוטיים והדומה להם. במקרים אלו יש להתיר לעבור אף על איסור דאורייתא כדי לרפאותם.

אולם, יש חולי נפש אחרים שאינם מגיעים לרמה זו של שטות, ואת דינם נבאר בנספח הבא.

נספח ו

חולי הנפש כחולי שאין בו סכנה

דין חולי הנפש שאין בו סכנה כמעט שלא נידון כנושא לעצמו. עיון בספרו של **פרופ' משה הלוי ספירו**, *Handbook of Psychotherapy and Jewish Ethics* (עמודים 59–61) ממחיש עד כמה דל החומר המצוי בפסיקה על אודות נידוננו, והמחבר שם מנסה לצרף וללקט כמיטב יכולתו, לנסות וליצור תשתית לפסיקה הלכתית במקרים כאלו. על כן, יש צורך להאריך בנספח זה כדי להעמיד את התשתית באופן ראוי ומבוסס.

בנספח ד דנו בהשפעות שיכולות להיות לטירוף הדעת על בריאותו הגופנית של האדם. שם התבאר כי אם אין חשש שטירוף הדעת יביא לידי סכנה, אין לראות בחולה זה חולה שיש בו סכנה, וממילא אין היתר לעבור בעבורו על איסורי תורה. אולם, על איסורי דרבנן התירו לעבור, אלא ששם הסתפקו אם התירו לעבור דווקא על איסור דרבנן של אמירה לגוי בלבד (שבות שאין בה מעשה) או גם על איסורי דרבנן נוספים (ועוד חילקו שם הפוסקים באופנים שונים), אך למעשה מדברי פוסקים רבים משמע שלא חילקו בין איסור דרבנן אחד למשנהו. לכאורה, פסיקה זו סותרת את הידוע לנו לגבי חולה שאין בו סכנה, שנפסק להלכה שאין לחלל עליו שבת באיסור דרבנן אלא בשינוי, ועל כן יש לתמוה שהתירו כל כך. כדי לבאר פסיקה זו, יש לעיין בעיקר דיני רפואה בשבת, ולשם כך נבאר את הדברים ממקורם על פי שיטות הראשונים.

פרק א: דין חולה שאין בו סכנה – חילוק הסוגיות

במסכת שבת (קכט, א) למדנו:

> אמרי נהרדעי: חיה שלושה, שבעה ושלושים. שלושה, בין אמרה צריכה אני ובין אמרה לא צריכה אני – מחללין עליה את השבת. שבעה, אמרה צריכה אני – מחללין עליה את השבת, אמרה לא צריכה אני – אין מחללין עליה את השבת. שלושים, אפילו אמרה צריכה אני – אין מחללין עליה את השבת, אבל עושין על ידי ארמאי. כדרב עולא בריה דרב עילאי, דאמר: כל צורכי חולה נעשין על ידי ארמאי בשבת. וכדרב המנונא, דאמר רב המנונא: דבר שאין בו סכנה – אומר לנוכרי ועושה.

וכך פסק **בשולחן ערוך** (או"ח, שכח, יז), שכל צורכי חולה שאין בו סכנה נעשים על ידי גוי בשבת ואין משגיחים באיסור אמירה לגוי. אומנם, מדברי הסוגיה אין דינו של ישראל בחולה שאין בו סכנה ברור, ויש לדון אם יכול לעשות מעשה בשביל חולה שאין בו סכנה אם לאו.

אכן, במסכת ביצה (כב, א) משמע שאסור לישראל לעשות דבר עבור חולה שאין בו סכנה, שכך אמרו שם:

> אמימר שרי למכחל עינא מנכרי בשבתא. איכא דאמרי: אמימר גופיה כחל עינא מנכרי בשבתא. אמר ליה רב אשי לאמימר, מאי דעתיך – דאמר עולא בריה דרב עילאי: כל צורכי חולה עושין על ידי נוכרי בשבת, ואמר רב המנונא: כל דבר שאין בו סכנה – אומר לנוכרי ועושה? הני מילי – היכא דלא מסייע בהדיה, אבל מר קא מסייע בהדיה, דקא עמיץ ופתח! אמר ליה: איכא רב זביד דקאי כותך, ושניי ליה: מסייע אין בו ממש.

מכך שהתירו, כיוון שמסייע אין בו ממש, מוכח שאם היה עושה מעשה ממש יש בכך איסור ואין לישראל להשתתף בדבר איסור למען חולה שאין בו סכנה.

לעומת זה, במסכת עבודה זרה (כח, ב) לכאורה מוכח שלא כסוגיות הנ"ל, וזו לשון הסוגיה שם:

> אמר רב זוטרא בר טוביה אמר רב: עין שמרדה – מותר לכוחלה בשבת. סבור

> מיניה: הני מילי הוא דשחקי סמנין מאתמול, אבל משחק בשבת ואתויי דרך רשות הרבים לא; אמר ליה ההוא מרבנן ורבי יעקב שמיה, לדידי מיפרשא מיניה דרב יהודה: אפילו מישחק בשבת ואתויי דרך רשות הרבים – מותר. רב יהודה שרא למיכחל עינא בשבת. אמר להו רב שמואל בר יהודה: מאן צייה ליהודה מחיל שבי! לסוף חש בעיניה, שלח ליה: שרי או אסיר? שלח ליה: לכולי עלמא שרי, לדידך אסיר. וכי מדידי הוא? דמר שמואל היא. ההיא אמתא דהואי בי מר שמואל דקדחא לה עינא בשבתא, צווחא וליכא דאשגח בה, פקעא עינא. למחר נפק מר שמואל ודרש: עין שמרדה – מותר לכוחלה בשבת; מאי טעמא? דשורייני דעינא באובנתא דליבא תלו.

אם כן, מצאנו שהתירו לכחול עין שמרדה משום פיקוח נפש, "דשורייני דעינא באובנתא דליבא תלו", ומכל מקום אף אם לא היה בכך משום פיקוח נפש, משמע מהגמרא שאם שחקו את הסממנין מלפני שבת מותר לכחול העין כיוון שאין בכך מלאכה דאורייתא. אם כן, התירו לישראל לטפל בצורכי חולה שאין בו סכנה שאינה מלאכה מדאורייתא.

כן נראה אף ממה שאמרו במסכת כתובות (ס, א): "תניא, רבי מרינוס אומר: גונח יונק חלב בשבת. מאי טעמא? יונק – מפרק כלאחר יד, ובמקום צערא לא גזרו רבנן. אמר רב יוסף: הלכה כרבי מרינוס". כיוון שנפסקה הלכה כרבי מרינוס, אם כן התירו מפרק, שהוא תולדת מלאכת דש, בשינוי במקום צער, כיוון שהשינוי מורידו מחומרת דאורייתא ובמקום צער לא גזרו. עתה קשה, שהרי הסוגיות סותרות: במסכת שבת ובמסכת ביצה נראה ברור שאין לישראל לעשות רפואה עבור חולה שאין בו סכנה, ואילו במסכת עבודה זרה ובמסכת כתובות התירו. הראשונים תירצו את הסוגיות באופנים שונים, וכפי שיתבאר.

פרק ב: דין חולה שאין בו סכנה – שיטת הרמב"ן

בר"ן **על הרי"ף** למסכת שבת (לט, ב) הביא דברים מיסודו של **הרמב"ן**, וזו לשונו:

> ומהא שמעינן דמשום סכנת אבר אחד אין מחללין את השבת אלא אם כן יש בדבר סכנת מיתה, דטעמא דשורייני דעינא בליבא תלו, הא לאו הכי משום סכנת עוקץ לא, ומשום סכנת עוורון בלחוד אין מחללין את השבת. ושמעינן נמי מהא דכל היכא דאיכא סכנת אבר אף על פי שאין מתירין בו מלאכות של

> תורה, מלאכות של דברי סופרים מתירין בו אפילו על ידי ישראל, שהרי אפילו היכא דשחיק סממנין מאתמול שבות של דבריהם יש בו גזירה משום שחיקת סממנין, ואפילו הכי שרי ליה על ידי ישראל... וכיון שאנו מתירין שבות על ידי ישראל – כל שכן אמירה לנכרי במלאכה גמורה, שיותר הוא חמור שבות על ידי ישראל ממלאכה גמורה על ידי נכרי... ומיהו כי שרינן אפילו שבות על ידי ישראל הני מילי היכא דאיכא סכנת אבר, אבל חולה שאין בו סכנת נפש ולא סכנת אבר נהי דשרי ביה מלאכה גמורה על ידי נכרי... אין מתירין לו על ידי ישראל אפילו שבות של דבריהם, וראיה לדבר מדאמרינן בפרק יום טוב שחל: אמימר שרא למיכחל עינא מנכרי בשבת... והרי איסורו של כוחל אינו אלא מדרבנן... ואפילו הכי לא שריא אלא על ידי נכרי היכא דליכא אפילו סכנת אבר, אלמא דחולה שאין בו סכנת אבר אין צרכיו נעשין אלא על ידי נכרי אבל לא על ידי ישראל כלל. ומסתברא דכי שרינן להו לומר על ידי נכרי, הני מילי בחולה שהוא נופל מחמת חוליו למשכב, אבל במיחוש שאדם מתחזק בו והולך כבריא לא, ולא עוד אלא אפילו דברים שהם מותרין לבריאים אסורין לו כל היכא שמעשיו מוכיחין שלרפואה הוא מתכוין...

ובהמשך סיכם את דבריו הלכה למעשה:

> ונמצאת למד דחולה שיש בו סכנה – כל צרכיו נעשין על ידי גדולי ישראל. אין בו סכנת נפש אלא סכנת אבר – צרכיו במלאכות דאורייתא נעשין על ידי נכרי, ובשל דבריהם אפילו על ידי ישראל. אין בו אפילו סכנת אבר אלא חולי בעלמא – צרכיו נעשין על ידי נכרי ואפילו במלאכות של תורה, אבל לא על ידי ישראל אפילו בשל דבריהם. מיחוש בעלמא, כגון חושש בשיניו וכיוצא בו, אין מתירין לו כלום, ולא עוד אלא אפילו דברים המותרין לבריא אסורין לו כל שמעשיו מוכיחין שהוא מתכוין לרפואה. זהו דעת הרמב"ן ז"ל בדברים הללו בספר תורת האדם.

אומנם דבריו קשים, שכן בדין חולה שאין בו סכנה התיר הרמב"ן על ידי ישראל בשינוי כמו שיתבאר לקמן, ואכן כך כתב **הר"ן** בחידושיו למסכת שבת (קכט, א), ואת דברי הר"ן הביאו **הנימוקי יוסף** (שם) **והריטב"א** בחידושיו למסכת שבת (שם), וכולם כתבו שלדעת הרמב"ן יש להתיר בדרבנן על ידי שינוי. אך לכאורה קשה לפי דבריהם, שהרי כבר אמרנו שבמסכת כתובות התירו מלאכה דאורייתא בשינוי משום

צער, וזה לכאורה שלא כדבריהם, שלא התירו זאת אלא בסכנת איבר ולא בחולי שאין בו סכנה. **הריטב"א** במסכת כתובות (שם) תירץ: "עיקר הפירוש משום דהוה ליה שבות דרבנן על ידי שינוי, שאפילו היה חולב בידו ממש אינו אלא שבות דרבנן דמפרק תולדה דדש וקיימא לן שאין דישה אלא בגידולי קרקע, הלכך כי הוי יונק בפיו הוה ליה שבות על ידי שינוי ומשום הכי לא גזרו ביה רבנן בחולה שאין בו סכנה". אם כן, לדעתו בגונח יונק התירו במלאכה דרבנן בלבד ובשינוי.

ועדיין קשה, שהר"ן על הרי"ף הנ"ל לא כתב כן. ועוד קשה, שבפירושו למסכת כתובות (שם) נטה הר"ן לדעת הרשב"א, שמפרק הוא תולדה של גוזז והוא דאורייתא, ולא דרבנן כמו שפירש הריטב"א, ואם כן יונק הוא שינוי במלאכה דאורייתא, ואף על פי כן התירו במקום צער. ושמא בדבריו על הרי"ף נפלה טעות סופר, ובאמת כוונתו כפי שכתב בחידושיו למסכת שבת, שהרי מייחס את דבריו לרמב"ן כאמור, וזה לא ייתכן לפי דבריו על הרי"ף שם. אומנם על מה שכתב במסכת כתובות צריך לומר לחומר העניין שרק הביא דעת הרשב"א, אך לא סבר כמותו, ועדיין צריך עיון. אכן, המהדיר לחידושי הר"ן על מסכת כתובות שיער שככל הנראה כתב הר"ן את חידושיו אלה בצעירותו, ושמא אז עדיין סבר אחרת ולא קבע את דעתו שלו להלכה, ולאחר זמן השתנתה דעתו והיא כפי שקבעה במסכת שבת.

אולם גם מטעם אחר אין קושייתנו הראשונה קשה, שגם הר"ן על הרי"ף תירץ את קושיית הריטב"א במסכת שבת (שם), וזו לשונו:

> ואי קשיא: היכי שרינן הכא למעבד איהו גופיה, אף על גב דליכא סכנה, אמאי לא אמרינן שיעשה על ידי נוכרי, דקיימא לן בכל דבר שאין בו סכנה אומר לנוכרי ועושה? יש לומר הכא אי אפשר על ידי נוכרי כדקיימא לן דרפואת החלב היא כשהוא רותח כדאמרינן במרובה: "מעשה בחסיד שהיה גונח מלבו ושאלו הרופאין ואמרו אין לו תקנה עד שיינק חלב רותח". והרמב"ן ז"ל כתב בספר תורת האדם דמשום הכי שרינן מפני שהוא שבות הנעשה בשינוי שלא כדרך המלאכות.

דבריו האחרונים בשם הרמב"ן הם לכאורה דברי הריטב"א, ובתירוצו הראשון כתב שלא הקפידו על נוכרי בחולה שאין בו סכנה אלא אם אפשר, אך אם אי אפשר לרפאות על ידו, אפשר להתיר אף באופן אחר.

אומנם, מה שאמרנו שדברי הרמב"ן שהביא הר"ן הם דברי הריטב"א זה אינו פשוט. וכך כתב **הרמב"ן** בתורת האדם (שער המיחוש):

> והכין פירוקא דמילתא: מיחוש שאדם חולה ממנו ונופל למשכב ואין בו סכנה התירו בו שבות שאין בו מעשה דהיינו אמירה לגוי, וכן התירו בו שבות דמלאכה הנעשית בשינוי... ואמרינן נמי: מפרק כלאחר יד הוא ובמקום צערא לא גזור רבנן, מפני שהן נעשין בשינוי שלא כדרך המלאכות, אבל שבות שיש בו מעשה – כלומר: דבר הנעשה על ידי ישראל והוא נעשה כדרכו בחול – לא התירו, וזהו אין טורפין יין ושמן לחולה משום דקעביד עובדין דחול. וזהו שהקשו על אמימר, משום דעמיץ ופתח ועושה מעשה כדרך שעושה בחול החמירו כאן בשבות שיש בו מעשה ועובדין דחול, ולא החמירו בשבות דאמירה ולא בשבות דשינוי. וזהו דין אחד בחולה שאין בו סכנה כלל, לא סכנה של מיתה, ולא סכנה של אבר.

הרי שסבר שיש להקל במלאכה דאורייתא על ידי שינוי, ומה שכתב: "התירו בו שבות דמלאכה הנעשית בשינוי", כוונתו שהמלאכה נעשית שבות על ידי השינוי. וכן מוכח ממה שהשווה לאחר מכן שבות דאמירה לשבות דשינוי, שכשם ששבות דאמירה הוא כשאומר לגוי לעשות מלאכה דאורייתא, כך גם אם עושה שינוי מלאכה דאורייתא. ראיה גדולה לדבר יש מדברי הרמב"ן במסכת עבודה זרה (שם), שם כתב:

> ומשמע נמי מהא דהיכא נמי דליכא סכנתא, אף על גב דלא מחללין עליה שבת בחיובי תורה אבל בדרבנן מחללין... והכי נמי משמע כדאמרינן: "צורכי חולה נעשין על ידי גוי בשבת", ולא שאני לן בהא בין שבות דאית ביה מעשה לשבות דלית ביה מעשה, וקיימא לן נמי: גונח יונק חלב בשבת, מאי טעמא? מפרק כלאחר יד הוא, ובמקום צערא – כלומר: דחולה הוא – לא גזור רבנן, ואף על גב דליכא סכנה.

הרי שמדברי הרמב"ן משמע שלחולה שאין בו סכנה מותר מעיקר הדין לעשות עבורו איסורי דרבנן, וחילוקו בשער המיחוש בין סכנת אבר לחולה שאין בו סכנה הוא לא מעיקר הדין אלא גזירה נוספת שגזרו כמו שיתבאר. מכל מקום, עדיין צריך עיון על הר"ן, הריטב"א והנימוקי יוסף, שפירשו את דברי הרמב"ן להתיר רק דרבנן בשינוי, כי נראה שלא אסר מלאכה דאורייתא בשינוי לצורך חולה שאין בו סכנה, ומכל מקום כנראה שהבינו את דברי הרמב"ן אחרת ממה שכתבנו. עוד יש להציע שדבריהם מיוסדים על דברי הרמב"ן, אלא שנטו מעט מדבריו מפני מה שכתב הר"ן לעיל, שלדעתו אמירה לגוי קלה יותר מעשיית מלאכה בידי ישראל (ועוד נבאר מחלוקת זו

לקמן), ולפי הנחה זו אמרו שכיוון שבגמרא מוכח שדווקא באמירה לגוי מחללים את השבת לחולה שאין בו סכנה, אם כן אין לחדש שאף יותר מכך מותר, ועל כן פירשו את המקרים הסותרים לפי דרכם.

עדיין נותר לבאר את שיטת הרמב"ן: מה הסברה לחלק בין חולה שאין בו סכנה לחולה שיש בו סכנת איבר, ומדוע בראשון לא התירו אלא איסור דרבנן בשינוי ובשני התירו אף בדרבנן שלא על ידי שינוי? נראה שבדברי **הרשב"א** למסכת שבת שם (שאף מדבריו מוכח שדעת הרמב"ן להתיר בדאורייתא על ידי שינוי) מצאנו טעם הדבר, וזו לשונו:

> וקשיא לי: דהא אמרינן לגבי גונח יונק חלב מפרק כלאחר יד הוא ובמקום צערא לא גזרו רבנן, ובמסכת עבודה זרה בפרק אין מעמידין אמרינן: סבור מינה הני מילי היכא דשחיקי סמנין מאתמול אבל מישחק ואתויי דרך רשות הרבים לא, אלמא מתירין סמנין שחוקין לחולה שאין בו סכנה ואף על פי שיש בו מלאכה של דבריהם, וכחל של עין עצמה, וכן אמרו מחזירין את השבר בשבת? ויש לומר כלאחר יד – אף על פי שהוא שבות – אינו דומה ולא נראה כעושה מלאכה, וכל שאין בו משום מראית העין התירו משום חולה, מה שאין כן בכוחל ומסייע לו, שהיא מלאכה הנעשית כן בחול ודומה למחלל שבת, וכן נמי טריפת יין ושמן לחולה עובדין דחול נינהו ואסורין אף על פי שאין בהן מלאכה, וכן זו ששנינו: מי שנפרקה ידו או רגלו לא יטרפם בצונן, אבל רוחץ כדרכו ואם נתרפא נתרפא.

דברי הרשב"א נעימים ונחמדים, ולפיהם דברי הרמב"ן מובנים, שנוסף על שאר הדברים יש גם עניין של מראית עין, ועל פי שיקול זה חילקו בין הנידונים. שמלבד מה שאמרנו שבמקצת חולי אין היתר כלל, יש שני מצבים שיש לדון בהם, והם: חולה שאין בו סכנה וחולה שיש בו סכנה. ולחולה שיש בו סכנה עושים לו כל צרכיו אפילו על ידי גדולי ישראל, ולחולה שאין בו סכנה אין מקילים אלא בדרבנן. חכמים חששו שאם נתיר לעשות את כל ענייני דרבנן בשביל חולה שאין בו סכנה, יבואו ויקלו בו אף במלאכות דאורייתא, שהרי יראו שבשבת נוהגים בו כביום חול לכל עניין ודבר, ויחשבו שכך היא ההלכה לחולים, להתיר בכל עניין.

ולכן פסקו הרמב"ן והרשב"א שבחולה שאין בו סכנה אין עושים מלאכה דרבנן כלל, אך מותר לעשות אפילו מלאכה דאורייתא בשינוי, שכיוון שמשנה מדרכו הרגילה לא יבואו לטעות, ולכן התירו דווקא אמירה לגוי או מלאכה בשינוי, שבשניהם יש שינוי הניכר ואין חשש למראית עין. אומנם, אם יש סכנת איבר התירו לעשות

איסורי דרבנן כדי להציל את האיבר מעיקר הדין, ולא חששו למראית העין, וטעם הדבר נראה שהוא משום שסכנת איבר קרובה יותר לסכנת נפשות ולדין חולה שיש בו סכנה (כמו שיתבאר לקמן בדעת רבנו תם), ומי שרואה שעושים מלאכה דרבנן כדרכה בשביל סכנת איבר לא יטעה לחשוב שכך הדין בכל רפואה בעולם, שהותרה שבת אצל רפואה, אלא יסבור שסכנת איבר היא ככל הנראה כחולי שיש בו סכנה ועושים לו כל צרכיו, ולא ילמד לעשות מעשים האסורים בחולה שאין בו סכנה. ולפי זה עלתה שיטת הרמב"ן והרשב"א כמין חומר.

אומנם, דעת הר"ן, הנימוקי יוסף והריטב"א היא שסכנת איבר היא חולי ממש שבעבורו התירו מלאכות דרבנן באופן ייחודי כיוון שסכנת איבר כמוה כסכנת כל הגוף. ואף שלא התירו מלאכות דאורייתא, כיוון שהאדם אינו בסכנה ממש, מכל מקום התירו מלאכות דרבנן. אולם, חולה שאין בו סכנה ומיחוש בעלמא הם בגדר צער ולא בגדר חולי, ולכן לא התירו בהם חכמים מעשה רפואה. ובחולה שאין בו סכנה שאינו מתהלך כבריא התירו קצת, שיכול לומר לגוי לעשות את כל המלאכות בעבורו, כי בזה אין מעשה מצד הישראל, ולא התירו מעשה גמור במקום צער. ואף על פי כן, לשיטה זו, התירו מלאכות דרבנן בשינוי, וצריך לתת טעם בדבר.

ונראה להסביר שכיוון שהמלאכה אינה אלא דרבנן ואף נעשית בשינוי, החשיבו חכמים כאילו אין מעשה כלל. ובמקום שאין מעשה רפואה התירו אף אם התוצאה מרפאת. ובמשנה במסכת שבת (יד, ג) אמרו שמותר לבריא לאכול כל אוכל רגיל, אף אם הוא האוכל גורם לו להבריא. אכן, מצאנו סברה זו מפורשת **בריטב"א** על מסכת שבת (נה, ב) בחילוק שבין אדם לבהמה – שאדם שאחזו דם מעמידים אותו במים עד שיצטנן, מה שאין כן בבהמה, וזו לשונו: "דבשלמא לדידי ליכא בהא חשש שחיקת סממנין, ולפיכך התירו לאדם משום צער הגוף כיוון שאין בהעמדה זו מעשה כולי האי, ובבהמה אסרו ולא חששו לצערה". וכפי שכתבנו, אם יש צער הגוף, לא גזרו את גזירת שחיקת סממנים, ונראה שהטעם הוא משום שלא חששו שיגיעו לידי שחיקת סממנים במקרה זה. אף בשו"ת **שאלי ציון** (סימן טו) כתב סברה זו, שבמקרה כזה אין זה נחשב מעשה ולכן מותר.

(לפי דברינו, נראה להסביר את מה שקשה בדברי הר"ן ובדברי הרשב"א: הר"ן על הרי"ף השמיט בתחילה דברי הרמב"ן את ההיתר של עשיית מלאכה בשינוי, ולעומתו הרשב"א בתשובה הנ"ל התיר מלאכות דרבנן בחולה שאין בו סכנה, ולא סייג שיעשה בשינוי אם אין סכנת איבר. ונראה ששניהם דנו כך מעיקר הדין לפי סברתם, שמעיקר הדין דעת הרשב"א היא שיש להתיר בכל עניין כיוון שדין חולה שאין בו סכנה ודין סכנת איבר – דין אחד להם, לשיטתו, אלא שהחמירו קצת בחולה

שאין בו סכנה. ואילו לדעת הר"ן מעיקר הדין דין חולה שאין בו סכנה שווה לדין מיחוש בעלמא, אלא שהקילו בו קצת, כיוון שאי אפשר באופן אחר, וכמו שנתבאר לעיל בדעתו. לכן סתמו ולא פירשו, אך ודאי שלדינא דעת הר"ן היא שיש להקל במלאכה דרבנן בשינוי, ודעת הרשב"א שאף במלאכה דאורייתא בשינוי יש להקל, ומתורצים דברי **הט"ז** [או"ח, שכח, ס"ק ין].

נמצאנו למדים שלדעת הר"ן וסיעתו, בסכנת נפשות התירו מלאכות דאורייתא ובסכנת איבר התירו אף מלאכות דרבנן מחשש שמא יבוא לידי סכנה, אלא שכיוון שזה חשש רחוק לא התירו מלאכות דאורייתא. אולם בשאר המקרים אסרו הכול, שהם משום צער ולא משום חולי, ורק בקושי התירו בחולה שאין בו סכנה שיאמר לגוי שיעשה את צרכיו, וכן התירו מעשה דרבנן על ידי שינוי (כיוון שאינו נחשב מעשה ממש לשיטה זו), ולא חששו שמתוך שנתיר את אלו יבואו לעשות מעשה של ממש לשחוק סממנים (אומנם קצת קשה על פירוש זה, שהרי מגונח יונק משמע שמלאכה דרבנן בשינוי אינה מותרת מצד עצמה ורק משום צער לא גזרו עליה, ואם כן, שלא במקום צער היא נחשבת מעשה, וצריך עיון).

פרק ג: דין חולה שאין בו סכנה — שיטת המאירי ורבנו תם

המאירי במסכת עבודה זרה (שם) כתב:

> עין שמרדה – מותר לכחלה בשבת, ואפילו לשחוק סמנים בשבת ולהביאם דרך רשות הרבים מותר, וקצת מפרשים כוללים בזה שעניין זה נאמר דוקא בחולי שהרופא מכיר בו שיש בו שם סכנת הגוף... אבל חולי שאין שם סכנה לגוף, אף על פי שיש בו סכנה לעניין הפסד הראות, אין שוחקין את הסמנין בשבת. ואף גדולי הרבנים כתבו: "סבור מינה, הני מילי דשחיקי מאתמל, אבל משחק לכתחלה לא, מפני שאין בו סכנת נפש אלא סכנת עורון". ואין הדברים נראין, אלא אף בסכנת אבר אחד מחללין, ולא אמרו שורייני דעינא בלבא תלו אלא לומר שהפסד סכנת האבר קרובה לבוא.

לפי דברי המאירי למדנו חידוש גדול, והוא, שבין בסכנת נפשות ובין שאין סכנת נפשות אלא סכנת איבר, מחללים את השבת כיוון שיש חשש רחוק שמא יגיע לכדי סכנת נפשות. המהדיר שם כתב שלא מצא חבר למאירי בשיטה מחודשת זו, אך באמת קדם לו **רבנו תם**, ודבריו מופיעים **בהגהות מרדכי** למסכת שבת (רמז תסד):

ונראה דאין אנו בקיאין בעניין האכילה כמו החולה, ואם אמר החולה: "לא אסתכן בכך למות אם לא אוכל" – אסור להאכילו, ודכוותה לענין חילול שבת. תדע: מדאמרינן גבי עין שמרדה מותר לכוחלה בשבת, ומפרש משום דשורייני דעינא בלבא תליין, אבל משום איבוד העין – לא. ורבינו תם נחלק עליו והורה הלכה למעשה להיתר, וזה לשונו: "וכי חולים נביאים הם או בקיאים הם? אך כיון שיודע החולה או החיה שהוא שבת או יום כיפורים ואומר 'צריך' ואינו יכול לסבול מחמת החולי – מאכילין אותו, ואפילו סבורים החולים שאינן מסוכנין, שהיכן מצינו סכנה לנשיכת כלב שוטה למות או כההיא דרב אשי ומר זוטרא? ואף על פי שרוב חולים לחיים – הקילו בפיקוחם מספק, וכן בטירוף דעת. ולישנא ד'מיית' אל יטעך, שכן לשון התלמוד, דאם כן דדייקת לישנא, מאי 'ספק נפשות'? אלא האי 'מיית' – שמתיירא לחלות ולהתקלקל, ודבר פשוט הוא שאם שואל לאכול או לשתות שמותר להאכילו ולהשקותו כי חסרון האוכל מכאיב הלב, ומתוך כך הוא מתעלף, ופעמים אינו מתרפא, ואפילו דאבון אחד מאיבריו אני קורא בו סכנה ומחללין עליו את השבת כדאמר גבי מכה של חלל אף על פי שרובן אינם מתים בכך. וכן עוברות המריחות אנו רואין שאינן מתות והתירו להאכילן, אלא כל חסרון הגוף וחסרון אבר ועובר – סכנה הוא. צא ולמד מחיה ועוברה ומקיז דם ונצטנן שהתירו לעשות מדורה להם אפילו בימות החמה אף על פי שאינו סבור למות בכך, ואם שמואל רופא היה גם כן, חכמים ידעו ברפואות קצת, ואמרו 'לב יודע מרת נפשו', ואם מיתה דוקא – כל אדם בקיאים בכך! וחזור בך מלהפוכי מימרא, אלא אפילו עומד וצווח שלא ימות, כיון שאנו אומדים אותו שאינו יכול לסבול – מותר". ונפלא בעיני רבי אבי"ה שפסק אפילו בדְאָבוֹן אבר אחד, שיש להשיב עליו מעין שמרדה.

מקור הדברים **באור זרוע** (חלק ב, הלכות יום הכיפורים, סימן רפ), והביאם גם **ההגהות מיימוניות** בהלכות שביתת עשור (ב, ח, אות ה). לא זו בלבד ששיטה זו היא שיטת רבנו תם, אלא שיש גם ראשונים נוספים האוחזים בשיטה זו. **האגודה** למסכת סוכה (פרק ב, אות יח) כתב: "סכנת אבר אחד כסכנת נפש אפילו לחילול שבת", ולמד זאת מדין עין שמרדה, ונראה שסבר שזה בכל איבר.

כך גם מוכח מדברי **התוספות** במסכת סוכה (כו, א, ד"ה "ואפילו"): "דסכנת אבר כסכנת נפשות אפילו לחלל עליו את השבת", ואף **שהרש"ש** כתב שזו טעות סופר ויש לומר: "סכנת עין כסכנת נפשות", מכל מקום מדברי **תוספות הרא"ש ותוספות רבינו פרץ** למסכת סוכה (שם), שכתבו כדברי התוספות, מוכח שלשון זו

נכונה ומדויקת (ו**בשבט מיהודה** [מילואים, עמוד רצו] חלק על דיוק זה מדבריהם, אך **בשו"ת מלמד להועיל** [ב, לב] כתב שדוחק גדול לפרש כרש"ש). ו**במשנת אברהם** על **הסמ"ג** (חלק א, עמודים קפה-קפו) כתב שכן היא שיטת התוספות במסכת עבודה זרה, ושאולי זו מחלוקת אמוראים, ועוד (ובעניין אחרון זה ראו גם בחידושי **רבי נתן מז** למסכת סנהדרין [עד, א]).

ותמוה שהבית יוסף לא הביא ראשונים אלו. אומנם הב"ח (או"ח, שכח, אות ה) הביא את דברי רבנו תם וכתב:

> והכי נקטינן כהוראת רבינו תם הלכה למעשה להיתר, דלא כר"י, והכי נהוג. ועוד נראה לפי עניות דעתי מלשון רבינו תם דמה שכתב "ואפילו דאבון אחד מאבריו" וכו', שאין דעתו לומר דאף על פי שאין לחוש לסכנת נפשות אלא לאיבוד אבר אחד נמי מחללין, דהא פשיטא דאין מחללין השבת אלא בדאיכא סכנת נפשות וכדמוכח להדיא מעין שמרדה. אלא רבינו תם הכי קאמר: לא מיבעיא היכא דנפל למשכב וחולה בכל גופו וחוששין לסכנת נפשות, אלא אפילו אינו חולה בכל גופו אלא דאבון אחד מאבריו בלבד הוא דאיכא וחוששין לסכנת נפשות מתוך דאבון זה, כגון עין שמרדה דאיכא סכנת נפשות כיון דשורייקי דעינא בליבא תליין ואפשר דמיית אם לא יעשו לו רפואה... וכגון נשיכת כלב שוטה באחד מאבריו וכן עוברה שהריחה דאיכא סכנת נפשות לאשה עצמה אם תפיל את העובר, וכן הוא בכל מכה של חלל באבר אחד מן השיניים ולפנים והשיניים בעצמן בכלל דבדאבון אבר אחד איכא סכנת נפשות אם לא יעשו לו רפואה, מחללין עליו השבת. אבל היכא דליכא אלא חששא דאבר אחד בלחוד וידוע שאין באיבוד אבר זה שום סכנת נפשות, מודה רבינו תם שאין מחללין השבת על ידי ישראל, וכדעת כל הגאונים. כך היא דעת רבינו תם בזה, והכי נקטינן ככל דברי רבינו תם וכדפירשתי.

נראה שהב"ח קצת שינה ממה שנראה מדברי רבנו תם והמאירי, שמהם משמע שסכנת איבר דינה כסכנת נפשות, ולא משום שמתים ממנה ממש, אלא משום שכל ערעור של הגוף הוא בגדר סכנה, וברגע שחולה באיבר – יש לחשוש שהחולי יתפשט לשאר הגוף ויבוא לידי סכנה. אומנם, לפי פירוש הב"ח, נראה שכוונת רבנו תם היא שסכנת איבר היא סכנה ממש, וזהו חידושו, שסכנת איבר היא סכנה לחיי החולה, ועל כן יש להקל בכך. ההבדל בין הפירושים הוא כפי שכתב הב"ח שם, שאם יש איבר שאנו יודעים שאין באיבודו סכנת נפשות, לפי הב"ח יש להחמיר ואין לחלל שבת בעבורו;

ולפי הבנתנו בדעת רבנו תם, כל איבר יכול לערער את בריאות הגוף, ויש לראות באיבודו תחילת מיתת הגוף, ועל כן הצלת האיבר היא הצלת נפשות.

מכל מקום, לשני הפירושים, ההיתרים שנאמרו בגמרא בחולה שאין בו סכנה הם כולם בגוון אחד, שאין לחלק בין סכנת איבר לאין סכנת איבר לשיטת רבנו תם (כי סכנת איבר היא בכלל פיקוח נפש ואינה כחולי שאין בו סכנה), ואם כן, מה שהתירו – התירו בכל חולה שאין בו סכנה. נטייתו של רבנו תם להקל בדינים אלו יוצאת אף מדבריו בספר הישר (חלק החידושים, סימן נב), שם נראה שהבין שמפרק כלאחר יד הוא מלאכה דאורייתא בשינוי, וכמו שהבין הרמב"ן, ואם כן אף הוא מן המקילים בדבר זה בכל חולה שאין בו סכנה. עוד יש להזכיר שמדברי רש"י במסכת יבמות (קיד, א, ד"ה "חולב") ותוספות שם (ד"ה "שבת") וכן תוספות במסכת כתובות (שם, ד"ה "מפרק") נראה שאף הם מסכימים שההיתר בשינוי הוא במלאכה דאורייתא. כן נראה בדברי הראב"ד בהשגותיו להלכות שבת (ו, ט), שבכל חולי התירו שבות על ידי ישראל, ומלאכה דאורייתא בשינוי היא שבות, ושם מביא את הדוגמה מגונח.

אף בשו"ת ציץ אליעזר (ח, טו, קונטרס משיבת נפש, פרק י; יד, פט) דן באריכות בשיטת רבנו תם והעלינו כאן כדבריו בעניינים רבים. והוסיף שם את דברי תוספות הרא"ש במסכת סוכה (כו, א), שמשמע ממנו כשיטת רבנו תם, שכל סכנת איבר היא כסכנת נפשות.

פרק ד: דין חולה שאין בו סכנה – שיטת הרמב"ם

רבים נחלקו בהבנת דעת **הרמב"ם** בסוגיה זו, וזו לשונו בהלכות שבת (ב, י):

> חולה שאין בו סכנה עושין לו כל צרכיו על ידי גוי, כיצד? אומרין לגוי לעשות לו והוא עושה לבשל לו ולאפות ולהביא רפואה מרשות לרשות וכיוצא באלו, וכן כוחל עיניו מן הגוי בשבת אף על פי שאין שם סכנה, ואם היו צריכים לדברים שאין בהן מלאכה עושין אותן אפילו ישראל, לפיכך מעלין אזנים בשבת ומעלין אנקלי ומחזירין את השבר וכל כיוצא בזה מותר.

מדבריו נראה שהתיר את כל השבותים בעבור חולה שאין בו סכנה, וכך כתב **המגיד משנה:**

חולי הנפש כחולי שאין בו סכנה

> וכבר נתבאר לך בדברי רבינו שכל שבות מותר בחולי שאין בו סכנה כיון שהוא חולי כולל כל הגוף, בין שבות דאמירה לנכרי בין שבות הנעשה על ידי ישראל, אבל באבר אחד – כיון שאין בו סכנה – לא הותר לישראל אפילו שבות גמור, וזהו שלא התירו לכחול אלא מן הנכרי אף על פי שאין בכוחל אלא משום שבות...

לדעת **המגיד משנה**, לפי הרמב"ם יש להחמיר בחולי הכולל כל הגוף יותר מאשר בחולי של איבר אחד. ומכל מקום הסכים שבחולי בכל הגוף מותרים כל השבותים לצורך חולה שאין בו סכנה, וכך הבין אף **הטור** (או"ח, שכח) בשיטת הרמב"ם. אולם, **בכסף משנה** פקפק בדרך זו:

> ואיכא למידק: היכי מצי למימר דרבינו שרי שבות הנעשה על ידי ישראל, שאם כן היאך כתב שכוחל עיניו מן הנכרי בשבת, ומאי איריא מן הנכרי – ואפילו מן הישראל הוה ליה למישרי כיון דכוחל לא מיתסר אלא מדרבנן בסוף פרק המצניע? והרב המגיד כתב... דלא שרינן למכחל אלא מנכרי אף על פי שיש בו סכנת אבר משום דאינו חולי הכולל כל הגוף, ולפי זה צריך לומר דהעלאת אזנים ואנקלי והחזרת שבר הם חלאים כוללים כל הגוף, שאם לא כן לא היו מתירים לעשות על ידי ישראל, ואין דבריו ברורים אצלי... ולא נרמז בלשונו חילוק בין סכנת אבר לחולי הכולל כל הגוף.
>
> ולפיכך נראה לי דבכלל חולה שאין בו סכנה הוי בין חולי שהוא כולל כל הגוף בין שאינו כולל, בין שיש בו סכנת אבר בין שאין בו – בכל גוונא לא התירו שבות הנעשה על ידי ישראל. מיהו, הני מילי בשבות שיש בו עיקר מלאכה שהוא נסמך לה, כגון כוחל שהוא אסור מפני שהוא ככותב או לעשות שום רפואה בסם דאיכא למיסר משום שחיקת סמנין, אבל שבות שאין לו עיקר מלאכה שהוא נסמך עליה מותר אפילו על ידי ישראל. ומטעם זה התירו להעלות אזנים ואנקלי ולהחזיר השבר, שדברים אלו לא נאסרו מפני שאינן דומים למלאכה וגם ליכא למגזר בהו משום שחיקת סמנים שאין דברים הללו נעשים בסמנין. וזהו שכתב כאן: "ואם היו צריכים לדברים שאין בהם מלאכה עושין אותן על ידי ישראל", ובפרק כ"א כתב: "ומותר לכפות כוס על הטבור בשבת ולהעלות אזנים בין ביד בין בכלי ולהעלות אנקלי, שכל אלו וכיוצא בהם אין עושין אותן בסמנין כדי לחוש לשחיקה, ויש לו צער מהן", עד כאן לשונו.

לפי הכסף משנה, שיטת הרמב"ם היא לאסור כל רפואה שנסמכת למלאכה דאורייתא, ואפילו בסכנת איבר. ולא התירו אלא פעולות רפואיות סתמיות שאין בהם סרך מלאכה. אכן, לאחר העיון בדברי הרמב"ם נראה לפרש בדומה לדברי הכסף משנה, אך בשינוי קטן. שהנה, **הרמב"ם** בהלכות שבת (כא, כ-לא) אסר כל מיני רפואות וקשר זאת אך ורק בשחיקת סממנים, וזה ברור מלשונו שם (הלכה כ): "הצריך לדוק פלפלים וכיוצא בהן ליתן לתוך המאכל בשבת הרי זה כותש ביד הסכין ובקערה, אבל במכתשת חייב מפני שהוא טוחן, לפיכך אסור לבריא להתרפאות בשבת גזרה שמא ישחוק סממנין", וכך גם מסיים את קובץ ההלכות בדיני רפואה שם (הלכה לא):

> אין מקיאין את האוכל בשבת. במה דברים אמורים? בסם, שמא ישחק סמנין, אבל להכניס ידו לתוך פיו ולהקיא מותר, ואסור לדחוק כריסו של תינוק כדי להוציא הרעי שלו שמא יבא להשקותו סמנין המשלשלין. ומותר לכפות כוס על הטבור בשבת כדי להעלותו, וכן מותר ליחנק וללפף את הקטן ולהעלות אזנים בין ביד בין בכלי, ולהעלות אנקלי, שכל אלו וכיוצא בהן אין עושין אותן בסמנין כדי לחוש לשחיקה ויש לו צער מהן.

המעיין שם בהלכות יראה שכל הדברים שאסרו הם דברים שיש בהם שחיקת סממנים, ועל כן נראה לבאר שהרמב"ם בפרק ב התיר לגמרי את כל השבותים לצורך חולה שאין בו סכנה מעיקר הדין, וכפי שכתב המגיד משנה, אלא שמכל מקום, חכמים חזרו ואסרו כל דבר שיש בו משום שחיקת סממנים משום גזירה. אין זה כדברי המגיד משנה, שחילק בין חולי כל הגוף לסכנת איבר, שכן לפי דברינו הדין דומה בכולם, וגם אין זה כדברי הכסף משנה, שיש לאסור בכל מה שנסמך למלאכה דאורייתא, שכן לפי דברינו אין האיסור אלא בדברים של שחיקת סממנים. שיטה זו היא שיטת **הט"ז** (או"ח, שכח, ס"ק ז) בדעת הרמב"ם, שלא אסרו אלא דברים שהם משום שחיקת סממנים.

כך יתבארו כל דברי הרמב"ם אל נכון. הרמב"ם בפרק ב פתח ואמר את עיקר הדין, שמותר לומר לגוי לעשות את כל צורכי חולה שאין בו סכנה כיוון שזו רק אמירה, ואחר כך הוסיף שאפילו לומר לגוי לכחול את העין מותר, ונראה שמאחר שהכחול נעשה בסממנים ויבואו לידי שחיקתם, לכן כתב הרמב"ם שמכל מקום התירו לומר לגוי לכחול את העין.

עוד נוסיף מה שמובא בפירושו של **הרב נחום אליעזר רבינוביץ** יד פשוטה, שהרמב"ם הביא דין זה, שמותר לכחול את העין מן הגוי, כיוון שבמסכת ביצה ביארו שמסייע אין בו ממש, ולכן אף שהישראל מסייע ביד הגוי, התירו לגוי לכחול

את העין של הישראל. מעתה יש לומר שהרמב"ם מבאר שמותר אפילו לומר לגוי לכחול את העין, ואף שהישראל קצת מסייע, ולכאורה היה מקום לגזור משום שחיקת סממנים – אין אומרים כן.

לאחר מכן כותב הרמב"ם שמכל מקום, כל דבר שאין בו מלאכה מותר לעשותו בשבת לצורך חולה שאין בו סכנה. אומנם, בפרק כא מבאר את דיני דרבנן, ושם הוסיף שאף שהתירו כל רפואה שאין בה מלאכה דאורייתא, מכל מקום אסרו כל דבר הנוגע לשחיקת סממנים משום גזירה. ושם ביאר את האיסורים שאסרו מכוח גזירה זו. נמצא לפי דברינו, שדעת הרמב"ם ברורה להתיר כל שבותים לצורך חולה שאין בו סכנה, ובלבד שלא יהיה בהם משום שחיקת סממנים, ואין חילוק בין חולה שיש בו סכנה לחולה שיש בו סכנת איבר, בין לקולא ובין לחומרא (ומכל מקום ברור שאף הוא סבור לאסור במיחוש בעלמא, כמוכח מדבריו בהלכות שבת [ו, ט] לעניין אמירה לגוי במקצת חולי).

פרק ה: דין חולה שאין בו סכנה – פסיקת ההלכה

בדין חולה שאין בו סכנה מצאנו כמה דעות הלכה למעשה. **הטור** ו**הבית יוסף** (או"ח, שכח) לא הכריעו, ו**בדרכי משה** (אות ח) העיר על דברי הבית יוסף שדחה פירוש המגיד משנה בדברי הרמב"ם:

> ואין דבריו מוכרחים לדחות על ידן פירוש המגיד משנה, וכן נראה דעת הטור שפשט ספיקות הרא"ש מדברי הרמב"ם, אם כן דעתו כדעת המגיד משנה להקל, וכתב בית יוסף: וכן דעת הרשב"א דבחולה שאין בו סכנה מותר לישראל לעבור שבות דרבנן, דלא כהר"ן פרק שמונה שרצים שפסק להחמיר. ולכן נראה לי דנקטינן לקולא מאחר דספיקא דרבנן הוא, שכן נראה שרבו המתירין, וכל שכן בסכנת אבר שמותר לחלל עליו שבות דרבנן כמו שכתב הטור סתמא, וכן כתבו הרא"ש...

בשולחן ערוך (או"ח, שכח, יז) פסק:

> חולה שנפל מחמת חליו למשכב ואין בו סכנה (הגה: או שיש לו מיחוש שמצטער וחלה ממנו כל גופו שאז אף על פי שהולך כנפל למשכב דמי), אומרים לאינו יהודי לעשות לו רפואה אבל אין מחללין עליו את השבת באיסור דאורייתא,

אפילו יש בו סכנת אבר. ולחלל עליו ישראל באיסור דרבנן בידים, יש מתירים אפילו אין בו סכנת אבר; ויש אומרים שאם יש בו סכנת אבר עושין ואם אין בו סכנת אבר אין עושין; ויש אומרים שאם אין בו סכנת אבר עושין בשינוי, ואם יש בו סכנת אבר עושין בלא שינוי; ויש אומרים אפילו יש בו סכנת אבר אין עושין לו דבר שהוא נסמך למלאכה דאורייתא, ודברים שאין בהם סמך מלאכה עושין אפילו אין בו סכנת אבר; ודברי הסברא השלישית נראין.

הדעה הראשונה היא דעת הרמב״ם לפי פירוש הטור, הדעה השנייה היא דעת הר״ן לפי הבנת הבית יוסף (וכבר הקשינו שלכאורה אף הר״ן מודה שאפשר לעשות בשינוי, והעיר על כך **במשנה ברורה** [ס״ק נג] בשם **הגר״א**), הדעה השלישית היא דעת הרמב״ן והדעה הרביעית היא דעת הרמב״ם לפי הבנת הבית יוסף. השולחן ערוך כותב שיש לפסוק כסברה השלישית, אלא שנחלקו האחרונים בהבנת פסיקה זו. **הב״ח** (שם, אות י) **והלבוש** (שם, יז) כתבו שפסק כיש אומרים השלישי, והיינו כשיטתו בדעת הרמב״ם, אך **בט״ז** (ס״ק יב), **במגן אברהם** (ס״ק יד), **בערוך השולחן** (שם, סעיף יז) **ובמשנה ברורה** (שם, ס״ק נד) הסכימו שדעתו לפסוק כרמב״ן, וכתב המשנה ברורה שכך דעת הגר״א, וכן הסכימו רוב הפוסקים לדינא.

אומנם, עדיין צריך עיון אם דעת השולחן ערוך לפסוק כרמב״ן, להתיר על ידי שינוי מלאכה דאורייתא, או שמא דעתו להתיר בשינוי רק במלאכה דרבנן, וכהבנת הר״ן וסיעתו (ולכאורה קשה קצת, שאם כדברי הר״ן, הרי לפי זה הדעה השנייה והשלישית הן היינו הך. אך צריך לומר שהר״ן לשיטתו, שאף בשינוי אסור, ומלבד שיטתו יש לו אף הסבר בדברי הרמב״ן, וצריך עיון ביישוב לשונו).

והנה, **בשער הציון** (או״ח, תצו, ס״ק ט) החמיר כדעת הר״ן, וכן נראה **מהמשנה ברורה** (או״ח, שכח, ס״ק קנ). גם **בשו״ת שאלי ציון** (סימן טו) כתב לאסור מלאכה דאורייתא בשינוי (אך מה שהביא שם שכן נראה **משו״ת דברי נחמיה**, אין זה מדויק, שאומנם מדבריו מוכח שאוסר מלאכה דאורייתא בשינוי, אך זה בקצת חולי ולא בחולה שאין בו סכנה רגיל).

אכן, מסתימת השולחן ערוך לא נראה כן, אלא נראה שדעתו להתיר בשינוי בכל עניין. וכבר ביארנו שזו דעת הרמב״ן, וכך דעת רוב הפוסקים. **שולחן ערוך הרב** (שם, יט) כתב: ״אבל אם אין בו סכנת אבר אלא שנפל למשכב או שמצטער כל כך עד שחלה ממנו כל גופו, אין עושין לו דבר האסור מדברי סופרים על ידי ישראל אלא בשינוי מדרך החול, ועל ידי שינוי מותר לעשות אפילו מלאכה גמורה כגון הגונח שמותר לינק בפיו״. וכן כתב **האגלי טל** (מלאכת טוחן, יח): ״היה מצטער ממנו מאוד

עד שנחלש כל גופו... מותר לישראל לעשות לו אפילו מלאכה גמורה של תורה על ידי שינוי", וכן דעת **התהילה לדוד** (או"ח, שכח, ס"ק כב).

אף **בקצות השולחן** (סימן קלד, סוף ס"ק ו) התיר לעשות מלאכה דאורייתא בשינוי דווקא במקום שאי אפשר על ידי גוי, וכן דעת **הרב מאיר אריק במנחת פתים** (וקצת נראה שמקל רק במה שאין לו סמך דאורייתא), וכן פסק **הרב שלמה זלמן אויערבאך** (**שמירת שבת כהלכתה**, פרק לג, סעיף ב, הערה יח) להקל דווקא אם אי אפשר על ידי גוי, וכן דעת **שו"ת שבט הלוי** (ח, צג). אם כן, לדינא נראה שבמקום שאין גוי, ודאי נוכל לסמוך לעשות מלאכה דאורייתא בשינוי על פי רוב בניין ורוב מניין של פוסקי הדורות.

למעלה מזה, יש לומר שאף אם נפרש את הרמב"ן כדעת הר"ן ונתיר רק שבות בשינוי ולא מלאכה גמורה, מכל מקום כשאי אפשר אחרת, גם הר"ן יודה שאפשר להקל לסמוך על דברי הרמב"ם להקל בכל סוג שבות. ראשית, נזכיר את מה שביארנו, שנראה שכך דעת ראשונים רבים, הלוא הם רש"י, רבנו תם, הראב"ד והמאירי, ואין הרמב"ם לבד בדעה זו. עוד אמרנו שהדרכי משה פסק כן להלכה ולמעשה. ואף שוודאי צודקים דברי **האגלי טל** (שם, סעיף יז, ס"ק לח, אות לג): "הגם שהדרכי משה כתב לסמוך על המקילין, מאחר שבשולחן ערוך פסק להחמיר זולת בסכנת אבר, והרמ"א לא הגיה עליו, מי יבוא אחריו להתיר?", מכל מקום כל זה לכתחילה, אך בשעת הדחק לכאורה יש מקום להקל.

בחיי אדם (כלל סט, סעיף יב) פסק: "ולעשות ישראל דבר שאינו אלא מדרבנן, יש מתירין, אבל דעת רוב הפוסקים דאסור, אלא יעשנו על ידי שינוי וכן נראה לי. ואם אי אפשר על ידי שינוי ולא על ידי נוכרי, מותר לעשות כדרכו, כן נראה לי". אף **בשו"ת אגרות משה** (או"ח ג, נג) פסק כך, להתיר כשיטת הרמב"ם אם אי אפשר לנהוג כשיטת הרמב"ן.

ובמור וקציעה (או"ח, שם) כתב **היעב"ץ**:

עיין הלכה פסוקה כללי דינים הללו, ולפיהן עלה בידינו, החושש בראשו, או בכרסו או בשינו, מיחוש מעט, לא הותר לעשות לו חמין על ידי גוי... ואם מצטער בו הרבה, ואין בו חולי ממש, הוה ליה חולה שאין בו סכנה, אומר לגוי ועושה לו חמין אם צריך להם, אבל ישראל אינו עושה לו... אפילו דבר של שבות. מכל מקום נראה לי דהיינו דווקא בדאפשר בגוי, מיהא בדליתיה, רשאי גם ישראל לעשות לו דבר שאין בו אלא שבות, במקום שהכאב גדול, כגון קלקול מעים... או פעמים שמיחוש ראש גורם כאב הרבה... יוכל ישראל לתת לו. גם לתקן

התרופה על ידי עירוב הסממנים הצריכין לכך על ידי שינוי קצת, ובלבד שלא ישחוק סממנין, ואם אין מצויים סממנים שחוקין כגון שצריך לו עיני סרטן ואין כאן אלא שלמים, לועסן בשיניו ומערבן במשקה כלאחר יד דרך שינוי.

נראה שגם **שו"ת ציץ אליעזר** (יג, לב) מתיר במקום צורך להקל בשבות אפילו בלי שינוי (אומנם דבריו קצת תמוהים שלא ביאר כיצד פוסק כך כנגד דברי השולחן ערוך, ועל פי דבריו בתשובה אחרת [יה, נא] נראה שכוונתו לומר שכיוון שאין שם גזירת שחיקת סממנים, התירו צורכי קטן, שהוא כחולה שאין בו סכנה בכל עניין ואפילו ללא שינוי). ו**בילקוט יוסף** (או"ח, שכח, סעיף יא, ס"ק יב) הביא את דברי המתירים והאוסרים, ובשם אביו הגר"ע יוסף כתב: "ולעניין דינא הצעתי הדברים בפני מרן אאמו"ר שליט"א, והשיב לי, דאף על פי שפשט דברי מרן מורים דאיירי באיסורי שבות, מכל מקום המיקל גם במלאכות דאורייתא לעשותן בשינוי, יש לו על מי לסמוך".

ואכן נראה שהדברים מוכרעים ממקומם, שהרי כבר הבאנו את שיטת הר"ן לעיל בדין גונח יונק שהסביר שכיוון שאי אפשר על ידי גוי, הקלו שיעשה מלאכה דאורייתא בשינוי, השווה לעשיית שבות בלי שינוי. אם כן, כשהחמיר שלא לעשות שום דבר על ידי ישראל אלא רק על ידי גוי, זה דווקא אם אפשר, אך כשאי אפשר, הוא מודה שחכמים התירו. ואם כך היא דעת הר"ן, שהוא המחמיר מכל הדעות, קל וחומר שיסכימו לכך הרמב"ן וסיעתו.

על כן, נראה שכיוון שכן דעת הרבה ראשונים, וגם בדרכי משה פוסק כן להלכה, ואף היעב"ץ והחיי אדם פוסקים כן לדינא במקום שאי אפשר, ואף האוסרים עצמם מודים שיש לכך מקום, לכן אם אי אפשר באופן אחר, יש מקום לסמוך לעשות מלאכה דאורייתא בשינוי גם לפי שיטת המחמירים. אומנם, כיוון שלשיטה זו אין דעת הרמב"ם עיקר אלא שסומכים עליה במקום שאי אפשר, כיוון שעיקר ההיתר הוא משום דעתו, על כן אם יש בשבות שעושים משום שחיקת סממנים אין לעשותה לצורך חולה שאין בו סכנה, כיוון שהרמב"ם עצמו אסר במקרה כזה, וכפי שנתבאר בדעתו לעיל (ו**בשו"ת מנחת יצחק** [א, עט] גם הקל באופנים שונים).

פרק ו: דין טירוף הדעת שאין בו סכנה

לעיל בנספח ד הבאנו את מחלוקת האחרונים אם התירו לחלל שבת עבור טירוף הדעת שאין בו סכנה דווקא באמירה לגוי או התירו בכל איסור דרבנן, ומשתיקת פוסקים רבים, שלא חילקו בין איסור דרבנן אחד למשנהו, נראה שהסכימו להקל בזה. לפי מה שהתבאר

חולי הנפש כחולי שאין בו סכנה

בפרק הקודם, פסיקת ההלכה המקובלת לעניין חולה שאין בו סכנה היא שאם יש סכנת איבר מותר לחלל עליו את השבת בכל איסור דרבנן, ואם אין סכנת איבר מותר לחלל עליו את השבת באיסור דרבנן בשינוי או על ידי גוי (אפילו באיסור תורה).

על פי האמור, אפשר לומר שבזה נחלקו הפוסקים, אם להגדיר את טירוף דעת שאין בו סכנה כחולי שאין בו סכנה או כסכנת איבר. ואף שלא מצאנו אצל הפוסקים דיון או אמירה שבהגדרה זו תלויים דבריהם, מכל מקום הדבר מוכרח על פי שהתבאר. שאם לא כן, כיצד התירו את מה שהתירו בטירוף הדעת שאין בו סכנה? ולא זו בלבד, אלא שאכן ראינו ביטוי מפורש לכך **בשו"ת הרי בשמים** (ב, קפט), שהחמיר בטירוף הדעת שאין בו סכנה והתיר רק שבות של אמירה לגוי:

> אבל מכל מקום שרי אמירה לנכרי דהוא שבות דלית ביה מעשה, וכהא דקיימא לן בשבת קכ"ט, א': "כל דבר שאין בו סכנה אומר לנכרי ועושה", ובשולחן ערוך א"ח סימן שכ"ח סעיף י"ז הובא שלוש דיעות בזה לעניין אם שרי לישראל לעשות שבות דרבנן עבור חולה שאין בו סכנה, וכתב שם דדברי הדיעה השלישית נראין דאפילו כשיש סכנת אבר אחד לא שרי להישראל לעשות שבות דרבנן כי אם על ידי שינוי, עיין שם... ואם כן יש לומר דבשהחולה מבקש שיבוא אליו אוהבו, על כל פנים הוה ליה דבר זה כמו דבר שאין במניעתו סכנה דצריך לעשות על ידי עכו"ם, והוה ליה כמו בחולה שאין בו סכנה בחולי כל הגוף דעל ידי עכו"ם שרי והישראל בעצמו אסור לעשות אפילו שבות דרבנן.

הנה, מה שכתב בראשית דבריו שלפי פסיקת השולחן ערוך אין היתר לעשות עבור חולה שיש בו סכנת איבר אלא איסורי דרבנן בשינוי הוא תמוה, לכאורה, שהרי אם ההרי בשמים סובר שכוונת השולחן ערוך ל"יש אומרים" השלישי, עדיין אין זה ביטוי נאמן של שיטתו, ועל כן צריך עיון, ולכאורה זו כשגגה היוצאת מלפני השליט. ומכל מקום, דעתו ברורה להלכה שיש לדמות את מי שיש לו טירוף הדעת שאין בו סכנה לחולה שאין בו סכנה רגיל, ועל כן אינו מתיר אפילו איסורי דרבנן על ידי ישראל (אך לפי זה היה מתיר אותם בשינוי).

לעומת זה, רבנו תם מכליל את טירוף הדעת בכלל סכנת איבר, וזו לשונו (כפי שמובאת במרדכי שם):

> וכי חולים נביאים הם או בקיאים הם? אך כיון שיודע החולה או החיה שהוא שבת או יום כיפורים ואומר "צריך" ואינו יכול לסבול מחמת החולי – מאכילין אותו,

> ואפילו סבורים החולים שאינן מסוכנין, שהיכן מצינו סכנה לנשיכת כלב שוטה למות או כההיא דרב אשי ומר זוטרא? ואף על פי שרוב חולים לחיים – הקילו בפיקוחם מספק, וכן בטירוף דעת. ולישנא ד"מיית" אל יטעך, שכן לשון התלמוד, דאם כן דדייקת לישנא, מאי "ספק נפשות"? אלא האי "מיית" – שמתיירא לחלות ולהתקלקל, ודבר פשוט הוא שאם שואל לאכול או לשתות שמותר להאכילו ולהשקותו כי חסרון האוכל מכאיב הלב, ומתוך כך הוא מתעלף, ופעמים אינו מתרפא, ואפילו דאבון אחד מאיבריו אני קורא בו סכנה ומחללין עליו את השבת כדאמר גבי מכה של חלל אף על פי שרובן אינם מתים בכך.

אף אם אין אנו פוסקים כרבנו תם, מכל מקום למדנו מדבריו שלדעתו יש להכליל את טירוף הדעת בהגדרת סכנת איבה, ומשתיקתם של שאר הראשונים אין אנו יכולים לדעת אם הסכימו לדעתו אם לאו. מכל מקום, נראה שהאחרונים המקילים לחלל שבת בכל איסור דרבנן על טירוף דעת שאין בו סכנה מסכימים אף הם שמצד ההגדרה, טירוף דעת שאין בו סכנה הוא בכלל סכנת איבר. ראיה גדולה יש אף **משו"ת מהרש"ל** (סימן ג), שם הגדיר בבירור את הסובל מרוח רעה כמי שיש לו סכנת איבר, כמבואר למעיין בדבריו.

עוד נוסיף שהגדרת הנפש בתור איבר מתבררת מתוך הגדרת סכנת איבר המובאת בכמה פוסקים. למשל, **בקצות השולחן** (קלח, בדי השולחן ס"ק יח) כתב: "ונראה דבכל מקום שאמרו 'סכנת אבר', לאו דווקא סכנת ביטול האבר לגמרי, אלא אפילו הסכנה היא שהאבר יישאר חלש כל ימיו ולא יהא ראוי למלאכתו כדרך העולם, כגון שיהיה צולע על ירכו או שהיד לא תפעל כראוי – גם זה בכלל סכנת אבר". **ובנשמת אברהם** (א, הקדמה לסימן שכח, עמוד שצא) כתב: "וכתב לי מורי ורבי הגאון הרב יהושע ישעיה נויבירט שליט"א: ויש מקום לומר שסכנת אבר אין זו רק באבר אדם מרמ"ח אברים שבו, אלא כל חלק מסוים של גוף האדם אשר אם לא יטפלו בו כעת, יש חשש שייצא מפעולתו, גם זה נקרא בשם סכנת אבר".

דברים אלו הובאו להלכה גם **בשמירת שבת כהלכתה** (לג, א, בהערה) **ובשו"ת רבבות אפרים** (ו, או"ח, קצט, ב), וכן כתב גם **בחוט שני** (שבת ד, פט, ס"ק כז), והדגיש: "עוד נראה דסכנת אבר היא לאו דווקא חסרון אבר... אלא כל חיסרון בתפקוד האבר מיקרי סכנת אבר". והנה, על פי זה ברור שאדם שחולה בנפשו והחולי משפיע על תפקודו בצורה משמעותית, החולי הוא כסכנת איבר. כמובן שהדבר תלוי בחומרת העניין, אבל אם יכולת התפקוד של החולה נפגעת באופן משמעותי, וברור בלי ספק

שאין זה גרוע ממי שנפגעה הליכתו או שאינו יכול להשתמש בידו וכדומה, הרי מצבו הוא כחולה שיש לו סכנת איבר.

דין זה מתברר אף מסוגיה נוספת שמקורה בדברי **השבלי הלקט** (עניין שבת, שיבולת קכג): "כתב רבי בנימין אחי נר"ו שזה שנוהגת פעמים רבות שמקלחות מן החלב בפי התינוק כדי שיהא אוחז את הדד ויינק אין בו איסור, אבל מה שנוהגת להתיז מן החלב על נשיפת רוח רעה – אסור, שהרי אין בו סכנה, וצערא יתירא נמי ליכא, הלכך אסור". דברים אלו נפסקו **בשולחן ערוך** (או"ח, שכח, לה): "מותר לאשה לקלח מהחלב כדי שיאחוז התינוק הדד ויינק". **והרמ"א** הוסיף: "אבל אסור להתיז מחלבה על מי שנשף בו רוח רעה דלית בו סכנה".

הלבוש (או"ח, שכה, לה) הסביר שההיתר בתחילת הסעיף הוא משום שמדובר במלאכה שאינה צריכה לגופה, והאיסור הוא משום שאין סכנה ו"על כל סכנה גזרו". אלא שלכאורה קשה על פי טעם זה: מדוע לא גזרו גם על האמור בתחילת הסעיף? אך כבר ראינו שהשבלי הלקט לא כתב רק שמדובר בחולי שאין בו סכנה, אלא שהוסיף שגם אין צער, ולכן במקום שאין צער לתינוק אין להתיר, אך במקום שיש צער (כגון תינוק שצריך לינוק משדי אמו) התירו לו. הדגשה זו – שלא אסר השולחן ערוך אלא במקום שאין צער – מובאת באחרונים רבים, וכך כתבו **העולת שבת** (או"ח, שכח, לה), **המגן אברהם** (או"ח, שכח, ס"ק מא), **האליה רבה** (או"ח, שכח, ס"ק לח), **האליה זוטא** (או"ח, שכח, ס"ק יח), **הפרי מגדים** (או"ח, שכח, אשל אברהם, ס"ק מא), **החיי אדם** (כלל סט, סעיף י), **השולחן ערוך הרב** (או"ח, שכח, מ"א) **והמשנה ברורה** (או"ח, שכח, ס"ק קיג).

מכל אלו האחרונים יוצא שמי שנשפה בו רוח רעה ויש לו צער גדול מכך, יש להתיר לו איסור דרבנן גמור, ואם כן הושווה דינו למי שיש לו סכנת איבר. מסקנה זו נובעת אף מהדיון סביב נכונותה של פסיקה זו, שכן **הערוך השולחן** (או"ח, שכח, מה) כתב: "וכל שכן שאסורה להטיף מחלבה על מי שנשף בו רוח רעה ואין בזה סכנה, ויש מי שאומר דבמקום צער גדול מותר משום דזהו מלאכה שאינה צריכה לגופה, ותמיהני: הא לדעת הרמב"ם חייב במלאכה שאינה צריכה לגופה, ומימינו לא שמענו זה, ואין לעשות כן". אף שהערוך השולחן סבר שיש להחמיר משום שיטת הרמב"ם, משמע מדבריו, שאילו היינו סוברים שזו אכן מלאכה שאינה צריכה לגופה היינו מקילים כפי שיטת הפוסקים הנ"ל.

ובעניין ההגדרה של מקרה זה כמלאכה שאינה צריכה לגופה מצאנו מחלוקת באחרונים, וכמו שמוזכר **בתוספת שבת** (או"ח, שכח, ס"ק נט), **בתהלה לדוד** (או"ח,

שכח, ס"ק נט) ו**בשער הציון** (או"ח, שכח, ס"ק פא), ואין כאן המקום להאריך. מכל מקום, אף מבין שולי דבריהם מוכח שאין להם כל השגה על עצם הדין העקרוני, שאם זו הייתה מלאכה שאינה צריכה לגופה, והאיסור היה דרבנן בלבד, ויש צער גדול, אכן יש להקל עבור מי שיש בו נשיפת רוח רעה.

מדברי אחרונים אלו למדנו שהתירו בחולי הנפש גם איסורי דרבנן ללא שינוי, וכבסכנת איבר, ועל פי זה מתבארת אף קושיית הפרי מגדים (שם): "ולרוח רעה אסור, דלית סכנה וגם צערא יתירא ליכא... הא לאו הכי – שרי, כמפיס מורסא וכדומה. וצריך ליישב מאי שנא סעיף י"ז בחולה שאין סכנה ממפיס מורסא וכדומה...". לא באנו כאן לדון בדין מפיס מורסא, אך לענייננו – חולי הנפש – יש לומר שהחילוק ברור, כי אין לומר שמי שיש לו טירוף דעת או רוח רעה הוא כחולה שאין בו סכנה בכל מקרה, כי אם יש צער גדול יש להחשיב מי שסובל מכך כמי שיש לו סכנת איבר.

לפי דרכנו למדנו שבחולי הנפש שאין בו סכנה יש לחלק בין שני סוגים: טירוף דעת או רוח רעה, שדינם כסכנת איבר ומותר לחלל עליהם שבת באיסור דרבנן; ונשיפת רוח רעה, שאין בה צער גדול ועל כן אין בה היתר לחלל שבת באיסור דרבנן. אף **בשדי חמד** (מערכת יום הכיפורים, ג, כה) חילק בין סוגי רוח רעה: "והא דאיתא באו"ח סימן שכ"ח סעיף ל"ה דאסור לאשה להתיז מחלבה על מי שנשף בו רוח רעה דלית בו סכנה, וצריך לומר שאין זה רוח רעה שבסימן רפ"ח, דהתם הוי סכנה... ואין זה אותו רוח רעה". גם **בשו"ת שבט הלוי** (ד, לד) כתב:

> והא דבאו"ח סימן שכ"ח סעיף ל"ה דאסור להתיז מחלבה על מי שנשף בו רוח רעה דלית ביה סכנה, האי שנשף בו רוח רעה כעין נגיעת רוח רעה, לא שנכנס בו רוח שטות מחמת רוח רעה, דהא כתב בסימן שכ"ח שם דלית ביה אפילו צערא יתירא, ופשיטא דלא שייך זה בגדר נכנס בו רוח רעה, ואם כן דברי השולחן ערוך אינם סותרים...

אומנם, צריך עיון אם יש להחשיב את מי שיש בו נשיפת רוח רעה כחולה שאין בו סכנה. שכן בחיי אדם (שם) הביא את דינו של השולחן ערוך וכתב: "וכל זה הוא בבריא שיש לו מיחוש". ומדבריו יוצא שהסיבה שהחמרנו בנשיפת רוח רעה היא שדינו כמי שיש לו מיחוש, ועל כן אין מתירים לו שום איסור, אף לא בשינוי. אם כן, למדנו שיש בעל רוח רעה שדינו כחולה שיש בו סכנה (כמבואר בנספח ה, וכן מוזכר בשולחן ערוך [או"ח, רפח, ט]), יש בעל נשיפת רוח רעה שדינו כבעל מיחוש

בלבד ויש מי שנטרפה דעתו, שנחלקו בו הפוסקים אם דינו כחולה שאין בו סכנה או כסכנת איבר. ויש לשאול: לדעת הפוסקים שיש להתייחס לדינו של זה כסכנת איבר, האם יש חולה נפש שדינו כחולה שאין בו סכנה רגיל או שאין הגדרה כזו כלל בדיני חולי הנפש לשיטה זו?

אל יהי ספק זה קל בעינינו, כי לעיל ראינו שלהלכה למעשה החילוק בין חולה שאין בו סכנה לסכנת איבר הוא לעניין עשיית מלאכה דרבנן ללא שינוי, ולשיטת **הרמב"ן והרשב"א** ביארנו שהשינוי נצרך כדי להוציא מידי טעות, שלא יחשבו שהותרה שבת לגמרי אצל חולה שאין בו סכנה, ועל כן הצריכו שינוי, ובסכנת איבר לא חששו לכך, כי סכנת אבר דומה בעיני הרואים לסכנת נפשות, ולא ילמדו אלא למצב של פיקוח נפש (שבו הותרו גם מלאכות דאורייתא).

לכאורה טעם זה לא שייך כלל בנידוננו, כי בחולי גופני הרואה יכול להבחין ולראות מה מצבו של החולה (גם אם לא במדויק), אך בחולי הנפש יכולים להיות אנשים שעל פי המוגדר בנספחים ד-ה הם חולים שיש בהם סכנה ומותר לחלל עליהם את השבת באיסורי דאורייתא – ואף על פי כן החולי אינו נראה כלל כלפי חוץ. וכי נאמר שאין לטפל בהם משום הרואים? אלא ודאי שתחום רפואת הנפש מופקע מחשש מראית העין, כי אין העין רואה ומבחנת במחלה הנמצאת בנפשו ורוחו של אדם, וממילא לא ניתן להתחשב בה.

לפי גישה זו, יש לומר שאין כלל דין של שינוי באיסור דרבנן, ובאמת כפי שכבר הבאנו (בנספח ד באריכות ולעיל בקיצור), אין שום תשובה הלכתית המזכירה שיש לעשות איסורי דרבנן בשינוי עבור חולה הנפש, ולא מצאנו אלא מי שמחמיר שרק לגוי מותר לעשות את המעשה ולא הישראל, ובאמת דין הגוי שווה הן בחולי הנפש והן בחולי הגוף. אלא שלפי זה יש לומר שלא אמרו לעשות על ידי גוי אלא לכתחילה, אך בדיעבד אפשר על ידי ישראל ואין צורך כלל בשינוי (וכך כתבו כמה אחרונים, כמו שהובא לעיל בנספח ד). ומכל מקום, לחולקים על המחמירים הללו, ייתכן שאין דין חולה שאין בו סכנה בחולי הנפש ואין שום חילוק בין יש סכנת איבר לאין סכנת איבר.

אולם, לפי שיטת **הר"ן** שהובאה לעיל, ביארנו שהטעם להקל בדרבנן בשינוי הוא מפני שכשיש צורך רפואה אין על המעשה שם מעשה אסור, וזו הייתה מעין תקנת חכמים, וטעם זה שייך הן בחולי הגוף והן בחולי הנפש. לפי זה, אין צורך לומר שיש שוני בין הנידונים, וגם בחולי הנפש יהיה דין חולה שאין בו סכנה. אכן, נראה שיש להכריע להחמיר בזה ולומר שאכן קיים גדר חולה שאין בו סכנה אף בחולי הנפש. ומצאנו **בשו"ת חלקת יעקב** (או"ח, סד) שהזכיר הגדרה זו:

> מה שהאריך... דחולה עצב רוח כיון דהוא רק צער ואינו כואב לו ממילא לא הוי אף בגדר חולה שאין בו סכנה, ומביא דברי התוספות... דבצער של רעב כיון שאינו כואב לו לא התירו לו בשבת, ואם כן בנידון דידן כיון דאין לו כאב לא התירו לו אף מה שמותר לחולה שאין בו סכנה – לא דק כלל לדמות חולה עצב רוח לחולה שאין בו סכנה, דבשלמא בצער של רעב הוא אדם בריא רק שלא אכל איזה זמן ויש לו צער דרעב, לא כן בעצב רוח ומרה שחורה דהוא חולאת ממש, התלוי עם העורקין והחושים, נערוועון בלע״ז, וכשהוא במדריגה גדולה אפשר דמיקרי גם חולה שיש בו סכנה... ואפשר אף חולה עצב רוח במדריגה גדולה, גם כן בסוג זה. ואף אם לא נחליט זאת, אבל דא ודאי דחולה עצבים בכלל חולה שאין בו סכנה, וקרא מלא דיבר הכתוב: ״הרופא לשבורי לב ומחבש לעצבותם״, אלמא דבעי רפואה, ודמי ממש להאי דרמ״א שכח, יז, מי שיש לו מיחוש שמצטער וחלה ממנו כל גופו אף על פי שהולך, כחלה כל גופו דמי.

מכאן למדנו שמי שיש לו צער מחמת חולי נפשי הוא בגדר חולה שאין בו סכנה. אומנם, יש לשים לב שבתשובה זו הזכיר החלקת יעקב צער בלבה, ואילו לעיל לעניין היתר איסור דרבנן לגמרי הוזכר ״צערא יתירא״, ובעניין מי שהוא רק כבעל מיחוש נאמר שאין לו צער אלא מיחוש בעלמא. מעתה, נראה שיש לחלק בדין מי שאינו בסכנה, אך סובל מחולי נפשי, בין שלושה מצבים שונים, וכשם שמחלקים במי שיש לו חולי גופני: א. יש מי שיש לו צער גדול, והוא דומה למי שיש לו סכנת איבר; ב. יש מי שיש לו צער, אך הצער אינו גדול, הוא בגדר חולה שאין בו סכנה; ג. יש מי שיש לו צער מועט בלבה, והרי הוא כבעל מיחוש בלבד.

ויש לציין שהמעיין בפוסקים ימצא שהביטוי ״צערא יתירא״ כמעט אינו מופיע בשום הקשר אחר מלבד דברי השבלי הלקט בעניין חולה שיש לו נשיפת רוח רעה, ושמא אפשר לומר כי אכן מדובר במושג ייחודי השייך דווקא לעולם מחלות הנפש, שכיוון שהחולי שלהם הוא פנימי, אין ברירה אלא להגדיר את החולי הזה במושגים פנימיים, ועל כן חידשו הראשונים הגדרה זו. אולם הגדרות אלו עדיין צריכות ביאור וננסה לעמוד על התוכן העקרוני של כל אחת מהן.

פרק ז: צער, צער גדול וצער מועט

התוספות במסכת בבא קמא (כו, ב, ד״ה ״האי״) מבארים על פי השוואת הסוגיות שם ובפרק שמיני (פד, ב-פה, א) כי יש שלושה סוגי צער: א. צער שלא גרם נזק אף

למראית עין, כגון כווייה על ציפורנו של אדם; ב. צער הגורם נזק למראית עין אך אינו מפחית מערכו של האדם (כלומר, אינו גורם מום משמעותי), כגון כווייה על הבשר; ג. צער הגורם לנזק שאף משחית את גוף האדם, כגון קטיעת היד או שבירת הרגל, שזה ודאי גרוע יותר מכווייה או חבורה האמורים בפסוק בספר שמות (כא, כה). **רבנו יהונתן מלוניל** על המשנה שם (פג, ב) מגדיר את הסוג הראשון של הצער כצער מועט, ומשמע שהסוג השלישי הוא ודאי צער גדול (ולא הגדיר את הסוג השני, אך סוג זה אינו מבואר כלל בגמרא, והתוספות יצרו אותו כדי ליישב את הסתירה בין הסוגיות הנ"ל, ולא כל הראשונים הסכימו לדברי התוספות, ואין כאן המקום להאריך).

אולם, קשה ללמוד מסוגיה זו לנידוננו משתי סיבות עיקריות: ראשית, סוגיה זו מתחלקת על פי סוג התשלום ולא על פי סוג הצער. כלומר, הגמרא מנסה לחלק את הצער לסוגיו כדי להבין את גובה התשלומים שיצטרך המזיק לשלם על כל סוג, אך אין בהכרח שיקוף גמור של חוויותיו הפנימיות של האדם, והחלוקה לא שייכת בהכרח לכל תחומי התורה. שנית, כבר כתב רבנו יהונתן מלוניל (שם): "אומדין כמה אדם שהוא כיוצא בזה, כלומר, אדם שהוא מעונג כמו איש זה הנחבל דכפי שהוא מעונג צערו ורבו כאבו, ואומדין בכמה ממון שינתן לו ירצה לסבול צער כזה, וכפי אותו ממון ישלם לו המזיק". כלומר, ברור שקשה לקבוע כלל לכל אדם מהו "צער גדול" ומהו "צער קטן", והדבר משתנה מאדם לאדם. קביעת הדברים לפרטי פרטים נמנעת.

בדומה לכך מצאנו ש**בנימוקי יוסף** למסכת בבא מציעא (יז, ב בדפי הרי"ף) חילק בין צער גדול לצער מועט בעניין צער בעלי חיים, וב**חידושי אנשי שם** על המרדכי למסכת בבא מציעא (רמז רסג, אות מ) הביא בשם **השארית יוסף** סתירה בדברי המרדכי אם צער בעלי חיים דאורייתא או דרבנן ותירץ על פי הנימוקי יוסף הנ"ל שצער גדול הוא דאורייתא וצער קטן הוא דרבנן. אך **החיד"א** בספרו **עין זוכר** (מערכת צ, אות ד) הביא דברים אלו וכתב: "אך בחלקו"ת ישית מצער גדול לצער קטן".

ונראה מדבריו שאין דעתו נוחה מחילוק זה, כיוון שקשה לתת גבול בדבר. ובאמת אין זה פשוט כלל, ולדוגמה בחידושי אנשי שם (שם) נאמר שלשיטת המרדכי צריך לומר שהמתת בהמה ברעב היא צער קטן, כיון שיש "יותר צער כשעוקרין או הורגין אותה ממה שמתה ברעב". אך זה ודאי אינו פשוט כלל, שמלבד שאפשר לטעון ההפך, לכל הפחות יש לומר שהמתת הבהמה בכל אופן שהוא הוא ודאי צער גדול! וכן כתבו מחברי זמננו (לדוגמה כתב **שו"ת שיח כהן** [ג, חו"מ, ד]: "והנה מה שכתב בתחילה לחלק בין צער גדול לקטן – זה לא שמענו ולא ראינו דוגמתו... ומה שכתב לחדש שיותר יש צער כשהורגין אותה ממה שמתה ברעב, על כגון דא אמרו יפה

שתיקה, דמי פתי יאמין שצער יותר גדול להרוג מאשר להמיתו ברעב, מה שהחוש מכחישו, וטוב היה להשאיר בצריך עיון...").

עוד קשה שב**שו"ת רב פעלים** (א, יו"ד, א) ביאר שצער גדול האמור בנימוקי יוסף הוא כל דבר שמביא לידי מיתתה של הבהמה, ואם כן, כל דבר שאינו מביא לידי מיתה הוא לכאורה צער קטן. אך גם אם זה נכון לגבי בהמה, אין זה נכון לגבי אדם (וראו **שו"ת עטרת פז** [א, ג, חו"מ, ט] שדן בזה), וכפי שכבר כתבנו, נראה שהמושגים "צער גדול" ו"צערא יתירא" לא נותחו ניתוח הלכתי נרחב בספרות ההלכתית, ועל כן קשה להגדירם בבירור בפני עצמם. הכלל העולה הוא שאם נבוא לדון על פי הצער הפנימי של הבהמה או האדם, נתנו דברינו לשיעורין ויקשה מאוד לכלול כלל. על כן, יש למצוא גדרים אחרים בעניין זה.

ונראה שאפשר למצוא פתח להבנת עניינו של צער גדול על פי השוואתו להפסד מרובה. פתח להצדקת ההשוואה מצאנו **בראב"ד** למסכת בבא מציעא (לב, א, מובא **בשיטה מקובצת**), שהקשה על שיטת רבי יוסי הגלילי שצער בעלי חיים אינו דאורייתא: מדוע חייב אדם לעזור לחברו לפרוק בחינם, והלוא אם אין חובה מדאורייתא, הוא יכול לבקש שכר על הפריקה כשם שמבקש שכר על הטעינה? על כך תירץ הראב"ד: "ואפשר דמשום דאיכא צערא יתירה, ודאי הפסד מרובה בפריקה". דברי הראב"ד צריכים ביאור: אם כוונתו לצערה של הבהמה, כיצד ניתן להסיק מכאן שיש הפסד מרובה בדבר?

לשמחתנו, זכינו ואת פירושי הראב"ד למסכת בבא מציעא ההדיר **הרב ניסן אלפרט** (מחשובי ראשי הישיבות בארצות הברית ומתלמידי הרב משה פינשטיין), ובהערה 181 שם הוא כתב : "משום דאיכא צערא יתירה – פירוש: צערא דישראל, שהבהמה מתקלקלת". מתוך שהישראל מצטער צער גדול על קלקול בהמתו שעומדת ומשאה עליה אנו לומדים שיש אף הפסד מרובה (שאם לא כן, לא היה מצטער כל כך עד שהתורה ציוותה לעזור לו לפרוק בחינם), ומכאן אנו יכולים להסיק כי שני המושגים מקבילים.

אולם גם הגדרת הפסד מרובה אינה פשוטה, ו**בשו"ת נחלת שבעה** (סימן נה) העלה כמה גדרים שונים להפסד מרובה, וגם **בבית הלל** (יו"ד, קכו) הביא שיעור לזה. אולם **בשו"ת הר הכרמל** (יו"ד, טו) הקשה על הנחלת שבעה ודבריו נכוחים למבין, וסיכם שם: "על כן נראה דאין לזה דבר קצוב כלל והכל לפי ראות עיני מורה, ולפי העת וזמן ולפי האדם שההפסד הוא שלו, ואם לגביו הוא הפסד מרובה מיקרי ההפסד מרובה".

אכן, אחרונים רבים הסכימו שאין שיעור מסוים, וכך כתב **בסולת למנחה** על **המנחת יעקב** (כלל לח, דין ב):

> והנה נשאלתי לפרש מה נקרא הפסד מרובה או מועט, והשבתי: לא מצאתי דבר ברור בעניין זה, רק הכל כפי ראות עיני המורה, העשיר לפי עושרו והעני לפי עוניו, לפי המדומה ואומד הדעת... הכל לפי הזמן והמקום... וגם לפי עניין ההוראה אם יש בו הרבה צדדים להקל או לא, כלל הדבר: אחד המרבה ואחד הממעיט ובלבד שיכוון לבו.

ואף הוא הביא ראיות הנחלת שבעה, הוסיף על דבריו ודחה שיטה זו.

וכך כתב גם **הראש אפרים** (לט, קלו): "כבר נתבאר בכמה מקומות להקל בהפסד מרובה, ויש שכתבו שיעורים לזה, ועיקר בזה שהכל לפי ראות עיני המורה, לפי עושרו ועוניו של הבעל דבר, גם לפי עניין ההוראה אם יש בו הרבה צדדים להקל או לא", ובהערה קסג שם כתב: "והעיקר לעניות דעתי בזה דאין לנו לחשוב לפי חשבון הדבר שאנו דנין עליו, אלא לפי חשבון ההפסד עצמו, אם רב או מעט, ולפי ערכו של האיש השואל". וכן נראה מ**השדי חמד** (מערכת הה"א, אות צ) שכתב בתוך דבריו: "הן אמת דכן נראה מכח הסברא לפי מה שהעלו רבני האחרונים הנ"ל דהיתר דהפסד מרובה לא תלי במהות הדבר אלא הכל לפי העניין לפי הזמן ולפי האדם", ואף שהקשה על כך נראה שכך מסקנתו. והביא שם מספרי אחרונים נוספים שכתבו כן (ושוב החזיק בשיטתו זו ב**פאת השדה** [מערכת הה"א, סימן ד], עיין שם).

הכלל העולה הוא שמתוך דין הפסד מרובה למדנו שיש לשער לפי פוסקים רבים על פי המקום, הזמן, האדם והמקרה, ואי אפשר לתת שיעור קבוע, וממילא גם "צערא יתירא" או "צורך גדול" הם מושגים שיש למדוד על פי האדם והמקרה. אולם, אף אם אי אפשר לקבוע גדרים, והכול לפי ראות עיני המורה, מכל מקום, לכאורה עדיין נשאר מקום לתת כללים מסוימים, וזאת על ידי השוואת מושגים אלו עם מושג נוסף המופיע בפוסקים: "צורך גדול".

במסכת בבא בתרא (ז, ב) שנינו: "כופין אותו לבנות בית שער ודלת לחצר; רבן שמעון בן גמליאל אומר: לא כל החצרות ראויות לבית שער. כופין אותו לבנות לעיר חומה ודלתים ובריח; רבן שמעון בן גמליאל אומר: לא כל העיירות ראויות לחומה". ופסק **הרמב"ם** בהלכות שכנים (ה, א) כחכמים: "חצר השותפין, כל אחד מהן כופה את חבירו לעשות בה בית שער ודלת, וכן כל הדברים שהחצר צריכה

להם צורך גדול, או דברים שנהגו בני המדינה לעשותם; אבל שאר הדברים, כגון: ציור וכיור וכיוצא בו, אינו כופהו".

עוד מצאנו שה**סמ"ג** (עשין, קעג) פירש את המעשה במסכת יומא (סט, א) על שמעון הצדיק כהיתר לצורך גדול: "בגדי כהונה, היוצא בהן למדינה – אסור, אלא לצורך גדול, כגון: שמעון הצדיק כשיצא לקראת אלכסנדרוס מוקדון". עוד יש לציין לדברי הרמב"ם בהלכות שבועות (יב, יב) שכתב שאין להתיר נדרים אלא "לצורך גדול", וב**שו"ת מהר"י וייל** (סימן קעב) הביא מעשה באדם שנשבע שלא ייתן לאשתו להיכנס לביתו ורצה להתיר את שבועתו, והביא את מחלוקת הראשונים בזה וכתב: "ודעתי מכרעת שלא להחמיר כולי האי במקום שיש צורך גדול, כגון בנדון דידן".

מדברי רבותינו הראשונים למדנו שצורך גדול הוא צורך הנוגע בעניין מרכזי וחשוב בחיי האדם, כגון בית שער ודלת בחצר השותפים, או צורך מדיני־פוליטי לרווחת חיי האומה כבנידונו של שמעון הצדיק, או שלום בית כבנידונו של המהר"י וייל. יש להדגיש כי כל אלו אינם בהכרח צרכים "מהותיים" או "חיוניים". כלומר, אין מדובר בדברים שהאדם אינו יכול לחיות בלעדיהם, אולם בהחלט מדובר בצרכים שעבור אדם רגיל הם תופסים מקום מרכזי וחשוב, וככאלו הם בגדר "צורך גדול".

מדברי הרמב"ם בהלכות שכנים (שם) ניתן ללמוד דבר נוסף. הרמב"ם כתב שם שיש לכפות אף על "דברים שנהגו בני המדינה לעשותם", שאלו שקולים כעניינים של צורך גדול. ומזה למדנו שיש ממד אישי וסובייקטיבי להגדרות אלו, ומה שנחשב צורך גדול במקום אחד, יכול להיחשב צורך קטן במקום אחר, והכול תלוי לפי העניין. דבר זה מתאים למה שהסברנו לעיל בעניין מושגי הצער וההפסד, אלא שכאן יש הגדרה ברורה יותר, אלא שהיא עצמה משתנה לפי המקום, הזמן והאדם.

דוגמה לכך מצאנו בתשובת **המהרש"ל** (סימן מו). המהרש"ל כתב שיש להקל בערב שבת בין השמשות בעשיית שבות, ובלבד שמדובר בדבר שיש בו הפסד מרובה:

> אם כן בין השמשות דלא גזרו שבותים, אם כן בהפסד מרובה ודאי לא גזרו כלל... וכן שמעתי מזקן שהורה לומר לגוי בערב שבת בין השמשות שידליק נר בבית הכנסת, ששכח להדליק מבעוד יום, שהוא יום שמת בו אביו כמו שרגילין להדליק בו נר בכל ארץ אשכנז. והטעם, מאחר שהעולם נזהרים בו באותו נר חשבינן ליה כצורך גדול, ועל כן התירו, דאין חילוק בין צורך גדול להפסד מרובה, בפרט לעניין זה.

דברי המהרש"ל האלו מופיעים בכמה אחרונים. **המגן אברהם** (או"ח, רסא, ס"ק ו),

האליה רבה (שם, ס"ק ה), **האליה זוטא** (שם, ס"ק ד), **השולחן ערוך הרב** (שם, סעיף ב), **הערוך השולחן** (שם, סעיף יג) **והמשנה ברורה** (שם, ס"ק טז) מביאים את דבריו להלכה. **ובשו"ת כתב סופר** (או"ח, סה) הסביר את ההיתר: "כיון דהרגילו בו כל כך וקפדו טובא", וכן הביאו **בשו"ת אמרי אש** (או"ח, מ), וראו גם **בשו"ת עמק הלכה** (ב, נב).

על פי זה **בשו"ת רב פעלים** (ג, או"ח, מב) הליץ בעד המנהג לומר "בסימנא טבא" בין ברכת התורה לקריאתה בשמחת תורה בעליית חתן תורה וחתן בראשית:

> ואם כן הוא הדין הכא בנידון דידן כיוון דנהגו בזה בכל הקהילות וקפדי על אמירת שתי תיבות אלו ד"בסימנא טבא" לאומרם בחושבם בדיבור זה יש תועלת להיות הקריאה הזאת סימן טוב לכל השנה, כאדם שנולד לו בן או נשא אשה דקפיד שיאמרו לו בסימן טוב, על כן יש לומר אמירה זו חשיב צורך ויש לה דין דיעבה, כן יש להליץ בעד המנהג.

דוגמאות נוספות מצאנו **בשו"ת דברי יציב** (או"ח, קכא) בעניין תפילת מנחה לנשים לאחר הדלקת נרות בערב שבת בין השמשות: "ואם כן תפילת נשים צדקניות שנזהרות להתפלל תמיד מנחה שהיא לפי עיקרא דדינא מחיוב חכמים, לא יהא פחות מנר יארצייט". **ובשו"ת עטרת פז** (ה, או"ח, ז) כתב בעניין אמירה למשרתת גויה להדליק את המיחם בערב שבת בין השמשות:

> וממילא הכא בנידון דידן שפיר נמי להחשיב עניין זה כצורך גדול, כיון שכך הוא הרגילות להכין לבני הבית שיהיה להם מים חמים לשתות בשבת, ובודאי דאם לא יהיו המים מוכנים יהיה בזה צער הן לבני הבית והן לבעלת הבית, שהיא רוצה שכל צורכי בני הבית יהיו מוכנים להם כמנהגם בכל שבת, ובפרט גם יגדל הצער בכפליים שיש עתה אורחים ובני הבית רוצים לארחם כראוי, שלא יהיה להם שום מחסור, ואם כן לא גרע עניין זה לההחשיבו כצורך גדול כעניין הנר ביום שמת בו אביו, ואף עדיפא הוי, שהרי הכא הוא לצורך מאכל ומשקה של שבת.

מלבד כללו של המהרש"ל והדוגמאות שבאו בעקבותיו, שאכן מבארות את כוחו של המנהג בהגדרת "צורך גדול", אנו למדים מדבריו שיש להשוות בין הפסד מרובה לצורך גדול, וכל המושגים הללו ניתנים להשוואה זה לזה. דמות ראיה להשוואה זו

אפשר להביא מהמוזכר **בשו"ת שאילת יעבץ** (א, מג) בעניין אישה שהרתה לזנונים שרוצה להפיל את העובר, וכתב: "וגם בעובר כשר היה צד להקל לצורך גדול, כל כמה דלא עקר, אפילו אינו משום פיקוח נפש אמו, אלא להציל לה מרעתו, שגורם לה כאב גדול, וצריך עיון".

והנה, **פרופ' משה הלוי ספירו** בספרו *Handbook of Psychotherapy and Jewish Ethics* (עמודים 59-61) כתב שהיעב"ץ התיר את הדברים משום "צער גדול", אך היעב"ץ כתב כאמור "כאב גדול". ויש מקום לדון בכוונתו של היעב"ץ, כי **שו"ת משפטי עוזיאל** (ג, מז) הבין שהכוונה היא לכאב גופני, וכן נראה שהבין **בשו"ת אהל משה** (ב, טו; אף שכתב שם שניתן ללמוד משם לצער נפשי, מכל מקום את עצם דברי היעב"ץ נראה שפירש כמתייחסים לצורך גופני).

אף על פי כן, **בשו"ת רב פעלים** (א, אבהע"ז, ד) הביא את דברי היעב"ץ (ותשובותיהם של גדולים אחרים) וסיים: "ונראה דיש פתחון פה לבעל דין לומר היכא דאיכא פגם משפחה וביזיון וחילול השם, אם ישאר העובר ולא תפיל אותו חשיב זה צורך גדול". על פי דברים אלו כתב **בשו"ת ציץ אליעזר** (ט, נא, קונטרס רפואה במשפחה, פרק ג):

> ברם מתקבל על הדעת לומר דעיקר נימוק ההיתר מה שיש להתיר באשת איש שזינתה הוא מפני דנקרא זה לצורך אמו בכדי להצילה על ידי כך מבושת וביזיון שתנחל, ויהא מנת חלקה בהיולדו לכל ימי חייה, והוי זה בדומה למה שלאחר מיכן כותב היעב"ץ לצדד אפילו הפלת ולד כשר לצורך גדול אפילו אינו משום פיקוח נפש אמו אלא להציל לה מרעתה שגורם לה כאב גדול, דאין לך צורך גדול וכאב גופני ורוחני גדול לאם השבה בתשובה יותר מזה שחטאת ולדה הממזר יעמוד חי נגדה תמיד, ופשוט ומובן דאם נתיר מטעם זה אזי יש להתיר גם כשהאשת איש נאנסה דהולד הרי הוא ממזר גם כשנוצר על ידי שנאנסה.

אומנם, האהל משה (שם) התנגד לדבר, "דאם נתיר במקום שגורם לה כאב גדול, אם כן נתת דבריך לשיעורים... ועוד דאם כן יצא היתר אם לפי דברי האשה תהיה לה בושת מהעובר כי ייוולד... דאין לך צער גדול מבושה, וכמה מכשולים יצאו מזה...". אך לעומתו **בשו"ת ברית שלום** (ב, חו"מ, יז) כתב על פי דברי היעב"ץ: "ועתה הרי גם בנידון דידן העובר גורם לה כאב ודיכאון נפש גדול", ועל פי זה נוטה שם להתיר בנידונו.

מכל הנ"ל למדנו שצער גדול דינו כצורך גדול. ולפי זה יש לפסוק לעניין חולי נפשי שבמקום צערא יתירא (שהוא כהפסד מרובה וצורך גדול) יש להתיר כבסכנת

איבר, ובמקום שיש צער הרי הוא כחולה שאין בו סכנה, ובמקום שהצער הוא מועט הוא כבעל מיחוש בעלמא. אולם הגדרות אלו צריכות להיות מנוסחות בלשון שונה ממה שהורגלנו בחולי הגוף, שכן בחולי הגוף ההבדל בין מיחוש בעלמא, חולה שאין בו סכנה וסכנת איבר הוא בסוג הפגיעה, כאשר הפגיעה באיבר היא ממוקדת בחלק מסוים של הגוף, ואילו חולה שאין בו סכנה מוגדר כמי שנפל למשכב או שחוליו גורם לו חלישות בכל גופו ועוד כדומה לזה (ראו **בשמירת שבת כהלכתה**, פרק לג, בהרחבה), ושוב בעל מיחוש בעלמא שונה משני אלו בסוג הפגיעה שמתרחשת.

לעומת זאת, בחולי הנפש, כיוון שההבדל נמדד על ידי רמת הצער שהחולה מרגיש, מוכח שלא סוג הפגיעה הוא שקובע את הגדרת החולי, אלא רמתו ודרגתו. דבר זה מוכח גם מה־DSM, המדריך הפסיכיאטרי הנפוץ המקטלג את מחלות הנפש: מחלה מוגדרת בספר זה באופן תדיר על פי חומרת ההופעה ולא רק על פי עצם הופעתה. לכן, לדוגמה, דיכאון יכול להיות קל, בינוני או קשה, והדבר לא תמיד קשור בצורת ההופעה אלא בתדירותה, חומרתה והשפעתה על החולה. אכן, השימוש במושג "צער", מעצם מהותו, מורה על כך שמדובר בתופעה שקשה לכמת אותה על ידי הופעות חיצוניות שונות, ובמקום זאת יש לבחון מה השפעתו של הצער על שגרת החיים של החולה.

לכן, נציע הגדרות ונתחיל בצער מועט: יש לומר שמי שיש לו צער מועט (=בעל מיחוש) הוא מי שחוליו הנפשי כמעט אינו משפיע או מקשה על יכולתו לתפקד באופן רגיל יחסית בשגרת חייו ("מתהלך כבריא" בלשון הפוסקים). לעומת זאת, מי שיש לו סכנת איבר הוא מי שחוליו משפיע עליו כל כך עד שאינו יכול לתפקד בחלק או בכל ענייני החיים שהם מרכזיים וחשובים בחייו (על פי הגדרת "צורך גדול" שהתבארה לעיל). הגדר האמצעי – חולה שאין בו סכנה – שייך במי שחוליו הנפשי משפיע בצורה משמעותית על יכולת התפקוד שלו בענייני החיים המרכזיים והחשובים בחייו, ומקשה עליו את יישומם, ואף על פי כן הוא אינו משבית את יכולתו לעסוק בהם לחלוטין.

כמובן, יש לבעל דין לטעון כי הגדרות אלו מאוד עמומות, אך לאמיתו של דבר נראה שכך נאה וכך יאה להן, כי חולי הנפש הוא עניין אישי ופנימי שקשה לכמתו בצורה ברורה, והוא משתנה מאדם לאדם. על כן, נראה שהדרך הראויה היא להגדיר הגדרות ברורות לכללים העומדים בבסיס ההגדרות, ואילו את יישום ההגדרות במקרה המסוים יש להניח בידי הרב הפוסק והרופא המטפל המכירים את האדם הנידון ואת בעיותיו באופן מדוקדק. על פי איזון זה בין נתינת כללים להשארת מקום למרחב האישי של האדם, יימצא הפסק המתאימם לכל אחד ואחת.

פרק ח: איסורי דאורייתא במקום צער גדול (=סכנת איבר) — הפן המציאותי

כתבנו לעיל שלהלכה פסק השולחן ערוך שלא כדברי רבנו תם, ועל פי פסיקה זו ניתחנו עד כה את דינו של חולה שיש לו סכנת איבר בלבד. אולם למרות פסיקה חד־משמעית זו של השולחן ערוך, ראינו שהאחרונים לא דחו את שיטת רבנו תם מההלכה לגמרי. יש לדון בשיטת רבנו תם משלושה פנים: א. הפן המציאותי; ב. שיטת רבנו תם בשאר איסורים; ג. פסיקת האחרונים.

בעניין הפן המציאותי, **בשו"ת הרדב"ז** (ג, תרכז) נשאל לגבי מי שמאיימים להרוג את חברו אם לא ייתן לקצוץ את ידו, ועל כך העיר הרדב"ז תוך דבריו: "ותו, דילמא על ידי חתיכת אבר, אף על פי שאין הנשמה תלויה בו, שמא יצא ממנו דם הרבה וימות... ואני ראיתי אחד שמת על ידי שסרטו את אוזנו שריטות דקות להוציא מהם דם, ויצא כל כך עד שמת, והרי אין לך באדם אבר קל כאוזן, וכל שכן אם יחתכו אותו". אולם, **בחידושי חתם סופר** למסכת כתובות (סא, ב) דחה את דברי הרדב"ז ותמה עליו תמיהות גדולות. אולם גם **הרב יעקב עמדין** בספרו **בירת מגדל עוז** (אבן בוחן, פינה א, אות פג) העלה ספק זה: "גם צריך עיון בסכנת איבר שלפעמים יש בו סכנת כל הגוף, ואף על פי שאינו מאיברים ראשיים המטריפים".

בספר **בית מאיר** (או"ח, שכח, יז) כתב שנראה לו שסכנת איבר משפיעה על הגוף כולו: "לדעתי זה רחוק במציאות חולי שיש בו סכנת אבר שלא יחלה ויצטער ממנו כל הגוף", אך שם לא הגדיר את המצב כסכנה. אך **בערוך השולחן** (או"ח, שכח, יח) כתב שההשפעה של סכנת איבר על הגוף יכולה להיות קטלנית:

> ואם יש בהחולה סכנת אבר אחד ולא סכנת כל הגוף כמעט כל הפוסקים הסכימו לדיעה אחת דאיסור דרבנן עושין לו בידים... אבל לעשות איסור דאורייתא על ידי ישראל – אסור בשביל סכנת אבר כשאין הסכנה בכל הגוף, אבל אם על ידי האבר תשלוט המחלה בכל הגוף מיקרי זה סכנת הגוף ומחללין עליו את השבת על ידי ישראל אפילו באיסור דאורייתא.

לעומת זה, בספר **שולחן שלמה** על הלכות שבת (שכח, ט, הערה לח) נכתב בשם **הרב שלמה זלמן אויערבאך**:

> ואמר לי מרן זללה"ה גבי אחד שנקרעה לו רישתית של עין אחד ורופא אומר שכדי להציל את העין מעוורון צריך לטפל בבית החולים מיד, שצריך לנסוע מיד

> אפילו אם אין שם זיהום וגם עין אחת תישאר בכל גוונא. ונראה דטעמו הוא דכיון דחז"ל תלו עינא בליבא, אף אם אין הדבר נו אה כיום לרופא, מכל מקום חיישינן לדברי חכמים. וגם הוסיף ואמר מרן זללה"ה דכיום סבורים הרופאים שכל סכנת אבר הוי חולה שיש בו סכנה.

אף **בשו"ת ציץ אליעזר** (ח, טו, קונטרס משיבת נפש, פרק י), כתב:

> והנה כהיום אומרים הרופאים שכמעט אין לך סכנת אבר שלא כרוך בזה גם סכנת כל הגוף, על ידי הרעלה וכדומה, וכנראה שנשתנו בזה הטבעים, ורמז לכך הערוך השולחן... ולכן כל שיש לחוש שעל ידי האבר שישאר בלי טיפול תשלוט ותתפשט המחלה בכל הגוף מיקרי זה סכנת הגוף ומחללין עליו את השבת אליבא דכולי עלמא.

(וראו מה שכתב שם על פי זה לעניין שיטת הרמב"ם).

בשו"ת מים חיים (ג, כד) כתב שאין לומר שנשתנו הטבעים, **אלא שהידע** הרפואי השתנה:

> במה שפסק מרן שם סעיף י"ז שאין לחלל את השבת על ידי ישראל באיסורי תורה בסכנת אבר, הנה רופאי זמנינו מחמירים בזה... ויש מי שכתב שזה משום שינוי הטבעים, אבל לעניות דעתי הוא משום התפתחות המדע הרפואי, שרופאי אותם זמנים לא ירדו לעומק הסכנה שבמכת אבר, ודברי רבותינו נכתבו כנראה על יסוד הידע רפואי של אותם ימים.

ובנשמת אברהם (א, שכח, אות מט) הסיק כדברי המקילים, וכן **בחוט שני** (שבת ד, פט, סק כז), וכן ראו מסקנתו **בפניני הלכה** (שבת, הרחבות, כח, א) המסכימה בעיקר לדברים אלו.

אולם כל זה דווקא בחולי הגוף, ויש לעיין אם הדבר נכון גם בחולי הנפש. כדי לחדד את השאלה נחזור ונדגיש את העולה מתוך המקורות הנ"ל. אנו למדים מהדברים שהובאו לעיל שסכנת איבר יכולה פעמים רבות להיות **באופן מוחשי וברור** סכנת נפשות ממש, וזאת מפני הזיהום והרעלת הדם שבאים כתוצאה מאיבוד האיבר. לא מדובר בחשש בלתי־מבוסס, אלא בנתונים רפואיים ידועים ובדוקים, ועל כן לפי פוסקים אלו יש להתייחס לסכנת איבר כסכנת נפשות.

בפשטות יש לומר שאין הדברים הללו, האמורים בתחום הגוף, שייכים לתחום הנפש, שהרי החשש בסכנת איבר גופני הוא הזיהום והרעלת הדם כאמור, ואלו ידועים כמשפיעים בצורה ישירה על בריאות הגוף עד כדי מוות – וכל זה ודאי לא מתרחש בחולי הנפש. אומנם, כבר ביארנו שבחולי נפשי המדד הוא צערו של החולה (ולא חוליו הגופני), ובצער גדול כזה שאנו אומדים אותו שיכול להביא לידי אובדן החיים, לכאורה יש להקל. אכן, נראה לומר שהדבר תלוי לפי המקרה, כי יש חולי נפשי שיכול לגרום בסבירות גבוהה לערעור כל הגוף, וחולי כזה הוא בכלל סכנת איבר שיש לחשוש שתידרדר לידי פיקוח נפש ממש.

דוגמה לדבר אפשר למצוא במאמרו של **הרב ישראל רוזן** ב**תחומין** (כג, עמוד 73 והלאה) על אודות נסיעה של עובדים סוציאליים לאירוע חירום בשבת, ושם הקדים ש"להבהרת הרקע שמענו סקירה מקצועית מעובדת מחלקת הרווחה במועצה האזורית גוש עציון, האחראית על הטיפול בחירום בישובי גוש עציון", ולאחר מכן סיכם את פעילות העובדת סוציאלית, וזו לשונו:

(1) במהלך מסירת ההודעה קיים חשש **לשליחת יד עצמית**. תפקיד ה"צוות המודיע", אשר העו"ס כלול בו, הוא לשים לב לפתחים העלולים להיות מסוכנים (חלונות וכדומה), וכן איתור חפצים מסוכנים. (2) בנוסף בוחן העו"ס את תגובות כל אחד מבני המשפחה, ומקיים מעקב צמוד, האם מישהו עלול לסכן את עצמו או זולתו, מתוך איבוד שליטה. (3) לעתים יש לעו"סים מידע מוקדם על אנשים פגיעים במיוחד העלולים להיות בסיכון וזקוקים להתייחסות מיוחדת. (4) החשש חמור יותר ביחס **לנוער בגילאי ההתבגרות** (12–20), בשל נטייה לאובדנות. למשל, נער או נערה ש"הלכו לאיבוד" ולא שבו לביתם כל הלילה – משמשים מקור לדאגת־חיים גדולה יותר מאשר מבוגר/ת. (5) חששות מצויים יותר, שאינם שליחת יד בנפש, הם תגובות קיצוניות: מחד, **שתיקה והסתגרות; מאידך, תגובות מוחצנות** באופן קיצוני. גם תגובות אלו אופייניות לנוער הנוטה לקיצוניות. (6) איתור התגובות ע"י העו"ס מאפשר **נירמולן**, כולל מתן לגיטימציה, ועל ידי כך מסייעים לפרט להיות חלק מן הקבוצה, וכן לקבוצה לקבל את התנהגות הפרט. (7) "**הלם**" – זו תופעה רגשית־נפשית הכוללת בין היתר ניתוק מהסביבה המתבטא בחוסר תיפקוד בתחומים שונים, בחרדה, בנטיה לדכאון ובסיוטים. (8) "**היסטריה" וקוצר נשימה** עלולים לגרום לאיבוד הכרה. הטיפול בכך הוא בשיטות הרגעה מקצועיות (לאו דוקא דיבורים). תגובה היסטרית עלולה לדַבֵּק ולגרור אחרים. (9) תגובה היסטרית עלולה להופיע **לנוכח גופה** המצויה

במקום או שהיתה שם. (10) **הדחיפות** ביחס למניעת התאבדות או הרגעת היסטריה – ברורה מאליה. לגבי תופעות פוסט טראומטיות אחרות (חוסר תיפקוד, חרדה וכד') חלוקות הדעות המקצועיות האם הטיפול הראשוני עשוי למנוע אותן בכלל.

הרב ישראל רוזן קבע שם שיש להקל, וכן הסכימו **הרב דב ליאור והרב נחום אליעזר רבינוביץ**. מתוך דברים אלו אנו למדים שכיוון שידוע לנו שמצב נפשי מסוים יכול להביא לידי סכנה, ממילא התבררה לפנינו מציאות זו ומדובר בחשש מוחשי וברור לחייהם של הסובלים ממצב זה. ועל כן יש לומר ש"סכנת איבר" זו היא למעשה סכנת נפשות שיש לחלל את השבת עבורה. כאן אנו רואים יישום של ההגדרה המציאותית הנ"ל בתחום הנפשי. כעין פסיקה זו נראה שאפשר למצוא בספר **ירושלים במועדיה** (שבת, עמוד שנו) בשם **הרב שלמה זלמן אויערבאך:**

> אשה שבעלה נפטר לא עלינו בצורה פתאומית בשבת, ויש צורך להודיע לה את הדבר מחשש שהדבר יוודע לה בצורה בלתי אחראית, ונצרכת שיהיו עמה קרובותיה וכיוצא בזה בשעה שמקבלת את הבשורה למנוע ההלם רחמנא ליצלן או אנשי מקצוע לטיפול מתאים, וכיוצא בזה – הדבר נחשב חשש סכנה ומותר ליסוע לצורך זה להיות עמה לצורך תמיכה וטיפול. אם ניתן לדחות את ההודעה עד לאחר צאת השבת, ואין חשש שהדבר יוודע בדרך מקרה, יש לעשות כן. אם יש חשש לפגיעה נפשית של יולדת בעקבות לידת עובר בעל מום כלשהו, רחמנא ליצלן, ייתכן שהדבר נחשב לפיקוח נפש להתיר אפילו חילול שבת באיסור דאורייתא.

עוד מצאנו ש**הרב יצחק זילברשטיין** פסק **בשיעורי תורה לרופאים** (ב, קב) בעניין התקפי חרדה ש"אם הרופאים יחליטו... שבימינו קיים חשש של פיקוח נפש לאותם אנשים הנתקפים בפחד, מותר לחלל שבת כדי להצילם". על פי זה הורה שם לרופאים לחלל שבת – אף באיסורי דאורייתא אם יש בכך צורך – על מנת לסייע ביד אלו הסובלים מכך.

מדברי כולם עולה כי אכן יש מקום לאמוד כל סכנה נפשית בפני עצמה, וגם יש לאמוד אותה עם המצב הגופני של החולה, כי הם משפיעים זה על זה, ואם יש חשש סביר (על פי ניסיון הרופאים) שמצב נפשי מסוים יכול להביא לידי פיקוח נפש – אם מחשש שהחולה יזיק לעצמו או לאחרים, או שיבוא לידי סכנה ממש, או

שמצבו יתדרדר עד לכדי חוסר יכולת לקיים מצוות – יש לראות בסכנת איבר כזו עילה לחילול שבת באיסורי דאורייתא.

פרק ט: איסורי דאורייתא במקום צער גדול (=סכנת איבר) — שאר איסורים

הפן השני שבו יש לדון קשור לשאלה אם לקבל את שיטת רבנו תם בשאר איסורים. בש"ך מצויה סתירה שממנה דנו האחרונים בסוגיה זו. **בשולחן ערוך** (יו"ה, קנז, א) מובאת ההלכה המפורסמת שפיקוח נפש דוחה את כל המצוות שבתורה (מלבד שלוש עבירות חמורות), ובהקשר לאמירה זו מסתפק **הש"ך** (שם, ס"ק ג): "ואם יש סכנת אבר צריך עיון אי דמי לממון או לנפש... ונראה לקולא". כלומה, הש"ך הסתפק אם סכנת איבר דומה לצורך ממוני (שאינו דוחה איסורים) או לפיקוח נפש (שדוחה איסורים), והכריע להקל.

אולם, דברי הש"ך לכאורה סותרים את דבריו במקום אחר (יו"ד, קעט, ס"ק א):

> בפסקי מהרא"י... מבואר מדבריו שם דמותר לחולה לדרוש במכשפים וקוסמים כיון דאין איסור אלא משום "תמים תהיה" וגו', ומהרש"ל בתשובה... האריך והעלה דאסור לחולה לשאול בקוסמים ומכשפים היכא דליכא סכנת נפשות אפילו יש סכנת אבר, ואם בא לו החולי על ידי כישוף או מקרה ורוח רעה מותר, עיין שם, וכיוצא בזה כתב הב"ח סוף סימן זה, וכן כתב בית יוסף בשם הזוהר דאיסור גדול הוא לדרוש במכשפים אפילו לחולה.

הרי שהסתירה גלויה: בדין "יעבור ואל ייהרג" כתב הש"ך שמותר לעבור על איסורי תורה משום סכנת איבר, ואילו בדרישה במכשפים וקוסמים לכאורה אוסר הש"ך לעבור על איסור זה אפילו במקום סכנת איבר (וכבר העיר על הסתירה **בהגהות יד שאול** [יו"ה, קנז]). אומנם אין הכרח לומר שהש"ך אכן החמיר בדרישה במכשפים, כיון שהביא מחלוקת בדבר. אך גם אם לא הכריע לכאורה קשה, מדוע לא הכריע בסימן קעט על פי מה שכתב בסימן קנז? ושמא משום שגם שם כתב "ונראה לקולא" – ומשמע שאין הדבר ברור לו – על כן גם לא הכריע בסימן קעט. אולם אפשר גם לומר שהש"ך אכן הכריע להחמיר, אלא שאין זה מעיד על החמרה עקרונית בדין סכנת איבר, ודברים אלו יתבארו מתוך עיון בדברי **המהרש"ל** בתשובה (סימן ג), שעליהם מבוססים דברי הש"ך המחמירים:

חולי הנפש כחולי שאין בו סכנה

כבר הקדימוני מהרא"י ז"ל וכתב שלדרוש במכשפים ובקסמים לא מצינו איסור מפורש בדבר, דשואל אוב או ידעוני דווקא הזהירה תורה עליהם דאינון חמירי טפי, ואין שאר מכשפים בכללם... ואני אומר: כבודו במקום העליון מונח, אבל בדברי הרמב"ם לא דקדק יפה... ואומר אני דסברת הרמב"ם הוא מה שכתב בתורה "ושואל אוב או ידעוני" קאי אכל אינך דכתיבי בהאי קרא, כגון: מעונן ומנחש וקוסם ומכשף... ומכל מקום בתשובת רמב"ן מצאתי דדווקא באוב וידעוני אסרה תורה השאלה אבל לא באינך הכתובים בקרא... והשתא לכאורה נראה דאפילו סתם חולה אינו אסור לשאול במכשפים וקוסמים... דאין בו אזהרה אלא איסור בעלמא משום "תמים תהיה", וגם אין איסור מבואר אלא דרש בעלמא שהרי לא נמנה בכלל העשין...

אבל מכל מקום אומר אני, מאחר דעיקר איסורו לפי שהם הבלים וכזבים ודברי תעתועים ואין בהן ממשות, אם כן מהאי טעמא אין להתיר כלל לשאול במכשפים משום "תמים תהיה", מאחר שאין בהן ממש ורובו הבל, איכא למימר חולה שיש בו סכנה דשרי אפילו לפי דעת הרמב"ם דפעמים הם מכוונים ומוצאים דברים כנים ונכוחים... אבל היכא דליכא סכנת נפשות – לא, אפילו הוא סכנת אבר, שהרי כבר חלקו כל האחרונים על רבינו תם דמשוה סכנת אבר בעניין חילול שבת לסכנת נפש, וראייתם ברורה. ומכל מקום לפעמים יראה להתיר אפילו דברים שאין בו סכנת נפש אלא סכנת אבר, וכגון שידוע שבא לאדם החולה על ידי כישוף או על ידי מקרה ורוח רעה, דשרי לשאול בהן לפי דברי הרמב"ם, דעל אותם עניינים וכיוצא בהן רוב המכשפים יודעים ומוצאים עזר ותרופה, ואפשר אף לדברי הרמב"ם יראה למצא היתר ולומר שלא אסרה תורה כישוף בכהאי גוונא דאינו בא אלא לגרש ולבטל כישוף ורוח רעה הדומה, כי לא אסרה תורה אלא לשאול בהם ולרדף אחריהם ולהאמין בהם שיהיה ממש בעניינם... אבל בעניין אחר, כגון סתם חולה ואין בו סכנה, לא אוכל למצוא היתר כלל.

מדברי המהרש"ל מתברר שהסיבה שאסור לשאול במכשפים היא שאין בדבר תועלת ברורה, ואם היה זה פיקוח נפש, היה אפשר להתיר במקום הספק, שספק פיקוח נפש להקל. אבל כיוון שהכריעו רוב הפוסקים שאין סכנת איבר כפיקוח נפש, אין להתיר במקום שהרפואה אינה ברורה. אולם, במקום שהרפואה בדוקה וידועה, התיר המהרש"ל להזדקק להם במקום סכנת איבר, ומדבריו למדנו שאם הרפואה אינה ידועה, הוא

מחמיר בסכנת איבר שלא להחשיבה כפיקוח נפש, ואילו במקום שהרפואה ידועה הוא מקל בסכנת איבר. לדבריו יש חשיבות מיוחדת לענייננו, כיוון שעסק מפורשות במי שסובל מרוח רעה והשווה אותו למי שיש לו סכנת איבר והקל לעבור על איסור תורה לשם רפואתו.

על כן, אין סתירה בדברי הש"ך, שכן הש"ך החמיר דווקא ברפואה שאינה בדוקה וידועה, והש"ך כתב את חילוקו של המהרש"ל אלא שקיצר בדבריו. ומכל מקום, עדיין יש להקשות על דברי הש"ך ממה שראינו לעיל, לעניין סכנת איבר בשבת, ומדוע סובר הש"ך שיש להקל בסכנת איבר לעניין איסורי תורה אם להלכה נפסק שאין לחלל את השבת באיסורי תורה עבור סכנת איבר? לשאלה זו מצאנו כמה התייחסויות באחרונים:

א. **בשו"ת חוות יאיר** (סימן קפג) פירש את דברי הש"ך ביורה דעה במכה של חרב, שבה הכול מסכימים שיש לחשוש לסכנת נפשות (וראו גם את דברי **החתם סופר** בחידושיו למסכת כתובות [סא, ב] בעניין תשובת **הרדב"ז** [ג, תרכז]), אך לכאורה היה לש"ך לפרש אם לכך הייתה כוונתו (וראו **בשו"ת משנה הלכות** [ז, רפד]).

ב. **הפרי מגדים** (או"ח, שכח, משבצות זהב, ס"ק ז) כתב:

> ואני מסופק בסכנת אבר אם מותר לרפאות באיסור תורה דרך אכילה והנאה; ואם אונסים אותו בסכנת אבר לחתוך אם לא יעשה איסור תורה, מבואר בש"ך יו"ד סימן קנ"ז אות ג' מצדד לקולא... ויש לומר, זה בשאר לא תעשה, הא שבת דחמיר לא, ומינה בשאר לא תעשה בחולה סכנת אבר יש לומר דמותר לרפאות באיסור תורה, ושאני שבת דחמיר.

לפי תירוץ זה, יש לחלק בין שבת החמורה לשאר איסורי תורה שיש להקל בהם בסכנת איבר. אולם **בשו"ת אמרי יושר** (ב, פב) כתב שדבריו תמוהים, שלא מצאנו שמחמירים בחולה דווקא בשבת (וראו שם מה שהציע בקצרה בדברי הש"ך). אף על פי כן, כעין דברי הפרי מגדים מצאנו גם בספר **קבא דקשייתא** (קושיא קג), וכן נראית **בשו"ת מלמד להועיל** (שם), **שו"ת יביע אומר** (ג, יו"ד, כג) וכן כתב **בשו"ת ציץ אליעזר** (יג, צ; יד, עח).

ג. בהקדמה לספר **אגלי טל** כתב המחבר באחת מהגהותיו:

> ואזכיר מעניינא מה שתירצתי דברי הש"ך... ונראה ליישב דהנה רבי אליעזר בן יעקב... למד שפיקוח נפש דוחה שבת ממילה שהיא אחד מרמ"ח איברים שבאדם דוחה את השבת, קל וחומר לכל גופו שדוחה שבת... אך באמת אין כל האיברים שווים... דאיבר הברית כולל כל הגוף וזה דוחה שבת, אבל

איבר פרטי לא למדנו... אך הפירוש כך: ומה מילה שהוא אחד מרמ"ח איברים – שהוא אחד כלול מרמ"ח איברים – דוחה שבת, קל וחומר כל גופו שהוא רמ"ח איברים בפועל... ועל כן אין סכנת איבר אחד זולת איבר הברית דוחה שבת. ואם כן נכונים דברי הש"ך... דכשם שתיקון איבר הברית הכולל כל הגוף דוחה שבת הכולל כל התורה, כמו כן איבר פרטי דוחה מצוה פרטית.

אף לפי תירוץ זה יש לחלק בין שבת לשאר איסורים (וראו כיצד יישב **בשו"ת אבני נזר** [או"ח, קלג] את לשון הש"ך).

ד. **בשו"ת מהרי"ץ** (א, קא) חילק בין חולי באיבר (שבו אין חשש סכנת נפשות) לבין חיתוך האיבר (שיש בו סכנת נפשות), ובדומה לכך מצאנו **בשו"ת משפטי עוזיאל** (ג, מו, אות ג).

ה. **בשו"ת אגרות משה** (יו"ד ב, קעד, ענף ד) כתב:

וכתב הש"ך... דנראה לקולא... ואף שלחלל שבת בשביל סכנת אבר אסור... והוא הדין שאסור להתרפא בשאר איסורי לאוין בשביל סכנת אבר... מכל מקום לא חש לזה הש"ך ומסיק דנראה לקולא; נראה פשוט שהתם שהחולי כבר יש בהאבר אין לו לעשות איסור לאו ולחלל שבת כדי לרפאות את אברו, אבל כשהוא להיפוך שהוא אנוס לעבור על לאו אך בחתיכת אבר ינצל מלעבור על הלאו אינו מחוייב לחתוך האבר בשביל שלא יעבור הלאו.

נראה שחילוקו של האגרות משה הוא בין מי שנאנס לעבור איסור, שאין הוא אחראי למעשיו ואינו מחויב להקריב את איברו לשם כך, ובין מי שאיברו חולה והוא בוחר לעבור על איסור על מנת להתרפא. כך כתב גם **בשו"ת תשובות והנהגות** (ג, יו"ד, שנט), ונראה ש**בשבט מיהודה** (שער ראשון, עמודים כג-כו) הסכים לחילוק זה, אף שהביא גם סברות אחרות. וכן כתבו **ביסודי ישורון** (ד, מערכת פיקוח נפש, עמוד רנג) ו**במנחת אשר** (דברים, סימן מב).

ו. **בשו"ת מנחת אברהם** (ב, ז) פתח בתירוצו של האגרות משה ודחאו וכתב: "ועל כן צריך לומר שדעת הש"ך לחלק בין אנסוהו לעבור ובין רוצה להתרפאות, אבל הרי הרמב"ם השוה אותן כאחד", ומשום כך כתב תירוץ אחר:

ועל כן נראה יותר שעד כאן לא התיר הש"ך פיקוח אבר כפיקוח נפש רק בפיקוח ודאי, אבל מה שבפיקוח נפש הותר גם ספק זה רק בפיקוח נפש, ומקרא ד"וחי בהם", אבל פיקוח אבר מספק, לא... אבל בודאי פיקוח אבר הותר גם להתרפאות מאיסורי הנאה ורשאי לבטל גם לא תעשה.

ז. בספר **פרח מטה אהרן** (עמודים 219-222) כתב **הרב אהרן סולוביצ'יק** שהש"ך

חולק למעשה על פסיקת השולחן ערוך, ודעתו לפסוק כשיטת רבנו תם וסיעתו שבסכנת איבר יש מקום להקל אף באיסורי דאורייתא. כן סבר בפשטות גם **הרב משה מייזלמן** (הלכה ורפואה, ב, בעיות הלכתיות בעניין השתלת כליות, עמוד קיז).

מתוך סקירה זו למדנו ששני החילוקים העיקריים בדעת הש"ך הם השני והחמישי: לפי התירוץ השני, מיסודו של הפרי מגדים, למדנו שאפשר להקל בשאר איסורים בסכנת איבר אף באיסור דאורייתא, ואילו לפי התירוץ החמישי, של האגרות משה וסיעתו, אין להקל בסכנת איבר אף בשאר איסורים אלא באיסור דרבנן. אולם לפרי מגדים וסיעתו יש לצרף אף את דברי האגלי טל והרב אהרן סולוביצ'יק, ובסכנת איבר ודאית אפשר לצרף גם את דעת המנחת אברהם. ואילו לסיעת המחמירים אין לצרף אלא את החוות יאיר (ודברי המהרי"ץ והמשפטי עוזיאל תלויים במקרה הנדון). מכל מקום, יוצא שהדברים שקולים במידה רבה וקשה להכריע בדבר, אך בהצטרף סניף נוסף אפשר להקל.

פרק י': איסורי דאורייתא במקום צער גדול (=סכנת איבר) — פסיקת ההלכה בסכנת איבר

כאן אנו מגיעים לנקודה השלישית שיש לדון בה, והיא פסיקת ההלכה. כבר הבאנו לעיל ששיטת רבנו תם בעניין בסכנת איבר איננה שיטה יחידאית כלל וכלל, וכמה ראשונים אחזו בה. גם **בעלי תמר** לירושלמי במסכת שבת (פרק יד, הלכה ד) כתב שכן היא גם דעת רבנו חננאל ושכן נראית לו שיטת הירושלמי. אכן, אף ששיטה זו הושמטה מהשולחן ערוך לגמרי, מכל מקום האחרונים הזכירוה וכפי שנבאר.

לעיל הובאה דעת **הב"ח** (או"ח, שכח) שאנו נוהגים לפסוק כשיטת רבנו תם (ופירש ששיטתו מתירה לחלל עבור כל איבר שיש בו ספק אם סכנתו מהווה סכנה לכל הגוף, אך לא מתירה כל סכנת איבר באשר היא. אולם בשו"ת שרידי אש [שם] העיר שמהראבי"ה מתבאר שלא כפירושו, ולעומתו בשו"ת ציץ אליעזר שם תמך בדברי הב"ח. ומכל מקום שני אחרונים אלו הביאו ראיות מסוגיות הגמרא בכמה מקומות לשיטת רבנו תם וסיעתו).

כמו כן, הבאנו לעיל שלדעת הרב אהרן סולוביצ'יק כך היא גם דעת **הש"ך**. לאחרונים אלו יש לצרף את **הבית לחם יהודה** (יו"ד, קנז, ס"ק ג) שכתב: "ולא יעבור על לא תעשה... ואם יש סכנת אבר – יעבור, ובזה נראה לי דכולי עלמא מודים,

אם ירצה להחמיר עליו רשאי אף כי יש חשש לכל הגוף באשר שעל פי הרוב נשאר חי, לכן שרי" (וצריך עיון אם דבריו "דכולי עלמא מודים" מוסבים על תחילת דבריו או סוף דבריו, ומכל מקום דעתו ברורה להקל). דעה להקל בדין זה מצאנו בצורה מפורשת יותר **בשו"ת מלמד להועיל** (ב, לב), שנשאל בנוגע לנער שיש לו שיתוק בחוט השדרה ורוצים לשים אותו בבית חולים שבו מאכילים מאכלות אסורות, ועל כך כתב:

> הנה אי מחללין שבת במקום סכנת אבר, אף שבטור ושולחן ערוך לא הובאו רק דברי המחמירין, מכל מקום מצינו... שרבינו תם סבירא ליה דאפילו דאבון אחד מאיבריו אני קורא סכנה ומחללין שבת... ולעניין סכנת אבר בשאר איסורין נראה מדברי הש"ך... דיש להקל, וכן כתב שם בבית לחם יהודה. וכתב הפרי מגדים... דמותר לרפאות באיסור תורה, ושאני שבת דחמיר... ומאחר שמצאנו שרבינו תם מתיר בסכנת אבר אפילו בשבת ותוספות בסוכה מסייע להם, יש להקל בנידון דידן... גם מה שכתב השואל שיש לחוש לסכנה שאם יפול אין איש להקימו יש לו מקום בדברי הפוסקים... גם מה שכתב השואל... מהגאון רבי שלמה קלוגער הוא דבר נכון, שאם לא יתרפא הנער יבטל מתלמוד תורה ומהליכת בית הכנסת ומכמה מצוות ומעשים טובים, ויש לומר יבטל זמן קצר מצוות לא תעשה כדי שיוכל לקיים הרבה מצוות.

נראה שאף **בשו"ת שרידי אש** (ב, לד) הסכים לדברי המלמד להועיל, וראו גם **פניני הלכה** (שבת, הרחבות, כז, ב, ה) מה שהביא בשם **הרב דב ליאור**. אחרונים אחרים לא הקלו עד כדי כך, אבל הסכימו שיש לצרף את שיטת רבנו תם וסיעתו לסניף, וכך כתב **בשו"ת ציץ אליעזר** (יח, פט), וראו גם **בשו"ת דבר אליהו** (סימן לו) **ושו"ת חלקת יעקב** (ג קפב), שמדבריהם משמע שיש להבין שהש"ך הקל לגמרי בסכנת איבר, ולכל הפחות מצרפים אותו להקל (אולם ראו מה שכתב **בשו"ת דברי מלכיאל** [ה קמח] בשאלה הנידונה שם).

למרות כל הנ"ל, ברור שפוסקים אלו הם מעט מזעיר, ורוב הפוסקים הולכים בדרכו של השולחן ערוך ומחמירים נגד דעת רבנו תם, ויש לדון אם נוכל לפסוק כדעת המיעוט המקל נגד הרבים המחמירים. בעניין זה יש להזכיר את מה שכתב **רבנו ירוחם** (תולדות אדם וחוה, נתיב ז, חלק ב) לאחר שהביא את מחלוקת הפוסקים בעניין חולה ביום הכיפורים (אם יש ללכת אחר רוב דעות או לא): "ולדידן לא נפקא לן מידי, דאפילו יהיה בזה מחלוקת פוסקים אם מאכילין אם לאו, אם היה בא מעשה

לידנו היינו מאכילין אותו, דספק נפשות להקל, וכן כתב הרא"ש". דבריו הובאו **בבית יוסף** (או"ח, תרי"ח) וכן **בב"ח** (שם).

על דברים אלו כתב השרידי אש (שם): "והנה לפי דעת רבינו ירוחם... צריך עיון אי בסכנת אבר יש לחוש לדברי רבינו תם והמאירי... ולמעשה צריך עיון גדול באיבוד אבר גדול אי יש להתיר מחשש סכנה כפי דעת הנ"ל". השרידי אש הסתפק אם יש ליישם את דברי רבנו ירוחם במחלוקת זו, וגם **בשו"ת יחל ישראל** (ב, נט) הסתפק בעניין זה:

> הנה בשולחן ערוך... פסק כהרמב"ן שאין הולכים אחרי רוב דעות הרופאים לעניין פיקוח נפש, ולפי הנתבאר... לכאורה אין חילוק בין אם המחלוקת היא בין רופאים או בין פוסקים. ומעתה יש לתמוה... מדוע לעניין סכנת אבר פסק בשולחן ערוך... שאין מחללים שבת, והרי ישנה גם שיטת רבינו תם שמחללים שבת עבור סכנת אבר? ולדברינו יש לחשוש לדעת המיעוט הואיל ואין הולכים בפיקוח נפש אחרי הרוב. ואם משום שדעת רבינו תם היא דעת יחיד, והרי זה כמו דעת יחיד של רופא, וביארנו שדעתו בטלה; ברם חזינן לעיל שגם המאירי וגם הערוגת הבושם בשם שניים מבעלי התוספות סוברים כרבינו תם, ואם כן יש לחשוש לדעה זו. ואילו היה הביאור בשיטת רבינו תם מאיזה טעם אחר שלא נתבאר לנו אולי היה אפשר להבין שאין הטעם משום פיקוח נפש ממש, אבל הרי חזינן להדיא בערוגת הבושם שהטעם הוא משום חשש פיקוח נפש, והדרא קושיא אמאי אין חוששים לדעתם? וצריך עיון למעשה.

אולם בספר **בעקבי הצאן** (סוף סימן י') כתב **הרב צבי (הרשל) שכטר** כדבר פשוט שאין ספק כלל שדברי רבנו ירוחם אינם שייכים כאן:

> ונראה שיש לדון בזה טובא, דעיין הגהות הרש"ש... ובקשר למה שכתב השרידי אש דלדעת רבינו תם כל סכנת אבר נידון כספק סכנת נפשות... מפשטות לשון הרבינו תם משמע דרצונו לומר שמפני דאבון איבוד האבר יכול להתעלף ולמות, ולפיכך הוי חשש סכנת החיים ממש. אך במקרה שהחולה אינו יודע מאומה, ורק הרופאים יודעים ומכירים מצבו ועניניו, ולא שייך לחוש לדאבונו ועוגמת נפשו שיגרמו לאיבוד חייו ממש, ויש רק סכנת אבר גרידא, נראה פשוט שאף הרבינו תם מודה דעל סכנת אבר אין לחלל את השבת. ונמצא שרק המאירי לבדו עומד נגד דעת כל הפוסקים בנוגע לעניין זה דסכנת אבה, ובשיטה יחידאה שכזו

נראה דלא מיקרי אפילו ספק סכנת נפשות לדחות עליו את השבת בדאורייתא. כן נראה פשוט וברור.

אלא שכל דבריו מבוססים על היות שיטת המאירי יחידאית, והוא אף סומך על הגהת הרש"ש, אך כבר ראינו שיש להקשות על כך, וגם שיש ראשונים נוספים שעומדים בשיטה זו, וקשה לדחות את כולם. ובבית **יצחק** (כרך מו, עמודים 368–370) **הרב דוד סוקניק** הקשה אף הוא על דברי הרב שכטר וכתב:

והנה יש לדון בדבריו, דלגבי גירסת התוספות מלבד שגירסא דידן הוא דמחללין שבת עבור סכנת אבר, זהו גם כן גירסת תוספות רבינו פרץ... וגירסא זו היה גם כן לפני הגאון הרב עובדיה יוסף שכתב... שהתוספות הרא"ש כתב כתוספות דידן. ומלבד כל זה הרש"ש והשפת אמת הגיהו בתוספות על פי הפסקי תוספות, ולא ראה הפסקי תוספות את דברי המאירי, ואילו ראה הפסקי תוספות שיש דעה כזה בראשונים אולי לא היה מחליף כוונת התוספות. וכעין זה הציע השבט הלוי... בנוגע לדברי הב"ח... ועוד יש להעיר... דהראבי"ה בעצמו הבין רבינו תם כפשוטו, דאם לא כן מדוע כתב "הפסד עין", הלא אין ההפסד העיקר אלא הדאבון? ומזה נראה דלא כפירוש הב"ח, ודברי רבינו תם במקומן הם עומדים. ועיין באגודה שכתב כרבינו תם והמאירי, ובערוגת הבושם... הביא תשובה מהרב רבי אליעזר מבעלי התוספות שכתב כן, ואם כן יש לנו עוד שתי דעות בראשונים הסוברים דמותר לחלל שבת באיסור דאורייתא עבור סכנת אבר. ומכל זה נראה דיש לנו כמה ראשונים הסוברים שיש לדחות שבת באיסור תורה עבור סכנת אבר, ולפי רבינו ירוחם הנ"ל שייך לומר דבספק פיקוח נפש אזלינן בתר המיעוט המיקל, ויש להקל.

אף **בשו"ת יחל ישראל** – אף שכאמור לעיל הסתפק בדין זה – מכל מקום בתשובה אחרת (ב, עז) סמך על הכרעת רבנו ירוחם למעשה, והבין שכן דעת השרידי אש. עוד מצאנו שר' **חיים מבריסק** פסק כן למעשה, כמובא בשם נכדו **הרב אהרן סולוביצ'יק** בספר **פרח מטה אהרן** (עמוד 218) בעניין פיקוח נפש של בן שמונה חודשים שלא גמרו שערו וציפורניו:

בן שמונה – תלוי במחלוקת הראשונים אם פיקוח נפש של עובר דוחה שבת. הטעם הוא שבן שמונה שלא גמרו שעריו וצפרניו נחשב כאילו הוא עדיין במעי

אמו עד שיגמרו שעריו וצפרניו. ושמעתי מאבא מארי ז"ל ששמע מהגאון ר' חיים דלמעשה צריכים אנו לפסוק כהראשונים שסוברים שמחללין את השבת על עובר וילוד בן שמונה אף על פי שלא נגמרו שעריו וציפורניו, אף על פי שבשולחן ערוך נפסק שאיו מחלליו את השבת על בן שמונה שלא נגמרו שעריו וציפורניו, משום דספק נפשות להקל. ואפילו במקום שנפסק בשולחן ערוך דלא מחללין, מכל מקום מבואר בבית יוסף בהלכות יום הכיפורים בסימן תרי"ח בשם רבינו ירוחם דבמקום שיש מחלוקת ראשונים בפיקוח נפש ורוב ראשונים סוברים דאין מחללין, ומיעוט ראשונים סוברים דמחללים, אז מחוייבין אנו לחלל משום דאין הולכין בפיקוח נפש אחר הרוב.

הרי שפתיו ברור מיללו, שאף אם השולחן ערוך כבר פסק את פסקו, מכל מקום יש לכללו של רבנו ירוחם להשיג את גבולו של השולחן ערוך, שכן בפיקוח נפש יש להקל כפי שיטת מיעוט הראשונים. מכל הנ"ל למדנו שיש מקום לפסוק כרבנו תם בכל עניין, שכן כך דעת כמה ראשונים ואחרונים. ואף שהם המיעוט, מכל מקום בעניין זה, שהוא כספק פיקוח נפש, יש להקל. ויש להדגיש: משמעות הפסיקה היא שבכל מקום שיש צער גדול משום חולי הנפש, שהוא כעין סכנת איבר, יש מקום להתיר חילול שבת אף באיסור דאורייתא. אומנם, לפי שיטת הב"ח שהובאה לעיל, יש לנסח כך את מסקנת ההלכה: בכל מקום שיש צער גדול משום חולי הנפש, ויש חשש שצער זה יכול להביא לידי סכנה את החולה או את סביבתו, ואף אם החשש רחוק, מותר לחלל את השבת על חולה זה אף באיסורי דאורייתא.

אכן, לפי זה יש מקום גדול להקל לכל הפחות בשאר איסורים על פי השיטות שנתבארו שם, ובשבת עדיין צריך עיון. ומכל מקום, נראה שהרשות נתונה ביד הפוסק להקל לפי המקרה אף באיסורי שבת בסכנת איבר, שבחולי הנפש משמעותה צער גדול. ונראה להביא לכך שלוש דוגמאות מהפוסקים:

בשו"ת דבר יהושע (ב, קלג) נשאל לגבי בעל שחילל שבת על מנת להקל מייסורי אשתו החולה, ועל זה כותב שם שיפה עשה הבעל והסביר:

> וגם כפי מה שכתבת... אם לא יעשו רפואה לייסורין שלה יהיה מחשבה של יאוש ובמחלה זו אם יש לה מחשבה של יאוש יכולין לקצר ימיה, אך... משום חשש טירוף הדעת לא התירו אלא קניין שהוא איסור דרבנן... אך בלבושי שרד שם כתב דהוי בכלל פיקוח נפש... וכן כתב הפרי מגדים דאף איסור תורה

> שרי... ומשמע דסבירא להו דמשום טירוף הדעת יש לחוש שיסתכן, הכי נמי בנידון דידן... יש לחוש מטירוף הדעת שיתקצרו ימיה, פשיטא דמותר לחלל שבת – ומבואר דבשביל צער החולה שיש בו סכנה מותר לחלל שבת.

ב**שו"ת תשובות והנהגות** (ה, צז) נשאל אם לבצע ניתוח בשבת משום שאם לא יבצעוהו עד יום שני, ייתכן שיצטרכו לחתוך את רגלי המנותחת, והשיב:

> אמנם עיקר הטעם אצלי הוא, שבלי שתי רגליים נאבד לאדם תשוקת החיים והיא גופא פיקוח נפש, שכדי לחיות צריך רצון להיאבק, וכאן ישנו חשש רציני שבלי שתי רגליים לא תרגיש ערך לחיים שלה (ואף שבסכנת עין מתירה הגמרא רק משום דבליבא תליא מלתא... נראה דהתם מיירי שהוא רק חשש עוורון, ובזה אמרו שגם מספק מתירין משום שיש לחשוש ללב, אבל בודאי עוורון אולי באמת ראוי להתיר, אבל בלאו הכי נראה שבלי רגליים כלל הוא צער טפי, אף שלא הוזכר בדברי חז"ל שנחשב כמת). ובצירוף שיטת רבינו תם והמאירי שמתירים בסכנת אבר, התרתי לרופא לבצע ניתוח בשבת שהוא על חצי רגל לבד ולא להמתין עד יום שני, שלדעתי עלול שיבוא בזה אחר כך לפיקוח נפש".

באחרונה נביא את מה שכתב **הרב אביגדור נבנצל** בספרו **ירושלים במועדיה** (שבת, עמודים שנה-שנו) בשם **הרב שלמה זלמן אויערבאך**:

> אדמו"ר זללה"ה נשאל: אדם בעל לב חלש, שעלול לקבל התקף לב אם שריפה תכלה את ממונו, ופרצה שריפה בביתו או בבית העסק שלו, האם מותר לכבות את הדליקה במקרה זה? מתחילה היתה דעת אדמו"ר שאין להתיר כיבוי דליקה גם במקרה זה, והטעם, מפני שצריך שתהיה לו מידת ביטחון, ואם אין לו הוא מזיק את עצמו. ואני לא זכיתי להבין דבריו מדוע אין בזה חשש פיקוח נפש. אולם, בסוף ימיו אדמו"ר חזר בו ממה שהיה מוכרע אצלו בזה, וצידד לומר שייתכן שיש לכבות שריפה מפני חשש זה. כמו כן, דן באדם שמחוייב מיתת בית דין, ויש חשש שמא הוריו יצטערו על הרג בנם ויבואו לידי סכנה (וכן שאר קרובים). בתחילה סבר אדמו"ר הגרשז"א זללה"ה שאין להתחשב בסכנה זו... ובסוף ימיו חזר בו ממה שהיה מוכרע אצלו בזה ושוב צידד שגם חשש זה, של סכנה לקרובי החייב, תדחה מיתת בית דין.

פרק יא: ביטול מצוות עשה משום חולי הנפש

כל הנ"ל אמור בעבירה על איסורים, אך לעניין ביטול מצוות עשה הדין פשוט יותר. ותחילה יש לחלק בין חולה המצטער מעצם המצווה לחולה שאינו מצטער מחמת המצווה. כי הדבר פשוט שחולה אינו פטור מן המצוות. כמובן שאם הוא אנוס מחמת מחלתו ואינו יכול לקיימם אין לו עוון, וכמו שכתב **בערוך השולחן** (או"ח, לח, ד): "דזה פשיטא... דלא מיירי בחולי כבד המוטל במיטה שאין לו שום כח או שום דעת, דבכהאי גוונא לא שייך חיוב ופטור" (ועוד ראו **שו"ת הרדב"ז** [ג, תכה] **ושו"ת באר מים חיים** [סימן נט]). אולם אם יש לו כוח לקיים את המצוות הוא חייב בהם וחוליו אינו מפקיעו מחיוב זה.

דברים אלו יוצאים בבירור, לדוגמה, מה**שולחן ערוך** (או"ח, לח, א) שכתב: "חולה מעיים פטור מתפילין". והוסיף הרמ"א: "אפילו אין לו צער. אבל שאר חולה, אם מצטער בחוליו ואין דעתו מיושב עליו, פטור. ואין לומר חייב". פסיקה זו לקוחה מדברי המרדכי (כמו שמתבאר בבית יוסף שם), ולפיה יש לקבוע שחולה מעיים פטור מן התפילין אף אם אינו מצטער, ושאר חולים אינם פטורים אלא אם הם מצטערים בחוליים ואין דעתם מיושבת לכוון בהנחת התפילין.

מדברים אלו אנו למדים כי לא פטרו את החולה המצטער ממצוות תפילין אלא מפני דין מיוחד במצווה זו, שצריך שתהיה דעתו מיושבת עליו, אך במצוות שאין חיוב זה אין לפטור את החולה. וכך כתב **האליה רבה** (או"ח, לח, ס"ק א): "ומכל מקום נראה דמודה נמי דחולה שאין לו צער חייב, מדכתב 'וחולי מעיים אפילו אינו מצטער' וכו', משמע דשאר חולי דווקא מצטער בעינן, אלא דסבירא ליה דסתם חולי יש לו צער וסתמא כפירושו".

כן כתב גם ב**שולחן ערוך הרב** (או"ח, לח, ב): "אבל שאר חולה אם מצטער בחוליו ואין דעתו מיושבת עליו מפני צערו – פטור, מפני שאסור להסיח דעתו מהן, ואם לאו – חייב, אף על פי שהוא חולה". וכן כתב **הערוך השולחן** (שם): "אבל שאר חולה פשיטא, דאם אין לו צער להניחם למה יפטור את עצמו? ואינו פטור אלא כשמצטער בהנחתם מפני חלישותו ואין דעתו מיושבת עליו מפני זה, דאז פטור". הרי לנו דוגמה אחת מני רבות המראה שחולה סתם אינו פטור מן המצוות מעצם הגדרתו כחולה (ועוד ראו **שו"ת בנין שלמה** [סימן מז]).

אולם לעומת זה, נחלקו האחרונים אם יש לפטור מן המצוות חולה שקיומן יחמיר את מצבו. במסכת כתובות (נ, א) למדנו: "אמר רבי אילעא: באושא התקינו, המבזבז – אל יבזבז יותר מחומש". אין אדם חייב לתת יותר מחומש מנכסיו לשם

קיום מצוות צדקה, ומכאן למדו גם לשאר המצוות, שאין אדם חייב לתת את כל אשר לו בעבור קיום מצוות עשה. מעתה, יש לדון מה דין חולה לעניין קיום מצוות, וכמו שפסק **הרמ"א** (או"ח, תרנו): "ומי שאין לו אתרוג, או שאר מצוה עוברת, אין צריך לבזבז עליה הון רב, וכמו שאמרו: המבזבז אל יבזבז יותר מחומש, אפילו מצוה עוברת; ודוקא מצות עשה, אבל לא תעשה יתן כל ממונו קודם שיעבור".

אולם ראיה זו אינה פשוטה, ואף שיש שרצו להביא ראיות מסוגיות שונות שצער הגוף הוא קל וחומר מצער ממון, **הרב חיים פינחס שיינברג** דחה ראיות אלו בספר **הלכה ורפואה** (ד, "דין חולה ומצטער במצוות", עמודים קכה-קלח): "ואם כן חילוק גדול ישנו בין הך דינא דחומש דהוא משום סכנת עניות שהיא קלקול גדול העלול לבטלו מכל, ואמרינן ליה תתבטל ממצוה אחת כדי שתשמור מצוות הרבה... דאינו כחולה שאין בו סכנה שאפשר להבריאו בתרופות... וגם יש עוד נימוק בזה דגדול צערא דביזיון מצערא דגופא....".

אף על פי כן, בעניין סכנת איבר מצאנו שהסכימו האחרונים שיש להקל. **בשו"ת אבני נזר** (יו"ד, שכא) דן בדינו של תינוק שהרופאים רוצים לנתחו ואומרים שחייבים לנתחו מיד, אך אם ינתחוהו לא יוכלו למול אותו ביום השמיני אלא יצטרכו לדחות את המילה, ועל זה השיב: "אם האמת כדברי הרופאים הדבר ברור דמותר לעשות האפיראציע, דמצות עשה אינו מחוייב לבזבז עליה הון רב... כל שכן שלא יהיה הילד בעל מום".

עוד כתב **בשו"ת דעת כהן** (סימן קלז):

> ולעניות דעתי... לגבי דין מילה... גם אם לא תהיה כי אם סכנת אבר מיוחד ניתנה המצוה לתלות ולהמתין עד שיבריא. ועיין בספר בשמים ראש... שכתב לבטל מצות עשה גם מצד מצטער, אף שדבריו לא נהירין ולא ברירין כלל לעניין מצטער... מכל מקום לעניין סכנת אבר בודאי ראוי להאמר. ולא גרע מכבוד הבריות שדוחה גם מצות עשה של תורה בשב ואל תעשה.

וכעין זה כתב **הרב יצחק אייזיק הלוי הרצוג** (**פסקים וכתבים**, ה, יו"ה, פא): "שאין להפסיד אבר כדי לקיים עשה כשם שאין לבזבז על זה כל ממונו" (וכן כתב במקום אחר [שם, א, או"ח, נן]), וכן הסיק להלכה **הרב חיים פינחס שיינברג** (שם).

כן מצאנו גם **בשו"ת מנחת אשר** (ב, קכט):

> ובפרט כאשר מדובר בסכנת אבר שהרי חמורה סכנת אבר משאר חולי שאין

> בו סכנה... וכבר ביארתי במקום אחר דגדר סכנת אבר אינו בסכנה של איבוד אבר או שיתוקו המוחלט בלבד אלא כל סכנה לתיפקוד תקין של אחד מאברי הגוף וכל סכנה של נזק בלתי הפיך לתפקודו הוי בכלל סכנת אבר. ומשום כל זה נראה פשוט בנידון דידן, דכיון שיש חשש לנזק בלתי הפיך למיתרי הקול הרי זה בכלל סכנת אבר, אף אילו היה מדובר בביטול גמור של מצוות עשה כך היא שורת הדין שיבטלו.

כל הנ"ל אמור במי שיש לו סכנת איבר, אך בעניין חולה שאין בו סכנה נחלקו הפוסקים. **בלקט יושר** (חלק א, עמוד פה) כתב:

> ואשר שאלתני על דבר אשתך שתחיה אם תתחייב באכילת מצה ומרור, אחרי שהיא רגילה להיות אנושה שקורין בלשון אשכנז "אומעכטיג" אפילו כשהיא בריאה, וכל שכן עתה שהיתה חולה וחלושה מאוד מקרוב, איכא למיחש פן תחזור חס ושלום לחולי. דע כי נראה שאינה מחויבת בכי האי גונא כלל, וראיה... דאיתא בירושלמי דרבי יוחנן לא הוה מנח תפילין כל השנה רק מפיסחא לפיסחא, וכדהוה מנח הוה חייק רישא מדיבחא ועד עצרתא, פירוש: לפי שהיה חושש לראשו מקרירות היה ירא להניח תפילין... אלמא... לא חש לה רבי יוחנן משום חשש חוליו, הוא הדין נמי נידון דידן. ואף על גב... דאיתא נמי בירושלמי דרבי יונה כדהוה שתינא ארבע כוסות הוינא חייק רישא מפסח עד עצרת, אלא לא היה מונע בשביל חיוב ארבע כוסות, וכל שכן בשביל מצה, ורבי יוחנן נמי מנח תפילין בערב פסח אף על גב דהוה חייק רישיה כדי לקיים המצוה לכל הפחות פעם אחת; מכל מקום נראה דיש לומר דווקא בכי האי גוונא דמידה דידיהו דאפשר לא היה כואב ומחליש להם כל כך ביותר... אבל מי שנפשו נעשה אנושה... וראיה מרבי יוחנן... שאם היה מניח יותר מפעם אחת בשנה היה גופו אנוש והיה חושש לסכנה.

אומנם, בדברי הלקט יושר יש מקום להסתפק אם מדובר במקרה של סכנה. **והרב יעקב וינגולד** כתב בספר **הלכה ורפואה** (ה, "חיוב קיום מצות עשה במקום חולי", עמודים שלט-שסב) שמרוב דברי הלקט יושר נראה שאינו מדבר דווקא על מקרה של סכנה, אף כי בסוף דבריו נראה אחרת. מכל מקום, מידי ספק לא יצאנו ויש מקום לבעל דין לחלוק על ראיה זו.

אולם, **בשו"ת בשמים ראש** (סימן צד) נשאל בעניין אשה שנופלת למשכב

מחמת אכילת מרור, ורצה להוכיח מדין מצטער פטור מן הסוכה, "דהתורה לחיים ניתנה, ואין זה דרכי נועם, ועוד דהאי נמי מצוה גדולה להברות גופו מכל חולי ועוסק במצוה הוא ופטור משאר מצוות עשה". ו**בשו"ת בנין שלמה** (א, מז) נשאל אם אכן יש להשוות בין פטור המצטער מן הסוכה לבין שאר המצוות או שמא בסוכה יש היתר מיוחד מחמת "תשבו – כעין תדורו", ואף שדחה את דברי הבשמים ראש הסכים עמו להלכה. ראשית הוא דן באריכות בשאלה אם יש לחלק בין חולה למצטער לעניין סוכה, ונטה לומר שדינם שווה, ולאחר מכן השיב:

> ומיהו קצת יש מקום להביא ראיה דאינו מחוייב להכניס עצמו בחולי וצער הגוף בשביל מצות עשה, ואף דלא יגיע סכנה מזה, מהא דמבואר בשולחן ערוך... דאינו מחויב ליתן כל ממונו בשביל מצות עשה, ואפשר דיש ללמוד מזה דהוא הדין דאינו מחויב להכניס עצמו בצער וחולי בשביל מצות עשה דהא צער הגוף וחולי עדיפא לאינשי מממונא... ואכן לעניות דעתי נראה פשוט דכל כגון זה תליא בהרגשה שמרגיש החולה בעצמו שאפשר שיזיק לו אם יאכל הכזית מצה ומרור, או אם ילך לסוכה, אז אינו רשאי להחמיר על עצמו...

גם **באשל אברהם** (תנינא, או"ח, תרנו) כתב שייתכן ששיעור חומש אף מסייע בידינו לשער את הצער שמותר להמנע ממנו אף במחיר ביטול מצות עשה, "שכל שמצטער בכך כל כך עד שכפי דעות רוב בני אדם נותנים חומש מה שיש לו ויותר להינצל מהצער גם שאין צד סכנה על ידי זה, שייך קולא בכך". כן כתב **בשו"ת אגרות משה** (או"ח א, קעב) שאין אדם חייב להכניס את עצמו בחולי על מנת לשמוע קול שופר, והביא את דין חומש ממונו וסיים: "ואם כן כל שכן זה שעדיף להאדם אף מחומש ממון ויותר, שהיה מוציא להתרפא אף כל ממונו, שנחשב אנוס ממצות עשה דשופר, ופטור".

בחלקת יואב (א, דיני אונס, ענף ז) כתב כן אף לעניין חולה שאין בו סכנה סתם: "וצריך לומר דיש חילוק בין לעבור על עשה בשב ואל תעשה דזה שפיר חולה שאין בו סכנה פטור מלקיימה, מה שאין כן לעבור עליה בקום ועשה...". אף **בכף החיים** (או"ח, תעג, ס"ק פח) סבר כן, וכתב לעניין אכילת מצה: "ואם כשיאכל כזית ממנו יחלה יום או יומיים בכהאי גוונא, אין צריך הבריא להביא עצמו לידי מידה זו ואיסורא נמי איכא לחבול בעצמו" (וכעין זה כתב בסימן תעב, ס"ק סט). כן דעת **הרב משה שטרנבוך** בספר **הלכה ורפואה** (ד, עמוד קמז), שיש להקל לפי העניין: "שתלוי במידת הסבל והצער, ובמקרה שנשאלתי הוריתי להקל, ובכל ספק ראוי להורות כן" (וראו דעתו אף **בשו"ת תשובות והנהגות** [א, שב]).

אולם, כנגד אחרונים אלו עומדים כמה פוסקים שחלקו בדבר, וראשון נזכיר שבשו״ת **מהר״ם שיק** (או״ח, רס) הביא ראיה להחמיר ממה שנפסק בשולחן ערוך (או״ח, תעב, י): ״מי שאינו שותה יין מפני שמזיקו, או שונאו, צריך לדחוק עצמו ולשתות, לקיים מצות ארבע כוסות״, ועל זה כתב המהר״ם שיק: ״ואם כן, אם אין בו חשש סכנה, אפילו מזיק לו, שפיר מחוייב לאכול ומברך, כדמוכח מדברי השולחן ערוך בסימן תע״ב סעיף י׳ הנ״ל״. כך הסיק שם אף **הברכי יוסף** (או״ח, תעב, ס״ק י): ״אף מצטער מצד המצוה חייב״.

אולם לכאורה אין זו ראיה ניצחת, כי באמת כתב שם **הערוך השולחן** (או״ח, רעב, יד) כתב שכל זה ״לבד כשהוא חולה״, וגם **המשנה ברורה** (או״ח, רעב, ס״ק לה) כתב בשם האחרונים: ״מפני שמזיקו – רצונו לומר: שמצטער בשתייתו וכואב בראשו מזה, ואין בכלל זה כשיפול למשכב מזה״, ומשמע שמצטער חייב, אך חולה פטור ואינו חייב להזיק לעצמו על ידי קיום המצוות. וראו גם בספר **אלה הם מועדי** (ג, לא) שהביא כן **מהרב צבי פסח פראנק**.

מכל מקום, גם **בשו״ת דברי מלכיאל** (ג, לב) פשוט לו שהחולה חייב מן הדין בכל המצוות: ״כיון דאין בו סכנה, אם כן אינו פטור מדינא מכל המצוות״, ורק בסוכה יש סיבה מיוחדת לפטור. כך קבע להלכה גם **הרב חיים פינחס שיינברג** (שם). אף **בשו״ת שבט הלוי** (ה, ריט) האריך בזה והביא את דברי החלקת יואב וסתר דבריו, וכתב:

וכמה הרחיק מדרך רבותינו בזה... כל פירוש התמוה הזה, וכי על ידי ירידת גשמים הפוטרים מסוכה חלה כל הגוף? ומה עניין צער של גשמים בחג לחולי צינה באותם מדינות, ואם כן אין שום הכרח דחולה שאין בו סכנה פטור מכל מצוות עשה דקום ועשה היכא דגורמים לחולי שאין בו סכנה. ולא זו שאין הוכחה אלא ההיפך מבואר בכל הראשונים, דהוא כתב דפטור דחולה שאין בו סכנה אינו מטעם תשבו כעין תדורו אלא פטור כללי בכל התורה, והרי מבואר בריטב״א... וכן מבואר במאירי... וכן מפורש ברבינו מנוח... דזה דין מדיני סוכה, לא בכל התורה. ומצאתי בתשובת מהר״ם שיק... דמבואר באו״ח סימן תע״ב... כתב כן אפילו במצוה דרבנן כארבע כוסות, מכל שכן בדאורייתא ממש; והגם שראיתי במשנה ברורה... דהמחבר מחייב לדחוק עצמו רק במצטער... מכל מקום גם הוא לא פוטר רק מטעם שאין זה דרך חירות... אבל לולא זה לא היינו פוטרים הגם שגורם לאין בו סכנה, וגם הוא לא פוטר רק בדרבנן אבל דאורייתא עדיין אין

לנו. וברבינו מנוח... ובערוך לנר... פשיטות דפטור חולה שאין בו סכנה לא מטעם דחיית המצוה היא שאין דחייה אלא במקום סכנה אלא הפטור מטעם "תשבו".

כן כתב השבט הלוי אף בתשובה נוספת (ח, רעז), **ובשו"ת אבן יעקב** (סימן לז) פטר מי שקשה לו לאכול מצה או מרור בפסח משום שמצווה לשמוח ביום טוב ואסור לו להצטער, ומשמע שסבור אף הוא שבסתם אין היתר לחולה לפטור עצמו ממצוות המזיקות לו. אך לעומת זה מצטט שם בתשובה את דברי הבשמים ראש ומשמע שיש מקום להקל אף בלא טעם זה, וצריך עיון (וכתב שם: "ושמעתי מפי אדמו"ר הגאון האמיתי מופת הדור מרן רבי יצחק יעקב ראבינאוויץ זצ"ל הגאב"ד ור"מ דפאנעוועז, וזו לשונו הטהור: אני מרגיש כאב לב בעת אכילת מרור בלילות של חג הפסח, מפני שהיה לו מחלת השיעול כבד מאוד, ושאלתי אותו הא מצטער פטור מסוכה, וכמו כן משאר מצוות, וכמדומה לי שהיה אוכל את המרור אינו מרוסק דמריר טובא. והשיב לי: הא ניחא גבי מצטער של מצות סוכה איכא שיעור כמו ירדו גשמים או מחמת הקור או דהמאכלים נקרשים וכדומה, אבל גבי מרור ליכא שיעור עד כמה נקרא מצטער ולהיות פטור מן המצוה, ואיני יכול להכריע עד כמה נקרא מצטער").

עוד נציין את מה שכתב **בשו"ת דברי יציב** (חו"מ, עט), שלאחר שדחה את דברי המקילים, כתב: "וכשאני לעצמי היה נראה לי לחלק בין מצוות שבין אדם למקום לבין מצוות שבין אדם לחבירו, דאפשר שלא חייבתו תורה להצטער כל כך בשביל חבירו וכמו דחייו קודמין". גם **בשו"ת באהלה של תורה** (ב, צב) כתב מעצמו את הסברה של הדברי יציב אך למסקנה נטה לדברי המקילים: "המסקנה העולה מדברינו היא איפוא שחולה שאינו יכול לקיים מצות עשה אלא בקשיים גדולים וביסורים מרובים, על פי ראות עיני המורה פטור מקיום המצוה, וכן מצאתי מובא בשם בניין שלמה שתלוי בהרגשת החולה, אם הוא מרגיש שיזיק לו אם ילך לסוכה אינו רשאי להחמיר על עצמו".

על כל אלו יש להזכיר את את של הרב יעקב ויינגולד בספר **הלכה ורפואה** (שם):

ושמעתי ממורי ורבי הגאון **הרב שלמה זלמן אויערבאך** שליט"א, ומהגאון **הרב יוסף שלום אלישיב** שליט"א ועוד מגאוני זמנינו שליט"א, דדברי האבני נזר והבניין שלמה והנמשכים בעקבותיהם בזה, מסתברים מאוד להלכה, ומשום הכי יש לצדד לפטור ממצוות עשה היכא שעל ידי זה יפול למשכב וחולי שאין בו

> סכנה לתקופה ממושכת, דבכאי גוונא אין צריך ליפול למשכב וחולי שאין בו סכנה, דהוי טפי מחומש.

והביא שם ראיה מהלכות מילה (עיינו שם בדבריו), וגם מה**מנחת אשר** (ויצא, סימן לט) עולה שיש להקל בדין זה.

הרי לנו מחלוקת שקולה בין הפוסקים (אף כי רבו במקצת המקילים על המחמירים), ונראה שיש להורות כפי שכתבו כמה פוסקים שיש לפסוק לפי העניין, והכול תלוי בהתגברות החולי ובחוזקו, שהרי גם בתוך גדר חולה שאין בו סכנה יש סוגים ומינים שונים, ועל כן יש לשפוט את הדברים לפי העניין. ומכל מקום אין להימנע מלהקל במקום שהחולה צריך זאת, שהרי ודאי יש על מי לסמוך וכמו שנתבאר.

נספח ז

אין הולכין בפיקוח נפש אחר הרוב

כתוצאה ממה שנתבאר בנספחים הקודמים, עלינו לברר בצורה מדוקדקת מה נחשב לפיקוח נפש או סכנת נפשות, שבעבורם ניתן לחלל שבת או שאר איסורים. שכן במחלות נפש, אחד החששות המרכזיים הוא האובדנות, כלומר, שהחולה ייטול את חייו כתוצאה ממחלתו. אלא שכיוון שדבר זה אינו תוצאה ישירה של המחלה ואי אפשר לנבא מראש אם הדבר יקרה או לא (מה שאין כן בהתדרדרות גופנית, שאפשר לצפות אותה בצורה יותר מדויקת), אין לנו אלא לסמוך על ההסתברויות המצויות בין הרופאים בנוגע לסיכויי האובדנות במקרה זה או אחר. ממילא, יש צורך לברר אם ומתי חששות אלו עולים לכדי הגדרה מעשית של חשש פיקוח נפש.

פרק א: האם דנים דין פיקוח נפש על סכנה עתידית? (א)

ישנן שתי שאלות עקרוניות שיש לדון בהן בעניין גדרו של פיקוח נפש: א. האם גם מצבים שיכולים להתדרדר לכדי מצבי סכנת נפשות נכללים בכלל פיקוח נפש? ב. מהו שיעור התדירות של תופעה מסוימת שמחשיב אותה כ"ספק פיקוח נפש" מבחינה הלכתית? פרק זה יעסוק בשאלה הראשונה.

רבנו ירוחם (תולדות אדם וחוה, נתיב יב, חלק ט) כתב: "יש מי שכתב כי כל דבר שאין בו סכנה עתה, אף על פי שיוכל לבוא לידי סכנה, אין מחללין אלא שבות דרבנן אבל לא איסור דאורייתא".

הבית יוסף (או"ח, שכח) הביא את דבריו, ונראה מדברים אלו שאם החולה אינו בגדר סכנת נפשות או ספק פיקוח נפש באופן מיידי – דינו כחולה שאין בו סכנה

ואין לחלל עליו שבת באיסורי דאורייתא. אף שרבנו ירוחם אינו מבאר מי הוא בעל דעה זו, ושמא זו היא דעת **התוספות ישנים** במסכת יומא (פג, א, ד"ה "חולה"; וראו **בקרבן נתנאל** על **הרא"ש** למסכת יומא [ח, יג, ס"ק מ]):

חולה אמר צריך כו' – וכגון שירא להיות מסוכן דאם לא כן אין מאכילין אותו... ויש ספרים שכתוב בהן בהא מילתא דרבי ינאי "פשיטא ספק נפשות להקל, מהו דתימא האי דקאמר חולה אגב תונביה", וכל הני דאמרי "צריכין אנו" דמחללין עליהן השבת, כולהו מיירי דמחמת דאגת סכנה אומר כן.

בתוספות הרא"ש (שם) הביא שיטה זו בצורה מפורשת קצת יותר:

ויש ספרים שכתוב בהן בתר מילתא דרבי ינאי "פשיטא ספק נפשות להקל, מהו דתימא האי דקאמר חולה בעותי קא מבעית, סבר אי לא אכיל מאית, קמשמע לן", אלמא: דווקא משום ספק מיתה מאכילין אותו, וכן הא דאמרינן "חיה שאמרה צריכה אני" היינו שדואגת מחולי ושמא תבוא לידי סכנה.

אכן, **בשולחן ערוך** (או"ח, שכח, ה) פסק בלשון שמשמע ממנה כרבנו ירוחם: "מכה שאינה של חלל, נשאלין בבקי ובחולה; ואין מחללין עליו שבת, עד שיאמר אחד מהם שהוא צריך לחילול, או שיעשה אצל אחד מהם סכנת נפשות".

השולחן ערוך אינו מזכיר חשש שיבוא לידי סכנה אלא ספק נפשות ממש, וכך גם הבין **בהגהות לחם רב** (שם, ס"ק ב). אולם **בעולת שבת** הסתפק שמא יש לפרש שאפילו בחשש שמא יכבד החולי (כמו שיתבאר לפנינו מדבריו של השולחן ערוך בסימן תריח), וסיים: "וצריך עיון לדינא". אף **הרמ"א** העיר על דברי השולחן ערוך הללו, שיש לעיין במה שנפסק בסימן תריח. ויש להסתפק אם כוונת הרמ"א היא שיש לפרש את דברי השולחן ערוך בסימן שכח על פי מה שנאמר שם (וכאפשרות זו נראה מדברי **המשנה ברורה** [או"ח, שכח, ס"ק יז]) או שמא כוונתו שהדברים חולקים על מה שנאמר שם (וכאפשרות זו נראה קצת מלשון **המגן אברהם** [או"ח, שכח, ס"ק ה]).

מכל מקום, דעת רבנו ירוחם הנ"ל עומדת בסתירה לדעת **הרא"ש** במסכת יומא (ח, יג), וזו לשונו שם לעניין האכלת חולה ביום הכיפורים:

כתבו התוספות: הא דקאמר הש"ס "חולה אומר צריך אני", היינו שאומר שהוא ירא שאם לא יאכל שיכביד ויהיה מסוכן למות. ויש ספרים שכתוב בהן... דווקא

> משום ספק מיתה מאכילין אותו, עד כאן. ונראה לי דחומרא גדולה היא זאת בספק, דאין לך רופא שיאמר אם לא יאכל שמא ימות אלא הרופא דרכו לומר אם לא יאכל אפשר שיכביד חוליו ויסתכן. ואפילו לספרים שכתוב בהן ״אי לא אכילנא מיתנא״ אין ללמוד מזה דדווקא על ספק מיתה מאכילין, דלישנא דמיתנא לאו דווקא, אלא שדרך החולה לומר כן מחמת פחד המיתה.

על פי דברי הרא״ש, פסק **הטור** (או״ח, תריח): ״חולה שצריך לאכול, אם יש שם רופא בקי שאומר אם לא יתנו לו אפשר שיכבד עליו החולי ויסתכן, מאכילין אותו על פיו, ואין צריך שיאמר שמא ימות״.

הבית יוסף (או״ח, תריח) לא הביא חולק על דברי הרא״ש, ו**בשולחן ערוך** (או״ח, תריח, א) פסק את דבריו בלא מחלוקת: ״חולה שצריך לאכול, אם יש שם רופא בקי אפילו הוא עובד כוכבים שאומר: אם לא יאכילו אותו אפשר שיכבד עליו החולי ויסתכן, מאכילין אותו על פיו, ואין צריך לומר שמא ימות״.

מדברים אלו משמע, כאמור, שהאכלת החולה ביום הכיפורים מותרת אף כשעדיין לא בא לידי סכנה, אלא שיש חשש שמא אי־האכלתו תביאהו לידי כך, וכן כתב **הלבוש** (או״ח, תריח, א), וכן כתב **הב״ח** (או״ח, תריח):

> ודקדק רבינו לומר ״חולה שצריך לאכול״, להורות דלאו בחולה שיש בו סכנה דווקא קאמר... כלומר: אפילו בחולה שאין בו סכנה והוא צריך לאכול שלא יכבד עליו החולי ויסתכן נמי מאכילין אותו... וכן כתב הרא״ש שלא כדעת התוספות, והיינו שאין כאן סכנה עדיין אלא אפשר שיסתכן. ונראה בעיני אף על פי שאינו אומר רק אפשר שיכבד עליו החולי, ואינו אומר ויסתכן, אפילו הכי מאכילין אותו, דכל שאפשר שיכבד עליו החולי אנו חוששין שמא יסתכן דכבר אפשר נמי שיסתכן. וכן מצאתי בדרשות מהר״ש, שכתב וזה לשונו: ״רק שאומר שחוליו מתגבר עליו אם אין נותנין לו, נותנין לו״, עד כאן. ואפשר לפרש גם כן שמה שכתב הרא״ש ורבינו ״אפשר שיכבד עליו החולי ויסתכן״, האי ״אפשר״ א״ויסתכן״ נמי קאי, כלומר: אפשר שיכבד ואפשר שיסתכן.

העולת שבת (או״ח, תריח, ס״ק א) הביא את דברי הב״ח, וכן הביאו **המגן אברהם** (או״ח, תריח, ס״ק ב), **והאליה רבה** (או״ח, תריח, ס״ק א), **האליה זוטא** (או״ח, תריח, ס״ק א), **החיי אדם** (הלכות שבת ומועדים, כלל קמה, סעיף כט), **והפרי מגדים** (או״ח, תריח, משבצות זהב, ס״ק א; שם, אשל אברהם, ס״ק ב; או״ח, שכח, אשל אברהם, ס״ק

ה), **מחצית השקל** (או"ח, תריח, ס"ק ב), **שולחן ערוך הרב** (או"ח, תריח, ב) **והמשנה ברורה** (או"ח, תריח, ס"ק ב; או"ח, שכח, ס"ק יז). **וערוך השולחן** (או"ח, תריח, ד) כתב:

> ועוד למדנו מדבריו שאין צריך שיאמר הרופא שאם לא יאכל ימות, אלא אפילו אמר שיכבד עליו החולי וממילא שיוכל להסתכן על ידי זה, מאכילין אותו. ולא עוד, אלא אפילו שגם זה אינו אומר בהחלט אלא אפשר שיכבד עליו החולי גם כן מאכילין אותו, דכלל גדול הוא: ספק נפשות להקל, ואסור להחמיר בעניין זה.

והנה, לעיל הבאנו שיש להסתפק אם פסקי השולחן ערוך סותרים, אך כיוון שאין הכרח לומר כן, לכאורה פשוט שיש לפרש את דבריו בסימן שכח על פי דבריו המפורשים בסימן תריח ולקבוע שלא פסק כרבנו ירוחם כדי שלא תהיה סתירה בתוך דבריו. וכן כתב **הנשמת אדם** (הלכות שבת ומועדים, סימן סט):

> מכל מקום נראה לי באדם שיש לו מיחוש גדול ורגיל בו, שהרופא אומר שעל ידי חולי זו יוכל שתכבד עליו ויהיה חולי שיש בו סכנה – מותר, ואף על גב שכתב הבית יוסף בסימן שכ"ח... נראה לי כיון שלא הביא המחבר דין זה בשולחן ערוך, ואדרבה כתב בסימן תרי"ח שאם יאמר הרופא אפשר שיכבד עליו החולי אף על פי שלא אמר שיסתכן כמו שכתב שם המגן אברהם, משמע דבעניין זה מותר, דווקא לעניין שבת דדומה דין זה ממש לחולי שבקיאין בו ומכירים בו שממתין ואין צריך חילול – אסור לחלל... אבל בנידון דידן שאי אפשר להמתין דאם כן אסור לעולם הוי דינו עכשיו כמו לאחר זמן, ומותר לאכול איסורי דבריהם, ודווקא שהרופא או בקיאין אומרים שצריך להאיסור לרפואה אבל אם אין צריך לרפואה אלא להשיב הלב ופשיטא לתענוג לית דין ודיין דאסור לכולי עלמא...

דברי הנשמת אדם ברורים, שיש להעדיף את פסיקת השולחן ערוך בסימן תריח על פסיקתו בסימן שכח (ומה שהתיר דווקא איסורים מדבריהם, זהו לפי העניין שעוסק בו שם, כי בא לומר שאין להתיר איסורים אלו לחולה שאין בו סכנה אלא דווקא לחולה שיש בו סכנה, כמבואר למעיין שם, ואין כוונתו לחלק בין איסורים מדבריהם לאיסורי תורה לעניין חולה שיש בו סכנה). כך גם עולה מדבריהם של כמה אחרונים בתשובותיהם, ולדוגמה פסק **בשו"ת דבר שמואל** (סימן קז):

המינקת מן העבריות שיש לה ולד חולה ומסוכן, אם מותר שתאכל בתשעה באב וביום הכיפורים כדי שיהיה לה חלב הצריך להניקו, הגם שהמציאות הוא זר עד מאוד שיצטמקו דדיה כל כך בתענית יום אחד מבלי שיישאר בהן חלב כדי גמיעה הצריכה לולד ולא תמצא מינקת אחרת או די חלב עיזים ומאכל אחר להשלים חסרות, מכל מקום אם חולשת המינקת היא רבה כל כך והולד אינו רוצה לאכול ולינק כי אם ממנה וסכנה היא לו... הא קיימא לן דכל ספק נפשות דוחה שבת ויום הכיפורים, כל שכן תשעה באב שהוא מדרבנן.

הרי שפסק שמותר לחלל שבת ויום הכיפורים עבור סכנה אפשרית עתידית אף שאינה ודאית כלל. כן כתב גם **בשו"ת קול מבשר** (א, מה; והדברים הובאו גם **בשו"ת היכל יצחק** [או"ח, לה]): "עיין בית יוסף... בשם רבינו ירוחם... אבל בשולחן ערוך השמיט המחבר דעה זו, והפרי מגדים באשל אברהם שם ס"ק ה כתב דלא קיימא לן הכי, רק אפילו בספק סכנה מחללין, אף איסור דאורייתא".

אף **בשו"ת משפטי עוזיאל** (ב, יו"ד, כ) השיב לשאלה שנשאל בעניין חולי שחפת שרוצים לאכול בשר חזיר לרפואתם, וזו לשונו:

מכאן למדנו... שגם חולה שאין בו סכנת מיתה קרובה, אלא שממנה תוכל להתהוות סכנת מוות הרי זה כחולה שיש בו סכנה, דכך הוא שעת סכנה ממש כמחלה שאם לא יחישו לה תרופה מביאה לידה סכנה קרובה. וזהו דקדוק לשון הרמב"ם ומרן ז"ל שכתבו: "בשאר איסורים מתרפאים במקום סכנה", דוק ותשכח שלא נקטו לשון הגמרא: "שעת סכנה", דהוה משמע סכנה ודאית קרובה, אלא אמרו "מקום סכנה" להורות על מקום אפשרות של סכנה קרובה. וכן מצאנו ראינו בהגהות מיימוניות... מכאן תיובתא למה שכתב רבינו ירוחם... והרי אשתא צמירתא אין בה סכנה עתה... ובאמת אפילו בשבת דחמירא... אף על גב שאין אנו יודעים שיש בו סכנה מכל מקום מציאות המחלה עצמה עושה את החולה עלול לבוא לידי סכנה תכופה ומיתה קרובה ולכן מחללים עליו את השבת... ונראה דרבינו ירוחם סבר כהתוספות דכתבו בדין יום הכיפורים... אבל הרא"ש ז"ל כתב... שגם מחלה שאין סכנה ודאית קרובה, משום דאפשר שתתהווה ממנה סכנה על ידי שיכבד החולי חשיב כמחלה שיש בה סכנה, וצריך לומר לפי זה, דאישתא צמירתא אינה מחלה מסוכנת אלא שאם לא יחישו רפואה תתהווה סכנה על ידי זה שיכבד החולי וכאמרן...

עוד מצאנו שגם **בשו"ת היכל יצחק** (או"ח, לג) פסק כן:

> כאמור, ספק נפשות להקל, ואף בספק ספיקא להקל, ואף בשלושה ספיקות. אבל השאלה היא עד היכן הדבר מוגדר כספק. וצריך לומר, שההגדרה היא כנראה, שכל מאורע המציע לפנינו שאלה של פיקוח נפש אפילו יש בזה כמה ספיקות מחללין שבת, ורק אם אין סיבה כזו לפנינו, אלא חשש לעתיה, בזה צריך עיון. והנה, הבית יוסף בסימן שכ"ח כתב בשם רבנו ירוחם... בספק עתידי'... דעת יש מי שאומר זה, שאין מחללין במלאכה דאורייתא... והנה בדברים אלה צריך להתבונן, מה היא הכוונה שאף על פי שאין בו סכנה עכשיו אף על פי שיכול לבוא לידי סכנה וכו'. אם הכוונה היא שיש זמן עד מוצאי שבת שזה ברור שהחולי לא יתפתח כל כך מהר לבוא לידי סכנה כבר בשבת זו, ויספיקו לעשות את הדרוש במוצאי שבת למנוע סכנה, או אפילו אם יש ספק שמא יתפתח בשבת זו לבוא לידי סכנה גם כן אין עושין עכשיו, אך גם כשיתפתח לבוא לידי מצב של סכנה, עדיין יספיקו לעשות את הדרוש על ידי חילול שבת קודש להצילו, אלא שזהו עניין של זריזות?... ובנוגע לחקירתינו הנ"ל, הנה הואיל ומרן הבית יוסף ז"ל הביא דבר זה בביאורו על הטור, ובשולחן ערוך השמיטו, הרי ברור שאינו מקבלו למעשה, וכן הרמ"א לא הביאו, ועלינו ללכת לקולא ולא לחוש לכך כלל.

פוסקים אלו כולם הבינו שהשולחן ערוך לא פסק כרבנו ירוחם, ושפסיקת רבנו ירוחם סותרת את פסיקת הרא"ש, והלכה כרא"ש, ויש לחלל את השבת באיסורי תורה אף אם יש חשש סכנה.

פרק ב: האם דנים דין פיקוח נפש על סכנה עתידית? (ב)

אולם יש מי שרצה לומר שרבנו ירוחם אינו חולק על מה שפסק השולחן ערוך בשם הרא"ש בסימן תריח, אלא שיש חילוק בין שני סוגי מקרים של חולי שיש בו סכנה שעתיד להתרגש על החולה. פתרון מסוג זה מובא **בשו"ת כסא שלמה** (סימן ט) **לרב רפאל לניאדו**, שכתב שהלכה כדברי רבנו ירוחם כיוון שהבית יוסף הביא את דבריו ללא חולק, ולעניין דברי השולחן ערוך בסימן תריח כתב:

> שאני התם, אם ענה תענה אותו אפשר וקרוב הוא שיכבד עליו החולי והרי זה

בבל תוסיף עליו לענותו ולהזיקו בידיים, דפסקיה לחיותיה "וחי בהם" אמר רחמנא, אבל הכא אין אנו עושין לו שום עינוי והיזק בידיים, כי אם שרוי בלא עזר ולא להועיל על ידי תרופה, ושב ואל תעשה שאני ורחמיו מרובין ושבתו בשלום, את זה אמרתי כה שעתה בסברא...

ומצאתי לי רב... רבינו ירוחם... ושמחתי שכיוונתי לדעת גדולים תהלה לאל יתברך, שמי שאין לו סכנה עתה אף על פי שיוכל לבוא לידי סכנה אין מחללין עליו באיסור דאורייתא, ובוודאי דכן גם כן דאין מאכילין לאדם דבר האסור מן התורה ונראה דהיינו טעמא כדכתיבנא שיש לחלק בין זה לדין יום הכיפורים. והנה מצינו שכתב זה רבינו ירוחם בשם "יש מי שכתב", ולא הביא חולק עליו וגם מרן הבית יוסף הביא דבריו בסתם בלי שום חולק. ואף שלא פסקו בשולחנו הטהור הא לא נצרכא דכיון שכתב בשולחן ערוך בסעיף ב׳ ובסעיף ה׳ שעל חולי של סכנה מחללין ממילא משמע שכבר הוא מסוכן...

כלומר, לפי הרב לניאדו, עיקר הפסיקה היא כרבנו ירוחם, אלא שמכל מקום אסור לרופאים להרע בידיים את מצבו של החולה, ומניעת האוכל היא כהיזק בידיים. ועל כן, ביום הכיפורים ודאי מודה אף רבנו ירוחם שיש היתר להאכיל חולה כזה אפילו שהאיסור הוא מדאורייתא. הרב לניאדו ממשיך ומסביר שכן היא דעת השולחן ערוך, וכן הביא שם את דברי העולת שבת והמגן אברהם ודחה את דבריהם, וכתב שהרמ"א שהפנה בסימן שכח לסימן תריח לא בא לומר שהסימנים חולקים אלא שבסימן תריח הרחיב השולחן ערוך בפרטי העניין, אך ודאי שאינו חולק בכך על רבנו ירוחם (ועוד הביא שם שדברי הרא"ש מופיעים ברבנו ירוחם, ואם הייתה מחלוקת בכך עם ה"יש מי שכתב", רבנו ירוחם היה צריך לבאר זאת, אלא על כורחנו שאין הדברים חולקים כלל).

פתרון אחר הציע **הקצות השולחן** (ז, קלה, סוף ס"ק י):

נראה ליישב דברי רבינו ירוחם דגבי חולה ביום הכיפורים גם הוא סבירא ליה דמאכילים אותו, אלא שכוונתו דחולה שעכשיו אינו בסכנה ויוכל לבוא לידי סכנה על ידי התפתחות המחלה, ולא שמניעת החילול שבת תוכל לגרום לו סכנה, אלא שהסכנה אפשר שתבוא מאליה, אז אין מחללין אלא בשבות, שעדיין לא נקרא חולה מסוכן. אבל אם במניעת החילול שבת אפשר שתביאהו לידי סכנה מותר לחלל שבת למנוע סכנת נפשות... ומכל מקום התיר רבינו ירוחם לחלל שבת בשבות אף על פי דחולה שאין בו סכנה גם שבות אסור, דכאן על כל פנים

עדיף מחולה שאין בו סכנה שאין חוששין שיבוא לידי סכנה, או דסבירא ליה כהרשב"א דגם לחולה שאין בו סכנה התירו שבות.
אף **בשו"ת ציץ אליעזר** (ח, טו, קונטרס משיבת נפש, פרק ז) נטה לדרך כעין זו:

בכאן הכוונה שהבקי אומר שמחלה זו כשלעצמה אם יזניחו אותה ולא יתנו לה הטיפול הדרוש היא כשלעצמה יכולה להביאו לידי ספק נפשות כי כך מכיר בצורת המחלה כפי שהיא רואה אותה עתה באם יזניחוה... והיינו שחולי זה כשלעצמו שנגוע בה תכבד עליו ותסכנהו. ומה שאין כן בהיכא שהיא כשלעצמה היא מחלה כזו שאין בה בכדי שתסכן, ורק החשש הוא לחוש למיעוטא שאולי תביא לידי תסבוכת של מחלה אחרת שאפשר שתסכנהו.

חוץ מזה הרי לא מבורר בשולחן ערוך... באיזה מידה היא האפשריות שיוכל להסתכן, ויש לומר שהמדובר הוא באפשריות השקול ומשום כך חיישינן לה, וכאן בסימן שכ"ח הרי בשולחן ערוך גופא כתוב שאומר בוודאות שייעשה ספק סכנת נפשות... ומה שאין כן בהאמור, וכן יש לומר בדברי רבינו ירוחם, שהמדובר בחששא של מיעוט דאזי שפיר אמרינן שבטל נגד הרוב והוה ליה כמי שאינו. ועוד זאת ראיתי בספר עולת תמיד... שמבאר כוונת השולחן ערוך שם... דרצונו לומר שהאחד מהם של מחוי הדעה הוא שאומר וקובע שיש בדבר סכנת נפשות. ועוד מפרש דיש לומר דהכוונה שהאחד מהם ממחוי הדעה אף על פי שאינו אומר שבוודאי ימות אם לא יעשו לו הרפואה אבל אומר דאם לא יעשו לו הרפואה יכבד עליו החולי ויסתכן, עיין שם. ואם כן, לפי שני הפירושים האלה גם יחד, אין זה בכלל עומד בניגוד להאמור ולדברי רבינו ירוחם, כי בכאן המדובר על המחלה שלפנינו כפי שהיא, שאחד ממחוי הדעה אומר, שיש בדבר או סכנת נפשות ודאית, או אם לא ודאית אבל יכבד עליו החולי ויסתכן.

ומובן לפי זה איפוא שפיר מה שהעולת תמיד שם מביא מיד לאחר זה באותו ס"ק דברי רבינו ירוחם, מבלי להזכיר שזה עומד באיזה ניגוד לדברי השולחן ערוך [ורק מסיים בלשון וצריך עיון לדינא, והיינו כנראה מפני שדברי רבינו ירוחם מובא רק בבית יוסף בטור ולא בשולחן ערוך. ולדברינו מקובלים הם שפיר], בהיות וכל אחד מדבר בגוונא אחרינא, והשולחן ערוך לפי דבריו מדבר בכלל בהמתרחש במה שכבר לפנינו. ומההיא דסימן תרי"ח אין גם כן סתירה, דחוץ מהאמור, הרי בשם המדובר כשכבר נקבע שחולה זה צריך לאכול ביום הכיפורים,

כדמתחיל שם השולחן ערוך דין זה בלשון "חולה שצריך לאכול", ורק הספק שנוצר הוא על התוצאה, מה שיהא באם לא יאכל אם יבוא לידי סכנה בהכבדת המחלה או לא, ומשום כך מכיון שמחלה זאת שנחלה בה מצריכה שיאכל, תו כל ספק שנוצר על תוצאה של הסתכנות מאי האכילה הרי נחשב זה כספק על המחלה שלפנינו שתגרום אם לא יתנו לגוף המאכל הזקוק, ולכן שפיר חיישינן לספק זה, ומיושב בפשיטות הערת המגן אברהם... כי אין כל סתירה מהשולחן ערוך לזה, דהנושאים שונים לגמרי זה מזה.

כפי הדברים שכתבנו לעיל, ושאל הדברים האלה מטין דברי רבינו ירוחם, ראיתי בגליון מהרא"י לפרק ה'... וזו לשונו: בכל עניינים כאלה אין לנו לראות את הנולד רק מה שבאותה שעה, כמו חולה שאין בו סכנה שאין אנו רשאין לחלל עליו את השבת ויש לחוש שהמחלה הזאת תפילהו במחלה אחרת שתגרום לו סכנה אחר כך ואם נחלל עליו את השבת עתה נשמרהו שלא יבוא לידי מחלה אחרת, לעניות דעתי הדין נותן דאין לנו לחלל מאחר שעכשיו אין בו סכנה ולא הותר אלא להצילו מספק סכנה שנפל בה ולא להקדים ולהצילו מספק שמא יפול בה... הרי בכנ"ל, אלא שמשמעות דבריו הוא להחמיר שלא לחלל אפילו בספק השקול, וזהו מפני שהמהרא"י תפש לו עיקר שלא הותר לחלל אלא מספק סכנה שכבר נפל בה אבל אין לנו לראות את הנולד, וזה אינו לפי עניות דעתי כי הוא קולא יותר מדאי גדולה בפיקוח נפש, ובספק השקול הדעת נוטה כן לחלל גם בכדי לקדם פני הרעה של הנולד, ורק כשאיכא רק ספק של מיעוט שאולי יפול אחר כך לידי סכנה ולעומתו יש רוב נגדי האומר שלא יבוא לידי סכנה, אז הוא דיש לומר דהמיעוט הוי כמי שאינו ואזלינן בתר רובא.

וכבר קדם לציץ אליעזר בחילוקו הראשון **הרב איסר יהודה אונטרמן** בספרו **שבט מיהודה** (שער ראשון, פיקוח נפש וגדריה, אות ה):

אכן נראה לי ברור כי גם במקום שהסכנה יכולה לבוא אחר כך צריכים לחלק בין אם סיבת הסכנה כבר ישנה עתה במציאות ובין אם כל החשש הוא על דבר שיתחדש אחר כך. למשל, אם האיש עכשיו בגדר חולה שיש בו סכנה, אז כשהרופא אומר שיש לחשוש מן יגרום הצום להתגברות המחלה מאכילין אותו מפני שסיבת המחלה כבר ישנה ואפשר שתתגבר ותסכן אותו. אבל אם בשעה זו איננו חולה, אלא ששכיחות מחלות מידבקות בעיר וכשהגוף נחלש מחמת

הצום הוא עלול להפגע ממחלה, אז אין מאכילין אותו, ורק אם המחלה התפרצה כל כך עד שהגיעה לגדר מגפה אז מתירין לאכול גם לבריאים... וכבר ראינו כמה פעמים בעונת הסתיו שהיו מחלות מצויות והרופאים אומרים שצריך האדם לשמור על בריאותו שלא ייחלש, בכל זאת לא עלה על הדעת להתיר לאנשים בריאים לאכול ביום הכיפורים מפני החשש שמא הצום יגרום לכך שהמחלה תפגע בו... ולפי זה אפשר לומר שאין סתירה לדברי רבנו ירוחם ממה דאיתא בריש סימן תרי"ח כי התם מיירי באיש שהוא חולה אלא שאין סכנה אם יתענה ולכן חיישינן שמא על ידי הצום יכבד עליו החולי ויסתכן; אבל רבנו ירוחם מיירי שאין הסיבה עכשיו בעין והחשש הוא שמא יתפתח מצב כזה שיביא לידי סכנה, ובזה סבירא ליה כי אין ספק כזה דוחה שבת כמו שביארנו.

וראו גם את דברי **הרב שלמה דייכובסקי** בספרו **לב שומע לשלמה** (ב, לט). וגם **הרב בקשי דורון בשו"ת בנין אב** (ה, סג) כתב כעין זה: "ולכאורה יש לחלק בין חולה שאם יאכל יכבד עליו החולי שכבר קיימת בו המחלה והחשש שתגבר המחלה ויבוא לידי סכנה הוא בכלל פיקוח נפש, למה שכתב רבינו ירוחם שבדבר שאין בו סכנה עתה ואין סיבת הסיכון קיימת אין לחשוש שיבוא לידי סכנה".

לסיכום שיטות אלו, ישנם כמה חילוקים אפשריים המאפשרים לקבל את שיטת רבנו ירוחם להלכה:

א. יש לחלק בין גרימת נזק לחולה (על ידי פעולה בידיים של הרופא או מניעת צרכים בסיסיים מהחולה כגון אוכל וכדומה) למניעת חשש סכנה עתידי שאינו קיים כרגע. מניעה זו אינה מצדיקה מעבר על איסורי תורה (דעת הכסא שלמה).

ב. יש לחלק בין מניעת דבר שבו תלויה החרפת המחלה להגדרתו של החולה. חולה שאינו מסוכן – גם אם מחלתו היא כזו שיכולה להחריף ולהביאו לידי סכנה – אינו נחשב כרגע חולה שיש בו סכנה, ואין דינו כחולה שיש בו סכנה לכל הלכותיו. אולם, אם מניעת דבר מה ממנו תביא להחרפת מצבו כך שייעשה חולה מסוכן, הרי שכבר מעתה נחשב הוא כחולה שיש בו סכנה לעניין אותו דבר (דעת קצות השולחן, ונראה שזו כוונת הציץ אליעזר בחילוקו הראשון).

ג. ייתכן לבאר שבסימן תריח התיר השולחן ערוך בספק שקול, אך רבנו ירוחם החמיר במקרה שעל פי רוב אין חשש וחוששים על פי המיעוט (תירוצו השני של הציץ אליעזר).

ד. יש לחלק בין אדם שכבר נקבע שהוא חולה ויש חשש קיים שאם לא יטפלו בו בצורה מסוימת המחלה תתגבר למי שבמצבו הנוכחי אין חשש לסיכון, אלא שמכל מקום בתנאים מסוימים (שעדיין לא קיימים) יכולה המחלה שבה הוא חולה להביאו לידי סכנה (דעת הרב אונטרמן וחילוקו השלישי של הציץ אליעזר וגם דעתו של הבניין אב).

אולם, יש לדעת כי לכל הפחות חלק מהסוברים שדעת רבנו ירוחם נדחית לחלוטין ודאי מסכימים אף הם כי יש גבול לדבר (וראו **שו"ת תשובות והנהגות** [ה, פב] לעניין הצורך לדקדק היטב שאין מחללים שבת בכדי), ודבר זה מתברר מתוך מאמרו של **הרב בנימין רבינוביץ' תאומים** שהתפרסם בחוברת **נועם** (ה, עמודים רפא-רצא) ונביא מדבריו בהרחבה:

שאלתכם בעניין חולה שיש בו סכנה דוחה שבת מה זה הנקרא סכנה, אם בכל דבר קטן יכול להיות שיבוא לידי סכנה אם זה מסתבך אלא שאין זה מצוי, והלא בסכנה אפילו אם זה ספק סכנה ורחוק מאוד כגון אם עלול אחד מאלף למות ממחלה זו כבר נקרא הדבר בחזקת ספק סכנת נפשות, ואם כן מה זה נקרא חולה שאין בו סכנה שאמרו חכמים? נראה שהדבר תלוי אם המחלה כמות שהיא יכולה להביא לידי מיתה אלא שרבים מתגברים על המחלה וחיים, אז נקרא חולה שיש בו סכנה מכיון שהדבר המביא לידי מיתה חס ושלום, כבר נמצא שם בגוף החולה והוא המביא סכנת מוות במקרה אחד מני אלף אפילו. אבל אם המחלה כשהיא לעצמה אם לא יוולד שם דבר חדש אינה עלולה להביא לידי מיתה, אלא שעל ידי זה יכול לבוא דבר חדש נולד שיביא את הסכנה, באופן זה אנו דנים: אם הדבר מצוי שיבוא לידי כך הרי זה נקרא גם כן סכנה ולא גרע מאם בית שנאחז בלהבות ושם שוכב ילד שאי אפשר להצילו אלא על ידי כיבוי שריפה מאחר שהשריפה מטבעה מתפשטת והולכת וממילא זה יביא לסכנת הילד השוכב שם; אבל אם הדבר הנולד אינו מצוי, אף שיכול לקרות מקרה בלתי רגיל שיהא נולד הדבר המסכן, אין זה בגדר מחלה שיש בה סכנה. ומתוך כך יש לדון גם במחלה מדבקת שהיא מתפשטת והולכת ואם לא יעשו דבר המונע התפשטות מחלה זו היא עלולה להתפשט על אחרים ולסכנם, הרי זה כמו להבה שאחזה בבית שאין להציל אלא בכיבוי השרפה, אף על פי שהשרפה עוד לא התפשטה במקום שמונח הילד השוכב שם. וכידוע התיר הגאון מורנו

הרב ישראל מסלנט לאכול ביום הכיפורים בשעת מגפה של חולירע מפני שעל ידי זה התענית עלולה המחלה לפגוע במתענה אפילו אם עדיין לא חלה יכול הוא על ידי זה לקבל את המחלה...

אמנם בבית יוסף סימן שכ"ח הביא מדברי רבנו ירוחם... בשם "יש מי שכתב" שכל דבר שאין בו סכנה עתה, אף על פי שיוכל לבוא לידי סכנה, אין מחללין אלא שבות דרבנן אבל לא איסור דאורייתא, ומזה מוכח לכאורה שכל שאין שם סכנה עכשיו מיד אף על פי שעלול לבוא לידי סכנה אסור לחלל שבת, אבל לא ראיתי מן הפוסקים שאחר בית יוסף שיביאו דברי רבנו ירוחם אלו, ואף הרבינו ירוחם לא הכריע אלא כתב "יש מי שאומר". ונראה שאף לדעה זו לא אמרו אלא אם אין הסכנה עלולה לבוא ואין זה מצוי שיבוא, אבל אם הוא מצוי הלא זה לא גרע ממה שאמרו בכיבוי דליקה שאפילו לחצר אחרת שמא תעבור מותר... ושם מפורש שמותר אם ירא שתעבור הדליקה לחצר אחרת ויבוא לידי סכנה אף על פי שעכשיו אין שם סכנה עוד, אלא ודאי כיון שהסכנה עלולה לבוא חוששים לה ומונעים אותה שלא תבוא. ואין לומר ששם לא התירו אלא בכיבוי דליקה שאינה אלא שבות מפני שהיא מלאכה שאינה צריכה לגופה שהרי בתוספות שם... כתבו שאפילו להביא כלים ברשות הרבים שהוא איסור מלאכה גמורה התירו, אלא שעדיין אפשר לנו לומר שאין כן דעתו של "יש מי שכתב" שהביא הרבינו ירוחם ולדעתו באמת לא התירו אלא שבות בלבד. על כל פנים להלכה ודאי נקטינן כדעת התוספות ובפרט כשדבר זה הוא עניין של פיקוח נפש ויש לנו להחמיר בפיקוח מאשר להחמיר בחילול שבת...

ועיקרו של דבר הלא סברא הוא: מה לי אם הסכנה ישנה כבר או שהיא עלולה לבוא, הלא זהו הגדר של סכנה שיש שם אפשרות של סיכון נפש וכמעשה שהתירו לאכול ביום הכיפורים בשעת המגפה אף שעדיין לא חלו אותם האנשים אלא מפני שהמחלה עלולה לבוא, וכדאי הוא ר' ישראל מסלנטר ז"ל לסמוך עליו בעניין של פיקוח נפש. ואף על פי ששמעתי שהיו גם חולקים עליו באותו מעשה, אין זה אלא מפני שהיו סוברים שכל אחד היה צריך בדיקת רופא אם הוא עלול לקבל את המחלה אם יתענה, אבל אם היה הרופא אומר שהוא חלש ויכול לקבל המחלה אם יתענה הלא גם לפי דעתם היה מותר לו שלא להתענות, אף על פי שעדיין לא נמצא בסכנת מחלה...

> שוב ראיתי בעיקר הדבר אם מחללין את השבת כשהסכנה עדיין איננה אלא היא עלולה לבוא כבר נפסק להלכה בסימן שכ״ח סעיף ה׳ במכה שאינה של חלל נשאלין בבקי ובחולה עד שיאמר אחד מהם שהוא צריך לחילול או שיעשה אצל אחד מהם סכנת נפשות, ונוסף בהג״ה: ״ועיין לקמן סימן תרי״ח״, וזה הדין של יום הכיפורים שאם יאמר אחד מהם שיכבד עליו החולי ויהיה מסוכן מותר לו לאכול, ובמגן אברהם ציין דלא כעולת שבת שהביא דברי הרבינו ירוחם... וזה הכל כמו שנתבאר לעיל שאין הלכה כדעת ״יש אומרים״ שהביא הרבינו ירוחם ומחללין את השבת אף על סכנה העלולה לבוא...

מדבריו למדנו שאף אם דוחים אנו את דברי רבנו ירוחם, מכל מקום אין לומר שבכל ספק שהוא ניתן לעבור על איסורי תורה, אלא דווקא במצב כזה הקיים לפנינו באיזה שהוא אופן, והספק אינו ספק רחוק אלא ספק הנובע מהמצב הנוכחי בצורה ישירה, אולם חשש להסתבכויות כאלו ואחרות שאינן נראות לעין ברגע זה אינן מובאות בחשבון. גישה זו תואמת את שיטה ב ושיטה ד לעיל, ולפי זה נוכל לקבוע שעל פי רוב רובם של הראשונים והאחרונים אנו חוששים לספק עתידי של פיקוח נפש כל עוד מדובר במצב שיכול לנבוע ישירות מהמצב הנוכחי, ואף אם ברגע זה לא נשקפת כל סכנה לחולה, ואף לא ברור שאכן יתפתח אותו מצב של פיקוח נפש אלא שיש רק חשש לכך.

(בשולי הדברים יש להעיר שלפי האמור אין בכל זה כדי לסתור את הדברים שכתבו האחרונים לעניין ניוול המת על מנת לעמוד על שורש המחלה שגרמה למותו, שאין לנוול את המת אלא כשהחולה לפנינו, כמובא **בשו״ת נודע ביהודה** [תניינא, יו״ד, רי], **שו״ת חתם סופר** [יו״ד, שלו], **שו״ת בניין ציון** [א, קלז] ועוד. שם היה מדובר בפעולה שאין לה באותה שעה שום השלכה מיידית על חולה אחר, ועל כן לא היה ניתן לברר שביטול איסור התורה אכן יביא לכדי הצלת נפש אחרת).

פרק ג: האם דנים דין פיקוח נפש על סכנה עתידית? (ג)

למרות כל האמור, יש להדגיש כי יש שיטה מקילה עוד יותר, והיא שיטת החתם סופר, ר׳ ישראל סלנטר והמהרש״ם. לעיל הובאו דברי הדבר שמואל לעניין מיניקה, ופסיקתו הייתה הבסיס לפסיקת **החתם סופר** בתשובתו (ו, כג) לעניין מחלת הכולירה:

> על נידון דברת רופאי מומחים האומרים: היוצא מפתח ביתו אליבא ריקנא ביום התענית – דמו בנפשו בעידן ריתחא מגפת כולירע רחמנא ליצלן, ומסתפק מה

יהיה ביום צומא רבה, ה' יסיר חרונו וירפא כל חולי עמו ישראל מהרה. בתשובת דבר שמואל סימן ק"ז התיר בפשיטות לאשה בריאה מניקת אך בנה היה מסוכן לחלב אמו, ואם תתענה תיחלש ולא יהיה לה להניק, ויסתכן הולד – התיר לה שלא להתענות אף על פי שהיא עצמה בבריאותה כדי להציל מספק פיקוח נפש של הולד. ולא הביא ראיה, והוא פשוט, דהרי אדם בריא אולם מחלל שבת עבור ספק חולי אף על פי שהוא בריא, הכי נמי יאכל הבריא ביום הכיפורים להציל הולד מספק פיקוח נפש מכל שכן שמותר לבריא לאכול מספק סכנת עצמו אף על פי שהוא כעת בריא, אולם רק שהאויר מעופש ויש לחוש פן תדבקהו הרעה חס ושלום.

דברי החתם סופר הובאו ב**תהלה לדוד** (או"ח, שכח, ס"ק ו) וכתב שהם דברים פשוטים. עוד מצאנו שכך פסקו **ר' ישראל סלנטר והמהרש"ם**, וכך הובאו שמועות אלו **בשו"ת מצפה אריה** (תניינא, חו"מ, מה) לאחר שהביא את פסיקת החתם סופר:

וכן נודע לי שכן הורה הגאון בעל שואל ומשיב ז"ל בשנת תרל"ג לקהילת קודש אסטראה בוואלין שלא להתענות הן חולים והן בריאים ויאכלו פחות פחות מכשיעור. ודכירנא שבימי עלומי שמעתי בעיר מולדתי הוראדנא דליטא שהיה בדבר זה מחלוקת בקהילת קודש ווילנא בין הרבנים דשם, כי הרב הגאון ר' ישראל סאלאנטר ז"ל הורה שלא להתענות ביום הכיפורים, ושאר גדולי הרבנים חלקו עליו. אך הוא בעצמו לא השגיח על דבריהם ועשה מעשה בעצמו שטעם ביום הכיפורים בפומבי בבית הכנסת ועל ידי זה נהייתה רעש גדול בעיר. ואנוכי בהיותי עדיין עול ימים לא ידעתי טעם המחלוקת, לא טעמם של האוסרים ולא הטעם של הרב הגאון הנ"ל המתיר.

ראו גם תיאור המעשה בספר **מועדים וזמנים** (חלק ב, סימן קמ), וכתב שהמעשה היה בשנת תרכ"א, ושעל ר' ישראל סלנטר חלק **רבי בצלאל הכהן**, ואכן בספרו **ראשית ביכורים** (עמוד סט, בהערה) כתב:

וראיתי להזכיר בדבר מה שכתב שם הגאון בעל חתם סופר... הן עלינו להודיע הדבר הגדול הזה לדורות עולם בעזרת ה' אשר בתלת זימני הוה חזקה מאלפים ורבבות אנשים ונשים אשר תודה לאל התענו כולם בצום הגדול (ביום הכיפורים דשנת תקצ"ב ותר"ט ותרכ"ז) בכל מדינתנו אז, ולא קרה להם כל רע חלילה,

ונודע זאת כמעט בכל העולם אז. ואין לנו דבר שנתברר בניסיון באמת יותר גדול מזה, וכאשר נודע זאת בייחוד לכל האנשים שעסקו במצות פיקוח נפשות אז, שביום צום הכיפורים לא נחלה שום אדם חס ושלום על ידי הצום כלל (רק לאותם האנשים שלא נזהרו בנפשותם אז באכילתם ובשתייתם ומילאו כריסם בדברים הקשים לגוף אז בערב יום הכיפורים וכל שכן במוצאי יום הכיפורים שאז צריך שמירה רבה ביותר כנודע).

גם **בשו"ת רמ"ץ** (או"ח, לט) מצאנו שהורה להקל בזה בשנת תרט"ו (אומנם דיבר אך ורק בצומות דרבנן, ושמא אין ללמוד משם ליום הכיפורים שחיובו מן התורה), וכתב:

> והמורה הנוהג סלסול מבלי להכריז שלא להתענות, רק שמורה לבא לשאול להתיר התענית – לא מחכמה עושה כן כי אם לבעבור שלא התחקה על שורשי הדינים הנ"ל, ואדרבא אם לא יכריזו יימצא מחמירין על עצמם ובאים לידי סכנה, ויותר טוב שלא יתענה אף הבריא כי מלבד אשר אין לאל יד כל אדם אף אם הוא בריא אולם לשער בנפשו בעניין כזה שלא יזיק לו התענית כי ראינו שבמחלה הזאת תגבר ביותר על אדם הבריא (וידעתי בעצמי שאף שהייתי מחמיר על עצמי בי"ז בתמוז ובתשעה באב להתענות וגם בני ביתי עשו כן, שלא מצד הדין עשיתי, ואף שתודה לאל היה הכל שלום, מכל מקום היה לחוש ולהורות בזה יותר היתר לאחרים, וה' הטוב יכפר), וקצת אנשים שהתענו ונחלו ביום או יומיים אחר כך ומתו יש לתלות שהתענית היה סיבה לזה. לכן אין לפקפק בזה רק להורות היתר בפרהסיא בלי הבדל כי חמירא סכנתא.

וראו גם **בשו"ת דברי נחמיה** (או"ח, מ-מא). **ובהליכות שלמה** להלכות יום הכיפורים (פרק ה, הערה 58) הביא שיש מערערים על נכונות השמועה בשם ר' ישראל סלנטר לכל הפחות לגבי עצמו (שהוא עצמו לא אכל, וכך הייתה קבלה לרב אליהו לאפיאן), אך לעומת זה, **בשו"ת אגרות משה** (או"ח ג, צא) הביא שמועה זו והחשיבה לנכונה. **ובקובץ דרכי הוראה** ("ענייני ודיני חולה ביום הכיפורים", סימן ג) משמע שמעיקר הדין אף **הרב אשר וייס** סבור כדעת המקילים בזה (אף כי אינו סומך כל כך על הסיפור עצמו).

ולעניין עצם המחלוקת, בשו"ת מצפה אריה (שם) הסביר את המחלוקת אם יש להקל ליחיד משום שיש חשש לכלל הציבור או שמא אין החשש הציבורי פוטר כל יחיד ויחיד מלשאול עבור עצמו ועבור מצבו. בספר מועדים וזמנים, לעומת זאת, כתב

שהמחלוקת היא אם קיומה של מגפה כמוה כקיום של חולה לפנינו, וכתב שאולי נחלקו במציאות, אם היה חשש גדול כל כך או לא. אף **בשבט מיהודה** (שער ראשון, "פיקוח נפש וגדריה") כתב **הרב איסר יהודה אונטרמן** דברים דומים בהבנת מחלוקת זו, אף כי לשיטתו אין זו מחלוקת במציאות אלא מחלוקת בהגדרת פיקוח נפש, עיינו שם. ובספר **משפטי הדעת** (פרק כ) כתב שדעת המגיד משנה נוטה לשיטה זו.

מעתה, יוצא כי באנו למחלוקת הפוסקים, כי יש מהפוסקים הסוברים שדעת רבנו ירוחם נדחתה לגמרי ואחרים סוברים שדעתו מקובלת להלכה אלא שיש לחלק בין מצבים שונים, שבחלקם לא נתחשב בספק אפשרי של פיקוח נפש ובאחרים אכן נתחשב בכך. אומנם מהסיפור על ר' ישראל סלנטר ומגפת הכולירה ניתן ללמוד שיש מקום להקל עוד יותר מכך, ואף כשאין סכנה ישירה אפשר להקל. ושמא שעת המגפה שונה מסתם חולי, ואכן כבר נחלקו בכך גדולי הדורות, וראו **במטה אפרים** (סימן תריח) וכן **בביאור הלכה** (או"ח, תריח, ד"ה "חולה") שהביא מחלוקת האחרונים בעניין זה.

אכן, למסקנה נכונים דברי אחרונים אלו שהכול לפי העניין, וודאי שרשות ומצווה היא לפוסק להקל או להחמיר לפי נתוני המקרה, אך ככלל נראה שיש לנקוט בגישה האמצעית שהתבארה בסוף הפרק הקודם, שסכנה עתידית שנובעת מהמצב הנוכחי היא בגדר פיקוח נפש עכשווי וניתן לעבור בעבורה על איסורי תורה. ועוד נבאר זאת בהמשך דברינו.

פרק ד: עיקר דין "אין הולכים בפיקוח נפש אחר הרוב"

לאחר שבירדנו את עיקר הדין שיש להרחיב את דין פיקוח נפש לכל סכנה עתידית שתיתכן שתתפתח כתוצאה מהמצב הרפואי הנוכחי, יש לדון בשאלת ההגדרה של מושג זה – מה נחשב ספק שיש לראותו כנובע ישירות מהחולי הקיים? כמובן שיש מצבים רפואיים שהרופאים יכולים לנבא בסבירות גבוהה שיתרחשו אם טיפול מתאים לא ימנע את התפתחותם, אולם יש מצבים שההסתברות שיקרו קטנה, ועתה יש לדון: איזו הסתברות נחשבת כזו שיש לחשוש לה? האם יש לחשוש למיעוט, ואם כן, מהו שיעור מיעוט זה שיש לחשוש לו?

במסכת יומא (פד, ב-פה, א) למדנו על חשיבות פיקוח נפש, בהמשך לדין המובא במשנה שמפנים גל האבנים שנפל על ישראל בשבת אף אם לא ידוע אם הוא חי או מת, מצד הספק, ובהקשר לכך מובאת אמירתו של שמואל: "לא הלכו בפיקוח נפש אחר הרוב". הגמרא מבררת את המקרה שבו כלל זה שייך:

היכי דמי? אי נימא דאיכא תשעה ישראל ונכרי אחד בינייהו – רובא ישראל נינהו! אי נמי, פלגא ופלגא – ספק נפשות להקל! אלא דאיכא תשעה נכרים וישראל אחד – הא נמי פשיטא, דהוה ליה קבוע, וכל קבוע כמחצה על מחצה דמי! לא צריכא, דפרוש לחצר אחרת, מהו דתימא: כל דפריש – מרובא פריש, קא משמע לן דלא הלכו בפיקוח נפש אחר הרוב. איני? והאמר רבי אסי אמר רבי יוחנן: תשעה נכרים וישראל אחד, באותה חצר – מפקחין, בחצר אחרת – אין מפקחין! לא קשיא, הא – דפרוש כולהו, הא – דפרוש מקצתייהו.

מגמרא זו למדנו שלוש מסקנות: 1. כשרוב הסיכויים שהישראל נמצא בסכנה – אין ספק שמחללים עליו את השבת; 2. כאשר מדובר בספק שקול – אין ספק שמחללים עליו את השבת (וראו את דברי הרמב"ן במסכת כתובות [טו, ב] בעניין זה, שמסיק שכך הלכה לכל הדעות); 3. דברי שמואל שאין הולכים בפיקוח נפש אחר הרוב שייכים במקרה שרוב הסיכויים הם שהישראל איננו נמצא בסכנה, אך הסיכוי הקטן מספיק כדי לחלל עליו את השבת.

בנוגע למקרה שלישי זה, מסייגת הגמרא את ההיתר, אלא שנחלקו הראשונים בהבנת הסייג (ויש להעיר שמחלוקת זו גם תלויה בשינויי הגרסאות בגמרא):

א. **רש"י** פירש שכוונת הגמרא שיש צורך לדעת שאכן יש ישראל שנמצא בכלל הספק. שאם פרשו כל העשרה מחצר אחת לחצר אחרת, מפקחים את הגל שמא יש שם ישראל. אך אם פרש רק אחד מהם לחצר אחרת – מן הסתם פרש מהרוב, וכיוון שהרוב איננו ישראל, אין לנו סיבה לחשוב שהישראל הוא זה הנמצא תחת המפולת (וכן הסכימו **בתוספות** [שם, ד"ה "הא"], אלא שהוסיפו ביאור, שכשיצאו כולם לחצר אחרת מדובר שאחר כך יצאו כולם חוץ מאחד מאותה חצר, שאם לא כן, אין זה משנה אם היו כולם בחצר זו או באחרת, ואף שפרשו לחצר אחרת, מכל מקום כיוון שהוחזק שם ישראל יש לחשוש לו).
כן דעת **הפסקי רי"ד** בסוגיה (שם), **התוספות ישנים** (שם) **והתוספות הרא"ש** (שם) **ורבינו יהונתן מלוניל על הרי"ף** למסכת יומא (ה, א). וראו **בשו"ת אבני נזר** (יו"ד, פה) שאין הלכה כשיטה זו.

ב. **הרי"ף** (ד, ב-ה, א) **והרמב"ם** בהלכות שבת (ב, כ-כא) פירשו באופן אחר, וזו לשון הרמב"ם: "נעקרו כולן מחצר זו לילך לחצר אחרת ובעת עקירתם פירש אחד מהן ונכנס לחצר אחרת ונפלה עליו מפולת ואין ידוע מי הוא – אין מפקחין עליו, שכיון שנעקרו כולם אין כאן ישראל קבוע וכל הפורש מהן כשהן מהלכין

הרי הוא בחזקת שפירש מן הרוב". לפי זה, במקרה של רש"י, שפרשו רק חלק לחצר אחרת – מפקחים, שכיוון שבמקומם יש להם דין קבוע כמחצה על מחצה, גם כשפרש אחד מתוכם הספק שקול אם הוא ישראל או נוכרי. אולם, ברגע שפרשו כולם וזזו ממקומם, אין דין קבוע, וממילא אם תוך כדי עקירתם פרש אחד ונפלה עליו מפולת, אין לפקח עליו את הגל אם הרוב נוכרים. כן סבר גם **הרא"ש** במסכת יומא (ח, טו; אף **שבקרבן נתנאל** שם [ס"ק מ] עמד על שוני מסוים בין דעת הרא"ש לדעת הרמב"ם).

ג. **המאירי** מביא את שתי הדעות הנ"ל ומציע אף דעה שלישית, שבפרשו כולם יש ספק אחד (שמא נפל על ישראל), ואילו כשפרשו מקצתם יש שני ספקות (ספק אם הישראל פירש, וגם אם פירש – ספק אם עליו נפלה המפולת). אך המאירי דוחה זאת, שכן מהמשנה עצמה (ג, א) משמע שאפילו בשני ספקות מפקחים את הגל מפני ספק פיקוח נפש (וראו דברי **השערי יושר** [שער ד, פרק יג] לעניין החילוק בין תרי רובי לספק ספקא).

ד. **הראב"ד** בהשגותיו לרמב"ם בהלכות שבת (ב, כ-כא) הביא שיטה רביעית: כשפרשו כולם לחצר אחרת הוקבעו בה, ועל כן כשפרש מהם אחד הרי הוא כפורש מן הקבוע וכמחצה על מחצה דמי, ועל כן מפקחים עליו את הגל. לעומת זאת, אם פרשו רק מקצתם מתוך החצר הראשונה לחצר השנייה, ואז מתוך אותם קצת פרש אחד לחצר שלישית ושם נפל עליו הגל – לא הוחזק ישראל בחצר השנייה, ועל כן לא יפקחו את הגל בחצר השלישית.

אף שיש מחלוקת בין השיטות השונות (וראו בפירוש **תוספת יום הכיפורים** שם, שפירש את כל מהלך הגמרא בדקדוק רב), מכל מקום נראה שהעיקרון היוצא מהם דומה: קודם שאנו מיישמים את דינו של שמואל, אנו צריכים לדעת שהמציאות היא אכן מציאות שבה יש חשש סכנה לישראל, וזה נקבע על פי דיני רוב, חזקה וקבוע. לעומת זה, ברגע שיודעים שאכן מציאות כזו קיימת, מותר לחלל את השבת עבור ספק סכנה לאותו ישראל, ואפילו יהא זה ספק רחוק.

כל זה לשיטת שמואל, אך במסכת יומא (שם) ובמסכת כתובות (טו, ב) נראה שרב חולק על שמואל וסבור שברוב גויים יש ללכת אחר הרוב בפיקוח נפש, שכן כתב שם שברוב נוכרים אין דין "להחיותו", ולכאורה קל וחומר הוא לפיקוח הגל, וזו לשון **הרמב"ן** (שם):

ומכל מקום שמעינן מיהא דרב סבירא ליה ברוב גוים אין מפקחים דהא אין

בית דין מצווין עליו להחיותו וכל שכן שאין מפקחין כדכתב רש״י ז״ל, ומעתה קשיא לי: למה פסק רבינו הגדול בפרק יום הכיפורים כשמואל דאמר אין הולכין בפיקוח נפש אחר הרוב, ואף על גב דפרוש לחצר אחרת? ושמעתא דרבי יוחנן דהתם כפשטה כרב אתיא, דאמר בחצר אחרת אין מפקחין משום דכל דפריש מרובא פריש! ויש לי לפרש דלהחיותו לאו בפיקוח נפש הוא אלא לפרנסו כאחד מעניי ישראל... ולא איירי איהו בפיקוח נפש כלל... הלכך להאי פירושא דרב לא פליגא עליה דשמואל בפיקוח והלכתא כוותיה.

אלא שיש שסבורין לדחותה מהא דאמר רבי יוחנן התם... ומקשינן מינה לשמואל ופריק לא קשיא הא דפרוש כולהו הא דפרוש מקצתייהו... והדר אקשינן התם בגמרא... והשתא ודאי אידחי ליה פירוקיה כדרבי יוחנן דהא עיר כמאן דפריש מקצתייהו דמי שהתנוק הוא שמושלך בפלטיא והשאר קבועין בעיר ואפילו הכי אמר שמואל מפקחין, ואילו רבי יוחנן אמר בחצר אחרת אין מפקחין, וכיון דאידחי ליה פרוקיה דשמואל ופליגא דרבי יוחנן, אנן כרבי יוחנן נקטינן. הילכך באותה חצר מפקחין משום קבוע, בחצר אחרת אין מפקחין, והולכין בפיקוח נפש אחר הרוב, וזהו דעת הר״מ הספרדי ז״ל. אבל רבינו הגדול ז״ל סובר דבעיר כיון שלא ראו תנוק זה פורש מן הבתים אלא מושלך בפלטיא, מרוב סיעה שבפלטיא הוה, והוה ליה פרוש כולהו ומפקחין, דכל שלא נשאר שם קבוע בחצר ראשונה מפקחין, אי נמי דודאי הוחזק ישראל בפלטיא באותו היום כדפירש רש״י ז״ל דפרוש כולהו לחצר זו מפקחין.

תורף דבריו הם שהרמב״ם (=הר״מ הספרדי) פסק שלפי מהלך הגמרא במסכת יומא נראה שנחלקו שמואל ורבי יוחנן, והלכה כרבי יוחנן (וכן היא דעת **הרז״ה**), ועל כן הולכים בפיקוח נפש אחר הרוב הלכה למעשה. גם **הר״ן על הרי״ף** במסכת יומא (ה, א) כתב: ״והוי יודע שיש חולקין על הרי״ף ז״ל דסבירא להו דלא קיימא לן כשמואל אלא אף בפיקוח נפש הולכין אחר רוב, וכן דעת הר״ם במז״ל בפרק ב׳ מהלכות שבת, וטעמייהו משום דסבירא להו דרב ורבי יוחנן פליגי עליה דשמואל...״. דברים אלו נסמכים אף על שיטת הרמב״ם בהלכות איסורי ביאה (טו, כו) שלפעמים הולכים בפיקוח נפש אחר הרוב.

אולם, המעיין היטב בדברי **הרמב״ם** בהלכות שבת (ב, כ-כא), יראה שהלכה למעשה אין דעת הרמב״ם נוטה מאוד מדברי שאר הראשונים (וכבר העיר על כך המהדיר על הרמב״ן הנ״ל). אומנם הרמב״ם סבור שהלכה כרבי יוחנן נגד שמואל,

אך מבחינה מעשית אין מסקנת הרמב"ם שונה מאוד משאר הראשונים, כי לדעתו אף אם הולכים בפיקוח נפש אחר הרוב, כלל זה אינו שייך במקום שהישראל קבוע ויש חזקה על הימצאותו, שאז כל קבוע כמחצה על מחצה, וממילא אין דין רוב (וראו **בבינת אדם** [שער הקבוע, סימן מב] ובחידושי **רבי שמעון שקופ** למסכת כתובות [סימן כג], ובפירוש **אם הבנים שמחה** להלכות יסודי התורה [ה, ה]).

וזו לשון **הרמב"ם** בתשובה (סימן שג, ומובא גם באיגרות **הרמ"ה** [סימן ז]):

> ועוד שאלוהו: בספר זמנים... נראה מן הכתוב בספר בעיר שישראל וגוים דרים בה מחצה על מחצה מפקחין, אבל ברובה גוים לא. ומימינו לא שמענו חידוש גדול מזה, כי כך קיבלנו הא דאמרינן בכתובות ובסדר יומא: אין הולכין בפיקוח נפש אחר הרוב, אפילו רובא גוים מפקחין.

> והשיב: תמה אני על דבר זה שקיבלתם, וכי יש באותו מקום ספק בעולם והדברים ברורים הם ואפילו לבר בי רב דחד יומא שכך הם דברי שמואל דסבר שאפילו רוב העיר גוים מפקחין עליו, אבל אנן אדברי רבי יוחנן סמכינן... ואוקמינא בשפירשו כולם שהרי לא נשאר שם קבוע, ולפיכך אם פירש אחד מהם בחצר אחרת אין מפקחין, דכל דפריש מרובא פריש, והוא הדין לזה שפירש מעיר שרובה גוים שאין מפקחין עליו... והנה הלך בפיקוח נפש אחר הרוב במקום הזה. והדבר ידוע ששמואל ורבי יוחנן הלכה כרבי יוחנן.

רואים כי הרמב"ם עצמו כותב כי דווקא "במקום הזה" הולכים בפיקוח נפש אחר הרוב, והדבר מתבאר כפי שכבר כתבנו מהשוואת דבריו בהלכות שבת ובהלכות איסורי ביאה, שיש פעמים שהולכים בפיקוח נפש אחר הרוב ויש פעמים שאין הולכים. אכן, המעיין במפרשי הרמב"ם יראה דיון ארוך בכל זה, ואין כאן המקום להאריך בכל שיטה ושיטה, ומכל מקום פסיקות הרמב"ם הלכה למעשה ברורות הן, שלדעתו הולכים אחר הרוב בפיקוח נפש, אלא שבמקום הקביעות זהו מחצה על מחצה ועל כן אין רוב, וחוששים בספק פיקוח נפש (וכן הבין בפשטות **הערוך השולחן** [או"ח, שכט, ב]).

אף על פי כן, **הרמב"ן** אינו מסכים לשיטה זו (וכן פסק גם **בתורת האדם** [שער המיחוש, עניין הסכנה]), וכן מופיע כבר **בהלכות גדולות** (סימן ז), **ברי"ף** למסכת יומא (ה, א) **ובראב"ש** למסכת יומא (ח, טו), וכן כתבו **הרא"ה**, **הרשב"א**, **הריטב"א והר"ן** למסכת כתובות (שם), **התוספות** במסכת נדה (מד, א, ד"ה "איהו"), **האגודה** למסכת יומא (שם), **פסקי ריא"ז** למסכת כתובות (פרק א, הלכה ג, אות ז), **איגרות**

הרמ"ה (סימן יח; וראו גם המשך הדיון באיגרות ל, נב, סב ועו) **ובשו"ת תרומת הדשן** (סימן נח). **ובשו"ת בית יצחק** (או"ח, נג) כתב שמחלוקת הראשונים תלויה בשאלה אם שבת הותרה או דחויה אצל חולה שיש בו סכנה, ואין כאן המקום להאריך.

להלכה, פסק **הטור** (או"ח, שכט) שאין הולכים בפיקוח נפש אחר הרוב, ואף שהמקרה המתואר שם הוא המקרה של הרמב"ם, מכל מקום, הכול מסכימים למקרה זה, ואין זה מוכיח כי דעתו כדעת הרמב"ם. וכן כתב **הבית יוסף** (שם), שלמעשה – אף שיש הסברים שונים בגמרא ובגרסתה – דברי הרי"ף, הרמב"ם והרא"ש עולים למקום אחד, וכך היא ההלכה. וזו לשון **השולחן ערוך** (שם, ב-ג):

> אין הולכים בפיקוח נפש אחר הרוב. אפילו היו תשעה עכו"ם וישראל אחד בחצר, ופירש אחד מהם לחצר אחרת ונפלה עליו שם מפולת, מפקחין, כיון שנשאר קביעות הראשון במקומו חשבינן ליה כמחצה על מחצה. אבל אם נעקרו כולם ובשעת עקירתן פירש אחד מהם לחצר אחרת ונפל עליו, אין מפקחין עליו. שכיון שנעקר קביעות הראשון ממקומו, אמרינן: כל דפריש מרובא פריש. מי שנפלה עליו מפולת, ספק חי ספק מת, ספק הוא שם ספק אינו שם, אפילו אם תימצי לומר שהוא שם ספק עכו"ם ספק ישראל, מפקחין עליו אף על פי שיש בו כמה ספיקות.

דברי השולחן ערוך לכאורה ברורים, שאין הולכים בפיקוח נפש אחר הרוב. אלא שלכאורה תמוה שקבע כלל זה כשהרמב"ם אינו סובר כך בכל מקרה. ואפשר לתרץ, כאמור, שכיוון שגם הרמב"ם מסכים לדברים הלכה למעשה, אף אם בסברה הוא סובר שיש להגדיר את הדברים אחרת, שיש במקרה זה קבוע, וכמחצה על מחצה דמי, וכדברי **הלבוש** כאן (סעיף ב) – לא דקדק השולחן ערוך בדבריו. לפי זה, לא פסק השולחן ערוך כנגד הרמב"ם.

(**הטור** בעניין תינוק שנמצא בעיר [אבהע"ז ד] כתב שהרמב"ם פסק שאין מפקחים עליו ברוב גויים בעיר, והטור חלק עליו. **הבית יוסף** [שם] הביא את המחלוקת בקצרה, וראו **בפרישה** [שם, ס"ק נג] **ובדרישה** [שם, ס"ק נב] באריכות, וראו גם **שו"ת הרדב"ז** [ה, רמ]. **ובשולחן ערוך** [אבהע"ז ד, לד] פסק כרמב"ם, **והרמ"א** שם הביא דברי הטור להלכה, **והלבוש** [שם, סעיף לד] הביא את שתי הדעות, **והט"ז** [שם, ס"ק יז] האריך בביאור הסוגיה, **והב"ש** [שם, ס"ק נח] הבין שלהלכה אף הרמ"א פסק כשיטת הרמב"ם. אך **הגר"א** [שם, ס"ק צב] סבר ששיטת הטור מוסכמת יותר, וראו **משנה ברורה** [או"ח, שכט, ס"ק ו]).

אכן, **הערוך השולחן** (שם, סעיפים ד–ה) כתב ביאור אחר:

> והטור והשולחן ערוך סעיף ב׳ כתבו כהרמב״ם, ותמיהני על רבינו הבית יוסף שהתחיל בלשון ״אין הולכין בפיקוח נפש אחר הרוב״, עיין שם, הא לאו כללא הוא כמו שנתבאר! ובאמת הרמב״ם והטור לא התחילו בלשון זה, ובתשובה ביאר הרמב״ם דלא קיימא לן כמאן דאמר אין הולכין בפיקוח נפש אחר הרוב... ונראה לי בטעם דין זה, דהנה רובא דאורייתא, אך התורה אמרה ״וחי בהם״... שלא יוכל לבוא בשום עניין לידי מיתת ישראל... ונגד זה לבטל דין התורה שהולכין אחר הרוב אי אפשר. ולכן, אמרו חכמים דכל שהרוב על מקומו עומד או מטעם קבוע דהוה כמחצה על מחצה – ומחצה על מחצה ודאי הוי כרוב מפני קרא ד״וחי בהם״ – דאז כל מה שניזוז מהרוב הזה או מהקבוע הזה הכל דינו כרוב, אף שלשארי דינים אינו כן... ולכן בפרוש מקצתייהו מפקחין, אבל כשנתבטל הרוב הזה או הקבוע הזה, כגון דפירשו כולם, הוה דינו כבכל התורה שהולכין אחר הרוב, וזהו לשיטת הרמב״ם והטור והשולחן ערוך.
>
> ולשיטת רש״י וסיעתו הסברא כן הוא, דכל זמן שהרוב או הקבוע כולם במצב אחד עומדים, והיינו שפירשו כולם, לא נתבטל עדיין הקודם ואין הולכין אחר הרוב דכעת אלא אחר הקבוע הקודם, ולזה מהני קרא ד״וחי בהם״; אבל כשנתחלקו במצבם, והיינו שאלו פירשו ואלו נשארו בקביעותם, נתבטל הקודם ואזלינן בתר השתא והולכין אחר הרוב של הפרושים ואין מפקחין.

מכל מקום, יוצא שהכול מסכימים שבמקום שנתקבע שיש בו ישראל אין הולכים אחר הרוב. וכן כתבו **הפרישה** (שם, ס״ק ב), **העטרת צבי** (שם, ס״ק ב) **ושולחן ערוך הרב** (שם, סעיף ב). וראו בדברי **העולת שבת** (שם, ס״ק ג), **המגן אברהם** (שם, ס״ק ב) **והאליה רבה** (שם, ס״ק ב), שדווקא בפיקוח נפש הקלו (ואם היה זה משום דין קבוע, לכאורה הדין נכון אף שלא בדין פיקוח נפש, ומשמע שסברו שאין הולכים אחר הרוב בפיקוח נפש).

אף כי במקרים רבים יסכים הרמב״ם עם שאר הראשונים, מכל מקום בשאלה העומדת בפנינו ייתכן כי מחלוקתם תהווה בסיס להבנות שונות, ועל כן עלינו לנתח את פסיקת ההלכה לפי השיטות השונות.

פרק ה: האם ישנו גבול לחשש פיקוח נפש? דיון בשיטת הרמב"ם

בפרק הקודם התבאר שבמקום שהוחזק שיש ישראל, וישנה מציאות של סכנה, יש לחשוש שהישראל הוא זה אשר נמצא בסכנה. ואף שרוב הסיכויים הם שהישראל אינו בסכנה, מכל מקום אין הולכים אחר הרוב במקרה כזה. אולם יש לדון אם נכון לומר כלל זה בכל עניין או שמא לא בכל חשש קטן יש לחשוש לפיקוח נפש אפשרי. וקודם שנדון בשיטה זו הלכה למעשה, יש לציין כי דיון זה שייך דווקא לסוברים שאין הולכים בפיקוח נפש אחר הרוב, כי לשיטת הרמב"ם, שהולכים בפיקוח נפש אחר הרוב ולא הקלו אלא משום דין קבוע, הדיון אינו בשיעורי רוב ומיעוט, אלא בשאלה אם דין קבוע כמחצה על מחצה שייך בכל מקרה ואפילו בשיעורים גבוהים מאוד, וכמו שיתבאר.

הרמב"ם בהלכות שבת (ב, כ) כתב שדין קבוע שייך אפילו בשיעור של אחד לאלף, ואף שכמובן ייתכן שאין זה בדווקא ושמא מיקל אף בשיעור קטן יותר, מכל מקום לכל הפחות אנו יכולים לדעת כי לשיטתו עד שיעור זה אפשר להקל על פי הכלל שאין הולכים בפיקוח נפש אחר הרוב. אכן, מצאנו כמה ספרים שהתייחסו לשאלה זו, ראו דברי **הרב ראובן מרגליות** בספרו **מרגליות הים** למסכת סנהדרין (עט, א): "והרי דין קבוע כמחצה הוא אפילו באחד בעיר", ואילו בספרים אחרים מצאנו שמיעוטא דמיעוטא הוא כמי שאינו, ועל כן אין זה נחשב שיש כאן קבוע כלל, ובעניין זה ראו דברי **הריטב"א** במסכת קידושין (פ, א) ושו"ת **בנין ציון** (א, יט), דברי המהדיר על הריטב"א (שם, הערה 507) וספר **בית מתתיהו** (סימן ט).

כל זה לעניין קבוע, אך לעניין רוב כבר כתבנו שלדעת הרמב"ם הולכים בפיקוח נפש אחר הרוב. אולם, **בשו"ת חתם סופר** (ב, רמה) כתב על פי שיטת הרמב"ם שלכאורה אף הרמב"ם יודה שאין לומר שהולכים אחר הרוב בכל ספק וספק, שכן הוא מביא את קושיית השואל על עצם קיום מצות המילה: "שוב הקשה גם אמילה דעלמא כיון דעל כל פנים איכא מיעוטא דמתו מחמת מילה, איך ציוה הקדוש ברוך הוא למול בשמיני? הא אין הולכין בפיקוח נפש אחר הרוב! ומזה הוליד חדשות דגזירת הכתוב הוא במילה דניזל בתר הרוב בסכנת נפשות דמחמתה".

אך החתם סופר דחה הבנה זו, שיש גזירת הכתוב מיוחדת במילה, והסביר שלא בכל מיעוט חוששים לפיקוח נפש:

הנה מה שכתב דבסתם איכא מיעוט המתים מחמתה... הנה עינינו רואות שאפילו

> אחד מאלף ישראלים אינו מת מחמת מילה, וצריך לומר מצוה מגינה ומצלי, אבל על פי דרך הטבע היה המיעוט מתים חס ושלום, ואפילו הכי ציווה הקדוש ברוך הוא למולו, שמע מינה הולכים אחר הרוב בפיקוח נפש לעניין מילה. אמנם, אין זה עניין לאין הולכין בפיקוח נפש אחר הרוב, התם היכי דאיתחזק על כל פנים מיעוטא לפנינו, כגון תשעה מצריים ואתחזק ישראל אחד ביניהם, דבהא מיירי ש"ס שלהי יומא, אבל היכי דלא איתחזק מיעוטא לפנינו מבואר בש"ס סנהדרין ס"ט ע"א... דאזלינן בתר רובא. ומיהו מאי דפשיטא ליה דאפילו היכי דאקבע מיעוטא נמי אזלינן בתר רובא משום דמשמע סוף פרק קמא דכתובות דווקא משום דקבוע כמחצה על מחצה, הא פירש אזלינן בתר רובא, צריך לומר דסבירא לן דסוגיא דיומא דאין הולכין בפיקוח נפש אחר הרוב היינו היכי דנשאר קביעות הראשון במקומו, אבל פירש לגמרי לא... מכל מקום קושיתו מכל הנימולין ביומן לא קשיא מידי.
>
> ומעובדא דרב נחמן בלאו הכי נמי לא קשיא מידי, דאפילו אי נימא בעלמא דאיכא למיחש למיעוטא לא אזלינן בתר רובא, היינו היכי דחשש המיעוט הוא מעצמו, אבל הכא לא באנו לחוש למיעוט אלא מכח חזקה שהוחזקה שני בנים מתים וניחש שמא ימות גם זה כאחיו, וכל עצמו לא באנו לחוש למיתתו של זה אלא מכח חזקת אחיו שמתו ואתיא רובא ומפקיה מחזקה, דרובא עדיף.

אף **בשו"ת לבושי מרדכי** (ליקוטי תשובות, סימן קמט) סבר שיש להגביל כלל זה:

> אלא בפשיטות יש להשיב: וכי בכל רוב אין הולכין אחריו בפיקוח נפש? והא ביומא מבואר דדווקא באותו חצר מפקחין דאתחזק ישראל, אבל בחצר אחרת ברוב גויים ומיעוט ישראל אין מפקחין דלא אתחזק ישראל, אלמא דברוב מעליא הולכין בפיקוח נפש אחר הרוב! ושאני הך רוב דגרוע... ועיין בחתם סופר... שהשיב כיוצא בזה על הקושיה אם פיקוח נפש דוחה מילה היאך מלין כלל, דהא איכא על כל פנים מיעוט דמסתכנין על ידי מילה... ותירץ גם כן דדווקא ברוב הנ"ל דאתחזק ישראל, אבל ברובא דעלמא שהוא רוב מעליא הולכים גם בפיקוח נפש אחר הרוב...

לאחר הבירור הנ"ל בדעת הרמב"ם, יש לשאול, כיצד תיראה פסיקתו בנידוננו? ובכן, בענייננו לא מדובר בקבוע, שהרי החולה שבא אל הרופא – ובו אנו דנים – פורש

מהרוב, ולכן בסתם אי אפשר להחיל עליו דין קבוע (וכמו שכתבו האחרונים, שהספק לא נולד במקום הקביעות, ועל כן יש במקרה זה דיני ספק רגיל ולא דיני קביעות). ועוד יש להזכיר את מה שהביא **האליה רבה** (או"ח, תרפח, ס"ק ה), והסכימו לדבריו אחרונים רבים:

> ויש לומר דלא אמרינן כל קבוע וכו' רק כגון תשע חנויות וכו' שנתברר לחנות שמוכר שחוטה וחנות שמוכר נבילה, ונפלה הספק בהם עצמם שלקח מאחד מהם ואינו יודע מאיזה מהם לקח, אבל אם היה תשע חנויות בעולם מוכרין נבלה ודאית ואחת מוכרת שחוטה ודאית וחנויות אחרות מוכרות בשר ואין אנו יודעין אם מוכרות נבלה או שחוטה, לא נדין אותן בתר קבוע אלא בתר רובא דעלמא.

אף כאן, אין אנו יודעים בוודאות מה עניינו של החולה הבא לפנינו ולאיזו קבוצה הוא משתייך באופן ברור ומובהק, ועל כן אין הוא בכלל הקביעות, וזה פשוט. על כן כל דיוננו כאן הוא משום רוב, ולפי הרמב"ם הולכים אחר הרוב אף בפיקוח נפש, ולכן הגדרת המיעוט איננה חשובה לשיטתו (ועוד ראו **בשו"ת חתם סופר** בתשובה אחרת [ג, לז]).

כך גם עולה מפירוש **יד המלך** לדברי הרמב"ם בהלכות שבת (פרק ב, שם), ונביא את כל אריכות לשונו:

> והנראה לי לחדש בזה ולהעיר בדבר חדש אשר לא דיברו בו שום אחד מרבותינו הראשונים והאחרונים ז"ל. דלפי מה דקיימא לן כשמואל דאין הולכין בפיקוח נפש אחר הרוב, ולא אמרינן בו כל דפריש מרובא פריש, אם כן כשאנו רואין מרחוק אדם אחד אשר לא ידענו מי הוא שנפל עליו הגל, או שהוא באיזה סכנה אחרת, נהיה מפקחים הגל ולעשות כל חילול שבת עבורו דדלמא ישראל הוא, ואף דעכו"ם רובא הם, בכל זאת על כל פנים גם מיעוט ישראל ידוע בעולם, וכיון דבפיקוח נפש אין הולכין בו אחר הרוב ולא אמרינן בו כל דפריש מרובא פריש יש לנו לחוש להמיעוט דדלמא ישראל הוא. דמה לי אם הרוב עכו"ם והמיעוט ישראל המה אסופים יחד בחצר דהוא רובא דאיתא קמן, או דהרוב עכו"ם והמיעוט ישראל מפוזר ומפורד בכל העולם כולו, הלא כל אדם אשר לא ידענו מי הוא ואנו רואין אותו בסכנה אזי כל באי עולם מכל האומות המה כלולים באותו ספק דשמא מאומה זו הוא.

ועל כרחינו אנו מוכרחים לחלק בסברא ישרה בכלל זה דכל דפריש בין רובא דאיתא קמן ובין רובא דליתא קמן. דהמיעוט דפריש מרובא דליתא קמן לא

היתה עליו בשום פעם שום ספק אחר רק הספק הזה של המיעוט והרוב, ומאז מעולם כשהיינו דנין על הספק הזה לא היה צד המיעוט פועל מאומה, והיינו דנין תמיד עליו על פי הכלל דמרובא פריש. וכיון דמראשית מציאת הספק חל תמיד על כל חלק ממנו הכלל דמרובא הוא, וגם אחר דפריש זה החלק מהרוב אנו דנין כן עליו וגם על כל שאר חלקי הספק הנשארים דכל אחד מהם מרובא הוא, לכן כשאנו דנין על איזה חלק מהספק שפירש דמרובא פריש הוי כאלו ידענו בבירור דמרובא הוא, וכאילו לא היה צד המיעוט בעולם, וממילא אין בחלק הזה שאנו דנין עליו שום צד של המיעוט כלל. מה שאין כן ברובא דאיתא קמן, ובאופן דאין המיעוט בטל בהרוב, (דאם המיעוט בטל ברוב אזי ברגע זו שנתבטל נהפך המיעוט להיות כרוב, וממילא שוב אין כאן מיעוט לצרפו לפלגא או לחזקה דהוי כאילו המיעוט הזה נאבד מן העולם כלל, ועיין מה שכתבתי בזה בפרק ט"ו מהלכות מאכלות אסורות הלכה כ"ה) כגון במיעוט הנודע במקומו, או בדבר חשוב בלא נודע, דטרם דפריש זה המיעוט מהרוב היה גם זה המיעוט בכלל קבוע, והיה פועל בהתערובות לדון על ספיקו כמחצה על מחצה, לכן גם לאחר דפריש אף דכלל זה מסור בידינו דגם בזה אמרינן כל דפריש מרובא פריש, בכל זאת אין בידינו לומר על חלק דפריש דצד הספק של המיעוט נדחה ממנו לגמרי והוי כאילו ידענו בבירור דמרובא הוא. דהלא רגע אחת קודם שפירש היינו אומרים על חלק המיעוט הזה דיש בו ספק מחצה על מחצה, ואיך יש מקום לומר בספק הזה דהוי כאילו צד זה של המיעוט איננו בעולם כלל, הלא גם כעת אחר שפירש זה החלק מהרוב עדיין כוחו של זה המיעוט נצב כמו נד, ועודנו חזק כל כך לפעול על שארית התערובות אשר עודנו ביחד לדון בו דין קבוע כמחצה על מחצה, ואיך נהיה מוכחשים מעצמינו לומר על כח חזק כזה דהרי הוא כלא היה. ולכן ברובא דאיתא קמן אף דאמרינן בהחלק הנפרש דמרובא פריש, בכל זאת גם בחלק הזה יש בו צד מיעוט, רק כיון דעל ידי זה שפירש סר מאותו חלק דין קבוע הדר דינו כמו כל רוב ומיעוט דעלמא, והדרן לכללא דאחרי רבים להטות.

ולפי חילוק סברא הישרה הזאת יבואר דין זה לנכון, דבחצר אשר אסופים בו רוב עכו"ם ומיעוט ישראל דזה הוי רובא דאיתא קמן, לכן אם פירש אחד מהם ולא ידענו מי הוא אף דאמרינן בזה שפירש דמרובא פריש, בכל זאת כיון דברובא דאיתא קמן נשאר בזה דפריש על כל פנים גם צד המיעוט, וכיון דבפיקוח נפש אין הולכין אחר הרוב, הרי ממילא אין כלל זה דכל דפריש פועל מאומה.

דאף דיש בספיקא דפריש רוב צד עכו"ם, מכל מקום כיון דיש בו עדיין גם צד מיעוט ישראל הרי אינו פועל בזה הרוב נגד המיעוט מאומה, דאין הולכין בפיקוח נפש אחר הרוב, ובפיקוח נפש כוחו של הרוב וכוחו של המיעוט שוים הם, ולכן מפקחים על זה שפירש בשביל צד ספק של המיעוט ישראל אשר בו ואנו חוששין דדלמא ישראל הוא. מה שאין כן ברובא דליתא קמן, וכמו באדם דאתא מעלמא ולא ידענו מי הוא, ואנו רואין אותו בסכנה שנפל עליו גל וכדומה, אנו אומרים דמרובא דעלמא הוא ועכו"ם הוא ואין מפקחין, ואף דידענו דיש מיעוט ישראל בעולם, בזה שפיר אמרינן כל דפריש מרובא הוא. דכיון דרוב זה הוא רובא דליתא קמן, וכשאנו דנין על החלק דפריש דמרובא הוא לא נשאר בו שום ספק של צד המיעוט, וכיון דצד המיעוט נדחה לגמרי הרי ממילא אין חילוק ברוב כזה בין פיקוח נפש ובין כל שאר עניינים. דאף דאין הולכין בפיקוח נפש אחר הרוב, בכל זאת הא ודאי בעינן שיהיה בו על כל פנים צד מיעוט של ישראל, והכא הרי צד המיעוט הוא כאילו לא היה, וממילא אפילו צד מיעוט אין בו ומאי אין הולכין בפיקוח נפש אחר הרוב שייך בזה, לכן במיעוט כזה אף שמואל סובר דגם בפיקוח נפש אין חוששין.

והא דבתינוק הנמצא בעיר סובר שמואל דאפילו ברוב עכו"ם מפקחין ואף דהוי רובא דליתא קמן, משום דסברת החילוק זה שחילקתי לא שייך רק ברובא ומיעוט אשר אנו דנין על כל העולם, דבמיעוט כזה לא יצויר כלל שיהיה בספיקו שום הכרעת צד אחר רק לצד הרוב, על כן נדחה צד המיעוט מהספק להיות כלא היה, מה שאין כן ברוב ומיעוט אשר אנו דנין על עיר פרטי, אף דהוא רובא דליתא קמן, מכל מקום לא שייך בזה לדחות צד המיעוט מהספק, דהא טרם שבאו הרוב של העכו"ם לתוך העיר וגם יכול להיות שילכו הרוב של העכו"ם משם ואז חשוב המיעוט להיות רוב או מחצה על מחצה, וכיון דאין בידינו לדחות צד המיעוט מהספק על כן מסתבר ליה לשמואל דבמיעוט כזה אמרינן דאין הולכין בפיקוח נפש אחר הרוב.

ועל פי הסברת דברים האלה עולים פסקי רבינו בהלכה זו לנכון, דבשלא נעקרו כולם דיש עדיין לדון בספק הזה מחמת המיעוט הנשאר דין קבוע, לכן גם על זה שפירש אין בידינו לדון עליו דהמיעוט הוא כלא היה, דהרי עינינו רואות עוצם פעולת המיעוט בהקבוע הנשאר, וכיון דגם על האחד הנפרש נשאר עליו צד מהמיעוט אינו מועיל אצלו הכלל דכל דפריש משום דאין הולכין בפיקוח

נפש אחר הרוב, והמיעוט פועל אצלו כמו הרוב. (והמדקדק שם בסוגיא יראה כי כוונה זו מוצקת הדק היטב בלשון הגמרא, דמהו דתימא כל דפריש מרובא פריש קמ"ל דאין הולכין בפיקוח נפש אחר הרוב, ולא נאמר דלא אמרינן כל דפריש, אלא ודאי כוונת הגמ' הוא דודאי גם לפי הקמ"ל לא נדחה בזה הכלל דקיי"ל בכל דוכתא דכל דפריש מרובא פריש, רק כיון דאין הולכין בפיקוח נפש אחר הרוב ממילא לא מהני הא דכל דפריש מאומה).

והנה כל זה הוא בנעקרו מקצתן דנשאר עדיין כוח המיעוט בהקבוע הנשאר, מה שאין כן בנעקרו כולם, דנעקר מהספק הזה דין קבוע והמיעוט אבד כחו לגמרי וכאלו לא היה בו דין קבוע מעולם, אזי הדר דיניה של כל דפריש זה כמו כל דפריש של רובא דליתא קמן, וכשאנו דנין על דין זה שהגל נפל עליו דמרובא הוא אמרינן דודאי מרובא הוא ולא שום צד מיעוט וממילא לא מהני אצלו הא דאין הולכין בפיקוח נפש אחר הרוב. ולשון רבינו מורה בעליל כוונה זו, דכתב כשנעקרו כולם אין כאן ישראל וכל הפורש מהם כשהם מהלכין הרי הוא בחזקת שפירש מן הרוב. ובהשקפה ראשונה נראה דבמאמר זה בעצמו סותר סוף דבריו לראשיתו, דפתח ואמר דאין כאן ישראל וסיים דהרי הוא בחזקת שפירש מן הרוב, הרי דיש כאן על כל פנים מיעוט ישראל, ואולם לפי הכוונה שביארתי מדויק הכל לנכון. גם המעיין בהרא"ש שם בסוגיא דיומא יראה דכוונה זו מוסכמת גם בלשון הרא"ש.

וראו גם בספר **ישועות יעקב** (אבהע"ז, ה, פירוש הארוך, ס"ק טו):

אם נתחיל הספק בדרך זה: אי ישראל פירש או עכו"ם פירש, אם כן אתה דן על שעת הפרישה ואז נולד הספק במקום הקביעות וכמחצה על מחצה יחשב. ועל כן אתה צריך לתפוס הספק בדרך זה: אי נפל הגל על ישראל או על עכו"ם דספק זה בשעת נפילות הגל נולד והיינו אחר שפירש, ולא נולד הספק במקום הקביעות. אמנם, כשאתה תופס הספק בדרך זה עיקר לידת הספק הוא רק לענין פיקוח נפש ולא לשאר דברים, שהרי אתה דן אי הגל הזה על ישראל נפל או על עכו"ם והיינו אי מחויבים אנחנו לפקח הגל או לא, ובפיקוח נפש קיימא לן דאין הולכין אחר הרוב, אמנם בפירשו כולן דאין כאן פירש מן הקבוע... אם כן אף אם אתה דן על שעת הפרישה אי נכרי פירש או ישראל גם כן אזלינן בתר

רובא ואמרינן דנכרי פירש, והרי הוא כבר בחזקת עכו"ם... וזהו יסוד החילוק בפיקוח נפש בין פירשו כולן לפירשו מקצתן.

הרי הדברים מבוארים בטוב טעם ודעת לשיטת הרמב"ם, וכן משמע שפסק **בשו"ת יביע אומר** (א, יו"ד, ט). אכן, המייצג הבולט ביותר של עמדת הרמב"ם להלכה ולמעשה הוא **הרב אליעזר יהודה ולדינברג** שהתייחס לנושא זה באריכות בכמה מקומות בספר **ציץ אליעזר**, ועל כן נאריך קצת בביאור שיטתו. בתשובה אחת (ה, יא) דחה את דברי מי שרצה להסביר שהסיבה שכשרופא אחד אומר שהחולה צריך לאכול ביום הכיפורים וכנגדו שניים אומרים שאינו צריך, שאין מאכילים אותו, היא משום שאחד לגבי שניים הוא מיעוטא דמיעוטא. הציץ אליעזר כותב שאין הדבר כן אלא זהו דין מיוחד באחד מול שניים שאין דבריו כלום, וכאילו עדיין לא התבססה העובדה שיש פיקוח נפש שיש לחשוש אפילו למיעוט:

ואף דאין אנו דנים בדבר מתורת עדות אלא מתורת אומדנא, בכל זאת מכיון דבשנים ישנו קימת־דבה, כדכתיב: "על פי שנים עדים יקום דבר", לכן אף במקום שישנו לעד אחד נאמנות, כל שבאים נגדו שנים ומקימים הדבר באופן הפכי נסתרים ממילא דבריו של האחד והיו כלא היו, והוי ממילא כאילו לא נקבע עוד כלל שיש כאן עניין של פיקוח נפש עד שנאמר שאין הולכין בפיקוח נפש אחר הרוב, וגם במקום התלוי רק באומדנא אמרינן דכל שישנם שנים נגד האחד תלינן דהאחד אומר בדדמי, משום דבי תרי לא אמרי בדדמי.

דברים אלו דומים למה שנתבאר לעיל בדברי הבית נאמן, שקודם שאנו משתמשים בכללו של שמואל, יש לוודא שאכן חשש פיקוח נפש לפנינו. אכן, בתשובה אחרת (ח, טו, קונטרס משיבת נפש, פרק ז) מבאר הציץ אליעזר את עמדתו בעניין גדרו של כלל זה בצורה מפורטת יותר: "לקבוע עד היכן הוא הגבול אשר נוכל להגדיר ולומר שגם מיעוט וספק רחוק זה לחשש של פיקוח נפש נכנס גם כן בגדר של חששא לפיקוח נפש שמחללין עליו את השבת". הציץ אליעזר הביא דברי הישועות יעקב והיד המלך שהובאו לעיל בהסבר שיטת הרמב"ם והסיק:

לפי האמור נגדיר ונאמר, דאימתי יצא דינא דפיקוח נפש מן הכלל שהולכין אחר הרוב, בהיכא שלפנינו בפעולתו באופן מוחשי הדבר המסכן, וכן חזקת

הגוף הישראלי המסתכן אשר עבורו ישנו החיוב לחלל שבת כדי להצילו, אבל כל שחסר אחד משני תנאים אלה אזי לא יצא הדין של פיקוח נפש מכלל יתר כללות הדינים של התורה שאזלינן בהו בתר רוב ולא חיישינן למיעוט ונחשב כמי שאינו. ומזה נבין מדוע שאין בכדומה למשל היתר להדליק מאור בשבת במבוא אפל מחששא שניחוש אפילו למיעוטא, בהיות ואין הולכין בפיקוח נפש אחר הרוב, לפן יעבור שם איזה איש זקן או כושל ויפול שם ויסתכן, או מדוע שאין היתר להפיל בשבת קיר או גדר שמומחים לאותו דבר קובעים שאף על פי שעל פי רוב אינו עומד ליפול ביום זה אבל בכמה אחוזים יש חשש שאולי כן יפול וממילא אם באותו רגע יעברו אנשים יכולים להסתכן על ידי כך, ומזה שאין גם היתר לכבות מכונה של מכונית או דוד וכדומה אשר על פי רוב לא יתפוצץ אם יישאר דלוק כל השבת, אבל יש חששא של מיעוטא שאולי כן יתפוצץ ואזי אם ימצאו על ידו אנשים יכולים להסתכן על ידי כך; כי אלה ובכדומה לזה אין עוד לפנינו המיעוט המוחשי לא של המסכן בפועל ולא של המסתכן בפועל, לכן בכל כגון דא לא יוצא גם זה מן הכלל ההלכתי הכללי דהולכין תמיד אחר הרוב באופן שהמיעוט כמי שאינו ואין לחוש לו עד כדי כך שנתיר להתיר עבורו חילול שבת דאורייתא.

וכמו כן נלמד מזה גם בכדומה לעניין חולה, דאם למשל אחד חולה במחלה רגילה שאין בה כשלעצמה כל סכנה, כגון בהצטננות רגילה שמקבלים ממנה גם חום חלקי אבל שום מחלה מיוחדת אין בה, ורק אם נחשוש לחששא מיעוטא יכול להיות שאם לא נתן לה הטיפול הדרוש תביא מחלה זאת עוד תסבוכת של מחלה אחרת אשר ביכולתה לסכנו, אבל על פי רוב מחלה רגילה זו לא תביא לו שום תסבוכת אחרת גם אם לא ניתן לה הטיפול הדרוש עבורה, דאזי גם כן אין להתיר לחלל שבת במלאכה דאורייתא בכדי להכין את הטיפול הזה. ויפה אמרו לי חבר הרופאים המומחים שאני מרצה בפניהם, כולם פה אחד, דאם נבוא להתיר חילול שבת משום חששא כזאת אזי צריכים להתיר לחלל שבת גם עבור נזלת רגילה שישנו לאדם, כי גם בנזלת אם מזניחים אותה ולא נותנים לה איזה טיפול שהוא יכולה גם כן על פי חששא רחוקה להביא תסבוכת בריאות וכדומה ולסכנו בסופו של דבר, ועל כן התפלאו מאד וקמחכו עלה כשאמרתי להם שמחבר אחד מגדולי מחברי זמננו דעתו להתיר לחלל שבת כשיש לאדם חום בקרוב למאה ושנים, ושאם אחד חושש גם בקרוב למאה ואחד ורוצה שיחללו עליו נמי מחללין (קרי! שמותר לחלל לפי דעתו כל שיש לאדם חום במידה של

קרוב לשלשים ושמונה ותשע, לפי מד חום צלזיוס)... או אפילו בקרוב לשלשים ושבע ותשע, ובתינוק מתיר לחלל אפילו בחום של רק יותר ממאה (קרי! אפילו בחום של שלשים ושבע ומשהו). ומדגיש שם שזהו אפילו כשהחום בא מצינון בעלמא שלא בא מאבר מיוחד...

ואם נבוא להתיר לחלל שבת בכל כגון דא עד היכן נגיע רחמנא ליצלן בנתינת היתרים לחלל שבת במלאכות דאורייתא עבור כל איזה חששא שהיא?... ויפה עשה לעומתו בספר קצות השולחן... שנזהר בזה מאוד, ובחום גבוה קצת כגון שלושים ושמונה קווים התיר רק לקחת סמי מרפים, וכשיש לו חום גדול ורוצה להורידו על ידי קומפריש של מים עם חומץ שנותנים על הראש ומחליפים בכל איזה רגעים נתן עצה איך לנהוג שלא לבוא לאיסור דאורייתא... ורק במחלה אשר כשלעצמה כפי מה שהיא בצורה שנגוע בה לפנינו יש בה חששא דמיעוטא, דהיינו שמיעוט מסתכנים בה, אזי הוא דכן יש להתיר משום חששא זאת גם לחלל שבת במלאכות דאורייתא כדי לתת הטיפול הדרוש בהיות ובכאן הדבר המסכן לפנינו כבר באופן מוחשי, והוא מקונן בגוף ישראלי שלפנינו.

בדברים אלו חוזר ומסכם הציץ אליעזר את אשר העלינו לעיל לדעת הרמב"ם, שהדין שהולכים בפיקוח נפש אחר הרוב אינו אלא כשיש קבוע לפנינו, כלומר שיש בפנינו חולה שידוע שבמחלה שלו כפי שהיא עתה ישנו מיעוט שמסתכן (מה שאין כן בנזלת או בחום, שאם יישארו כפי שהם עתה לא יביאו שום סיכון בשום צד, אלא שיש חשש שיכולים לבוא לידי סכנה בהמשך). עוד הביא לכך ראיות מדברי **רבנו ירוחם** (נתיב יב, חלק ט) **והבית יוסף** (או"ח, שכח), וכבר התבארו הדברים לעיל בתחילת נספח זה, ואכן הם מתאימים עם שיטת הרמב"ם.

הציץ אליעזר ממשיך ומסיק מסקנות מדבריו אלו:

וזאת היא ההגדרה על שבהצטננות של נזלת פשוטה [וכן בכל מחלה פשוטה הדומה לה] אזלינן בזה בתר רובא, ולא חיישינן למיעוטא, אף על פי שלפי חזותם של הרופאים גם נזלת פשוטה היא מחלת זיהום על ידי חיידקים וכשהחולה חלש מטבעו עלולה היא להתפשט פנימה ולגרום לעתים רחוקות לדלקת ריאות מסוכנת... על פי האמור, בהיות ומחלה פשוטה זו הוחזקה כבר כאינה מסכנת, והרי היא כאילו נידונה ונפסקה במסגרת של רובא ומיעוטא דליתא קמן, דדנוהו על כלל המין האנושי שבכל העולם כולו, ונמנו וגמרו שעל פי רוב אין בה

כל סכנה, ואם כן תו המיעוט הנעלם ואשר ליתא קמן, לחוש לאולי במקרה שלפנינו כן תגרום הנזלת להתפשטות פנימה עד כדי דלקת ריאות מסוכנת, הוי כמי שאינו, וכאילו לא היה צד מיעוט כזה כל עוד שלא נולד לפנינו בגוף הזה שאנו דנים עליו חריגה וסטיה ממסגרת הכללי כגון שידוע שחולה זה חלש מטבעו ועלול לתסבוכות או שרואים בו כבר סימני התפשטות פנימה, או בתינוקות בגיל רך ביותר.

ויש לנו בכאן לא רק רובא דליתא קמן מצד עצמיות המחלה, כי אם גם מצד גופות בני האדם, דרוב הגופות של בני אדם בעולם מחוסנים המה נגד מחלת הצטננות זאת, ועוד לפני שאנו דנים על המקרה שלפנינו כבר הוחזקו רוב גופות העולם – ובתוכם גם גוף חולה זה – בכך, ולכן שפיר אזלינן בזה בתר רובא ואמרינן שהחולה שלפנינו הוא מחזקת הרוב, וצד המיעוט נדחה מהספק להיות כלא היה. וזהו מלבד, מה שהחשש במחלת נזלת זאת, וכל כדומה לה, הרי הוא זה לפן תפילהו למחלה אחרת מסוכנת, אבל היא כשלעצמה כפי תבניתה ומהותה ובמצבה כפי שהיא לפנינו אין בה שום כריכות של סכנה, ואם כן... בוודאי לא נאמר בה הכלל של אין הולכין בפיקוח נפש אחר הרוב, אלא אזלינן בה בוודאי בתר רובא כמו לענין איסורא.

הציץ אליעזר הביא ראיה **משו"ת חתם סופר** (יו"ה, שלו) ודן בדברי **המחנה חיים** (יו"ה, ב, ס) שהשיג עליו, וכן הביא ראיה לדבריו מדברי **החזון איש** על אהלות (סימן כב, אות לב), ודן בשאלה אם מותר לרופא לענות בשבת לטלפון כשאינו יודע מי מתקשר, וכן בחזרת רופא לביתו לאחר שנקרא לטפל בחולה בשבת, ובעניין כיבוי מנוע המכונית כשמגיע למקום החולה, ובעוד כמה עניינים, ואין כאן המקום להאריך בכל זה. הלכה למעשה, סיכם הציץ אליעזר את הדברים כך:

(א) אין הולכין בפיקוח נפש אחר הרוב ומחללין את השבת גם משום חששת מיעוטא. (ב) זה שאין הולכין בפיקוח נפש אחר הרוב הוא בהיכא שלפנינו מיהת בפעולתו באופן מוחשי הדבר המסכן, וכן חזקת הגוף הישראלי המסתכן אשר עבורו ישנו החיוב לחלל שבת כדי להצילו, וכל שחסר אחד משני תנאים אלה שוב אינו יוצא הדין של פיקוח נפש מגדר שאר כללות הדינים שבתורה שאזלינן בהו בתר רוב והמיעוט נחשב כמי שאינו ואין חוששין לו. ולכן כללא הוא שכל שאין עוד לפנינו המיעוט המוחשי של המסכן בפועל ושל המסתכן בפועל הולכין

בכל כגון דא אחר הרוב ואין מתירין משום חששא של מיעוט להתיר משום כן חילול שבת דאורייתא. (ג) על פי האמור בסעיף הקודם נלמד גם לגבי חולה במחלה רגילה שאין בה כשלעצמה כל סכנה ורק אם נחשוש לחששא דמיעוטא (שאין גבול לה) יתכן שאם לא תינתן לו הטיפול הדרוש, שכרוך בפעם הזאת בחילול שבת דאורייתא, עלולה מחלה זאת להביא לידי תסבוכת של מחלה אחרת אשר ביכולתה לסכנו, אין להתיר בכל זאת לחלל משום כך את השבת במלאכה דאורייתא בהיות ועל פי הרוב מחלה רגילה זאת לא תביא לו שום תסבוכת של מחלה אחרת אשר עלולה לסכנו. ואם נתיר חילול שבת משום חששא כזאת אזי צריכים להתיר לחלל שבת גם עבור הכנת תרופה לטיפול בנזלת רגילה, כי גם בנזלת אם מזניחים אותה ולא נותנים לה טיפול יכולה עלולה גם כן לפי דברי הרופאים להביא, בחששא רחוקה, על ידי חדירת חיידקים, לידי תסבוכת בריאות וכדומה ולסכנו בסופו של דבר.

(ה) חום הבא לו לאדם מצינון בעלמא אין להתיר לחלל שבת עבורו, לא כשמגיע עד כדי מידה של שלושים ושמונה, וגם לא עד כדי שלושים ותשע, וכן גם לא בתינוק שמידת חומו מגיע רק לשלושים ושבע ומשהו, ואפילו לא בקצת יותר מזה. ודלא כגדול אחד שכתב להתיר בזה... אלא בכל כגון דא שהדבר המסכן אינו בעליל לפנינו הולכין אחר הרוב... (ה) מחלות רגילות שהוגדרו והוחזקו כאינן מסכנות על פי רוב, ורוב גופות בני האדם הוחזקו כמחוסנים נגד מחלות אלה, הרי הנה כאילו נדונו ונפסקו במסגרת של רובא ומיעוטא דליתא קמן... (ו) כל שאין חולה לפנינו אין לדון כלל על גדר של פיקוח נפש ולחלל את השבת משום חשש לפן ואולי יזדמן לפנינו חולה שיש בו סכנה שיצטרך לכך...

הציץ אליעזר המשיך לברר את שיטתו זו בכמה תשובות (ט, יז, קונטרס רפואה בשבת, פרק ב; יא, יד; טו, לז), אך תורף דבריו בכל המקומות הוא כפי שהתברר כאן בדבריו באריכות.

פרק ו: האם יש גבול לחשש פיקוח נפש?
דיון בשיטת הסוברים שאין גבול לדבר

למרות דבריו הנחרצים של הציץ אליעזר, כבר ראינו שהשולחן ערוך בפשוטו פוסק שאין הולכים בפיקוח נפש אחר הרוב, וכן דעת רוב הראשונים כמו שהראינו לעיל,

ושגרת לשונם של אחרונים רבים מורה שקיבלו כלל זה להלכה. ועל כן, אף שהרמב"ם חולק, נראה שאין הלכה כמותו (וראו **בשפת אמת** למסכת יומא [שם] מה שכתב לעניין רוב בעונש מיתה, וכן כתבו אחרונים נוספים). מעתה, כאמור בתחילת דברינו, יש לברר באיזה מיעוט אמרו שאין הולכים בפיקוח נפש אחר הרוב, לשיטתם.

לכאורה יש לומר שאין שיעור לכלל שאין הולכים בפיקוח נפש אחר הרוב, שכך משמע מלשון **התוספות** במסכת יומא (פה, א, ד"ה "ולפקח"; וכן **בתוספות הרא"ש** למסכת כתובות [טו, ב, ד"ה "אין"]: "אומר ר"י דהיינו טעמא דאין הולכין בפיקוח נפש אחר הרוב, משום דכתיב: 'וחי בהם' – ולא שימות בהם, שלא יוכל לבוא בשום עניין לידי מיתת ישראל".

ובשו"ת חתם סופר (שם), בעניין תינוק שמתו אחיו מחמת מילה ועכשיו שואלים אם לאחר שנתחזק גופו ניתן למולו, הסביר את דברי התוספות:

> וצריך לומר דסלקא דעתך אמינא כיון דמחללין עליו שבת כדי שישמור שבתות הרבה, ואמנם תינוק זה הנמצא במקום רוב נכרים הרי לכשיפקח הגל ונחלל עליו שבת עדיין איננו בטוחים שישמור אפילו שבת אחת, מכל שכן שבתות הרבה, שהרי אזלינן בתר רוב נכרים ולכתחילה מתירים אנחנו לו לחלל שבת ולאכול נבלות, ואם כן איך נפקח אנחנו הגל עליו בשבת? ומשום הכי כתבו תוספות קרא ד"וחי בהם" מורה על ככה, דכיון דאפשר בשום אפשרות שבעולם דקמי שמיא גליא שהוא מהמיעוט והוא זרע ישראל ואז כל נבלות שהוא אוכל וכל שבתות שהוא מחלל אין לו עוון אשר חטא כי כן דינא בדיני ישראל למיזל בתר רובא. הא למה זה דומה? לאוכל בשר מרוב בהמות כשרות, ומכל מקום לפעמים קמי שמיא גליא שזאת הבהמה היתה ממיעוט טרפות, בכל זאת לא נאמר שזה אוכל טריפה כי אכל מהרוב כדין תורה, וכן זה בחילול שבתות הוא אזיל בתר רובא, רוב גוים היו בעיר שנמצא, ומכל מקום קמי שמיא גליא שהוא זרע ישראל, ועל כן אנו מפקחין עליו את הגל מקרא ד"וחי בהם" זה נראה לי כוונת תוספות...

מדברי החתם סופר משמע שאין הולכים בפיקוח נפש אחר הרוב בכל עניין לדעת התוספות, שהרי כתב "בשום אפשרות שבעולם", ואף שהחתם סופר בעצמו – כפי שהובא לעיל – אינו סובר כן, מכל מקום מצאנו **שההפלאה** בפירושו **פנים יפות** לתורה (דברים, פרק כט) כתב בנושא זה דברים דומים, ושם התייחס למה שאמרו במסכת יבמות (עב, א) שעם ישראל לא מל במדבר משום שלא נשבה להם רוח צפונית:

אין הולכין בפיקוח נפש אחר הרוב

אך יש לומר אף שישראל לא מלו מפני חשש סכנת נפשות שלא נשבה להם רוח צפונית, אף דדבר רחוק הוא שלא יתרפא בשביל זה, אלא דאין הולכין בפיקוח נפש אחר הרוב ודוחה ספק פיקוח נפש שבת וכל המצוות, מטעם שאמרו חז"ל: אמרה תורה חלל עליו שבת אחת כדי שישמור שבתות הרבה.

מדבריו למדנו שאף משום "דבר רחוק" יש לחשוש לפיקוח נפש. נראה שגם **בשו"ת בנין ציון** (סימן קלז) סבר כן, שאם האדם נמצא בתוך מצב שיש לחשוש בו לסכנה אין הולכים בפיקוח נפש אחר הרוב, ואפילו יהא המיעוט קטן ביותר. ואלו הם דבריו לעניין אישה שיש לה סכנה להתעבר, שאמרו חכמים שאסורה לשמש במוך ומן השמיים ירחמו:

אבל ביותר קשה מה שהקשו הראשונים עוד על רש"י דאיך אמרינן משום השמים ירחמו, דלמה לא מותר לשמש במוך משום ספק סכנה? ומה שכתב מר נ"י על זה כיון דרובא דרובא לא מתעברות לא חיישינן, מלבד שאין זה רוב מבורר, בלאו הכי לא מהני, דהרי כלל בידינו דאין הולכין בפיקוח נפש אחר הרוב... ואפילו למיעוטא דמיעוטא חיישינן... ולכן קשה זה מאוד... גם לשיטת רבינו תם קשה כן, כיון דלרבי מאיר מחוייבת לשמש במוך משום ספק סכנה, איך התירו חכמים לשמש שלא במוך ולכנוס בספק סכנה?... ולכן להך שיטה שכתב הרא"ש דגם לרש"י מותר ליתן מוך אחר תשמיש דאינה מצווה להשחית זרע האיש, יש לומר דכיון דיש לה תקנה ליתן המוך אחר תשמיש דמהני גם כן על פי רובא דרובא, לכן סמכו רבנן על מן השמים ירחמו כיון דאין בזה סכנה מבוררת עוד, אבל לפירוש רבינו תם דכל הפלוגתא היא רק אלאחר תשמיש דלפני תשמיש גם לרבי מאיר אסור, ואם כן קאמרי רבנן דאפילו לאחר תשמיש לא צריך ליתן ובזה, קשה ביותר: איך תכנוס לספק פיקוח נפש?

והנראה לעניות דעתי דטעמא דרבנן, דאף על גב דכלל בידינו דאין לך דבר עומד בפני פיקוח נפש ואין הולכין בפיקוח נפש אחר הרוב, זה דווקא ביש ודאי סכנת נפש לפנינו, כגון בנפל עליו הגל דאז חוששין אפילו למיעוטא דמיעוטא, אבל בשעתה אין כאן פיקוח נפש רק שיש לחוש לסכנה הבאה, בזה אזלינן בתר רובא כמו לעניין איסורא, דאם לא כן איך מותר לירד לים ולצאת למדבר שהם מהדברים שצריכין להודות על שניצולו? ואיך מותר לכתחילה לכנוס לסכנה ולעבור על "ונשמרתם מאוד לנפשותיכם"? אלא על כורחך כיון דבאותה שעה

שהולך עדיין ליכא סכנה הולכין אחר הרוב. ועוד ראיה לזה ממה דאמרינן ברכות: "אפילו נחש כרוך על עקבו לא יפסיק, אמר רב ששת לא שנו אלא נחש, אבל עקרב פוסק", ופירש הרמב"ם בפירוש המשניות וכן כתב הברטנורא: כיון דנחש אינו נושך ברוב הפעמים, אבל עקרב שמנהגו לנשוך תמיד פוסק. והלא יקשה: מה בכך דהנחש אינו נושך ברוב הפעמים? הרי אין הולכין בפיקוח נפש אחר הרוב! אלא על כורחך דהיינו טעמא, כיון דכן אין כאן סכנת נפשות. וזה לעניות דעתי גם כן טעמא דרבנן, כיון דבעוד שלא נתעברה אין כאן סכנת נפשות לכן סמכינן אטעמא דמן השמים ירחמו, שלא תבוא לידי סכנה, וכל שכן דאתי שפיר למאן דאמר שמא תתעבר ושמא תמות דהוי ספק ספקא, שמא לא תתעבר, ואם תמצי לומר תתעבר שמא לא תמות, ורק רבי מאיר דחייש למיעוטא גם בלא סכנה סבירא ליה דתשמש במוך דחייש למיעוטא שמא תבוא לידי סכנה.

לדעת הבניין ציון נראה שאין גבול לדבר, ואפילו במיעוטא דמיעוטא אין הולכים בפיקוח נפש אחר הרוב – ומכל מקום כלל זה מוגבל למצב שבו ישנו מצב קיים של חשש פיקוח נפש, ואין אנו מחילים כלל זה אף במצבים הקודמים למצבי החשש. לדוגמה, כל עוד האישה לא שכבה עם בעלה ודאי שאין חשש שתתעבר, ועל כן אין לומר שיש חשש עיבור, שהוא חשש פיקוח נפש, כדי שנתיר לה לשמש במוך. כך גם אין לומר שיש איסור לצאת אל המדבר או הים, כי ברגע היציאה אין שום חשש כלל, ורק לאחר מכן יכול להתרגש החשש, ועל כן בשעת היציאה אין מחילים את הכלל הנ"ל.

(יש לציין ש**בשו"ת ציץ אליעזר** [ח, טו, שם] למד שדעת הבניין ציון היא כדעת הרמב"ם: "דכשאין הדבר המסכן נמצא באופן מוחשי לנגדנו ליכא להכלל שלא אזלינן בפיקוח נפש בתר רוב". ואף שיש דמיון מבחינת המסקנה המעשית של הבניין ציון, הרי מכל מקום טעמו שונה, וגם הציץ אליעזר הרגיש בכך וכתב שם בסוף דבריו: "הרי בכנ"ל, אם כי הבניין ציון לא מבסס את הגדרתו במפני דאזי המיעוט כמי שאינו. ויתכן שכיוון גם לזה". אך באמת נראה שהבניין ציון אינו כשיטת הרמב"ם אלא כשיטת שאר הראשונים, וכמו שנתבאר).

כן כתב גם **בשו"ת מענה אליהו** (סימן סט), ואפילו לעניין מיעוטא דמיעוטא: "אלא ודאי דמשום דלא אזלינן בפיקוח נפש אחר הרוב הוא דמחמרינן כולי האי גם בספק ספיקא אחד מאלף". וכן משמע **משו"ת דעת כהן** (סימן קמ) לעניין מציצה: "אם כן אפילו יהיה אפשר לבוא לידי סכנה אפילו אחד מני אלף, ואפילו אחר כמה שנים, מחללין על זה את השבת, שאין הולכים בפיקוח נפש אחר הרוב ואחר ספק ספיקא". וכן משמע גם **משו"ת שבט הלוי** (ה, קלז): "והשתא נהי דאין הולכין

בפיקוח נפש אחרי הרוב, ואפילו ספק על דרך נפלאת ורחוקה חייב לפקח ולהציל". **והמהרי"ל דיסקין** (קונטרס אחרון, סימן ה, ס"ק לד) כתב שאפילו בחשש רחוק ניתן לחלל את השבת באיסור תורה.

אומנם חילוק אחר מצאנו **בשו"ת מהר"ם שיק** (חו"מ, נד), וזו לשונו:

> ולכך נראה לפי עניות דעתי דהרי החוש והניסיון מעיד לנו שעל פי הרוב אין אשה מתעברת לאחר שכבר היא מעוברת מוולד אחר, דהרי נשי דידן אינם משמשות במוך, אפילו הכי הניסיון מעיד וחזינין שאינם מתעברות וחוזרות ומתעברות. וכן אנו רואין במינקת שיש זמן לאשה מינקת את בנה ואינה רגילה להתעבר יהיה מטעם שיהיה... הניסיון מעיד שאפילו בזמן שהאשה מניקה אינה רגילה להתעבר. וכן יש לומר דגם בקטנה דנהי דאפשר לה להתעבר, מכל מקום על פי רוב אינה מתעברת. ואם כן לפי זה אפשר לומר דסמכינין על רוב שאינם מתעברות, רק רבי מאיר לטעמיה דחייש למיעוטא...

דברים אלו מובאים גם בשאלת השואל **בשו"ת מהרש"ם** (א, נח), ומתשובת המהרש"ם משמע שהדברים נכונים על פי המהר"ם שיק הנ"ל שכתב כן:

> וגם תמה... איך לדעת חכמים תשמש כדרכה ותכניס את עצמה לסכנת נפשות, ואין סומכין על הנס? ולכן העלה דעל פי רוב מעוברת, וקטנה אינה מתעברת... ורק חשש מיעוטא איכא, ורבי מאיר לשיטתו דחייש למיעוטא, ורבנן סמכי ארובא, ואמרי מן השמים ירחמו. ואף דאין הולכין בפיקוח נפש אחר הרוב... היינו ברובא, דכל דפריש וכו' דהוי רק ספק... מה שאין כן ברוב גמור שבטבע, גם בפיקוח נפש סמכינן ארובא...

נראה לבאר שלפי שיטה זו יש לחלק בין שני סוגי מצבים: "רוב גמור שבטבע", ורוב שנובע ממקרה היוצא מגדר הטבע. כבר כתבנו לעיל שלדעת רש"י צריך סיבה להפעיל את הכלל, כלומר, צריך לדעת באיזו מידה על יצירת הספק שמצריך אותנו לדון לגבי רוב או מיעוט, שאם לא כן, אין מקום לבוא ולחשוש למיעוט. נראה שדברי המהר"ם שיק אף הם הולכים בכיוון זה, שבדברים המתרחשים תוך השגרה הטבעית אין חוששים למיעוט ומתנהלים בהתאם לאותה שגרה, אך כאשר נוצר מצב היוצא מן השגרה, ועתה יש לבחון אותו ולהכריע כיצד לנהוג בו, אומרים שבפיקוח נפש אין הולכים אחר הרוב אלא חוששים למיעוט, ואין שיעור מסוים למיעוט זה.

בשולי הדברים יש להעיר ששיטה זו שואבת גם מהיתרו של ר׳ ישראל סלנטר המבואר לעיל (פרק ג). לפי פרשנות מסוימת של מעשה זה, אין דנים חשש פיקוח נפש משום סכנה שיכולה לבוא על האדם, אך אם כבר קיימת סכנה מסוימת בעולם, אלא שעדיין לא השפיעה על מאן דהוא, ויש חשש אמיתי שסכנה זו יכולה להגיע ולהשפיע על אותו אדם – מספיקה סכנה זו, ואפילו תהא קטנה שבקטנות, להחשיב את המצב הנוכחי כמצב סכנה (וראו **בילקוט יוסף** [תפילה א, סימן קד, הערה ט] מדוע לא חוששים להפסיק בתפילה בנחש כרוך על עקבו, ותן לחכם ויחכם עוד).

פרק ז: האם יש גבול לחשש פיקוח נפש? דיון בשיטת הסוברים שיש גבול לכלל זה

אך קשה מאוד לומר שאין גבול כלל, שהרי לכל הדעות, הגמרא במסכת יומא מחלקת בין מקרים שבהם הולכים אחר הרוב למקרים שאין הולכים אחר הרוב, ולשיטת הרמב״ם ביארנו שההבדל הוא בין רוב הנמצא לפנינו (=רובא דאיתא קמן), שבו יש דין קבוע ואפשר לומר שאין הולכים בפיקוח נפש אחר הרוב, לרוב שאינו לפנינו (=רובא דליתא קמן), שבו אין דין קבוע ואי אפשר לומר שאין הולכים בפיקוח נפש אחר הרוב. אולם, מה יאמרו שאר הראשונים על כך? ובעניין זה מצאנו **שהעולת שבת** (או״ח, שכט, ס״ק ד) הסתפק לעניין מי שנפלה עליו מפולת: ״ספק הוא שם וכו׳. באמת בגמרא הגירסא הפוכה, וכוונת המחבר בכאן בספק זה דהיינו שמא כבר קדמו אנשים אחרים ולקחוהו מן הגל, אבל אם הספק הוא אם מתחילה נפל עליו המפולת אין מפקחין, וצריך עיון לדינא״.

העולת שבת הבין את לשון השולחן ערוך שכל מה שהתרנו לפקח את הגל על ספק ישראל הנמצא תחתיו הוא דווקא אם יש ספק אם נלקח משם, אך לא אם יש ספק אם בכלל נפלה המפולת על ישראל, שכן אם הספק הוא בשאלה אם יש כאן ישראל אין מפקחים. העולת שבת נשאר בצריך עיון הלכה למעשה, ומכל מקום בדבריו רואים ביטוי לקושיה ששאלנו לעיל (וכמו שכתב גם ביד המלך): הלוא אין אנו מניחים שבכל גל שנפל יש תחתיו ישראלים, אך מדוע לא נחשוש למיעוט זה? וכן כתב **הפרי מגדים** (או״ח, שכט, משבצות זהב):

> יש לספק, הא דאין הולכין בפיקוח נפש אחר הרוב, אם דוקא באיסור שבת במלאכה שאינה צריכה לגופה למאן דאמר דרבנן הקילו בו, הא במלאכה דין תורה חובל לרפואה וכדומה, או בשאר איסורי תורה חובר חבר וכדומה הולכין

> בפיקוח נפש אחר הרוב? והעד לכאורה, דפירשו כולן הולכין, ובנשאר קביעות ראשון אין הולכין, ובשאר איסורין אין כן, תשע חנויות וכדומה... אבל זה אינו, דהא שמואל אמר כן, ואיהו פסק כרבי יהודה דמלאכה שאינה צריכה לגופה דין תורה... ובתוספות יומא... כתבו בביאור "וחי בהם", משמע מן התורה אין הולכין אחר הרוב, אם כן מאי שנא פירשו כולם?

נראה שיש לבאר שלפי שיטה זו, ההלכה היא שאין הולכים אחר הרוב בכל מיעוט שישנו לפנינו – ובלבד שמיעוט זה ייחשב כאילו ישנו במציאות לעניין הדין שדנים באותה שעה, וכמו שכתב **רבי יצחק אייזיק חבר** בספרו **בית נאמן** (חדר ט, אות ו):

> ונראה לעניות דעתי לומר בזה דבר חדש והוא דבאמת... יש לחלק בין רוב במקרה ובין רוב בפועל שיש לפנינו רוב והמיעוט נמצא גם כן לפנינו... דרובא דאיתא קמן עדיף מרובא דליתא קמן והיינו מטעמא דהרוב אינו במקרה אלא ברור הוא לעינינו, ולכך גם המיעוט אם הוא ידוע וברור עדיף הוא ממיעוטא דליתיה קמן שהוא מיעוט במקרה, ולכן בעיר שישראל ואינו יהודי דרים בה שבודאי הוא לנו שיש מיעוט אינו יהודי בעיר ולכן כל שנמצא בה תינוק מושלך מה שדינו כישראל לאיסורים אינו מתורת ודאי לומר שעשה הכתוב ספק כודאי אלא כיון שרוב ישראל אמרה תורה לחוש לרובא... וקצת נראה להביא ראיה לחילוק זה שכתבתי מהא... דאין הולכין בפיקוח נפש אחר הרוב... דבאותו חצר מפקחין ובחצר אחרת אין מפקחין... ופירש רש"י שם... הרי מבואר בדבריו בפירוש דבפיקוח נפש יש לחלק במיעוט נגד רוב דאם המיעוט נמצא בודאי אז לא אזלינן בתר רובא... אם המיעוט ישנו במציאות במקום הזה. ואם כן, גם לעניין חיוב דיני נפשות גם כן יש לחלק בכהאי גוונא, דכל שיש בו פיקוח נפש אין הולכין אחר הרוב אם המיעוט נמצא כאן בודאי... דכיון דהמיעוט ישנו במציאות בודאי לכן לא אזלינן בזה בתר רובא.

לכאורה דברי הבית נאמן נכונים דווקא לשיטת הרמב"ם, אולם אפשר לפרש את דבריו גם שלא לשיטת הרמב"ם ולומר שלשיטתו יש לברר אם "המיעוט ישנו במציאות", כלומר, אם המיעוט הוא בשיעור כזה שיש להחשיבו כאילו הוא ישנו לפנינו, אם לאו, ואין זה משנה אם מדובר ברובא דאיתא קמן או ברובא דליתא קמן (וראו גם **שו"ת תשובות והנהגות** [ב, תשלט] שכתב כעין זה לעניין אכילה ביום הכיפורים כדי להסביר מדוע ברופא אחד נגד שני רופאים אין דעת הרופא נחשבת, ואילו בשני רופאים מול

שלושה רופאים חוששים לדברי שני הרופאים. ותורף דבריו הוא שעל פי רופא אחד אין מבססים דעת מיעוט. וראו גם בפירוש **דברי ירמיהו** על הרמב"ם להלכות שביתת עשור [פרק ב], מה שחילק נכונה בין מיעוט שסותר את הרוב למיעוט שאינו סותר את הרוב, ואין כאן המקום להאריך).

אך כיצד יש לברר שיעור זה? במסכת יבמות (קיט, א-ב) נחלקו רבי מאיר וחכמים אם יש לחשוש למיעוט המצוי: לדעת רבי מאיר יש לחשוש, ולדעת חכמים אין חוששים. אולם בעקבות קושיה על רבי מאיר הסביר רבא שאפילו רבי מאיר החושש למיעוט המצוי אינו חושש למיעוטא דמיעוטא (מושג זה מקביל למושג "מיעוט שאינו מצוי" כמוכח מכמה אחרונים, ראו לדוגמה **שו"ת בית יצחק** [או"ח, נג]). מעתה, לכאורה יש לומר שמה שאנו חוששים למיעוט בפיקוח נפש הוא בדומה למה שרבי מאיר חושש למיעוט בכל עניין, ואף שאין הלכה כמותו בכל עניין, מכל מקום הכול מסכימים לכך בפיקוח נפש. לפי זה, נוכל לומר שכל זה דווקא במיעוט המצוי, אך במיעוטא דמיעוטא אין הולכים אחר הרוב, ואפילו בפיקוח נפש. כך נראה **משו"ת זית רענן** (א, אבהע"ז, ב):

> טעמייהו דרבנן התם משום דלא חיישינן למיעוטא דלא שכיח כלל, ונראה דאזלו לטעמייהו, דרבי מאיר סבירא ליה בעלמא דחיישינן למיעוטא, ומשום הכי סבירא ליה דבמקום חשש סכנה מעלינן ליה בחד דרגא וחיישינן אפילו למיעוטא דמיעוטא, אבל לרבנן דלא חיישינן למיעוטא בעלמא, די לנו דניחוש במקום סכנה למיעוטא, וכמו שאמרו דאין הולכין בפיקוח נפש אחרי רוב והיינו דחיישינן אפילו למיעוטא, אבל לא למיעוטא דמיעוטא דלא שכיח.

מדבריו למדנו שאין הולכים בפיקוח נפש אחר הרוב דווקא במיעוטא (=מיעוט המצוי) ולא במיעוטא דמיעוטא (=מיעוט שאינו מצוי). אולם, אם נכון הדבר, הרי שיש לברר מהו השיעור של מיעוט המצוי, כדי שנוכל לפסוק בכל מקרה ומקרה אם יש לחשוש בו לפיקוח נפש או לא. ומצאנו **שהרב יצחק אייזיק הלוי הרצוג** הסתפק בשיעור זה, וכך כתב **בשו"ת היכל יצחק** (או"ח, לב):

> ובכלל קשה להחליט על היתר מטעם חשש פיקוח נפש, שהרי ודאי יש איזה גבול גם לחשש פיקוח נפש... הנה הגאון רבי עקיבא איגר ז"ל בשו"ת סימן ס' כותב: "...ואפשר על צד הריחוק אחת מני אלף דיצמח מזה, דאף דאין אנו דנים אותו בכלל סכנה או ספק סכנה, מכל מקום כיון דאיכא צד אפשרות לבוא, לזה

קורא בלשון סכנה"... למדנו מכאן, לכאורה, שאם האפשרות של סכנה היא אחת מני אלף אין זה אפילו בכלל ספק סכנה. והשאלה נשאלת הרי קיימא לן שאין הולכין בפיקוח נפש אחר הרוב, ואם כן כמה במאה יהיה הצד של סכנה עד שינהוג בו פיקוח נפש דוחה שבת? ואיזה גדרים נגדיר בזה? ועל כורחך לחלק שבמקרה מפולת וכיוצא בזה, הרי במפולת זו יש כדי להמית, והספיקות אינם אלא צדדיים אם מי שנפל שם הוא יהודי, שאז לא הולכים אחר הרוב ופיקוח נפש דוחה שבת, אבל אם עצם המחלה אינה מסוכנת רק באחוז אחד מני אלף אין הדין כך. ומכל מקום הגדרה מדויקת אין לנו עדיין, שהרי גם ספק פיקוח נפש דוחה שבת, ומעולם לא שמענו גם במחלה שהיא ספק פיקוח נפש שהוא דווקא במחצה על מחצה, ועל כן אפילו אם הרוב איננו סכנה, מכל מקום מחללין עליה את השבת. ומעתה צא ותן לי מידה וקצב! וצריך עיון בזה.

והנה, יש לבאר מה הספק בעניין זה, שהרי במקומות רבים מצאנו שהגדירו מושגים של מיעוט המצוי, ומדוע לא נוכל בפשטות ליישם הגדרות אלו כאן? וראו שדנו בזה **בשו"ת הריב"ש** (סימן קצא), **בבית יוסף** (אבהע"ז, קכח, ד"ה "מצאתי כתוב בקונדריסים"), **בשו"ת בית אפרים** (יו"ה, ו) **ובמשכנות יעקב** (יו"ה, טז-יז), והביאו ראיות מסוגיות שונות, וכן דן בדבר **בשו"ת שבט הלוי** (ה, פא), ומתוך הגדרות אלו הסיק **בחשוקי חמד** למסכת כתובות (טו, ב) שרק אם היחס הוא עשרה למאה ולמעלה נחשב כשיעור מיעוט המצוי, ועל כן כתב ששיעור של חמישה אחוזים אינו שיעור שצריך לחשוש לו.

אך באמת זה אינו פשוט כלל, כי עניינים של רוב ומיעוט אינם מושגים שניתן בהכרח להעתיק את הגדרותיהם מנושא לנושא ומהקשר להקשר, ונראה שבכל הקשר יש לבחון את הדברים ומחדש. בהלכות תולעים למשל, ייתכן שכמות מסוימת נחשבת מיעוט המתקבל על דעת בני אדם ועל כן במפעלים אינם חוששים לנקיות הירקות אלא עד גבול מסוים, ואילו כשמדובר בחשש בריאותי החשש למיעוט יהיה קיצוני יותר ויחששו אף להסתברות קטנה יותר, שאף היא נחשבת מיעוט "חשוב" באותו עניין. אכן, כך מצאנו שהשיב **הרב שאול ישראלי**, כמובא בקובץ **התורה והארץ** (חלק ג, עמוד 151):

הראשונים שקבעו את עניין מיעוט המצוי... ומחייבים לכתחילה בדיקה, לא הזכירו בשום מקום האחוז שנקרא מיעוט המצוי, שבזה אין סומכים על הרוב, דוגמת בדיקת הטריפות, שאין חייבים בהם. ומזה נראה שאין להחמיר בכגון דא, אלא הדבר ניתן להכרעה לכל אחד לפי הרגשתו שירחק הספק מלבו.

רואים אנו כי אכן אין שיעור קבוע, ומה שהזכירו הראשונים והאחרונים שיעורים שונים אין כוחם יפה אלא למקומם, כי בכל הקשר והקשר תלוי הדבר במה שבלבו ובלב כל אדם. כדוגמת הגדרה זו הביא גם **הרב יואל פרידמן** בחוברת **אמונת עתיך** (עלון מספר 13, "מיעוט המצוי – הגדרתו") בשם **הרב אליהו פאלק:**

> בספר מדריך לבדיקת תולעים (הערות, עמוד 10, אות ל') כתב הרב הגאון אליהו פאלק שליט"א שמיעוט מצוי הוא כאשר אדם נתקל במציאות האיסור ואינו מתפלא מכך. ולפי זה גם רמת שכיחות נמוכה מאוד של החרקים נחשבת מיעוט מצוי. למשל, אם נשאל את עצמנו האם שכיח למצוא חרקים במשמש, אפרסק או שזיף שנקנים בשוק (ברמת איכות סבירה), התשובה תהיה שלילית. אך בהחלט, לא נתפלא אם נמצא בהם חרקים. ולפי הגדרתו של הרב פאלק נחשב הדבר למיעוט מצוי ותחייב בדיקה במיני פירות אלו.

וראו עוד בתגובתו של **הרב עזריאל אריאל** בחוברת **אמונת עתיך** (עלון מספר 15). והעולה מכל זה שבבואנו לדון בשיעור מיעוט המצוי בפיקוח נפש יש צורך בהגדרה מחודשת המתאימה לאותו הקשר, ועל כן הסתפק בכך הרב הרצוג ולא העלה דבר ברור.

פרק ז: קביעת שיעור המיעוט אצל פוסקי זמננו

אולם פוסקים אחרים ניסו לתת שיעור מה נחשב מיעוט שנוכל להחשיבו לספק פיקוח נפש, וראשון להם נזכיר את **הרב שלמה זלמן אויערבאך בשו"ת מנחת שלמה** (תניינא, לז), שבתשובתו לרב הרצוג כתב:

> ולעניין עיקר הדבר מה נקרא ספק פיקוח נפש ומה לא, ועד איפה הוא הגבול, גם אנוכי בעוניי הסתפקתי טובא בזה, אלא שמצד הסברא נראה לעניות דעתי דכל שדרך רוב בני אדם לברוח מזה כבורח מפני הסכנה הרי זה חשיב כספק פיקוח נפש וקרינן ביה בכהאי גוונא "וחי בהם" ולא שימות בהם, אבל אם אין רוב בני אדם נבהלים ומפחדים מזה אין זה חשיב סכנה. קצת דוגמא לכך הרכבת [זריקת] אבעבועות לילדים, אף על גב דמצד הדין אפשר שצריכים באמת להזדרז ולעשותו בהקדם האפשרי אם הרופא אומר שכבר הגיע הזמן לעשותו, אך אף על פי כן אין רגילין כלל לעשותן בבהילות ובזריזות, ולפיכך אף אם באמת יש בזה קצת סכנה הוה ליה כמו שאמרו חז"ל והאידנא שומר פתאים ה', וחלילה

לחלל שבת עבור כך, מה שאין כן אם אחד נמצא במקום כזה שיודע ברור שאם לא ירכיב עכשיו את האבעבועות בשבת יצטרך לחכות ארבע או חמש שנים, כיון דבזמן מרובה כזה ודאי נבהלים ומפחדים לשהות, אפשר דשפיר חשיב כפיקוח נפש ודוחה שבת...

ומה שכתב כבוד תורתו דמותר למשטרה להגיע למקום קטטות, כיון שיש קטטות שמסתיימות ברציחה, או בהכאה חמורה המביאה לידי מצב של ספק נפשות, דקרה כבר המקרה דעלול להביא לידי סכנת נפשות, עד כאן. גם בזה ראוי להזכיר מאי דחזינן דרופא אחד אינו נאמן נגד שנים משום טעמא דיחיד נגד שניים לאו כלום הוא, וכל שכן בכהאי גוונא שהספק הוא רחוק מאוד של אחוז אחד ממאה או מאלף, ולא דמי כלל למאה או אפילו אלף נכרים וישראל אחד ביניהם ופירש אחד מהם דמחללין את השבת אף על גב שהוא רק ספק של אחד מאלף, ואיכא נמי כללא דכל דפריש מרובא פריש, דשאני התם כיון דאיתחזיק מיהא ישראל אחד ביניהם אשר עבורו מותר ודאי לחלל שבת, ולכן מחללינן שפיר גם מספיקא.

מסוף דברי הרב שלמה זלמן אויערבאך למדנו שלא זו בלבד שאחוז אחד מאלף אינו נחשב ספק סכנה שמחללים עליו את השבת (כמו שכבר קבע רבי עקיבא איגר), אלא שאף אחוז אחד ממאה אינו נחשב ספק מספיק. אמנם לעומת זה, קבע בתחילת דבריו שהשיעור אינו מספרי קבוע, אלא תלוי בדעת רוב בני אדם, שאם מדובר בעניין שמניע אנשים לפעול באופן מיידי על מנת להציל את עצמם ממנו, הרי הוא נחשב כספק סכנה שמחללים עליו את השבת, אך אם אין הם נבהלים ומזדרזים בעקבותיו, אין ספק זה מצוי מספיק ונוכח מספיק שיהיה אפשר לחלל עליו איסורי דאורייתא (ויש להעיר שניתן לראות כבר **בשו"ת רמ"ץ** [או"ח, לט] רמז לסברה זו).

וכך קבע הרב שלמה זלמן אויערבאך אף במקום אחר, כמובא **בשולחן שלמה** (ערכי רפואה, א, עמוד רלא) מהערות שבכתב יד, וזו לשונו (בתוספת השלמות המהדיר):

נראה לעניות דעתי דהגדר של פיקוח נפש הוא כל שאנשים מפחדים או נבהלים מהדבר הזה גם בימות החול מחשש סכנה, ולכן בקיר או גדר שיש חשש שיפול מאליו על אנשים מותר לסתרו בשבת, וכן לגבי הצטננות או חום בכהאי גוונא שאין אנשים מפחדים ונבהלים מזה בחול אין היתר לחלל שבת עליו, והיינו נמי

טעמא שאין לימודי הרופאים דוחים שבת דכיון שאינם לומדים בימות החול בבהילות של הצלת נפשות, לפיכך דיינינן ליה כך גם בשבת. ולעניות דעתי הגדרה זו נכונה מאוד והיא כעין מה שאמרו בכמה מקומות בש"ס, והאידנא שומר פתאים ה׳ כלומר דכל דבר שהעולם נוהגים לעשות כן ולא לחוש מותר לאדם לסמוך על "שומר פתאים ה׳", כי מה שקצרה יד האדם לדעת ולהזהר ממנו הקדוש ברוך הוא שומר עליו, והיינו משום כיון דדשו בו רבים אין זה חשיב בגדר סכנה, ברם בדבר שהעולם חוששים לו משום סכנה הרי הוא בגדר סכנה ושפיר מותר בכגון דא לחלל עליו את השבת.

בשו"ת ציץ אליעזר (ט, יז, קונטרס רפואה בשבת, פרק ב) הביא את דבריו והקשה עליהם:

ולעניות דעתי לא כן עמדי, ולדעתי ברור הדבר שבכל בכאמור הולכין אחר הרוב, וכפי שביארתי זאת באר היטב בספרי שם וביססתי הדברים על פי דברי גדולי הפוסקים. אם נלך לפי ההגדרה של כבוד תורתו לא נדע עד היכן שההיתר בזה עלול להתרחב ולהתפשט, ונגיע למצב מוזר כזה עד שיאמרו התירו פרושים את הדבר, כי אין דיעותיהם של בני אדם שוות בזה [ויודע אנכי על גדול מפורסם אחד שעל כל מיחוש קטן שיש לו הוא נבהל ומזמין מיד אליו פרופיסור, האם נתיר לו גם לחלל שבת עבור כך?] וכפי שעינינו הרואות ישנם הרבה בני אדם, ובפרט הנשים, שנבהלים מכל דבר קטן של חשש מנפילה, ובפרט של איזה הצטננות או חום, וחוששים לכל חשש רחוק של סכנה, ויבואו איפוא ללמוד להתיר לחלל עבור כן, ויוצר מצב של עירבוביא ואנדרלמוסיא לתת תורת כל אחד ואחד בידו, ולתת הדברים לשיעורין?

ואותו הדבר בקשר להגדרתו בנוגע ללימוד הרופאים, אשאלה את כבוד תורתו, האם בגוונא שכן לומדים עליהם בימות החול בשקדנות בלי הרף ובדומה למשל, מה שישנם מהם שלומדים בתדירות בלי הרף על המצאת צרי ומרפא למחלות ידועות, אשר שוקדים על כך יום ולילה, האם נתיר להם לחלל על כך גם את השבת? ואם כן, גם בזה יופרץ הדבר ויופרצו החומות עד כדי לימוד להתיר להם כל הלימודים, וכשאלת החתם סופר שהבאתי בספרי שם "דאם כן כל לימודי הרופאים ידחה שבת". ובכלל לא אבין מה שייך לבוא להגדיר בזה ולתלות הדבר באם הרופאים לומדים משום כך גם בימות החול בבהילות, והאם

אם מי שהוא או איזו חבורה שהיא, תהא זו דרכם כסל למו שלא למהר להציל ולהגיש עזרה בימות החול לנתונים בסכנה האם נורה להם על כן שגם בשבת אסור להם לחלל בכדי למהר להציל?

גם הגדרת כבוד תורתו לצד השני לומר דהיכי דדשו ביה רבים אין זה חשיב בגדר סכנה גם כן תמוה בעיני ואשאלה למר, האם בכהיום הזה שלא מחשיבים הרופאים אי המציצה לסכנה, או, שלא מחשיבים יולדת תוך שלושה ימים בגדר של מסוכנת, האם לא נתיר על כך משום כך את המציצה בשבת [בלתי רק להדעה הסוברת שזה גם מצוה?] או לא נתיר לחלל שבת עבור יולדת כזאת, או לא ניתן לה ביום הכיפורים לאכול? וכן בכל כדומה לזה. והכלל הזה של כיון דדשו ביה רבים אין בידינו אלא מה שנאמר בזה בגמרא...

אולם לפי מה שנתבאר בתחילת נספח זה, יש להסביר את מחלוקת הציץ אליעזר והמנחת שלמה כך: לדעת הציץ אליעזר יש ללכת על פי גדרי קבוע וכפי שיטת הרמב"ם, ועל כן אין אנו דנים דין ספק פיקוח נפש אלא אם כבר הוחזק בפנינו שיכול להתפתח לכדי סכנה אפשרית. אולם המנחת שלמה סובר שיש שיעור של מיעוט שנחשב כנגד הרוב, ואף אם לא הוחזק בפנינו מצב מסוים ומוגדר, מכל מקום אם הציבור רואה בסכנה זו גורם נוכח ומאיים יש להחשיב מיעוט זה כמצוי, ולהחיל עליו את הכלל שאין הולכים בפיקוח נפש אחר הרוב.

אף **בשו"ת תשובות והנהגות** (ה, שצט) החזיק בשיטה זו והציע שיעור מספרי מסוים, וזו לשונו בתשובתו:

הנה אם הסכנה רחוקה לא שרינן, וכדמבואר במגן אברהם דאסור להרוג השממית בשבת, ואף דיש לחוש שיפול תוך המאכל, "מכל מקום מילתא דלא שכיחא היא ויכול לכסות המאכל, וגם אחד מאלף שהיא מסוכנת במאכל". וכזה מבואר ברבי עקיבא איגר בתשובותיו, דאם איכא כאב וצער טובא ואפשר על צד הריחוק אחת מני אלף דיצמח מזה סכנה או ספק סכנה, אין זה בדין פיקוח נפש. ועדיין לא נתבאר באיזה אחוז של סכנה הותרו איסורי תורה. ולדעתי אף דשם ספק נופל אפילו באחד מני אלף... וכן לענין קבוע נתערב באחד מריבוא כולהו בתורת ספק... מכל מקום כל זה ב"ספק" ש"לפנינו", ואז הוי בכלל דין פיקוח נפש גם בצד רחוק, אבל מה שכתבו המגן אברהם והגאון רבי עקיבא איגר דאחת מני אלף אינו בתורת ספק פיקוח נפש היינו כשהוא לחשוש שמא יהא סכנה... ונראה

שבזה תלוי בדעת בני אדם, ואם הרגילות הוא שלא לחוש לזה אינו בגדר "ספק סכנה" ותלוי לפי העניין.

וכן מצאתי במכתב מרבינו החזו"א שכתב לענין לכבות הנר בבית אפל בזמן מלחמה דיש להחמיר בזה, שזהו בכלל דברים רחוקים הרבה מפיקוח נפש... והנה דעתי נוטה מסברא, דעד שני אחוזים למאה על הצד שמא תצמח סכנה אין להחשיבו בזה כספק פיקוח נפש, שכמדומה שבפחות משני אחוז אין דרך בני אדם לחוש שתתעורר סכנה... ומיהו הכל לפי העניין, דאם יש לפנינו ספק פיקוח נפש אפילו באחד מני אלף ייחשב ספק פיקוח נפש, וכמבואר במגן אברהם... דביולדת לכתחילה עושין על ידי שינוי כיון "שאין אחד מאלף מתה על ידי לידה לפיכך החמירו לשנות", והיינו דזה חשיב מדיני ספק פיקוח נפש, [שאם אי אפשר בשינוי, יחללו בלא שינוי], והיינו כיון שיש סכנה לפנינו ורק שדבר רחוק הוא שלא תינצל, ובזה אפילו ליותר מאלף חיישינן, אבל לחשוש שיסובב פיקוח נפש בזה בפחות משני אחוז נראה דאין נחשב ספק פיקוח נפש, וכמו שנתבאר.

ולעניות דעתי אם נקל יותר מדאי שכל דבר אפילו רחוק בפיקוח נפש מותר לחלל שבת, אתה נותן יד לפושעים, שתמיד ימצא צד רחוק של פיקוח נפש... אמנם במקום אחר ביארתי שאם נוגע ליחיד נוכל להגביל שבסכנה רחוקה כמו פחות משני אחוז אין לדחות איסור תורה, אבל כשחז"ל גזרו בכל ישראל משום סכנה אפילו על אחד מני אלף חששו, כיון שבודאי אחד מישראל יסתכן למות חששו וגזרו, ולכן במציצה אחר המילה אף שהסכנה רחוקה מאוד, מכל מקום כיון שנוגע לכל ישראל חששו לזה כיון שבודאי אחד יסתכן במשך הזמן, וכן במים אחרונים או גילוי אפשר שגם בזמנם לא היה מצוי, אך היות והדבר נוגע לכל ישראל חוששין. ובליל פסח שצריכין להטביל המרור בחרוסת משום קפא שיש בחזרת, קשה למה לא נחוש לזה כל השנה... ולדברינו יש לומר כיון שנוגע לכל ישראל ובודאי במשך הזמן יש מי שיסתכן חוששין יותר.

וב"מנחת שלמה" כתב שאחוז אחד למאה חשיב ודאי כספק רחוק של פיקוח נפש שאין מחללין עליו את השבת... ומבואר דמדינא אין חוששין על כל פנים ב"אחד למאה"... והנה למעשה כאמור הכל לפי העניין, וכל שנחשב כדבר רחוק שיסובב פיקוח נפש אין בזה ליחשב כספק פיקוח נפש להתיר איסורי תורה,

אין הולכין בפיקוח נפש אחר הרוב

ורק בספק פיקוח נפש "לפנינו" חוששין אפילו לאחד מאלף וכל שכן באחוז או שניים כמו שכתבנו.

הנה, על פי דבריו תורצו חלק מקושיות הציץ אליעזר, ועוד הוסיף שלושה דינים:

א. היה אפשר לומר שאף שהציץ אליעזר מחמיר לעניין גדרי ספק פיקוח נפש, מכל מקום הוא מקל בכך שבמקום שהוא מחשיב את העניין לספק – הרי זה אף באחד בריבוא, מה שאין כן לשיטת החולקים עליו, שאינם מחשיבים ספק אלא בהסתברות יחסית גבוהה. אולם התשובות והנהגות הבהיר כי ודאי שלשיטת הרב שלמה זלמן אויערבאך מקילים בכל שיעור בספק פיקוח נפש הנמצא לפנינו, אלא שהוא מוסיף להקל גם במה שאינו לפנינו.

ב. למדנו שיש מקום לשער בשיעור של שני אחוזים את מידת הסכנה, ואם הסכנה היא לפחות בהסתברות כזו, יש לראות בכך ספק סכנה שיש לחשוש לו.

ג. עוד למדנו שהכול לפי העניין, ומצווה וחובה על הפוסק לנתח את המציאות העומדת בפניו קודם פסיקתו ולא להסתמך בלבד על הכללים הנ"ל.

עוד מצאנו ש**הרב יעקב אריאל** בספרו **הלכה בימינו** (עמוד 483) כתב בהערה לעניין השיעור המדויק בלשון זו:

> בשו"ת משכנות יעקב כתב ש־10% נחשבים למיעוט המצוי, כדי לחייב בדיקה לעניין חשש טריפות. הגאון הרב שלמה זלמן אויערבאך זצ"ל אמר לי, שייתכן שלעניין סכנתא, שהיא חמירא מאיסורא, יש לחוש לאחוז נמוך יותר, לפחות ל־5% של מתים ממחלה מסויימת, אם לא יותר. ואולי יש לומר שמאחר שמצינו שיולדת נחשבת מסוכנת לעניין חילול שבת, ובחברות פרימיטיביות מספר הנשים המתות מלידה הוא 6.4 לאלף באפריקה, ו־4.2 לאלף באסיה, אולי יש לראות באחוז זה קנה מידה לסיכון סביר שמותר לאדם להכנס אליו לצורך מצוה שאינו חייב בה אישית...

ושוב כתב **בשו"ת באהלה של תורה** (ו, טו):

> כפי שהבנתי משיחתי עם הגאון הרב שלמה זלמן אויערבאך דעתו להתחשב בפיקוח נפש גם באחוז נמוך, אם כי לא קבע מהו אחוז זה (במקום אחר ניסינו

לחשב את המיעוט המצוי בפיקוח נפש כ־0.7% כי יולדת נחשבת למסוכנת שמחללין עליה את השבת ואחוז הנשים שמתו בלידתן במקום בו הרפואה לא התקדמה עדיין הוא 0.7% והדבר עדיין צריך עיון.

גם **בשו"ת אגרות משה** (או"ח א, קכט) מצויה תשובה קצרה שממנה משמע שהסכים אף הוא לגדר זה של הרב שלמה זלמן אויערבאך, וכך כתב על אודות מידת החום שיש לחשוש בה לסכנה (וכבר הבאנו לעיל את דברי הציץ אליעזר שפקפק על דבריו):

הנה בדבר קדחת חם ביותר שמחללין עליו את השבת... ששאל ידידי כמה היא מידת החום, הנה אין בזה דבר ברור אבל אין צריך שיהיה ברור שהוא סכנה, דעל ספק נמי מחללין, וכל שהאדם חושש לזה שמא הוא חם ביותר – מחללין, ורק מה שתופס שהוא רק מעט חום בבירור, אין מחללין. וסתם בני אדם חוששין כשהוא קרוב למידת מאה ושנים שהוא חם ביותר ולכן על מידה זו מחללין ואין רשאין להחמיר. ואם אחד חושש גם בקרוב למאה ואחד ורוצה שיחללו עליו נמי מחללין, דלא גרע ממכה שאינה של חלל שאם החולה אמר שצריך לחילול שמחללין. ובתינוק שאין שייך זה אם רואין שמצטער ביותר וכדומה לזה מה שניכר שהוא חולה אף שהחום הוא קטן רק יותר ממאה – מחללין. סוף דבר אם רק לא ברור להו להחשיב שהוא מעט חום מחללין. עוד נראה לעניות דעתי ברור שאם החום בא ממחלה שבריאה או ממחלת שאר אברים פנימיים הוא מכה של חלל, ומחללין אף אם הוא רק חום קטן. וכל הנידון בקדחת הוא בצינון בעלמא שלא בא מאבר מיוחד רק שזה גופיה שנצטנן הביא עליו חום או שבא החום ממחלה באבר שמבחוץ כגון מידו ורגלו צריך שיהיה חם ביותה, והשיעור הוא כדביארתי. וכן הוא כשמרגיש הצינון בחוטם, ואף אם הוא מהצואר אף שהוא של חלל, כיון שהוא צינון המצוי אם הוא חום מעט אין מחללין, וכדביארתי השיעור.

כך עולה גם מתשובה נוספת שלו (או"ח ג, צא), שם מדבר הרב משה פינשטיין ממש על מקרה הדומה למה שהזכיר הציץ אליעזר לעיל. שם דובר באדם שיש לו מחלה שאין בה סכנת נפשות היכולה להוליד מצב רפואי שיש בו סכנת נפשות, והציץ אליעזר כתב שאינו חולה שיש בו סכנה, אך הרב משה פינשטיין כתב במפורש להקל:

ובדבר חולה שעתה אין במחלתו סכנה אבל עלול מזה לבא למחלה אחרת שהיא מסוכנת אם יש להתיר לו לבלוע כדור הנקרא פילן ביום הכיפורים בלא מים,

לעניות דעתי מאחר שמחלה זו שיש לו היא גורמת שיחלה בעוד מחלה מסוכנת יש להחשיב גם מחלה זו למסוכנת, אף שאם נדע שלא יחלה יותר אין במחלה זו סכנה כיון שאם לא יתרפא ממחלה זו אפשר שיסתכן במחלה אחרת הרי ממילא הויא מחלה זו סכנה להחולה בזה... וגם ברור שאף בריא ממש אם צריך לשמש חולה שמחלתו מתדבקת וכדי שלא יחלה צריכים לעשות לו רפואה שיש בה חילול שבת – נמי מותר, כיון דבלא זה אפשר שיחלה במחלה המסוכנת, וידוע שהגאון ר' ישראל סלנטר ז"ל ציווה בשעה שהיה מחלת הכולירע המתפשטת, לאכול ביום הכיפורים כל בני העיר משום שלרעבים יותר עלול להתדבק בהם אף שהיו בריאים כדי שלא יחלו. וכל שכן שאין לאסור ליקח הפילן בלא מים שהוא שלא כדרך אכילה ודבר שלא ראוי לאכילה שהוא רק מדרבנן שגם בחולה שאין בו סכנה יש להתיר, אבל בנידון זה יש להתיר גם במים אם אי אפשר לו לבלוע בלא מים.

פרק ח: הלכה למעשה

מכל הנ"ל למדנו שיש שלוש שיטות בדבר:

א. לשיטת הציץ אליעזר – היא שיטת הרמב"ם וכל העומדים בשיטתו להלכה ולמעשה – אין היתר לעבור על איסורי תורה עבור חשש סכנה עתידית, אלא אם כן חשש זה נובע ישירות ממצב העניינים הנוכחי. אולם, אם המצב הנוכחי יכול להוביל למצב עניינים אחר, ורק בו יתפתח מצב של חשש סכנה – אין המצב הנוכחי נחשב מצב של פיקוח נפש שמצדיק מעבר על איסורי תורה.

ב. לשיטת הבניין ציון – היא שיטת ר' ישראל סלנטר וכל העומדים בשיטתו להלכה ולמעשה – יש להרחיב מאוד את ההיתר, ובכל חשש סכנה עתידי שעלול לנבוע ממצב העניינים הנוכחי, ואפילו יהיה קלוש, יש מקום להחשיב את המצב הנוכחי ככזה שיש בו סכנה, שעבורו אפשר לעבור על איסורי תורה. אולם, כל זה דווקא אם מצב הסכנה קיים בפני עצמו באופן מוחשי וברור, אף שעדיין לא ממש הגיע אל האדם עצמו, כגון שיש מגפה במדינה, אך האדם עצמו בריא לחלוטין ברגע זה ואין אצלו שום סימני מחלה. אולם אם מצב הסכנה אינו קיים בפני עצמו, אף בעלי דעה זו מודים שאין לחשוש שמא תתרגש עליו סכנה.

ג. לשיטת הרב שלמה זלמן אויערבאך – היא שיטת הראשונים החולקים על הרמב"ם – אין הולכים בפיקוח נפש אחר הרוב, ועל כן דווקא כשהמיעוט

> הוא נגד הרוב הולכים כמיעוט, אך במיעוטא דמיעוטא, שאינו מצוי, אין הוא נחשב כקיים כלל אל מול הרוב, ושם ודאי הולכים על פי הרוב. לפי שיטה זו, מיעוט מצוי לעניין הגדרת פיקוח נפש הוא כזה שהציבור חושש לו ומגיב לו בצורה מיידית.

והנה, להלכה נראה לפסוק כדעה השלישית, כיוון שנראה שרוב הראשונים והאחרונים עומדים בשיטה זו. אומנם הכלל הנ"ל שייך יותר במחלה שהאדם חושש שתתרגש עליו או באדם המאושפז בבית החולים ויש חשש שמצבו יתדרדר. אולם יש לדון מהי ההלכה באדם שמקננת בו מחלה וכרגע אין לה סימני התפרצות אך יש חשש שמא תהיה התדרדרות בשלב מסוים? לשאלה זו מצאנו תשובה ב**שמירת שבת כהלכתה** (פרק לב, הערה ב), וזו לשונו:

> ושמעתי מהגאון הרב שלמה זלמן אויערבאך זצ"ל דיש לומר דהיכי שהרודף (המחלה) כבר נמצא בגוף האדם הרי זה בכלל פיקוח נפש, אולם לא מיקרי רודף אלא אם כן מצבו של החולה הולך ורע, מה שאין כן אם אין שינוי, כי אז נעשה כאילו פסקה הרדיפה לאותו שבת, ואסור לחלל שבת אם יודעים ברור שאפשר לדחות את הטיפול למחר בלי שום נזק.

ממילא למדנו ששיעורי ההתאבדות הקשורים במחלות נפש מסוימות – אף אם הן גבוהות – אינן מהוות היתר הלכתי לעבור על איסורי תורה, אלא אם הרופא המטפל מזהה שמצבו של החולה אינו מאוזן ברמה שישנו חשש סכנת התאבדות כתוצאה מהשינוי שחל במצבו.

נספח ח

פתי

הרמב"ם בהלכות עדות (ט, י) כתב: "הפתאים ביותר שאין מכירין דברים שסותרין זה את זה ולא יבינו ענייני הדבר כדרך שמבינין שאר עם הארץ, וכן המבוהלים והנחפזים בדעתם והמשתגעים ביותר, הרי אלו בכלל השוטים, ודבר זה לפי (מה) שיראה הדיין שאי אפשר לכוין הדעת בכתב".

וכן פסקו **הטור** (חו"מ, לה) **והשולחן ערוך** (שם, סעיף י). ה"פתי" שעליו דיבר הרמב"ם הוא מי שיש לו מוגבלות שכלית התפתחותית (מה שנהוג לכנות "פיגור שכלי"). כך הבין **הפרישה** (חו"מ, לה, ס"ק יא), וכך הסביר את ההבדל בין שוטה לבין פתי, ודקדק זאת בלשון הרמב"ם:

> דקדק וכתב דהן "בכלל שוטים" ולא שהן עצמן נקראים שוטים, והיינו טעמא דאילו שוטים הנ"ל הוא שנטרפה דעתו תמיד בדבר מן הדברים ומתנהג בו שלא כדרך העולם ואף שבשאר דברים הוא חכם נקרא שוטה על שם זה העניין, מה שאין כן פתאים הללו שאינו שוטה גמור בשום אחד מהדברים, אבל בכל ענייניהן אינן מבינים גמורים וגם אינן מכירין דברים הסותרין זה את זה וק"ל.

וכן כתב **בסמ"ע** (שם, ס"ק כא):

> זהו החילוק בין פתי לשוטה, שהשוטה דעתו היא משובשת ומטורפת לגמרי בדבר מהדברים, מה שאין כן פתי שאינו מטורף לגמרי בשום דבר. אבל מצד אחד הוא גרע מהשוטה, שהשוטה בשאר דברים הוא חכם כשאר בני אדם.

והפתי הוא שאין לו שכל גמור, ואינו מבין שום דבר בדרך שמבינין אותו שאר בני אדם, ומשום הכי סיים וכתב דבכלל שוטה "יחשב", והיינו לדין פסול, אבל לאו שם שוטה עליו, וק"ל.

מעתה, לאחר שאנו מבינים מיהו הפתי שעליו דיבר הרמב"ם, יש לברר שתי נקודות בדבריו: א. מהו מקורו של הרמב"ם לדין זה; ב. אף שכתב שאי אפשר לכוון את הדברים בכתב, עדיין צריך בירור מהי בדיוק ההגדרה של הפתי. האם "שאין מכירין דברים שסותרין זה את זה ולא יבינו ענייני הדבר כדרך שמבינין שאר עם הארץ" הם תנאים הכרחיים או דוגמאות בלבד? מהו העיקרון המנחה בהגדרה זו?

לעניין מקורו של הרמב"ם, כתב **הרדב"ז** בפירושו לרמב"ם (שם): "זה מבואר כיון שאינו מכוין בענייניו לא יוכל לכוין העדות, והוא מחיבורי הגאונים, ולפי שאין מנהגי בני אדם כאלו שוין לפיכך תלוי הדבר בדיין, שאי אפשר לצייר הדבר בכתב".

לעומת זאת, **הכסף משנה** (שם) כתב שמדברי **בעל העיטור** (אות ק, "קבלת עדות") משמע שמקורו של הרמב"ם הוא בתשובת הרי"ף, וכן כתב **בבית יוסף** (חו"מ, לה): "כן כתוב בעיטור: 'הפתאים והנחפזים ואנשים שאינם יודעים להבין עיקר דבריהם צריכין דרישה וחקירה לבית דין שאף הם בכלל שוטים דלאו בני דעת נינהו'".

אך בידינו אין תשובת רי"ף כזו, ועל כן עדיין אין אנו יודעים מניין שאב הרמב"ם דין זה. אומנם, **בביאור הגר"א** (שם) הפנה לסוגיית הגמרא במסכת בבא בתרא (קנה, ב), שם ביטל רבא את מכרו של אדם שהעמיד פנים שאינו בר-דעת (כדי שרבא יבטל את מכרו) על ידי אכילת גרעיני תמרים וזריקתם על בית מדרשו של רבא, ואכן כך היה. לפי דברי הגר"א, העמדת הפנים של אותו אדם הייתה כדי שיחשבו שהוא פתי במעשה זה, אולם יש לציין שאין כן דעת הראשונים, אלא לשיטתם סוגיה זו עוסקת בשוטה ולא בפתי (ראו **רבנו גרשום** [שם], **רשב"ם** [שם, ד"ה "זיל"], **עליות דרבנו יונה** [שם, ד"ה "כיון"], **יד רמה** [שם, אות קמ"ד] **ופסקי רי"ד** [שם]), וכל זה חוץ ממה שדנו האחרונים אם יש מסוגיה זו ראיה טובה לנידון שוטה, ואין כאן המקום להאריך.

כך או כך, אין במקורות אלו כדי לסייע בידינו בבירור שיטתו העקרונית של הרמב"ם, ועל כן נראה כיצד מתפרשים דברי הרמב"ם עצמם. ישנן שלוש אפשרויות שונות בביאור דברי הרמב"ם:

א. אפשר לומר שדעת הרמב"ם היא שדין הפתי כדין השוטה, ואין חילוק ביניהם מצד הדין. וזו כוונתו כשכתב שהם "בכלל השוטים". ומה שכתב בתחילת ההלכה אינו אלא תיאור של הפתי, כדי שהקורא יוכל להבין במה מדובר.

ב. אפשרות נוספת היא שלדעת הרמב"ם ישנה השוואה הלכתית בין השוטה לפתי, אך אין השוואה הגדרתית. כלומר, ההגדרה של פתי מבחינת סוג השטות שהוא מבטא שונה לחלוטין מהגדרתה אצל השוטה, אך ההלכה למעשה אינה שונה. לפי זה, הרמב"ם התכוון לומר שהפתי הוא אכן "בכלל השוטים" מבחינה דינית, אך מבחינה הגדרתית העניק הרמב"ם הגדרה שונה לחלוטין ממה שביאר לעניין השוטה.

ג. אפשרות שלישית בהבנת הרמב"ם היא שהרמב"ם לא התכוון להשוות בין הפתי לשוטה אלא מבחינה זו ששניהם אינם ברי־דעת, אך מלבד זאת לא התכוון לתת הגדרה הלכתית כלל אלא אך ורק תיאור מעשי. כלומר, אין הגדרה הלכתית קבועה לפתי, אך במקרה שבו ניתקל באדם כזה (והרמב"ם כתב תיאור כדי שנבין באיזה סוג אדם מדובר) יהיה דינו כשוטה.

ועתה נראה את שלושת הפירושים הללו בדברי האחרונים. **בשו"ת זכרון יוסף** (אבן העזה, סימן י) כתב:

> ...דתרי מיני שוטים הם, מין האחד בן דעת שנטרפה דעתו ומזה... דבאיש כזה שנתקלקל עכשיו ונתבלבלה דעתו הקדומה חשבינן ליה לשוטה לכל מילי... מין השני פתי או משוגע ומבוהל ונחפז בתולדתו וטבעו מנעוריו ועומד תמיד על עניין אחד... ובמין זה יש שם מיני שוטים הרבה עד כי חדל לספור, קצתם הם פתאים ביותר ואינן מכירין דברים הסותרים זה את זה ואינן מבינין ענייני הדבר כדרך שמבינים שארי עם הארץ, וכמוהם המבוהלים והנחפזים והמשתגעים ביותר וביותר... ואישים כאלו ודאי בכלל שוטים הם ופטורים מן המצוות... וישנו מקצתן שדעתם אינה מקולקלת מבולבלת כל כך עד שנמצאו הרבה שדעתם צלולה, אבל היא דלה וחלושה או רזה מדעת שכל האנושי הטבעי, ובאותן מיירי הרבינו ירוחם בשם הרמ"ה... דמיירי בשוטה מטבעו ותולדתו שאין דעתו שלימה כדעת שארי בני אדם ורק דלה וקלושה, ומיהו הדעת המועטת שיש לו היא צלולה, ומשום הכי קידושיו קידושי ודאי, וכיוצא בו לענין גירושין... דודאי צריך הבחנה עצומה וגדולה לדעת אם דעתו צלולה כל כך עד שיודע לעשות מעשה בכוונה נכונה בשלימות כראוי למעשה ההוא על פי דת ודין תורתינו הקדושה.

הזכרון יוסף מיישב בדבריו את פסקו של הרמב"ם עם פסקו של רבנו ירוחם בשם הרמ"ה (המובא **בבית יוסף** [אבהע"ז, מד]) שמי שדעתו קלושה יכול לקדש אישה,

ומסביר שהפתי שדיבר בו הרמב"ם הוא מי שמעמדו ממש כמעמד השוטה לכל דבר, והוא "עומד תמיד על עניין אחד", כלומר, אינו מצליח לחשוב חשיבה מורכבת כלל, ובוודאי שאינו מבין את ענייני ההלכה וכדומה, ועל כן דינו כשוטה. כך גם הסביר **בשו"ת דברי מלכיאל** (א, עח):

> ולעניות דעתי משמע פשטות דבריו דהם בכלל שוטה לכל דבר... שאם רואין שאין בו דעת בעניין זה הרי הוא כשוטה... על כל פנים בנידון דידן אף לשיטת הרמב"ם... כיון שאינה עושה שום מעשה שטות ורואים שמבינה דברים הסותרים כמעט כבריאה ויודעת לשמור גיטה ועצמה, שפיר מתגרשת ולא הויא שוטה כלל. ומה ששוחקת הרבה אין זה עניין שטות רק הוא חולי ממרה לבינה... ואף שמדברת לפעמים דברים בלי טעם לא גרעה מהפתאים ביותר, דמכל מקום כיון שמבינה עניין הגט ויודעת לשמור את עצמה הויא כפיקחת... ומה שנראה דעתה קלושה גם כן אינה שוטה בשביל זה וכבר כתב הרבינו ירוחם... שמי שדעתו קלושה קידושיו קידושי ודאי... שאם מבין הדבר כראוי אינו בכלל שוטה לעניין זה... וממילא מבואר שהרבינו ירוחם סבירא ליה כהרמב"ם לחוש לדעתו גם כן ובכל זאת כתב במי שדעתו קלושה שקידושיו גמורים...

ושוב כתב בתשובה אחרת (א, פו):

> ולכאורה יש לדון מצד שאינו מבין דבר לאשורו, הרי הוא בכלל הפתאים ביותר שכתב הרמב"ם... לעניות דעתי זה אינו, דכיון שכתב שהם בכלל שוטים אם כן הוא הדין לכל דיני התורה... ועל כל פנים נראה עיקר דפתאים ביותר שאין מבינים דברים הסותרים הם כשוטים לכל דבר...

כן משמע גם מדברי **העצי ארזים** (אבהע"ז, מה, ס"ק ה). לפי שיטה זו יוצא שהפתי שעליו דיבר הרמב"ם דינו כשוטה לכל דבר. אלא שלפי זה צריך לומר שהגדרת הפתי היא כמי שדעתו משובשת תמיד (על פי הגדרת שוטה של הרמב"ם), ואם כן, רוב הסובלים ממגבלה שכלית התפתחותית לא יהיו בכלל השוטים, כי לא יגיעו לדרגת שיבוש נמוכה זו.

שתי השיטות האחרות שהזכרנו מופיעות **בשו"ת מהרי"ט** (ב, אבן העזר, טז):

> ומה שכתב הרמב"ם... הנה זה אף על פי שאפשר שלא יבין ענייני הדברים כדרך

שאר העם, מכל מקום מכיר הוא הדברים שסותרים זה את זה, על הן הן ועל לאו לאו, אלא שיש בו טיפשות בדברים שלבו חפץ כמו פתן חרש יאטם אוזנו, והוא מכלל הטיפשים עיקשי לב – לא מפני זה יהיה מכלל הפתאים שהזכיר הרמב"ם ז"ל. ועוד נראה דלא אמר כן אלא לעניין עדות שצריך להעיד על מה שעבר כבר ויש לחוש שמא נדמה לו באותה שעה שהדבר כן ואינו, ונתחלף לו דבר בזולתו, מאחר שלפעמים אין מכירין דברים שסותרים זה לזה ואיך יעיד עכשיו על מה שראה בתחילה? אבל כשאנו באים לקיים דבר עמו במקח וממכר או בגיטין וקידושין ומסברו ליה וסבר ואנו מכירין שהבין הדברים, כגון זה לאו שוטה הוא והרי הוא כפיקח לכל מה שהוא עושה בדעת שפויה לפנינו.

המהרי"ט הביא שני פירושים אפשריים בדעת הרמב"ם:

א. אפשר לומר שהגדרתו של הרמב"ם היא דווקנית, ועל כן מי שיש בהם שני תנאים אלו (רמת ההבנה שלהם ירודה ואינם מסוגלים להבחין כששני דברים סותרים זה את זה) הרי הם בכלל הפתי. אך אם יש בהם אך ורק תנאי אחד (כגון שהבנתם ירודה אך הם מזהים שדברים סותרים זה את זה) אין הם בכלל הפתי. ואפילו אם יש בהם מאפיינים אחרים, כגון שאין להם כישורים להשיג דברים בסיסיים הנחוצים להם (כך נראה להסביר את דברי המהרי"ט). לפי זה, נראה שהגדרת הפתי היא קבועה, אף אם אין מקורה ברור. כמו כן, לפי זה מדובר בהגדרה מצמצמת (כפי שהדגיש בספר משפטי הדעת [פרק ח]), שכן אדם זה אין לו דעת כלל, ואם יש לו דעת, הרי הוא יוצא מכלל הפתי.

ב. תשובתו השנייה של המהרי"ט היא שהרמה שמתאר הרמב"ם היא רמה גבוהה יחסית, והיא נצרכת אך ורק לגבי הלכות עדות המצריכות תיאור מדויק של העד לגבי פרטי המעשה, אולם בנוגע להלכות אחרות, ודאי שהמתואר אצל הרמב"ם אינו פתי אלא פיקח, ונצרכת רמה שכלית ירודה עוד יותר כדי להחיל דין פתי על האדם. לפי תשובה זו, נראה שהרמה השכלית הנצרכת כדי שהאדם ייחשב כפיקח משתנה מתחום לתחום, ויש לדון בכל מקרה לגופו: אם יש לאדם יכולת שכלית לבצע מעשים בתחום מסוים – ייחשב לפיקח לאותו התחום, גם אם בשאר התחומים ייחשב לפתי. שיטה זו מרחיבה ומצמצמת כאחת את הגדרת הפתי, לפי העניין, וכמו שיתבאר.

לפי דברינו יוצא שלפי האפשרות הראשונה והשנייה בדברי הרמב"ם, הגדרת פתי היא

הגדרה מצומצמת יותר, ובספר **משפטי הדעת** (שם) הביא מדברי **הרב אלחנן וסרמן** בספר **קובץ הערות** (סימן סו) ששיעור דעת כפעוטות מספיק להחשיב אדם כפיקח, ורק מי שאין לו דעת אפילו כפעוטות ייחשב לפתי (לעניין שיעור זה – ראו במסכת גיטין [נט, א], וכן פסיקת השולחן ערוך [חו"מ, רלה, א]). אולם, אחרונים רבים הביאו את תירוצו השני של המהרי"ט, ולפיו ייתכנו מקרים שבהם הגיע אדם לעונת הפעוטות אך ייחשב לפתי, אך גם ייתכנו מקרים שבהם לא הגיע לעונת הפעוטות ובכל זאת ייחשב פיקח, והכול לפי העניין. **בשו"ת עונג יום טוב** (סימן קנג), לדוגמה, דן בעניין פקפוק על גט שסידרו לאישה אחת:

> איש אחד אשר הוא ערל שפתים ולא יכול לדבר כן עד שרוב דבריו קשה להבין ואפילו אנשים הרגילים עמו תמיד אינם יודעים דיבורו לפרקים, וגם דעתו קלושה מאוד עד שאינו מבין כל הדברים כדרך שמבינים שאר בני אדם כי אם דברים שרגיל בהם ביותר ואינו מבין עניין לאשורו, ומעט מאוד בינתו גם במקח וממכר, גם מלאכת המספר אינו יודע... ואשתו בהוליכה אותו לימדה אותו כשישאלוהו אם רוצה ליתן גט לאשתו יאמר הן, ונתקיים עצתה וכתבו לו שמה גט כריתות ונתן בידה ואחרי שנתן הגט בידה הלכה מאתו, והאיש הזה לא ידע מה היה לו ובא לביתו בדד ואין אשתו עמו, ואנחנו ידענו את האיש ואת שיחו כי לא ידע כלל עניין גירושין ולא היה דעתו כלל לשלח אותה ולגרשה כי לא ידע כלל מיום הוולדו אם יש גירושין בעולם אף מתורת משה לא ידע כלל, וכל מה שהוא עושה הוא רק מה שמורגל לראות שאר בני אדם עושים אבל הוא אינו יודע שום דבר.

העונג יום טוב תומך בתירוצו השני של המהרי"ט ומסיק על פי זה שהכול תלוי בשאלה אם אכן אותו בעל לא הבין דבר מהגירושין:

> ומשמעות דבריו שם דדווקא לענין עדות דין הפתי כשוטה, אבל לשאר דברים כל שאנו רואין שהבין העניין שאנו עסוקין כעת כמו גיטין וקידושין ומקח וממכר ושאר דברים, כיון שאינו שוטה גמור... פתי אין לו דין שוטה, ובמה שהוא יודע דעתו דיעה. וכן כתב מהרי"ט ז"ל... ויש לעיין במה שכתב רבינו ירוחם הביאו הרב בית יוסף... דמי שדעתו צלולה ומבין ומשיג הדברים על בוריין, אף על גב שדלה וקלושה קידושיו קידושין גמורין. מיהו אפשר לומר דאין ראיה מכאן דפתי כפיקח, דהתם מיירי במבין כל הדברים שמבינים שאר עמי הארץ כמו שכתב

> הר"מ אלא שדעתו קלושה ודלה, אבל מי שאינו מבין הדברים שמבינים שאר עמי הארץ אינו בגדר דעתו קלושה אלא בגדר פתי, ואימא דהרי הוא כשוטה... והרבינו ירוחם מיירי במבין כל הדברים אלא שדעתו קלושה ודלה... אבל פתי שאינו מבין כל הדברים כשאר בני אדם אפשר דמודה רבינו ירוחם דדינו כשוטה. אולם אחרי שלא ראינו חולק על המהרי"ט והפרישה בזה דפשיטא להו דפתי במידי דמסבריה ליה הרי הוא כפיקח... אם כן האיש הזה קידושיו קידושין דאנו רואין שיכול ליקח דבר המורגל בו מן השוק, והפתי יש לו דין פיקח במה שמסברו ליה וסבר, רק צריכין אנו לברר היטב הדברים שצריך המקדש או המגרש לידע ובלתי זה לא הוי קידושין ולא הוי גירושין. ונראה אם הפתי הזה יכולים להסביר לו דברים אלו ואז נוכל לדין על קידושין ועל גירושין דידיה ונשפוט מישרים בזה בעזרת ה' יתברך אם יכול לגרש אשתו.

תירוצו השני של המהרי"ט מובא גם **בשו"ת אבני נזר** (אבהע"ז, קצא), וכן נראה שאף **שו"ת בית יצחק** (אבהע"ז ב, ו) סובר כן:

> אמנם אם אין בו סימני שוטה... אך הוא בכלל פתי שאין לו שכל גמור ואינו מבין שום דבר כדרך שמבינים אותו שאר בני אדם, אם בדקוהו וראו שהוא מבין עניין הגט ומשיב בכל דבר כהלכה, הדבר לאות שאין היום בר טירוף הדעת וגיטו גט... אבל בפתאים ביותר שאין מכירין דברים הסותרים... בעניין זה עדיף משוטה, דמהני בדיקה, וכשאנו רואין שיודע ומבין עניין אחד גיטו גט.

עוד כתב שם הבית יצחק שכן דעת הסמ"ע, שכפי שנתבאר לעיל אף הוא סובר שפתי הוא בכלל השוטים אך אינו שוטה, כי מי שיש לו דין שוטה אינו נידון על פי כל מעשה ומעשה אלא שטותו משפיעה על חלות כל מעשיו כולם, ואילו הפתי הוא שוטה לפי העניין בלבד, ובכל דבר בודקים לראות אם הוא מבין או לא. כך גם דעתו **בשו"ת מים חיים** (א, מ) בתשובה מבן המחבר, שיש לחלק בין הלכות עדות לשאר דברים, ופתי הוא מי שיכולתו השכלית ירודה מאוד בכל דבר ודבר. וכן נראה מדברי **הגט מקושר** (סוף סימן טו), וראו גם **בערוך השולחן** (אבהע"ז, מה, ג) **ובשו"ת ציץ אליעזר** (יד, סט), ובספר **משפטי הדעת** (פרק ח) הביא גם מחלוקת ראשונים בעניין זה.

והנה, לעניין חיוב במצוות נראה שאין מחלוקת בין כל הפירושים הללו. בקובץ **מוריה** (שנה יא, חוברת ט) התפרסם מאמר של **הרב חיים פנחס שיינברג** לעניין חיוב ילדים בני מצווה שיש להם מגבלה שכלית התפתחותית, והוא העלה שם שאם יש

להם דעת כפעוטות יש לחייבם במצוות, ודעה זו נראית מקבילה לשתי האפשרויות שהבאנו לעיל בשיטת הרמב"ם. אך שם גם הובאה דעת **הרב שלמה זלמן אויערבאך** (שהודפסה גם **בשו"ת מנחת שלמה** [א, לד]), והוא הסכים לדעת הרב שיינברג אך הוסיף מעט על דבריו:

> גם דעתי מסכמת לכך דכל שהוא מבין ויש לו דעת כמו פעוטות ויודע שהקדוש ברוך הוא נתן לנו תורה ואנחנו מקיימים מצוותיו דשפיר חשיב כבר דעת לעניין קיום מצוות, ובהגיעו לגיל י"ג שנה הרי הוא חשיב כגדול... ומיהו לעניין עונשין שפיר נראה דכמו דחס רחמנא על קטן כך גם מפגר כקטן הוא דחשיב לעניין זה אף על גב שהוא גדול... ולכן נראה שרק לעניין קיום מצוות שמבין בהם כפעוטות דינו כגדול, וממילא דגם בקטנותם יש מצות חינוך.

מדבריו יוצא שהוא מסכים להגדרת הרב שיינברג, אך הגדרה זו תואמת גם את תירוצו השני של מהרי"ט לעיל, כיוון שלפי תירוץ זה מעמדו של הפתי יידון לפי כל מקרה ומקרה, שבקניינים יכולה להיות הגדרה אחת, בעדות הגדרה שנייה ובמצוות הגדרה שלישית. והנה, **בשולחן ערוך** (או"ח, ס) הביא שתי דעות אם מצוות צריכות כוונה, ולהלכה מצוות צריכות כוונה אלא שביארו המפרשים שכוונה פשוטה לקיים את ציווי ה' מספיקה. ונראה שזה יסוד הגדרתו של הרב שלמה זלמן אויערבאך, שכיוון שיודעים את ה' ויודעים שצריך לקיים מצוות – ממילא זוהי רמת הדעת הנצרכת על מנת להתחייב. אומנם לעניין עונשים סבר להקל, כיוון שהבנת עניין העונש מורכבת יותר (אך ראו בספר **משפטי הדעת** [פרק ח] שהצריך עיון על חילוק זה).

כך נראה הלכה למעשה, וכן נראה שהחליטו להלכה בספר **ובית הלל אומרים** (עמודים 27-57), וכן נראה שנוטה דעת **הרב שמואל דוד** במאמרו "נישואין לאנשים עם מוגבלות שכלית התפתחותית" שהתפרסם **בצהר** (גליון מא).

נספח ט

טבלה שימושית לפסיקה הלכתית במחלות והפרעות נפשיות

יש להבהיר כבר מתחילה: אי אפשר לפסוק הלכה מתוך הטבלה המצורפת. הטבלה שלפניכם גם לא יכולה להחליף התייעצות עם רב, ועבור הרב הפוסק היא אינה יכולה להחליף את ההתייעצות עם איש מקצוע. המטרה של טבלה זו היא לעזור למקד את העוסקים בעניין מסוים, כדי שיוכלו לדעת מה לחפש, אלו שאלות לשאול ובאיזה תחום הלכתי כללי יש לסווג את מי שסובל מהפרעה או מחלה כזו או אחרת.

שמות ההפרעות המוזכרות בטבלה הן אלו המוזכרות ב־DSM במהדורתו העדכנית (החמישית), אך לא הובאו כל ההפרעות כולן, שכן יש כאלו שאין בהן מאפיין חדש אלא שהגורם להן הוא שונה. כמו כן, בכל תחום של הפרעות מצוי סיווג פסיכיאטרי הכולל כל הפרעה שאינה מוגדרת כראוי על ידי טווח ההפרעות הידועות כיום (=NOS), וגם את זאת כמובן שאי אפשר לכלול כאן ולהגדיר הלכתית, כיוון שמאפייניה עמומים.

כמו כן, הבאנו ברשימה זו גם הפרעות שבספרנו לא מצאנו דילמות הלכתיות הקשורות בהן. ברור לנו שגם אם כרגע לא נמצא כאלו, מכל מקום ייתכן בהחלט שיצוצו שאלות כאלו ואחרות שעדיין לא חשבנו עליהן, ועל כן ניסינו להקדים רפואה למכה, וביארנו עד היכן שידינו מגעת.

יש להעיר שכל ההגדרות ההלכתיות בטבלה מתאימות למי שסובל מההפרעה **ללא טיפול תרופתי או תרפיוטי**, אך ודאי שמי שנמצא במעקב וטיפול ומצבו השתפר – יש להעריך את מצבו מחדש. על כן, החשיבות של ההגדרות המובאות כאן קשורה

בעיקר בהיתר להעניק את הטיפול הנ"ל גם כאשר הדבר כרוך בביטול מצוות עשה או לא תעשה, דרבנן או דאורייתא, כל מקרה לפי עניינו. אולם מרגע שהטיפול ניתן, כאמור, יש להעריך מחדש את מצבו ההלכתי של המטופל.

הטבלה מסודרת לפי סדר ההפרעות כפי שהוא מופיע ב־DSM-5.

שם בעברית	שם באנגלית	הגדרה וסימנים כלליים	רמת החולי ההלכתית	נטייה לאובדנות
מוגבלות שכלית התפתחותית	Intellectual Disability	התפקוד האינטלקטואלי נמוך יחסית לאדם הממוצע	תלוי ברמת התפקוד – יש מהם שחייבים במצוות ככל יהודי, ויש שפטורים מן המצוות כדין שוטה.	לא קיימת
לקות שפה	Language Disorder	קושי ברכישת שפה (ללא קשר למוגבלות שכלית התפתחותית)	דינו כבריא לכל דבר	לא קיימת
הפרעת קול ודיבור	Speech Sound Disorder	קושי בהפקת תנועות מוטוריות של צלילי דיבור או ברכישת הייצוגים הלשוניים של צלילי דיבור	דינו כבריא לכל דבר	לא קיימת
גמגום	Childhood Onset Fluency Disorder (stuttering)	הפרעת דיבור הפוגעת ביכולת לדבר בשטף	דינו כבריא לכל דבר	לא קיימת
הפרעה חברתית תקשורתית	Social Communication Disorder	קשיים משמעותיים בשימוש בתקשורת במצבים חברתיים	דינו כבריא לכל דבר	לא קיימת

טבלה שימושית לפסיקה הלכתית במחלות והפרעות נפשיות

שם בעברית	שם באנגלית	הגדרה וסימנים כלליים	רמת החולי ההלכתית	נטייח לאובדנות
אוטיזם	Autism Spectrum Disorder	לקות נוירולוגית ותפיסתית הגורמת לעיכוב התפתחותי	תלוי ברמת הלקות, ובתסמינים המיוחדים לכל מקרה, וצריך לברר כל מקרה לגופו. יש שדינם יהיה כשוטה, יש שדינם יהיה כחולה שיש בו סכנה ויש שדינם יהיה כחולה שאין בו סכנה.	לא קיימת
הפרעת קשב וריכוז והיפראקטיביות	Attention-Deficit/ Hyperactivity Disorder (ADHD)	קשיי קשב וריכוז, או לחלופין פעלתנות יתר ואימפולסיביות	על פי רוב דינו כבריא לכל דבר. אולם לעניין נטילת תרופות בשבת דינו כחולה שאין בו סכנה, ובמצבים קיצוניים אף ייתכן להחשיבו כחולה שיש בו סכנה (יש לשאול רופא אילו חששות קיימים אם לא ייטול את תרופותיו)	לא קיימת
לקות למידה ספציפית	Specific Learning Disorder	בעיית למידה בתחום מסוים	דינו כבריא לכל דבר	לא קיימת
הפרעה התפתחותית בקואורדינציה	Developmental Coordination Disorder	ליקויים וקשיים בקואורדינציה ובמיומנויות מוטוריות	דינו כבריא לכל דבר	לא קיימת

שם בעברית	שם באנגלית	הגדרה וסימנים כלליים	רמת החולי ההלכתית	נטייה לאובדנות
הפרעת תנועה סטריאוטיפית	Stereotypic Movement Disorder	תנועות ללא מטרה מוטורית מוגדרת	תלוי מקרה. יש ביטויים של הפרעה זו שיש בהם סכנת פגיעה עצמית	לא קיימת
הפרעות "טיקים"	Tic Disorder	תגובה לא רצונית, פתאומית, חוזרת וחסרת קצב קבוע	דינו כבריא לכל דבר (ברוב ככל המקרים)	לא קיימת
הפרעת אישיות סכיזוטיפלית	Schizotypal Personality Disorder	התנהגות מוזרה ודפוסי חשיבה חריגים	דינו כחולה שאין בו סכנה (ויש שדינם כשוטה לדבר אחד)	לא קיימת
הפרעה דלוזיונלית	Delusional Disorder	מחשבות שווא פסיכוטיות	דינו כשוטה לדבר אחד	לא קיימת
הפרעה פסיכוטית חולפת	Brief Psychotic Disorder	הזיות ומחשבות שווא פסיכוטיות	דינו כשוטה וכחולה שיש בו סכנה	תיתכן נטייה לאובדנות (תלוי בפסיכוזה)
הפרעה פסיכוטית חריפה דמוית סכיזופרניה	Schizophreniform Disorder	הזיות ומחשבות שווא פסיכוטיות	דינו כשוטה וכחולה שיש בו סכנה	תיתכן נטייה לאובדנות (תלוי בפסיכוזה)
סכיזופרניה	Schizophrenia	הזיות ומחשבות שווא פסיכוטיות	דינו כשוטה וכחולה שיש בו סכנה	נטייה גבוהה יחסית – 20 אחוז חווים ניסיון אובדני, ו־5 אחוזים מכל החולים במחלה זו מתים מניסיון אובדני
הפרעה סכיזואפקטיבית	Schizoaffective Disorder	הזיות ומחשבות שווא פסיכוטיות, בתוספת הפרעת מצב רוח	דינו כשוטה וכחולה שיש בו סכנה	נטייה גבוהה יחסית – 5 אחוזים מהחולים במחלה זו מתים מניסיון אובדני

טבלה שימושית לפסיקה הלכתית במחלות והפרעות נפשיות

שם בעברית	שם באנגלית	הגדרה וסימנים כלליים	רמת החולי ההלכתית	נטייה לאובדנות
הפרעה דו־קוטבית 1	Bipolar 1 Disorder	מאניה ולעיתים רבות אף דיכאון	דינו כחולה שיש בו סכנה ולפעמים דינו כשוטה	גבוהה מאוד – הערכות של ניסיון אובדני בקרב לפחות שליש מהסובלים מהפרעה זו, ולפחות 15 אחוז מתים מניסיון כזה.
הפרעה דו־קוטבית 2	Bipolar 2 Disorder	דיכאון והיפומאניה	פעמים רבות דינו כחולה שיש בו סכנה ולפעמים דינו כשוטה. במקרים קלים דינו כחולה שאין בו סכנה	גבוהה מאוד – הערכות של ניסיון אובדני בקרב לפחות שליש מהסובלים מהפרעה זו, ולפחות 15 אחוז מתים מניסיון כזה.
ציקלותימיה	Cyclothymic Disorder	דיכאון קל והיפומאניה קלה	לפעמים דינו כחולה שאין בו סכנה ולפעמים דינו כבריא	לא קיימת
הפרעה מתפרצת בוויסות מצב הרוח	Disruptive Mood Dysregulation Disorder	התפרצויות זעם קשות	על פי רוב דינו כבריא, אך במקרים קשים דינו כחולה שיש בו סכנה (שמא יפגע בעצמו או באחרים)	לא קיימת
דיכאון קליני	Major Depressive Disorder	ביטויים שונים של דיכאון	תלוי בחומרת הדיכאון, בהיסטוריה של החולה ובמצב החיים שלו	קיימת, אך שיעור ההתאבדות עצמו יחסית נמוך (7 אחוזים לגברים ואחוז אחד לנשים), ולכן יש לברר בכל מקרה לגופו

שם בעברית	שם באנגלית	הגדרה וסימנים כלליים	רמת החולי ההלכתית	נטייה לאובדנות
דיסתימיה	Persistent Depressive Disorder (Dysthymia)	הפרעת מצב רוח דיכאוני	תלוי מקרה, אך לא יותר מחולה שאין בו סכנה	לא קיימת
הפרעה דיספורית קדם־וסתית	Premenstrual Dysphoric Disorder	עצבנות, מתח ודיכאון (בעיקר)	תלוי מקרה, אך לא יותר מחולה שאין בו סכנה	לא קיימת
הפרעת חרדת פרידה (נטישה)	Separation Anxiety Disorder	פחד וחרדה	תלוי מקרה, ולא יותר מחולה שאין בו סכנה	קיימת בממדים קטנים ולא ידועים
אילמות סלקטיבית	Selective Mutism	קושי לדבר במצבים מסוימים	דינו כבריא לכל דבר	לא קיימת
פוביה ספציפית	Specific Phobia	פחד וחרדה ממצב או דבר מסוים	באופן כללי דינו כבריא, אך תלוי בסוג הפוביה וחומרתה	נטייה זו אינה קיימת מפני הפוביה, אלא בצירוף עם הפרעות פסיכיאטריות נוספות
חרדה חברתית	Social Anxiety Disorder	הרגשת חרדה במצבים חברתיים מסוימים	דינו כבריא לכל דבר על פי רוב, אך במקרים קיצוניים דינו כחולה שאין בו סכנה	לא קיימת
הפרעת פאניקה	Panic Disorder	הרגשה עזה של פחד או חרדה	תלוי מקרה, ולא יותר מחולה שאין בו סכנה	לא קיימת
בַּעַת חוצות (אגורפוביה)	Agoraphobia	חרדה משהייה במקום שבו יכול להילכד או לא יקבל עזרה במקרי חירום	תלוי מקרה ולא יותר מחולה שאין בו סכנה	לא קיימת
הפרעת חרדה מוכללת	Generalized Anxiety Disorder	חרדה ודאגה מוגזמים	תלוי מקרה, ולא יותר מחולה שאין בו סכנה	לא קיימת

טבלה שימושית לפסיקה הלכתית במחלות והפרעות נפשיות

שם בעברית	שם באנגלית	הגדרה וסימנים כלליים	רמת החולי ההלכתית	נטייה לאובדנות
הפרעה טורדנית־כפייתית	Obsessive Compulsive Disorder (OCD)	מחשבות פולשניות וטורדניות ומעשים טקסיים על מנת לגרש מחשבות אלו	תלוי מקרה, יש שדינו כבריא ויש שדינו כחולה שאין בו סכנה. ייתכן מקרה קיצוני שדינו כחולה שיש בו סכנה	קיימת בכ־25 אחוז מבעלי הפרעה זו, ובמיוחד כשנוסף דיכאון קליני
הפרעה בדימוי הגוף	Body Dysmorphic Disorder	מצוקה עזה או פגיעה בתפקוד כתוצאה מדאגה מופרזת מפגמים במראה החיצוני	לפני תרפיה דינו כחולה שיש בו סכנה מחמת שיעור הנטייה לאובדנות הגבוה. ייתכן שיש אף גדר של שוטה לדבר אחד. לאחר התחלת הטיפול יש להתייעץ בכל מקרה לגופו	גבוהה מאוד – מחשבות אובדניות בלפחות 80 אחוז מהמקרים, וניסיונות אובדניים בכ־30 אחוז מהמקרים
הפרעת אגרנות כפייתית	Hoarding Disorder	אגירת חפצים שאין להם שימוש או ערך ממשי באופן אובססיבי	באופן כללי דינו כבריא לכל דבר, אך ייתכנו מקרים קיצוניים שבהם ייחשב לחולה שאין בו סכנה ואפילו חולה שיש בו סכנה	לא קיימת
טריכוטילומניה	Trichotillomania	תלישת שערות אובססיבית	דינו כבריא לכל דבר, מלבד במקרים קיצוניים	לא קיימת
חיטוט בפצעי עור	Excoriation Disorder	חיטוט בעור עד כדי גרימת פצעים	דינו כבריא לכל דבר, מלבד במקרים קיצוניים	לא קיימת

שם בעברית	שם באנגלית	הגדרה וסימנים כלליים	רמת החולי ההלכתית	נטייה לאובדנות
הפרעת התקשרות תגובתית	Reactive Attachment Disorder	דפוסי התנהגות של חוסר אמון וניתוק רגשי	דינו כבריא לכל דבר (אך ההפרעה מאובחנת בילדים קטנים, וממילא יכול להיות שדינם שונה מזה של אדם בוגר)	לא קיימת
הפרעת התקשרות בלתי־מעוכבת	Disinhibited Social Engagement Disorder	דפוסי התנהגות של יצירת קשרים עם מבוגרים ללא עכבות	דינו כבריא לכל דבר (אך ההפרעה מאובחנת בילדים קטנים, וממילא יכול להיות שדינם שונה מזה של אדם בוגר)	לא קיימת
הלמת (הפרעת דחק פוסטטראומטית)	Post-traumatic Stress Disorder (PTSD)	פחד, חרדה, חוסר אונים וקושי בתפקוד	דינו לפחות כחולה שאין בו סכנה, ובמקרים מסוימים יש לדון אם דינו כחולה שיש בו סכנה	קיימת, אך במספרים לא ברורים, ואף לא ידוע אם הדבר תלוי במציאותן של הפרעות אחרות. על כן יש לדון כל מקרה לגופו
תגובת דחק חריפה	Acute Stress Disorder	פחד, חרדה, חוסר אונים וקושי בתפקוד	דינו כחולה שאין בו סכנה	לא קיימת
הפרעת הסתגלות	Adjustment Disorder	ישנם כמה סוגים: חרדה, דיכאון, חוסר שליטה בדחפים ורגשות	דינו כבריא או כחולה שאין בו סכנה (תלוי מקרה), מלבד במקרים חריגים שבהם דינו כחולה שיש בו סכנה	לא קיימת

טבלה שימושית לפסיקה הלכתית במחלות והפרעות נפשיות

שם בעברית	שם באנגלית	הגדרה וסימנים כלליים	רמת החולי ההלכתית	נטייה לאובדנות
הפרעת זהות דיסוציאטיבית	Dissociative Identity Disorder	קיומה של יותר מאישיות אחת באדם במשך תקופה מסוימת	דינו כחולה שיש בו סכנה, ושמא דינו כשוטה	נטייה גבוהה (70 אחוז) באלו שאינם מאושפזים
אמנזיה דיסוציאטיבית	Dissociative Amnesia	שכחת אירועים חשובים ופרטים מרכזיים	דינו כחולה שאין בו סכנה לכל הפחות, וכשיש סכנת אובדנות דינו כחולה שיש בו סכנה	קיימת נטייה – יש לבחון כל מקרה לגופו
הפרעת דה־פרסונליזציה/ דה־ריאליזציה	Depersonalization / Derealization Disorder	תחושת ניתוק וניכור של האדם מגופו	פעמים דינו כחולה שאין בו סכנה ופעמים כחולה שיש בו סכנה	לא קיימת באופן רגיל
הפרעה סומטופורמית	Somatic Symptom Disorder	חולי הגוף שאין לו הסבר גופני נראה לעין	תלוי לפי דיני חולה בחולי הגוף	לא קיימת באופן רגיל
חרדת בריאות (היפוכונדריה)	Illness Anxiety Disorder	חרדה שהאדם יחלה ועיסוק מוגזם בבריאות	דינו כבריא לכל דבר	לא קיימת
הפרעת המרה	Conversion Disorder	חולי הגוף שאין לו הסבר גופני נראה לעין	תלוי לפי דיני חולה בחולי הגוף	לא קיימת באופן רגיל
הפרעת מחלה מדומה	Factitious Disorder	תלונות שקריות על כאבים	דינו כבריא לכל דבר	לא קיימת
תסמונת פיקה	Pica	אכילת דברים שאינם אוכל	תלוי בסוג ובכמות הדברים הנאכלים	לא קיימת
הפרעת העלאת גרה	Rumination Disorder	העלאת אוכל שנאכל מן הקיבה ואכילתו מחדש	על פי רוב דינו כבריא לכל דבר (אך לפעמים יש פגיעה גופנית)	לא קיימת

שם בעברית	שם באנגלית	הגדרה וסימנים כלליים	רמת החולי ההלכתית	נטייה לאובדנות
הפרעת הימנעות/ הגבלת אכילה	Avoidant/ Restrictive Food Intake Disorder	הימנעות מאכילה או צמצום האכילה	יש שדינו כחולה שאין בו סכנה ויש שדינו כחולה שיש בו סכנה	לא קיימת
צַימנות, אנורקסיה נרבוזה	Anorexia Nervosa	הימנעות קיצונית מאכילה, בתוספת חששות מעלייה במשקל	דינו כחולה שיש בו סכנה וכשוטה לדבר אחד	גבוהה. קיימת בכ־10–20 אחוזים מהמקרים
זללת, בולימיה נרבוזה	Bulimia Nervosa	אכילה מוגזמת שלאחריה הקאת האוכל (או פעולה אחרת להורדת המשקל)	יש שדינו כחולה שאין בו סכנה ויש שדינו כחולה שיש בו סכנה	קיימת במספרים לא ידועים, אך יחסית גבוהה
הפרעת אכילת יתר	Binge-Eating Disorder	אכילה מוגזמת חסרת שליטה	תלוי מקרה, אך לא יותר מחולה שאין בו סכנה (מלבד מקרים קיצוניים)	לא קיימת
אי־שליטה על הטלת שתן	Enuresis	השתנה בבגדים	דינו כבריא לכל דבר (אך יש דין של כבוד הבריות עד החלפת הבגדים)	לא קיימת
הפרשה לא רצונית של צואה	Encopresis	עשיית צרכים בבגדים	דינו כבריא לכל דבר (אך יש דין של כבוד הבריות עד החלפת הבגדים)	לא קיימת
נדודי שינה	Insomnia Disorder	קושי בשמירה על כמות או איכות השינה	דינו כבריא לכל דבר	לא קיימת
יתר שינה	Hypersomnolence Disorder	קושי בהתעוררות בבוקר	דינו כבריא לכל דבר	לא קיימת

טבלה שימושית לפסיקה הלכתית במחלות והפרעות נפשיות

שם בעברית	שם באנגלית	הגדרה וסימנים כלליים	רמת החולי ההלכתית	נטייה לאובדנות
נרדמות	Narcolepsy	מחזורי שינה לא סדירים	דינו כבריא לכל דבר	לא קיימת
דום נשימה חסימתי בשינה	Obstructive Sleep Apnea Hypopnea	הפסקת נשימה בזמן השינה המביאה לירידה באיכות השינה	דינו כבריא לכל דבר	לא קיימת
דום נשימה מרכזי בשינה	Central Sleep Apnea	הפסקת נשימה בזמן השינה המביאה לירידה באיכות השינה	דינו כבריא לכל דבר	לא קיימת
היפר־ונטילציה בשינה	Sleep-related Hypoventilation	נשימה רדודה בשינה	דינו כבריא לכל דבר	לא קיימת
הפרעה בתזמון השינה	Circadian Rhythm Sleep-Wake Disorder	שינה והתעוררות בזמנים לא רגילים	דינו כבריא לכל דבר	לא קיימת
הפרעת קימה משינה ללא תנועת עיניים מהירות (REM)	Non Rapid-eye Movement Sleep Arousal Disorder	קימה לא גמורה משינה (המובילה, לדוגמה, להליכה מתוך שינה)	דינו כבריא לכל דבר	לא קיימת
הפרעת סיוט	Nightmare Disorder	סיוטים תוך כדי שינה	דינו כבריא לכל דבר	לא קיימת
הפרעת התנהגות בעת שינה הכוללת תנועת עיניים מהירות (REM)	Rapid-eye Movement Sleep Behavior Disorder	עשיית פעולות מתוך שינה תוך כדי חלום	דינו כבריא לכל דבר	לא קיימת
תסמונת הרגליים חסרות המנוחה	Restless Legs Syndrome	צורך עז להזיז את הרגליים	דינו כבריא לכל דבר	לא קיימת
שפיכה מאוחרת	Delayed Ejaculation	קושי בקיום יחסי אישות	דינו כבריא לכל דבר	לא קיימת
אין־אונות	Erectile Disorder	קושי בקיום יחסי אישות	דינו כבריא לכל דבר (מבחינה פסיכיאטרית)	לא קיימת

שם בעברית	שם באנגלית	הגדרה וסימנים כלליים	רמת החולי ההלכתית	נטייה לאובדנות
הפרעת אורגזמה נשית	Female Orgasmic Disorder	הפרעה בתפקוד המיני הנשי	דינה כבריאה לכל דבר	לא קיימת
הפרעת עוררות מינית נשית	Female Sexual Interest\Arousal Disorder	הפרעה בתפקוד המיני הנשי	דינה כבריאה לכל דבר	לא קיימת
ביאה מכאיבה	Genito-Pelvic Pain/Penetration Disorder	כאב בזמן יחסי אישות	דינה כבריאה לכל דבר (מבחינה פסיכיאטרית)	לא קיימת
הפרעה בתשוקה המינית הגברית	Male Hypoactive Sexual Desire Disorder	תשוקה מינית נמוכה ברמה לא סבירה	דינו כבריא לכל דבר	לא קיימת
שפיכה מוקדמת	Premature Ejaculation	קושי בקיום יחסי אישות	דינו כבריא לכל דבר	לא קיימת
דיספוריה מגדרית	Gender Dysphoria	הרגשת סתירה בין המין הביולוגי להזדהות המגדרית האישית	תלוי מקרה. יש שדינו כבריא לכל דבר, יש שדינו כחולה שאין בו סכנה ויש שדינו כחולה שיש בו סכנה	קיימת בכ־25 אחוז מאוכלוסייה זו
הפרעת התנגדות	Oppositional Defiant Disorder	התנהגות מתריסה ועוינת כלפי בעלי סמכות	דינו כבריא לכל דבר	לא קיימת
הפרעת התפרצות לסירוגין	Intermittent Explosive Disorder	התפרצויות זעם בלתי־נשלטות	תלוי מקרה. אם ישנם ביטויי אלימות, יש להחשיבו כחולה שיש בו סכנה	לא קיימת
הפרעת התנהגות	Conduct Disorder	התנהגות אנטי־חברתית, תוקפנית ומרדנית	תלוי מקרה, אך דינם של רבים מהסובלים מהפרעה זו כחולה שיש בו סכנה מחמת סכנת האלימות	לא קיימת

טבלה שימושית לפסיקה הלכתית במחלות והפרעות נפשיות

שם בעברית	שם באנגלית	הגדרה וסימנים כלליים	רמת החולי ההלכתית	נטייה לאובדנות
הפרעת אישיות אנטיסוציאלית	Antisocial Personality Disorder	הפרת זכויותיהם של אחרים, מחסור באמפתיה ומוסריות, התנהגות תוקפנית	תלוי מקרה, אך דינם של רבים מהסובלים מהפרעה זו כחולה שיש בו סכנה מחמת סכנת האלימות והתמכרויות	לא קיימת
פירומניה	Pyromania	דחף להדליק אש ולהצית שריפות	דינו כחולה שיש בו סכנה	לא קיימת
קלפטומניה	Kleptomania	דחף לגנוב חפצים	דינו כבריא לכל דבר	לא קיימת
התמכרויות למיניהן (אלכוהול, קפאין, קנאביס, סמי הזיה, שאיפת חומרים, סמי הרגעה, סמים היפנוטיים, סמים מפחיתי חרדה, סמים ממריצים, טבק)	Substance Use Disorder (Alcohol, Caffeine, Cannabis, Hallucinogen, Inhalant, Opioid, Sedative, Hypnotic, Anxiolytic, Stimulant, Tobacco)	התמכרות	בכל מקרה כזה אי אפשר לכלול כלל, אלא יש לדון בכל מקרה לגופו ולהתייעץ עם הרופא המטפל	קיימת בהחלט, וכל מקרה לגופו
דליריום	Delirium	מצב בלבולי חריף המתאפיין בירידה בקשב, בהכרה ובקוגניציה	דינו כשוטה	לא קיימת
הפרעה נוירוקוגנטיבית חמורה	Major Neurocognitive Disorder	ירידה תלולה בקוגניציה	דינו כשוטה, וכחולה שאין בו סכנה לכל הפחות	לא קיימת
הפרעה נוירוקוגנטיבית קלה	Mild Neurocognitive Disorder	ירידה מתונה בקוגניציה	דינו על פי רוב כחולה שאין בו סכנה	לא קיימת

שם בעברית	שם באנגלית	הגדרה וסימנים כלליים	רמת החולי ההלכתית	נטייה לאובדנות
הפרעת אישיות פרנואידית	Paranoid Personality Disorder	חשדנות וחוסר אמון ארוך טווח	דינו כבריא לכל דבר	לא קיימת
הפרעת אישיות סכיזואידית	Schizoid Personality Disorder	חוסר עניין ביחסים חברתיים, סגנון חיים מתבודד וקור רגשי	דינו כבריא לכל דבר	לא קיימת
הפרעת אישיות גבולית	Borderline Personality Disorder	חוסר יציבות ביחסים בין־אישיים, בתחושת העצמי ובמצבי הרוח	תלוי מקרה. לפעמים דינו כבריא לכל דבר, לפעמים כחולה שאין בו סכנה ולפעמים כחולה שיש בו סכנה, ובמקרים קיצוניים דינו כשוטה לדבר אחד	קיימת בכ־10 אחוזים מהמקרים
הפרעת אישיות היסטריונית	Histrionic Personality Disorder	התנהגות צבעונית, דרמטית ומוחצנת	דינו כבריא לכל דבר (אלא אם כן מתווסף דיכאון)	לא קיימת
הפרעת אישיות נרקיסיסטית	Narcissistic Personality Disorder	חשיבות עצמית, צורך בהערצה, יכולת אמפתית נמוכה	דינו כבריא לכל דבר	לא קיימת
הפרעת אישיות נמנעת	Avoidant Personality Disorder	רגישות קיצונית לדחייה ונטייה להתבודדות	דינו כבריא לכל דבר	לא קיימת
הפרעת אישיות תלותית	Dependent Personality Disorder	כפיפות לצורכיהם של אחרים, נתינת אחריות לאחרים על חייהם, העדר ביטחון עצמי	דינו כבריא לכל דבר	לא קיימת

טבלה שימושית לפסיקה הלכתית במחלות והפרעות נפשיות

שם בעברית	שם באנגלית	הגדרה וסימנים כלליים	רמת החולי ההלכתית	נטייה לאובדנות
הפרעת אישיות טורדנית־כפייתית	Obsessive Compulsive Personality Disorder	פרפקציוניזם קיצוני, התעסקות בפרטים קטנים, צורך בשליטה על הסביבה	דינו כבריא לכל דבר	לא קיימת
מציצנות	Voyeuristic Disorder	התנהגות המכוונת להשגת הנאה מינית על ידי הצצה בסתר באנשים	על פי רוב דינו כבריא לכל דבר	לא קיימת
אקסהיביציוניזם	Exhibitionistic Disorder	חשיפת איברים אינטימיים בפומבי	דינו כבריא בדרך כלל, אך לעיתים יידון כשוטה	לא קיימת
פרוטאוריזם	Frotteuristic Disorder	נגיעה או התחככות באנשים ללא הסכמתם	דינו כבריא לכל דבר	לא קיימת
מזוכיזם מיני	Sexual Masochism Disorder	רצון להיות קשור, מושפל או מוכה כדרך לעוררות מינית	יש שדינו כחולה שיש בו סכנה עקב הפעילות שהוא עוסק בה	לא קיימת
סאדיזם מיני	Sexual Sadism Disorder	גרימת כאב או השפלה לאדם אחר כדרך לעוררות מינית	דינו כחולה שיש בו סכנה עקב עיסוקו באלימות כלפי אדם אחר	לא קיימת
פדופיליה	Pedophilic Disorder	משיכה מינית לילדים בני 13 ומטה	דינו כחולה שיש בו סכנה	לא קיימת
פטישיזם	Fetishistic Disorder	שימוש בעצמים לא מיניים ליצירת עוררות מינית	דינו כבריא לכל דבר	לא קיימת
פטישיזם טרנסווסטי	Transvestic Disorder	משיכה מינית ללבוש של המין השני	דינו כבריא לכל דבר	לא קיימת

מפתח נושאים

א

אבלות
ביקורי קברים בימים האסורים בכך 189
חיוב שבעה למי שדינו כשוטה 187
מאבד עצמו לדעת שסבל מהפרעה נפשית 187
שמיעת מוזיקה בתקופת האבלות לאבל הסובל מדיכאון קליני 188-189

ב

בין המצרים
חולה נפש שאין בו סכנה בצומות שאינם יום כיפור 141
חולי אנורקסיה בצומות שאינם יום כיפור 142-141
כיבוס בתשעת הימים לסובלים מדיכאון 140-141
לעיסת מסטיק בצומות מדרבנן לסובלים מטריכוטילומניה 142-143
שמיעת מוזיקה לסובלים מדיכאון קליני 140

ברכות
אכילה כאשר יודע שלא יוכל לברך כהלכה 86-87
ברכה אחרונה אחרי הקאה (לסובלים מבולימיה) 84
ברכה על אכילה מתוך צורך והכרח 85-84
ברכת הגומל לאחר החלמה 88-95
הוצאת אחרים ידי חובה 83
נטילת ידיים 83-84

בר מצווה 78

ה

הוצאת זרע לבטלה
הוצאת זרע כאשר האישה אינה יכולה להיכנס להיריון או להשתמש באמצעי מניעה 174-175
הוצאת זרע לבטלה בחולה סכיזופרניה 210-211
הוצאת זרע לבטלה כחלק מטיפול 210-209

ח

חול המועד
כיבוס לסובלים מדיכאון 137-139

חולה שאין בו סכנה
אילו איסורים הותרו לחולה פיזי שאין בו סכנה 376-392
ביטול מצוות עשה שתגביר את החולי 41, 46-47, 73-75,
426-420

יישום הגדרים הרגילים של חולי
פיזי שאין בו סכנה בעולם מחלות
הנפש 36-48, 392-419
פטור מצומות מלבד יום כיפור 141
צער, חולי נפשי שאינו מונע תפקוד ודינו
כחולי שאין בו סכנה 46-48, 101,
398-405
צער גדול, חולי נפשי המונע תפקוד
ודינו כסכנת איבר 38-46, 114-116,
398-419
צער מועט שדינו כמיחוש 48

חולה שיש בו סכנה
דחיית איסורים לצורך היענות
לבקשתו 21-27, 105-106, 165,
307-334
דחיית איסורים לצורך ריפוי המחלה
הנפשית 29-35, 334-374
חשש לאובדנות או פגיעה באחר
26-29, 106-107, 111-113,
334-374, 442-476
יציאה לחופשה לפני החג כאשר יודע
שיצטרך לחזור בחג 143

חינוך
שליחה לחינוך מיוחד שאינו דתי
214-215

חירש 78-79

ט

טיפול פסיכולוגי ופסיכיאטרי
ביזוי הורים במהלך טיפול פסיכולוגי,
בשיחה דמיונית איתם 192-193
ביטוי מחשבות כפייתיות במהלך טיפול
וחשש לעין הרע 65
האם מותר למטפל לחדש קשר רומנטי
אסור בין המטופל לאחר כדי למנוע
אובדנות 62-63
האם מטפל צריך להשתמש בהשפעתו
על מנת למנוע מהמטופל לעבור
עבירות 62

הבעת כעס ושאר רגשות ויצרים במהלך
הטיפול 64-65
ההבדלים בין רב לפסיכולוג 55-57
הוצאת זרע לבטלה כחלק מטיפול
209-210
הזדקקות לטיפול הנפשי, האם ומתי
חייבים ללכת לטיפול 58-60
היחס לפסיכולוגיה ולטיפול
הפסיכולוגי 50-53
הצורך של פוסק הלכה להיעזר בידע
המקצועי לצורך הפסיקה 57-58
התערבות מטפל בנושאים בחיי המטופל
שלא התבקש להתערב בהם 62
טיפול זוגי בקשרים אסורים לפי
התורה 63-64
טיפול של מטופל אצל מטפלת
ולהפך 66-67
ייחוד בטיפול 178
ייחוד בקו חם לבעלי נטייה אובדנית 180
כפיית טיפול פסיכיאטרי מציל חיים 197
לא לערער את העולם הדתי של
המטופל 55
לשון הרע בטיפול קבוצתי 195
לשון הרע לתועלת במהלך טיפול 190
לשון הרע לתועלת במטפל שנזקק לשתף
אחרים 60
לשון הרע על הורים במהלך טיפול
פסיכולוגי 193-195
מגע של איש באישה או להפך בזמן
הטיפול 156-157
ניבול פה במהלך טיפול 65-67
סודיות רפואית 60-61, 154-156
עדיפות למטפל שומר מצוות 53-54
קבוצה טיפולית לסובלים מהתמכרות
שנפגשת בכנסייה 198-201
שיחה דמיונית עם אדם שפגע בו, במהלך
טיפול 191-192
שימוש בטכניקת הקשיבות (מיינדפונלס)
במהלך טיפול 65

שיתוף ועיבוד הרהורים אסורים במהלך טיפול 64
שמיעת לשון הרע לתועלת במהלך טיפול 190-191
תרופה שגורמת לתופעת לוואי של זקפה 211-213

י

ייחוד
בטיפול 178
בין מטפלים סיעודיים לחולה דמנציה 178-180
בין קרובי החולה למטפלים הסיעודיים 180
בקו חם לבעלי נטייה אובדנית 180
יום הכיפורים
אכילה לסובל מהתקף חרדה 127
האכלת חולה אלצהיימר ושאר המוגדרים כשוטים ביום הכיפורים 124-127
האם חובה למנוע מחולה אלצהיימר לאכול 124
מעוברת שמרגישה צורך גדול לאכול 127
נטילת תרופות 123-124
נרות יום הכיפורים 133
סדרי עדיפויות לחולים שצריכים לאכול ולשתות 122-123
צום לסובלים מאנורקסיה 128-131
צום לסובלים מבולימיה 131
צום לסובלים מדיכאון קליני חמור 132-131
שתיית מים תוך כדי נטילת ליתיום 128

כ

כיבוד הורים
אב ואם החולים בדמנציה, הכנסה למוסד או מגורים בבית הילדים 181-183
ביזוי הורים במהלך טיפול פסיכולוגי, בשיחה דמיונית איתם 192-193
העלאת אב ואם שדינם כשוטים לארץ ישראל 185
טיפול בהורים הכרוך בביזיונם 182-183
כבוד ומורא כלפי הורים שהתנהגו שלא כשורה כלפי ילדיהם 185-186
לשון הרע על הורים במהלך טיפול פסיכולוגי 193-195
מטפל שמזהה בעיות שקשורות להורים, האם מותר לו לשתף בכך את המטופל 194-195
קיום ציווי אב ואם שדינם כשוטים 183
רחיצת הורים סיעודיים 183-184
כשרות
בדיקת ירקות מתולעים לסובלים מהפרעה טורדנית כפייתית 149-150
הכנסת חולה במחלה נפשית למוסד שאינו כשר והשארתו שם 148-149, 364-373
המתנה בין בשר לחלב לילדים הנמצאים על הספקטרום האוטיסטי 150
הפרעת אכילת יתר 151
כיצד רב צריך לענות לסובלים מהפרעה טורדנית כפייתית על חששות בכשרות 150
תרופות שאינן כשרות 151

ל

לשון הרע ורכילות ומצוות שבין אדם לחברו
אמירת שקר לביטוח לאומי לצורך השגת סיוע כלכלי 198
ביזוי הורים במהלך טיפול פסיכולוגי, בשיחה דמיונית איתם 192-193
ביקור חולים בחולה נפש 202
חובת גילוי הבעיה לבן הזוג שעמו חפצים להשתדך 153-154
חובת הקהילה לשלב את בעלי הבעיות בתוך שגרת הקהילה 219

חובת צד שלישי לגלות לצד שממנו הבעיה הוסתרה, ודינו של המטפל 155-154
לשון הרע בטיפול קבוצתי 195
לשון הרע לתועלת במהלך טיפול פסיכולוגי 190
לשון הרע על הורים במהלך טיפול פסיכולוגי 195-193
שיחה דמיונית עם אדם שפגע בו, כחלק מטיפול 192-191
שמיעת לשון הרע לתועלת במהלך טיפול 191-190
שקר והעלמת מידע מאדם הסובל מהפרעה או ממחלה נפשית 216-215
שקר והעלמת מידע מהמעסיק של החולה 216

מ

מילה
מילה של תינוק עם מגבלה שכלית־התפתחותית 213
מילה שעלולה להוביל לחולי נפשי 213-212

משפחה ופרייה ורבייה
האם מותר לבעל להחזיק את ידי אשתו בזמן הלידה 166-164
הוצאת זרע כאשר האישה אינה יכולה להיכנס להיריון או להשתמש באמצעי מניעה 175-174
הפלה כדי למנוע מהאם מחלת נפש אם תלד 209-208
זנות תוך כדי אפיזודה מאנית 177-176
חובת גילוי הבעיה לבן הזוג שעמו חפצים להשתדך 154-153
חובת צד שלישי לגלות לצד שממנו הבעיה הוסתרה, ודינו של המטפל 60-61, 154-155
חובת פרייה ורבייה כשיש חשש שיפתח דיכאון או חרדה כתוצאה מהבאת ילדים לעולם 152
מניעת היריון בעקבות דיכאון אחר לידה או פסיכוזה אחר לידה 168-166
נוכחות הבעל בזמן הלידה 164, 304
סירוס של אישה שדינה כשוטה ויש חשש שתזנה ותיכנס להיריון, ורוצה בסירוס 177
עצבות אחר לידה 166
פעולות לשינוי מין באיש או באישה הסובלים מדיספוריה מגדרית 208-203
פרייה ורבייה בחולה סכיזופרניה 152
קיום יחסי אישות ללא יישוב הדעת 176-175
תרופות שמורידות חשק מיני ומצוות עונה 153-152

נ

נידה
אישה הסובלת מהפרעת חרדה שצריכה לטבול במקום לא מוכר והדבר גורם לה חרדה 173-172
אישה שחוששת לחציצה בטבילה בעקבות הפרעה טורדנית־כפייתית 172-170
אישה שמחמירה על עצמה בעקבות הפרעה טורדנית־כפייתית 169-168
בדיקות שבעה נקיים באישה שדינה כשוטה 170
בדיקות שבעה נקיים באישה שנפגעה מינית 170-169
האם מותר לבעל להחזיק את ידי אשתו בזמן הלידה 166-164
האם מטפל צריך לספר לבעל שאשתו אינה טובלת ומסתירה זאת ממנו 156-154
טבילה לאישה הסובלת מאגורפוביה 173

מגע בזמן הנידות בין איש לאשתו שאחד מהם סובל מדיכאון 157-161
רגישות לקושי של הסובלות מהפרעות אכילה בליל הטבילה 172-173

ס

ספירת העומר
חולה אלצהיימר שמסופק אם ספר בכל יום 139
מי שיודע שככל הנראה לא יצליח לספור בכל הימים, האם יתחיל לספור בברכה 139-140
שוטה שנתפקח באמצע הספירה 139

פ

פורים
קיום מצוות מתנות אביונים ומשלוח מנות בנתינה לחולה שדינו כשוטה 147
קריאת מגילה לחולה שדינו כשוטה 146
קריאת פרשת זכור לסובל מאגורפוביה 146

פיקוח נפש והצלת חיים
אין הולכין בפיקוח נפש אחר הרוב 35, 129-131, 442-476
דחיית איסורים לצורך ריפוי החולה במחלת נפש או לצורך מניעת המחלה 29-35, 334-374
חולה סופני שמבקש שקרוביו יהיו לידו בשבת 105-106, 313-334
חיי שעה 196-197
חילול שבת בשל חשש לטירוף הדעת בשכיב מרע 23-27, 105-106, 165, 307-334
חילול שבת לצורך הצלת חולה שדינו כשוטה 340-345
יתובי דעתא (יישוב הדעת) 21-27, 104, 164-166, 302-334
כפיית טיפול פסיכיאטרי מציל חיים 197
כפיית טיפול רפואי מציל חיים על אדם שחייו חיי שעה 196-197
כפיית טיפול רפואי מציל חיים על אדם שיאבד מודעות וצלילות 196
כתיבה ביומן או ציור בשבת 111
כתיבה המסייעת להתמודד עם מחשבות או עם רגשות שעלולים להביא להידרדרות 111-113
לב יודע מרת נפשו 22-23, 306-307
ליווי של נפגעת אונס לבית חולים בשבת 104-105
מלאכה אסורה בשבת שמסיחה את הדעת ממחשבות אובדניות 106-107
מענה טיפולי בשבת 102-103
נסיעת עובדים סוציאליים למקום פיגוע בשבת 104
סכנת איבר 20, 38-46, 110-111, 149, 376-392, 406-419, 421-422
ספק פיקוח נפש 34-36, 43-44, 106-107, 149, 348-351, 412-419, 442-476
פיקוח נפש בסכנה עתידית 427-442
צום ביום הכיפורים לסובלים מאנורקסיה 128-131

פסח
אכילת מצה על ידי סובלים מאנורקסיה וברכה עליה 136-137
אכילת מצה על ידי סובלים מהפרעת אכילת יתר 135-136
בדיקת חמץ לאור הנר וביעור חמץ לסובלים מפירומניה 134-135
הערך שבאכילת מצה על ידי חולה שדינו שוטה 135
מתי מותר להאכיל חולה שדינו כשוטה חמץ 137
נטילת תרופות שיש בהן חמץ 137

פתי
הגדרת פתי וחיובו במצוות 14-17, 78, 477-484
חינוכו למצוות 16-18, 78

צ

ציצית וטלית 68-69

צניעות

האם מותר לבעל להחזיק את ידי אשתו בזמן הלידה 166-164
הפרדת מחלקות פסיכיאטריות 176
זנות תוך כדי אפיזודה מאנית 177-176
חשיפה למגע מדורג לאחר פגיעה מינית שגרמה להפרעת דחק פוסט־טראומטית 163-161
טיפול הכרוך במגע שאינו מגע של חיבה 157-156
טיפול של מטופל אצל מטפלת ולהפך 67-66
ניבול פה במהלך טיפול 67-65
קיום יחסי אישות ללא יישוב הדעת 176-175
שימוש בציורים ובסרטים כדי להסביר לבעלי מוגבלות שכלית כיצד לקיים חיי אישות 228-219
תרופה שגורמת לתופעת לוואי של זקפה 213-211

ר

ראש השנה

הליכה באמצע תפילת העמידה לסובלים מהפרעת קשב וריכוז 145-144
שחרור מוקדם ממחלקה פסיכיאטרית על מנת לשמוע קול שופר 143
שחרור ממוסד לחופשה לפני החג כאשר יודע שיצטרך לחזור בעיצומו של החג 143
תקיעה בשופר עבור חולה שדינו כשוטה 144

ש

שבת

הדלקת מזגן בשבת 101
הדלקת נרות שבת והבדלה 97-98
התעמלות 121
חולה סופני שמבקש שקרוביו יהיו לידו בשבת 106-105
טכניקות הרפיה 121
טלטול טלפון נייד 102, 117-119
טלטול מת בשבת 117
כתיבה ביומן או ציור בשבת 111
כתיבה במחשב בשבת 113-108
כתיבה המסייעת להתמודד עם מחשבות או עם רגשות שעלולים להביא להידרדרות 113-111
מענה טיפולי בשבת 103-102
נטילת תרופות ושימוש בקופסה חכמה לצורך נטילת תרופות 101-100
יציאה לחופשת שבת ממוסד כאשר ידוע שיש סיכוי שיצטרכו לנסוע בחזרה בשבת 103
ליווי של נפגעת אונס לבית חולים בשבת 105-104
משחקים בשבת 121-120
נגינה בשבת לסובלים מדיכאון 117-116
נסיעה מרגיעה בשבת לילדים על הספקטרום האוטיסטי 104-103
נסיעת עובדים סוציאליים למקום פיגוע בשבת 104, 409-408
פעולה אסורה שמרגיעה את החולה 97-96
קידוש ולחם משנה 99
קשירת חולה פסיכוטי כשיש חשש שיגרום נזק 99
רחיצה במים חמים לסובלים מחרדה 121
שימוש בבעלי חיים לצורך טיפול בילדים בעלי מוגבלות 100
שימוש בתקשורת תומכת חלופית לאנשים על הספקטרום האוטיסטי 111-108
שמיעת מוזיקה והדלקתה, וצפייה בטלוויזיה ובמחשב והדלקתם 116-113
תלישת שערות הנובעת מטריכוטילומניה וחיטוט בעור 120-119

שוטה
גיור מי שדינו כשוטה 217-218
האם מותר לו לברך על הדלקת נרות שבת ושאר מצוות 98
דחיית איסורים לצורך חזרתו לכלל בן דעת 29-35, 334-374
האם דיבור יכול להיחשב סימן שטות 246-248, 270, 300
האם יש חלוקה בין תחומים הלכתיים שונים בהגדרת שוטה 249-253
הבדלים בין פסיכיאטריה להלכה בהגדרת שוטה 266-267
הגדרת שוטה, חזקת שטות וסימני שטות 1-14, 222-271, 284-300
הוצאת אחרים ידי חובה 14, 69, 83
חובת הקהילה לשלב את בעלי הבעיות בתוך שגרת הקהילה 219
חולה פסיכוטי וחולה נוירוטי כשוטים 262-263
חזרה לפקחות 240-241
חינוכו למצוות 68
לגלח אותו בתער 216
לגרום לו לעבור על איסור, 'להאכילו בידיים' 96-97, 124-127, 137, 149-148, 364-373
לתקוע עבורו בשופר בראש השנה 144
נתפקח באמצע ימי ספירת העומר, האם ממשיך לספור בברכה 139
סימני שטות שלא כתובים בגמרא 229-231
עיתים שוטה עיתים חלים 11, 147, 236-239, 287, 299
עניית אמן על ברכותיו 85-86, 98
צירופו למניין 69
שטות לדבר אחד 5-8, 69, 234-238, 245-255, 259, 263-271
שייכותו במצוות, קיום מצוות עבורו 68, 83, 98, 122, 134-135, 145-146, 201
תשובה לאחר שהתפקח על מעשים שעשה בעודו שוטה 132

ת

תפילה
ברכת כוהנים 76-78
הליכה באמצע התפילה לסובלים מהפרעת קשב וריכוז 144-145
חולה בדמנציה שמפריע למתפללים 76-77
חיוב ופטור בתפילה 74-75
כוונה בתפילה 74
לבוש בזמן התפילה 73-74
משחק שנועד להגביר ריכוז 75
ניקיון הגוף לתפילה 79
עלייה לתורה 69,
צירוף למניין 69-70
קדיש 69
תפילה בציבור 72-73
תפילת נשים 80
תפילת תשלומין 80-81
תפילין 68-69

מפתח הפרעות

א

אגורפוביה (Agoraphobia)
הגדרה כחולה שאין בו סכנה 48
טבילה במקווה 173
טלטול טלפון נייד בשבת 117-119
פטור מתפילה בציבור 70-73
קריאת מגילה 146
קריאת פרשת זכור 146
תקיעה בשופר בראש השנה 144

אלכוהוליזם (Alcoholism) והתמכרות לסמים (Drug addiction)
כניסה למוסד לגמילה עם אוכל לא כשר 148-149
קבוצה טיפולית שנפגשת בכנסייה 198-201
קבלת נזירות כדי להתמודד עם הבעיה 202-203
קידוש 99

אלצהיימר (Alzheimer's)
האם אפשר לבקש ממנו מחילה על פגיעה בו לפני שחלה 132
האם חובה למנוע ממנו אכילה ללא ברכה כי סבור שבירך 86
האם חובה למנוע ממנו לאכול ביום הכיפורים 124
האם מותר להאכילו ביום הכיפורים 124-127
הגדרתו כשוטה 124
הגעה לבית הכנסת 76-77
נטילת ידיים לפני אכילה 83
ספירת העומר כשלא בטוח אם ספר בכל יום 139
עניית אמן כאשר מברך שלא לצורך 85-86
צירוף למניין 69
רחיצת הורה החולה באלצהיימר 183-184

אנורקסיה (Anorexia)
ברכה על אכילה מתוך צורך והכרח 84-85, 136-137
בשאר הצומות 141-142
דחיית איסורים לצורך התמודדות עם מחשבות אובדניות 35, 106, 111-112
הגדרה כשוטה לדבר אחד 14
הגדרה כשוטה לדבר אחד לעניין אכילה 130
חובת אכילת מצה בליל הסדר וברכה על כך 136-137
צום ביום הכיפורים 128-131
רגישות לקושי בליל הטבילה 172-173

ב

בולימיה (Bulimia)
ברכה אחרונה אחרי הקאה 84
הגדרה כסכנת איבר וכצער גדול 42-41
הגדרה כשוטה לדבר אחד 14
צום ביום הכיפורים 131

ד

דיכאון לאחר לידה (Postpartum Depression)
חילול שבת לצורך רפואתה 119
מניעת היריון בעקבות דיכאון לאחר לידה 168-166

דיכאון קליני (Major Depressive Disorder)
ברכת הגומל לאחר החלמה 92-95
דחיית איסורים לצורך התמודדות עם חשש לאובדנות 36, 107-106, -116 111
הגדרה כחולה שאין בו סכנה 48
הגדרה כחולה שיש בו סכנה 29
הגדרה כסכנת איבר וכצער גדול 42-41
הגדרה כצער מועט שדינו כמיחוש בלבד 48
הגדרה כשוטה 70-72, 288-287, 291, 297-293
התעמלות בשבת 121
חיובו בתפילה 75-74
כיבוס בחול המועד 139-137
כיבוס בתשעת הימים 141-140
כתיבה בשבת המסייעת להתמודד עם מחשבות או רגשות שעלולים להביא להידרדרות 113-111
לבוש בזמן התפילה 74-73
מגע בזמן הנידות בין איש לאשתו כשאחד מהם סובל מדיכאון 161-157
משחקים בשבת 121-120
נגינה בשבת 117-116
נשיאת כפיים 76
צום ביום הכיפורים 132-131

צירוף למניין 70
שמיעה והפעלה של מוזיקה בשבת, וכן וצפייה והפעלה של טלוויזיה ומחשב בשבת 116-113
שמיעת מוזיקה בשלושת השבועות ותשעת הימים 140
שמיעת מוזיקה בתקופת האבלות -189 188
תיאור מקרים שלו בספרות הרבנית 279-278

דיספוריה מגדרית (Gender Dysphoria)
פעולות לשינוי מין 208-203

דיסתימיה (Persistent Depressive Disorder)
הגדרה כצער מועט שדינו כמיחוש בלבד 48

דלירִיום (Delirium)
הגדרה כשוטה 13, 298-297

דמנציה (שיטיון) (Dementia)
האם ניתן לגיירו 218-217
הגדרה כשוטה 297
הגעה לבית הכנסת 77-76
ייחוד בין מטפלים סיעודיים לחולה 180-178
כיבוד אב ואם בהורים החולים בדמנציה 183-181
נשיאת כפיים עם נעליים 77

ה

הפרעת אישיות גבולית (Borderline Personality Disorder)
הגדרה כחולה שיש בו סכנה 29
הגדרה כשוטה לדבר אחד 14
כתיבה בשבת המסייעת להתמודד עם מחשבות או רגשות שעלולים להביא להידרדרות 113-111

הפרעת אישיות סכיזוטיפלית (Schizotypal Personality Disorder)
הגדרה כחולה שאין בו סכנה 48

הפרעת אכילת יתר (Binge-Eating Disorder)
אכילת מצה ושתיית ארבע כוסות 136-135
קידוש ולחם משנה 99
רגישות לקושי בליל הטבילה 173-172
תאווה למאכל שאינו כשר 151
הפרעה אפקטיבית (הפרעת מצב רוח) (Mood Disorder)
הגדרה כעיתים חלים עיתים שוטה 299
הפרעה בדימוי הגוף (Body Dysmorphic Disorder)
הגדרה כשוטה לדבר אחד 14
ציצית וטלית 69
הפרעה בתזמון השינה (Circadian Rhythm Sleep-Wake Disorder)
השלמת תפילה 81
הפרעת דה־פרסונליזציה/דה־ריאליזציה (Depersonalization/Derealization Disorder)
הגדרה כשוטה 13
הפרעה דו־קוטבית 1 ו־2 (Bipolar Disorder)
הגדרה כחולה שאין בו סכנה 48
הגדרה כחולה שיש בו סכנה 29
הגדרה כסכנת איבר וכצער גדול 41-42
שתיית מים ביום כיפור תוך כדי נטילת ליתיום 128
תיאור מקרים בספרות הרבנית 280-279
הפרעת דחק פוסט טראומטית (הלמת) (Post Traumatic Stress Disorder)
בדיקות שבעה נקיים באישה שנפגעה מינית 170-169
בדיקת חמץ לאור הנר וביעור חמץ 135-134
הגדרה כחולה 98-97
הגדרה כסכנת איבר וכצער גדול 41-42
הדלקת נרות שבת והבדלה ונרות יום הכיפורים וחנוכה 97-98, 133, 146
חשיפה למגע מדורג לאחר פגיעה מינית 163-161
הפרעה דלוזיונלית (Delusional Disorder)
הגדרה כשוטה לדבר אחד 14, 298
הפרעת חרדה (Generalized Anxiety Disorder)
אי־הגדרה כשוטה 299
אכילה ביום הכיפורים לסובל מהתקף חרדה 127
ברכת הגומל לאחר החלמה מהתקפי חרדה 95-93
הגדרה כפיקוח נפש 409
הגדרה של הפרעת חרדה חברתית כצער מועט שדינו כמיחוש בלבד 48
חיוב בתפילה 74
טכניקות הרפיה בשבת 121
צריכה לטבול במקום לא מוכר והדבר גורם לה חרדה 173-172
רחיצה במים חמים בשבת 121
הפרעה טורדנית־כפייתית (Obsessive-Compulsive Disorder)
אישה שחוששת לחציצה בטבילה 172-170
אכילה כאשר יודע שלא יוכל לברך כהלכה 87-86
בדיקת ירקות מתולעים 150-149
הגדרה כסכנת איבר וכצער גדול 41-42
חומרות וחששות בהלכות נידה 169-168
חשיפה למגע מדורג כדי להתמודד עם הפרעה טורדנית כפייתית ביחסים 163
חשש לאי־כוונה בתפילה 80
כיצד רב צריך לענות לו על חששות בכשרות הכלים והמאכלים 150
מחשבות זרות בתפילה 79
נדרים ושבועות של אדם הסובל מהפרעה טורדנית כפייתית 202
נטילת ידיים 87
ניקיון הגוף לתפילה 79
פטור ממצוות עשה שמרגיש מניעה לקיימן בדרך רגילה 69, 80, 87
קידוש כאשר מתקשה להגות את שם ה׳ כראוי 99
תפילין 69
תפילת נשים 80

הפרעה מתפרצת בוויסות מצב הרוח Disruptive Mood Dyrsegulation) (Disorder
הגדרה כחולה שיש בו סכנה 29
הגדרה כצער מועט שדינו כמיחוש בלבד 48
הפרעה נוירוקוגנטיבית (Mild Neurocognitive Disorder)
הגדרה כחולה שאין בו סכנה 48
הגדרה כשוטה 13
הפרעה סכיזואפקטיבית (Schizoaffective Disorder)
הגדרה כשוטה 13
הפרעה סכיזופרניפורמית (Schizophreniform Disorder)
הגדרה כשוטה 13
הפרעת פאניקה (Panic Disorder)
הגדרה כסכנת איבר וכצער גדול 41-42
טכניקות הרפיה בשבת 121
הפרעה פסיכוטית חולפת (Brief Psychotic Disorder)
הגדרה כשוטה 13
הפרעת קשב וריכוז והיפראקטיביות ADHD, Attention Deficit (Hyperactivity Disorder)
הגדרה כחולה שיש בו סכנה במקרים קיצוניים 29
תפילה 75
הליכה באמצע התפילה בימים נוראים ובכלל 144-145
הפרעת שינה תדירה (Hypersomnolence Disorder)
השלמת תפילה 81

ח

חיטוט בעור עד כדי פציעתו (Excoriation Disorder)
חיטוט בעור בשבת 119-120

ט

טריכוטילומניה (Trichotillomania)
תלישת שערות בשבת 119-120
לעיסת מסטיק בצומות מדרבנן 142

מ

מוגבלות שכלית התפתחותית (Intellectual Disability)
חיוב במצוות והגדרה כשוטה 14-17, 78, Disorder-477484
מילה של תינוק עם מגבלה שכלית־התפתחותית 213
שימוש בבעלי חיים בשבת לצורך טיפול 100
שימוש בציורי וסרטים כ(די להסביר כיצד לקיים חיי אישות 218-219

ס

סכיזופרניה (Schizophrenia)
הגדרתו כחולה שיש בו סכנה 29
הגדרה כשוטה 248, 292, 298-299
הוצאת זרע לבטלה 210-211
ספקטרום אוטיסטי (Autism Spectrum Disorder)
בר מצווה 78
ברכת כוהנים 78
הגדרה כחולה שאין בו סכנה 48
הגדרה כחולה שיש בו סכנה במקרים מסוימים 29
המתנה בין בשר לחלב לילדים 150-151
נסיעה מרגיעה בשבת 103-104
עלייה לתורה 78
ציצית 78
שימוש בתקשורת תומכת חלופית בשבת 108-111
שליח ציבור 77
תפילין 77-78

פ

פוביות (Phobias)
הגדרה כצער מועט שדינו כמיחוש בלבד 48

פירומניה (Pyromania)
בדיקת חמץ לאור הנר וביעור חמץ 135-134
הדלקת נרות שבת והבדלה ויוD הכיפורים וDנוכה 97, 133, 146

פסיכוזה אחר לידה (Postpartum Psychosis)
חילול שבת לצורך רפואתה 119
מניעת היריון בעקבות פסיכוזה אחר לידה 166–168

פסיכוזות (Psychosis)
ברכת הגומל לאחר החלמה מהתקף פסיכוטי 92

פסיכופתיה (Psychopathy)
הגדרה כשוטה 300

פרנויה (Paranoid Behavior)
הגדרה כשוטה 300

צ

ציקלותימיה (Cyclothymic Disorder)
הגדרה כצער מועט שדינו כמיחוש בלבד 48

ת

תגובת דחק חריפה (Acute Stress Disorder)
הגדרה כסכנת איבר וכצער גדול 42-41

מפתח מונחים באנגלית

A

Acute Stress Disorder – ראו ערך תגובת דחק חריפה

ADHD, Attention Deficit Hyperactivity

Post-traumatic Stress Disorder – ראו ערך הפרעת קשב

Agoraphobia – ראו ערך אגורפוביה

Alcoholism – ראו ערך אלכוהוליזם

Alzheimer's – ראו ערך אלצהיימר

Anorexia – ראו ערך אנורקסיה

Autism Spectrum Disorder – ראו ערך ספקטרום אוטיסטי

B

Binge-Eating Disorder – ראו ערך הפרעת אכילת יתר

Bipolar Disorder – ראו ערך הפרעה דו־קוטבית 1 ו־2

Body Dysmorphic Disorder – ראו ערך הפרעה בדימוי הגוף

Borderline Personality Disorder – ראו ערך הפרעת אישיות גבולית

Brief Psychotic Disorder – ראו ערך הפרעה פסיכוטית חולפת

Bulimia – ראו ערך בולימיה

C

Circadian Rhythm Sleep-Wake Disorder – ראו ערך הפרעה בתזמון השינה

Cyclothymic Disorder – ראו ערך ציקלותימיה

D

Delirium – ראו ערך דליריום

Delusional Disorder – ראו ערך הפרעה דלוזיונלית

Dementia – ראו ערך דמנציה

Depersonalization/Derealization Disorder – ראו ערך הפרעת דה־פרסונליזציה/דה־ריאליזציה

Disruptive Mood Dysregulation Disorder – ראו ערך הפרעה מתפרצת בוויסות מצב הרוח

Drug addiction – ראו ערך התמכרות לסמים

E

Excoriation Disorder – ראו ערך חיטוט בעור עד כדי פציעתו

G

Gender Dysphoria – ראו ערך דיספוריה מגדרית

Generalized Anxiety Disorder – ראו ערך הפרעת חרדה

H

Hypersomnolence Disorder – ראו ערך הפרעת שינה תדירה

I

Intellectual Disability – ראו ערך מוגבלות שכלית התפתחותית

M

Major Depressive Disorder – ראו ערך דיכאון קליני

Mild Neurocognitive Disorder – ראו ערך הפרעה נוירוקוגנטיבית

Mood disorder – ראו ערך הפרעה אפקטיבית (הפרעת מצב רוח)

O

Obsessive-Compulsive Disorder – ראו ערך הפרעה טורדנית־כפייתית

P

Panic Disorder – ראו ערך הפרעת פאניקה

Paranoid Behavior – ראו ערך פרנויה

Persistent Depressive Disorder – ראו ערך דיסתימיה

Phobias – ראו ערך פוביות

Post-traumatic Stress Disorder – ראו ערך הפרעת דחק פוסט טראומטית (הלמת)

Postpartum Depression – ראו ערך דיכאון לאחר לידה

Postpartum Psychosis – ראו ערך פסיכוזה אחר לידה

Psychopathy – ראו ערך פסיכופתיה

Psychosis – ראו ערך פסיכוזות

Pyromania – ראו ערך פירומניה

S

Schizoaffective Disorder – ראו ערך הפרעה סכיזואפקטיבית

Schizophrenia – ראו ערך סכיזופרניה

Schizotypal Personality Disorder – ראו ערך הפרעת אישיות סכיזוטיפלית

Schizophreniform Disorder – ראו ערך הפרעה סכיזופרניפורמית

T

Trichotillomania – ראו ערך טריכוטילומניה